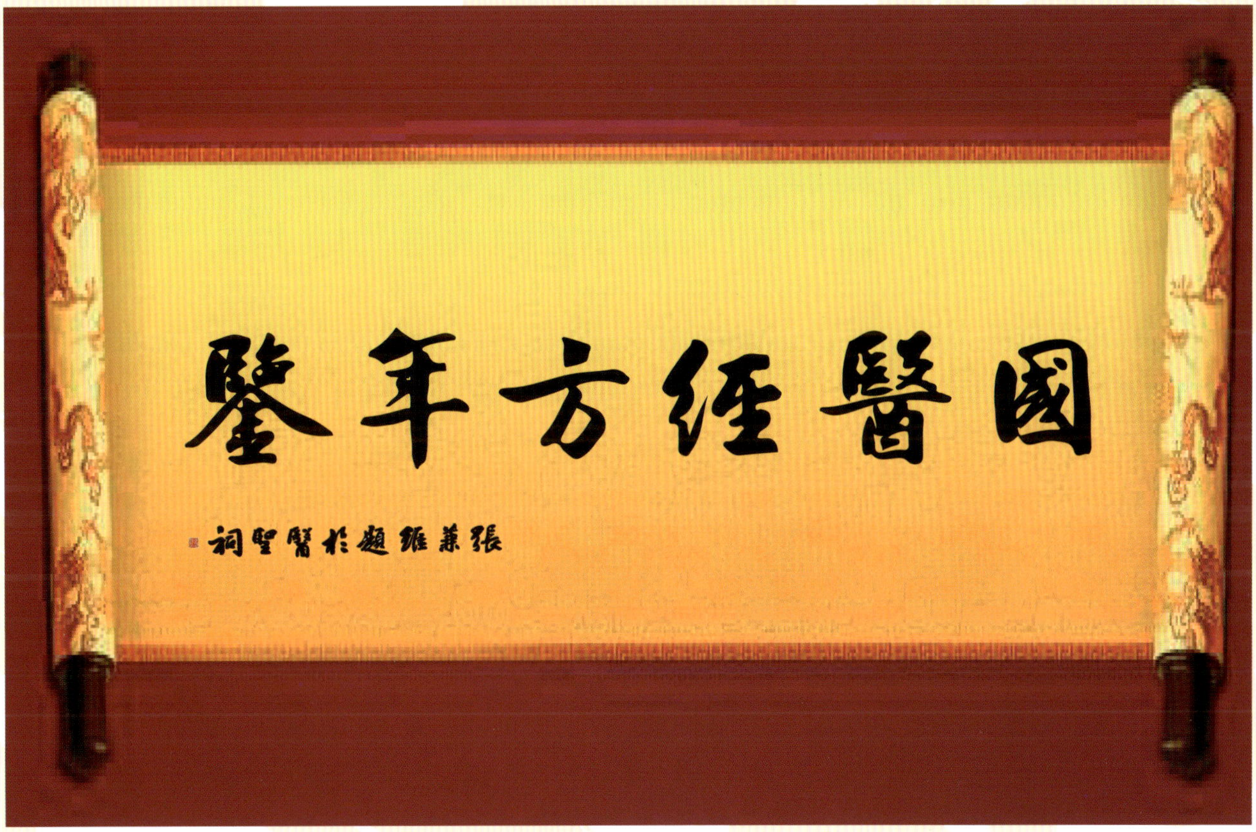

守正创新　传承发展

图书在版编目（CIP）数据

国医经方年鉴. 2022 / 杨建宇, 齐作战, 陈金欣主编. -- 北京 : 中医古籍出版社, 2023.4

ISBN 978-7-5152-2644-6

Ⅰ. ①国… Ⅱ. ①杨… ②齐… ③陈… Ⅲ. ①经方—2022—年鉴 Ⅳ. ①R289.2

中国国家版本馆CIP数据核字(2023)第069348号

ISBN 978-7-5152-2644-6

9 787515 226446 >

国医经方年鉴. 2022

杨建宇　齐作战　陈金欣　主编

责任编辑　张　磊
文字编辑　车佳欣
封面设计　张　义
出版发行　中医古籍出版社
社　　址　北京市东城区东直门内南小街 16 号（100700）
电　　话　010-64089446（总编室）　010-64002949（发行部）
网　　址　www.zhongyiguji.com.cn
印　　刷　明玺印务 (廊坊）有限公司
开　　本　787mm×1092mm　1/16
印　　张　42
字　　数　996 千字
版　　次　2023 年 4 月第 1 版　2023 年 4 月第 1 次印刷
书　　号　ISBN 978-7-5152-2644-6
定　　价　399.00 元

医 圣 颂

作者 张兼维

中华五千年　文明薪火传
神农尝百草　黄帝启医源

东汉张仲景　济世救民难
辨证立八纲　大论著伤寒

活人即活国　龙族得绵延
大医担大道　民命重于天

国医崇祖庭　先师南阳眠
望之如汪洋　仰之若高山

万民祀千秋　家国得平安
圣德昭日月　佑我万万年

中醫萬歲

孫光榮敬題

弘揚漢方
造福桑梓
唐祖宣

国医大师

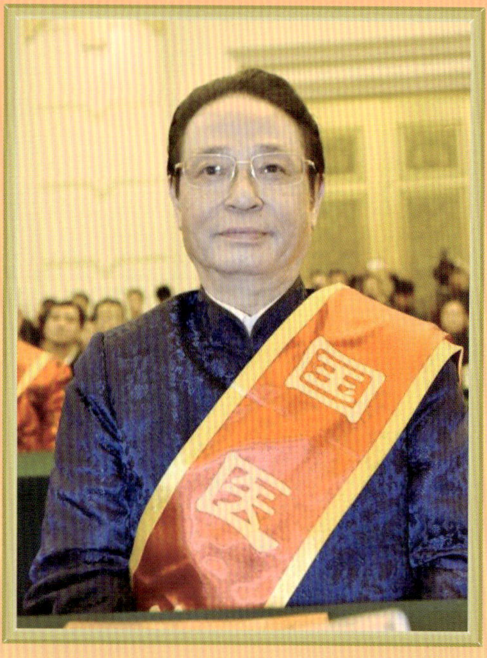

孙光荣

孙光荣，男，汉族，1941 年 11 月生，湖南浏阳人（祖籍安徽庐江），无党派人士，国医大师，担任北京中医药大学中医药文化研究院院长，国家中医药管理局中医药改革发展专家咨询委员会专家，中医药文化建设与科学普及委员会委员，湖南中医药大学顾问兼中医学院名誉院长，长春中医药大学客座教授，澳门科技大学荣誉教授，等等。

孙老幼承庭训，继拜名师。自 1958 年 7 月 14 日至今执业中医临床 65 年，在临床同期从事中医药文献研究及中医药文化研究 32 年、研究生教育 16 年、远程教育 13 年、全国优秀中医临床人才培训 9 年。现为国家中医药管理局中医药文化建设与科学普及专家委员会委员、继教委员会委员，中华中医药学会常务理事、文化分会学术顾问、继教分会第一任主任委员，全国优秀中医临床人才研修项目培训班班主任，全国第 5 批、北京市第 4 批老中医药专家学术经验继承工作指导老师，全国名老中医药专家孙光荣传承工作室建设专家，北京中医药大学共建中西医结合三级医院和平里医院名老中医工作室建设专家，北京同仁堂中医大师工作室顾问，第二届国医大师。享受国务院政府特殊津贴。

出版著作 23 部、发表论文 158 篇。排名第一或为执笔人荣获的主要奖项有：国家中医药管理局中医药科技进步奖二等奖 1 项，中华中医药学会科技进步奖二等奖 1 项，全国优秀图书奖二等奖 1 项，省级科技进步奖一等奖 1 项，全国首届中医药科普著作奖一等奖 1 项；等等。主编的《中华经典养生名言录》为国家新闻出版署等部委推荐的 15 本科普著作之一，主持并完成科技部“十五”科技攻关项目成果之一《当代名老中医典型医案集》、全国名老中医学术经验数据库。

守正创新　传承发展

国医大师

唐祖宣

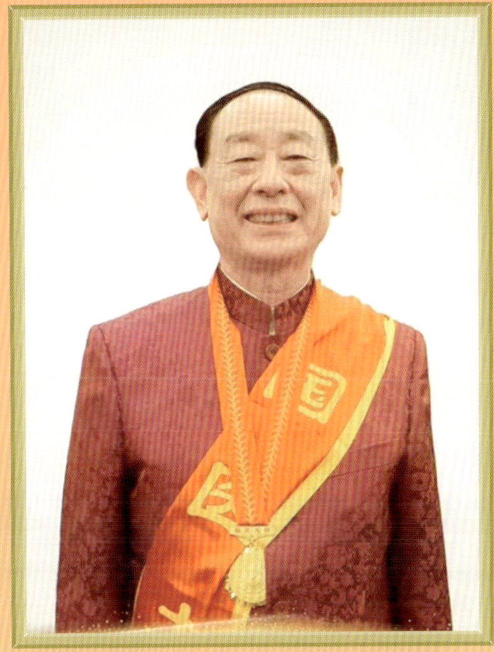

唐祖宣，男，生于 1942 年 3 月，河南省邓州市人，中共党员，主任医师，第二届国医大师，国家级有突出贡献的中青年专家，享受国务院特殊津贴。担任中华中医药学会常务理事，中国民间中医医药研究开发协会唐祖宣学术研究分会会长，中国民间中医医药研究开发协会仲景国医推拿分会会长，中国中医药信息学会名老中医薪火传承分会会长，中国中医药信息研究会仲景医学分会会长，中国中医药信息研究会唐祖宣医学工作委员会会长，中国民族医药学会适宜技术分会会长，泰国中医药学会、瑞典中医药学会永远名誉会长，南京中医药大学、江西中医药大学、辽宁中医药大学客座教授，暨南大学名誉教授，河南中医药大学、南阳理工学院终身教授，全国老中医药专家学术经验继承工作指导老师，第七届、九届、十届、十一届、十二届全国人大代表。入选 2022 年全国“最美科技工作者”河南推荐人选。

他两次荣获全国卫生文明先进工作者称号；获河南省科技进步一等奖、省重大科技成果奖、中华中医药学会科学技术二等奖；全国老中医药专家学术经验继承工作优秀指导老师；河南中医事业终身贡献奖；全国先进工作者；2014 年被授予“国医大师”称号，同时荣获中华中医药学会终身成就奖；2019 年荣获全国中医药杰出贡献奖。

60 多年来，他一直在基层为群众治病，并为 160 多位副部级以上领导和名人大家做过医疗保健工作，尤其是运用温阳法治疗心脑血管病效果显著，防治四肢血管病有独到建树，治疗老年病经验丰富，研制出国家三类新药“脉络舒通颗粒”；撰写学术论文 386 篇，其中在国内外医学刊物上发表 136 篇，编著学术著作和履职著作 106 部，共计 7830 万字。

守正创新　传承发展

国医大师

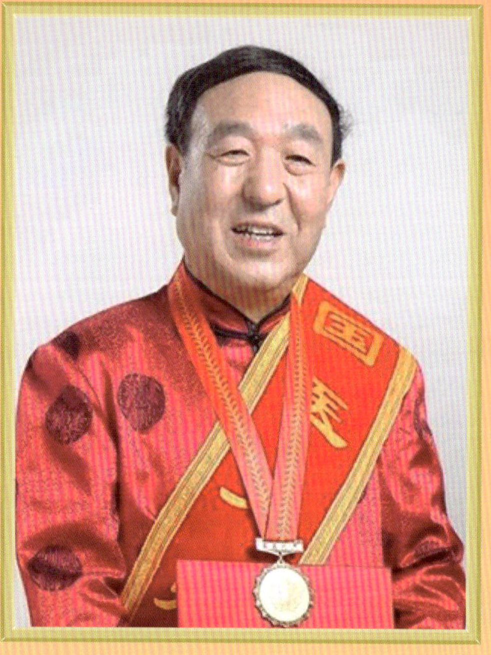

李佃贵

李佃贵（1950—　），张家口蔚县人，教授，主任医师，博士生导师。全国劳动模范，第三届国医大师，全国首届中医药高校教学名师，河北省首届十二大名中医。享受国务院政府特殊津贴，卫生部、科技部科技评审专家，教育部高校设置委员会评审专家。2017年河北十大新闻人物。

全国第三至六批名老中医药专家学术经验继承工作指导老师，省管优秀专家，省突出贡献专家。河北省第六、七、八、十届政协委员，第八届人大代表。原河北医科大学党委副书记、副校长（正校级），兼河北省中医院院长、河北省中医药研究院院长，现河北省中医院名誉院长、河北省胃肠病研究所所长。国家卫计委临床重点专科（脾胃病科）主任，国家中医药管理局浊毒证（慢性胃炎）重点研究室主任，国家中医药管理局重点专科（脾胃病科）、重点学科（中医脾胃病学）主任。

中华中医药学会常务理事兼李时珍研究分会名誉主任委员，脾胃病分会副主任委员。中国中西医结合学会理事，中国民间医药研究开发协会学术专业委员会主任委员，河北省中西医结合学会会长，河北省健康养生文化产业促进会会长，河北省中医药文化交流协会会长，河北省医养结合促进会会长，河北省中医学会副会长，河北省医学会副会长，河北省医师协会顾问。曾荣获“中国医师奖”“中医传承特别贡献奖”等多项荣誉称号。

从事中医临床工作50余年，尤其擅长脾胃病的治疗，首创“中医浊毒理论”，指导治疗多种疑难杂症，疗效显著。指导、发表科研论文400余篇，主编各类院校教材10余部，学术专著40余部，获批专利多项，获各类科技进步奖30余项。

守正创新　传承发展

国家级名老中医

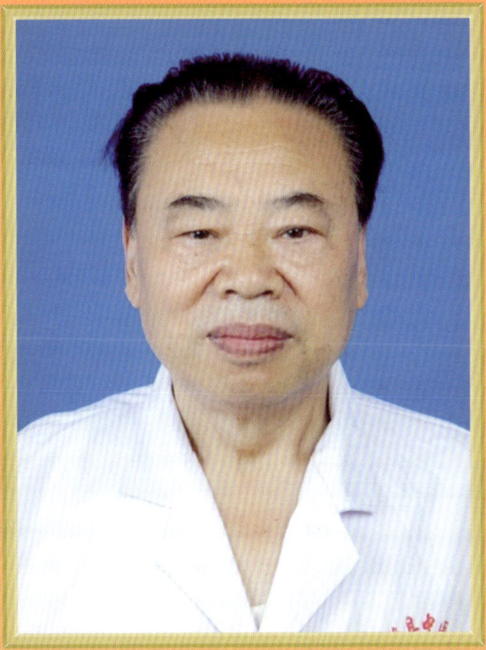

祝之友

祝之友，1945 年 7 月出生，四川洪雅县人，中共党员，副主任中药师。1966 年毕业于四川省中药学校。现任四川省洪雅县中医院药剂科主任、四川省中药学校中药研究所客座研究员、中国管理科学研究院学术委员会特邀研究员、《中华现代中西医杂志》专家编辑委员会编委、《中国中医药杂志》编委、中国药学会高级会员、四川省药学会药剂专委会委员、四川省眉山市药学会常务理事。

专业擅长：从事临床中药学工作近 40 年，致力于临床中药研究，在国内首先开展对《伤寒论》药物的历史变异与应用研究。提出柴胡从清代末期至今“窃肝阴”之争及有关柴胡研究成果不能重复，是南北各地所用部位不同所致；提出在我国中医药界应建立和开设“临床中药学”学科，推动祖国医药学发展。

个人成就：他积极参与国家中医药管理局和四川省中医药管理局的教学和人才培训，先后在俄罗斯、新加坡、泰国，中国澳门科技大学、北京中医药大学等国内外各地中医药大学，积极开展中医临床药学宣讲。他为国内外学术班授课 150 余次，其中，国际会议 3 次，国家级 50 余次，省级 60 余次。主研完成市级科研课题 2 个，主编专著 2 部，与他人合著专著 1 部，在各级学术刊物和会议上发表和交流专业学术论文 150 余篇。1987 年 12 月，他被卫生部授予“全国卫生文明建设先进工作者称号”；2013 年，被国家中医药管理局授予“全国名老中医药专家”；2015 年，被国家中医药管理局授予“第六批全国名老中医药专家学术思想指导老师”；2018 年 7 月，被四川省人民政府授予“第三届四川省十大名中医”；2020 年，被四川省人社厅授予“四川省中医药传承创新先进个人”。

守正创新　传承发展

国家级名老中医

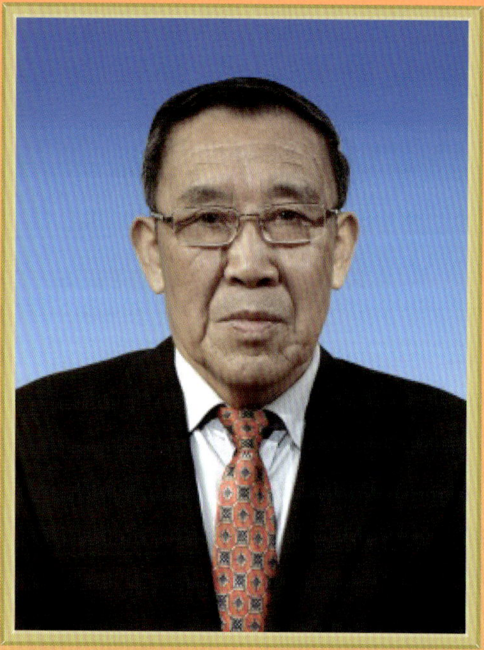

刘景源

刘景源，男，出生于 1943 年，汉族，河北省丰润人。主任医师，研究员，教授，博士生导师。1963 年考入北京中医学院中医系，毕业后留校参加工作，其间借调到中医研究院西苑工作。从事中医教学、科研 40 余年，曾任国家中医药管理局中医师资格认证中心首席专家、北京中医药大学国际中医药交流与合作中心主任、国家中药管理局优秀中医临床人才研修项目指导老师，是全国第五批名老中医药专家学术经验继承工作指导老师，《中国临床医生》杂志顾问。

专业擅长： 擅长治疗发热、出血、发疹性疾病，痛证、咳喘、自汗、失眠抑郁、高血压、老年病、心脏病、胃肠病、便秘、眩晕、中风、甲状腺病、肝胆病、肾病、结石、关节炎、男性病等疾病。

个人成就： 曾应邀到美国、法国、捷克、日本等 10 余个国家与国内多个省、市讲学及主持国际中医、针灸专业人员水平考试，进行学术交流。历年来发表学术论文 70 余篇，出版学术著作 4 部。曾被遴选为国家中医药管理局“万年青工程”——中医药经典课程示范教育项目（VCD）《温病学》的主讲教授，曾承担卫生部及国家中医药管理局科研课题，任国家中医药管理局中西医结合治疗 SARS 临床研究特别专项课题“历代疫病流行文献整理及献方献药研究”负责人。

守正创新　传承发展

国家级名老中医

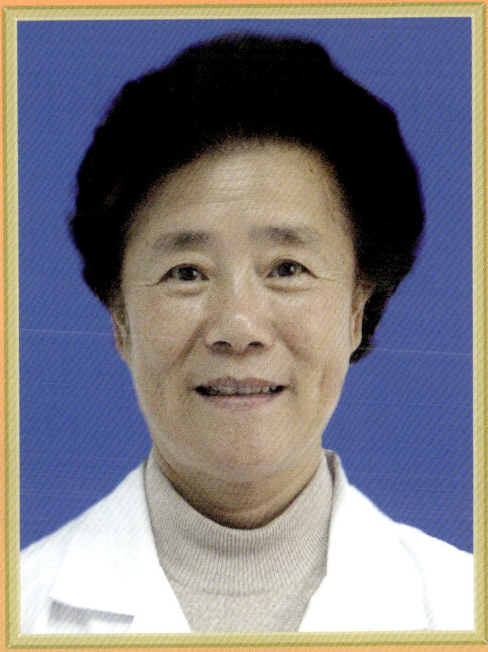

孟如

孟如，女，出生于1937年，教授，成都中医药大学首届优秀毕业生，全国第二批名老中医药专家学术经验继承人导师，云南名中医。全国普通高等教育中医药类规划教材编审委员会委员，全国普通高等教育中医药类规划教材《金匮要略选读》主编，新世纪高等院校中医药规划教材《金匮要略》主审。曾任《内经·金匮》教研室主任，《中医内科学》教研室主任，中医系主任，基础部主任。担任云南省中医药学会副会长，云南省高校督学，云南省教委高级职称评审委员会委员，云南省卫生系统高级职称评审委员会副主任委员及中医专业评审组主任委员，云南省药品评审委员会委员，中国名著同盟中央委员，云南省政协常委，民盟云南省委常务副主委，云南省妇联常委等职。

专业擅长：孟如教授治学严谨，勤求古训，博采众长，医术精湛，注重理论与实践相结合，擅长诊治疑难杂症，尤其对自身免疫病如红斑狼疮、硬皮病、皮肌炎、类风湿关节炎、重症肌无力等病具有独到的学术见解和丰富的诊疗经验。

个人成就：孟如教授的临床经验与学术思想被列入“十一五”国家科技支撑计划项目“名老中医临床经验、学术思想传承研究”课题。此外，任主编、副主编及参编专著共12部，先后在国内外专业期刊发表学术论文50余篇。曾获云南省科技成果奖和云南省卫生厅中医药科技成果奖。

守正创新　传承发展

国家级名老中医

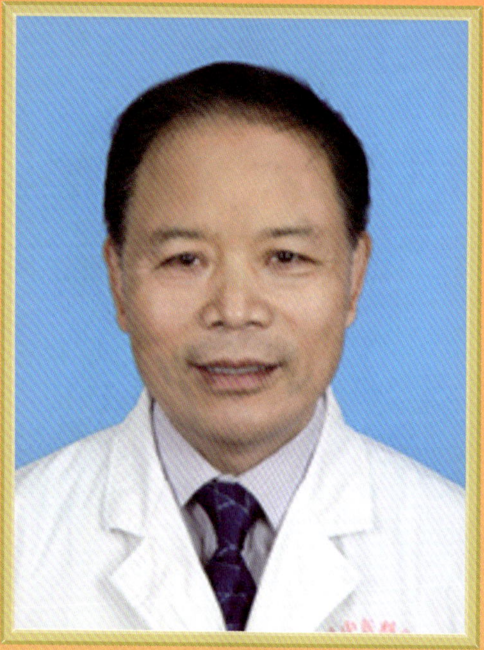

吴中朝

吴中朝，男，出生于1956年2月，医学博士学位。中央保健会诊专家，第五批全国名老中医，全国名老中医吴中朝工作室传承指导老师，中国中医科学院博士研究生导师，中国中医科学院针灸医院主任医师。中国针灸学会经筋分会主任委员、针法灸法分会副主任委员、中国民族医药学会艾灸分会会长。为《中医杂志》《中西医结合杂志》《中国针灸》《针刺研究》等编委或主审专家。

个人事迹

长期为国内外学术团体、教学单位及广大民众进行以中医类养生保健为主要内容的学术讲座与科普宣传，深受大家好评。先后应邀出访数十个国家与地区进行中医针灸等学术活动、临床医疗、标准制定等。在国家中医管理局两次全国科普专家的评聘中，皆被评为国家中医药管理局中医科普巡讲专家。为中央电视台《中华医药》《健康之路》《科技之光》节目，北京电视台《养生堂》等节目的主讲专家。共进行过10余期的电视节目播讲，受众广泛，以其专业性、科普性、趣味性、新颖性、实用性而获得很高的评价。为中国政府针灸申遗专家、多个国际标准的中国专家及世界卫生组织的特聘专家。长期从事中医及针灸临床工作。既能继承传统的中医药的精髓，又能不断开拓创新。理论基础扎实、临床功底深厚，具有丰富的医疗经验和较深的学术造诣。提出了一些中医针灸相关新学说与新方法。在诊治痛证、养生保健、代谢性疾病、老年病及疑难病症等方面有独到的经验。

研究方向

痛证、代谢性疾病、养生保健与康复、老年病等已成为其临床研究与治疗的主要方向。

守正创新　传承发展

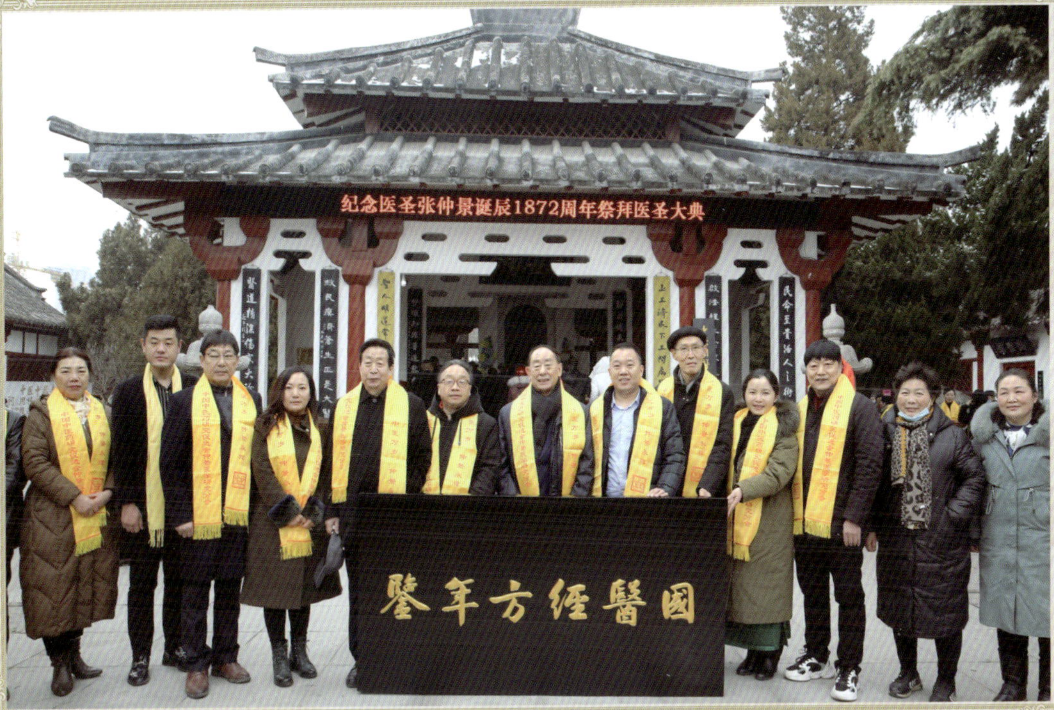

《国医经方年鉴》启动仪式专家合影留念

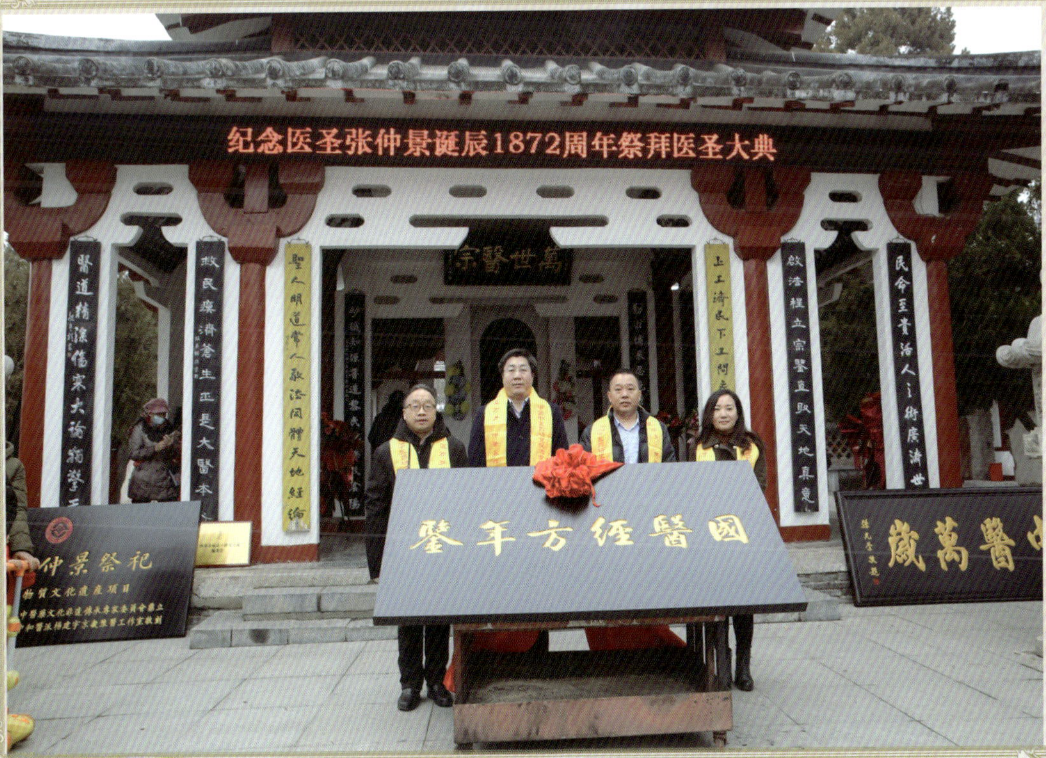

《国医经方年鉴》启动仪式专家合影留念

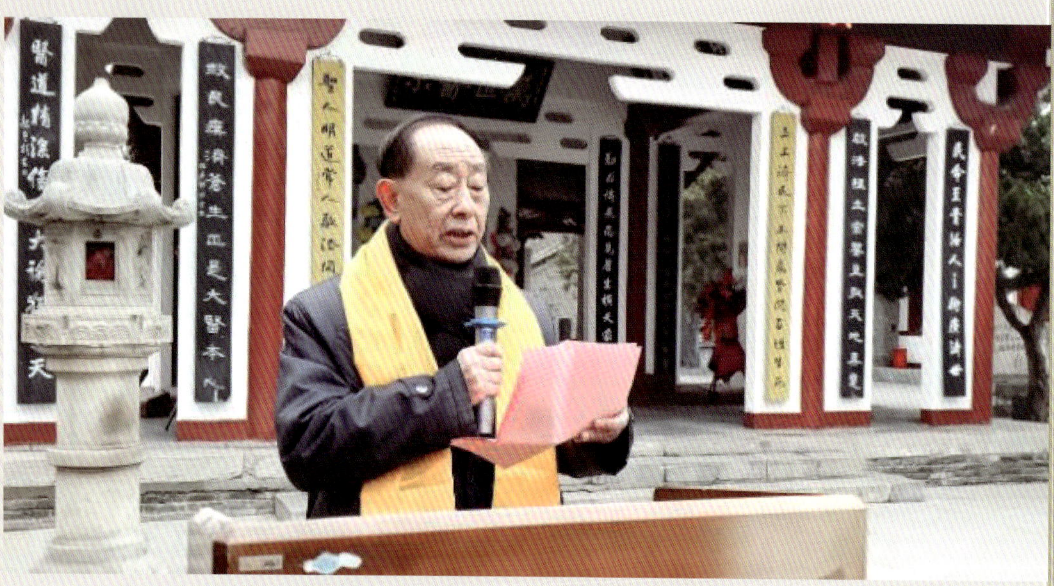

《国医经方年鉴》启动仪式上国医大师唐祖宣致辞

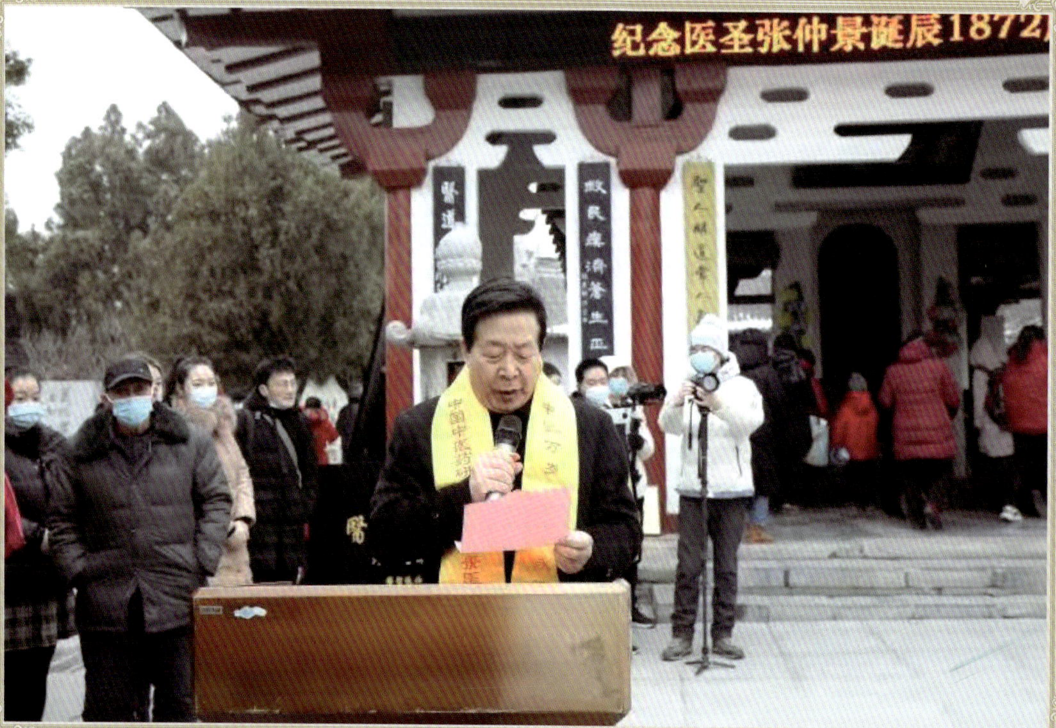

《国医经方年鉴》启动仪式上中医古籍出版社原社长刘从明致辞

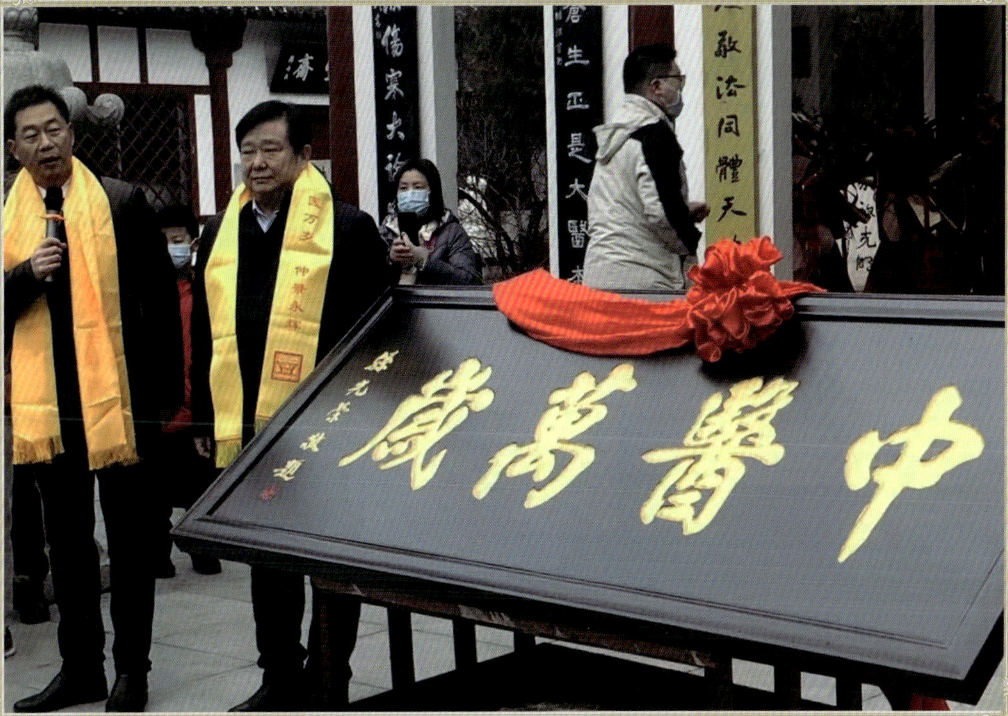

国医大师孙光荣题词：“中医万岁”

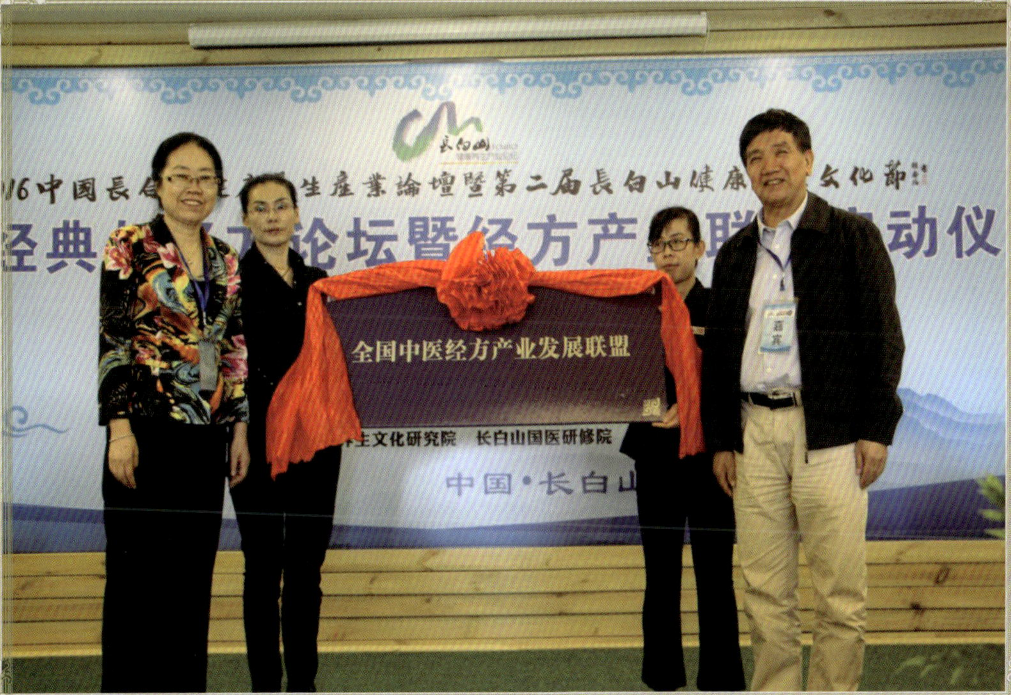

全国中医经方产业发展联盟揭牌仪式

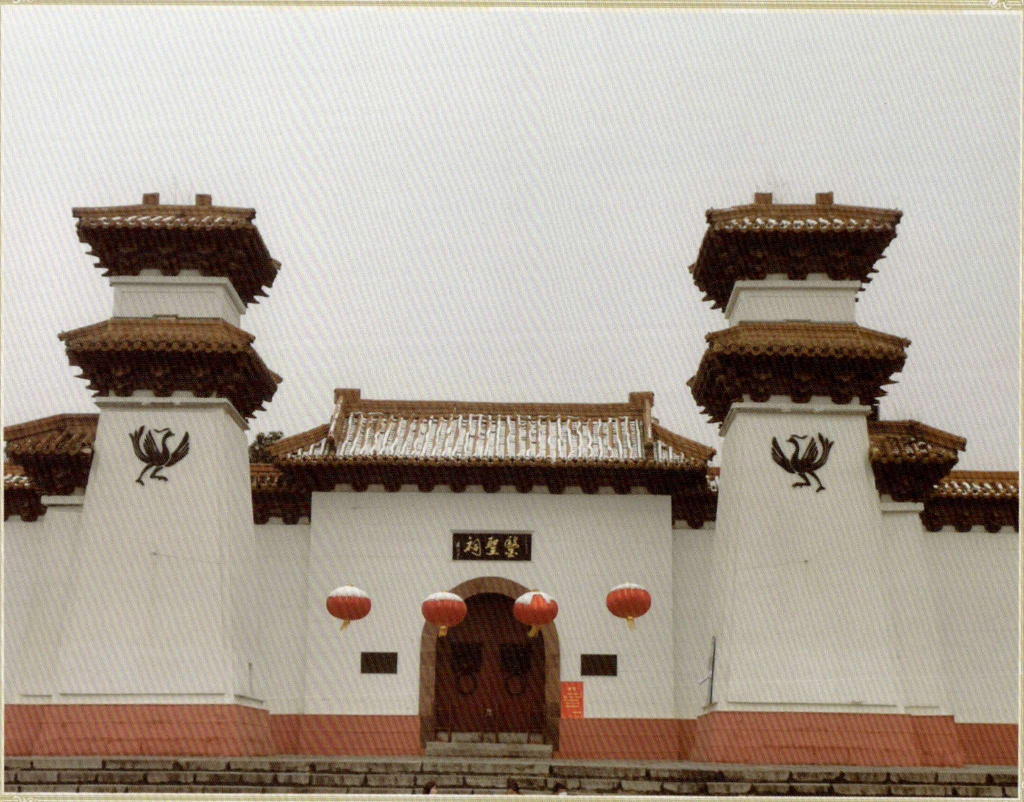

河南南阳医圣祠

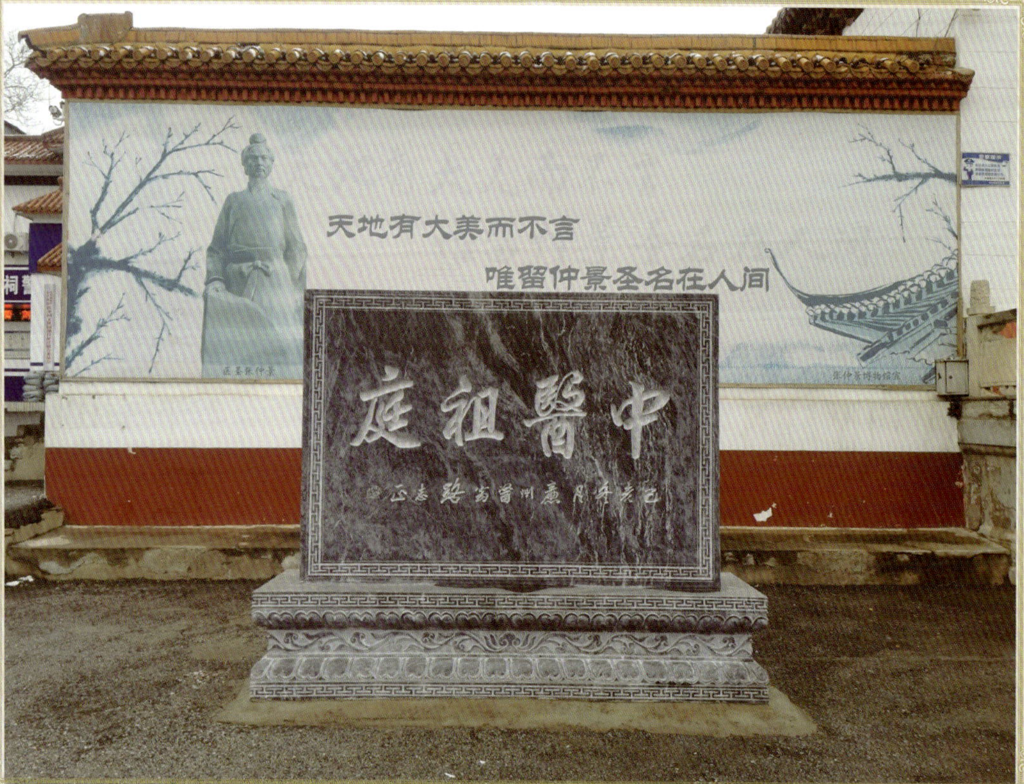

国医大师路志正题词：“中医祖庭”

中国中医药研究促进会
中域药物经济学发展应用中心
中关村炎黄中医药科技创新联盟

关于成立国医经方年鉴编审委员会的通知

各理事，各分支机构、直属各单位：

为了进一步贯彻落实党中央、国务院对中医药工作的重要指示精神，为了更好的挖掘和传承中医药宝库中的精华精髓，加强典籍的研究利用，更好的发挥中医药经典方剂的临床效果，建立中医药经方经药理论与临床研究相结合的全新证据体系，促进中医药经方经药文化的广泛传播。推进我国中医药事业高质量发展，由中国中医药研究促进会、中域药物经济学发展应用中心、中关村炎黄中医药科技创新联盟共同成立“国医经方年鉴编审委员会”，由中国中医药研究促进会仲景医学研究分会、中国中医药研究促进会唐祖宣工作委员会具体负责，中国中医药研究促进会仲景医学研究分会具体落实编辑出版《国医经方年鉴》的相关工作。现将国医经方年鉴编审委员会名单公布如下：

编审委员会主任委员：唐祖宣、高武；执行主任委员：杨建宇、高泉。

特聘专家：王金桥、王耀光、见国繁、毛海峰、叶娟娟、刘枫、刘冠军、刘海燕、许滔、何本鸿、宋红旗、张小平、张华东、张景组、陈琦军、范焕芳、忽中乾、郑佳新、柳红芳、唐文生、曹丽琼等。

副主任委员：马存根、王祥麒、王寅、巴艳、曲夷、曲丽芳、李小会、李吉彦、李宇航、吴智兵、宋俊生、张炜 、张喜奎、郁保生、柳成刚、唐丽、唐晓燕、唐静雯、韩雪。

常务委员：马存根、马建峰、马锐、王云亭、王庆侠、王金凤、王贵双、 王祥麒、王寅、王鹏、牛宛柯、牛俐、巴艳、石晶、付蓉、冯堃、曲夷、 曲丽芳、任统伟、邬晓东、刘明珠、刘树辉、刘冠军、刘理琴、刘景源、 许世闻、李小会、李吉彦、李宇航、李青、李俊莲、李淼、李德辉、李薇、杨建宇、杨蕾、吴智兵、沈会、宋丽娟、宋俊生、张炜、张晓阳、 张继烈、张喜奎、张景组、陈国唤、陈思法、邵冬珊、邵明义、范焕芳、 郁保生、周荣双、庞明华、赵书瑜、赵铭宇、柳成刚、柳华伟、钟薏、 段旭、侯仙明、侯敬丽、郭磊磊、唐丽、唐祖宣、唐晓燕、唐静雯、黄志华、黄建军、常晓、梁健、尉杰忠、韩雪、谢世平。

委员：于婧文、马存根、马兆楠、马建峰、马晓峰、马喜、马锐、王云亭、王玉莲、王玉祥、王玉银、王世民、王庆侠、王佳娣、王金凤、王贵双、王勇、王祥麒、王唯丞、王猛、王寅、王博洋、王惠君、王新、王聪、王磊、牛宛柯、牛俐、尹怡、尹超群、巴艳、邓潇、石志兴、石晶、叶钊、付蓉、代卫锋、冯堃、曲夷、曲丽芳、吕学鹏、仲崇副、 任统伟、邬晓东、庄扬名、刘可心、刘明珠、刘学普、刘春云、刘春青、 刘树辉、刘俊宥、刘飒、刘冠军、刘姝晨、刘振华、刘晓琴、刘理琴、 刘琦、刘慧英、许世闻、孙启光、孙春霞、纪云、苏伊璠、苏佳硕、杜延军、杜毓洁、巫廷春、李小会、李少松、李从义、李永新、李吉彦、 李西双、李宇航、李红霞、李志刚、李苏垚、李青 、李修元、李俊莲、李亮、李洪涛、李莉、李晓慧、李铁、李梅、李淼、李德辉 、杨阳、杨宏玲、杨征宇、杨炼 、杨洪志、杨洋、杨峰、杨蕾、肖明中、吴春生、吴晋英、吴智兵、余珊珊、宋双敬、宋丽娟、宋俊生、宋磊磊、张义、张广利、张宇、张红霞、张志其、张丽国、张利斌、张诏、张炜、张秋平、张晓阳、张继烈、张铖、张喜奎、张景组、张道远、陈国唤、陈思法、陈敏、陈维志、邵冬珊、邵明义、武冰、武鹏、苗珠月、郁保生、 易华、季秀丽、周玉华、周丽华、周岑烜、周劲勇、周荣双、周荣新、 庞明华、郑婕、孟宏伟、孟欣、孟涛、孟鹏飞、赵书瑜、赵亚波、赵志英、赵丽娜、赵妍妍、赵铭宇、柳成刚、柳华伟、钟薏、段旭、侯仙明、 侯敬丽、施长征、姜威、洪宝玲、聂皎、原焕勇、徐光亚、殷保安、 殷培、郭玲、郭磊磊、唐丹、唐丽、唐骅、唐晓燕、唐倩、唐静雯、 桑茂、黄志华、黄宏烨、黄建军、常晓、常程、梁西满、梁健、尉杰忠、彭立、葛国岚、韩雪、嵇天一、程传印、曾超、温荣达、谢世平、翟厚峰、魏文悦。

希望各有关单位及专家在国医经方年鉴编审委员会的领导下，认真严谨、科学、踏实地开展好《国医经方年鉴》的征稿、编辑、出版等工作，为中医药经方经药的学术进展与临床疗效的提高服务，为健康中国的大健康事业贡献力量！

协调人：王晨

联系人：张义

中国中医药研究促进会

中域药物经济学发展应用中心

中关村炎黄中医药科技创新联盟

2022 年 3 月 29 日

《国医经方年鉴》编审委员会

委　员: 于婧文　马存根　马兆楠　马建峰　马晓峰　马　喜　马　锐

王云亭　王玉莲　王玉祥　王玉银　王世民　王庆侠　王佳娣

王金凤　王贵双　王　勇　王祥麒　王唯丞　王　猛　王　寅

王博洋　王惠君　王　新　王　聪　王　磊　牛宛柯　牛　俐

尹　怡　尹超群　巴　艳　邓　潇　石志兴　石　晶　叶　钊

付　蓉　代卫锋　冯　堃　曲　夷　曲丽芳　吕学鹏　仲崇副

任统伟　邬晓东　庄扬名　刘可心　刘明珠　刘学普　刘春云

刘春青　刘树辉　刘俊宥　刘　飒　刘冠军　刘姝晨　刘振华

刘晓琴　刘理琴　刘　琦　刘慧英　许世闻　孙启光　孙春霞

纪　云　苏伊璠　苏佳硕　杜延军　杜毓洁　巫廷春　李小会

李少松　李从义　李永新　李吉彦　李西双　李宇航　李红霞

李志刚　李苏垚　李　青　李修元　李俊莲　李　亮　李洪涛

李　莉　李晓慧　李　铁　李　梅　李　淼　李德辉　杨　阳

杨宏玲　杨征宇　杨　炼　杨洪志　杨　洋　杨　峰　杨　蕾

肖明中　吴春生　吴晋英　吴智兵　余珊珊　宋双敬　宋丽娟

宋俊生　宋磊磊　张　义　张广利　张　宇　张红霞　张志其

张丽国　张利斌　张　诏　张　炜　张秋平　张晓阳　张继烈

张　铖　张喜奎　张景组　张道远　陈国唤　陈思法　陈　敏

陈维志　邵冬珊　邵明义　武　冰　武　鹏　苗珠月　郁保生

易　华　季秀丽　周玉华　周丽华　周岑烜　周劲勇　周荣双

周荣新　庞明华　郑　婕　孟宏伟　孟　欣　孟　涛　孟鹏飞

赵书瑜　赵亚波　赵志英　赵丽娜　赵妍妍　赵铭宇　柳成刚

柳华伟　钟　薏　段　旭　侯仙明　侯敬丽　施长征　姜　威

洪宝玲　聂　皎　原焕勇　徐光亚　殷保安　殷　培　郭　玲

郭磊磊　唐　丹　唐　丽　唐　骅　唐晓燕　唐　倩　唐静雯

桑　茂　黄志华　黄宏烨　黄建军　常　晓　常　程　梁西满

梁　健　尉杰忠　彭　立　葛国岚　韩　雪　嵇天一　程传印

曾　超　温荣达　谢世平　翟厚峰　魏文悦

联络人: 王　晨　张　义

《国医经方年鉴》参编单位

批准单位

中国中医药研究促进会

中域药物经济学发展应用中心

中关村炎黄中医药科技创新联盟

执行单位

中国中医药研究促进会仲景医学研究分会

中国中医药研究促进会唐祖宣工作委员会

主编单位

《国医经方年鉴》编审委员会

北京经方年鉴中医文化中心

支持单位

中华中医药中和医派杨建宇京畿豫医工作室

中关村炎黄中医药科技创新联盟全国中医经方产业发展联盟

北京国典传承公益基金会

中科华盛（北京）文化发展中心

长沙县中医院

战略合作单位

南阳曙光中西医结合医院

官方微信公众号

微信号：bianji6988

打开《国医经方年鉴》，一篇篇洋洋千言的经方论文，一篇篇风趣接地气的经方网文，一件件鲜活充实的经方事例，一次次隆重肃穆的医圣祭奠，一部部沉甸甸的传薪经方著作，一堂堂严肃活泼的经方大讲堂，一层层梦牵中医药人的医圣祠湖面的涟漪，一声声撞击中医药人内心柔软魂灵的医圣钟之声响，一簇簇中医药文化人无限惊人的医圣经方文创思绪火花，一条条经历数千年而仍被中医药人传颂背读的伤寒大论经文，一首首经历数千年而仍支撑中医药传奇疗效的医圣经方，一代代艰辛传承中医药文脉的名医大咖，一段段医圣经方神奇疗效的佳话，一面面老百姓赞颂运用经方疗效神奇的锦旗，一则则实在、真实、原创、高效的中医药医圣经方验案，一张张在医圣经方治疗得到康复而幸福的笑脸……这些有关医圣“经方”“经药”多维内容，一下子扑面而来，惊奇着五官，震撼着心灵，让我们在不经意中又来一次医圣经方的大洗礼，这也许就是《国医经方年鉴》给我们带来的文化和精神上的无限享受，这是中医药“经方”“经药”发展的里程碑，这也使得我们的《国医经方年鉴》必将成为历史丰碑而永载青史！

《国医经方年鉴》是由中国中医药研究促进会仲景医学研究分会、中关村炎黄中医药科技创新联盟全国中医经方产业发展联盟、中华中医药中和医派杨建宇京畿豫医工作室、北京经方年鉴中医文化中心等学术团队共同组织编辑，融汇了诸多伤寒杂病论研究专家及经方临床专家的智慧和辛苦劳作，融汇着出版社编辑、领导们的支持和辛勤劳动，融汇着自汉以来历代名医对医圣仲景经方守正创新、服务百姓的无私奉献！在此，我们表示衷心的感谢、崇高的敬意和深深的感恩！

让我们携手共进，为中医药“经方”“经药”的传承创新走向新的辉煌而努力！

祝我们的《国医经方年鉴》成为大家喜爱随手翻阅的案头畅销书！

祝我们的《国医经方年鉴》这一历史丰碑在中医药的新时代、新征程永放异彩！

美丽中国有中医！

中医万岁！

经方永辉！

杨建宇

2022-10-21· 世界中医经方日

四、经验交流卷，本卷主要有《国医特稿》《经方名医薪传》等栏目，主要收录了当代经方名医使用经方的验案总结、心得体会以及个人事迹介绍等内容，供各位读者学习交流。本卷内容经编委会内部筛选，按照经方创新发展应用多元化的原则，其目的是更好地弘扬中医学术思想，推广经方应用经验，拓宽经方运用思维途径，促进中医药文化的广泛传播，从而更好地造福于人民群众。

因编者水平有限,书中难免存在疏漏和不足之处,恳请专家、同行和读者批评、指正。

《国医经方年鉴》编辑委员会

2022年12月

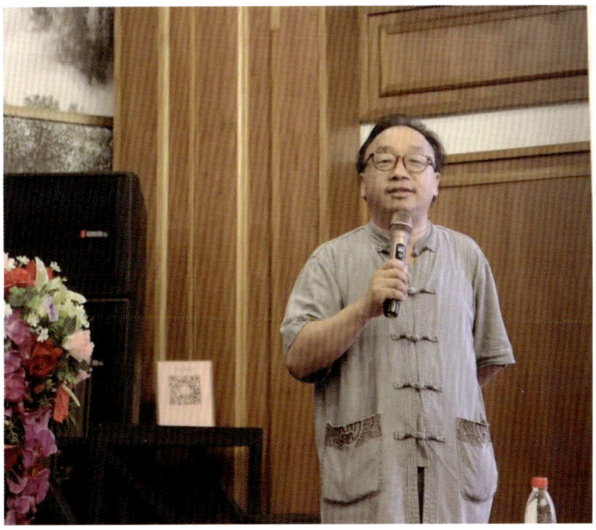

课题 3 项，获中华中医药学会科普奖 3 项，中医药文化类奖 2 项。国家中医药管理局科普巡讲项目的参与组织者，国家中医药管理局全国优秀临床人才培训项目参与组织管理者，接受培训学员达 3000 人次。自 2000 年起，连续 16 年举办国家级中医药继续教育项目，参加培训学员 2000 人次以上，现有入门徒弟 12 人。

楊建宇

个人专长：临床主要从事人体免疫及康复疾病的中医药干预研究，对肿瘤、风湿、干燥症、狼疮、过敏、不孕不育等疾病的诊疗有独到心得。

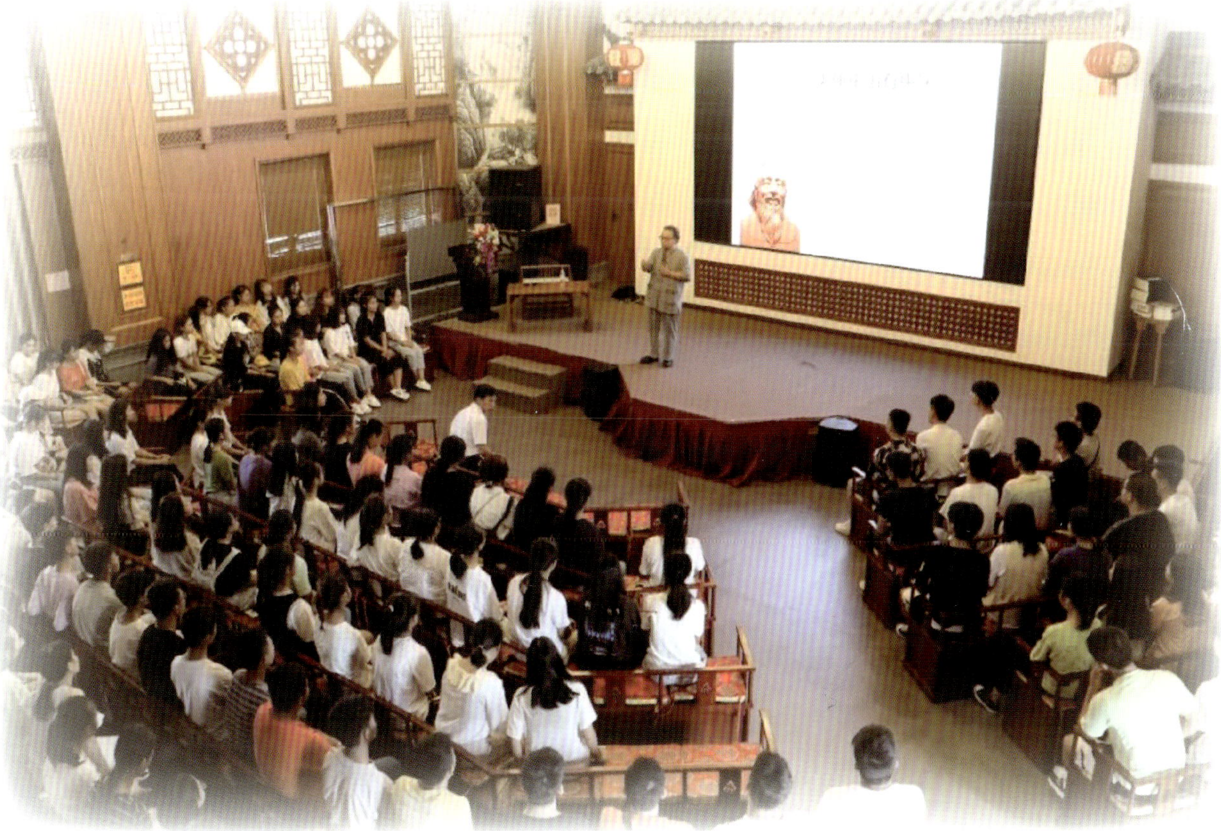

与经验药农谈天，与道士庙长磋商，因“斗药”获丹霞庵主珍藏的《伤寒杂病论》，成为美谈，声名响彻云岭。

齐作战父亲齐学保，也经常和父亲一起到山中采药，翻烂了父亲手中的《伤寒杂病论》，加之又拜南召名医高少波为师，目睹亲悟，号脉、处方堪称一绝，长大后成为名传一时的“赤脚医生”。方圆百里，妇幼皆知，无论出工收工，来家看病及请去看病的乡亲，踏破门槛。

齐作战看在眼里，馋在心中，搭手、跑腿，看着、听着、学着、揣摩着，把脉、开方学得有模有样，令齐学保暗暗吃惊、面对有意无意的冷门考问，齐作战总是对答如流，齐学保更是有意栽培。帮助儿子成长，成了齐学保治病舍药之余的全部功课。齐作战更加痴迷中医，在父亲“好读书，读好书，走科班，做名医”的严格要求下，几经努力，进入张仲景国医大学。

“古人学问无遗力，少壮功夫老始成。纸上得来终觉浅，绝知此事要躬行。”在校系统学习期间，一到寒暑假，齐作战回到家，就被父亲拉在身后，背着药箱走村串巷，雨里风里，起早摸黑，走得辛苦，看得实在。可这些，齐作战并不害怕，令他害怕的，就是父亲津津乐道的“蛋茶”。

在物资匮乏的年代，穷乡僻壤，寻常百姓家，最热情的待客之道，便是鸡蛋茶荷包蛋，满满一碗十来个，就是人们最高的敬意，不喝不行，喝完为敬，喝着喝着齐作战就惭愧了，他想拒绝，可那一碗甘甜的清泉浮沉着的一个又一个又大又圆的荷包蛋，承载着人们对中医的敬仰，跳动着人们原始淳朴的感恩，你能拒绝吗？

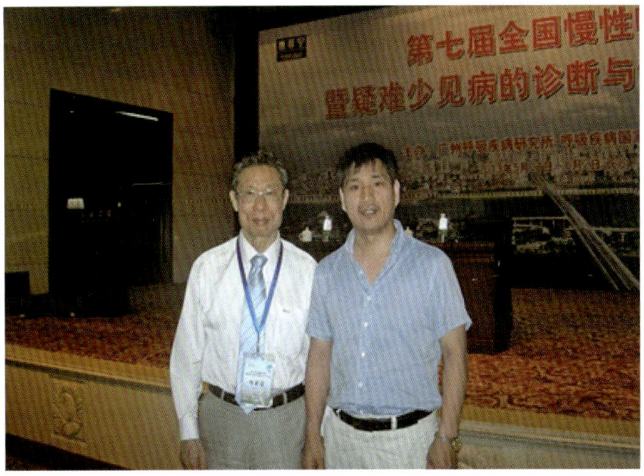

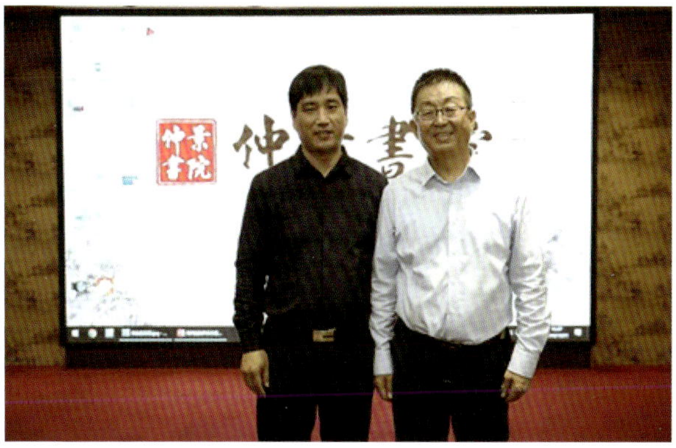

齐作战与中国中医科学院原院长、
国家中医药管理局科技司原司长、
国务院参事室特约研究员曹洪欣合影

“乡里乡亲拿出自家最贵的东西招待你，你更应该倾尽自己的全部所能！”齐作战感慨道，乡亲们的热情鞭策人呀，下定决心一定要学好中医，积德扬善，扶危济困，牢记行医宗旨，不忘职业道德。

“实实在在做事，清清白白做人，立足中医优秀传统，精进医术……”

伴随着山乡人民的古道热肠，钻研着伤寒辨证的理论，勤习医理医道，仔细研读《伤寒论》《金匮要略》《内经》《温病条辨》等经典，遍寻名师名家，三年苦读，齐作战终以优异的成绩毕业，走向他心仪的王国。

小戏台也练十年功。父亲齐学保种地养家看病，常年在山里山外游走辗转，齐作战看在眼里，疼在心中，关键时刻总要搭把手。齐作战清楚地记得，那年冰天雪地，他跟着父亲深深浅浅一口气跑了十多里山路，终将奄奄一息的病人从死神手里救出。蛋茶喝过，原路返回，由于过度劳累，父亲从几米高的崖上跌进深涧……齐作战呼喊着一跃而下，抱起湿漉漉、伤痕累累、昏迷中的父亲，忍不住号啕大哭，这罪这苦，他齐作战看够了、受够了。苏醒过来的父亲拍拍儿子的额头，站了起来，指着弯弯曲曲的山路，语重心长地说：“山路再孬，但它驮着的可是你的乡里乡亲！正是这样的难这般的不离不弃，才是好的中医……”

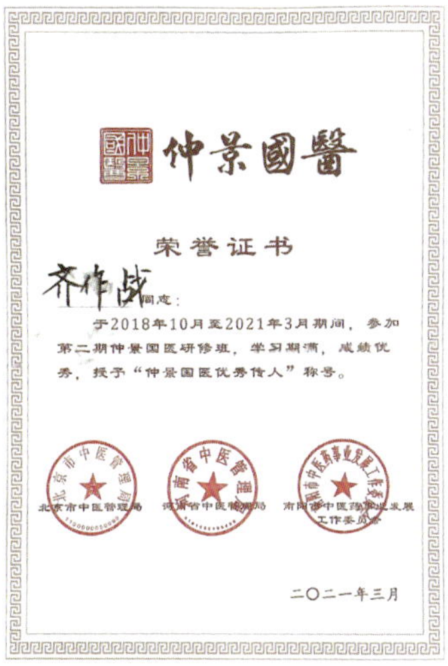
仲景國醫

荣誉证书

齐作战同志：

于2018年10月至2021年3月期间，参加第二期仲景国医研修班，学习期满，成绩优秀，授予“仲景国医优秀传人”称号。

北京市中医管理局　河南省中医管理局　南阳市中医药事业发展工作委员会

二〇二一年三月

加强特色科室建设。为使患者早日脱离病痛折磨、恢复正常人生活，齐作战致力于科室建设，把特色科室打造为阻断哮喘病的战斗堡垒。肺病科作为院系重点，齐作战更是亲自坐镇，引进、独创多种中医特色疗法，做到病人有求必应，对症一针见血，下药恰到好处。体虚感冒患者、慢性咳嗽患者、哮证（哮喘）喘证（慢性支气管炎）患者、肺胀病（慢性阻塞性肺病）患者、肺萎（肺间质纤维化）等慢性呼吸疾病患者，均受益于此，一个个锁眉而来笑颜而去，都说找院长看病，看的是肺病防治的华山论剑，齐院长“开出的不仅仅是药，更是愉悦自信的心情”。看着患者咳嗽、气喘、感冒次数的减少，看着他们康愈效果的一次次巩固，齐作战瞄准国际治喘降喘前沿，走得更远更加坚定。

支气管哮喘更是在齐作战的“降喘十八掌”组合拳前溃败得一塌糊涂。众所周知，哮喘是以发作性喉中哮鸣有声、呼吸困难，甚则喘息不得平卧为主要表现的疾病，患病率在全球范围内有逐年增加趋势。基于中医辨证，齐作战研究出分型分期治疗秘籍，以辨证治疗为主，配以多种中医特色疗法，通过规范化诊断和治疗，收到立竿见影之显著疗效。尤其是对慢性持续性哮喘、激素依赖性哮喘两个顽敌，结合益肺督灸、平衡火罐、药罐、脐灸、冬病夏治穴位贴敷等特色疗方，用药精准狠，缩短了急性发作持续时间，收到了缓解期治疗能够延长缓解时间、减少发病次数、提高哮喘控制率的效果，做到了慢性持续期治疗能够明显减少喘息、呼吸困难等发作症状、减少激素依赖，坚守了社会效益与经济效益的完美统一。

有着中医人的仁心宅厚，齐作战的医者之路，走得更加坚定、更加自信。视患者为上帝，视患者为亲人，把患者至上作为唯一的追求，齐作战的“降喘十八掌”火候独到，疗效显著，真正做到了医圣精髓的创造性转化、创新性发展。

曙光在前

南阳支气管哮喘研究所成功运作，全国各地的患者慕名而来，一批医德高尚、医术精良的专家学者主动加入，曙光医院空前成熟起来。医院全体同人行动起来，博引各方能手“传道受业解惑”，很快，拥有病房床位 80 余张，教授、主任医生余岗，集教科研治于一身，深得广大患者信赖和各界好评，多次受到市、区主管部门的表彰。2017 年曙光中西医结合医院获得区卫生局“诚信民营医院”先进单位称号，2020 年获得“抗击疫情爱心企业”称号。

同时，曙光医院创造了南阳中医药史上的多个第一：首家由诊所发展为非营利性中西医结合医院；首次采用督灸、脐灸、中药离子导入、中药穴位注射、配合 GINA 方案治疗，造福哮喘患者；首家尝试用膏方治未病；首次开展“冬病夏治、夏病冬治”诊疗模式，自行研发的纯中药配方、方便易学的推拿按摩，令曙光医院更加曙光再现，齐作战也迅速成长为专家型主任医师，进入南阳中医专家库目录，2018 年当选为南阳市政协常委。

春风润初心，曙光耀征程。齐作战一直用自己的实际行动践行着医者的使命和担当！

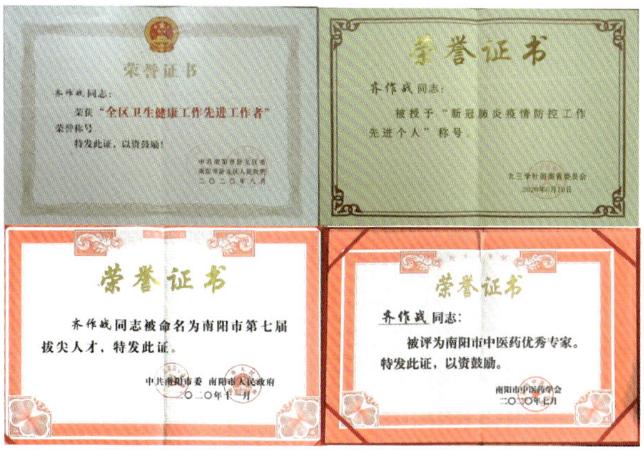
荣誉证书

齐作战同志：

荣获“全区卫生健康工作先进工作者”荣誉称号

特发此证，以资鼓励！

荣誉证书

齐作战同志：

被授予“新冠肺炎疫情防控工作先进个人”称号。

荣誉证书

齐作战同志被命名为南阳市第七届拔尖人才，特发此证。

中共南阳市委　南阳市人民政府

二〇二〇年十一月

荣誉证书

齐作战同志：

被评为南阳市中医药优秀专家。

特发此证，以资鼓励。

南阳市中医药学会

二〇二〇年七月

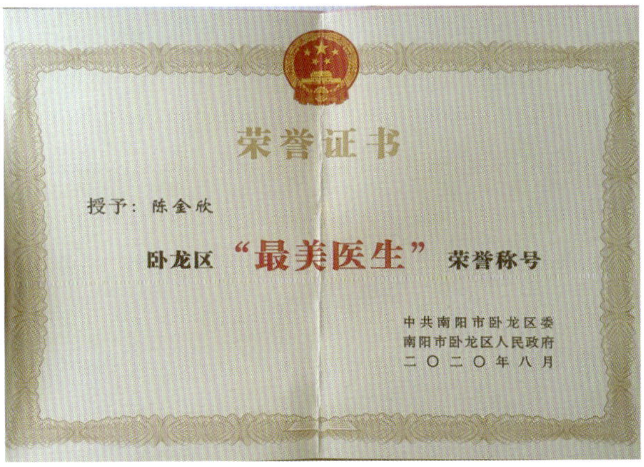
荣誉证书

授予：陈金欣

卧龙区“最美医生”荣誉称号

中共南阳市卧龙区委
南阳市卧龙区人民政府
二〇二〇年八月

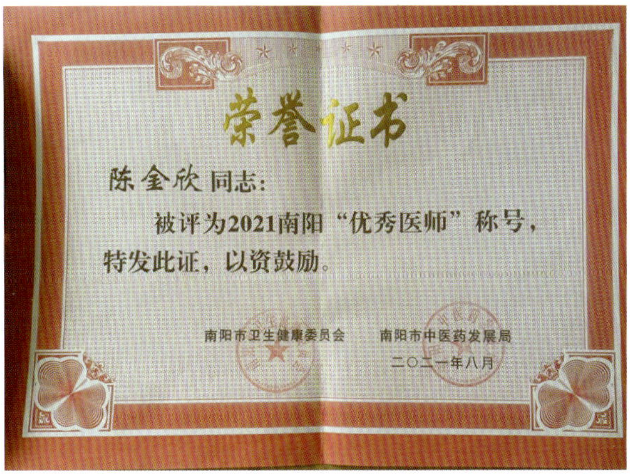
荣誉证书

陈金欣同志：

被评为2021南阳“优秀医师”称号，特发此证，以资鼓励。

南阳市卫生健康委员会　南阳市中医药发展局
二〇二一年八月

陳金欣

陈金欣，男，1976年3月15日出生，本科学历，现任卧龙区王村乡卫生院业务院长（先后担任南阳市卧龙区中医院业务副院长兼疼痛病科、中医内科主任、王村乡卫生院业务院长等）。担任南阳市仲景学术专业委员会委员、河南中西医结合学会仲景学术传承与创新分会常务委员等职务。擅长利用中医药对情志病（顽固性失眠、焦虑症、抑郁症、精神分裂症、癫痫等）进行治疗，治疗疗效显著，同时能熟练应用理疗设备结合中医辨证论治，应用中药制剂内服、外敷等疗法，治疗基层常见颈肩腰腿痛及风湿、类风湿、骨质增生、脑中风后遗症等疑难症，取得了良好的临床疗效。

他多年来为广大基层患者解除病痛及诸多疑难杂症，因工作成绩突出，先后被南阳市卧龙区委区政府授予“最美医生”、南阳市卫健委中医药发展局评为“优秀医师”及卧龙区卫生系统“先进个人”“优秀共产党员”“党员示范岗”等荣誉称号。于2018年遴选为“仲景书院”二期学员，全程参与8期培训，于2021年3月顺利通过结业考试并获得“仲景国医优秀传人”称号。先后拜国医大师唐祖宣、名老中医赵青春等名师学习，以此开阔视野、扩大知识面。同时坚持一边扎实开展临床工作，一边对临床工作中发现新的方法、经验进行总结，书写中医医案40余篇，省级以上论文12篇，其业绩载入《魅力中国杂志》。

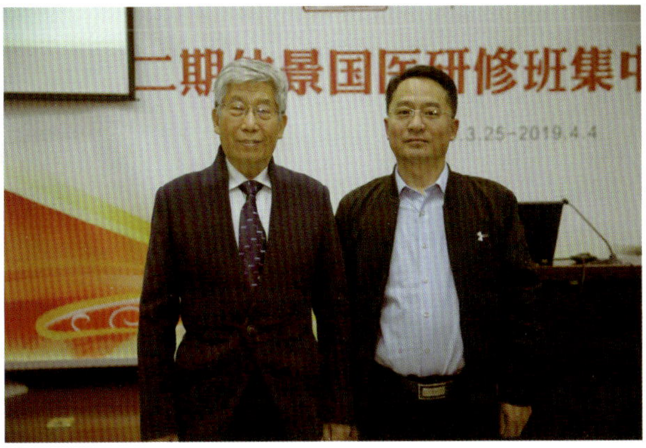

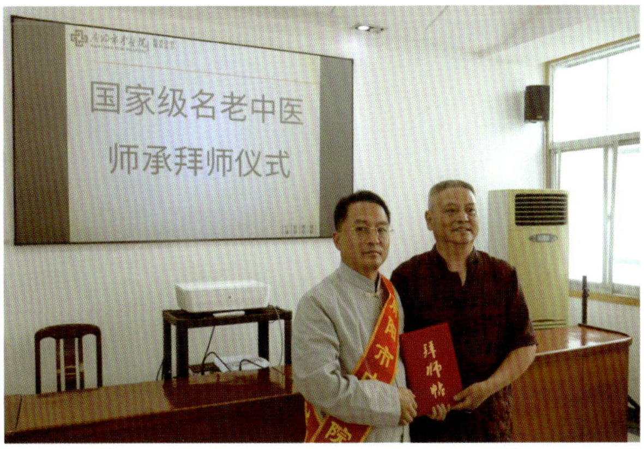

目　录

政策法规

学术成果

年度成果

经验交流

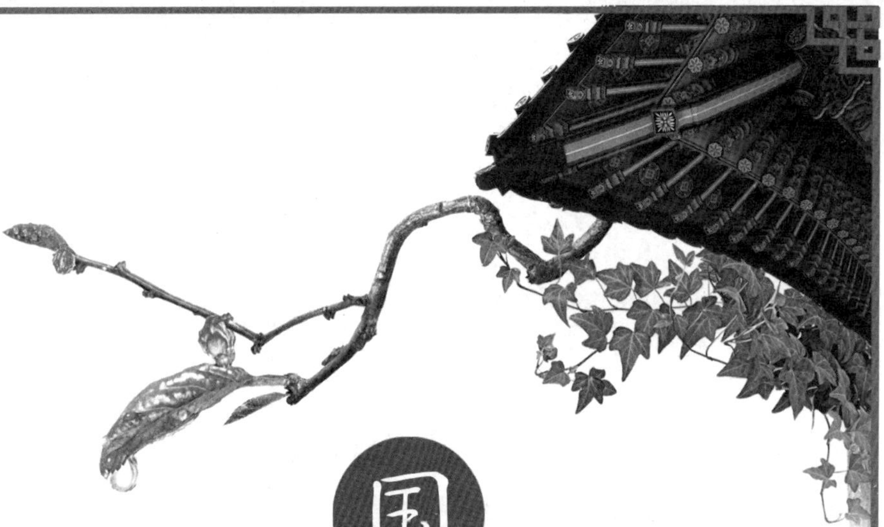

国医经方年鉴 2022

政策法规

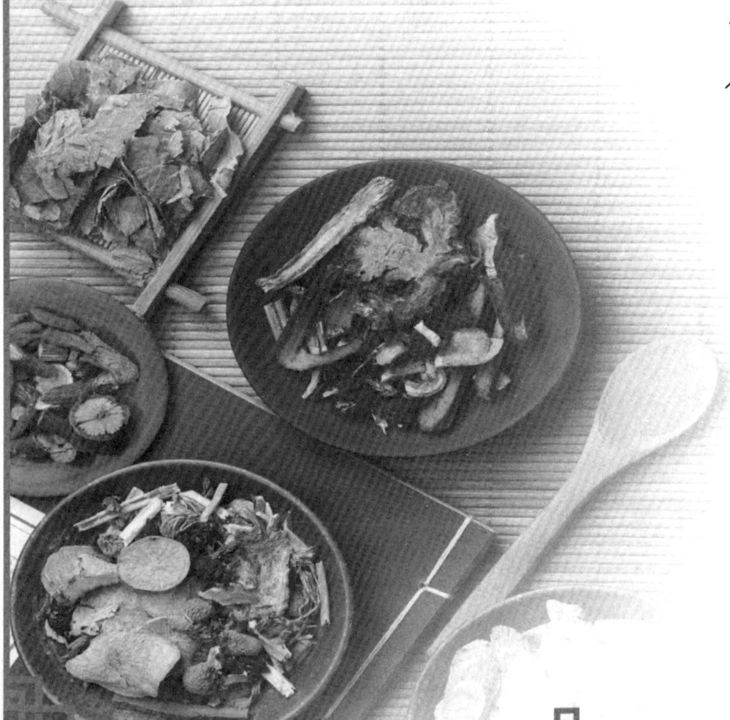

國醫經方年鑒

国家中医药局 教育部 人力资源社会保障部 国家卫生健康委 关于加强新时代中医药人才工作的意见

国中医药人教发〔2022〕4号

各省、自治区、直辖市卫生健康委、中医药管理局、教育厅（教委）、人力资源社会保障厅（局），新疆生产建设兵团卫生健康委、教育局、人力资源社会保障局，中国中医科学院，北京中医药大学：

人才是中医药发展的第一资源。党的十八大以来，以习近平同志为核心的党中央把中医药工作摆在更加突出的位置，深入推进中医药人才队伍建设，推动构建院校教育、毕业后教育、继续教育有机衔接、师承教育贯穿始终的人才培养体系，实施人才工程，中医药人才规模快速增长，结构布局逐步优化，人才质量和使用效能显著增强。但也要看到，中医药人才还存在着总体规模不大、领军人才不足、基层人才缺乏、体制机制不活等问题，迫切需要采取有力措施，培养造就大批德才兼备的中医药人才，充分发挥人才的基础性、战略性、决定性作用。为全面加强新时代中医药人才工作，根据中央人才工作会议精神和《中共中央 国务院关于促进中医药传承创新发展的意见》等有关要求，现提出如下意见。

一、总体要求

（一）指导思想

以习近平新时代中国特色社会主义思想为指导，深入贯彻党的十九大和十九届历次全会精神，全面贯彻习近平总书记关于做好新时代人才工作的重要思想和中医药工作的重要论述，立足新发展阶段，贯彻新发展理念，服务构建新发展格局，推动高质量发展，深入实施人才优先发展战略，遵循中医药人才成长规律，着力创新人才发展体制机制，着力优化人才结构布局、强化人才能力素质，着力推动高层次和基层人才队伍建设，着力营造有利于人才脱颖而出的社会环境和发展氛围，为中医药振兴发展提供坚强的人才支撑和智力保障。

（二）基本原则

——坚持党管人才。健全党管人才领导体制和工作格局，创新党管人才方式方法，坚持为党育人、为国育才，将党的领导贯穿中医药人才工作全过程，为把握人才工作方向、全面推进人才兴业提供根本保证。

——坚持服务需求。面向健康中国战略，面向中医药振兴发展重大需求，面向中医药特色优势领域，面向人民生命健康，重点加强中医医疗服务、教育教学、科学研究、产业发展、文化传播、对外交流与合作等相关领域战略人才、领军人才和青年拔尖人才队伍建设，强化基层人才队伍建设，充分发挥人才的引领保障作用。

——坚持遵循规律。传承精华与守正创新并举，立德树人与能力提升并重，思维培养与技能培训结合，注重“读经典、跟名师、重实践、强素养”，注重吸收和融合先进科学技术和人文思想，注重事业造就人才、人才推动事业，着力培养造就德才兼备的新时代中医药人才。

——坚持深化改革。着力破除中医药人才培养、引进、使用、评价、激励、流动、保障等方面的体制机制障碍，加快形成有利于人才成长的培养机制，有利于人尽其才的使用机制，有利于人才各展其能的激励机制，有利于人才脱颖而出的竞争机制，努力营造人才发展的良好环境，激发人才积极性和创新创造活力。

（三）主要目标

到2025年，符合中医药特点的人才培养、评价体系基本建立，人才规模总量快速增长，区域布局、专业结构更趋合理，促进人才成长、吸引集聚的制度环境明显优化，培养造就一支基本满足中医药发展需求的人才队伍。实现二级以上公立中医医院中医医师配置不低于本机构医师总数的60%，全部社区卫生服务中心和乡镇卫生院设置中医馆、配备中医医师。

到2030年，中医药人才发展体制机制改革取得重大进展，人才梯队更加合理，高层次人才规模显著增加，基层人才队伍更加稳固，中医药人才中心和创新高地逐步建成，适应中医药高质量发展的人才制度体系基本形成。

到2035年，符合中医药特点的人才制度体系更加完善，中医药领域战略科学家、领军人才、创新团队不断涌现，人才对中医药振兴发展的引领支撑作用更加突出，对健康中国建设的贡献度显著提升。

二、加快培养集聚中医药高层次人才

（一）培养造就中医药领域战略科学家。在院士评选、国家重大人才工程等高层次人才评选中，探索中医药人才单列计划、单独评价，注重发现和推介中医药优秀人才。面向国家重大项目、国家实验室、全国重点实验室、国家重大人才计划等，吸引、发现、造就若干站在科技发展最前沿，在中医药相关领域具有权威性，能够进行方向性、全局性、前瞻性思考，具有卓越科技组织领导才能的战略科学家，引领发挥中医药科技原创优势，勇攀医学高峰。

（二）培育壮大领军人才队伍。实施中医药领军人才支持计划，持续支持岐黄学者等各类高层次人才培养项目，对领军人才实行人才梯队配套、科研条件配套、管理机制配套等特殊政策，培养造就一批中医临床大家和科技领军人才。实施多学科交叉创新团队建设专项，实行“揭榜挂帅”等立项机制，吸引会聚行业内外和海内外相关学科优秀人才、团队，开展中医药重点领域、关键问题联合攻关，打造一批多学科交叉创新团队，培养一批多学科交叉创新人才。加强中医药重点学科建设，推动学科领域内外的学术交流协作与资源共享，打造一批高层次学科带头人和学科梯队。加强与人工智能、生物医学、哲学社会科学等相关领域的学科交叉融合，培育高层次复合型中医药人才。

（三）促进青年人才脱颖而出。把人才队伍建设重心放在青年人才上，建立健全对青年人才普惠性支持措施，在重点人才项目、重大科技立项等工程计划中设立青年人才支持专项，扩大支持规模，优化支持方式，促使更多青年人才快速成长、早担大任。加大优秀中医临床人才、青年岐黄学者等青年人才培养力度。充分发挥国医大师、全国名中医等名老中医药专家作用，扩大师带徒范围和数量，加强传承工作室建设，支持其招收有潜力的青年人才传承培养。加大中医药类专业博士后科研工作站布局和建设力度，加快培养青年科技人才。健全青年人才发现机制，为青年人才搭建干事创业平台。

（四）打造中医药人才发展高地。支持京津冀、长三角、粤港澳大湾区、黄河流域等中医药优势资源较为集中的区域建设中医药高层次人才中心和创新高地。国家中医药综合改革示范区应制订吸引集聚人才平台的布局方案，开展人才政策综合改革试点，打造具有国际竞争力和吸引力的人才示范区。充分发挥“双一流”建设高校、省部局共建高校和国家重大科研平台、医学中心等作用，调动高校、医院、科研院所和企业积极性，建设一批人才吸引集聚培育中心。实施中国中医科学院人才强院计划，深化人事制度、科研管理综合改革，高标准高水平建设创新型中医药科研院所和高等院校，发现和培养科技领军人才，培育青年拔尖人才。

三、夯实基层中医药人才队伍

（一）扩大基层人才供给。逐步扩大本科层次中医专业农村订单定向免费医学生招生规模。支持地方开展专科层次中医专业农村订单定向免费医学生培养和乡村医生学历提升。持续开展全国基层名老中医药专家传承工作室建设，到2025年，为每个二级以上县级中医医疗机构建立1~2个传承工作室，培养一批基层人才。面向基层医疗机构医师和乡村医生开展中医药知识技能全员培训，用5年左右时间实现人员培训全覆盖，培训一批“能中会西”的基层医生。

（二）推动人才向基层流动。强化基层医疗卫生机构中医药人员配备，在全科医生特设岗位计划中积极招收中医医师，鼓励退休中医医师和中医专长医师在基层执业。推广“县管乡用”“乡管村用”等人才管理模式，鼓励县域医共体、医联体内人才柔性流动，形成上级医院医师定期到医共体、医联体内基层医疗机构服务的长效机制。落实服务基层制度，中医医师晋升副高级职称应当有累计1年以上县级以下或对口支援的医疗机构提供服务的经历。到2025年，社区卫生服务站至少配备1名中医类别医师或能够提供中医药服务的临床类别医师，80% 以上的村卫生室至少配备 1 名能够提供中医药服务的医务人员。

（三）改善基层人才发展环境。各地应完善基层中医药人才薪酬分配和待遇保障机制，完善基层医疗机构绩效工资总量调整机制，保障县乡医务人员合理待遇。增加基层医疗卫生机构中医药中高级专业技术岗位比例，各地可单独设立基层职称评审委员会或评审组，对基层一线中医药专业技术人员实行“定向评价、定向使用”。对本科及以上学历、经中医全科专业规范化培训合格并到基层医疗卫生机构工作的，可直接参加中级职称考试，考试通过的直接聘任中级职称。

四、大力推进西医学习中医

（一）完善西医学习中医制度。逐步扩大临床医学类专业毕业生攻读中医专业学位招生规模。支持各地遴选建设西医学习中医培训基地，组织开展不同层级的西学中培训。综合医院、专科医院、传染病医院、妇幼保健等机构应支持西医医师接受中医药专业知识培训，逐步做到“能西会中”。允许经过系统培训且考核合格的西医医师，在执业活动中采用与其专业相关的中医药技术方法，参加中西医结合职称评聘。

（二）实施西医学习中医专项。国家举办西医学习中医高级人才研修班，吸引相关领域院士、长江学者、杰青等高层次人才开展中医药研修学习；举办西医学习中医领军人才、骨干人才培训班，以中西医协同“旗舰”医院、“旗舰”科室为重点，面向综合医院、专科医院等医疗机构培养一批西学中领军人才和青年拔尖人才。省级卫生健康、中医药主管部门结合区域需求，分期分批开展本地西学中专项培训。力争用 5~10 年时间，培养一批高层次中西医结合人才。

五、统筹推进中医药重点领域人才队伍建设

（一）强化中药专业技术人才培养。支持建设一批省级以上中药炮制等中药传统技术传承基地、工作室。加快中药材种植栽培、质量检测、品种鉴定、资源普查、产品研发、产业经营等中药产业人才培养，实现中药生产全链条人才培养。鼓励中药企业与高校合作培养应用型中药专业人才。探索建立中医中药融通学科、专业，培养医药融通人才。

（二）加强中医技师队伍建设。完善中医医学技术人员队伍体系，制定中医技师岗位标准和队伍建设措施，建立健全中医技师管理制度，在中医药专业技术人员职称序列中增设中医技师职称专业。各级中医医疗机构应根据临床需要，配备中医技师。支持全国有条件的地区先行先试。加强中医技师转岗培训和在职培训，逐步建成一支理论扎实、技术精良的中医技师队伍。

（三）加快急需紧缺人才队伍建设。强化中医疫病相关学科专业建设，打造高水平的中医疫病防治队伍。紧密对接公共卫生、全科、精神科等紧缺医学人才，加快中医药相关领域人才培养。加强少数民族医药人才培养，国家和有关地方在制定实施中医药人才相关政策、重点项目时应向少数民族医药人才倾斜。加强中医护理人才队伍建设，强化中医医疗机构护理人员中医护理知识与技能培训。对接医（康）养结合、养老服务等领域，加快中医药技术技能人才培养。建强中医药传播人才队伍。推动中医药英才海外培养合作项目，培养造就一批外向型领军人才。加强中医药对外教育，发展各层次中医药留学生教育，吸引更多外国留学生学习中医药。

（四）强化中医药管理人才队伍建设。建立中医药高端人才国情咨询研修长效机制，组建中医药发展战略智库。实施卫生健康、中医药主管部门管理干部培训计划，开展中医药治理能力提升轮训、高级研修。持续实施中医医院院长、科主任职业化培训，提升综合管理能力和业务水平。

六、医教协同深化中医药教育改革

（一）改革中医药院校教育。突出中医药发展和区域经济社会发展需求导向，调整优化中医药学科专业和区域布局。推进中医药课程教材教法改革，强化学生中医思维、实践能力和创新能力培养。支持中医药院校加强中医药传统文化功底深厚、热爱中医的优秀学生选拔培养。加大中西部、省部局共建中医药院校支持力度，引导有条件高校稳步扩大中医药类专业博士招生计划。推进中医药类中国特色高水平高职学校和专业群建设。强化中医医院育人职能，核增临床师资、教育管理岗位，实施中医临床教学基地建设专项，支持建设一批国家中医临

床教学培训示范中心。实施卓越中医药师资培训计划，以中医药经典理论教师、临床带教教师为重点，培养造就一批教学名师和优秀教学团队。

（二）完善中医药人才培养模式。面向中医学类专业全面推行院校-师承教育相结合的教育模式，建立早跟师、早临床学习制度。制定中医师承教育管理办法，强化师承教育激励约束机制，实施多层次的师承教育项目。改革中医医师规范化培训模式，强化中医临床能力训练。完善中医药继续教育制度，加快知识更新，提升专业水平。

七、深化人才发展体制机制改革

（一）拓宽中医医疗服务岗位。各级医疗机构按照机构设置基本要求，配齐配强中医药专业技术人员。三级综合医院按照要求设置中医门诊和中医病房，床位数不低于医院标准床位数的5%；鼓励专科医院、传染病医院、妇幼保健等机构设置中医药相关科室，配备中医药专业技术人员。持续开展确有专长人员医师资格考核，支持有条件的医疗机构设置中医（专长）医师岗位，促进民间特色技术疗法的传承发展。

（二）落实用人自主权。充分发挥用人单位主体作用，在人才培养、引进和使用等方面用好用足国家人才政策，加大高校、医疗机构、科研院所等企事业单位和社会组织的用人自主权。积极推进公立中医医院职称评审改革，稳慎下放职称评审权限。建立急需紧缺人才引进特殊支持政策，探索高层次人才、急需紧缺专业人才招聘绿色通道和职称直聘办法。

（三）加大薪酬激励力度。深化公立中医医院薪酬制度改革，完善薪酬水平核定机制，落实“两个允许”，合理确定人员支出占公立医院业务支出的比重，内部分配应鼓励使用中医药技术方法，建立体现中医药人员技术劳务价值的服务价格和医保支付方式。落实国家科研经费管理改革、科研成果转化等政策，提高科研人员成果转移转化收益比例，对职务科技成果完成人和为成果转化做出重要贡献的其他人员按照有关规定给予奖励。支持和鼓励中医药机构科研人员按照有关规定离岗创业。

（四）完善人才评价体系。坚持破“四唯”与立“新标”相结合，以创新价值、能力、贡献为导向，分类建立中医临床、基础、科研人才评价标准。临床人才重点评价其临床疗效，把诊断准确率、治疗方案、病例分析、合理用药、诊疗质量、病人满意度、带徒情况等作为评价要素；基础人才重点评价其中医药基础理论研究和原创能力，把重大理论创新、重要学术专著、古典医籍挖掘成果等作为评价要素；科研人才重点评价其探索疾病规律、解决临床问题、用现代科学解读中医药学原理能力等，将主持重大科研项目、创新性代表作、科研成果产出及转化等作为重要评价要素。深化中医医师资格考试改革，强化中医思维和临床能力考核。

（五）健全表彰奖励机制。建立健全符合中医药行业特点、国家表彰和社会褒奖相结合的激励机制，加大向基层一线和艰苦地区倾斜力度。完善国医大师、全国名中医周期性评选表彰机制，定期评选表彰一批国医大师、全国名中医。

八、强化组织实施

（一）加强组织领导。各级中医药主管部门应完善党委统一领导，有关部门各司其职、密切配合，社会力量发挥作用的中医药人才工作新格局。国务院和地方中医药工作跨部门协调机制相关部门应在各自职责范围内健全和落实对中医药人才发展的政策保障机制，共同研究解决中医药人才工作的重点难点问题。坚持和加强党对公立中医医院的全面领导，加强公立中医医院领导班子和干部人才队伍建设。

（二）完善投入保障机制。建立持续稳定的中医药人才发展多元投入机制，加强人才发展经费支持力度。国家组织实施中医药特色人才培养工程（岐黄工程），支持开展领军人才、青年拔尖人才、基层人才培养和平台建设。各省、市、县应结合本地优势特色实施中医药人才队伍建设专项，培养满足区域中医药发展需求的各类中医药人才。

（三）营造良好氛围。坚持正确政治方向，强化思想政治引领，教育引导中医药人才弘扬崇高职业精神、恪守职业道德、遵守执业规范。选树中医药行业优秀人才模范和工作典型，加大宣传力度，增强中医药人才职业荣誉感，营造识才爱才敬才用才的良好发展环境。

国家中医药局　教育部　人力资源社会保障部
国家卫生健康委

2022年4月8日

中医药文化传播行动实施方案(2021—2025)

中医药学是中华民族的伟大创造，是中国古代科学的瑰宝，也是打开中华文明宝库的钥匙，为中华民族繁衍生息做出了巨大贡献，对世界文明进步产生了积极影响。党和政府高度重视中医药工作，特别是党的十八大以来，以习近平同志为核心的党中央把中医药工作摆在更加突出的位置，中医药传承创新发展取得显著成绩。《中共中央国务院关于促进中医药传承创新发展的意见》明确指出，实施中医药文化传播行动，把中医药文化贯穿国民教育始终，中小学进一步丰富中医药文化教育，使中医药成为群众促进健康的文化自觉。为贯彻落实《中共中央国务院关于促进中医药传承创新发展的意见》及全国中医药大会精神，结合中医药文化建设工作实际，制订本方案。

一、指导思想

以习近平新时代中国特色社会主义思想为指导，全面贯彻党的十九大和十九届二中、三中、四中、五中全会精神，深化落实《中共中央国务院关于促进中医药传承创新发展的意见》和全国中医药大会精神，深入挖掘中医药文化内涵和时代价值，充分发挥其作为中华文明宝库“钥匙”的传导功能，加大中医药文化保护传承和传播推广力度，推动中医药文化贯穿国民教育，融入生产生活，促进中医药文化创造性转化、创新性发展，为中医药振兴发展、健康中国建设注入源源不断的文化动力。

二、基本原则

（一）坚持正确发展方向。以习近平总书记关于传承弘扬中华优秀传统文化的重要论述为遵循，弘扬社会主义核心价值观，培育民族精神和时代精神，充分发挥中医药文化特色优势，推动新时代中国特色社会主义文化繁荣兴盛。

（二）坚持以人为本。坚持一切为了人民的发展原则，以满足人民群众对中医药的健康需求与文化需求为出发点和落脚点，让中医药文化发展成果惠及广大群众。

（三）坚持传承精华、守正创新。遵循中医药自身发展规律，突出原创性、保持民族性、体现时代性，推广科学、正确的中医药文化观，弘扬富有永恒魅力、具有当代价值的文化精神，使中医药成为群众促进健康的文化自觉。

（四）坚持统筹协调。鼓励和引导社会力量广泛参与，增强全社会传承和发展中医药文化的主动性，推动形成政府主导、部门联动、社会参与、多元投入的中医药文化弘扬工作格局。

三、主要目标

到2025年，中医药对中华文化传承发展的贡献度明显提高，作为中华文明瑰宝和钥匙的代表意义和传导功能不断彰显，成为引导群众增强民族自信与文化自信的重要支撑。中医药文化源流更加清晰、内涵更加丰富，研究成果丰硕，精神标识基本确立，对中医药事业发展的推动促进作用进一步发挥。中医药文化供给和群众性活动更加多样，中医药文化更广泛融入群众生产生活，中医药养生保健知识和方法更便捷服务群众健康需要。中医药文化进校园的机制初步建立，基础进一步夯实，中小学中医药文化教育不断加强，推动实现中医药文化贯穿国民教育始终。

四、重点任务

（一）深入挖掘中医药文化精髓

1. 提炼中医药文化精神标识。加强中医药文化研究阐释工作，深刻阐明中医药学的哲学体系、思维模式、价值观念与中华优秀传统文化一脉相承，深刻认识传承发展中医药文化是弘扬中华优秀传统文化、推动中医药传承创新发展的实践需要。挖掘整理中医药蕴含的中华文化内涵元素，确立中医药文化精神标识（责任部门：国家中医药局、中央宣传部，排在第一位的为牵头单位，下同）。

2. 加强中医药文化资源梳理。做好中医药文化资源挖掘整理，充分利用可移动及不可移动文物普查结果，廓清中医药文化资源现状，凝练推出一批具有中医药特色和浓厚底蕴的中医药典故和名家故事（责任部门：国家中医药局）。

3. 加强中医药文化时代阐释。运用群众喜闻乐见、易于接受的现代化表达形式，创作一批面向不同受众的中医药文化作品，对中医药文化内涵理念进行时代化、大众化、创新性的阐释。正本清源，净化中医药文化市场（责任部门：国家中医药局、中央宣传部、国家广电总局）。

（二）推动中医药融入生产生活

1. 建设中医药文化传播平台。以中医药文化宣传教育基地为基础，遴选建设一批融健康养生知识、养生保健体验、休闲娱乐为一体的中医药文化体验场馆，形成特色突出的中医药文化传播、展示体系（责任部门：国家中医药局）。

2. 举办中医药文化传播活动。广泛开展群众性中医药文化活动。通过展览展示、互动体验、巡讲直播、文化作品征集、知识大赛等多种形式，运用群众喜闻乐见的传播手段和具有广泛参与度的实践路径，普及中医药健康养生知识、方法，传播中医药文化理念，提升中医药文化影响力（责任部门：国家中医药局）。

3. 建设中医药健康文化知识角。在社区卫生服务中心、乡镇卫生院、社区居委会、乡村群众活动场所等，建设一批中医药健康文化知识角，帮助群众更加经常接触到规范的中医药养生保健知识（责任部门：国家中医药局、国家卫生健康委）。

4. 加强中医药题材文艺创作。鼓励开展中医药专题文艺创作，支持推出一批针对不同受众中医药文化产品，创作一批承载中医药文化内涵的中医药题材纪录片、动漫、短视频等文艺作品，讲好中医药故事（责任部门：国家中医药局、中央宣传部、国家广电总局）。

（三）推动中医药文化贯穿国民教育始终

1. 进一步丰富中小学中医药文化教育。将中医药文化作为中华优秀传统文化的重要组成部分，引导中小学生了解中医药文化的重要价值。在“国培计划”示范项目中设置中小学体育与健康等学科骨干教师培训项目，鼓励各地将中医药文化相关内容有机融入培训课程中，提高教师相关知识水平（责任部门：教育部）。

2. 丰富中医药文化进校园形式。推动各地开展内容丰富、形式多样的中医药文化进校园活动。积极建设校园中医药文化角和中医药文化学生社团，激发学生对中华传统文化的自豪感与自信心。鼓励学校定期组织开展眼保健操比赛等活动，普及适宜青少年掌握的中医养生保健知识，帮助中小学生养成良好的健康意识和生活习惯（责任部门：国家中医药局、教育部）。

（四）推进中医药文化传播机制建设

1. 中医药文化传播人才培养机制。定期开展中医药文化传播人才遴选培训，引导各中医药学术机构组织和专家学者等积极参与中医药文化传播工作，培养造就一支政治过硬、专业突出、求实创新的中医药文化传播工作队伍，构建能力突出、结构合理、梯次分明的人才体系（责任部门：国家中医药局）。

2. 中医药健康文化素养监测机制。开展中医药健康文化素养调查，掌握全国乡村、社区、家庭中医药健康文化知识普及情况基础信息和全国素养水平，为中医药健康文化的传播推广提供数据支撑（责任部门：国家中医药局、国家卫生健康委）。

五、保障措施

（一）全面加强党的领导

坚持和加强党对中医药文化建设工作的领导，增强“四个意识”，坚定“四个自信”，做到“两个维护”，把党的建设始终贯穿中医药文化传播行动实施全过程，为中医药文化弘扬提供坚强保障。

（二）创新工作机制

统筹协调多方力量，多部门联合推动各项工作的有序开展，同时发挥好专家的指导协同配合作用，形成推动中医药文化传播与知识普及的强大合力。

（三）落实地方责任

各级中医药主管部门要切实担负起主体责任，将中医药文化传播摆上重要议事日程，纳入全局工作谋划推进，统筹力量、精心实施，确保各项任务扎实有序推进，并于每年12月30日前将相关工作完成情况报送国家中医药管理局办公室。

（四）营造良好氛围

建立健全正向激励机制，及时总结推广成功经验和创新做法，宣传中医药文化传播行动实施新进展、新成效，促进形成中医药文化广泛传播的良好局面，营造有利于中医药事业发展的良好氛围。

推进中医药高质量融入共建“一带一路”

发展规划（2021—2025）

为贯彻落实《中共中央 国务院关于促进中医药传承创新发展的意见》《丝绸之路经济带和21世纪海上丝绸之路建设战略规划》，全面提升中医药参与共建“一带一路”质量与水平，助力构建人类卫生健康共同体，制订本规划。

一、规划背景

推进中医药高质量融入共建“一带一路”，是推进健康丝绸之路建设的重要领域，是构建卫生合作伙伴关系的重要举措，是推进共建“一带一路”高质量发展的重要内容，也是推动构建人类卫生健康共同体的重要载体。

“十三五”期间，中医药参与共建“一带一路”取得积极进展。一是政策沟通持续深化。中医药已传播至196个国家和地区，成为中国与东盟、欧盟、非盟、拉共体以及上海合作组织、金砖国家、中国—中东欧国家合作、中国—葡语国家经贸合作论坛等地区和机制合作的重要领域。第七十二届世界卫生大会审议通过了《国际疾病分类第十一次修订本（ICD-11）》，首次纳入以中医药为主体的传统医学章节，中医药历史性地进入世界主流医学体系，中医药在国际传统医学领域的话语权和影响力显著提升。二是贸易畅通卓有成效。中医药内容纳入16个自由贸易协定，建设17个国家中医药服务出口基地，中药类产品进出口贸易总额累计达到281.9亿美元，中医药服务与产品应用范围进一步扩大。三是资源互通有序推进。建设30个较高质量的中医药海外中心和56个中医药国际合作基地，为共建“一带一路”国家民众提供优质中医药服务，推动中药类产品在更多国家注册。四是科技联通成果丰硕。与国际标准化组织合作制定颁布64项中医药国际标准，复方青蒿素快速清除疟疾项目帮助非洲逾百万人口地区短期内实现了从高度疟疾流行区向低度疟疾流行区的转变，建成中医药领域首个国家级“一带一路”联合实验室。五是民心相通日益加强。中医药纳入多个政府间人文交流合作机制，藏医药浴法列入联合国教科文组织人类非物质文化遗产代表作名录，打造了一批中医药国际文化传播品牌，与共建“一带一路”国家传统医学教育合作迈出坚实步伐，中医药的国际认可度和影响力持续提升。六是抗击疫情做出重要贡献。新冠肺炎疫情暴发以来，发布多语种版本新冠肺炎中医药诊疗方案，与150多个国家和地区分享中医药抗疫经验，向28个国家派出中医专家协助抗疫，“三药三方”等有效抗疫中药方剂被多个国家借鉴和使用，为全球抗击疫情发挥积极作用。

经过多年的发展，中医药已获得世界越来越多国家的认可，中医药医疗、教育、科技、文化、产业等领域国际合作取得积极进展，为中医药高质量融入共建“一带一路”奠定了坚实基础。同时，中医药服务人类卫生健康潜能尚须深挖，中医药健康产业国内国际循环有待畅通，中医药国际科技合作层次亟须提高，中医药国际教育整体水平仍须提升，中医药促进民心相通能力有待加强。

二、总体要求

（一）指导思想

以习近平新时代中国特色社会主义思想为指导，全面贯彻党的十九大和十九届二中、三中、四中、五中、六中全会精神，立足新发展阶段，完整、准确、全面贯彻新发展理念，构建新发展格局，紧密围绕推进共建“一带一路”高质量发展总体要求，以传承创新发展中医药为主线，以推动中医药现代化产业化和走向世界为目标，聚焦重点地区、重点国别、重点国际组织，传承精华、守正创新，充分发挥中医药防病治病的独特优势和作用，服务共建“一带一路”国家民众，为推动构建人类卫生健康共同体贡献力量。

（二）基本原则

统筹兼顾、突出重点。坚持政府引领、市场运作，更好发挥中央、地方和各方面积极性，统筹国内国际两个市场和两种资源，充分发挥中医药特色和多元价值优势，以健康为核心增加高质量中医药服务供给。

因地制宜、注重实效。立足共建“一带一路”国家不同国情和当地民众医疗保健需求，开展各具特色、多种形式的中医药国际交流与合作，精准设计并实施合作策略、模式与项目，互惠互利，增强综合效益，实现可持续发展。

内外协同、开放合作。整合优势资源，与共建“一带一路”国家深入开展传统医学交流与合作，共商传统医学发展大计，共建传统医学合作平台，共享传统医学发展成果。

传承发展、造福人类。传承中医药宝库精华，加快推进中医药创新发展，推动中医药开放发展，进一步扩大中医药全球应用范围，增进人类健康福祉。

（三）发展目标

“十四五”时期，与共建“一带一路”国家合作建设30个高质量中医药海外中心，颁布30项中医药国际标准，打造10个中医药文化海外传播品牌项目，建设50个中医药国际合作基地，建设一批国家中医药服务出口基地，加强中药类产品海外注册服务平台建设，组派中医援外医疗队，鼓励社会力量采用市场化方式探索建设中外友好中医医院。到2025年，中医药政府间合作机制进一步完善，医疗保健、教育培训、科技研发、文化传播等领域务实合作扎实推进，中医药产业国际化水平不断增强，中医药高质量融入共建“一带一路”取得明显成效。

展望2035年，中医药融入更多共建“一带一路”国家主流医学体系，在国际传统医学领域的话语权和影响力显著提升，在卫生健康、经济、科技、文化、生态等方面的多元价值充分发挥，中医药高质量融入共建“一带一路”格局基本形成。

三、主要任务

（一）深化全球卫生治理合作，着力构建传统医学合作伙伴关系

1. 深化政府间合作。落实现有中医药合作协议，推动中医药纳入更多国家主流卫生体系和政府间合作机制，与共建“一带一路”国家广泛开展传统医药合作。重点推进在上海合作组织、金砖国家、二十国集团框架下传统医学合作，充分发挥“一带一路”国际合作高峰论坛、中非合作论坛、中国—中东欧国家合作、澜沧江—湄公河合作、中国—葡语国家经贸合作论坛、中国—阿拉伯国家合作论坛、中国—拉共体论坛等平台机制作用，深化传统医学新冠疫情防控、政策制定、科学研究、标准化等领域合作，加大中医药对外援助力度。

2. 深化国际组织框架下合作。落实世界卫生组织传统医学决议和与世界卫生组织合作谅解备忘录，不断提升与世界卫生组织合作水平。完善中医药国际标准化体系建设，加强同世界卫生组织、国际标准化组织在标准化领域合作，协调制定国际传统医药标准和监管规则。推动中医药国际组织建设，深化与其他国际组织、其他传统医学机构交流与合作，充分发挥华侨华人作用，推动中医药在共建“一带一路”国家发展。

专栏1　传统医学合作伙伴关系建设

1. 与世界卫生组织合作计划

积极推动世界卫生组织对中医药治疗新冠肺炎疗效认可和推广。依托现有机构建设传统医学领域的国际临床实验注册平台。高质量推进世界卫生组织传统医学合作中心建设。持续提升中医药国际职员能力。

2. 中医药国际标准促进计划

建立多语种中药/草药数字化标准，推动中医药国际标准制定、推广与应用。持续推进《国际疾病分类第十一次修订本（ICD-11）》传统医学章节影响力提升和应用。积极参与世界草药典编制。

3. 中医药国际组织建设计划

进一步发挥世界中医药学会联合会、世界针灸学会联合会等国际组织作用，举办高水平国际传统医学论坛，加强学术交流，深化民间合作。

4. 中医药对外援助计划

根据外方需求，积极开展中医药援外工作。推动中医药参与中外对口医院建设。加强中医药援外培训。增加援外医疗队中医药人员，探索组建中医药援外医疗队，为当地民众提供优质中医药服务。

（二）深化医疗卫生合作，着力增加优质中医药服务供给

1. 加强国际抗疫合作。深化中医药参与重大传染病防控领域国际合作。完善中医药应对国际关注的公共卫生紧急事件机制。分享中医药治疗新冠肺炎的诊疗和康复方案，加大“三药三方”等有效方剂宣传和推介力度。打造高水平国际化国家中医疫病防治队伍，根据共建“一带一路”国家需求提供抗疫技术和产品支持。加强国际传统医学防治重大感染性疾病联盟建设。组织优势团队协作攻关，获得高质量临床循证证据，科学阐述中药作用机理，筛选或改良针对性更强的方药，为共建“一带一路”国家抗疫增添有力武器。

2. 打造高水平医疗服务平台。打造高水平中医药海外中心，针对不同国家、不同民族常见病、多发病制订预防和治疗方案，向共建“一带一路”国家民众、海外华侨华人、留学生、中资机构人员和赴境外旅行人员等提供优质中医药服务。加强中医药国际合作基地建设，统筹国内外资源，引进国际先进技术与经验，不断提升合作质量与效益。推动社会力量提升中医药海外中心和国际合作基地建设质量。探索在共建“一带一路”国家建设中外友好中医医院。

专栏2　高水平中医药医疗服务平台建设

1. 中医药海外中心提升计划

加强人员配置，提高服务水平，在柬埔寨、老挝等中医药发展环境良好的共建“一带一路”国家合作建设30个高质量海外中心，提供优质中医药服务和产品，扩大中医药在共建“一带一路”国家的应用与影响力。

2. 中医药国际合作基地提升计划

加强中医药国际合作基地建设，引导基地突出特色，加强线上线下中医药对外服务能力，深化医疗、教育、科研、产业、文化等领域的合作，推动商业保险覆盖中医药服务特色产品，不断提升服务共建“一带一路”国家水平和能力，对已建设基地开展阶段考核与评估。

3. 中外友好中医医院建设计划

在中医药发展环境良好的共建“一带一路”国家，探索建设1~2家中外友好中医医院。整合国内资源，硬件纳入援外项目统筹。加强人员配置，医务人员以中国派遣与当地培训相结合，因地制宜提供优质中医药服务，造福当地民众健康。

（三）深化科技创新合作，着力塑造中医药发展新优势

1. 加强科技交流合作。推动中医药参与国家战略性科技创新合作与政府间国际科技创新合作，探索中医药国际大科学计划和大科学工程。鼓励利用先进技术与经验，推进在中医药基础理论、中医临床和中药领域的国际研究，加强中医医学科学性阐述，推动中医药产品、技术和服务的全球应用。支持建设中医药领域知识产权专题数据库，为产业发展提供支撑。探索开展航天领域中医药国际合作。

2. 强化科研平台建设。支持中医药科研院所、高校、企业与共建“一带一路”国家相关机构以合资、合作的方式联合建设“一带一路”中医药联合实验室，支持开展中医药防治传染病和常见病的机制研究、药物研发、临床评价及诊疗方案推广等，提升学术支撑产业能力。

3. 推进重大装备研发。抓住新一轮科技革命和产业变革的历史机遇，促进医工结合，与共建“一带一路”国家相关机构合作，依托国内外中医药机构成立中医药重大装备研究院，吸引国内外人才专家进行合作，开展中医药领域重大装备研发，加速科技成果向现实生产力转化，逐步实现中医药装备标准化、自动化、数字化和智能化，为中医药国内外发展提供重大设备支持。

专栏3　中医药国际科技体系建设

1. “一带一路”中医药联合实验室建设计划

支持与共建“一带一路”国家相关机构联合建设“一带一路”中医药联合实验室，重点推进中国-奥地利中医药防治重大感染性疾病“一带一路”联合实验室建设，吸引全球科技要素，全面提升中医药国际科技合作的水平与层次。

2. 高水平科研期刊合作计划

培育世界一流多语种中医药学术期刊，加强与共建“一带一路”国家知名期刊合作，支持在国际知名学术期刊中发布中医药研究成果，提升中医药科研成果国际显示度和学术影响力。增强中医药期刊国际影响力。

3. 高水平学术交流合作计划

鼓励中医药机构与世界一流高校和著名科研院所进行双向交流，开展科学研究、学术交流、人才培养等领域合作。支持与共建“一带一路”国家开展高水平学术交流，举办高水平论坛，加强与现代医学对话，提升中医药在现代医学界影响力。

（四）深化国际贸易合作，着力培育中医药发展新优势

1. 扩大中药类产品贸易。加快培育我国中医药国际化企业和国际知名品牌，鼓励高附加值中药类产品出口，加强知识产权保护。研究调整中药产品税则号列，提升中药类产品通关便利化水平，加强中药类产品进出口政策协调，扩大中药类产品在共建“一带一路”国家市场份额。鼓励跨境寄递企业承接中药及其制剂国际寄递服务。探索建立中药大宗商品国际贸易指数和交易平台。

2. 做大做强中医药服务贸易。加强国家中医药服务出口基地建设。完善中医药服务贸易统计体系。鼓励中医药机构到海外开办中医医院、连锁诊所和中医养生保健机构。加强中医药服务贸易对外整体宣传和推介。加快中医药服务与旅游、森林康养等产业的融合发展，吸引境内外消费者，带动国内健康服务业发展。鼓励海外患者来华接受中医药服务，依法依规为相关人员提供签证便利。

3. 扩大中医药国际市场准入。加强中药类产品海外注册服务平台建设。推动中药类产品以药品、保健品、特殊医学用途配方食品等多种方式在共建“一带一路”国家开展注册，完善中药类产品当地销售和生产体系。积极参与中外自由贸易协定谈判和投资协定谈判，降低中医药产品和服务国际市场准入壁垒。推动共建“一带一路”国家将中医药产品或服务纳入当地医疗保险。

专栏4　中医药贸易体系建设

1. 国家中医药服务出口基地建设计划

高标准建设国家中医药服务出口基地，做好评审评估，完善体制机制，扩大中医药服务出口规模，发挥基地示范作用，带动中医药服务贸易行业发展，打造知名中医药服务品牌。

2. 高水平中医药贸易平台建设计划

充分利用中国进出口商品交易会、中国国际服务贸易交易会、中国国际进口博览会、世界博览会等高层次经贸交流平台，扩大中医药国际影响力，促进中医药贸易。

3. 中医药与旅游、森林康养融合计划

推动中医药健康旅游示范区和示范基地创建工作，加强对中医药森林康养基地和中医药特色小镇指导，鼓励中医药健康旅游机构面向国际市场打造优质产品，加快中医药服务与旅游、森林康养产业的深度融合，面向海外市场培育中医药特色“打卡地”，打造境外消费类服务贸易新增长点。

（五）深化健康产业合作，着力扩大中医药发展规模

1. 提升企业“走出去”水平。提升中医药企业国际竞争力和中医药产品国际影响力，鼓励中医药企业通过海外投资、品牌收购、兼并重组等方式，在共建“一带一路”国家建立分公司、子公司，聘用当地员工，融入当地文化，加快培育产业链条完备的跨国公司和知名国际品牌。鼓励在国内综合保税区开展中药材加工，开展中医药企业国际化指数研究。

2. 推动中外合作产业园建设。充分利用中外合作产业园优惠政策，探索推进中医师海外行医许可，推动入园企业中药类产品当地注册，推动建立中外合作产业园中国注册中成药认可制度，为当地民众提供优质中医药产品与服务。推动中医药项目更多纳入中外合作产业园建设，加强中外合作产业园同国内中医药产业园合作，形成内外联动发展格局。

3. 加强中药材产业合作。推动与共建“一带一路”国家联合开展药用植物的保护、开发与利用，加强专家和技术人员交流与合作。加强全球中药种质资源合作，建立全球中药种质数据库，构建传统药物种质资源库和标准化体系。支持优质和紧缺的中药材资源进口，鼓励合作建立中药材海外基地。

4. 提升产业数字化水平。全面提升“互联网+中医药跨境服务”能力，大力发展远程医疗和远程教育等跨境支付类服务贸易，推动开展中医药跨境电子商务，引导跨境电商进行中医药产品推广。以数字技术推动中医药共享发展。

专栏5 中医药国际产业体系建设

1. 中医药国际化企业发展计划

支持在国际竞争中具有优势的中医药龙头企业，发挥排头兵的示范作用，在共建“一带一路”国家通过投资、并购，扩大企业规模。打造全球知名企业和全球品牌，探索第三方市场合作。

2. 中外产业园中医药项目建设计划

推动更多中医药企业入驻中外产业园，提供优质中医药产品，提高中药类产品当地注册数量。推动成立中国－白俄罗斯工业园中医药项目专家咨询委员会，对入园企业发展进行引导，加强风险研判。加强粤澳合作中医药科技产业园建设，加大中医药国际推广力度。

3. 中药材海外种植计划

鼓励与共建“一带一路”国家开展合作，筛选肉苁蓉、锁阳等具有经济价值中药材品种和当地传统药材开展规范化种植，发挥中药材种植在荒漠化治理中的作用，推进紧缺中药材进口，促进当地经济社会发展。

（六）深化区域国际合作，着力推进中医药开放发展

1. 加强与区域战略协同对接。推动中医药参与共建“一带一路”与西部大开发、东北全面振兴、中部地区崛起、东部率先发展协同联动。推动京津冀中医药协同开放发展，开展粤港澳大湾区中医药高地建设，推动长三角构建高质量、一体化的中医药服务发展模式，推动长江经济带、黄河流域中医药高质量开放发展，推进中医药高质量融入新疆丝绸之路经济带核心区和福建21世纪海上丝绸之路核心区建设，支持横琴粤澳深度合作区中医药发展，推动中医药领域实现更高水平对外开放。

2. 更好发挥各类开放平台作用。支持发挥自贸试验区、海南自由贸易港示范引领作用，在中医药治未病纳入收费项目、中医药知识产权保护、进出口通关及检验便利化方面开展先行先试。

专栏6 中医药开放发展高地建设

1. 粤港澳大湾区中医药高地建设计划

进一步发挥香港、澳门在共建“一带一路”中的独特优势，推动中医药发展。支持中国港澳地区面向共建“一带一路”国家做大做强中药产业，探索粤港澳三地中医药标准融合发展。支持建设香港首家中医医院和中药检测中心，面向国际消费者提供中医药服务。促进澳门经济适度多元发展。着眼建设世界一流中医药生产基地和创新高地，优化粤澳合作中医药科技产业园发展路径，建立具有自主知识产权和中国特色的医药创新研发与转化平台。

2. 丝绸之路经济带核心区中医药国际综合诊疗区建设计划

支持新疆当地机构加强与周边国家中医药领域交流与合作，建设中国—哈萨克斯坦、中国—塔吉克斯坦等中医药海外中心，大力发展远程医疗，推动中药类产品在周边国家注册，扩大应用范围，为周边国家民众提供优质中医药服务。

3. 海南自由贸易港中医药发展计划

支持海南大力发展中医药服务贸易，推动中医药服务与旅游、养老产业深度融合，吸引共建“一带一路”国家消费者，推进博鳌乐城国际医疗旅游先行区建设。

4. 广西防城港国际医学开放试验区中医药发展计划

支持广西防城港国际医学开放试验区举办中国—东盟传统医药论坛，构建与上海合作组织成员国、东盟国家在传统医药领域技术交流与信息共享合作机制。

（七）深化教育合作，着力加强中医药国际人才队伍建设

1. 开展院校合作。提升中医药高等院校国际教育水平，保障质量前提下，合理调整留学生规模，加强师资队伍建设，鼓励和吸引更多留学生来华学习中医药。鼓励中医药高等院校以针灸、医学英语、中医护理、中医传播等国际合作优势学科与共建“一带一路”国家知名院校开展教育合作与交流，打造线上精品课程，积极推动中医药纳入共建“一带一路”国家高等教育体系。坚持以医疗为先导，加强学术交流，促进国际教育合作。建立中医药教材全球标准，打造中医药国际教育知名品牌，不断提升中国作为中医药学发源国学术权威性。

2. 拓展培训合作。建立中医药多语种课程云平台，线上、线下相结合，为共建“一带一路”国家

从业人员提供中医药学历教育和短期培训，吸引更多共建“一带一路”国家人员来华学习中医药，加强海外中医药本土化从业人员培养。重点推进现代医学从业者中医药培训，加大中医药科普力度，提升共建“一带一路”国家民众对中国文化和中医药基础知识理解和认同。

3. 强化国际化人才培养。加大国际复合型中医药人才培养力度，实施中医药英才海外培养合作项目。鼓励世界不同传统医学间人才交流，引进具有中医药领域管理和研究经验的高水平人才，持续提升国际组织职员能力。

专栏7　中医药国际人才体系建设

1. 中医药国际教育示范计划

在罗马尼亚、塞尔维亚等中医药教育发展基础较好的国家打造中医药教育合作示范项目，推动中医药教育进入当地主流教育体系。

2. 中医药英才海外培养合作计划

扎实推进中医药英才海外培养合作项目，推动中医药人才赴高水平机构进修，提升国际视野，引进先进经验，为提升中医药事业发展水平奠定基础。

3. 现代医学从业者培训计划

通过多渠道、多方式加强对现代医学从业者的中医药传播，增进其对中医药的了解与认同，为促进现代医学与中医药的协同发展奠定基础。

（八）深化文化交流合作，着力增强中医药影响力

1. 加强国际传播。加强中医药对外宣传，支持拍摄中医药影视精品，面向国际社会不同群体出版“一看就懂”的中医药科普书籍，加强与国际主流媒体合作，充分利用短视频、动漫等喜闻乐见的方式和海外社交媒体平台，展示真实立体全面的中医药，讲好中医药故事，不断提升对中华文化的理解。加强已纳入人类非物质文化遗产代表作名录中医药项目的保护和传承。

2. 打造亮点品牌。将中医药纳入国家重大对外文化推广活动，深入开展中医中药海外行、“一带一路”针灸风采行等系列活动，打造融中医药健康咨询、展览展示、品鉴体验、现场习练为一体的具有全球影响力的中医药文化亮点品牌，加强中医药商标品牌和地理标志产品在共建“一带一路”国家推介。发展中医药对外文化产业，开发中医药周边文创产品，形成一批具有国际知名度的中医药新媒体品牌。

四、保障措施

（一）强化组织领导。在推进“一带一路”建设工作领导小组、国务院中医药工作部际联席会议指导下，国家中医药管理局负责中医药高质量融入共建“一带一路”工作重大事项的统筹指导、综合协调、督促检查。各级中医药行政主管部门要将中医药高质量融入共建“一带一路”工作纳入当地中医药事业发展规划，鼓励制订本地区推进中医药高质量融入共建“一带一路”实施方案，结合当地实际细化落实目标任务和政策措施，建立工作机制，加强人员配置，确保相关重点任务落地见效。

（二）强化支撑保障。统筹利用投融资、对外援助等方面资源，指导和鼓励社会资本探索设立中医药“一带一路”发展基金，为深化同发展中国家特别是共建“一带一路”国家中医药合作提供支持。鼓励金融机构按照市场化原则，为中医药服务出口项目和中医药企业海外投资提供信贷支持等金融服务，加大信贷对中医药企业海外投资的支持力度。支持保险公司对中医药“一带一路”建设项目和服务出口项目提供保险服务，鼓励将优质海外中医药服务纳入出境人员医疗保险，鼓励境外商业保险覆盖中医药服务。

（三）强化环境建设。广泛宣传推进中医药高质量融入共建“一带一路”的重要意义和重大举措，有效传播中医药理念和文化，及时总结宣传先进经验、典型做法和积极成效，讲好中医药故事，营造良好氛围。改善赴共建“一带一路”国家工作管理及专业人员相关待遇，充分调动派出人员积极性。加强中医药产业涉外法律服务工作，支持我国律师事务所境外设立分支机构为中医药海外发展提供优质的法律服务，加强中医药相关国际法的研究与运用，为中医药产业海外发展提供法律支持。加强海外突发事件处理能力，防范化解重大风险。

国家医疗保障局 国家中医药管理局
关于医保支持中医药传承创新发展的指导意见

各省、自治区、直辖市及新疆生产建设兵团医疗保障局，中医药管理局：

为贯彻落实《中共中央国务院关于促进中医药传承创新发展的意见》及《国务院办公厅关于加快中医药特色发展的若干政策措施》等文件要求，充分发挥医疗保障制度优势，支持中医药传承创新发展，更好满足人民群众对中医药服务的需求，现提出以下意见。

一、充分认识医保支持中医药传承创新发展的重要意义

医疗保障是减轻群众就医负担、增进民生福祉、维护社会和谐稳定的重大制度安排，在调节医疗资源合理配置、促进医改等方面发挥了积极作用。充分发挥医保职能作用，进一步完善中医药医保支持政策，是党中央、国务院的重要决策部署，是满足人民群众日益增长的医疗健康需求的必然要求。传承创新发展中医药是新时代中国特色社会主义事业的重要内容，是中华民族伟大复兴的大事，也是打造中医药和西医药相互补充、协调发展的中国特色卫生健康发展模式的必然要求。中医药以其独特优势和作用在抗击新冠肺炎疫情阻击战中发挥了重要作用。医保支持中医药传承创新发展是贯彻落实习近平总书记关于中医药工作的重要论述，继承好、发展好、利用好中医药的具体措施。各级医保部门、中医药主管部门要切实提高政治站位，将思想和行动统一到党中央、国务院决策部署，牢固树立以人民健康为中心的发展思想，以更大的力度和更强的决心，深化医疗保障制度改革，支持和促进中医药传承创新发展。

二、将符合条件的中医医药机构纳入医保定点

（一）及时将符合条件的中医（含中西医结合、少数民族医，下同）医疗机构、中药零售药店等纳入医保定点协议管理。按规定将符合条件的提供中医药服务的基层医疗卫生机构和康复医院、安宁疗护中心、护理院以及养老机构内设中医医疗机构纳入医保定点管理。

（二）及时将符合条件的定点中医医疗机构纳入异地就医直接结算定点范围，提升中医医疗机构区域辐射力。

（三）开展互联网诊疗的定点中医医疗机构，按规定与统筹地区医保经办机构签订补充协议后，将其提供的“互联网 + 中医药服务”纳入医保支付范围。

三、加强中医药服务价格管理

（一）建立目标导向的中医服务价格项目管理机制，优化现有中医价格项目，完善新增中医服务价格项目管理政策，丰富中医价格项目。对来源于古代经典、至今仍广泛应用、疗效确切的中医传统技术以及创新性、经济性优势突出的中医新技术，简化新增价格项目审核程序，开辟绿色通道。

（二）建立健全灵敏有度的价格动态调整机制，及时开展调价评估，在医疗服务价格动态调整中重点考虑中医医疗服务项目，优先将功能疗效明显、患者广泛接受、特色优势突出、体现劳务价值、应用历史悠久，成本和价格明显偏离的中医医疗服务项目纳入调价范围。

（三）公立医疗机构从正规渠道采购中药饮片，严格按照实际购进价格顺加不超 25% 销售，非饮片的中药严格按照实际购进价格“零差率”销售。中药饮片的具体范围以药品监管部门的定性为准。公立医疗机构无法提供中药饮片实际采购票据的，可参照本地区社会药店购进价格作为监管依据。医疗机构炮制使用的中药饮片、配制的中药制剂实行自主定价。鼓励将公立医疗机构采购的中药配方颗粒

纳入省级医药集中采购平台挂网交易，促进交易公开透明。

四、将适宜的中药和中医医疗服务项目纳入医保支付范围

（一）按规定将符合条件的中药饮片、中成药、医疗机构中药制剂等纳入医保药品目录。将经国家谈判纳入医保目录的中成药配备、使用纳入监测评估。充分利用“双通道”药品管理机制，将参保患者用药的渠道拓展到定点零售药店，更好地保障参保群众用药需求。各地应根据基金承受能力和临床需要，按程序将符合条件的民族药、医疗机构中药制剂和中药饮片纳入本地医保支付范围，并建立动态调整机制。将符合《处方管理办法》和《医院中药饮片管理规范》但超出《中华人民共和国药典》规定常用剂量开具的中药饮片纳入医保支付范围。

（二）加大对中医特色优势医疗服务项目的倾斜力度。鼓励各地将疗效确切、体现中医特色优势的中医适宜技术纳入医保支付范围。规范使用中医医疗服务项目，医保支付不得设置不合理限制。

（三）注重发挥中医药在重大疫情防治中的积极作用，建立完善符合疫情诊疗规范的中医药费用按规定纳入医保支付范围的机制。

五、完善适合中医药特点的支付政策

（一）加强医保总额预算管理，根据中医医疗机构的特点合理确定总额指标，加大对基层医疗卫生机构开展中医药服务的支持力度。对于中医医疗机构牵头组建的紧密型县域医共体在总额预算上适当倾斜。

（二）推进中医医保支付方式改革。一般中医医疗服务项目可继续按项目付费。探索实施中医病种按病种分值付费，遴选中医病种，合理确定分值，实施动态调整。优先将国家发布的中医优势病种纳入按病种付费范围。中医医疗机构可暂不实行按疾病诊断相关分组（DRG）付费，对已经实行 DRG 和按病种分值付费的地区，适当提高中医医疗机构、中医病种的系数和分值，充分体现中医药服务特点和优势。对康复医疗、安宁疗护等须长期住院治疗的中医优势病种，可按床日付费。探索对治疗周期长、风险可控、须持续治疗的中医病种，开展日间中医医疗服务，实施按病种付费，合理确定付费标准，国家统一制定日间病房的病种目录。

（三）支持基层医疗机构提供中医药服务。鼓励定点中医医疗机构在其诊疗范围内承担医保门诊慢特病的诊疗，充分发挥中医药在慢特病防治中的作用。在符合条件的基层医疗卫生机构开展按人头付费，鼓励家庭医生提供中医药服务，鼓励中医医师和有条件的中医诊所组建团队开展家庭医生签约服务。医保部门加强协议管理、完善结算办法、加强绩效评价，完善结余留用的激励政策，鼓励引导基层医疗卫生机构提供适宜的中医药服务。

（四）支持建设中医医疗机构牵头组建的紧密型医疗联合体，实行总额付费、加强监督考核、结余留用、合理超支分担的支付政策，推动优质中医药医疗资源下沉到基层医疗卫生机构，提升基层中医药服务能力。

六、强化医保基金监管

（一）加强日常监督管理。健全常态化日常监管机制，加强对定点中医医疗机构、中药零售药店医保基金支出管理，防范医药机构虚假就医、住院、购药、虚开诊疗项目等骗取医保基金行为。充分利用医保智能监控、现场检查等多种手段加强对定点中医药机构的监督检查，推进定点中医药机构落实基金使用主体责任，合理使用医保基金，规范中医药诊疗服务行为。

（二）健全综合监管制度。适应中医药服务管理特点，建立并完善医保部门和中医药主管部门相互配合、协同监管的综合监管制度。加强信息共享和互联互通，促进监管结果协同运用，完善部门联动机制，开展联合检查，形成监管合力，加强基金监管行政执法与刑事司法有效衔接，依法严厉查处各类定点中医药机构违规违法犯罪行为。

各地医保部门、中医药主管部门要高度重视医保支持中医药传承创新发展有关工作，加强组织领导，做好部门协调，结合本地区实际制定医保支持中医药传承创新发展的政策措施，国家中医药综合改革示范区要率先制定医保支持中医药传承创新发展的政策措施。国家医疗保障局和国家中医药管理局将结合各地工作开展情况，选择部分地区开展医保支持中医药传承创新发展特色试点。

国家医疗保障局　国家中医药管理局

2021 年 12 月 14 日

推进妇幼健康领域中医药工作实施方案

(2021—2025)

中医药是中华民族的瑰宝，在妇幼健康领域具有深厚的理论基础和广泛的实践应用，在妇女儿童常见疾病诊疗和预防保健等方面具有独特优势，为造福广大妇女儿童健康、守护中华民族繁衍生息做出了巨大贡献。结合妇幼健康工作实际，就推进妇幼健康领域中医药工作制订本方案。

一、总体要求

（一）指导思想。

全面贯彻习近平新时代中国特色社会主义思想和党的十九大及十九届二中、三中、四中、五中全会精神，落实《中共中央 国务院关于促进中医药传承创新发展的意见》和全国中医药大会部署，坚持以人民健康为中心，坚持预防为主、防治结合，坚持中西医并重，以提高妇女儿童健康水平为根本，以完善制度、规范服务、示范引领为手段，推动各级妇幼保健机构全面开展中医药服务，鼓励各级医疗机构妇产科、儿科积极应用中医药适宜技术，充分发挥中医药在妇女儿童预防保健和疾病诊疗中的独特作用，努力为妇女儿童提供全方位全周期的优质中医药医疗保健服务，努力增强广大妇女儿童的获得感、幸福感和安全感。

（二）工作目标。

到2022年，妇幼健康领域中医药服务网络基本建立，形成并推广一批妇幼中医药诊疗方案、中医治未病干预方案等规范。

到2025年，妇幼健康领域中医药服务能力明显增强，中医药服务覆盖妇女儿童全生命周期，中医药服务的氛围更加浓厚，广大妇女儿童健康需求得到更好满足。

二、工作措施

（一）推动妇幼保健机构全面开展中医药服务。各级卫生健康行政部门以妇幼保健机构评审为抓手，引导妇幼保健机构规范建设发展中医临床科室；落实《妇幼保健机构绩效考核办法》，将“门诊中医药服务占比”列为妇幼保健机构绩效考核重要指标，考核中医临床科室门诊诊疗人次占机构门诊总诊疗人次的比例，合理确定考核指标权重，引导形成各级妇幼保健机构普遍开展中医药服务的良好局面。到2025年，三级和二级妇幼保健院开展中医药专科服务的比例达到90%和70%，各级妇幼保健机构门诊中医药服务量明显提高。

（二）发挥中医药在妇女儿童疾病诊疗中的作用。国家卫生健康委会同国家中医药局加强妇幼健康领域中医优势专科建设，做优做强中医妇科、中医儿科等专科，筛选中医治疗优势病种和适宜技术，及时总结形成诊疗方案，巩固扩大优势，带动妇幼中医药特色专科发展。到2022年，制订推广不少于5个中医妇科、儿科专科诊疗方案。开展中西医协同攻关，聚焦妇女儿童重点疾病，到2022年制订推广不少于10个中西医结合妇科、儿科等诊疗方案。加强中医医疗机构中医妇科和中医儿科能力建设。各级卫生健康行政部门指导妇幼保健机构建立中西医协作诊疗制度，坚持“宜中则中、宜西则西”，促进中西医科室间建立协作关系，鼓励有条件的妇幼保健机构为住院期间的妇女儿童提供中医药服务。开展孕产妇管理救治、儿童重点疾病防治等多学科协作诊疗模式试点，将中医纳入多学科协作诊疗体系。

（三）强化中医药在妇女儿童预防保健中的作用。各级卫生健康行政部门会同中医药主管部门推动中医药治未病与妇幼保健服务深度融合，推广使用国家卫生健康委与国家中医药局联合组织编写的《妇科中医医疗技术及中成药用药指导》和《儿科中医医疗技术及中成药用药指导》，组织开展中药熏蒸、小儿推拿等中医药适宜技术和中成药用药培训。到2022年推广不少于5个妇幼中西医结合治未病干预方案，发挥中医药在孕产保健、儿童保健、妇女保健、生殖保健等方面的作用。针对产后保健、儿童康复等，到2022年制订推广不少于3个中西医结合康复方案。鼓励三级妇幼保健院营养餐厅围绕备孕、产后、流产后等重点环节和儿童咳嗽、儿童消化不良等常见健康问题，提供适宜妇女儿童食用的药膳、养生调理茶饮等服务。

（四）创新完善妇幼中医药服务模式。各级卫生健康行政部门指导各级妇幼保健机构充分利用孕妇学校、家长学校、院内健康教育、托幼机构卫生保健指导等，推广中医治未病理念和方法，提升群众自我保健意识。指导妇幼保健机构优化中医临床科室的诊室布局和服务流程，中医诊室原则上在孕产保健部、儿童保健部、妇女保健部门诊诊疗区域内与相关西医诊室比邻布局，努力为群众提供“一站式”的中西医结合医疗保健服务。中医临床科室可设置相对独立、集中布局的健康干预区，集中针灸、推拿、康复、理疗等服务设施、设备和器具，为妇女儿童提供针刺、灸法、拔罐、推拿、药浴、刮痧、膏方、贴敷等中医特色的健康干预服务。

（五）加强妇幼中医药人才队伍建设。各级中医药主管部门将妇幼保健机构中医药人才纳入各类中医药人才培养项目，加强骨干人才培训培养。在西学中专项中单列妇幼或设定一定比例，鼓励西医妇产科和儿科临床医师学习中医。鼓励中医医疗机构具有高级职称的中医妇科、儿科医师到妇幼保健机构多点执业，鼓励中医妇科、儿科领域的国医大师、全国名中医、全国老中医药专家学术经验继承工作指导老师、中医学术流派代表性传承人在妇幼保健机构设置传承工作室，开展传承带教和示范指导，到2025年每省（区、市）建立不少于两个传承工作室，每个工作室为妇幼保健机构培养不少于10名中医药业务骨干。鼓励有条件的三级妇幼保健院与中医药高等院校、科研机构建立紧密合作关系，加大妇幼中医药人才培养力度。

（六）积极推动妇幼中医药服务“沉下去”“走出去”。各级卫生健康行政部门鼓励相关医疗机构牵头成立妇幼中医药专科联盟，通过项目合作、联合病房、学科帮扶等形式加强合作，积极推进优质医疗资源下沉，提高基层妇幼保健机构服务能力。鼓励具备条件的县级妇幼保健机构联合中医医疗机构加强对基层医疗卫生机构妇幼中医药工作的业务指导，结合实施国家基本公共卫生服务项目孕产妇健康管理、儿童健康管理等，推广适宜家庭保健的中医药适宜技术。依托援外医疗队和中医药海外中心等，广泛开展妇幼健康领域中医药适宜技术推广培训。

三、组织实施

（一）加强组织领导。各省（区、市）卫生健康委与中医药局要建立妇幼中医药工作协调推进机制，每年至少联合召开一次协调推进会议，总结妇幼中医药工作进展情况。要根据部门工作职责，分别指定专人负责推进妇幼中医药工作，将相关工作纳入年度工作要点，细化任务分工，列入督办台账，明确责任人和完成时限，定期总结工作进展，确保各项工作取得实效。中医药主管部门发挥中医药工作联席会议机制的牵头作用，研究解决妇幼健康领域中医医疗服务价格、人才培养等重点难点问题。各级妇幼保健机构要明确安排熟悉中医药政策和知识的院领导班子成员分管中医药工作，要制定发展中医药业务的具体举措，切实做到中西医结合工作有机制、有团队、有措施、有成效。

（二）加强培训指导。各省（区、市）卫生健康委要将中医药业务发展作为各级妇幼保健院院长管理培训的重要课程，引导妇幼保健机构管理人员提高思想认识，提升中医药发展能力。指导妇幼保健机构落实本方案各项工作要求，积极推进妇幼保健中医药特色专科建设。引导相关学会协会组织广泛开展中药熏蒸、小儿推拿等中医药适宜技术和中成药用药培训。

（三）加强规范管理。各级妇幼保健机构要遵循中医临床诊疗指南、临床技术操作规范和临床路径等有关要求，严格遵守医疗质量安全核心制度，严格规范中医诊疗活动。

“十四五”中医药发展规划

为贯彻落实党中央、国务院关于中医药工作的决策部署，明确“十四五”时期中医药发展目标任务和重点措施，依据《中华人民共和国国民经济和社会发展第十四个五年规划和2035年远景目标纲要》，制订本规划。

一、规划背景

“十三五”期间，中医药发展顶层设计加快完善，政策环境持续优化，支持力度不断加大。2017年，中医药法施行。2019年，中共中央、国务院印发《关于促进中医药传承创新发展的意见》，国务院召开全国中医药大会。中医药服务体系进一步健全，截至2020年底，全国中医医院达到5482家，每千人口公立中医医院床位数达到0.68张，每千人口卫生机构中医类别执业（助理）医师数达到0.48人，99%的社区卫生服务中心、98%的乡镇卫生院、90.6%的社区卫生服务站、74.5%的村卫生室能够提供中医药服务，设置中医临床科室的二级以上公立综合医院占比达到86.75%，备案中医诊所达到2.6万家。中医药传承发展能力不断增强，中医药防控心脑血管疾病、糖尿病等重大慢病及重大传染性疾病临床研究取得积极进展，屠呦呦研究员获得国家最高科学技术奖，中医药人才培养体系持续完善，中成药和中药饮片产品标准化建设扎实推进，第四次全国中药资源普查基本完成，公民中医药健康文化素养水平达20.69%。中医药开放发展取得积极成效，已传播到196个国家和地区，中药类商品进出口贸易总额大幅增长。特别是新冠肺炎疫情发生以来，坚持中西医结合、中西药并用，中医药全面参与疫情防控救治，做出了重要贡献。

当前，全球新冠肺炎疫情仍处于大流行状态，新发传染病不断出现，我国慢性病发病率总体呈上升趋势，传统传染病防控形势仍然严峻。随着经济社会发展和生活水平提高，人民群众更加重视生命安全和健康质量，健康需求不断增长，并呈现多样化、差异化特点。有效应对多种健康挑战、更好满足人民群众健康需求，迫切需要加快推进中医药事业发展，更好地发挥其在健康中国建设中的独特优势。同时也应看到，中医药发展不平衡不充分问题仍然突出，中医药优质医疗服务资源总体不足，基层中医药服务能力仍较薄弱，中西医协同作用发挥不够，中医药参 与公共卫生和应急救治机制有待完善，传承创新能力有待持续增强，中药材质量良莠不齐，中医药特色人才培养质量仍须提升，符合中医药特点的政策体系须进一步健全。

二、总体要求

（一）指导思想。以习近平新时代中国特色社会主义思想为指导，深入贯彻党的十九大和十九届历次全会精神，统筹推进“五位一体”总体布局，协调推进“四个全面”战略布局，认真落实党中央、国务院决策部署，坚持稳中求进工作总基调，立足新发展阶段，完整、准确、全面贯彻新发展理念，构建新发展格局，坚持中西医并重，传承精华、守正创新，实施中医药振兴发展重大工程，补短板、强弱项、扬优势、激活力，推进中医药和现代科学相结合，推动中医药和西医药相互补充、协调发展，推进中医药现代化、产业化，推动中医药高质量发展和走向世界，为全面推进健康中国建设、更好保障人民健康提供有力支撑。

（二）基本原则。坚持以人民为中心。把人民群众生命安全和身体健康放在第一位，加强服务体系和人才队伍建设，提升中医药服务能力，充分发挥中医药在治未病、重大疾病治疗、疾病康复中的重要作用，全方位全周期保障人民健康。

坚持遵循发展规律。正确把握继承与创新的关系，坚持中医药原创思维，坚持创造性转化、创新性发展，注重利用现代科学技术和方法，深入发掘中医药精华，在创新中形成新特色新优势，促进中医药特色发展。

坚持深化改革创新。破除体制机制和政策障碍，完善政策举措和评价标准体系，持续推进中医药领域改革创新，建立符合中医药特点的服务体系、服务模式、管理模式、人才培养模式，推动中医药事业和产业高质量发展。

坚持统筹协调推进。坚持中西医并重，提升中西医结合能力，促进优势互补，共同维护人民健康。统筹谋划推进中医药服务、人才、传承创新、产业、文化、开放发展、深化改革等工作，形成促进中医药事业发展的合力。

（三）发展目标。到 2025 年，中医药健康服务能力明显增强，中医药高质量发展政策和体系进一步完善，中医药振兴发展取得积极成效，在健康中国建设中的独特优势得到充分发挥。

中医药服务体系进一步健全。融预防保健、疾病治疗和康复为一体的中医药服务体系逐步健全，中医药基层服务能力持续提升，中西医结合服务水平不断提高，中医药参与新发突发传染病防治和公共卫生事件应急处置能力显著增强。

中医药特色人才建设加快推进。中医药教育改革深入推进，具有中医药特色的人才培养模式逐步完善，人才成长途径和队伍结构持续优化，队伍素质不断提升，基层中医药人才数量和质量进一步提高。

中医药传承创新能力持续增强。中医药传承创新体系进一步健全，有利于传承创新的政策机制逐步完善，基础理论和重大疾病防治研究取得积极进展，临床与科研结合更为紧密，多学科融合创新持续推进。

中医药产业和健康服务业高质量发展取得积极成效。中药材质量水平持续提升，供应保障能力逐步提高，中药注册管理不断优化，中药新药创制活力增强。中医药养生保健服务有序发展，中医药与相关业态持续融合发展。

中医药文化大力弘扬。中医药文化产品和服务供给更为优质丰富，中医药博物馆事业加快发展，文化传播覆盖面进一步拓宽，公民中医药健康文化素养水平持续提高，中医药文化影响力进一步提升。

中医药开放发展积极推进。中医药积极参与重大传染病防控国际合作，助力构建人类卫生健康共同体的作用更加显著。中医药高质量融入“一带一路”建设，国际交流不断深化，服务贸易积极发展。

中医药治理水平进一步提升。中医药领域改革持续深化，遵循中医药发展规律的治理体系逐步完善，中医药信息化、综合统计、法治、监管等支撑保障不断加强，中医药治理水平持续提升。

主要发展指标

主要指标	2020年	2025年	指标性质
1. 中医医疗机构数（万个）	7.23	9.50	预期性
2. 中医医院数（个）	5482	6300	预期性
3. 每千人口公立中医医院床位数（张）	0.68	0.85	预期性
4. 每千人口中医类别执业（助理）医师数（人）	0.48	0.62	预期性
5. 每万人口中医类别全科医生数（人）	0.66	0.79	预期性
6. 二级以上公立中医医院中医类别执业（助理）医师比例（%）	51.58	60	预期性
7. 二级以上中医医院设置康复	59.43	70	预期性
8. 三级公立中医医院和中西医结合医院（不含中医专科医院）设置发热门诊的比例（%）	—	100	约束性
9. 二级以上公立中医医院设置老年病科的比例（%）	36.57	60	预期性
10. 县办中医医院机构（医院、门诊部、诊所）覆盖率（%）	85.86	100	预期性
11. 公立综合医院中医床位数（万张）	6.75	8.43	预期性
12. 二级以上公立综合医院设置中医临床科室的比例（%）	86.75	90	预期性
13. 二级妇幼保健院设置中医临床科室的比例（%）	43.56	70	预期性
14. 社区卫生服务中心和乡镇卫生院设置中医馆的比例（%）	81.29	力争到2022年全部设置	预期性
15. 中国公民中医药健康文化素养水平（%）	20.69	25	预期性

注：1. 中医医院机构包括中医医院（含中西医结合医院、少数民族医医院）、中医门诊部（含中西医结合门诊部、少数民族医门诊部）、中医诊所（含中西医结合诊所、少数民族医诊所）。

2. 二级以上公立中医医院中医类别执业（助理）医师比例统计范围不含中西医结合医院和少数民族医医院。

三、主要任务

（一）建设优质高效中医药服务体系。

1. 做强龙头中医医院。依托综合实力强、管理水平高的中医医院，建设一批国家中医医学中心，在疑难危重症诊断与治疗、高层次中医药人才培养、高水平研究与创新转化、解决重大公共卫生问题、现代医院管理、传统医学国际交流等方面代表全国一流水平。将全国高水平中医医院作为输出医院，推进国家区域医疗中心建设项目，在优质中医药资源短缺或患者转外就医多的省份设置分中心、分支机构，促进优质中医医疗资源扩容和均衡布局。

2. 做优骨干中医医院。加强各级各类中医医院建设，强化以中医药服务为主的办院模式和服务功能，规范科室设置，推进执行建设标准，补齐资源配置不平衡的短板，优化就医环境，持续改善基础设施条件。建设一批中医特色重点医院。提升地市级中医医院综合服务能力。支持中医医院牵头组建医疗联合体。

3．做实基层中医药服务网络。实施基层中医药服务能力提升工程“十四五”行动计划，全面提升基层中医药在治未病、疾病治疗、康复、公共卫生、健康宣教等领域的服务能力。持续加强县办中医医疗机构建设，基本实现县办中医医疗机构全覆盖。加强基层医疗卫生机构中医药科室建设，力争实现全部社区卫生服务中心和乡镇卫生院设置中医馆、配备中医医师，100% 的社区卫生服务站和 80% 以上的村卫生室能够提供中医药服务。实施名医堂工程，打造一批名医团队运营的精品中医机构。鼓励有资质的中医专业技术人员特别是名老中医开办中医诊所。鼓励有条件的中医诊所组建家庭医生团队开展签约服务。推动中医门诊部和诊所提升管理水平。

4．健全其他医疗机构中医药科室。强化综合医院、专科医院和妇幼保健机构中医临床科室、中药房建设，有条件的二级以上公立综合医院设立中医病区和中医综合治疗区。鼓励社会办医疗机构设置中医药科室。

专栏 1 高质量中医药服务体系建设

①国家中医医学中心建设。依托综合实力强、管理水平高的中医医院建设国家中医医学中心，推动解决重大问题，引领国家中医学术发展方向。

②国家区域医疗中心建设。将优质医疗资源富集地区的全国高水平中医医院作为输出医院，实施国家区域医疗中心建设项目，促进优质中医医疗资源均衡布局。

③中医特色重点医院建设。以地市级中医医院为重点，建设 130 个左右中医特色突出临床疗效显著、示范带动作用明显的中医特色重点医院。

④县级中医医院建设。加强县级中医医院能力建设。支持脱贫地区、“三区三州”、原中央苏区、易地扶贫搬迁安置地区县级中医医院基础设施建设。

⑤名医堂工程。按照品牌化、优质化、规范化、标准化的要求，分层级规划布局建设一批名医堂，创新机制，打造可推广、可复制、可持续的示范性名医堂运营模式。

⑥基层中医馆建设。加强基层医疗卫生机构中医馆建设。鼓励有条件的地方完成 15% 的社区卫生服务中心和乡镇卫生院中医馆服务内涵建设；在 10% 的社区卫生服务站和村卫生室开展“中医阁”建设。

（二）提升中医药健康服务能力。

1．彰显中医药在健康服务中的特色优势。

提升疾病预防能力。实施中医药健康促进行动，推进中医治未病健康工程升级。开展儿童青少年近视、脊柱侧弯、肥胖等中医适宜技术防治。规范二级以上中医医院治未病科室建设。在各级妇幼保健机构推广中医治未病理念和方法。继续实施癌症中西医结合防治行动，加快构建癌症中医药防治网络。推广一批中医治未病干预方案，制定中西医结合的基层糖尿病、高血压防治指南。在国家基本公共卫生服务项目中优化中医药健康管理服务，鼓励家庭医生提供中医治未病签约服务。持续开展 0~36 个月儿童、65 岁以上老年人等重点人群的中医药健康管理，逐步提高覆盖率。

增强疾病治疗能力。开展国家中医优势专科建设，以满足重大疑难疾病防治临床需求为导向，做优做强骨伤、肛肠、儿科、皮肤科、妇科、针灸、推拿及脾胃病、心脑血管病、肾病、肿瘤、周围血管病等中医优势专科专病，巩固扩大优势，带动特色发展。制订完善并推广实施一批中医优势病种诊疗方案和临床路径，逐步提高重大疑难疾病诊疗能力和疗效水平。加强中药药事管理，落实处方专项点评制度，促进合理使用中药。鼓励依托现有资源建设中医医疗技术中心，挖掘整理并推广应用安全有效的中医医疗技术。大力发展中医非药物疗法，充分发挥其在常见病、多发病和慢性病防治中的独特作用。加强护理人员中医药知识与技能培训，开展中医护理门诊试点。

强化特色康复能力。实施中医药康复服务能力提升工程。依托现有资源布局一批中医康复中心，二级以上中医医院加强康复（医学）科建设，康复医院全部设置传统康复治疗室，其他提供康复服务的医疗机构普遍能够提供中医药服务。探索有利于发挥中医药优势的康复服务模式。促进中医药、中华传统体育与现代康复技术融合，发展中国特色康复医学。针对心脑血管病、糖尿病、尘肺病等慢性病和伤残等，制订推广中医康复方案，推动研发中医康复器具。大力开展培训，推动中医康复技术进社区、进家庭、进机构。

专栏2 中医药服务“扬优强弱补短”建设

①国家中医优势专科建设。建设一批国家中医优势专科，强化设备配置，优化完善中医诊疗方案，提升中医临床疗效。

②地市级中医医院综合服务能力建设。推动地市级中医医院加强专科和中医综合治疗区建设，全面提升医院综合服务能力。

③基层中医药服务能力提升。推动县级中医医院加强特色优势专科建设，将县级中医医院建设成县域中医适宜技术推广中心，实施对口支援提升项目，提高被支援单位综合诊疗能力。加强三级中医医院对口帮扶国家乡村振兴重点都扶县中医医院工作，推动30万人口以上国家乡村振兴重点帮扶县的中医医院达到二级甲等水平，开展国家中医医疗队巡回医疗。

④中医治未病服务能力建设。针对重点人群和重大疾病，制订并推广20个中医治未病干预方案。

⑤重点人群中医药健康促进项目。开展儿童青少年近视防治中医适宜技术试点，推广运用中医适宜技术干预儿童青少年近视。依托现有资源，推动省级老年人中医药健康中心建设推广应用老年期常见疾病中医诊疗方案和技术。针对妇女围绝经期、孕育调养、产后康复亚健康状态和儿童生长发育、脊柱侧弯、肥胖等，开展中医药适宜技术和方法试点。

⑥中医药康复服务能力提升工程。依托现有资源布局一批中医康复中心。加强中医医院康复（医学）科和康复医院中医科室建设。

2. 提升中医药参与新发突发传染病防治和公共卫生事件应急处置能力。

完善中医药参与应急管理的制度。在传染病防治法、突发公共卫生事件应对法等法律法规制修订中，研究纳入坚持中西医并重以及中西医结合、中西药并用、加强中医救治能力建设等相关内容，推动建立有效机制，促进中医药在新发突发传染病防治和公共卫生事件应急处置中发挥更大作用。

加强中医药应急救治能力建设。依托高水平三级甲等中医医院，建设覆盖所有省份的国家中医疫病防治基地，依托基地组建中医疫病防治队伍，提升中医紧急医学救援能力。三级公立中医医院和中西医结合医院（不含中医专科医院）全部设置发热门诊，加强感染性疾病、急诊、重症、呼吸、检验等相关科室建设，提升服务能力。

强化中医药应急救治支撑保障。加强中医药应急科研平台建设，合理布局生物安全三级水平实验室。加大国家中医药应对重大公共卫生事件和疫病防治骨干人才培养力度，形成人员充足、结构合理、动态调整的人才库，提高中医药公共卫生应急和重症救治能力，完善中药应急物资保障供应机制。

专栏3 中医药应急服务能力建设

①国家中医疫病防治基地建设。建设35个左右国家中医疫病防治基地，提升中医药应急服务能力。

②中医医院应急救治能力建设。推动三级中医医院提高感染性疾病科、呼吸科、重症医学科服务能力，建成生物安全二级以上水平实验室，二级中医医院设置感染性疾病科、急诊科、呼吸科等。开展人员培训，加强院感防控管理，按照要求配备管控人员，提升新发突发传染病防治和公共卫生事件应急处置能力。

3. 发展少数民族医药。加强少数民族医医疗机构建设，提高民族地区基层医疗卫生机构少数民族医药服务能力。改善少数民族医医院基础设施条件，加强少数民族医医院专科能力、制剂能力和信息化能力建设。建立符合少数民族医医疗机构自身特点和发展规律的绩效评价指标体系。加大少数民族医药防治重大疾病和优势病种研究力度，有效传承特色诊疗技术和方法。鼓励和扶持少数民族医药院校教育、师承教育和继续教育，加大对少数民族医药的传承保护力度，持续开展少数民族医药文献抢救整理工作，推动理论创新和技术创新。

专栏4 少数民族医医院能力建设项目

少数民族医医院能力建设。推动建设一批少数民族医重点专科，提高少数民族医医院制剂能力。推动地市级以上少数民族医医院信息化能力建设，在部分少数民族医医院开展以双语电子病历为核心的信息化能力建设。

4. 提高中西医结合水平。推动综合医院中西医协同发展。在综合医院推广“有机制、有团队、有措施、有成效”的中西医结合医疗模式，将中医纳入多学科会诊体系，加强中西医协作和协同攻关，制订实施“宜中则中、宜西则西”的中西医结合诊疗方案。将中西医协同发展工作纳入医院评审和公立医院绩效考核。推动三级综合医院全部设置中医临床科室，设立中医门诊和中医病床。打造一批中西医协同“旗舰”医院、“旗舰”科室，开展重大疑难疾病、传染病、慢性病等中西医联合攻关。

加强中西医结合医院服务能力建设。建立符合中西医结合医院特点和规律的绩效评价指标体系，修订中西医结合医院工作指南。加强中西医结合医院业务用房等基础设施建设，强化设备配置。开展中西医结合学科和专科建设，促进中西医联合诊疗模式改革创新。

提升相关医疗机构中医药服务水平。引导专科医院、传染病医院、妇幼保健机构规范建设中医临床科室、中药房，普遍开展中医药服务，创新中医药服务模式，加强相关领域中医优势专科建设。优化妇幼中医药服务网络，提升妇女儿童中医药预防保健和疾病诊疗服务能力。

专栏5 中西医结合能力提升项目

①中西医协同“旗舰”医院、“旗舰”科室建设。支持建设50个左右中西医协同“旗舰”医院，建设一批中西医协同“旗舰”科室，加强基础设施建设和设备配置。

②中西医临床协作能力建设。持续开展中西医临床协作，围绕重大疑难疾病、传染病和慢性病等进行中西医联合攻关，逐步建立中西医结合临床疗效评价标准遴选形成优势病种目录，形成100个左右中西医结合诊疗方案或专家共识。

5．优化中医医疗服务模式。完善以病人为中心的服务功能，优化服务流程和方式，总结推广中医综合诊疗模式、多专业一体化诊疗模式和集预防、治疗、康复于一身的全链条服务模式。推进智慧医疗、智慧服务、智慧管理“三位一体”的智慧中医医院建设。建设中医互联网医院，发展远程医疗和互联网诊疗，持续推进“互联网+医疗健康”“五个一”服务行动。构建覆盖诊前、诊中、诊后的线上线下一体化中医医疗服务模式，让患者享有更加便捷、高效的中医药服务。

（三）建设高素质中医药人才队伍。

1．深化中医药院校教育改革。深化医教协同，进一步推动中医药教育改革与高质量发展。建立以中医药课程为主线、先中后西的中医药类专业课程体系，优化专业设置、课程设置和教材组织，增设中医疫病课程，增加经典课程内容，开展中医药经典能力等级考试。强化中医思维培养，建立早跟师、早临床学习制度，将师承教育贯穿临床实践教学全过程。加大对省（部）局共建中医药院校改革发展的支持力度，推动建设100个左右中医药类一流本科专业建设点。加强中医临床教学能力建设，提升高校附属医院和中医医师规范化培训基地教学能力。实施卓越中医药师资培训计划。依托现有资源，支持建设一批中医药高水平高等职业学校和专业（群）。

2．强化中医药特色人才队伍建设。实施中医药特色人才培养工程（岐黄工程），打造岐黄学者品牌，持续开展岐黄学者培养、全国中医临床优秀人才研修等项目，做强领军人才、优秀人才、骨干人才梯次衔接的高层次人才队伍，建设一批高水平中医药重点学科。构建符合中医药特点的人才培养模式，发展中医药师承教育，建立高年资中医医师带徒制度，与职称评审、评优评先等挂钩，持续推进全国名老中医药专家传承工作室、全国基层名老中医药专家传承工作室建设。将综合医院、妇幼保健院等医疗机构中医药人才纳入各类中医药人才培养项目。按照“下得去、留得住、用得上”的要求，加强基层中医药人才队伍建设，根据需求合理确定中医专业农村订单定向免费培养医学生规模，在全科医生特岗计划中积极招收中医医师。推广中医药人员“县管乡用”，探索推进轮岗制与职称评审相衔接。适当放宽长期服务基层的中医医师职称晋升条件，表彰奖励评优向基层一线和艰苦地区倾斜，引导中医药人才向基层流动。

3．完善落实西医学习中医制度。开展九年制中西医结合教育试点，增加临床医学类专业中医药课程学时，将中医药课程列为本科临床医学类专业必修课和毕业实习内容，在临床类别医师资格考试中增加中医知识。落实允许攻读中医专业学位的临床医学类专业学生参加中西医结合医师资格考试和中医医师规范化培训的政策要求，在高职临床医学类专业中开设中医基础与适宜技术必修课程。临床、口腔、公共卫生类别医师接受必要的中医药继续教育，综合医院对临床医师开展中医药专业知识轮训，使其具备本科室专业领域的常规中医诊疗能力。加强中西医结合学科建设，培育一批中西医结合多学科交叉创新团队。实施西医学习中医人才专项，培养一批中西医结合人才。

专栏6 中医药特色人才培养工程(岐黄工程)

1. 高层次人才计划。“国医大师”和“全国名中医”表彰奖励项目，表彰30名国医大师和100名全国名中医。

中医药领军人才支持项目。遴选50名岐黄学者和200名青年岐黄学者，遴选组建10个左右国家中医药多学科交叉创新团队和一批国家中医药传承创新团队。

中医药优秀人才研修项目，培养1200名中医临床、少数民族医药、西医学习中医等优秀人才。

中医药骨干人才培养项目。持续开展全国老中医药专家学术经验继承工作，遴选指导老师，培养一批继承人。为二级以上中医医疗机构培养一批骨干师资及中药、护理、康复、管理等骨干人才，支持一批中医医师开展规范化培训。

综合医院中医药高层次人才支持项目。面向省级以上综合医院、妇幼保健院等医疗机构，开展西医学习中医高级人才培养和全国老中医药专家学术经验继承工作，建设一批传承工作室，培养一批中医药骨干人才。

2. 基层人才计划。基层中医药人才培训项目。招录一定数量的中医专业农村订单定向免费培养医学生。支持一批中医类别全科医生开展规范化培训、转岗培训，支持一批中医医师开展中医助理全科医生培训，为中医馆培训一批骨干人才，革命老区等中医药人才振兴项目。在革命老区、国家乡村振兴重点帮扶县等地区，加大中医专业农村订单定向免费培养医学生支持力度，支持建设一批全国基层名老中医药专家传承工作室。

3. 人才平台建设计划。高水平中医药重点学科建设项目。重点建设一批中医基础类、经典类、疫病防治类、中药类和多学科交叉重点学科，加强学科内涵建设，培养一批学科团队和学科带头人。

中医临床教学基地能力建设。支持一批中医医师规范化培训基地加强培训能力建设，遴选若干个标准化规范化培训实践技能考核基地。传承工作室建设。新增建设一批国医大师、全国名中医及全国名老中医药专家传承工作室。新增建设一批全国基层名老中医药专家传承工作室，覆盖二级以上中医医院。启动建设一批老药工传承工作室。

（四）建设高水平中医药传承保护与科技创新体系。

1. 加强中医药传承保护。实施中医药古籍文献和特色技术传承专项，编纂出版《中华医藏》，建立国家中医药古籍和传统知识数字图书馆。加强对名老中医学术经验、老药工传统技艺等的活态传承，支持中医学术流派发展。推动出台中医药传统知识保护条例，建立中医药传统知识数据库、保护名录和保护制度。

2. 加强重点领域攻关。在科技创新2030重大项目、重点研发计划等国家科技计划中加大对中医药科技创新的支持力度，深化中医原创理论、中药作用机理等重大科学问题研究，开展中医药防治重大、难治、罕见疾病和新发突发传染病等诊疗规律与临床研究。加强中医药临床疗效评价研究，加强开展基于古代经典名方、名老中医经验方、有效成分或组分等的中药新药研发，支持儿童用中成药创新研发。推动设立中医药关键技术装备项目。

3. 建设高层次科技平台。依托现有资源，建设一批国家级中医药研究平台，研究布局全国重点实验室、国家临床医学研究中心、国家工程研究中心和国家技术创新中心；推进国家中医药传承创新中心、国家中医临床研究基地和中国中医药循证医学中心建设。发挥中国中医科学院“国家队”作用，实施中医药科技创新工程。

4. 促进科技成果转化。建设一批中医药科技成果孵化转化基地，支持中医医院与企业、科研机构、高等院校等加强协作、共享资源。鼓励高等院校、科研院所、医疗机构建立专业化技术转移机构，在成果转化收益分配、团队组建等方面赋予科研单位和科研人员更大自主权。

专栏7 国家中医药传承创新平台工程

1. 培育和建设国家重大科技创新平台。全国重点实验室。支持在中医理论、中药资源、中药创新、中医药疗效评价等重要领域方向建设多学科交叉融合的全国重点实验室或全国重点实验室培育基地、国家临床医学研究中心。围绕心血管疾病、神经系统疾病、恶性肿瘤、代谢性疾病等重大慢性病，妇科、骨伤、免疫等优势病种，以及针灸、其他非药物疗法等特色疗法，建设一批中医类国家临床医学研究中心及其协同创新网络。

深化建设国家工程研究中心。对已建的中医药国家工程研究中心和国家工程实验室明确功能定位，优化运行，符合条件的纳入国家工程研究中心序列管理。围绕制约中医药发展的关键技术和核心装备，在中医药标准化、中医药临床疗效与安全性评价、中药质量控制等方向深化研究，培育国家技术创新中心。围绕中药现代化重大共性技术突破、产品研发和成果转化应用示范，培育建设一批中医药国家技术创新中心。

2. 国家中医药传承创新中心。建设30个左右国家中医药传承创新中心。

3. 做大做强中国中医科学院专项工程。实施中国中医科学院中医药科技创新工程，做强一批在国内外有影响力的优势学科，加强科技创新平台建设，打造成为中医药科技创新核心基地和创新人才高地。

4. 国家中医药局重点实验室。优化整合国家中医药局重点研究室、三级实验室，建设一批国家中医药局重点实验室，形成相关领域关键科学问题研究链。

5. 中医药活态传承工程。开展当代名老中医药专家学术经验、技术方法和临证方药挖掘整理和应用推广，开展老药工鉴定、炮制、制药技术传承。开展民间中医药技术方法整理和利用，开展中医理论、技术、方法原态保护和存续。

6. 中医药科技研究项目。实施中医药现代化研究重点专项，开展中医药循证评价研究推进中医药理论创新。开展经典名方类中药复方制剂研发、应用。推动设立中医药关键技术装备项目。

（五）推动中药产业高质量发展。

1. 加强中药资源保护与利用。支持珍稀濒危中药材人工繁育，公布实施中药材种子管理办法，制定中药材采收、产地加工、野生抚育及仿野生栽培技术规范和标准。完成第四次全国中药资源普查，建立全国中药资源共享数据集和实物库，并利用实物样本建立中药材质量数据库，编纂中国中药资源大典。

2. 加强道地药材生产管理。制定发布全国道地药材目录，构建中药材良种繁育体系，加强道地药材良种繁育基地和生产基地建设，鼓励利用山地、林地推行中药材生态种植，优化生产区域布局和产品结构，开展道地药材产地和品质快速检测技术研发，集成创新、示范推广一批以稳定提升中药材质量为目标的绿色生产技术和种植模式，制定技术规范，形成全国道地药材生产技术服务网络，加强对道地药材的地理标志保护，培育一批道地药材知名品牌。

3. 提升中药产业发展水平。健全中药材种植养殖、仓储、物流、初加工规范标准体系。鼓励中药材产业化、商品化和适度规模化发展，推进中药材规范化种植、养殖。鼓励创建以中药材为主的优势特色产业集群和以中药材为主导的农业产业强镇。制定实施全国中药饮片炮制规范，继续推进中药炮制技术传承基地建设，探索将具有独特炮制方法的中药饮片纳入中药品种保护范围。加强中药材第三方质量检测平台建设。研究推进中药材、中药饮片信息化追溯体系建设，强化多部门协同监管。加快中药制造业数字化、网络化、智能化建设，加强技术集成和工艺创新，提升中药装备制造水平，加速中药生产工艺、流程的标准化和现代化。

4. 加强中药安全监管。提升药品检验机构的中药质量评价能力，建立健全中药质量全链条安全监管机制，建设中药外源性有害残留物监测体系。加强中药饮片源头监管，严厉打击生产销售假劣中药饮片、中成药等违法违规行为。建立中成药监测、预警、应急、召回、撤市、淘汰的风险管理长效机制。加强中药说明书和标签管理，提升说明书临床使用指导效果。

专栏8 中药质量提升工程

1. 全国中药资源普查成果转化。完善全国中药资源普查数据库及中药资源动态监测数据，建设重点区域常态化管理机制。

2. 中药材种质资源保护和发展。支持国家药用植物种质资源库建设。加强道地药材良种繁育基地建设。

3. 中药材规范化种植提升行动。加快中药材品种培优、品质提升、品牌打造和标准化生产，集成推广中药材标准化种植模式。开展适宜品种林下种植示范研究，形成生态种植技术体系，建设一批道地药材标准化生产基地。

4. 中药智能制造提升行动。研发中药材种植、采收、产地加工装备，中药饮片自动化、智能化生产装备，以及中成药共性技术环节数字化、网络化生产装备，提高中药生产智能化水平。

（六）发展中医药健康服务业。

1．促进和规范中医药养生保健服务发展。促进中医健康状态辨识与评估、咨询指导、健康干预、健康管理等服务规范开展。推广太极拳、八段锦等中医药养生保健方法和中华传统体育项目，推动形成体医结合的健康服务模式。鼓励中医医疗机构为中医养生保健机构提供技术支持，支持中医医师依照规定提供服务。

2．发展中医药老年健康服务。强化中医药与养老服务衔接，推进中医药老年健康服务向农村、社区、家庭下沉。逐步在二级以上中医医院设置老年病科，增加老年病床数量，开展老年病、慢性病防治和康复护理。推动二级以上中医医院与养老机构合作共建，鼓励有条件的中医医院开展社区和居家中医药老年健康服务。鼓励中医医师加入老年医学科工作团队和家庭医生签约团队，鼓励中医医师在养老机构提供保健咨询和调理服务。推动养老机构开展中医特色老年健康管理服务。在全国医养结合示范项目中培育一批具有中医药特色的医养结合示范机构，在医养结合机构推广中医药适宜技术。

3．拓展中医药健康旅游市场。鼓励地方结合本地区中医药资源特色，开发更多体验性强、参与度高的中医药健康旅游线路和旅游产品，吸引境内外消费者。完善中医药健康旅游相关标准体系，推动中医药健康旅游高质量发展。

4．丰富中医药健康产品供给。以保健食品、特殊医学用途配方食品、功能性化妆品、日化产品为重点，研发中医药健康产品。鼓励围绕中医养生保健、诊疗与康复，研制便于操作、适于家庭的健康检测、监测产品及自我保健、功能康复等器械。

（七）推动中医药文化繁荣发展。

1．加强中医药文化研究和传播。深入挖掘中医药精华精髓，阐释中医药文化与中华优秀传统文化的内在联系。加强中医药学与相关领域协同创新研究。实施中医药文化传播行动，推动建设体验场馆，培育传播平台，丰富中医药文化产品和服务供给。推动中医药文化贯穿国民教育始终，进一步丰富中医药文化教育。加强中医药机构文化建设。加大对传统医药类非物质文化遗产代表性项目的保护传承力度。加强中医药科普专家队伍建设，推动中医医疗机构开展健康讲座等科普活动。建设中医药健康文化知识角。开展公民中医药健康文化素养水平监测。

2．发展中医药博物馆事业。开展国家中医药博物馆基本建设，建成国家中医药数字博物馆。促进中医药博物馆体系建设，强化各级各类中医药博物馆收藏研究、社会教育、展览策划和文化服务功能，加强数字化建设，组织内容丰富的中医药专题展览。

3．做大中医药文化产业。鼓励引导社会力量通过各种方式发展中医药文化产业，实施中医药文化精品行动，引导创作一批质量高、社会影响力大的中医药文化精品和创意产品。促进中医药与动漫游戏、旅游餐饮、体育演艺等融合发展，培育一批知名品牌和企业。

专栏9 中医药文化弘扬工程及博物馆建设

1．中医药文化研究阐释。深入挖掘中医药精华精髓，做好研究阐释，编写若干种针对不同受众的中医药文化读物。

2．中医药文化传播行动。广泛开展群众性中医药文化活动，充分依托地方现有资源，推动一批中医药文化体验场馆、中医药文化宣传教育基地达到国家级建设标准，推动开展中医药文化教育活动，持续开展公民中医药健康文化素养水平监测。

3．中医药文化精品行动。扶持创作一批中医药文学、影视和网络视听优秀作品，支持制作一批中医药新媒体产品。

4．国家中医药博物馆建设。开展国家中医药博物馆基本建设，打造中医药文化重要高地。建成国家中医药数字博物馆，建立中医药资源藏品信息数据库，开展各级中医药博物馆能力建设。

5. 中医药科普项目。推出一批中医药科普节目、栏目、读物及产品，建设中医药健康文化知识角。加强中医药文化科普巡讲专家队伍建设，推广中医药传统保健体育运动，举办全国中医药院校传统保健体育运动会。

（八）加快中医药开放发展。

1．助力构建人类卫生健康共同体。积极参与全球卫生健康治理，推进中医药参与新冠肺炎等重大传染病防控国际合作，分享中医药防控疫情经验。在夯实传播应用基础上，推进中医药高质量融入“一带一路”建设，实施中医药国际合作专项，推动社会力量提升中医药海外中心、中医药国际合作基地建设质量，依托现有机构建设传统医学领域的国际临床试验注册平台。指导和鼓励社会资本设立中医药“一带一路”发展基金。推进在相关国家实施青蒿素控制疟疾项目。

2. 深化中医药交流合作。巩固拓展与有关国家的政府间中医药合作，加强相关政策法规、人员资质、产品注册、市场准入、质量监管等方面的交流。鼓励和支持有关中医药机构和团体以多种形式开展产学研用国际交流与合作，促进中医药文化海外传播与技术国际推广相结合，鼓励和支持社会力量采用市场化方式，与有合作潜力和意愿的国家共同建设一批友好中医医院、中医药产业园。加强与港澳台地区的中医药交流合作，建设粤港澳大湾区中医药高地，打造高水平中医医院、中医优势专科、人才培养基地和科技创新平台。

3. 扩大中医药国际贸易。大力发展中医药服务贸易，高质量建设国家中医药服务出口基地，推动中医药海外本土化发展，促进产业协作和国际贸易。鼓励发展“互联网+中医药贸易”。逐步完善中医药“走出去”相关措施，开展中医药海外市场政策研究，助力中医药企业“走出去”，推动中药类产品海外注册和应用。

专栏10 中医药开放发展工程

1. 中医药国际抗疫合作计划。组织中医药国际抗疫学术交流活动，举办中医药防控重大传染病等培训班，组建中医药国际抗疫合作专家团队，完善中医药国际疫情防控线上指导平台。

2. 中医药开放发展平台建设。在共建“一带一路”国家的重要节点城市，鼓励社会力量持续建设一批高质量中医药海外中心。依托国内中医药机构，拓展建设一批高质量中医药国际合作基地。鼓励和支持社会力量采用市场化方式，与有合作潜力和意愿的国家共同建设一批友好中医医院、中医药产业园。

3. 中医药国际影响力提升计划。扩大中医药学术期刊的国际影响力，在跨国科研合作计划中加大中医药参与力度。

4. 中医药国际贸易促进计划。高质量建设国家中医药服务出口基地，努力形成一批中医药服务知名品牌，建设中医药服务贸易统计体系。

5. 粤港澳大湾区中医药高地建设工程。支持粤港澳大湾区建设成为国际中医医疗先行区，建成多学科融合的科研平台，建立中医药人才协同培养机制。支持建设香港中医医院、粤澳合作中医药科技产业园，推进中医药产品创新研发。

（九）深化中医药领域改革。

1. 建立符合中医药特点的评价体系。建立完善科学合理的中医医疗机构、特色人才、临床疗效、科研成果等评价体系，健全公立中医医院绩效考核机制，常态化开展三级和二级公立中医医院绩效考核工作。完善各类中医临床教学基地标准和准入制度。建立完善符合中医药特点的人才评价体系，强化中医思维与临床能力考核，将会看病、看好病作为中医医师的主要评价内容。研究建立中医药人才表彰奖励制度，研究优化中医临床疗效评价体系，探索制定符合中医药规律的评价指标。通过同行评议、引进第三方评估等方式，完善有利于中医药创新的科研评价机制。

2. 健全现代医院管理制度。建立体现中医医院特点的现代医院管理制度，落实党委领导下的院长负责制，推动公立中医医院发展方式从规模扩张转向提质增效和中医内涵式特色发展，推进公立中医医院人事管理制度和薪酬分配制度改革，落实“两个允许”要求，落实公立中医医院总会计师制度。完善中医医院院感防控体系。构建和谐医患关系，改善中医医务人员工作环境和条件，在全社会营造尊重中医的良好氛围。

3. 完善中医药价格和医保政策。建立以临床价值和技术劳务价值为主要依据、优化中医医疗服务价格政策，在医疗服务价格动态调整中重点考虑中医医疗服务项目。医疗机构炮制使用的中药饮片、中药制剂实行自主定价，符合条件的按程序纳入基本医疗保险支付范围，将符合条件的中医医疗服务项目和中药按程序纳入基本医疗保险支付范围。探索符合中医药特点的医保支付方式，遴选和发布中医优势病种，鼓励实行中西医同病同效同价，一般中医诊疗项目可继续按项目付费。继续深化中医药参与按床日付费、按人头付费等研究，支持保险公司、中医药机构合作开展健康管理服务，鼓励商业保险机构开发中医治未病等保险产品。

4. 改革完善中药注册管理。优化中药临床证据体系，建立中医药理论、人用经验和临床试验“三结合”的中药注册审评证据体系，积极探索建立中药真实世界研究证据体系。探索中药饮片备案、审批管理，优化医疗机构中药制剂注册管理。推进古代经典名方目录制定发布，加快收载方剂的关键信息考证。

5．推进中医药领域综合改革。建设10个左右国家中医药综合改革示范区，鼓励在服务模式、产业发展、质量监管等方面先行先试，打造中医药事业和产业高质量发展高地。开展全国基层中医药工作示范市（县）创建工作。开展医疗、医保、医药联动促进中医药传承创新发展试点，发扬基层首创精神，完善更好发挥中医药特色优势的医改政策。

（十）强化中医药发展支撑保障。

1．提升中医药信息化水平。依托现有资源持续推进国家和省级中医药数据中心建设，优化升级中医馆健康信息平台，扩大联通范围。落实医院信息化建设标准与规范要求，推进中医医院及中医馆健康信息平台规范接入全民健康信息平台。加强关键信息基础设施、数据应用服务的安全防护，增强自主可控技术应用。开展电子病历系统应用水平分级评价和医院信息互联互通标准化成熟度测评，鼓励中医辨证论治智能辅助诊疗系统等具有中医药特色的信息系统研发应用。

2．建立国家中医药综合统计制度。逐步完善统计直报体系，建立与卫生健康统计信息共享机制。加强综合统计人才队伍建设，构建统一规范的国家中医药数据标准和资源目录体系，建设国家、省级中医药综合统计信息平台，建立统计数据定期发布机制，稳步推动数据资源共享开放。

3．加强中医药法治建设。深入推进中医药法贯彻实施，完善中医药法相关配套制度，建立不良执业记录制度，将提供中医药健康服务的机构及其人员诚信经营和执业情况依法依规纳入全国信用信息共享平台。强化中医药监督执法工作，健全长效机制，落实执法责任，加强人员培训，完善监督执法规范，全面提高中医药监督能力和水平。

4．深化中医药军民融合发展。加强军地双方在中医药学科建设、科技创新、人才培养等方面的合作，完善工作机制和政策措施，畅通信息交流渠道，加快军事中医药学科全面建设与发展，提高军队中医药整体保障水平。

专栏11 中医药支撑保障建设

1. 基层中医药信息化能力提升项目。推动中医馆健康信息平台升级改造，扩大中医馆联通范围，以县级中医医院为重点，提升基层中医医疗机构信息化水平。

2. 中医药综合统计体系建设。依托现有机构建设国家、省级中医药综合统计平台，构建统一规范的国家中医药数据标准和资源目录体系，加强人才队伍建设，构建中医药综合统计体系。

3. 新兴信息技术与中医药结合应用研究项目。支持中医医院应用人工智能、大数据、第五代移动通信（5G）、区块链、物联网等新兴信息技术，推动中医辨证论治智能辅助诊疗系统、名老中医经验传承系统等临床应用。

4. 中医药监督能力建设。开展虚假违法中医医疗广告监测，建立健全会商机制，提高有关突发事件处置能力。加强人员培训，提高专业水平和业务能力。

四、强化组织实施

（一）加强组织领导。强化国务院中医药工作部际联席会议办公室统筹职能，加强工作协调，及时研究和推动解决中医药发展重要问题。

（二）强化投入保障。各级政府通过现有资金渠道积极支持中医药发展，落实对公立中医医院的办医主体责任，支持通过地方政府专项债券等渠道，推进符合条件的公立中医医院建设项目。引导社会投入，打造中医药健康服务高地和学科、产业集聚区，鼓励金融机构依法依规为符合条件的中医药领域项目提供金融支持，进一步完善中医药发展多元化投入机制。

（三）健全实施机制。加强国家和省（自治区、直辖市）两级规划衔接，强化规划编制实施的制度保障，建立监测评估机制，监测重点任务、重大项目、重大改革举措的执行情况，进行中期、末期评估，及时发现并解决重要问题，确保本规划顺利实施。

（四）注重宣传引导。做好政策解读和培训，加强正面宣传和科学引导，大力宣传中医药传承创新发展成效，及时回应群众关切，营造良好社会氛围。及时总结提炼地方好的做法和经验，加强典型报道，发挥示范引领作用。充分发挥各方面积极作用，形成全社会共同关心和支持中医药发展的良好格局。

北京中医药发展“十四五”规划

“十四五”时期是我国推动经济社会高质量发展，开启全面建设社会主义现代化国家新征程的关键时期，是贯彻落实习近平总书记关于中医药工作的重要论述和党中央国务院传承创新发展中医药的决策部署，实现首都城市战略定位、建设国际一流和谐宜居之都的关键时期。依据《中共北京市委关于制定北京市国民经济和社会发展第十四个五年规划和2035年远景目标的建议》，制订本规划。

第一章　规划背景

一、发展基础

（一）深度参与新冠肺炎联防联控，社会贡献度显著增强

在新冠肺炎联防联控中，北京坚持中西医结合，健全中西医协同救治机制，中医药参与治疗率达90.78%，总有效率达87.46%，全市派出百余名中医药专家赴武汉等疫情重灾区参加抗疫，为重点人群提供了168.16万人次中医药预防方服务。设置了新型冠状病毒肺炎防治应急科研专项，8种抗疫中药制剂获批。搭建“北京远程健康服务”平台，覆盖全球198个国家和地区，为海外华人华侨、留学生和世界各国人民开展远程咨询、防疫公共课在线培训和中药服务开辟有效途径。

（二）中医药资源配置不断优化，综合服务能力持续提升

“十三五”期间，覆盖全域的中医医疗服务网络得到完善，中医药服务可及性不断提升。全市二级以上公立中医医疗机构增至41所，其中12个区拥有区属三级中医医疗机构。每千常住人口中医床位1.17张、中医师1.004人，均远超全国平均水平。全市三级中医医疗机构均设立康复科，妇幼保健机构均建立中医药临床科室，24家综合医院成为“国家级中医药工作示范单位”。中医药防病治病能力持续增强，全市拥有国家区域中医（专科）诊疗中心32个，国家临床重点专科54个，国家中医重点专科133个，重大疑难疾病中西医临床协作试点项目13个，居全国之首。建有协同区域专科48个，市级中医专科特色诊疗中心37个，重点专科287个，专科网络1+X+N联合体16个，协同区域专科48个。优质中医药资源下沉基层成效明显，建立5个区级中医医联体，32家中医药健康文化体验馆，连续开展健康乡村（社区）、健康养老工程、名中医身边工程、治未病健康促进工程，建立了名中医团队主动下基层服务的常态机制。运用中医药流动医疗服务解决山区、半山区群众就医难问题，实施中医药精准扶贫支援。中医药区域协同水平大幅提高，实施中医药区域发展战略，实现各区县中医药错位发展，初步形成各自的中医药特色品牌。

（三）中医药人才队伍持续壮大，表彰激励机制不断健全

“十三五”期间，强化高层次中医药人才队伍建设，全市新增中医药院士2名、国医大师4名、全国名中医12名、岐黄学者37名、青年岐黄学者14名、首都国医名师144名，带动了一批中医药高层次人才、领军人才和骨干人才培养。加强各级传承工作室建设，增加国医大师工作室1个、全国名中医工作室3个，全国名老中医药专家传承工作室9个，全国基层名老中医药专家传承工作室12个，在全国率先遴选建设14个中医药传统技能传承工作室；新增北京中医药薪火传承“3+3”工程两室一站40个，基层老中医传承工作室31个，人文学

术传承工作室 2 个。强化毕业后师承教育和中医药继续教育，56 名老中医药专家入选全国师承指导老师，112 名中医药骨干人才入选学术继承人。启动北京中医药传承“双百工程”，遴选 107 名市级师承指导老师，带教 207 名学术继承人。组织开展中医药专家学术经验继承工作，遴选了市级指导老师 200 名和区级指导老师 236 名，加强教学团队和基地建设，打造住院医师规范化培训“三优”教学团队 41 个、基层实践基地 31 家。

（四）中医药传承创新稳步推进，科技支撑作用明显增强

“十三五”期间，积极探索中医药临床科研一体化新模式，在北京地区建立了 26 个中西医结合研究所，承担中医及中西医结合类国家自然科学基金项目 412 项，获得国家科学技术奖 7 项。组织实施中医药科技发展资金项目 356 项、首都卫生发展科研专项中医药类 51 项，资助经费总计超过 3000 万元。整合北京中医药优势资源，推进北京中医药科技创新驱动联盟建设。创建中医药创新驱动示范园，建立中医药成果转化公共平台，促进了科技成果孵化。

（五）中医药传统文化弘扬发展，创造性转化力有效提升

“十三五”期间，打造以“地坛中医药健康文化节”为代表，石景山西山中医药文化季、通州运河中医药文化节、延庆本草文化节、海淀区校园中医药文化节等新兴中医药文化活动为区域特色的中医药科普文化大型主题活动集群。开展北京市中医药文化资源普查，系统整理了北京中医药文化资源的内容和传承发展状况。开展北京中医药文化素养教育基地建设、中医药文化进校园示范基地建设等试点活动，拓展了全方位弘扬传播中医药文化的新形式。

（六）中医药产业纵深推进，服务新业态迅速拓展

“十三五”期间，现代中医药产业发展初成体系。中医药与旅游、文化、生态、养老等产业融合发展态势基本形成。在京津冀范围内探索共同打造中医药特色旅游服务品牌，率先推出 13 条中医药养生旅游路线和 52 家中医药文化旅游基地。承办北京世园会百草园、本草印象馆等大型活动。打造融健康教育、森林疗养、生态涵养等为一体的中药特色生态产业园带，推进中药保护和发展，中药产业支撑作用明显提升。

（七）中医药贸易加速发展，国际化体系日趋完善

“十三五”期间，坚持对外开放，助力中医药服务贸易蓬勃发展，中国中医科学院广安门医院、中国北京同仁堂（集团）入选全国中医药服务出口基地，推出 40 个国际医疗旅游服务包。每年成功举办中国国际贸易服务交易会（中医药服务板块）和海外华人华侨中医药大会，接待近 110 个国家和地区逾 30 万人次，签约额近 30 亿元，建立了与 OECD、WHO 和 ADB 等国际组织、多国沟通合作机制。实施西班牙“欧洲中医药发展和促进中心”建设项目。启动与俄罗斯在传统医学科研创新、文化旅游中的合作。支持北京中医医院开展中国—新加坡中医药中心建设等。朝阳区举办六届驻华使节中医药健康日，组建双语中医家医服务团队。

（八）中医药行业治理不断加强，体制机制改革持续深化

“十三五”期间，中医药法制建设全面推进，《北京市人民政府关于支持中医药振兴发展的意见》《北京市中医药条例》《中共北京市委、市政府关于促进中医药传承创新发展的实施方案》等相继出台。实施“学术模式、服务模式、管理模式”改革，促进中医学术思维回归。有效整治中医养生保健服务乱象，规范中医行业社会组织建设。

“十三五”期间，北京市中医药事业发展日臻成熟，总体水平迅速提升，社会贡献度显著加强，中医药工作取得了跨越式发展。

专栏 1 “十三五”规划主要指标实现情况

（一）主要指标完成情况

序号	主要指标	2015 年实际值	2020 年目标值	2020 年底完成值	评估结论
1	中医类医院（所）	187	200	229	完成
2	中医类医院床位数（万张）	2.0	2.1	2.5	完成
3	每千常住人口公立中医类医院床位数（张）	0.64	0.7	0.75	完成
4	每千人口卫生医疗机构中医执业类（助理）医师数（人）	0.73	0.9	1.004	完成
5	中医总诊疗人次数（亿人次）	0.37	0.5	0.45	基本完成
6	中医类医院诊疗人次占医院诊疗人次比重（%）	25.2%	30%	25.16%	基本完成
7	中医类医院出院人数（万人）	33.4	40	32	基本完成
8	中医类医院出院人数占医院出院人数比重（%）	12.6%	13%	12.9%	基本完成
9	卫生机构中医类别执业（助理）医师（万人）	1.6	1.8	2.2	完成
10	卫生机构中药师（士）（万人）	0.50	0.55	0.59	完成
11	高等院校中医药类专业在校生人数（万人）	0.5073	0.6769	0.6769	完成

（二）其他指标完成情况

序号	指标	2015 年实际值	2020 年目标值	2020 年底完成值	评估结论
1	设置中医妇科和儿科的地市级以上妇幼健康服务机构数（个）	1	17	17	完成
2	提供中医药服务的社区卫生服务中心比例（%）	96.21%	100%	100%	完成
3	新进医疗岗位的本科以上学历中医临床医师接受中医住院医师规范化培训的比例（%）	87%	95%	96%	完成
4	中医药专业技术人员接受继续教育获取学分达标率（%）	100%	100%	100%	完成
5	基层名老中医药专家传承工作室的县级覆盖率（%）	100%	100%	100%	完成
6	培育的科技创新团队数（个）	20	40	40	完成
7	学术特色鲜明、临床科研创新优势突出的科技领军人才（人）	20	60	60	完成
8	国家中医药人才培训中心（个）	0	1	1	完成
9	岐黄学者（人）	0	37	37	完成
10	中医药优秀人才（人）	319	449	449	完成
11	中医药骨干人才（人）	1299	1828	1828	完成
12	年组织开展义诊咨询、知识大赛、科普巡讲等中医药健康知识普及活动（场）	1	10	12	完成
13	中医药标准制修订（项）	0	1	1	完成

二、发展形势

党的十八大以来，党和中央、北京市政府高度重视中医药工作，将中医药传承创新发展作为新时代中国特色社会主义事业的重要内容，作为中华民族伟大复兴的大事，为首都中医药高质量发展构建新格局。随着我国经济长期向好，国内国际双循环相互促进的新发展格局加快构建，全方位全周期的健康服务需求增加，为首都中医药全产业发展带来新机遇。在国家“一带一路”倡议背景下，中医药成为首都与各国开展人文、科技、文化交流的重要载体，为首都中医药开放式发展提供新路径。随着第四次工业革命到来，数字经济、互联网、大数据、区块链、人工智能等新兴信息技术飞速发展，催生中医药新产业、新业态、新模式、新需求，为首都中医药现代化发展带来新动能。随着中医药在抗击新冠疫情中作用凸显，在人口老龄化、慢性病管理等方面优势突出，为首都中医药特色化发展提出新目标。随着首都“四个中心”建设、两区三平台建设、城市副中心建设、京津冀协同发展、北京冬奥会及冬残奥会筹办等一系列重大战略和任务的推进，为首都中医药可持续发展拓展新空间。随着现代医学模式转变，“大健康”理念不断深入人心，医疗服务模式逐步从以治疗为中心转到以健康为中心，为首都中医药跨越式发展开启新征程。

在面临重大新发展机遇的同时，首都中医药也面临着诸多问题和挑战。一是中医医疗机构特色彰显不够，服务量占比不高，基层中医药服务能力相对较弱，中医药尚未融入所有卫生健康服务领域；二是中医药在公共卫生体系以及治未病、康复、养生保健、妇幼、养老等重点领域的优势发挥不够充分；三是中医药科技创新动力不足，中医诊疗设备研制和中药新药研发成果转化机制尚待健全；四是中医药健康服务业发展规模和竞争力相对较弱，中医药文化传播方式尚显单调，中医药文化自觉自信亟待提升；五是中医药对外开放体系尚不健全，国际化渠道尚须畅通，中医药治理体系和治理能力现代化水平有待提高，信息化建设较为滞后，中医药振兴发展的基础保障条件亟待完善。

“十四五”时期，应立足于国家战略规划全局和中医药传承创新发展大局的高度，准确把握首都中医药发展的新特征、新要求，继承好、发展好、利用好中医药这一宝贵财富，充分发挥其在首都国民经济与社会发展中的重要作用。

第二章　总体要求

一、指导思想

以习近平新时代中国特色社会主义思想为指导，全面贯彻党的十九大和十九届二中、三中、四中、五中、六中全会精神，深入落实习近平总书记关于中医药工作的重要论述和对北京重要讲话精神，进一步落实《北京市中医药条例》《中共北京市委、市政府关于促进中医药传承创新发展的实施方案》《“十四五”时期健康北京建设规划》等文件精神，把握新发展阶段、贯彻新发展理念、构建新发展格局。以加强首都“四个中心”功能建设和提高“四个服务”水平为统领，以中医药服务人民健康为中心，以构建形成首都中医药高质量发展新格局为目标，以全国首善为标准，以转变服务模式、转换发展动能、转化五种资源为抓手，充分发挥中医药的独特优势和作用，实现中西医协同发展、优势互补，推动中医药事业产业融合发展，在全面推进“健康北京”建设中实现首都中医药全方位、创新性、高质量发展。

二、基本原则

坚持守正创新。坚持中医药原创思维，发掘中医药宝库精华。遵循中医药自身特点和发展规律，建立符合中医药特点的服务体系、服务模式、人才培养模式和管理模式，利用现代科学技术方法推动中医药现代化发展。

坚持服务健康。充分发挥中医药在人类全生命周期健康服务中的独特优势和作用，以中医药发展为了人民、中医药成果惠及人民为出发点和落脚点，不断满足人民群众多样化的健康服务需求。

坚持资源整合。将中医药融入卫生与健康政策，着力补短板、强弱项、扬优势、激活力，推动中医药事业和产业融合发展，统筹资源配置和布局。通过央地协同、区域协调、资源整合、结构优化、效能提升，促进首都中医药高质量发展。

坚持开放发展。以服务“一带一路”国家战略为契机，以北京“国际交往中心”建设为依托，加快打造首都中医药对外开放窗口，不断丰富内涵，实现中医药海外合作更大范围、更高水平、更深层次的开放、交流和融合。

坚持科学治理。破除制约中医药高质量发展的体制机制障碍，坚持问题导向、目标导向、结果导向，细化分级分类管理，提高中医药科学化、精细化、精准化管理水平。

三、战略定位

“十四五”期间，北京中医药全面实施中医药资源转化战略、健康服务战略和新医科建设战略，扭转医和药、一二三产、中医西医的关系，着力拓展中医药学术空间、服务空间和生存空间，有效落实从以治病为中心向以健康为中心转变，从注重规模数量向注重结构质量转变，从财政投入为主向多元投入转变。协调中医药资金、资本、资源、资产、资质关系，促进知识技术链、人才链、供应链、信息链、产业链全链条发展，实现效率、效果、效益、效能、效用提升。在全国率先实现中医药高质量发展格局、率先实现中医药现代化国际化、率先实现中医药治理体系和治理能力现代化。

四、建设目标

（一）总体目标

到2025年，建成有效推动首都“四个中心”“四个服务”巨大能量进一步释放的，融预防、治疗、保健、康复为一体的中医药健康服务新体系，形成“治已病”向“治未病”转变新模式，创新中医医教研产协同发展新机制，拓展中医药健康产业和科技创新新领域，构建中医药治理体系、治理能力现代化新格局。中医药全面融入全过程、全人群、全方位健康服务，对“健康北京”和首都经济社会发展的贡献度显著提升，居民生活品质和健康服务获得感明显提高。中医药资源配置更加高效，在卫生、科技、经济、文化、生态领域作用彰显，中西医结合公共卫生应急机制基本建立。持续保持首都中医药在重大疾病救治、科技创新、高层次人才队伍、高水平国际交流和现代化治理体系等方面的首善地位。

（二）具体目标

中医药健康服务体系优质高效。发挥首都中医药资源独特优势，积极拓展结构完整、布局合理、分工明确、富有韧性，融预治保康为一体，覆盖首都全人群和全生命周期的中医药健康服务新体系，使资源配置更加均衡，中西医结合服务水平不断提升，突发事件中医药应急处置能力显著增强。深入实施中医药区域发展战略，推动中医药成为促进京津冀协同发展的新增长极。

中医药特色人才队伍蓬勃发展。发挥首都中医药人才资源优势，完善具有中医药特色的人才培养模式，健全“院校教育、毕业后教育、继续教育”有机衔接、医教协同的人才培养机制。中医药人才队伍不断壮大，打造梯次衔接的高水平人才队伍。建立符合中医药特点的人才评价机制，“以西律中”现象有效扭转。

中医药传承创新能力显著增强。突出中医药科技资源原创优势和首都科技资源集聚优势，构建服务全生命周期健康管理中医药科技创新体系。建成多学科融合、多资源共享的中医药科研创新平台，基础理论和重大疾病防治研究取得突破，临床科研一体化发展成效显著，符合中医药特点的科研评价体系基本建立，中医药创新成果转化应用有效提升。

中医药产业效能全面提升。加强中医药种植和资源保护，注重饮片加工和质量监管，着力新药研发和产业发展，充分发挥中医药作为巨大潜力经济资源和重要生态资源的作用，拓宽中医药发展空间。推动中医药与康复、养老、旅游、“互联网＋”等领域深度融合，形成中医药全产业链协同发展新机制。

中医药文化弘扬成果丰硕。放大中医药文化资源效应，打造全国中医药文化中心。提炼中医药文化精神标识，群众性中医药文化服务供给和产品供给更加优质丰饶，中医药文化传播方式更加立体全面，群众中医药健康文化素养达到较高水平，推动中医药文化创造性转化与创新性发展。

中医药开放发展卓有成效。加强“一带一路”中医药合作，构建中医药现代化国际化新路径，建成中医药对外交流与科技合作平台，大力发展中医药服务贸易，有效助力首都国际交往中心建设。中医药国际健康服务更加多元化、品牌化、规范化，推动形成中医药开放发展新格局，构建人类卫生健康共同体。

中医药治理体系健全完善。健全符合中医药发展规律的政策体系、法律体系、标准体系、监管体系和信用体系。发挥首都政治中心作用，在全国率先实现中医药治理体系和治理能力现代化，提升中医药信息化、智能化服务效能。

（三）主要指标

专栏 2 主要发展指标

序号	类别	指标名称	单位	2020年	2025年	指标性质
1	中医药健康资源	中医总费用占卫生总费用的比重	%	25.85	26.82	预期性
2		中医类医疗机构数	个	1216	1465	预期性
3		中医类医院数	个	229	271	预期性
4		中医牵头医疗联合体、健康联合体数	个	5	10	预期性
5		智慧中医医院示范单位数	个	0	5	预期性
6		每千常住人口公立中医类医院床位数	张	0.76	0.91	预期性
7		每千常住人口中医类执业（助理）医师数	人	1.004	1.25	预期性
8		每万人口中医类别全科医生数	人	0.79	0.83	预期性
9		二级以上公立中医医院中医类别执业（助理）医师比例	%	73.18	76.43	约束性
10		基层医疗卫生机构中医医师占该类机构医师比例	%	23.76	24.51	预期性
11		设置治未病科的二级及以上中医类医院比例	%	60.56	66.1	预期性
12		设置康复（医学）科的二级以上中医类医院比例	%	47.89	71	预期性
13		设置老年病房的二级以上公立中医类医院比例	%	32.39	60	预期性
14	中医药健康资源	公立综合医院中医床位数	张	825	900	预期性
15	中医药健康服务	中医总诊疗人次占医疗卫生机构诊疗人次比例	%	25.16	28.89	预期性
16		中医类医院出院人数占医院出院人数比例	%	12.38	14.97	预期性
17		基层中医药服务量占中医服务总量的比例	%	36.31	50	预期性
18		社区卫生服务站、村卫生室提供中医非药物疗法比例	%	--	100	预期性
19	中医药传承创新	新增中医优势病种诊疗方案数	个	--	50	预期性
20		形成重大疑难疾病中西医结合诊疗方案或专家共识数	个	13	50	预期性
21		新增国家级中医药人才数	人	68	100	预期性
22		新增市级以上名老中医药专家传承工作室数	个	98	100	预期性
23		获得国家或北京市技术发明奖、科技进步奖项数	项	42	50	预期性
24	中医药文化	居民中医药健康文化素养水平	%	32.30	35	预期性
25	中医药国际化	新增中医药国际标准数	项	--	5	预期性

第三章　重点任务

一、构建高质量中医药健康服务新格局

（一）提高中医医疗服务效能

1. 打造中医医疗服务高地

（1）拓展中医医疗服务空间。争创国家级、市级中医医学中心和区域中医医疗中心，以此为龙头带动中医医疗服务创新发展和整体水平提升，将北京打造成为引领全国、影响国际的中医药医教研高地。以北京各区中医、中西医结合医疗机构和综合性医院、康复医院、妇幼保健机构中医科为骨干，推动二级中医医院设施条件和服务能力改善。支持央属、市属高水平中医医院与中医医疗资源相对薄弱的区属中医医院形成紧密型医疗联合体和健康联合体。鼓励央属、市属中医医院在基层设立中医门诊部、诊所等服务延伸点，开放连锁经营。推动名老中医药专家依托工作室设立诊所、门诊部，将其中符合条件的纳入基本医疗保险定点机构，将中医药服务融入慢病防治管理、妇幼保健管理和家庭医生签约服务。

专栏 3 中医医疗服务空间拓展工程

1. 中医医学中心、区域中医医疗中心建设项目

围绕重大疾病、医学前沿、平台专科，打造中医医学高峰，优化资源配置，争创两个以上国家中医医学中心，4~5 个国家区域中医医疗中心，建设 5~10 个市级中医医学中心。支持各区至少举办 1 所承担区域中医医疗中心功能的中医医疗机构并强化其建设。

2. 首都中医医联体建设示范项目

在央属、市属医院中建立中医医疗联合体。遴选3~5家中医医疗联合体和健康联合体形成示范模式。建立市属中医医疗机构与儿童医院协同机制，建设中医药特色优势突出的国家儿童医学中心。

（2）提升中医医疗服务品质。实施中医药重点专科提升计划，做优做强中医优势专科专病。突出中医症状门诊建设，打造中医临床服务优质品牌。继续开发中医优势病种诊疗方案和临床路径。推进重点专科特色诊疗中心建设、重点专科1+X+N项目建设。实施中医特色重点医院建设项目，推动建设中医药特色服务示范医院、示范专科和中医急危重症临床基地及中医内病外治临床应用基地。大力发展中医非药物疗法，充分发挥其在常见病、多发病和慢性病防治中的独特作用。鼓励中医医疗机构护理人员开展优质中医特色健康护理服务，积极应用中医护理技术，试点开设中医护理门诊。推动全市二级以上中医医院深化中医经典病房建设，提升中医药在疑难性疾病诊疗和预防中的独特效果。实施首都中医医疗质量指数评价制度，建立临床急需医疗机构中药制剂评估推荐机制。在保持合理规模结构的基础上，深化中医医疗机构分级管理内涵。积极发挥中医药质控中心作用，开展首都中医医院质量提升专项行动。

专栏4 中医药服务“扬优势、补短板、强弱项”工程

1. 中医特色重点医院建设项目

遴选中医特色突出、临床疗效显著、示范带动作用明显的重点医院，围绕骨科、妇科、儿科、皮肤科、肛肠、针灸、推拿及脾胃病、心脑血管病、肾病、肿瘤、周围血管病等中医优势专科专病，打造名科、名医、名药。推动建设20个中医药特色服务示范医院、3个有中医药特点的急危重症临床基地和10个中医内病外治临床应用基地。

2. 中医医院经典病房建设项目

强化中医基础内涵，加强基础设施设备配置，建设5个左右中医经典病房，推进中医经典病房、中医经典人才队伍及临床科研一体化建设，实现主攻病种中医参与治疗率达100%，中医为主治疗率达90%，中医特色治疗技术达5种以上。

3. 中药饮片“六人人”管理工程

启动中药饮片“六人人”管理工程，做到所有中医医师人人都能提出处方饮片质量和规格要求、处方饮片炮制要求、临方炮制要求、处方饮片道地性要求、处方饮片替代和配伍要求，人人都知道饮片价格调整控制范围等。加强相关人才培训，建立中药饮片“六人人”管理工程信息平台。

4. 中医医院质量提升专项行动

制定实施中药处方点评、辨证论治评价、临床疗效评价标准和查房、会诊、病例讨论等相关规范，扭转“三无法”“三不会”。推进二级以上公立中医医院病案首页、医学名词、疾病诊断编码、手术操作编码实现“四统一”，加快公立中医医院临床路径管理制度建设。

（3）加快中西医协同发展。实施中西医结合“三安”工程，将中西医结合人才、教育和科研优势转化为中西医结合服务优势和创新优势。鼓励中医基础相对雄厚的综合医院转型为中西医结合医院，推动三级综合医院全部设置中医临床科室、设立中医门诊和中医病床，支持开设中西医结合病房，打造中西医结合团队，开展中西医联合诊疗。推动将建立中西医协同的多学科诊疗体系、中西医联合查房、会诊纳入医院章程和医院管理制度，鼓励支持医院间、科室间和医联体内部开展中西医协作，积极推进临床医师中医药专业知识轮训。将中西医共同发展工作纳入医院评审和公立医院绩效考核，建立覆盖中西医临床诊疗服务全过程的医疗质量管理制度与控制体系。建立中西医结合临床疗效评价标准，开展新发突发传染病、重大疑难疾病和常见病多发病等中西医联合攻关，发布中西医结合防治白皮书。

专栏5 中西医结合能力提升工程

1. 中西医结合“三安”工程

开展中西医结合“三安”（安芯、安魂、安核）工程。以“二类室站”平台为抓手，推动中西医结合人才培养模式改革，为中西医结合人才安魂；以“三级学术”平台建设为抓手，推动中西医结合学术模式改革，为中西医结合学术安芯；以“三级临床诊疗中心”平台建设为抓手，推动中西医结合服务模式改革，为中西医结合服务安核。

2. 重大疑难疾病中西医结合双螺旋提升计划

建设3~5个国家级和市级中西医结合传染病临

床基地、10~15个中西医结合重大疑难病临床防治基地。形成并推广癌症、心脑血管病、糖尿病、感染性疾病、老年痴呆和抗生素耐药等50个病种的中西医结合诊疗方案。创新重大疑难疾病多学科诊疗模式，建设北京市中西医结合疑难病会诊中心。

2. 完善中医医疗服务布局

（1）筑牢基层服务网底。制订实施基层中医药服务能力提升工程“十四五”行动计划，完善区域中医医师基层定期巡诊制度，建立融治未病、治疗、康复为一体的基层中医药服务体系。筛选一批中医药基层优势病种经方验方、中医适宜技术和疗效独特的中药品种。持续推进“名中医身边工程”“中医治未病健康促进工程”“中医健康乡村（社区）工程”“中医健康养老身边工程”，加强中医流动医院建设。鼓励各区设置中医创业岗，支持在职及退休中医师赴基层开展中医医疗服务。

专栏6基层中医药服务能力提升工程

1. 基层中医药服务能力培元计划

完善区域中医医师基层定期巡诊制度，继续探索区乡村中医药一体化管理机制。实现基层中医药人员中医全科医师转岗培训至少达到50%、乡村医生中医药知识技能培训全覆盖，100%社区卫生服务站和90%村卫生室能够提供4类以上中医药技术方法。由中医全科医师牵头或由具有高级职称的中医医师指导的家庭医生团队不少于50%。筛选中医药基层优势病种经方验方、100种中医适宜技术和100种疗效独特的中药品种，遴选并推广10~20种常见病种中医药技术方法。

（2）构建多元供给体系。政策引导鼓励社会力量优先举办儿科、精神（心理）、妇科、外科、骨伤、肛肠等中医专科医院，发展中医特色康复医院、护理院，并可自愿加入医疗联合体和健康联合体。支持优质社会办中医医疗机构以连锁经营、名医堂等多种形式提质扩容，向基层、京津冀延伸，促进形成品牌化、集团化、跨区域发展。鼓励有条件的中医诊所、中医门诊部组建家庭医生团队并开展签约服务。借助首都人才优势，加大对民族医药的传承保护、理论研究及研发。支持民族医院建设，成立民族医药研究中心和共性技术平台。加强军地共建，实施军民融合战略，积极推进军事卫勤新型中医诊疗装备研发和新药物、新疗法挖掘创新，支持符合条件的军队中医医师到地方多点执业。

（3）深化区域发展战略。按照“一区一定位、一区一策略、一区一品牌”原则，形成疏密有致、分工协作的中医药发展空间格局。将中医药重点工作纳入区域经济社会发展全局谋划，积极推动中医药事业、产业、行业联动发展。建立以中医药文化、治未病、流动医疗、医养结合、体医融合、技术研发、大科学装置、成果转化、大健康产业、服务贸易、数字经济、健康旅游、中药材种植开发等不同主题和特点的中医药发展示范区。形成一批医学研究高峰、成果转化高地、人才培养基地、数据汇集平台，开展核心技术攻关，推动中医临床科研成果转化。深化京廊、京衡中医药协同发展合作项目，拓展合作领域，强化京津冀中医药协同发展，形成京津冀中医医、教、研、产共谋共建共享的长效机制。建立京津冀中医药人才培训基地和中医药特色专科联盟。共建京津冀中医药大数据共享平台，搭建三地中医药科研协作平台及中药企业联盟。与河北雄安新区合作建设中西医并重的国家医学中心。探索京津冀中医药重点专科托管机制，推动中医药成为京津冀协同发展的新增长极。

3. 创新中医医疗服务模式

（1）完善以健康为中心的中医医疗服务模式。率先推进中医药“学术、服务、管理、人才培养”四模式协同改革，推广多种方法并用的中医综合诊疗模式、上工治未病服务模式，融预防、治疗、康复为一体的全链条服务模式，以健康为中心优化服务流程和方式。

（2）优化中西医协同互补的医疗服务模式。发挥首都军属、央属大型综合医院、专科医院、传染病医院、妇幼保健院和中西医结合医院集中的优势，支持国家级、省部级重点专科开展中西医协同，建立一批中西医结合专科医联体，推广“有机制、有团队、有措施、有成效”的中西医协同医疗服务模式。遴选并重点支持中西医协同“旗舰”医院、“旗舰”科室和“旗舰”基层医疗机构。

（3）创新基层中医健康管理模式。在基层乡村设立中医“上工工作室”，建立特殊津贴制度和荣誉体系。试点建设一批“科普化、智慧化、立体化”，融中医药历史、文化、体验、康养、产业为一体的社区居民“中医健康生活厅”。

专栏7 中医医疗服务模式创新工程

1. 四模式协同改革专项

遴选3~4个示范单位，推进服务、学术、人才培养、管理四模式协同改革。试点探索以中医整体医学观为特质、以中医非药物疗法为核心、多学科资源整合、医针药结合、防治保康一体化的中医综合服务模式，区域多发病预防性中医药健康管理的上工治未病服务模式，以中医药服务模式改革推进学术、人才培养和管理模式协同改革。

2. 中西医协同“三旗舰”建设工程

依托综合医院、专科医院、传染病医院、妇幼保健院和中西医结合医院开展遴选，建设5个中西医协同“旗舰”医院、20个中西医协同“旗舰”科室和30个“旗舰”基层医疗卫生机构。发挥典型医院中西医协同发展示范引领作用，推广成功经验。

3. 中医“上工工作室”建设项目

在基层乡村建立20个中医“上工工作室”，以补贴、贷款等多种形式的吸引政策，引导中医临床专业人才来基层就业，提高基层中医药服务可及性。

4. 社区居民“中医健康生活厅”建设项目

探索建设一批“科普化、智慧化、立体化”，融中医药历史、文化、体验、康养、产业为一体的社区居民“中医健康生活厅”。依托专家团队和基层名中医工作室提供中医“全科+特色”融合服务；探索基层中医药知识宣传普及长效联动运行机制；建立常见、多发慢性疾病中医“整体化+个性化”健康管理方案，打造心身一体化全程中医健康管理模式。

（二）强化中医药公共卫生应急服务效用

1. 完善中医药参与应急管理机制平台建设

健全突发公共卫生事件中西医应急管理和联合防治机制。建立健全中医药分级分层防控队伍，制订中医药防治与救援组织方案。建设重点传染病中医药证候学信息监测平台，完善传染病预测预警机制，实现中医药“早参与、早用药、早治愈”。建立专项资金支持开展中医药相关公共卫生服务项目，探索医教研防协同新机制。

2. 加强中医药公共卫生应急与救治能力建设

实施中医药公共卫生应急能力提升工程。建设国家级和市级中医疫病防治基地。三级公立中医医院和中西医结合医院（不含中医专科医院）全部设置发热门诊，支持建立符合生物安全二级以上标准的临床检验实验室。加强中医医院感染性疾病科、呼吸科、急诊科、重症医学科等相关科室建设，按照要求建设相应病房，并配置基本设施装备，组建首都中医疫病防治队和中医紧急医学救援队。建立传染病定点医院对中医医疗机构常态化院感防控指导机制。

专栏8 中医药公共卫生应急能力提升工程

1. 中医药公共卫生应急能力提升工程

制订突发公共卫生事件中西医联合防治方案，在定点医院实行中西医双组长双查房制度，建立应对突发公共卫生事件中药预防性投药的长效机制，覆盖率达到100%。在定点医院开展重点传染病中医药证候学信息监测。推广应用50种传染病中西医结合诊疗方案。开展中医医疗机构专业人员到传染病定点医院轮训培养。推进二级以上中医医院全部设置感染性疾病科，协同推进相关科室基础条件建设和服务能力提升，每个科室至少储备1名具有中医药疫情防控知识的应急管理人员。

（三）增强中医药健康服务效果

1. 深化中医治未病服务模式

（1）形成覆盖全市的规范化治未病服务网络。组建治未病专家指导团队，建立治未病指导中心和治未病发展研究中心。实施治未病示范工程，探索建设以中医医院治未病中心为引领，社区卫生服务中心治未病工作室为主体，社会办健康管理机构为补充的全员、全机构、全过程参与的中医治未病服务体系。完善治未病理论、拓展治未病领域、建立治未病标准、提升治未病能力、推广治未病产品。建立全市治未病系列成果推广基地和治未病技术培训平台。鼓励社会力量培育举办一批技术成熟、信誉良好、品牌知名的中医治未病健康管理机构。

（2）探索中医治未病干预方案和基层慢病防控模式。在基本公共卫生服务项目中优化中医药健康管理服务内容，将治未病项目纳入家庭医生签约服务包，将治未病服务纳入健联体试点。探索基层医疗卫生机构慢病防控模式。推广中医药“四法合一+互联网服务”模式。探索融健康文化、健康管理、健康保险为一体的中医健康管理新模式。鼓励商业保险机构开发中医治未病相关产品。

2. 提升中医康复服务能力

（1）盘活存量，强化中医康复机构建设。布局一批国家级和市级中医康复中心。二级以上中医医院加强康复（医学）科建设，康复医院全部设置传统康复治疗室，其他提供康复服务的医疗机构普遍能够提供中医药服务，鼓励中医医疗机构、康复机构与基层医疗卫生机构成立中医康复联合体。

（2）融合发展，提升重点人群康复水平。探索有利于发挥中医药优势的康复服务模式，促进医体、医工融合的中医康复学科建设，开展亚专科细化的康复教育、评定、治疗、随访等服务。针对心脑血管病、糖尿病、尘肺病等慢性病和伤残等，制订并推广中医康复方案，建立中医康复医学专业人才培养及管理制度。

3. 推动中医药服务全面融入妇幼保健领域

（1）优化中医药妇幼分级服务网络。推动各级妇幼保健机构全面开展中医药服务，支持妇幼保健机构与中医医院建立中医妇幼健康联合体，加强妇幼中医药人才队伍建设，提高基层妇幼保健机构服务能力。

（2）创新中医药妇幼保健模式。搭建妇幼健康中西医协作平台，研究并推广应用一批妇幼中医药保健方案和服务包。结合实施国家基本公共卫生服务项目孕产妇健康管理、儿童健康管理等，推广适宜家庭保健的中医药适宜技术。

4. 构建高效中医药养老服务体系

构建融中医医疗、护理、康复、保健、生活照料、临终关怀为一体的“北京版”中医药养老服务体系。所有二级以上公立中医医院开设老年病科和老年病房；依托医疗机构、养老机构建立“中医药健康养老服务专区”；支持二级以上中医医院与养老机构合作建设健康养老联合体。鼓励和支持社会资本独立举办或与中医医院合作、托管举办中医药特色医养结合机构。逐步丰富和完善服务内容及方式，延伸提供社区和居家中医药健康养老服务。鼓励有条件的地区建立中医药特色安宁疗护中心。建设一批中医药特色医养结合示范基地，探索促进中医药与养老服务相结合的有效服务模式。推进老年友善中医医疗机构建设，落实老年人就医优待政策，建立挂号、就医等绿色通道。以政府购买服务、个人支付及保险支付相结合等多种形式为支撑，拓展中医药健康养老服务的内容和方式。丰富中医药健康养老服务技术，提升服务质量。持续加强中医药健康养老服务人才培养和队伍建设。

专栏 9 中医全链条健康服务体系建设工程

1. 中医“治未病”示范工程

支持每个区建设 1 个区级治未病中心，指导社区、镇村提供中医治未病服务。支持基层医疗卫生机构设置治未病服务岗位，开展治未病服务。整合针灸、推拿、拔罐、刮痧等中医药适宜技术，面向重点人群和慢性病患者制定不少于 10 个中医慢病管理服务包，推广 20 个中医治未病干预方案。将适宜的中医治未病项目纳入家庭医生签约服务包。

2. 中医康复服务能力提升工程

遴选 1~2 所中医医院或中医特色突出的康复医院，建设市级中医康复中心。加强中医药康复人才培养，100% 的社区卫生服务站和村卫生室至少完成 1 名医师（含乡村医生）中医康复技能培训。围绕心脑血管病、糖尿病、高血压、肺系病等慢性病，肿瘤等重大疾病和肢体伤残等创伤疾病，制订 20 项以上中医药康复方案。

3. 中医妇幼保健升降浮沉工程

建设一批妇幼保健机构中医药服务示范单位。各级妇幼保健机构推广建设中医妇幼保健标准化诊室和中医妇幼保健体验区，建设 5 个妇幼中医药传承工作室。到 2025 年，二级以上妇幼保健院开展中医药专科服务的比例超过 70%，至少 90% 妇幼保健机构应用 10 个以上中医药妇幼保健服务包，制订形成市级妇女儿童中医膳食健康指导方案。成立一批妇幼中医药专科联盟，积极推进优质医疗资源下沉。

4. 中医健康养老升级工程

升级优化中医药健康养老工作，实现所有二级以上公立中医医院开设老年病科，60% 设置老年病房。推动中医医疗机构为老年人提供安宁疗护、临终关怀、养老护理等迫切需要的服务，鼓励二级以上中医医院建设安宁疗护病区。全市至少建设 10 个中医药特色医养结合示范基地，在养老护理员培训中加大中医药相关内容。

二、构建高素质中医药人才发展新格局

（一）深化中医药人才培养模式改革

1. 建设中国特色社会主义新医科

（1）加强中医药特色学科建设。构建中医药

学与相关学科的先进知识理论和临床专科有效实践经验有机整合的中国特色社会主义新医科。加强中医药学科群建设。实施中医传统学科“圆融”工程、中医健康学科“旭日”工程、中医交叉学科“沃土”工程。

（2）培养“中医 +”“+ 中医”多学科交叉人才。构建以新医科为核心的理论课程体系，建设多学科背景师资队伍。重点支持世界一流中医药大学中医学、中药学和中西医结合等学科建设，培养“中医 +”“+ 中医”多学科交叉人才，引领带动全国中医药学科发展。

2. 坚持发展中医药人才师承教育

（1）构建贯穿全程的师承教育体系。构建师承教育与院校教育、毕业后教育、继续教育有机结合，贯穿中医药人才发展全过程的师承教育体系。探索研究师承教育与学位挂钩制度，探索“入职即师承”双向兼容机制。

（2）分级分类开展师承活动。深入开展名老中医传承，拓展师承家传派、名医学院派、宫廷医学派等分支流派传承，建立中医名家传承谱系。实施中医药薪火传承“新 3+3”工程，研究首都中医药传承规律，建立传承导师和传承人才分级管理制度。开展北京市第六批、第七批师承工作。积极建设全国名老中医药专家传承工作室。加强对传承工作室的考核评价，加大对优秀传承工作室的支持力度，产生 10~20 个示范传承工作室，探索书院式中医药人才培养新模式。

（3）鼓励开展活态传承、特色传承。加强名老中医活态传承，研究建设燕京学派师承影像共享平台，建立传承信息数据库。继续深化市、区、院“名中医身边工程”，支持中医药民间特色诊疗技术传承，鼓励确有专长人才参与中医技术传承教育教学。推进中医药企业建立技能人才师带徒制度，培养中医药行业“大国工匠”。

3. 建立中医药人才终身教育体系

（1）建立中医药人才职业发展完整链条。以岗位胜任力为目标，促进院校教育、毕业后教育、继续教育三阶段有机衔接。推动教育和卫生两大领域资源配置从以内循环、纵向流动为主向跨行业跨系统外循环、横向流动转变，促进医学院校与附属医院间的互融互通、协调发展。分层培育中医药行业优秀培训师。

（2）医教协同推进院校教育发展。支持在京高等中医药院校，加强教育教学内涵建设，优化专业、课程设置和教材建设，完善中医药专业课程体系。积极探索教学管理体制和运行机制改革，联动中医药院校、科研机构、高水平中医医院等建立中医药人才协同培养机制，形成“校院融通”“院院融通”模式。支持三级中医医疗机构开展师承教学工作。

（3）医教协同推进毕业后教育发展。通过全面实施住院医师规范化培训等方式培养优秀中医临床医师。建立医教协同规范化培训示范基地，实现院校教育与规范化培训有效衔接。完善入科前桥梁课程培训。打造高水平规培师资团队。探索积分制管理方式，对规培医师进行全方位量化考核。

（4）医教协同推进继续教育发展。研究建立中医药人才终身教育体系，强化终身学习、师承贯通、阶段发展、综合提升的中医药人才继续教育体系建设，建立中医药人才成长档案。建设首都中医药继续教育基地，大力发展“互联网 + 继续教育”，建设中医药继续教育“虚拟平台”。建立中医药继续教育学分银行，与学历及非学历证书衔接。

（二）加强中医药特色人才队伍建设

1. 加快补充中医急需紧缺人才

加强中医治未病、中医疫病防治、中医康复、中医养老、中医药国际化、中医药信息化等急需紧缺专业技术人才队伍建设，加强中医医疗辅助服务、中医健康咨询服务、中医保健服务、中医康复服务、中医养老护理服务、中药材种植、中药饮片加工、中药制剂等急需紧缺技能人才队伍建设，制定中医药急需紧缺人才培养标准。支持中医医院设置中医（专长）医师岗位，促进民间特色技术疗法传承发展。

政策引导鼓励社会资本举办中医药职业院校，推进“顶岗实习”和“订单培养”的校企合作模式。推进中医药相关职业（工种）技能等级认定工作，探索“书证融通”。建设中医技能实训基地，开展多种类、紧扣中医药专业技能的竞赛活动，形成“以赛促育”“以赛促培”新模式，支持行业协会、学会有序承接中医药健康服务职业技能培训和等级认定。

2. 壮大高层次和骨干人才队伍

继续开展首都国医名师、首都名中医、中青年名中医、中西医结合“双领”人才等中医药优秀人才项目。加快建设名老中医药专家传承工作室。实施中医药人才“助推”工程。引育并举，深入研究中医药高层次人才成长路径，助力中医院士培育与产出，加大国家级中医药人才引进力度，探索新时代首都“三名”人才产出机制。支持申报国家级的国医大师、全国名中医、岐黄学者等中医药领军人才项目。

3. 搭建中医基层后备人才梯队

实施基层中医药人才扎根工程，继续推进“丹心”计划，实施中医临床博士“增釉”计划，支持组建一批多学科交叉创新团队和传承创新团队。探索北京市知名中医药专家为合作导师的纯中医临床博士后制度，选拔优秀中医专业博士毕业生作为名医培养储备人才。规范建设20~30个中医药硕博工作站，打造名老中医基层经验推广点和青年中医基层成长学习点。

4. 培养多层次中西医结合人才

建立中西医人员临床双向互学制度。支持中医药高校九年制中西医结合教育试点工作，依托中西医结合人才建设工程，建设中西医结合人才队伍，着力培养30支中西医结合双领人才团队、100名西学中骨干人才。明确中西医结合人才评价标准和岗位设置，推动中医、中西医结合、西医人才队伍数量和质量均衡发展。

（三）创新中医药人才综合评价机制

1. 建立符合中医药规律的人才评价体系

研究建立突出中医思维与临床能力，“考核式”“展示式”“问难式”等阶梯式的人才评价体系。实施中医药人才分级分类分色管理。逐步建立符合中医药不同岗位要求的人才标准。建立符合技能人才职业特点、以实操为主的评价体系，完善确有专长人员考核办法。

2. 优化中医药人才激励机制

研究建立中医药人才评定奖励长效机制，开展市、区、院名老中医和青年名中医评选。探索国家级、省部级高层次人才评选中医药人才单列计划、单独评价。启动北京基层名中医培育工程，开展“百姓身边名中医”“百姓身边青年名中医”评审活动。积极参与国家中医药传承创新表彰。

专栏10 中医药特色人才队伍建设工程（杏林工程）

1. 中医药特色学科建设项目

中医传统学科“圆融”工程。培养百名医、针、药融会贯通的中医医生，建立医针药圆融培训基地，解决中医师不识药、不用针，针灸师不开方、不用药的现状。

中医新兴学科“旭日”工程。加速中医治未病、中医养生保健、中医养老、中医疫病防治等2~3个中医新兴学科专业建设。

中医交叉学科“沃土”工程。培育中医工程学、中医信息学、中医人工智能、中医心理学、中医药传播学、中医药资源文化学、中医药服务贸易等3~5个中医交叉学科，推动医工、医理、医文结合。

2. 中医药薪火传承“新3+3”工程

力争“十四五”期间，建设更多全国名老中医药专家传承工作室、50个市级名老中医药专家传承工作室和30个基层名老中医药专家传承工作室，建设30个“三名”工作室，培养100名“门人”，在中医药企业内推行中医药技术技能人员师带徒制度。

3. 中医药行业培训导师“515”工程

分层培育负责中医药师承教育、毕业后教育、继续教育和相关人才培训总体规划和实施的中医药行业培训师，培养50名首席培训师、100名培训导师、500名培训讲师。

4. 中医药继续教育基地建设项目

建设5个左右中医药继续教育基地和临床培训基地，完善中医药从业人员职业生涯继续教育体系。创新中医药人才继续教育形式，完善多层次、多类型人才培养培训体系，推动政府、高等中医药院校、中医药科研院所、医疗机构、企业共同培养人才。

5. 中医药人才“助推”工程

中医药领军人才领航计划。助力院士培育，力争获评2~3名院士并建立院士书院；助力大师培育，力争获评3~6名国医大师、10~20名全国名中医、20~30名岐黄学者和40~60名青年岐黄学者，遴选组建2~4个国家中医药多学科交叉创新团队和中医药传承创新团队。

中医药优秀人才护航计划。持续加大对中医药优秀人才支持力度，打造60名首都国医名师、300名首都名中医、50名中西医结合“双领”人才及团队。

中医药骨干人才助航计划。实施名老中医药专家传承工作室和中医治未病、中医疫病防治、中医康复、中西医结合、中医护理、中药等骨干人才项目。遴选400名指导老师，培养800名继承人，培养2000名各类中医药骨干人才并建立人才库。

中医药青年人才导航计划。全面完成新时代推动首都高质量发展人才支撑行动计划，以优秀青年人才队伍建设为重点，着力培育百名具有国内国际先进水平的中医药创新人才，集聚高层次创新团队，储备优秀中医药青年人才。加强应用型、技能型、外向型、复合型青年人才培养。

6. 中医药基层人才扎根工程

继续推进“丹心”计划，探索符合“健康中国”需求的基层中医药人才培养模式。鼓励基层中医药人员参加学历教育。支持中医类别全科医师开展规范化培训、转岗培训。遴选长期扎根基层的“百姓身边名中医”“百姓身边青年名中医”各300名给予表彰。

三、构建高标准中医药科技创新新格局

（一）搭建中医药科技创新平台

1. 建立中医基础理论研究指导中心

建立符合中医规律的基础理论研究指导中心，运用现代前沿科学技术，阐明中医药核心基础理论、诊疗规律、作用机理的现代科学内涵。加大古籍保护传承、名老中医学术经验传承、中医基础理论研究等领域支持力度。推进对中医药民间特色诊疗技术的调查、挖掘整理、研究评价及推广应用，建立中医药“五案”共享资源库。建立藏象学说、经络学说、气化学说、五运六气学说等中医重大学说临床规范应用指导中心，搭建中医药循证和真实世界临床研究平台。

2. 搭建多层级中医药科研创新平台

以解决问题为导向，以大科学研究为特征，以全生命周期健康服务为核心，重点围绕中医原创理论、中药作用机理、诊疗规律、疗效评价、中医药防治重大慢病、难治罕见疾病和新发突发传染病、中药资源与中药创新等领域，培育建设中医药学国家重点实验室，支持建设2~3个中医类国家临床医学研究中心、工程研究中心、技术创新中心、国家中医药科技创新基地和国家中医临床研究基地。建立基于区块链技术的科技成果展示、交流、转化交易中医药科技服务平台。成立北京中医药基础-临床协同发展中心，支持各级中医药科研机构根据重大项目需求配置科研设施等装置。实施首都中医药传承创新中心建设工程，组建北京中医药临床研究中心、交叉研究所、知识产权保护服务中心、循证医学中心、装备技术研究中心。

3. 推进中医药融入“三城一区”建设

支持中医药科研机构有效融入首都“三城一区”建设。在中关村科学城重点建设中医药创新研发综合平台、中医药企业科技创新产业联盟平台和中医药古方大数据研究平台等，实现中医药与高新科技产业有机融合，成为中医药原始创新策源地；在怀柔科学城重点建设中医药大科学装置项目平台，重点研发中医药大装备大设施，形成中医药科研院所重点实验室集群，成为中医药原始创新承载区；在未来科技城重点建设中医药与其他学科交互技术研发基地，成为中医药技术创新和人才实践主阵地；在北京经济技术开发区重点建设中医药药物装备研发中试基地设立首席中医药专家工作室，成为连接中医药研究与应用新平台。

（二）完善中医药科技创新机制

1. 改革科技创新管理机制

深入推进中医药科技体制改革，加快中医药科技管理职能转变，强化规划政策引导和创新环境营造，推动中医药科技项目、基地、人才、资金一体化配置，实行“揭榜挂帅”“赛马”等新型科研项目组织形式，健全奖补结合的资金支持机制。完善科技评价机制，优化科技奖励项目，建立健全中医药高等院校、科研机构、企业间创新资源自由有序流动机制。

2. 建立开放共享合作机制

积极推进中医药学科、专科、科研协同发展。完善部市合作、央地协同、校局共建机制，打造交叉融合、开放互惠的北京中医药科技资源共享平台，促进科技成果产出。创造有利条件支持中医医疗机构与中医药高校、科研院所等合作建设研究型病房，推动临床科研一体化建设。

3. 完善科技创新保障机制

梳理中医药重大科学问题和工程技术难题，建立以成果为导向的科学问题库。建立中医药传统知识保护名录和数据库。完善中医药知识产权综合保护体系，探索建立中医药知识产权保护评估机制。支持中医药循证医学研究团队围绕重大疾病、常见病和中医优势病种，开展中医诊疗方案的循证评价研究；支持医疗机构开展中医经典名方、中药制剂、名老中医验方研究和中药新药研发。

（三）促进中医药科技成果转化

1. 提高中医药成果转化效率

鼓励中药企业加强与科研机构合作，开展中医经典名方、特色创新中药及中药二次开发研发工作。围绕重大慢性病、重大难治罕见疾病和新发突发传染病等开展中医药防治研究，形成一批防治重大疾病和治未病的重大产品、技术成果和标准规范。推动中医药与新兴技术跨学科开发，建立中医诊疗设备开发理论指导中心，支持相关单位参与“中医药关键技术装备”国家科技重大专项立项与实施，形成覆盖全市的中医药智能网络和“智慧中医”平台。

2. 搭建中医药成果转化中心

成立成果转化中心，探索中医药成果转化管理新模式。建设一批高水平的医药、医疗设备和器械的临床研究基地和科研成果转化基地，支持公立中医医院牵头或联合建立研发机构、科研成果转移转化中心。探索“产业园区 + 创新孵化器 + 产业基金 + 产业联盟”一体化推进模式。打造中医药“产学研医用”标杆。破除碎片化科研管理模式，扶持、打造集基础、临床、应用一体化的科研品牌。

3. 加强中医药成果转化保障

完善成果创新激励机制和以应用为导向的成果评价机制。在成果转化投入与收益分配、团队组建等方面赋予科研单位和科研人员更大自主权，协同相关部门建立与成果转化相衔接的人才引进、职称晋升、绩效奖励制度，促进优秀中医药成果转化应用。建立完善符合中医药特点的科研评价体系，通过同行评议和第三方评价，提高科研项目管理效率和研究水平。

专栏 11 中医药继承与创新工程

1. 中医药“五案”共享资源库建设项目

加强智能化建设，建设具有原创力、影响力和引领力的首都特色中医药“五案”（病案、查房案、病例讨论案、会诊案、教案）共享资源库。建设案例数据库和文献检索平台，逐步形成科学合理的案例成果评审体系和示范案例推荐机制。

2. 中医药“基础—临床”双级联动引领工程

联合首都各大中医药研究院所、中医药高校，会聚中医药高层次人才和先进技术资源，深化中医药基础和临床研究，成立北京中医药基础—临床协同发展中心，探索中医药基础与临床协同发展模式，发挥首都中医药示范引领作用。

3. 中医药传承创新中心建设工程

依托中医医疗机构、中医药科研院所建设中医药传承创新中心，重点提升中医药基础研究、优势病种诊疗、高层次人才培养、中医药装备和中药新药研发、科技成果转化等能力，打造“医产学研用”紧密结合的中医药传承创新高地。积极申报 2~3 个国家中医药传承创新中心，重点支持 5~10 个市级中医药传承创新中心建设。

4. “新三科”协同专项

以中医药学术研究（科研）为引领，带动学科和专科建设与发展，建立学科、专科、科研协作网络，形成 2~3 个“新三科”示范单位，资源共享、优势互补，开展前沿中医药学科与科技创新研究和成果转化，助推中医药特色专科发展，带领全国中医药医疗水平迈上新台阶。

5. 中医药研究型病房建设项目

依托中医医院（含中西医结合医院）与中医药高校、科研机构建设 3~5 个研究型病房，将其建设成为中医医疗机构和中医医务人员开展中医药临床研究等创新活动的策源地。通过建立标准化、规范化的中医临床研究平台及其支撑保障体系，全面提升中药新药、中医新医疗器械及新技术的临床研究和转化应用能力。

6. 中医药关键技术装备推进工程

全面推进“中医药关键技术装备”国家科技重大专项在北京的立项与实施，建立中医药装备技术研究指导中心，研发一批基于中医理论指导的诊疗仪器设备、集传统工艺与现代技术于一身的中药制药设备和体现中医健康服务优势的中医健康干预及康复设备。重点依托怀柔科学城建立中医药大科学装置平台，构建智能化生产系统、智能化工厂（或车间），推动中医药制造技术迈向高端水平。

7. 中医药知识产权保护应用体系建设工程

推进中医药知识产权保护体系构建研究，加强保护数据库和保护名录建设；实施中医药专利质量提升工程；强化道地药材和经典名方产品知识产权保护，形成有效的中医药专利成果转化机制。

四、构建高水平中医药健康产业新格局

（一）打造中药产业五链耦合新模式

1. 加强中药种植和资源保护

围绕产业链，以京产道地药材为抓手，制定中药材种植、采收、产地加工等一系列技术标准和规范，提高中药材种植技术水平和产品开发力度。鼓励发展中药材种植专业合作社和联合社。合理利用中药资源普查结果，加强动态监测。鼓励龙头中药企业创建道地药材良种繁育基地，支持林下中药材种植项目，建设中药材第三方质量检测平台。实施中药种植“三创”工程，鼓励条件适宜的低收入村通过中药材种植增加收入，加强京津冀中药材产业共建共享发展。

2. 注重饮片加工和质量监管

制定实施中药饮片炮制规范，推进 3~5 个中药炮制技术传承基地建设。建立中药饮片分级制度，促进中药饮片优质优价。健全中药饮片质量协同监管机制，试行医疗机构中药饮片质量责任师岗位制度，完善医疗机构中药饮片质量抽检制度。围绕信息链，建立质量信息公告、质量指数和退出管理制度。联合相关部门和行业协会组织，建立健全医疗机构中药饮片代煎、配送服务管理规范和协同监管机制，规范医疗机构中药饮片再加工。围绕供应链，以中药工业为主体、中药商业为枢纽，促进中药配方颗粒、中药饮片规范化发展，推动形成更高水平的供需关系。

3. 着力新药研发和产业发展

围绕知识技术链，深化资源配置改革，加大创新中药研究投入和临床资源支持力度。围绕人才链，加强中医药人才培育和引进，构建与发展战略性中药产业相匹配的要素支撑。开展中药智能制造提升行动，提升中药生产智能化水平，以塑造中医药文化品牌和汇聚高端中医药产业资源为切入点，打造中药产业“云”平台，推进中药产业信息与资源共享。支持儿童用中成药创新研发。支持和鼓励在京重点企业做大做强中成药、中药饮片、中药提取物、保健品、食品、日化品等主导产品，优化经典中成药和方剂剂型。组织开展医疗机构中药临床应用情况评价，建立与公立医院药品采购、基本药物遴选联动机制。

（二）构建健康产业五资融合新业态

1. 打造中医药健康旅游新市场

发挥北京旅游资源丰富优势，建设中医药健康旅游区。提高中医药健康旅游、养生保健等服务实体经济能力。实施中医药健康产业精品工程。培育一批国家级、市级中医药健康旅游示范基地，打造“一区一特色”的中医药健康旅游品牌，开发线上线下融合发展的中医药观光文化体验、特色医疗、康养旅游等具有京城特色旅游线路，开发“中医药 + 北京礼物”等中医药健康产品、文创产品和服务项目。制定中医药健康旅游行业标准，开展中医药旅游主题辩论赛，培养百名中医药健康旅游讲解员，促进北京地区中医药健康旅游发展。

2. 开展中医药养生保健新服务

推广中医药养生保健服务，探索建立从业者和机构资质认证，优化行业准入。制定中医养生保健服务技术培训标准，支持第三方开展中医养生保健服务技术和方法培训，形成人力资本提升和产业转型升级良性循环。鼓励社区建设养生驿站，开展中医药养生保健活动。建设中医养生保健技术和方法库，推动形成“医养结合”的健康服务模式。

3. 研发中医药大健康创新产品

支持中医药健康养生产品研发。加强中医药健康产品标准化建设。推进政府和社会资本合作，建立规范有序的中医药健康投入机制。支持中医诊疗数据采集设备研发应用，逐步建立自动化、智能化中医药健康信息服务。

（三）建立产业发展五效协同新机制

探索成果转化机制、投融资机制和协同创新机制，建立促进健康产业高质量发展的工作协调机制，促进中医药健康产业效率、效果、效益、效能、效用协同发展。建立监测评价机制，开展健康产业核算工作。以效果为导向，构建全程溯源机制和信用体系，对接国家中药材供应保障平台，加强中药饮片全过程溯源体系建设，形成中药饮片优质优价局面。完善医疗机构中药使用管理，健全合理使用中药饮片和中成药培训制度和处方权授予制度，健全中成药处方前置审核制度和点评制度。

专栏 12 中医药产业发展工程

1. 中药种植“三创”工程

联合相关委办局，聚焦北京中药种植文化创意、产业创新、农民创业，制订《北京中药种植“三创”工程实施方案》，推动北京市中药材产业高质量发展，助力乡村振兴，促进中医药文化五级传播。

2. 中药新药研发孵化工程

探索适合中药特点的新药开发新模式，推动重大新药创制。鼓励基于经典名方、医疗机构中药制剂等的中药新药研发。增加创新中药和先进中医医疗器械研究开发投入和临床资源支持，完成3~5个基于医疗机构制剂的中药新药申报。

3. 中药智能制造提升行动

加强中药质量控制，促进现代信息技术在中药生产中的应用，鼓励有条件的企业和科研院所按照中药种植、中药饮片和中成药生产不同环节和中药品种自身特点，研发中药材种植、采收、产地初加工装备，中药饮片自动化、智能化生产装备，以及中成药共性技术环节数字化、网络化生产装备，提升中药生产智能化水平。

4. 中医药健康产业精品工程

开发具有中医药健康特点的旅游景点、线路、衍生产品，鼓励发展适宜与旅游产业融合的中医药健康产品和服务项目。新增10个以上市级中医药文化养生旅游示范基地。设计打造5条以上中医药健康旅游精品路线，培育40个以上中医药国际医疗旅游“服务包”。健全以中药为原料的食品标准，规范保健食品的宣传和经营行为，开发中医药健康产品，鼓励餐饮企业开发中医食养服务。

五、构建高境界中医药文化传承新格局

（一）挖掘中医药文化精髓

1. 加强文化阐释与辐射带动

提炼中医药文化精神标识，阐明其与中华优秀传统文化的内在联系，发挥中医药文化引领作用，构建中医药文化高地，增强首都中医药文化对全国的辐射效应，助力首都文化中心建设，实施中医药文化建设“钥匙”工程。做好中医药文化资源挖掘整理，加强对中医药文化的时代化、大众化、创新性阐释，赋予中医药文化新的时代内涵及现代诠释表达，为社会主义核心价值体系建设提供素材及滋养，推动铸牢中华民族共同体意识。

2. 促进文化传承与数字开发

开展中医药文化资源调查，理清北京中医药文化历史脉络，凝练北京中医药文化特色。加大对中医药非物质文化遗产代表性项目传承力度和中医药文物设施保护力度，搭建文化企业、中医药院校、医院、研究院合作平台，推动中医药文化融入医教研产，开发普及中医药文化设施，鼓励社会力量建设首都中医药数字博物馆，在全市建设3~5家特色突出、设施完善、交通便利的中医药古籍阅览馆。鼓励有条件的区建立中医药特色博物馆、支持各级各类中医机构建立中医文化角、展览室、博物馆或体验馆，构建线上线下相融合的中医药博物馆体系，强化收藏研究、社会教育、展览策划和文化服务等功能。

（二）形成中医药文化自觉

1. 传播中医药文化理念

打造中医药文化传播平台，构建立体传播体系，推动中医药文化数字化、虚拟化、智能化、互动化传播。深入开展中医药文化科普知识“六进”活动。根据不同年龄段受众特点设立中医药文化宣传教育基地。大力开展公益健康讲座，积极宣传推广普及中医药文化。培育中医药文化传播专家团队。打造动漫、短视频、影视作品、丛书等经典中医药文化新形式。提炼精选凸显传统特色的经典性元素和标志性符号，促进形成中医文化理念。

2. 养成中医药行为习惯

推进中医药健康文化体验小象馆建设，丰富群众性中医药文化服务供给和产品供给，使中医药成为群众促进健康的文化自觉，开展北京市公民中医药健康文化素养监测行动。广泛普及可以体验的中医技术，深层次推广中医治未病理念，开展中医药健康知识宣传普及，打造“10分钟中医药特色健康服务圈”。探索中医药健康宣教新模式，积极推动中医药休闲健身发展，加大传统健身项目推广力度，提升群众健康素养，促进养成健康行为方式和生活习惯。

3. 丰富中医药校园文化

将优秀中医药传统文化纳入校园文化建设，在中小学开展中医药文化“六个一”活动，实施“中医药文化进校园360秒行动”。探索在高等学校开设中医药选修课程，支持在高等学校建立中医药社团。在老年大学开设适合的中医药课程，建设校园中医药健康文化知识角、组建中医药文化社团、开展中医药文化活动，举办中医药文化节。依托校史馆、博物馆、百草园、种植馆等开展自然体验课程，丰富中医药文化进校园的内容和形式，提升校园中医药文化建设特色、质量与品位。

4. 加强中医院文化建设

加速推进中医院文化建设，引领文化自觉，营造良好的文化氛围，增强中医药从业人员文化自信，在中医医疗机构建立一批中医药文化研究基地，挖掘院史文化内涵，更好地服务于首都城市战略定位。

（三）发展中医药文化产业

1. 推进中医药文化融入新兴产业

积极推进中医药与文化产业融合发展，鼓励引导社会力量通过各种方式发展中医药文化产业。建立中医药文化产业孵化中心或基地。发展与中医药文化相关的创意设计服务、文化休闲娱乐服务、文化艺术服务等特色产业，促进中医药与广播影视、新闻出版、动漫游戏、旅游餐饮、体育演艺等有效融合，大力发展新型文化产品和服务，培育一批知名品牌和企业。

2. 中医药文化促进乡村振兴发展

积极响应乡村振兴战略，按照有标准、有网络、有内容、有人才的要求，将中医药康养文化与乡村自然资源、田园生态、中药材种植等有机结合，打造中医药文化休闲旅游新模式，助力乡村振兴、富农增收。

专栏 13 中医药文化弘扬工程

1. 中医药文化建设“钥匙”工程

统筹各级各类社科研究机构等建立中医药文化研究中心，借助现代数字传媒、动漫演艺等方式传播中医药文化。研究阐释中医药传统文化基因与其他中华优秀文化的内在联系。探索现代中医药文化的可视形象，注重中医药文化与城市特色文化的挖掘、弘扬、建设、创新，提炼出设计元素，形成一批凸显传统文化特色的经典性元素和标志性符号。

2. 中医药文化进校园“六个一”工程

推进中医药文化进校园，开展中医药文化“六个一”（一经、一书、一园、一操、一网、一班）行动，实施“中医药文化进校园 360 秒行动”。组织面向学生群体的对象化、互动化的中医药文化宣讲，以区域中医药文化特色为载体，提高青少年对中医药知识的兴趣，提升中医药文化普及率。

3. 中医药健康文化素养提升工程

在全市范围内开展公民中医药健康文化素养调查，按照城乡分层原则随机抽取调查点进行入户调查，定期监测并发布公民中医药健康文化知识普及信息和素养水平，为中医药文化工作提供数据支撑。

4. 中医药健康文化体验小象馆建设项目

以基层社区为主体建设集中西医检测、健康管理、文化科普、互动体验于一体的中医药健康文化体验馆（小象馆），为群众提供科学、权威、综合、便捷的中医药健康生活指导服务。通过线上线下服务相结合，为居民提供个体中医药健康生活解决方案，打造个性化健康生活方式，促进“未病先防、已病防变、病后防复”的中医理念深入人心，形成文化自觉。

5. 中医药文化传播队伍建设项目

将中医药文化纳入北京文化事业发展规划。建立监督管理机制，打造优质中医药科普专家和跨界文化传播人才队伍，设立中医药文化教育专家库，组建中医药文化传播讲师团。

六、构建高规格中医药海外发展新格局

（一）搭建中医药国际服务平台

1. 拓展中医药服务贸易

整合全市优质中医药资源，成立北京中医药国际服务指导与评价中心。实施中医药国际服务贸易“京城名企（名院）”打造工程，开展中医药海外市场政策研究，推广实施优质的中医药服务贸易推广项目，以多种形式开展“产学研用”国际交流与合作。建立中医药服务贸易展会平台，构建线上云展线下会展中医药展会新模式。加强中医医院国际医疗部等涉外医疗体核心能力建设，尝试对接境内外医保、商保等保障体系，开发中医药国际康养诊疗、中医优势病种诊疗服务包，推行账单制管家式管理。

2. 推进中医药融入“两区”建设

鼓励央属市属中医药科研机构、中医药高校与国际知名高校、医疗机构、研究机构、企业等开展深层次、高水平科技项目合作，推动中医药技术、药物、标准和服务走出去，促进国际社会广泛接受中医药。在服务贸易综合示范区鼓励国家中医药服务出口基地和中医药服务贸易重点机构开拓国际市场，搭建中医药健康养生国际综合服务平台；在自由贸易试验区发挥中医药服务贸易先导示范作用，打造分工明确、各具特色的中医药科技产业集群。

鼓励有条件的中医医院拓展海外中医医疗服务，高水平建设一批海外中医中心。

（二）加强国际人才与科技合作

1. 培养中医药国际交往人才

以中医药服务贸易紧缺人才培养为重点，强化中医药国际人才培养机制，建设常态化人才培养基地和培养体系。积极开展服务贸易培训，打造一批致力于推进中医药服务贸易发展的精专人才。遴选一批具备中医药文化素养、热衷中医药对外传播的小语种专业青年人才纳入本市中医药对外交流人才梯队加强培养。培养一批海外中医药政策研究人才，为中医药走出去扫清壁垒，培育百名中医药对外交流骨干人才。

2. 发挥首都优质资源作用

发挥首都学术优势，鼓励世界中医药学会联合会、世界针灸学会联合会等中医药国际组织及有关单位研究制定并推广中医机构认定和管理规范。推动北京市与国际友好城市开展中医药领域交流与合作。实施海外中医药“百人百项”示范工程，加大民间中医药国际学术交流，推动中医药标准上升为国际标准。充分发挥北京高校外国留学生资源丰富的优势，使其成为中医药海外传播的友好使者。

（三）加强“一带一路”中医药合作

1. 实施中医药国际发展战略

将首都中医药纳入构建人类卫生健康共同体。以“新时代神农尝百草工程”为抓手，全面提升并推进中医药高质量融入“一带一路”建设，推进中药与海外传统药物发展。依托“一带一路”国家战略，支持中医药机构与沿线国家知名院校、医院合作建立中医诊疗中心。鼓励中医各机构在中东欧、RCEP 成员国、南美洲及撒哈拉以南非洲等地区，尝试与有合作意愿和潜力的国家建立中医海外中心、合作基地、联合实验室及研究中心。

2. 促进中医药海外交流互鉴

打造一批有传播度、美誉度的中医药对外宣传产品，做好中国国际贸易服务交易会中医药服务板块，举办海外华人华侨中医药大会，加强以中医药为核心的中华文化海外传播，推动中医药产业与旅游产业融合发展。加大中医药院校留学生教育奖学金支持力度，吸引更多国外人才学中医、用中医。以中医药融入两区建设为抓手，利用北京举办的各类国际会议、活动等强化中医药国际交流合作机制，打造“北京品牌”战略。

专栏 14 中医药海外发展工程

1. 中医药国际服务贸易“京城名企（名院）”打造工程

扶持中医药医疗连锁、特色产品、优质疗法、培训教育、文化出版等国际市场优势明显、具有良好发展前景的国际服务贸易重点项目。打造北京中医药国际医疗服务、中医海外服务及中药出口示范基地，探索中医药服务出口新业态、新模式。依托本市国家中医药服务出口基地，培育 10~15 家中医药对外服务贸易的骨干企业及骨干医疗机构，遴选出 2~3 家国际市场开拓能力强、中医药服务水平高的“京城名牌企业（医院）”。

2. 海外中医药“百人百项”示范工程

对海外及港澳台地区中医药专家和优秀传统技法进行征集，开展“三个一周”（交流一周、传承一周、服务一周）培训实践，授予“入选海外华侨华人中医药百人百项”荣誉证书，推广特色诊疗技术，提升中医药服务能力。

3. 新时代神农尝百草工程

利用各类国际交流平台，积极推进国际合作项目；以《巴西药用植物指南》为切入点，探索研究可量化、可复制、可推广的国际药用植物资源开发利用合作模式，加强与“一带一路”相关国家在传统医药领域的合作，做好一批中医药医疗、教育、科研、保健等方面的合作项目。

七、构建高站位中医药治理体系新格局

（一）建设中医药精细化治理体系

1. 推进中医药价格和医保制度改革

（1）推动中医价格改革。推动中医医疗服务项目技术规范实施，协调建立中医项目动态调整机制，整合一批历史渊源清晰、诊疗效果明显的中医和民族医特色诊疗项目申报立项。协调建立以临床价值和技术劳务价值为主要依据，体现中医药特点的中医医疗服务价格体系，优化中医医疗服务价格政策，完善分级定价机制。推动医疗机构炮制使用的中药饮片、中药制剂实行自主定价，依法依规纳入医保支付范围。

（2）推进中医医保制度改革。实施医保支持

中医药传承创新发展行动计划。探索符合中医药特点的医保支付方式，将体现中医药特色的医疗项目纳入基本医疗保险重点支持范围。探索中医优势病种（含门诊）按病种付费，鼓励实行中西医同病同效同价。探索部分慢性病按人头付费试点，探索医保直接签约中医医师提供中医药服务模式，将中医治未病服务项目纳入医疗机构收费项目范围。

2. 完善现代中医医院管理制度

（1）加强领导体制改革。推动全面执行和落实党委领导下的院长负责制。深化公立中医医院法人治理结构改革，激发发展活力。加强公立中医医院领导和干部人才队伍建设，全面提升党组织和党员队伍建设质量。

（2）深化人事薪酬制度改革。推动公立中医医院适当增加中医师承附加编制，统筹考虑编制内外人员待遇。推动建立体现岗位职责和知识价值的薪酬体系，探索实行公立中医医院主要负责人年薪制。

（3）强化中医药特色绩效考核制度。完善中医医院管理指南、绩效考核评价体系。健全以公益性为导向和充分发挥中医药特色的公立中医医院绩效考核指标和方式方法，常态化推进中医药特色绩效考核工作，适时公布考核结果，并与公立中医医院发展规划、重大项目立项、财政投入、医保政策调整等挂钩。推出全市二级以上中医医院（含中西医结合医院）中医药特色发展指数并建立年度排行榜，榜单名次直接与绩效考核和市级支持项目等挂钩。

3. 健全中医药政策法规制度

建立健全全过程中医药管理制度。制定传统医学师承人员师承教育管理办法、西医医师学习中医管理办法、基层西医师、乡村医师使用中医药适宜技术管理办法；中医医疗技术分级分类目录制度，明确各级各类尤其是高风险中医医疗技术的具体要求，中成药、中药饮片、中医非药物疗法使用规范等文件，研究制定多维度评价的中医药事业发展指数。

（二）提升中医药精准化治理能力

1. 推动中医药行业数字化转型

（1）加强中医药信息化建设。推动首都中医药大数据中心建设，推进中医药数据标准化、模块化建设，促进覆盖中医药健康服务全领域间的信息互联互通和数据共享。发展“互联网＋”中医医疗和中医治未病特色建设，打造“互联网＋中医”示范医院，鼓励开展线上线下一体化服务。优化升级基层中医馆健康信息系统，扩大基层中医馆联通范围，提升基层中医药信息化能力。

（2）加快中医药智慧化发展。以数字化赋能首都中医药优势资源，以场景驱动中医药传承创新数字化发展，助力将首都建设成全球智慧标杆城市。加快推进中医药智慧医疗、智慧服务、智慧管理和智慧基础设施建设，打造智慧中医医院。以发展中医智慧化健康服务新业态为契机，开展中医药惠民便民服务项目。引入人工智能、5G、区块链、物联网等现代信息技术，加快中医智能辅助诊疗系统开发和应用场景创新，促进中医药智慧化发展。

2. 健全中医药标准体系

加强中医药标准体系建设，将首都打造成中医药“标准之都”。加快中医药标准化人才培养，建立中医药标准研究、制定、推广、监测体系，围绕中医医疗服务、中药材、中药产品、中医器械设备等，制定、推广与应用一批系列标准。扩展中医药标准制修订领域和范围，实现标准数量、质量、结构、效益均衡发展。积极主导参与中医药国际标准化建设。

3. 建立中医药综合统计制度

建立与卫生健康统计信息共享机制。构建统一规范的中医药数据标准和资源目录体系，建立北京市中医药综合统计数据定期发布机制，稳步推动数据资源共享开放。

（三）建设中医药精密化信用监管体系

1. 完善中医药综合监管制度

健全多主体、全过程、多元化的中医药综合监管体系，加强中医药健康执法技能保障、执法能力建设。完善中医药综合监管信息的汇集、分析、研制和部门信息共享机制。创新监管方式，逐步推行“互联网＋监管”，全面提高中医药现代化监管能力和水平，发挥市区中医协会的监督作用。

2. 建立中医药行业信用体系和评价机制

对中医医疗机构、中医医师开展信用等级评价，建立中医医疗机构信用评价指数、中医师信用评价指数。推进诚信体系建设，建立不良执业记录制度，将中医药健康服务机构及其人员、中药企业诚信经营与执业情况等分别纳入全国信用信息共享平台和国家企业信用信息公示系统，建立违法失信联合惩戒制度。加强对虚假违法中医医疗广告的监测力度，严厉打击假借中医旗号虚假、违法宣传和非法行医等行为。

专栏 15 中医药治理体系提升工程

1. 医保支持中医药传承创新发展行动计划

制定《北京市医保支持中医药传承创新发展实施办法》，确定中医优势明显、治疗路径清晰、费用明确的病种，探索中医优势病种（含门诊）按病种付费，实行中西医同病同效同价。拓展中医非药物疗法零起付线报销范围。完善中医医疗服务价格项目新增、定价及调整机制。探索医保直接签约中医医师提供中医药服务新模式。遴选 50 种优质院内中药制剂纳入医保重点支持范围。

2. 中医药特色绩效考核升级工程

突出中医医院中医特色，科学设置绩效考核指标，搭建北京市中医类医院绩效考核质量平台，制订对标、对点、对线的精细化中医药特色绩效考核方案，每年对全市中医类医院的绩效考核执行、落实、责任等情况进行动态评价。

3. 中医药“标准之都”建设项目

建立中医专科（康复、妇幼、精神等）医院、中医医疗机构临床科室、综合医院中医科、中医医院国际医疗部、中医养生保健机构标准；推进建立中医护理、中医健康养老、养老保健和妇幼保健服务标准及其人员标准；中药临床疗效和安全性评价技术标准；健全中医临床诊疗指南、技术操作规范和疗效评价标准；探索中医治未病、药膳制作和中医药保健品开发标准，以及中医药基层发展、服务贸易、国际化经营、文化传播、科技创新、产业平台建设、复合型人才培养、中医药大数据标准化治理等系列标准。充分发挥中医药国际组织作用，积极同世界卫生组织和国际标准化组织合作，推动中医药标准上升为国际标准。

4. 中医药大数据中心建设项目

以中医学理论框架、中医药理法特点为基础，开展具有中医特点的高质量医疗大数据体系建设。立足长远，构筑北京中医药健康事业发展战略新优势。发挥中医药大数据价值，以中医药大数据平台建设带动中医院数字化、网联化、智慧化转型。

5. 智慧中医医院建设项目

积极推动中医药健康与人工智能、5G、区块链、物联网等技术的交叉融合，加快推进首都中医行业互联网医院、智慧中医医院建设，建立中医药辨证理法效果评价体系、老专家经验理法与方药智库等中医药互联网应用场景，整合线上线下医疗资源，推进医联体建设，实现居民体质测评、中医健康体检、中医电子病历和电子健康档案连续记录及医疗机构之间的信息共享，拓展健康管理、数据运营、金融服务等增值功能，建设 5~10 家智慧中医医院示范单位。

第四章　保障措施

一、加强党的领导

坚持党对中医药工作的全面领导，完善党领导中医药事业发展的体制机制，将党的领导落实到中医药发展各方面各环节，强化提高人民健康水平制度保障，有效提升中医药治理效能，推动中医药传承创新发展。

二、落实投入保障

落实政府对公立中医医院办医主体责任，将中医药发展纳入政府重点工作。按照现行财政补助办法，在卫生健康投入中统筹安排中医药事业发展经费，充分发挥中医药特色优势，鼓励基层医疗卫生机构提供中医药适宜技术与服务。鼓励吸引社会资本，引导商业保险机构、社会基金支持中医药产业发展，建立持续稳定的中医药发展多元投入机制。

三、加强监测评价

成立规划实施领导小组，市中医局主要领导担任组长，对规划涉及的重点任务和重大项目进行分解，确保责任落实到位。健全完善市区两级跨部门协调机制，将中医药发展工作纳入各级治理主体一级考核指标进行考核。建立中医药综合统计制度，加快形成科学、统一的中医药统计指标体系。建立严格的规划实施监督评估、监测评价制度，对规划实施进度和实施效果开展年度监测、中期评估和末期评估。有效监督重大项目执行情况，及时发现并解决实施中的问题，确保规划顺利实施。

上海市中医药发展"十四五"规划

为加快推进上海中医药传承创新发展，满足人民群众日益增长的高品质中医药健康服务需求，根据《中共中央 国务院关于促进中医药传承创新发展的意见》《中共上海市委 上海市人民政府关于促进中医药传承创新发展的实施意见》《上海市卫生健康发展"十四五"规划》，特制订本规划。

一、规划背景

（一）发展基础

"十三五"期间，本市立足"大健康""大卫生"和中西医融合发展，认真贯彻落实国家中医药发展战略部署，推进中医药管理体制改革，不断完善中医药发展政策法规，持续实施中医药事业发展三年行动计划，中医药服务能力、学科建设、科技创新、国际化发展等均居全国前列。

中医药服务体系持续完善。拥有 9 个国家区域中医诊疗中心，27 个国家临床重点专科（中医专业）和 75 个国家中医药管理局中医重点专科。以市级中医医疗机构为牵头单位，构建覆盖全市的四大区域中医医联体，推进市级优质中医医疗资源下沉。推进中医药融入社区卫生一体化发展，全市各社区卫生服务中心均设有中医药综合服务区，中医药服务全面融入家庭医生团队服务中。上海市及 16 个区均成功创建全国基层中医药工作先进单位，是全国唯一一个实现全覆盖的省份。在全国三级公立中医医院绩效考核中，本市总分、中医医院、中西医结合医院等三项得分连续两年排名全国第一。

中西医结合和汇聚创新取得良好进展。在全国率先实现综合性医院中医科室与学科建设全覆盖。血液病等 7 个项目入选国家重大疑难疾病中西医临床协作试点，居全国之首。中医药全面融入社区健康服务发展，在老年人、婴幼儿、孕产妇和高血压、糖尿病等重点人群中得到广泛应用。在全国率先成立"中医西医汇聚创新研究院"，打造具有国际影响力中西医结合发展成果产出高地。

中医药学科建设和特色人才培养获得突破。在全国第四轮学科评估中，上海中医药大学是全国唯一一所 3 个中医药类一级学科均获 A+ 的高校。以国医大师、国家级名中医、国家教学名师、岐黄学者等为代表的中医药名家和优秀人才不断涌现。在全国率先探索住院医师规范化培训和中医硕士专业学位研究生培养相结合改革工作（5+3 模式），为我国医学教育制度提供了实践经验基础。率先探索专科医师规范化培训和临床医学博士专业学位教育相衔接，是全国首批开展中医博士专业学位研究生教育综合改革试点单位。创建中医药领军人才培养"优才学院"体制，创新中医药未来名医大家培养路径。

中医药传承创新能力快速提升。上海中医药大学附属龙华医院、上海中医药大学附属曙光医院成为首批国家中医临床研究基地，上海中医药大学附属岳阳中西医结合医院成为第二批建设单位。国家中药质量第三方检测平台（南方）落户上海。上海中医药慢性病防治与健康服务协同创新中心列入教育部省部共建协同创新中心。启动上海市中医药循证医学研究中心建设。出台《上海市中医药师承教育管理办法》，实现师承教育制度化和常态化。新建一批名老中医药专家传承工作室，多项"海派中医"特色技术入选国家和本市"非遗"项目。

中医药标准化和服务贸易平台建设成绩显著。由上海专家牵头制定的传统医学疾病分类标准首次纳入世界卫生组织国际疾病分类标准，国际标准化组织发布的中医药国际标准中由上海主导的约占 1/3。本市成立的上海中医药国际服务贸易平台为国内首创，率先建立中医药健康服务业的统计方法体系，成为我国中医药服务贸易一大亮点。平台承担的海外中医药中心发展态势良好，为中医药走出去积累了成功经验。

中医药文化传播和科学普及模式不断创新。本市市民中医药健康文化素养保持全国领先水平。打造一批中医药文化传播基地，构建了面向青少年的中医药文化传播体系。多项中医药科普成果获得上海市科技奖一等奖等科技奖励。创办全球唯一的中医药文化专业杂志《中医药文化》（英文），有力推动中医药文化的国际传播。

（二）发展形势

“十四五”时期是上海在新的起点上全面深化“五个中心”建设、加快建设具有世界影响力的社会主义现代化国际大都市的关键五年，也是国家中医药振兴发展的关键期，作为全国改革开放的排头兵、创新发展的先行者，上海中医药在建设卫生健康事业发展高地、构建中国特色卫生健康发展模式、当好长三角中医药一体化高质量发展排头兵、探索中医药融合发展新路等方面应当有所作为。

对标新时期城市发展和国家要求，本市中医药发展水平距离“全面建成与上海具有世界影响力的社会主义现代化国际大都市功能定位相匹配的中医药服务体系，中医药治理能力和治理体系实现现代化，人人享有优质的中医药服务”目标要求还有差距：一是中医药优质资源配置不均衡；二是中医药在公共卫生体系以及康复、妇幼等重点领域的优势发挥还不充分；三是中医药特色人才的分类发展和评价激励机制有待完善；四是中西医并重和协同创新能力需要有新突破，对原创性中医理论思维的策源力不足；五是中医药全产业链发展步伐需要加快，中医药健康服务潜力待挖掘。以上迫切需要进一步完善相关体制机制，进一步与长三角一体化高质量发展、“健康上海”“五个新城”建设和数字化转型等重大政策、规划对接，聚焦重点领域和关键环节，全面推进中医药传承创新发展。

二、总体要求

（一）指导思想

以习近平新时代中国特色社会主义思想为指导，以创建国家中医药事业产业综合改革示范区为重要契机，深入践行“人民城市人民建，人民城市为人民”重要理念，以维护人民群众健康为中心，坚持中西医并重，着力推进体制机制创新，着力发扬“海派中医”特色优势，推动本市中医药治理能力现代化和中医药特色发展、内涵发展、转型发展、融合发展，加快构筑新时代上海中医药发展的战略优势，为“健康上海”建设做出更大贡献。

（二）基本原则

1. 坚持以人为本、共享健康。坚持以人民为中心的发展理念，从以治病为中心转变为以维护健康为中心，提高优质服务的系统性、多样性、可及性，努力打造人人都能享有品质中医药服务、人人都能切实感受中医药服务的温度。

2. 坚持制度创新、系统集成。聚焦中医药传承发展核心问题、关键环节，在加强制度创新的同时注重政策的系统集成，提高改革举措的引导性和覆盖面，以高水平的制度、标准体系建设带动高质量、可持续发展。

3. 坚持协同融合、联动发展。推进中医药与科技、文化、社会、贸易、金融等领域的协同发展，深化中西医结合、医教协同、产教融合机制改革，有力带动长三角中医药一体化高质量发展。坚持中医药各领域、各环节协调发展，促进中医药整体性、系统性发展。

（三）发展目标

到 2025 年，基本建成中医药制度建设高地、中医药健康服务高地和中医药创新策源高地，本市中医药服务、治理、人才支撑、传承创新、文化引领五大能力持续提升，服务长三角一体化高质量发展。具体目标为：

中医药服务体系优质均衡发展得到新完善。构建起中医医院分层次、可持续的高质量发展基本模式、管理体系和保障机制，基本建成布局合理、分工明确、功能互补，融预防保健、疾病治疗和康复为一体的整合型中医药服务体系。中医“区域+专科”医联体持续深化，优质中医药服务资源覆盖全市，基本实现人人享有优质中医药服务。

中医药服务能力和内涵建设得到新提升。建设国家中医医学中心和区域中医诊疗中心和一批国家中医优势重点专科，公立中医医院绩效和质量管理水平继续保持全国前列，中西医结合发展水平和影响力不断提升。

中医药特色人才队伍建设取得新成效。在人才发展规律挖掘、紧缺人才培养、多元评价方式上予以突破，打造传承创新人才发展高地，新增一批国医大师、全国名中医、岐黄学者、省级名中医，中青年高层次人才梯度厚度明显提高，多学科领军人才集中涌现。

中医药科技创新和产业发展实现新突破。争创中医国家临床医学研究中心、中药标准化国家重点实验室等重大科研平台，中医药知识创新协同机制更趋成熟，打造中医药科技创新的重要策源地。以标准化带动中医药现代化、产业化和服务贸易的创新发展格局基本形成。

中医药文化传播和开放发展增添新活力。中医药健康养生文化全面融入居民健康生活，居民中医药健康文化素养持续保持全国领先。长三角中医药一体化发展取得明显成效，中医药国际交流合作更加广泛。

中医药行业治理水平实现新提高。行业管理法制化、制度化、标准化水平进一步提升，中医药服务数字化转型取得实质性成效，基本建成覆盖全行业、全要素、全流程的智能化监管体系，中医药事业综合改革制度链建设基本成熟。

（四）主要发展指标

序号	类别	主要指标	属性	2025 年目标
1	卫生健康资源	每千人口公立中医医院床位数（张）	预期性	增加10%
2		每千人口中医类别执业（助理）医师数（人）	预期性	增加10%
3		每万人口中医类别全科医生数（人）	预期性	增加10%
4	卫生健康服务	二级以上公立中医医院中医类别执业（助理）医师比例（%）	约束性	60
5		社区卫生服务中心中医类别执业（助理）医师比例（%）	预期性	25
6		设置中医临床科室的二级以上公立综合医院比例（%）	预期性	100
7		设置中医临床科室的二级以上妇幼保健机构比例（%）	预期性	100
8		设置治未病科的二级以上中医类医院比例（%）	预期性	100
9		设置康复（医学）科的二级以上中医类医院比例（%）	预期性	100
10		设置老年病科的二级以上公立中医类医院比例（%）	预期性	增加10%
11		0~36个月儿童中医药健康管理率（%）	预期性	75
12		65岁以上老年人中医药健康管理率（%）	预期性	75
13		家庭医生团队中医药服务覆盖率（%）	约束性	100
14		中医医疗服务数字化转型应用场景	预期性	新增3个
15	人才队伍	高层次中医药人才	预期性	新增50人
16	健康产业	中医药健康服务总规模	预期性	增加50%
17		中医药产业共性技术平台	预期性	新增5个
18	健康文化	上海公民中医药健康文化素养水平（%）	预期性	33
19	品牌建设	社区中医特色诊疗服务品牌	预期性	50个

注：1. 中医类医院包括中医医院、中西医结合医院。
2. 中医类别执业（助理）医师是指取得中医类别执业（助理）医师执业证且实际从事临床工作的人员，不含取得中医类别执业（助理）医师执业证书但实际从事管理工作的人员。
3. 中医类医疗机构包括中医类医院（中医医院、中西医结合医院）；中医类门诊部（中医门诊部、中西医结合门诊部）；中医类诊所（中医诊所、中西医结合诊所）。

三、重点任务

（一）建设高标准中医药服务体系

1. 加快优质中医医疗资源扩容和均衡布局。推进上海中医药大学附属龙华医院浦东分院、上海市中医医院嘉定分院建设。立足“五个新城”卫生规划，按照三级医院标准建一所中医医院，促进新城区域内中医药服务提质增能；鼓励在临港新城新设一家市级医院分院。加快金山、崇明、闵行、普陀、杨浦等中医资源紧缺区域的中医、中西医结合医院建设，提升服务能级，促进中医资源均衡布局。综合医院、妇幼保健机构、社区卫生服务中心以及传染病等专科医院设置中医药科室全覆盖，原则上综合医院按照标准床位 5% 设置中医床位。

2. 分层谋划建设高水平中医医院。以深化中医特色内涵建设为核心，在中医肝病、肿瘤、外科、针灸、推拿和康复等领域争创国家中医医学中心、国家中医医学研究中心、国家中医药传承创新中心。发挥海派中医学科优势，打造 2~3 个高水平中医特色专科医院。以服务能级提升为核心，加强区属中医医院建设，打造服务型、应用型区域中医药医疗中心。建设中医非药物疗法示范中心，形成中医非药物疗法深度融入疾病预防、治疗和康复新模式。实施中医医院中药临床药学服务规范化建设，强化中药临床药事服务能力。开展跨学科、跨领域、跨机构的中医药服务诊疗模式创新，推进海派中医流派特色优势临床专科中心和专科专病联合体建设。

3. 提升基层中医药服务能级。通过诊疗服务、学科建设、人才培养“三个一体化”提升基层中医药服务能级。开展中医药特色社区卫生服务中心和基层中医专病专科特色品牌建设，支持 “海派中医”资源有效下沉社区。鼓励本市中医药院校通过附属社区卫生服务中心建设，带动中医全科学科人才培养和学术能力提升。开展中医专家社区师带徒、基层优秀人才“倍增计划”等，培养一批基层中医药骨干人才。深入推进中医药融入社区健康服务一体化发展，实现家庭医生团队中医药服务全覆盖。推进四大“区域＋专科”中医医联体建设向基层延伸，形成一、二、三级医疗机构中医医疗资源协同、双向转诊顺畅、优势互补的立体化区域中医药服务网络。

4. 加强中西医结合和多学科协同融合发展。围绕血液病、内分泌、肿瘤、儿童性早熟、肥胖、免疫性皮肤病等方向，建设3~5家有重要影响力的中西医结合旗舰医院，建立推进中医药全面融入综合性医院的有效机制。围绕抗生素耐药、老年痴呆、帕金森症、抑郁症、口腔黏膜病、眼底病、重点职业病、精神疾病（情志病）等临床重大疑难疾病，开展中西医协同攻关，探索中西医结合防治疾病的新思路、新方法和新模式。依托中医西医汇聚创新研究院，争创国内领先的中西医结合重点实验室，推动创立中医西医汇聚为特色的新型学科体系，提升本市在中西医结合研究领域领先地位和国际影响力。

5. 促进社会办中医医疗机构品牌化、连锁化发展。支持社会力量举办具有特色优势的中医医疗机构，鼓励连锁经营和品牌化、集团化、国际化发展。支持公立医院与社会办中医医疗机构在人才、技术、管理等方面开展协议合作，支持高水平社会办中医医疗机构成为中医院校教学基地和住院医师、专科医师规范化培养基地，鼓励有条件的中医诊所参与医联体建设和组建团队开展家庭医生签约服务。创新社会办中医疗医机构管理制度，形成政府引导、行业自律、社会参与、媒体监督的多方协同管理新模式。

（二）提升高品质中医药服务能力

1. 推进中医药参与公共卫生和应急救治体系建设。坚持平急结合、专兼结合、协调联动、快速反应，建设一个国家中医疫病防治基地和一个国家中医紧急医学救援基地，组建国家中医疫病防治队和国家中医紧急医学救援队，促进中医药深度介入传染病防控和临床救治。加强中医医院传染病（感染）科、急诊、重症等科室和传染病医院中医科室建设，加快中医药应急救治设施设备与人才、技术储备，提高本市医疗机构传染病中医药防控和应急救治整体能力。建设中西医结合传染病防治科研协作平台，筛选具有疗效优势的中医、中西医结合治疗方案和治疗技术，开展中医药特色方药的机理研究和新药开发，打造具有较强国际影响力和竞争力的中医疫病高端人才团队。

2. 进一步提升中医药在健康服务中的贡献度。建设防、治、康、体、教、产“六位一体”中医药特色街镇，将社区中医药健康服务纳入本市社区治理体系并进行考核评价。打造“太极健康”模式，将其充分融入智慧健康驿站建设和社区居民自我健康管理小组。充分发挥中医药资源优势，推动慢性病综合防治服务管理。支持中医医疗和健康服务机构与养老机构合作，以解决老年人临床需求和改善老年人生活质量为切入点，积极推进中医药技术方法在养老服务中的推广应用，满足多层次多样化的健康养老服务需求。推动中医药文化进校园，建设中医药特色示范学校及中药百草园示范基地，推广中医传统体育保健项目。加强市儿童青少年近视防控技术支持基地建设。完善“治未病”学科与高水平专病专科联动发展机制，建设一批“治未病”创新试点基地，形成一批辐射长三角地区的技术标准和推广处方。

3. 强化中医药在康复、妇幼等重点领域的创新发展。实施中医药康复服务能力提升工程，加强中医医院康复科、综合医院和康复专科医院中医药康复能力建设，积极推进中医药技术方法融入现代康复医学体系。开展中医医师康复知识和技能系统化培训工作，培养一批中医康复专业人才。聚焦恶性肿瘤、儿童、骨关节、围手术期等重点人群和重点领域，探索“市—区—社区—家庭”四级中医康复服务创新模式，提升重大疾病中医康复服务成效。依托为民办实事项目，将中医药全面融入示范性社区康复中心建设。推动中医药与长期照护、安宁疗护等社区健康服务相衔接。推动各级妇幼保健机构全面开展中医药服务，成立妇幼中医药专科联盟，加强妇幼中医药人才队伍建设，提高基层妇幼保健机构服务能力。加强儿童医疗机构中医药特色学科专科建设，提升中医儿科服务能力。

4. 加快中医医疗服务数字化转型。对接本市全面推进城市数字化转型战略部署，坚持整体性转变、全方位赋能、革命性重塑，加快推进中医药智慧医疗、智慧服务、智慧管理和智慧基础设施建设。推进“智慧中医”建设，完善中医药服务信息化标准和规范，建成覆盖医疗服务、“治未病”、健康管理、医养结合等的中医药综合信息平台，实现中医药全流程服务监管。支持中医医疗机构发展互联网医疗服务，促进“互联网＋中医药”新业态发展。推进大数据和人工智能应用，加快中医智能辅助诊疗系统开发和应用场景创新，促进中医标准化、可视化、智慧化发展。

（三）打造高素质中医药特色人才队伍

1. 进一步优化中医药人才队伍结构。对接国医大师、全国名中医标准，评选新一批上海市名中医，培育基层名中医、中医药领域“上海工匠”“医务工匠”群体，营造名医辈出的良好氛围。对接“岐黄学者”条件，培育在全国有影响力、能发挥引领和带动中医药发展发挥作用的中医药领军人才。对接“青年岐黄学者”条件，培养专业能力突出、综合素质全面的中医药后备青年拔尖人才。围绕生命科学重大问题，强化经典医籍深度挖掘，加大“海派中医”和全国其他主要中医流派的学术交流，提高“海派中医”学术贡献度和显示度。强化多学科交叉融合，在基础研究、临床评价、中药新药、现代装备关键技术、国际标准化研究、服务贸易等方面形成一批协同创新团队，培养高水平复合型中医药创新人才。聚焦上海中西医结合优势领域，增加中西医结合型高端人才培养力度，探索建立中西医融合的全科医生培养体系。

2. 深化一流中医药学科传统特色内涵建设。深化医教协同，支持相关高校的双一流学科建设。以优势病种为牵引，加强中医基础、文献学科与临床学科的深度融合，开展学术流派和传统理论对疾病认识的溯源研究，形成基于流派传承的优势病种临床诊疗“上海方案”，助力探索构建现代中医药知识创新体系。建设海派中药炮制技术传承创新学科平台，推进中药炮制、中药鉴定等传统中药学科建设和人才培养。构建服务全生命周期的中医药学科专业体系，培养养生保健、康复、养老、健康管理等中医药健康服务专业人才。加快发展“新工科”“新医科”，探索中医药与大数据、人工智能等深度融合的人才协同育人机制改革。强化中医经典类、疫病防治类学科建设培养。

3. 创新中医药特色人才培养模式和评价机制。加强国家中医药高层次人才培养基地建设，进一步做实“优才学院”，推进高层次人才培养机制、模式创新。构建以量化和标准化方式推进中医药名师经验“活态传承”的新路径，推进中药企业建立“名师育高徒”等人才培养制度。探索高层次跨学科人才中医师承教育制度，拓宽高层次跨学科人才通过师承学习中医的渠道。健全中医药人才评价激励机制，进一步完善遵循中医药发展规律、符合中医药行业特点的人才评价制度，建立代表作认定标准体系，创新以特色成果为核心、以同行评议为基础的中医药医、教、研、产特色人才分类评价新机制。优化中医药传承型人才培养与质量评价体系，建立中医药流派传承人认证制度及与名中医评审制度的衔接路径。

（四）培育高能级中医药健康产业

1. 强化科技支撑中医药产业发展的能力。加强上海市中医药循证医学研究中心和市级中医医院临床研究中心建设，完成一批有国际影响力的重大临床方案循证研究。以优势病种为切入点，开展中医药药效物质基础、组方配伍规律和作用机制研究，打造具有国际影响力的智慧中医药多学科交叉研究团队和生物医学前沿研究平台。建立中药大品种共性技术平台和珍稀中医药资源研究平台，解决产业关键技术，拓宽珍稀中药材替代路径。建设涵盖常用中药饮片的溯源体系和质量标准体系，扎牢饮片安全网。支持本市中医药科技期刊加强内涵建设，培育高水平中医药科技期刊，提升中医药在国际科技界的影响力和话语权。

2. 促进中药产业特色发展和能级提升。以“东方美谷”等生物医药产业集聚区为依托，建设中医药特色科技产业园，力争成为本市生物医药创新成果首选承载地。在“五个新城”打造高水平中医药特色技术转化中心，建设一批代表国家水平的中医药研究和科技成果孵化转化基地，制订一批中医特色诊疗方案，转化形成一批中医药先进装备、中药新药。支持企业和医疗机构联合，以现有复方中药大品种为基础开展上市后再评价研究，为临床合理用药提供大样本循证依据。支持大宗中药材及上海特色药材优良种质识别、保存、保护和创新技术平台建设，支持中药生产企业在道地药材产地建设常用大宗中药材规模化、规范化、产业化种植养殖基地。探索建立可追溯、规范化、国际化的中药材交易中心和国际定价平台。

3. 加强中医药与大健康产业的跨界融合。推动中医药与养生保健、旅游、娱乐休闲、大数据、人工智能等领域的跨界融合创新，鼓励社会力量举办优质养生保健机构，培育一批技术成熟、服务规范、信誉良好的中医养生保健集团或连锁机构，形成一批具有引领带动作用的中医养生保健服务基地。推进中医药与旅游深度融合，发展度假养生、食疗养生等多种形式的中医药健康旅游，打造中医健康旅游国际品牌，建设一批中医药健康旅游示范基地，开发中医药健康旅游产品。推进传统食养产品的研发和产业发展规模化，形成一批食养产品知名企业和知名品牌。

（五）促进高水平中医药文化传播和开放发展

1. 创新海派中医药文化传播业态。加强国家及市级中医药非物质文化遗产的保护传承，建立长效机制。建设若干标志性中医药养生健康文化特色街镇。支持中医药特色中小学建设。加强市中医药博物馆等中医药文化传播基地建设，推进数字化升级。深度挖掘海派中医的文化元素，促进与广播影视、新闻出版、数字出版、动漫游戏、旅游餐饮、演艺娱乐、体育健康、文创产品等领域的有效融合，创作一批科普创意产品和文化精品，发展新兴文化服务。开展中医药文化传播人才培训，培育一支中医药文化传播工作队伍。打造新媒体平台，传播中医好声音、讲述中医好故事，助推中医药文化更好地融入生活、走向世界。

2. 加大推进长三角中医药一体化发展。对接长三角一体化发展国家战略，推进落实长三角一体化中医药高质量发展有关规划，建立健全长三角地区中医药领域医、教、研共建共享体制机制。依托长三角地区中医药高校、研究机构和学（协）会，建设中医药发展智库，构建中医药传承创新发展平台。推进长三角中医特色专科联盟建设，依托长三角绿色生态发展示范区建设，打造基于互联网智慧医疗的中医药流派传承中心和研究基地。促进长三角一体化中医药质控合作，提升中医药服务同质化水平。打造长三角中医药大学联盟，促进中医药教育优质资源共享及其在院校教育、毕业后教育和继续教育阶段的全覆盖。

3. 建设中医药国际标准化高地。依托国际标准化组织中医药技术委员会，推进研制符合国际市场需求的高水平中医药国际标准提案，深化中医药服务标准体系建设。完善ICD-11传统医学章节的推广、日常维护和修订等后续工作，开展中国国家版深化研究。构建中医药基本名词术语标准化体系，为建立中医药现代知识体系和国际传播奠定基础。建立中医药大数据推动医、教、研、产融合发展的技术路径和标准规范，促进中医药服务、治理全面数字化转型。

4. 推进中医药服务贸易平台建设。推动在建的中医海外中心功能提升和内涵建设，强化区域性引领作用，探索构建中医药与主流医学联动发展的海外传播新机制。发挥中医药国际教育作用，推动海外中医药本土化人才培养。构建以市场需求为导向的中医药国际服务贸易促进和国际营销体系，形成中医药服务贸易产业链，培育一批具有核心竞争力的中医药服务贸易市场主体，打造中医药国际服务贸易“上海品牌”。支持中医药服务贸易平台和企业开拓境外市场，支持优质沪产中药产品以多种方式在海外注册。支持符合要求主体申报创建国家级中医药服务出口基地。

四、保障措施

（一）强化组织领导

充分发挥上海市中医药事业发展领导小组的统筹协调作用，加强对中医药发展的宏观指导和政策落实，进一步完善推动中医药事业发展的常态化工作机制，健全责任制和问责制，形成各有关部门和单位分工协作、密切配合、合力推进的工作机制，确保各项改革措施高效协同推进。

（二）强化改革创新

围绕构建中医药高质量发展大格局，针对中医药特色发挥、协同创新、开放融合方面存在的瓶颈问题，深化“三医联动”改革，强化制度创新。建立健全体现中医药特点的现代中医医院管理制度，完善公立中医医院内部运营管理和外部治理机制。优化中医医疗服务医保支付机制，推动中医优势病种按病种付费，探索建立中西医同病同效的按疗效价值付费机制。建立政府指导和公立医疗机构参与相结合的中医医疗服务价格形成机制与灵敏有度的价格动态调整机制，加快中医医疗新技术、新项目审批立项和定价，加大对体现名医名家技术价值的中医医疗服务和“海派中医”临证经验的特色技术与方法的支持力度。加快推进基于品质分级的溯源饮片体系建设，试点开展道地药材全流程追溯工作，完善相关价格与采购政策，促进优质优价。

（三）强化信息化支撑

推动中医药信息与卫生健康信息资源共享、互联互通和结果的运用开发。加强中医药服务信息化标准规范建设，建成覆盖所有医疗机构中医药医疗、“治未病”、健康管理、医养结合的网络体系和中医药综合信息平台。建设基于全市中医药临床大数据基础上的精细化监控分析平台，实现全方位、可追踪深度管理，全面提升现代化管理水平。

（四）强化标准引领

完善中医药标准体系建设，建立中医药标准运用及采信制度，将中医药标准全面运用于中医药关键领域，形成系列制度规范，并为各类评价提供依据。建立中医药标准化融入“数字化转型”的有效机制，探索中医药服务数字经济的有效路径和引导机制，提高中医药标准和数字经济的关联度。建立中医药健康服务数据治理体系和智能化发展的基本技术框架及制度规范。

（五）强化政策保障

建立健全适合中医药发展的政策机制、中医药监管长效机制、适合中医药发展的标准体系、符合中医发展特点的绩效评价和人才评价指标体系。建立健全资金投入保障制度，持续实施“上海市中医药事业发展三年行动计划”，引导社会资本投资中医药。发挥行业组织在行业咨询、标准制定、行业自律、人才培养和第三方评价等方面的重要作用。强化监测评估，建立相应的评价评估制度和督查考核机制，开展规划实施的过程评估，确保各项任务落实到位。

关于加快中医药特色发展的若干政策措施

党的十八大以来，以习近平同志为核心的党中央把中医药工作摆在突出位置，中医药改革发展取得显著成绩。新冠肺炎疫情发生后，中医药全面参与疫情防控救治，做出了重要贡献。但也要看到，中医药仍然一定程度上存在高质量供给不够、人才总量不足、创新体系不完善、发展特色不突出等问题。要坚持以习近平新时代中国特色社会主义思想为指导，全面贯彻落实党的十九大和十九届二中、三中、四中、五中全会精神，进一步落实《中共中央 国务院关于促进中医药传承创新发展的意见》和全国中医药大会部署，遵循中医药发展规律，认真总结中医药防治新冠肺炎经验做法，破解存在的问题，更好发挥中医药特色和比较优势，推动中医药和西医药相互补充、协调发展。为此，现提出如下政策措施。

一、夯实中医药人才基础

（一）提高中医药教育整体水平。建立以中医药课程为主线、先中后西的中医药类专业课程体系，增设中医疫病课程。支持中医药院校加强中医药传统文化功底深厚、热爱中医的优秀学生选拔培养。强化中医思维培养和中医临床技能培训，并作为学生学业评价主要内容。加强“双一流”建设对中医药院校和学科的支持。布局建设100个左右中医药类一流本科专业建设点，推进高职中医药类高水平专业群建设，强化高校附属医院中医临床教学职能，（教育部、国家发展改革委、国家中医药局负责，排第一位的为牵头单位，下同）。

（二）坚持发展中医药师承教育。增加多层次的师承教育项目，扩大师带徒范围和数量，将师承教育贯穿临床实践教学全过程。长期坚持推进名老中医药专家学术经验继承、优秀中医临床人才研修、传承工作室建设等项目。绩效工资分配对承担带徒任务的中医医师适当倾斜。在全国老中医药专家学术经验继承工作中，按程序支持符合条件的继承人以医古文代替外语作为同等学力申请中医专业学位考试科目（国家中医药局、人力资源社会保障部、教育部、国家卫生健康委、各省级人民政府负责）。

（三）加强中医药人才评价和激励。鼓励各地结合实际，建立中医药优秀人才评价和激励机制。将中医药学才能、医德医风作为中医药人才主要评价标准，将会看病、看好病作为中医医师的主要评价内容。在院士评选、国家重大人才工程等高层次人才评选中，探索中医药人才单列计划、单独评价（人力资源社会保障部、国家卫生健康委、国家中医药局、工程院、中科院、各省级人民政府分别负责）。

二、提高中药产业发展活力

（一）优化中药审评审批管理。加快推进中药审评审批机制改革，加强技术支撑能力建设，提升中药注册申请技术指导水平和注册服务能力，强化部门横向联动，建立科技、医疗、中医药等部门推荐符合条件的中药新药进入快速审评审批通道的有效机制。以中医临床需求为导向，加快推进国家重大科技项目成果转化。统筹内外部技术评估力量，探索授予第三方中医药研究平台专业资质、承担国家级中医药技术评估工作。增加第三方中药新药注册检验机构数量（国家药监局、国家卫生健康委、科技部、国家中医药局负责）。

（二）完善中药分类注册管理。尊重中药研发规律，完善中药注册分类和申报要求。优化具有人用经验的中药新药审评审批，对符合条件的中药创新药、中药改良型新药、古代经典名方、同名同方药等，研究依法依规实施豁免非临床安全性研究及部分临床试验的管理机制。充分利用数据科学等现代技术手段，建立中医药理论、人用经验、临床试验“三结合”的中药注册审评证据体系，积极探索建立中药真实世界研究证据体系。优化古代经典名方中药复方制剂注册审批。完善中药新药全过程质量控制的技术研究指导原则体系（国家药监局、国家卫生健康委、国家中医药局负责）。

三、增强中医药发展动力

（一）保障落实政府投入。各级政府作为公立中医医院的办医主体，落实对公立中医医院基本建设、设备购置、重点学科发展、人才培养等政府投入政策。支持通过地方政府专项债券等渠道，推进符合条件的公立中医医院建设项目（国家发展改革委、财政部、国家卫生健康委、国家中医药局、各省级人民政府负责）。

（二）多方增加社会投入。鼓励有条件、有实力、有意愿的地方先行一步，灵活运用地方规划、用地、价格、保险、融资支持政策，鼓励、引导社会投入，提高中医临床竞争力，打造中医药健康服务高地和学科、产业集聚区。将符合条件的中医诊所纳入医联体建设。鼓励有条件的中医诊所组建团队开展家庭医生签约服务，按规定收取签约服务费。鼓励街道社区为提供家庭医生服务的中医诊所无偿提供诊疗场所（国家中医药局、国家卫生健康委、各省级人民政府负责）。

（三）加强融资渠道支持。积极支持符合条件的中医药企业上市融资和发行公司信用类债券。鼓励社会资本发起设立中医药产业投资基金，加大对中医药产业的长期投资力度。鼓励各级政府依法合规支持融资担保机构加大对中医药领域中小企业银行贷款的担保力度。支持信用服务机构提升中医药行业信用信息归集和加工能力，鼓励金融机构创新金融产品，支持中医药特色发展（国家发展改革委、人民银行、银保监会、证监会、各省级人民政府负责）。

四、完善中西医结合制度

（一）创新中西医结合医疗模式。在综合医院、传染病医院、专科医院等逐步推广“有机制、有团队、有措施、有成效”的中西医结合医疗模式。强化临床科室中医医师配备，打造中西医结合团队，开展中西医联合诊疗，“宜中则中、宜西则西”，逐步建立中西医多学科诊疗体系。鼓励科室间、院间和医联体内部开展中西医协作。将中西医结合工作成效纳入医院等级评审和绩效考核。对医院临床医师开展中医药专业知识轮训，使其具备本科室专业领域的常规中医诊疗能力（国家卫生健康委、国家中医药局负责）。

（二）健全中西医协同疫病防治机制。中医药系统人员第一时间全面参与公共卫生应急处置，中医药防治举措全面融入应急预案和技术方案。建立国家中医药应对重大公共卫生事件和疫病防治骨干人才库，建设国家中医疫病防治和紧急医学救援队伍，强化重大传染病防控理论技术方法和相关现代医学技术培训。探索疾病预防控制机构建立中医药部门和专家队伍（国家卫生健康委、国家中医药局负责）。

（三）完善西医学习中医制度。2021级起，将中医药课程列为本科临床医学类专业必修课和毕业实习内容，增加课程学时。在高职临床医学专业中开设中医基础与适宜技术必修课程。允许攻读中医专业学位的临床医学类专业学生参加中西医结合医师资格考试和中医医师规范化培训。试点开展九年制中西医结合教育。加强临床医学类专业住院医师规范化培训基地中医药科室建设，逐步增加中医药知识技能培训内容。临床、口腔、公共卫生类别医师接受必要的中医药继续教育。研究实施西医学习中医重大专项，用10~15年时间，培养相当数量的高层次中西医结合人才和能够提供中西医结合服务的全科医生（教育部、国家卫生健康委、国家中医药局分别负责）。

（四）提高中西医结合临床研究水平。开展中西医结合学科（专科）建设。开展重大疑难疾病、传染病、慢性病等中西医联合攻关。逐步建立中西医结合临床疗效评价标准，遴选形成优势病种目录。开展试点示范，力争用5年时间形成100个左右中西医结合诊疗方案（科技部、国家卫生健康委、国家中医药局负责）。

五、实施中医药发展重大工程

（一）实施中医药特色人才培养工程。依托现有资源和资金渠道，用5~10年时间，评选表彰300名左右国医大师和全国名中医，培育500名左右岐黄学者、3000名左右中医药优秀人才、10万名左右中医药骨干人才，强化地方、机构培养责任，建立人才培养经费的中央、地方、机构分担机制。开展中医药卓越师资培养，重点加强中医基础、经典、临床师资培训。加强高校附属医院、中医规范化培训基地等人才培养平台建设。支持建设一批中医基础类、经典类、疫病防治类和中药炮制类、鉴定类高水平学科。开展基层中医药知识技能培训（国家中医药局、教育部、国家卫生健康委、各省级人民政府负责）。

（二）加强中医医疗服务体系建设。省、委（局）共建一批中医（含中西医结合）方向的国家医学中心和区域医疗中心。加快打造中医临床能力强、中医药文化氛围浓郁、功能布局优化的中医药传承创新中心。推动省域、市域优质中医资源扩容和均衡布局，建设优势病种特色鲜明的中医医院和科室。依托高水平中医医院建设国家中医疫病防治基地，打造一批紧急医学救援基地，加强中医医院感染科、肺病科、发热门诊、可转换传染病区、可转换重症监护室等建设。打造中西医协同“旗舰”医院、“旗舰”科室、“旗舰”基层医疗卫生机构（国家发展改革委、教育部、国家卫生健康委、国家中医药局、各省级人民政府负责）。

（三）加强中医药科研平台建设。有序推动中医重点领域生物安全三级实验室建设。围绕中医理论、中药资源、中药创新、中医药疗效评价等重点领域建设国家重点实验室。加强服务于中医药技术装备发展和成果转化应用示范的国家科技创新基地建设。聚焦中医优势病种和特色疗法等建设10~20个中医类国家临床医学研究中心。建设一批服务于应对突发公共卫生事件的中医药科研支撑平台（国家中医药局、国家发展改革委、教育部、科技部、国家卫生健康委、中科院负责）。

（四）实施名医堂工程。以优势中医医疗机构和团队为依托，建立一批名医堂执业平台。国医大师、名老中医、岐黄学者等名医团队入驻名医堂的，实行创业扶持、品牌保护、自主执业、自主运营、自主培养、自负盈亏综合政策，打造一批名医团队运营的精品中医机构。鼓励和支持有经验的社会力量兴办连锁经营的名医堂，突出特色和品牌，打造一流就医环境，提供一流中医药服务（国家中医药局、国家发展改革委负责）。

（五）实施中医药产学研医政联合攻关工程。依托高水平研究机构、高等院校、中医医院以及中药创新企业，建设一批代表国家水平的中医药研究和科技成果孵化转化基地，解决制约中医药发展的重大科技问题，制订一批中医特色诊疗方案，转化形成一批中医药先进装备、中药新药。支持中医医院与企业、科研机构、学校加强协作、共享资源，促进优秀研究成果投入市场应用。探索运用区块链等技术加强中医药临床效果搜集和客观评价（科技部、国家发展改革委、教育部、工业和信息化部、国家卫生健康委、国家中医药局负责）。

（六）实施道地中药材提升工程。加强道地药材良种繁育基地和生产基地建设。制定中药材采收、产地初加工、生态种植、野生抚育、仿野生栽培技术规范，推进中药材规范化种植，鼓励发展中药材种植专业合作社和联合社。推动建设一批标准化、集约化、规模化和产品信息可追溯的现代中药材物流基地，培育一批符合中药材现代化物流体系标准的初加工与仓储物流中心。引导医疗机构、制药企业、中药饮片厂采购有质量保证、可溯源的中药材。深入实施中药标准化项目。加强中药材质量安全风险评估与风险监测，促进快速检测装备研发和技术创新，建设第三方检测平台（农业农村部、国家林草局、工业和信息化部、商务部、市场监管总局、国家中医药局负责）。

（七）建设国家中医药综合改革示范区。改革体制机制，充分调动地方积极性、主动性、创造性，补短板、强弱项、扬优势，加快建立健全中医药法规、发展政策举措、管理体系、评价体系和标准体系，提升中医药治理体系和治理能力现代化水平，打造3~5个中医药事业产业高质量发展的排头兵（国家中医药局、国家发展改革委、国家卫生健康委、工业和信息化部、国家药监局负责）。

（八）实施中医药开放发展工程。制订“十四五”中医药“一带一路”发展规划。鼓励和支持社会力量采取市场化方式，与有合作潜力和意愿的国家共同建设一批友好中医医院、中医药产业园。发展“互联网+中医药贸易”，为来华接受中医药服务人员提供签证便利。协调制定国际传统医药标准和监管规则，支持国际传统医药科技合作（国家发展改革委、商务部、外交部、海关总署、国家药监局、国家中医药局分别负责）。

六、提高中医药发展效益

（一）完善中医药服务价格政策。建立以临床价值和技术劳务价值为主要依据的中医医疗服务卫生技术评估体系，优化中医医疗服务价格政策。落实医疗服务价格动态调整机制，每年开展调价评估，符合启动条件的及时调整价格，充分考虑中医医疗服务特点，完善分级定价政策，重点将功能疗效明显、患者广泛接受、特色优势突出、体现劳务价值、应用历史悠久的中医医疗服务项目纳入调价范围。医疗机构炮制使用的中药饮片、中药制剂实行自主定价，符合条件的按规定纳入医保支付范围（国家医保局、国家卫生健康委、国家中医药局负责）。

（二）健全中医药医保管理措施。大力支持将疗效和成本有优势的中医医疗服务项目纳入基本医疗保险支付范围，综合考虑有效性、经济性等因素，按规定合理确定目录甲乙分类。探索符合中医药特点的医保支付方式，发布中医优势病种，鼓励实行中西医同病同效同价。一般中医药诊疗项目继续按项目付费。鼓励商业保险公司推出中医药特色健康保险产品，建立保险公司与中医药机构的信息对接机制。支持保险公司、中医药机构合作开展健康管理服务。加强纳入基本医疗保险支付范围的中医药服务和费用监管（国家医保局、国家卫生健康委、银保监会、国家中医药局负责）。

（三）合理开展中医非基本服务。在公立中医医疗机构基本医疗服务总量满足人民群众需要、基本医疗费用保持平稳的基础上，支持其提供商业医疗保险覆盖的非基本医疗服务。探索有条件的地方对完成公益性服务绩效好的公立中医医疗机构放宽特需医疗服务比例限制，允许公立中医医疗机构在政策范围内自主设立国际医疗部，自主决定国际医疗的服务量、项目、价格，收支结余主要用于改善职工待遇、加强专科建设和医院建设发展（国家卫生健康委、国家中医药局、银保监会、各省级人民政府分别负责）。

七、营造中医药发展良好环境

（一）加强中医药知识产权保护。制定中药领域发明专利审查指导意见，进一步提高中医药领域专利审查质量，推进中药技术国际专利申请。完善中药商业秘密保护制度，强化适宜性保密，提升保密内容商业价值，加强国际保护。在地理标志保护机制下，做好道地药材标志保护和运用。探索将具有独特炮制方法的中药饮片纳入中药品种保护范围（市场监管总局、国家知识产权局、国家中医药局、国家药监局分别负责）。

（二）优化中医药科技管理。加强国家中医药科技研发工作，加强中医药科研方法学、疗效评价、伦理审查等研究。鼓励各省（自治区、直辖市）设立中医药科技专项，由中医药管理部门统筹实施。加强中医药科技活动规律研究，推进中医药科技评价体系建设（科技部、国家中医药局负责）。

（三）加强中医药文化传播。切实加强中医药文化宣传，使中医药成为群众促进健康的文化自觉。在中华优秀传统文化传承发展工程中增设中医药专项。加强传统医药类非物质文化遗产保护传承。建设国家中医药博物馆。支持改善一批中医药院校、科研机构的中医药古籍保护条件，提高利用能力。实施中医药文化传播行动，持续开展中小学中医药文化教育，打造中医药文化传播平台及优质产品（中央宣传部、教育部、国家发展改革委、文化和旅游部、国家卫生健康委、广电总局、国家中医药局、国家文物局负责）。

（四）提高中医药法制化水平。推动制修订相关法律法规和规章，加强地方性法规建设。加强中药监管队伍建设，提升中药审评和监管现代化水平。建立不良执业记录制度，将提供中医药健康服务的机构及其人员诚信经营和执业情况纳入统一信用信息平台，并将相关企业行政许可、行政处罚等信息通过“信用中国”网站、国家企业信用信息公示系统依法公示（司法部、国家卫生健康委、市场监管总局、国家中医药局、国家药监局分别负责）。

（五）加强对中医药工作的组织领导。充分发挥国务院中医药工作部际联席会议作用，及时研究解决重大问题。卫生健康行政部门要在工作全局中一体谋划、一体推进、一体落实、一体考核中医药工作，加强中医药传承创新、中西医结合，全面落实中医药参与健康中国行动、基本医疗卫生制度建设、优质高效医疗卫生服务体系建设等，在资源配置、政策机制、制度安排等方面向中医药倾斜。中医药管理部门要加大中医药标准制定、科学研究、人才培养、应急救治、文化宣传等工作力度。有关部门要各司其职，扎实推动各项工作落实。各地要进一步加强中医药管理机构建设。有关地方可结合实际进一步完善支持本地区少数民族医药发展的政策举措（各有关部门、各省级人民政府分别负责）。

甘肃省人民政府办公厅印发
关于加快中医药特色发展若干措施的通知

甘政办发〔2021〕62号

各市、自治州人民政府，兰州新区管委会，省政府各部门，中央在甘各单位：

《关于加快中医药特色发展的若干措施》已经省政府同意，现印发给你们，请认真抓好贯彻落实。

甘肃省人民政府办公厅

2021年7月20日

（此件公开发布）

为全面贯彻落实《国务院办公厅印发关于加快中医药特色发展若干政策措施的通知》要求，结合实际，提出如下措施。

一、实施中医优势专科建设工程

（一）建设中医优势专科。树立中医专科品牌意识，强化专科专病建设，发挥陇中正骨学术流派、郑氏针灸学术流派、针刀专科、脾胃病科等专科优势，到2025年，打造20个在全国有影响力的中医优势专科；遴选中医康复、肛肠、妇儿、皮肤、推拿以及风湿病、肾病、肿瘤、心血管病等特色突出的专科专病，建设30个省级中医优势专科。筛选10个中医治疗优势病种、45项中医适宜技术和30个疗效独特的中药品种并向社会发布（省卫生健康委、各市州人民政府、兰州新区管委会负责）。

（二）建设省级区域中医（专科）医疗中心。推动优质中医资源扩容和均衡布局，重点建设10个省级区域中医（专科）医疗中心，开展多学科联合诊疗和中医综合治疗模式创新。发挥区域中医（专科）医疗中心的辐射带动作用，在医联体内，开展中医专科联盟或协作网建设，推广专科诊疗方案、特色技术、临床经验和院内制剂等，提升联盟整体诊疗水平（省卫生健康委、各市州人民政府、兰州新区管委会负责）。

二、实施中医药名方开发工程

（一）强化中医名方制剂开发。对配制来源于国家公布经典名方目录中的医疗机构中药复方制剂实施优化审批，医疗机构对符合规定的经典名方制剂申报注册、备案，仅提供非临床安全性研究资料，免报药效学研究及临床试验资料，5年内开发20个左右的经典名方为院内制剂。对来源于我省名中医、全国中医学术流派传承工作室代表性传承人或主要传承人的经验处方，申报医疗机构制剂，能提供在本医疗机构内5年以上使用历史的证明资料和不少于100例的临床病例总结的，可免提交主要药效学研究资料和文献资料，5年内开发50个左右名老中医药专家名方为院内制剂。收集筛选保护民间中医药验方、秘方、技法并开展开发利用（省药监局、省卫生健康委负责）。

（二）推动中药院内制剂转化开发。设立中医名方新药开发联合攻关领导小组，成立中药企业与医疗机构中药院内制剂研究开发转化联盟，发挥医疗机构中药制剂传承创新发展“孵化器”作用，加快推进我省医疗机构开发的系列临床疗效较好、需求量大的医疗机构中药制剂，以及在新冠肺炎疫情防控中发挥重要作用的“甘肃方剂”向中药新药转化（省药监局、省卫生健康委负责）。

（三）加强上市中药品种资源开发利用。支持企业利用药品上市许可持有人制度，采取“转移”“转让”“文号招商”等措施，盘活中药批准文号等品种资源，扩大陇药市场规模。加强科技、医保、金融等扶持政策供给，支持独家、特色、优势中药品种做大做强。鼓励企业运用符合产品特点的新技术、新工艺以及体现临床应用优势和特点的新剂型改进已上市中药品种，支持陇药品种二次开发和同名同方药的研制，促进已上市中药同品种的质量提升。支持企业加大科研投入，推动古代经典名方中药复方制剂等中药新药研发和注册上市，促进中药传承创新发展，提升陇药竞争优势（省药监局、省科技厅、省工信厅、省财政厅、省卫生健康委负责）。

三、实施中医医疗机构体系完善工程

（一）完善中医医疗机构服务体系。积极争取中医（含中西医结合）方向的国家医学中心和区域医疗中心在甘肃布点。依托高水平中医医院建设国家中医疫病防治基地。依托市级中医类医院，建设3个左右中医特色重点中医医院。加强各级中医医院感染科、肺病科、发热门诊、可转换传染病区、可转换重症监护室等建设。还未建设中医类医院的市、县要加快建设进度，到2022年，基本实现省、市、县中医医疗机构全覆盖（省卫生健康委、省发展改革委、各市州人民政府、兰州新区管委会负责）。

（二）建立名医堂执业平台。依托中医药特色突出、中医药服务能力强、优势明显的中医医疗机构建立一批名医堂执业平台。国医大师、全国名中医、甘肃省名中医、岐黄学者、全国中医药师承教育指导老师等名医团队入驻名医堂的，实行创业扶持、品牌保护、自主执业、自主运营、自主培养、自负盈亏综合政策，打造一批名医团队运营的精品中医机构。鼓励和支持有经验的社会力量兴办连锁经营的名医堂，突出特色和品牌，打造一流就医环境，提供一流中医药服务（省卫生健康委、省发展改革委、各市州人民政府、兰州新区管委会负责）。

（三）合理开展中医非基本服务。在公立中医医疗机构基本医疗服务总量满足人民群众需要、基本医疗费用保持平稳的基础上，支持其提供商业医疗保险覆盖的非基本医疗服务。探索有条件的地方对完成公益性服务绩效好的公立中医医疗机构放宽特需医疗服务比例限制，允许公立中医医疗机构在政策范围内自主设立国际医疗部，自主决定国际医疗的服务量、项目、价格，收支结余主要用于改善职工待遇、加强专科建设和医院建设发展（省卫生健康委、甘肃银保监局、各市州人民政府、兰州新区管委会负责）。

四、实施中西医结合发展工程

（一）完善中西医结合医疗模式。各级综合医院、专科医院逐步推广“有机制、有团队、有措施、有成效”的中西医结合医疗模式，设置中医药管理和临床科室，并按规定配备中医病床或者中西医结合病床。强化临床科室中医医师配备，打造中西医结合团队，开展中西医联合诊疗，“宜中则中、宜西则西”，逐步建立中西医多学科诊疗体系。将中医医师配备、中医床位设置、中医参与治疗率等中西医结合工作成效纳入医院等级评审和绩效考核内容。到2025年，打造1~2个中西医协同“旗舰”医院和一批“旗舰”科室、“旗舰”基层医疗卫生机构（省卫生健康委负责）。

（二）建立健全中西医协同疫病防治机制。建立公共卫生事件应急处置中西医协作机制，推动中医药防治举措全面融入应急预案和技术方案，确保中医药机构、人员第一时间全面参与公共卫生应急处置。依托高水平中医医院建设重大疫情中西医结合救治基地，建立省级中医药应对重大公共卫生事件和疫病防治骨干人才库。建成覆盖省、市、县三级公共卫生事件中医药防控网络和应急救援体系，定期开展重大传染病防控理论技术方法和相关现代医学技术培训。积极推进各级疾病预防控制机构建立中医药部门、配备中医药人员（省卫生健康委负责）。

（三）完善西医学习中医制度。2021级起，将中医药课程列为本科临床医学类专业必修课和毕业实习内容，增加课程学时。允许攻读中医专业学位的临床医学类专业学生参加中西医结合医师资格考试和中医医师规范化培训。临床、口腔、公共卫生类别医师每年中医药继续教育学分不少于5分，晋升职称时加考20%的中医药内容。开展临床类别医师中医药专业知识轮训，经培训考核合格的，可以开具中成药和中药饮片处方，在临床工作中提供中医药服务。争取国家西医学习中医重大专项，用10~15年时间，培养一批高层次中西医结合人才和能够提供中西医结合服务的全科医生（省教育厅、省卫生健康委负责）。

（四）提高中西医结合临床研究水平。中西医医疗机构、高等院校、科研院所中西医药专家组成联合攻关小组，建立多学科交叉的中西医结合临床研究体系，围绕癌症、心脑血管病、糖尿病、感染性疾病、阿尔茨海默病等难治性疾病开展中西医协同攻关，形成一批中西医结合诊疗方案（省卫生健康委、省科技厅、省教育厅负责）。

五、实施中医药发展技术支持工程

（一）强化中医药产学研医政联合攻关。依托科研院所、高等学校、医院及中医药企业，优先布局和建设省级重点实验室、省级工程研究中心、省级临床医学研究中心，积极培育国家临床医学研究中心（分中心），建设陇药产业创新研究院，解决制约我省中医药发展的重大技术问题。鼓励支持医院、高等学校与企业、研究开发机构及其他组织联合建立创新联盟，利用中医药研究开发平台、技术转移机构等，共同开展中医药研究开发和成果转化。积极争取中医类国家临床医学研究中心建设单位（省科技厅、省发展改革委、省教育厅、省工信厅、省卫生健康委负责）。

（二）提升中药研究注册能力。尊重中药研发规律，完善中药注册分类和申报要求。提高中药研究注册依法合规科学化水平，优化中药审评审批及指导服务机制，加强技术支撑能力建设，提升中药注册申请技术指导水平和注册服务能力。强化部门横向联动，建立科技、医疗、药监等部门推荐符合条件的中药新药进入快速审评审批通道的有效机制。出台中药新药研发奖补政策，鼓励研究和创制新药。以中医临床需求为导向，加快推进重大科技项目成果转化。建设2~3家承担中医药技术评估工作的第三方中医药研究平台（省药监局、省卫生健康委、省科技厅、省财政厅负责）。

六、实施中医药特色人才培养工程

（一）提高中医药教育整体水平。建立以中医药课程为主线、先中后西的中医药类专业课程体系，增设中医疫病课程。逐步增加中医（全科医学领域）专业学位硕士研究生招生计划，到2025年招生规模达到400人/年。推动中医学、中西医临床医学"5+3"一体化培养模式改革，开展中医学、中西医临床医学专业九年制人才培养试点。推动教育部、国家中医药管理局和省政府三方共建甘肃中医药大学，到2025年，力争建设3门左右国家级和20门左右省级中医药一流本科课程（省教育厅、省卫生健康委）。

（二）创新中医药人才培养模式。开展多层次中医药师承教育，遴选500名左右中医药指导老师，培养1000名左右继承人。被确定为指导老师的，优先晋升高一级专业技术职务。绩效工资分配对承担师带徒任务的中医医师适当倾斜。继承人经结业出师考核合格并取得出师证书的，通过规定评聘（考试）条件和程序，在晋升高级专业技术职务时，免专业组答辩。在全国老中医药专家学术经验继承工作中，按程序支持符合条件的继承人以医古文代替外语作为同等学力申请中医专业学位考试科目。推进省级名中医学术经验传承，5年内建设50个左右甘肃省名中医传承工作室（省卫生健康委、省人社厅、省教育厅、各市州人民政府、兰州新区管委会负责）。

（三）加强中医药企业技能人才培养力度。深入开展中医药企业职业技能提升行动，大力实施企业新型学徒制培训和"以工代训"，提升中医药行业从业人员综合素质和职业技能水平。支持中医药企业高技能人才、中医学术流派传承工作室代表性传承人（主要传承人）设立大师工作室和中医药企业依托特色专业建立高技能人才培训基地，充分发挥"带徒传技"的作用，面向企业和社会开展职业技能培训，壮大高技能人才队伍。支持中医药行业企业设立社会化职业技能水平评价机构，开展从业人员的职业技能水平评价，落实中医药实验技术领域高技能人才与专业技术人才的贯通政策。广泛开展中医药行业职业技能大赛，设立中药制剂、中药炮制等赛项，发挥大赛选拔人才的作用，落实竞赛中获得优异成绩的选手直接晋升职业资格或职业技能等级，提升中医药行业在全省乃至全国的知名度和影响力（省人社厅、省卫生健康委负责）。

（四）健全中医药人才评价和激励机制。用5~10年时间，力争获评2名国医大师和10名左右全国名中医，培育10名左右岐黄学者、80名左右中医药优秀人才、2000名左右中医药骨干人才。在修订完善我省卫生系列中医药专业高级职称评价条件标准时，将中医药师承教育、中医药经典能力、门诊工作量等作为申报条件，将治疗效果、住院费用等作为重要指标进行量化评价。中医临床病案、论文、行业标准、技术规范、科普作品、技术专利等均可作为业绩成果代表作参加评审。在核准的岗位总量、结构比例和最高等级内，支持和鼓励全省医疗卫生机构适当提高中医药岗位设置总量。全省医疗卫生机构的中医药岗位可单独核算，并适当提高中医药岗位高、中级岗位结构比例，进一步拓宽中医药人才成长进步通道。将国医大师、岐黄学者、全国名中医、省级名中医、获全国中医药杰出贡献奖等全省拔尖人才的专业技术岗位单列管理，不受本单位岗位结构比例等条件限制直接聘用（省人社厅、省卫生健康委、各市州人民政府、兰州新区管委会负责）。

七、实施中医药文化传播工程

（一）挖掘和传承甘肃中医药文化精华。加强全省中医药文化研究基地建设，系统挖掘和传承我省人文始祖伏羲、医祖岐伯、针灸鼻祖皇甫谧、敦煌医学、武威汉代医简等中医药文化精华。发挥岐黄中医药文化生态园、皇甫谧文化园作用，力争举办皇甫谧针灸文化暨崆峒养生文化寻根问祖大会。加强对我省传统医药类非物质文化遗产的保护传承。推进甘肃省中医药博物馆事业发展，改善中医药古籍保护条件，提高利用能力。实施中医药文化传播行动，推出一批具有甘肃特色、在全国有影响力的影视、戏剧、专题片等中医药文化宣传教育作品。持续开展省内中小学中医药文化教育活动，打造甘肃省中医药文化传播平台及优质产品（省委宣传部、省教育厅、省文旅厅、省卫生健康委、省广电局、省文物局负责）。

（二）推动中医药开放发展。制订“十四五”甘肃省中医药“一带一路”发展规划，继续支持具备条件的中医药机构与有合作意愿、市场潜力较大的“一带一路”沿线国家和地区合作建设岐黄中医学院、中医中心及中医药产业园，开设中医课堂、举办国际展会及论坛，推动中医药文化国际传播。鼓励社会力量采取市场化方式，按照商业化原则参与共建工作（省卫生健康委、省商务厅、省政府外事办负责）。

（三）办好中医药品牌节会。发挥国家中医药产业发展综合试验区平台优势，持续举办好中国（甘肃）中医药产业博览会“国字号”品牌节会，构建中医药国际交流合作、新政策新标准新技术新产品权威发布解读、创新发展成果展示、助推乡村振兴、文化传承创新“五个平台”，提升我省中医药核心竞争力和品牌影响力（省卫生健康委、省发展改革委、省农业农村厅、省工信厅、省商务厅、省药监局负责）。

八、实施民族医药发展工程

（一）健全民族医药服务体系。将民族医药发展纳入民族自治地方经济社会发展规划。加强民族医医疗机构建设，鼓励社会力量举办民族医医院和诊所。到2025年，甘南藏族自治州建成1个区域藏医医疗中心。在少数民族地区综合医院、中医医院和专科医院推广民族医药技术和方药，将更多疗效确切的民族医药医疗机构制剂在全省调配使用（省卫生健康委、省发展改革委、省民委、省药监局负责）。

（二）提升民族医药服务能力。开展民族医专科建设，到2025年，建成10个左右省级以上民族医药特色优势专科，建成5个左右名老民族医专家学术经验继承工作室。积极发展藏医药本科以上学历教育。建设藏药材规范化种植基地。大力发展现代民族医药产业，提高民族医药及相关产品研发能力，发展民族医药养生保健体验旅游（省卫生健康委、省教育厅、省农业农村厅、省文旅厅、省民委、省药监局、相关市州人民政府负责）。

九、实施中医药环境优化工程

（一）落实政府投入。各级政府作为公立中医医院的办医主体，落实对公立中医医院基本建设、设备购置、重点学科发展、人才培养等政府投入政策。按照国家统一安排，积极争取地方政府专项债券等，推进符合条件的公立中医医院建设项目（省发展改革委、省财政厅、省卫生健康委、各市州人民政府、兰州新区管委会负责）。

（二）拓宽融资渠道。按照“政府引导、社会参与、市场运作、防范风险”的原则，发挥省绿色生态产业发展中医中药基金和省属国有企业的龙头带动作用，拓宽融资渠道，吸引社会资本聚集投向中医药产业领域。鼓励政府性融资担保机构依法合规加大对中医药领域中小企业银行贷款的担保力度，降低担保费率。鼓励金融机构利用行业信用信息开发适合中医药产业的金融产品。鼓励将符合条件的中医诊所纳入医联体建设，纳入家庭医生签约服务范围，按规定收取签约服务费。鼓励街道社区为提供家庭医生服务的中医诊所无偿提供诊疗场所（省卫生健康委、省财政厅、省政府国资委、省金融监管局、人行兰州中心支行、各市州人民政府、兰州新区管委会负责）。

（三）完善中医药服务价格和医保政策。稳妥有序推动医疗服务价格改革，建立突出中医特色的医疗服务价格体系。完善中医药服务分级定价政策，优化比价关系。医疗服务价格动态调整时，重点将功能疗效明显、患者广泛接受、甘肃特色优势突出、应用历史悠久的中医医疗服务项目纳入调价范围进行适当倾斜，充分考虑中医医疗服务特点及中医医务人员的劳务价值。按照《国家基本医疗保险药品目录》省级调整权限，将临床价值高、经济性评价优良的中医诊疗项目、民族药、中药饮片和医疗机构中药制剂按规定纳入我省基本医疗保险支付范围。支持我省中医药传承创新发展，对《国家基本医疗保险药品目录》中的中药饮片和省级权限调整的有地方标准的中药饮片实行“甲类”支付；按照国家规定，对省级权限调整的民族药、医疗机构制剂实行“乙类”支付，并健全动态调整和退出机制。探索符合中医药特点的医保支付方式，鼓励实行中西医同病同效同价。一般中医药诊疗项目继续按项目付费。落实基层医疗卫生机构一般诊疗费收费标准及医保支付政策。探索建立适当提高中医药服务报销比例的政策措施（省医保局、省卫生健康委负责）。

（四）提高中医药法制化水平。加强中药监管队伍建设，提升中药审评和监管现代化水平。将中医健康服务机构和人员诚信经营情况纳入不良执业记录档案，并将相关企业行政许可、行政处罚等信息通过“信用中国”网站、国家企业信用信息公示系统（甘肃）依法公示（省卫生健康委、省司法厅、省市场监管局、省药监局负责）。

（五）加大中医药知识产权保护力度。发挥国家知识产权局甘肃业务受理职能作用，不断优化我省中药领域发明专利申请、专利实施许可合同备案、专利权质押登记、专利优先审查等服务工作，积极引导鼓励中药技术国际专利申请。充分利用地理标志保护机制，积极挖掘、培育道地药材地理标志产品，做好道地药材地理标志保护和运用（省市场监管局、省知识产权局、省卫生健康委、省药监局负责）。

（六）加强对中医药工作的组织领导。各级政府要高度重视中医药特色发展工作，认真组织实施促进中医药特色发展的重点工程。要充分发挥各级中医药工作联席会议作用，及时研究解决重大问题。卫生健康行政部门要在工作全局中一体谋划、一体推进、一体落实、一体考核中医药工作，加强中医药传承创新、中西医结合，全面落实中医药参与健康甘肃行动、基本医疗卫生制度建设、优质高效医疗卫生服务体系建设等，在资源配置、政策机制、制度安排等方面向中医药倾斜。各有关部门要各司其职，扎实推动各项工作落实。

陕西省人民政府办公厅关于印发加快中医药特色发展若干措施的通知

各设区市人民政府，省人民政府各工作部门、各直属机构：

《加快中医药特色发展的若干措施》已经省政府同意，现印发给你们，请结合实际，认真组织实施。

陕西省人民政府办公厅
2021 年 9 月 17 日

为认真落实《国务院办公厅印发关于加快中医药特色发展若干政策措施的通知》（国办发〔2021〕3 号），着力破解当前我省中医药发展存在的突出问题，加快推进中医药强省建设，现提出如下措施。

一、夯实中医药人才基础

（一）强化中医药院校教育。建立以中医药课程为主线、先中后西的中医药类专业课程体系，增设中医疫病课程。支持中医药院校加强对有家学渊源、中医药传统文化功底深厚、热爱中医的优秀学生选拔培养力度，将中医药传统文化、中医特殊技能等纳入相关专业研究生复试考核内容。在学校年度总规模内逐步增加中医（全科医学领域）专业学位硕士研究生招生计划，开展中医学、中药学本硕连读学制培养工作。推动陕西中医药大学创建一流中医药高校，支持申报博士授予单位。支持中医药职业院校培养中药材种植养殖及炮制、老年康养护理等技术技能人员（省教育厅、省卫生健康委、省中医药局等分别负责）。

（二）发展中医药师承教育。推进中医本科生基础课程、临床实践双导师制教育改革，鼓励国医大师、各级名老中医（中药师）参与在校生、中医住院医师规范化培训，并纳入工作室建设成效考核和个人绩效考评。中医药教育高校的附属医院应设置临床教学门诊，加强实习、见习生跟师带教。支持符合条件的省内中医药优势、特色学（专）科申报省级中医学术流派传承工作室〔省中医药局、省人力资源社会保障厅、省教育厅、省卫生健康委、各市（区）政府分别负责〕。

（三）健全优秀人才评价和激励机制。将中医经典理论水平、临床能力、师承教育、医德医风等作为中医医师职称评定、职务晋升和绩效考核、薪酬奖励的主要依据，绩效工资分配时对承担带徒任务的中医医师适当倾斜，并与评优评先等挂钩。适当提高基层中医高级职称岗位总额及比例，县以下中医药人才晋升基层副高级职称时免除科研和论文要求。对获得国家科技计划资助的中医药项目予以配套支持。支持优秀中青年中医药骨干申报省高层次人才引进计划、特支计划等重点人才计划。定期表彰中医药突出贡献人物〔省委组织部、省人力资源社会保障厅、省科技厅、省卫生健康委、省中医药局、各市（区）政府分别负责〕。

二、推动中医药科技创新

（一）优化中医药科技管理。建立中医药、科技主管部门及有关部门协同联动的中医药科技管理机制，将中医药科研纳入省级科技计划重点支持方向。增加科研工作在三级以上中医医院科室考核中的占比。加大对中医药科研人员的奖励和支持力度（省中医药局、省科技厅、省卫生健康委分别负责）。

（二）加强中医药科研平台建设。高水平建设国家中医临床研究基地、陕西省中药资源产业化协同创新中心（省部共建）、秦药特色资源研究开发国家重点实验室（培育），争取国家中医药传承创新中心落户陕西。遴选有创新、有前景、有市场的中医药科研项目，通过秦创原创新驱动平台促进成果转化，培育壮大龙头企业和产业集群。建设省级中药真实世界临床研究中心、循证医学研究中心（省中医药局、省卫生健康委、省科技厅、省发展改革委、省教育厅分别负责）。

三、完善中西医结合制度

（一）创新中西医结合医疗模式。各级综合医院、专科医院逐步推广“有机制、有团队、有措施、有成效”的中西医结合医疗模式，建立中西医结合团队、多学科诊疗体系、联合会诊制度，开展“宜中则中、宜西则西”联合诊疗，将落实中医师查房制度、中医会诊人次、中医参与治疗率等中西医结合工作成效纳入医院等级评审和绩效考核内容。“十四五”期间，创建1~2个中西医结合“旗舰医院”和一批“旗舰”科室（省卫生健康委、省中医药局分别负责）。

（二）建立西医学习中医制度。将中医药课程列为本科临床医学类专业必修课和毕业实习内容，增加课程学时。在高职临床医学专业中开设中医基础与适宜技术必修课程，临床、口腔、公共卫生类别医师都应接受必要的中医药继续教育。允许攻读中医专业学位的临床医学类专业学生参加中西医结合医师资格考试、中医住院医师规范化培训，研究生毕业须达到中医专业学位授予标准。允许临床类别医师通过相关考核后提供中医药服务，参加中西医结合专业职称评聘。支持医学高等院校独立或联合开展五年制中西医临床医学专业本科和九年制中西医结合教育（省教育厅、省卫生健康委、省中医药局分别负责）。

（三）健全中西医协同疫病防治机制。建立公共卫生事件应急处置中西医协作机制，推动中医药防治举措全面融入应急预案和技术方案。加快建设国家中医疫病防治基地、紧急医学救援基地，布局3个省级中医疫病救治基地，建立疫病防治骨干人才库。加强各级中医医院感染科、肺病科、发热门诊、可转换传染病区、重症监护室建设和疾病防控机构中医药防疫力量〔省卫生健康委、省中医药局、省发展改革委、各市（区）政府分别负责〕。

（四）提高中西医结合临床研究水平。实施重大疑难疾病、传染病、慢性病等中西医联合攻关，持续推进32个中西医协作项目、10个中西医重大病种联合攻关项目，力争5年内在治疗肿瘤、心脑血管等重大疾病以及“三高”等慢病方面取得重大突破，形成一批中西医结合诊疗方案（省卫生健康委、省中医药局、省科技厅分别负责）。

四、提高中药产业发展活力

（一）优化中药审评审批管理。探索建立与国家药品审评中心合作共建机制，为省内中药新药研发提供便捷服务。鼓励企业利用药品上市许可持有人制度，采取多种措施盘活中药批准文号等品种资源。加强政策扶持，支持独家、特色、优势中药品种做大做强（省药监局、省卫生健康委、省科技厅、省医保局、省中医药局分别负责）。

（二）加大中药研发支持力度。支持中药企业研发申报基于经典名方、医疗机构中药制剂和运动康复贴剂等中药新药，上市品种二次开发，对符合条件的中药新药研发、产业化项目在省级科技计划中予以重点支持。依法对医疗机构应用传统工艺配制的中药制剂进行备案管理，允许经注册（或备案）的中药制剂在医联体、医共体内调剂使用。“十四五”期间，开发50个左右源于古代经典名方、名老中医药专家名方的院内制剂（省药监局、省工业和信息化厅、省科技厅、省卫生健康委、省中医药局分别负责）。

五、增强中医药发展动力

（一）保障落实政府投入。建立持续稳定的中医药发展多元投入机制，在卫生健康投入中统筹安排中医药事业发展经费并加大支持力度。各级政府应承担符合区域医疗卫生规划的公立中医医院基本建设、设备购置、重点学科发展、人才培养等投入主体责任。到2022年底，各县（市、区）均应设置公立中医医疗机构。地方政府专项债券应支持公立中医医院基本建设。省产业结构调整引导资金应支持中药产业领域重点项目〔省发展改革委、省财政厅、省工业和信息化厅、省卫生健康委、省中医药局、省药监局、各市（区）政府分别负责〕。

（二）多方增加社会投入。支持社会资本发起设立中医药产业投资基金。鼓励各地灵活运用土地、保险、融资等支持政策，打造中医药健康服务高地和产业集聚区。将符合条件的中医诊所纳入医联体、医共体建设。鼓励有条件的中医诊所组建团队开展家庭医生签约服务。鼓励街道社区为提供家庭医生服务的中医诊所无偿提供诊疗场所〔省中医药局、省卫生健康委、各市（区）政府分别负责〕。

（三）加强融资渠道支持。鼓励金融机构加大对中医药产业的信贷支持力度，推动创新金融产品与服务模式，扩大抵（质）押品范围。鼓励各级政府与金融机构建立风险分担机制，支持融资担保机构加大对中医药领域中小企业银行贷款的担保力度。省内已设立政府出资的产业投资基金应积极投资中医药项目。支持符合条件的中医药企业发债融资，拓宽融资渠道〔省财政厅、省地方金融监管局、人民银行西安分行、陕西银保监局、陕西证监局、省发展改革委、各市（区）政府分别负责〕。

六、实施中医药发展重大工程

（一）实施中医药特色人才培养工程。强化各级政府、中医药机构人才培养责任，加强中医基础、临床等卓越师资培养，探索建设一批疫病防治类、中药炮制类和鉴定类高水平学科，遴选建设一批重点专业、骨干师资和标准化住培实践技能考核基地（中心）。强化基层医务人员中医药知识培训，加大中药材种植养殖技术骨干、技能工匠培养力度。“十四五”期间，依托现有资源和资金渠道，培育1~2名国医大师、2~3名全国名中医、1~2名岐黄学者，培养100名左右中医药优秀人才（50名省级名中医）（省中医药局、省财政厅、省工业和信息化厅、省人力资源社会保障厅、省教育厅、省卫生健康委、省药监局分别负责）。

（二）实施中医药服务能力提升工程。支持省级中医医院组建紧密型医联体、专科专病联盟，市级建设中医特色突出、临床疗效显著的重点中医医院，县级中医医院牵头组建医共体，乡镇创建“旗舰基层医疗机构”“旗舰中医馆”，有条件的村卫生室应建设中医堂（中医阁）。支持医疗机构开辟中医确有专长中医师诊室，鼓励中医确有专长中医师到基层医疗机构服务，在村卫生室执业享受乡村医生补助政策〔省卫生健康委、省中医药局、各市（区）政府分别负责〕。

（三）实施中医药优质服务工程。探索建设国医大师、各级名中医、岐黄学者等入驻的名医堂执业平台，实行创业扶持、品牌保护、自主执业、自主运营、自主培养、自负盈亏综合政策。鼓励和支持有经验的社会力量兴办特色突出的品牌连锁名医堂，在医保定点、职称评定、评优评先时享受同等待遇（省中医药局、省人力资源社会保障厅、省卫生健康委、省医保局分别负责）。

（四）实施中医药产学研医政联合攻关工程。依托省内高水平研究机构、高等院校、中医医院以及中药创新企业建立健全一体化协同创新体系，突破中医药科研关键技术、孵化转化高水平科研成果、研发中药新药和中医诊疗设备。支持相关院校与中医医院联合开展中医药专业人才培养，建设产教融合实训基地。加快发展中医药科技中介、技术经纪、专利服务、咨询评估等服务（省中医药局、省工业和信息化厅、省科技厅、省发展改革委、省教育厅、省卫生健康委、省药监局分别负责）。

（五）实施中药材质量提升工程。加快制定“秦药”标准体系，建设一批良种繁育基地。鼓励中药材“一县一品”、林下种植养殖，发展专业合作社（联合社），培育一批龙头企业、示范基地。加快建设中药材质量追溯体系、中药材信息平台和现代化中药材专业市场、仓储物流中心。鼓励制药企业、医疗机构选购“定制药园”、可溯源中药材和中药饮片。建设中药材第三方检测平台〔省农业农村厅、省林业局、省工业和信息化厅、省商务厅、省中医药局、省药监局、各市（区）政府分别负责〕。

（六）实施中医药开放发展工程。支持具备条件的中医药机构与有合作意愿的“一带一路”沿线国家共建友好中医医院、传统医学中心、中医药产业园。以现有中医药海外中心（诊疗中心）为平台，推动省内符合国际认证和市场准入条件的中成药、中药饮片、中医诊疗技术“走出去”。优化中医药通关服务，加强国家中医药服务出口基地建设，大力发展跨境中医药服务。为来华接受中医药服务人员签证和中药材出口提供便利（省委外办，省发展改革委、省教育厅、省商务厅、省药监局、省中医药局、西安海关分别负责）。

（七）实施国家中医药综合改革示范区创建工程。对标国家中医药综合改革试验区、示范区标准，支持有积极性的市（区）在中医药体制机制创新、中医药科技创新、中药产业规模化发展、中医药多业态融合发展、中医药文化传承展示等方向进行改革探索，创建国家综合改革试验区、示范区〔省中医药局、省发展改革委、省商务厅、省文化和旅游厅、省农业农村厅、省卫生健康委、省林业局、省药监局、各市（区）政府分别负责〕。

七、提高中医药发展效益

（一）完善中医药服务价格政策。落实医疗服务价格动态调整机制，充分考虑中医医疗服务特点，将功能疗效明显、患者广泛接受、特色优势突出、体现劳务价值、应用历史悠久的中医医疗服务项目纳入调价范围。医疗机构炮制使用的中药饮片、中药制剂实行自主定价（省医保局、省卫生健康委、省中医药局分别负责）。

（二）健全中医药医保管理措施。探索符合中医药特点的医保支付方式，逐步将疗效和成本有优势的中医医疗服务项目、医疗机构中药制剂纳入基本医保支付范围。根据国家发布的中医优势病种，鼓励实行中西医同病同效同价、按病种付费。鼓励保险机构开发中医药特色健康保险产品、合作开展健康管理服务（省医保局、省卫生健康委、陕西银保监局、省中医药局分别负责）。

（三）合理开展中医非基本服务。支持保险机构开发覆盖非基本中医药医疗服务的商业医疗保险产品。鼓励有条件的市（区）探索对完成公益性服务绩效好的公立中医医疗机构放宽特需医疗服务比例限制，在政策范围内自主设立国际医疗部，自主决定国际医疗的服务项目、价格等，收支结余主要用于改善职工待遇、加强专科建设和医院发展建设。支持和鼓励医疗机构发展药膳食养食疗服务，在机场、高铁站、高速公路服务区、旅游景区开展中医药养生保健服务〔省中医药局、省文化和旅游厅、省卫生健康委、省交通运输厅，陕西银保监局、西部机场集团、各市（区）政府分别负责〕。

八、营造中医药发展良好环境

（一）加强中医药知识产权保护。开展民间中医药古籍、古方验方及特色诊疗技术的调查、挖掘、整理工作，建立民间中医药保护名录。对符合优先审查条件的中医药专利申请提供快捷服务，支持中医药技术申请国外专利。积极挖掘、培育道地药材国家地理标志产品，力争“十四五”期间新增2~3个道地药材地理标志保护产品。加强地理标志保护与监督管理，鼓励企业开展绿色食品认证、有机产品认证和地理标志专用标志使用核准。完善中医药商业秘密保护制度（省中医药局、省市场监管局、省知识产权局、省农业农村厅、省药监局分别负责）。

（二）加强中医药文化传播。鼓励各地建设中医药文化特色街区、历代名医纪念馆、中药材标本馆，建成陕西省中医药博物馆。“十四五”期间，新增3~5个国家级、省级中医药文化宣传教育基地。实施中医药文化传播行动，持续开展中医药文化“进校园、进机关、进社区、进乡村”等活动。加强对我省非物质文化遗产、中医药老字号、中医药秘方、独特诊疗技术的传承保护，支持优秀传统医药项目申报各级非物质文化遗产名录，择优推荐申报国家非物质文化遗产名录并在专项资金中给予倾斜。办好中国孙思邈中医药文化节，加大“药王”品牌、“长安医学”中医学术流派、“秦药”品牌宣传推介，提升品牌知名度和市场占有率〔省中医药局、省卫生健康委、省文化和旅游厅、省教育厅、省文物局、各市（区）政府分别负责〕。

（三）完善中医药法治监督体系。完善地方性中医药法规体系建设。加强中医药监管队伍建设。建立不良执业记录制度，推进行业领域信用监管，将中药企业依法经营、提供中医药健康服务的机构及其人员诚信经营和执业情况信息纳入全国信用信息共享平台，并依法依规在“信用中国（陕西）”、国家企业信用信息系统（陕西）公示（省司法厅、省发展改革委、省卫生健康委、省市场监管局、省中医药局、省药监局分别负责）。

（四）健全中医药组织领导体系。各市、县、区应进一步加强中医药管理机构建设，建立中医药工作联席会议制度。卫生健康部门应在推动健康陕西行动、基本医疗卫生制度建设、优质高效医疗卫生服务体系建设中一体谋划、一体推进、一体考核中医药工作，在政策机制、资源配置等方面实施倾斜。有关部门要各司其职，扎实推动各项工作落实〔各有关部门、各市（区）政府分别负责〕。

自治区人民政府办公厅印发关于加快中医药特色发展的若干措施和宁夏中药材产业发展实施方案（2021—2025）的通知

宁政办发〔2021〕78号

各市、县（区）人民政府，自治区政府各部门、各直属机构：

《关于加快中医药特色发展的若干措施》和《宁夏中药材产业发展实施方案（2021—2025）》已经自治区人民政府同意，现印发给你们，请认真贯彻执行。

宁夏回族自治区人民政府办公厅

2021年10月28日

（此件公开发布）

关于加快中医药特色发展的若干措施

党的十八大以来，以习近平同志为核心的党中央把中医药工作摆在突出位置，中医药改革发展取得显著成绩。新冠肺炎疫情发生后，中医药全面参与疫情防控救治，做出了重要贡献。要坚持以习近平新时代中国特色社会主义思想为指导，全面贯彻落实党的十九大和十九届二中、三中、四中、五中全会精神，进一步落实《中共中央国务院关于促进中医药传承创新发展的意见》和全国中医药大会部署，根据《国务院办公厅关于加快中医药特色发展若干政策措施》（国办发〔2021〕3号）和《自治区党委人民政府关于促进中医药传承创新发展的实施意见》（宁党发〔2021〕7号）要求，遵循中医药发展规律，认真总结经验做法，更好发挥中医药特色和比较优势，推动中医药和西医药相互补充、协调发展，结合实际提出如下政策措施。

一、夯实中医药人才基础

（一）提高中医药教育整体水平。加大对中医药教育工作的支持力度，提高中医学类专业经典课程比重，建设一批中医药类精品课程。建立以中医药课程为主线、先中后西的中医药类专业课程体系，增设中医疫病课程。支持医学院校加强中医药传统文化功底深厚、热爱中医的优秀学生选拔培养。强化中医思维培养和中医临床技能培训，并作为学生学业评价主要内容。重点支持宁夏医科大学中医学国内一流学科建设，支持中医学、针灸推拿学、中药学等自治区级一流本科专业申报国家级一流本科专业建设点。强化宁夏医科大学附属中医医院中医临床教学职能，提升中医临床基地建设水平〔自治区教育厅、发展改革委、卫生健康委（中医药管理局）负责〕。

（二）坚持发展中医药师承教育。继续开展多层次的师承教育项目，扩大师带徒范围和数量，将师承教育贯穿临床实践教学全过程。持续推进名老中医药专家学术经验继承工作，到2025年分别建设40个国家级、60个自治区级和基层名中医传承工作室，培养相应层级和数量的中医药学术领军人才、学科带头人和优秀人才。完善师带徒激励机制，在绩效工资分配中对承担带徒任务的中医医师适当倾斜。在国家、自治区名老中医药专家学术经验继承工作中，按程序支持符合条件的继承人以医古文代替外语作为同等学力申请中医专业学位考试科目〔自治区卫生健康委（中医药管理局）、人力资源社会保障厅、教育厅负责〕。

（三）加强中医药人才评价和激励。建立符合中医药规律的人才评价和激励机制，将中医药学才能、医德医风作为中医药人才主要评价标准，将会看病、看好病作为中医医师的主要评价内容。在职称评定、政府特殊津贴专家、塞上名医评选中，对中医药人才给予倾斜，实施中医药人才职称晋升单独分组评审〔自治区人力资源社会保障厅、卫生健康委（中医药管理局）、自治区党委组织部，各市、县（区）人民政府负责〕。

二、提高中药产业发展活力

（一）加强中药审评审批指导服务。加强中药注册申请指导和服务。完善中药新药推荐机制，在自治区科技计划中对中医药领域予以重点支持，力争“十四五”期间中药新药有新突破。以中医临床需求为导向，加快推进中医药重大科技成果推广应用。鼓励第三方建设中药检验机构〔自治区药监局、科技厅、卫生健康委（中医药管理局）负责〕。

（二）完善中药分类注册管理。优化医疗机构运用传统工艺配制中药制剂备案管理。支持经注册（或备案）的中药制剂在我区医联体和专科联盟内调剂使用。引导中药新药、中药改良型新药、同名同方药等开发研究。支持中药配方颗粒产业发展〔自治区药监局、工业和信息化厅、卫生健康委（中医药管理局）负责〕。

三、增强中医药发展动力

（一）落实政府投入保障。各市、县（区）要认真履行公立中医医院办医主体责任，落实对公立中医医院基本建设、设备购置、重点学科发展、人才培养等方面的投入保障政策。支持通过地方政府专项债券等渠道，推进符合条件的公立中医医院项目建设〔自治区发展改革委、财政厅、卫生健康委（中医药管理局），各市、县（区）人民政府负责〕。

（二）多方增加社会投入。灵活运用地方规划、用地、价格、保险、融资支持政策，鼓励、引导社会投入，提高中医临床竞争力，打造中医药健康服务高地和学科、产业集聚区。鼓励有条件的中医诊所组建团队开展家庭医生签约服务，按规定收取签约服务费。鼓励街道社区为提供家庭医生服务的中医诊所无偿提供诊疗场所〔自治区卫生健康委（中医药管理局），各市、县（区）人民政府负责〕。

（三）加强融资渠道支持。积极支持区内符合条件的中医药企业上市融资和发行公司信用类债券。鼓励依法合规支持融资担保机构加大对中医药领域中小企业银行贷款的担保力度。支持信用服务机构提升中医药行业信用信息归集和加工能力，鼓励金融机构创新金融产品，支持搭建银企对接平台，助力中医药特色发展〔自治区发展改革委、人民银行银川中心支行、宁夏银保监局、宁夏证监局，各市、县（区）人民政府负责〕。

四、完善中西医结合制度

（一）创新中西医结合医疗模式。在综合医院、传染病医院、专科医院等逐步推广中西医结合医疗模式。打造中西医协同“旗舰”医院、“旗舰”科室、“旗舰”基层医疗卫生机构。鼓励科室间、院间和医联体内部开展中西医协作。将中医药参与临床诊疗方案制订、联合查房、多学科会诊等纳入医院绩效考核和等级评审。强化临床科室中医医师配备，打造中西医结合团队，开展中西医联合诊疗，“宜中则中、宜西则西”，逐步建立中西医多学科诊疗体系。开展临床医师中医药专业知识培训，使其具备本科室专业领域的常规中医诊疗能力〔自治区卫生健康委（中医药管理局）负责〕。

（二）健全中西医协同疫病防治机制。中医药系统人员要第一时间参与公共卫生应急处置，将中医药防治举措全面融入应急预案和技术方案。建立自治区中医药应对重大公共卫生事件和疫病防治骨干人才库，依托自治区中医医院暨中医研究院组建国家（宁夏）中医疫病防治队伍和紧急医学救援队伍，加强重大传染病防控理论技术方法和相关现代医学技术培训，提升疫病防治的实战能力和救治水平〔自治区卫生健康委（中医药管理局）负责〕。

（三）完善西医学习中医制度。将中医药课程列入本科临床医学类专业必修课和毕业实习内容，增加课程学时，允许攻读中医专业学位的临床医学类专业学生参加中西医结合医师资格考试和中医医师规范化培训。加强临床医学类专业住院医师规范化培训基地中医药科室建设，增加中医药知识技能培训内容。临床、口腔、公共卫生类别医师接受必要的中医药继续教育。实施西医学习中医项目，培养一批高层次中西医结合人才和能够提供中西医结合服务的全科医生〔自治区教育厅、卫生健康委（中医药管理局）负责〕。

（四）提高中西医结合临床研究水平。支持中西医学科（专科）建设，发挥自治区中西医结合医院、三级甲等中医医院、综合医院优势，打造一批中西医结合临床研究基地和平台。开展重大疑难疾病、传染病、慢性病等中西医联合攻关，力争在中西医结合治疗心脑血管病、肿瘤等重大疑难疾病上有突破〔自治区科技厅、卫生健康委（中医药管理局）负责〕。

五、实施中医药发展重大工程

（一）实施中医药特色人才培养工程。用5~10年时间，依托现有自治区名中医资源，力争入选国医大师1~2名、全国名中医3~5名，培育中医药优秀人才50名、中医药骨干人才300名。加强中医预防、保健、康复、养生、护理、中药材等人才培养。加强高校附属医院、中医规范化培训基地等人才培养平台建设。支持中医药院校、高职院校建设一批中医基础类、经典类、疫病防治类和中药炮制类、鉴定类学科。开展基层中医药知识技能培训〔自治区卫生健康委（中医药管理局）、教育厅，各市、县（区）人民政府负责〕。

（二）实施中医药服务能力提升工程。推动优质中医资源扩容和均衡布局。依托自治区中医医院暨中医研究院建设国家中医药传承创新中心，争创国家级区域中医医疗中心，建设国家中医疫病防治基地。依托银川市中医医院、宁夏医科大附属中医院建设特色重点中医医院。推进县级中医医院基础设施达标建设，改善公立中医、中西医结合医院肺病科、急诊科、发热门诊、感染性疾病科、可转换传染病区、可转换重症监护室等建设条件〔自治区发展改革委、卫生健康委（中医药管理局），各市、县（区）人民政府负责〕。

（三）实施中医药科研平台建设行动。在中医理论、中医临床、中药资源、中药创新、中医药疗效评价等重点领域，支持创建国家级和自治区级科技创新平台。依托中医药高等院校、科研机构、医疗机构和企业建设一批自治区级中医基础类、中医临床类、中药类重点研究室和临床研究基地。继续加强自治区科技成果转化基地中医医院、中药炮制技术传承基地等平台建设〔自治区卫生健康委（中医药管理局）、发展改革委、教育厅、科技厅负责〕。

（四）实施名医堂工程。以自治区和市级优势中医、中西医结合医疗机构和团队为依托，引进国医大师、名老中医、岐黄学者等名医团队，分级建立一批名医堂执业平台，打造名医团队运营的精品中医机构。鼓励和支持有经验的社会力量兴办连锁经营的名医堂，突出特色和品牌，打造一流就医环境，提供一流中医药服务〔自治区卫生健康委（中医药管理局）、发展改革委负责〕。

（五）实施中医药产学研医政联合攻关工程。完善产学研医政协同创新体系，加强产业链、创新链、服务链协同发展。利用东西部科技合作机制，推动开展基础理论、诊疗规律、作用机理等领域的基础研究和应用基础研究；开展防治重大、难治、罕见疾病和新发突发传染病等中医、中西医结合临床研究，支持符合中医药特点的中药安全、疗效评价方法和技术标准研究。鼓励企业与高校、科研机构共同开展技术攻关、协同攻关〔自治区科技厅、发展改革委、教育厅、卫生健康委（中医药管理局）负责〕。

（六）实施道地中药材质量提升工程。以枸杞、甘草、黄芪、银柴胡等宁夏道地、特色中药材为重点，打造一批道地、特色中药材良种繁育、生态种植、林下仿野生种植和生产基地，建设一批中药材种植专业合作社。建立完善中药材种植、加工、包装等规程，规范中药材生产、加工环节。推动建设一批标准化、集约化、规模化和产品信息可追溯的现代中药材物流基地，培育一批符合中药材现代化物流体系标准的初加工与仓储物流中心，建设一批定制药园，加强中药材质量安全风险评估与风险监测，引导医疗机构、制药企业、中药饮片厂采购有质量保证、可溯源的中药材〔自治区农业农村厅、林草局、科技厅、工业和信息化厅、商务厅、药监局、卫生健康委（中医药管理局），各市、县（区）人民政府负责〕。

（七）实施中医药综合改革行动。推进中医药发展体制机制改革，充分调动各地积极性、主动性、创造性，补短板、强弱项、扬优势、彰特色，建立健全中医药发展政策举措、管理体系、评价体系和标准体系，提升中医药治理体系和治理能力现代化水平，推动中医药全生命周期服务、全产业链发展、全过程质量监管，打造一批引领中医药发展的示范典型〔自治区卫生健康委（中医药管理局）、发展改革委、工业和信息化厅、药监局负责〕。

（八）实施中医药开放发展提升工程。依托中国－阿拉伯国家博览会等平台，与共建“一带一路”国家在中医药教育、人才培养、健康服务等领域加强交流合作。鼓励支持社会力量采取市场化方式，与有合作潜力和意愿的国家共同建设友好中医医院、中医药产业园，开展中医药交流合作。积极发展“互联网＋中医药”贸易，扩大中医药出口贸易的规模和效益〔自治区发展改革委、商务厅、银川海关、药监局、卫生健康委（中医药管理局）负责〕。

六、提高中医药发展效益

（一）完善中医药服务价格政策。落实医疗服务价格动态调整机制，合理确定中医医疗服务项目和价格，完善分级定价政策，重点将功能疗效明显、患者广泛接受、特色优势突出、体现劳务价值、应用历史悠久的中医医疗服务项目纳入调价范围。实行中医医院与同级综合医院病种定额标准相同的支付政策。医疗机构炮制使用的中药饮片、中药制剂实行自主定价，符合条件的按规定纳入医保支付范围〔自治区医保局、卫生健康委（中医药管理局）负责〕。

（二）健全中医药医保管理措施。按照医保有关规定，适时将有疗效和成本优势的中医诊疗类医疗服务项目纳入基本医保支付范围。探索符合中医药特点的医保支付方式，鼓励实行中西医同病同效同价。支持保险公司、中医药机构合作开展健康管理服务。加强纳入基本医疗保险支付范围的中医药服务项目监管〔自治区医保局、卫生健康委（中医药管理局）、宁夏银保监局负责〕。

（三）合理开展中医非基本服务。在公立中医医疗机构基本医疗服务总量满足人民群众需要、基本医疗费用保持平稳的基础上，支持其提供商业医疗保险覆盖的非基本医疗服务。探索对公益性服务绩效好的公立中医医疗机构放宽特需医疗服务比例限制。公立医院收支结余主要用于改善职工待遇、加强专科建设和医院建设发展〔自治区卫生健康委（中医药管理局）、宁夏银保监局负责〕。

七、营造中医药发展良好环境

（一）加强中医药知识产权保护。加强对中医药商标品牌、地理标志、传统知识产权等保护。完善中药商业秘密保护制度，强化适宜性保密，提升保密内容商业价值，加强国际保护。重视中医药领域植物新品种保护，在地理标志保护机制下，加强道地药材标志保护和运用〔自治区市场监管厅（知识产权局）、文化和旅游厅、卫生健康委（中医药管理局）、农业农村厅、林草局负责〕。

（二）优化中医药科技管理。健全自治区卫生健康（中医药管理）和科技主管部门协商工作机制，加强中医药标准制定、质量管理等工作，认真落实国家和自治区科技体制改革相关政策，赋予中医药科研机构和人员更大自主权，保障中医药科研人员科技成果转化权益，推动中医药科技成果转化应用〔自治区科技厅、卫生健康委（中医药管理局），各市、县（区）人民政府负责〕。

（三）加强中医药文化传播。加强传统医药类非物质文化遗产保护传承。开展中医药传统知识收集整理，提高保护利用能力。实施中医药文化传播行动，开展中小学中医药文化教育，打造中医药文化普及平台，通过各级各类媒体广泛传播中医药文化。推进公立中医医院和中西医结合医院文化建设，形成良好行业风尚〔自治区党委宣传部，自治区教育厅、发展改革委、文化和旅游厅、卫生健康委（中医药管理局）、广电局，各市、县（区）人民政府负责〕。

（四）提高中医药法制化水平。推动《中华人民共和国中医药法》《自治区中医药条例》等法律法规的实施。加强中医药监管队伍建设，提升中药审评和监管现代化水平。建立不良执业记录制度，将提供中医药健康服务的机构及其人员诚信经营和执业情况纳入统一信用信息平台，并将相关企业行政许可、行政处罚等信息通过“信用中国（宁夏）”网站、国家企业信用信息公示系统（宁夏）依法公示〔自治区卫生健康委（中医药管理局）、市场监管厅、药监局负责〕。

（五）加强对中医药工作的组织领导。充分发挥自治区中医药工作联席会议作用，及时研究解决重大问题。卫生健康行政部门要在工作全局中一体谋划、一体推进、一体落实中医药工作，加强中医药传承创新、中西医结合，全面落实中医药参与健康宁夏行动、基本医疗卫生制度建设、优质高效医疗卫生服务体系建设等，在资源配置、政策机制、制度安排等方面向中医药倾斜。各有关部门要各司其职，扎实推动各项工作落实落地。各市、县（区）要进一步健全完善中医药管理体系，明确承担中医药管理职能的机构，配齐配强人员力量，推动相关工作顺利开展〔各有关部门，各市、县（区）人民政府负责〕。

宁夏中药材产业发展实施方案(2021—2025)

为贯彻落实《自治区党委人民政府关于促进中医药传承创新发展的实施意见》(宁党发〔2021〕7号）要求，推进宁夏中药材产业高质量发展，结合实际制订本实施方案。

一、总体要求

以习近平新时代中国特色社会主义思想为指导，深入贯彻党的十九大和十九届二中、三中、四中、五中全会精神，贯彻落实自治区党委十二届十二次全会精神，把握新发展阶段，贯彻新发展理念，构建新发展格局，以改革创新为动力，以高质量发展为目标，推动构建区域化布局、规范化运行、深层次开发、产业化经营的中药材产业体系，努力把中药材产业培育成保障中药质量的基础产业、支撑乡村振兴的特色产业、强区富民的优势产业、可持续发展的生态产业。

二、发展目标

到2025年，在3个不同分布特征的中药材产区分别建设药用种质资源保存圃和良种繁育基地，建设10个生态种植和林下仿野生种植产业示范基地、5~7个中药材产地初加工集聚地、5~10个中药材产业新型研发技术平台，培育一批有全国影响力的特色中药材品牌，力争中药材种植面积稳定在200万亩以上（含枸杞面积），综合产值达到550亿元，把中药材特色产业打造成为在全国有影响的优势支柱产业。

三、主要任务

（一）加强中药材资源保护利用。

1. 建设中药材种质资源圃。积极开展濒危、特有种质收集、保存、筛选和扩繁，加强濒危珍稀中药材资源野生抚育和人工种植驯化技术研究，搜集保存枸杞、甘草、黄芪、银柴胡、小茴香、板蓝根、秦艽、柴胡、党参、红花、芍药、大黄等种质资源，高标准建立2~3家中药材种质资源圃，为中药材产业可持续发展提供资源保障〔责任单位：自治区农业农村厅、科技厅、林草局、卫生健康委（中医药管理局），各市、县（区）人民政府〕。

2. 加快中药材良种选育平台建设。依托科研院所、高校和优势产区、种植企业，结合传统育种方法和现代生物技术，建立中药材育种、引种技术研究与市场服务平台。针对枸杞、甘草、黄芪、银柴胡、小茴香、板蓝根、秦艽、柴胡、党参、红花等重点中药材，开展优良品种繁育研究，制定良种繁育技术、种子种苗质量标准及栽培技术规范，加强中药材种子种苗市场监管，推进良种产业化〔责任单位：自治区农业农村厅、科技厅、林草局、市场监管厅，各市、县（区）人民政府〕。

3. 加快中药材种子种苗繁育基地建设。加大政策引导和资金扶持力度，依据生态适宜性原则，建设区域综合性或单品种种子种苗繁育基地，加强特色或重点中药材品种种子种苗繁育生产，提升种子种苗生产技术标准和规程，确保中药材种源纯正、品质优良〔责任单位：自治区农业农村厅、林草局、科技厅、药监局，各市、县（区）人民政府〕。

（二）推进中药材规范化种植。

1. 建设规范化生态种植示范基地。优化产业布局，建设一批宁夏道地、特色中药材规范化生态种植示范基地，鼓励建设数字生态中药种植园、中药循环种植（养殖）园。重点建设以隆德县、彭阳县等地为核心区的黄芪、党参、柴胡、秦艽、苦杏仁、板蓝根等规范化种植基地，以盐池县、同心县、海原县等地为核心区的甘草、银柴胡、黄芪、小茴香等规范化种植基地，以兴庆区、平罗县、中宁县等地为核心区的枸杞、肉苁蓉等规范化种植基地，带动全区中药材产业规模化发展〔责任单位：自治区农业农村厅、林草局、科技厅、自然资源厅、乡村振兴局，各市、县（区）人民政府〕。

2. 支持建立“定制药园”。支持自治区内各医疗机构或中药企业到中药材主产县（区）建立“定制药园”，构建“医疗机构+中药企业+种植企业

（合作社）”产销机制。鼓励区内外医药企业将“定制药园”作为原料中药材供应基地，将其打造成为自治区乡村振兴示范基地〔责任单位：自治区农业农村厅、卫生健康委（中医药管理局）、林草局、科技厅，各市、县（区）人民政府〕。

（三）发展中药材加工产业。

1. 建立中药材产地初加工集聚地。建立枸杞、甘草、黄芪、银柴胡、小茴香、苦杏仁、桃仁、板蓝根、秦艽、柴胡、党参、红花、黄芩等道地、大宗中药材产地初加工聚集地 5~7 个，发挥示范带动作用，提高产品质量、促进提质增效。支持中药材机械化生产，开展中药材种植加工机械的引进与研发，提升中药材耕、种、管、收机械化装备水平〔责任单位：自治区农业农村厅、工业和信息化厅、发展改革委、科技厅、林草局，各市、县（区）人民政府〕。

2. 实施中药材“铸龙”工程。加强中药材科技创新园区建设。发挥中药材龙头企业引领作用，推动中药材深加工与综合开发。重点培育中药材精深加工龙头企业，加大招商引资力度，引进、培育一批产品新颖、技术先进、管理规范的中药材产品开发龙头企业，逐步建立以大型企业集团与中小企业分工协作、协调发展的产业格局〔责任单位：自治区农业农村厅、工业和信息化厅、商务厅、科技厅、林草局，各市、县（区）人民政府〕。

3. 提升中药材开发产业化水平。鼓励中药材生产企业引进先进设备、改进加工工艺，开展以宁夏道地或主产中药材为基源的中成药生产、饮片加工、功能食品、饮料、茶叶、药浴、药饮、化妆品、饲料添加剂、食品添加剂、植物源农药、中药兽药、中药非药用部位饲料等中药材延伸性产品开发。以枸杞、黄芪、甘草、银柴胡、苦杏仁与小茴香等中药材为重点，延长开发产业链，优化供给结构，探索中药材非药用部位综合利用途径。推动中药配方颗粒项目建设，促进我区中药材产业提档升级〔责任单位：自治区工业和信息化厅、科技厅、林草局、农业农村厅、市场监管厅、药监局，各市、县（区）人民政府〕。

（四）完善中药材市场流通体系。

1. 搭建中药材信息及交易服务平台。充分运用互联网、物联网、区块链和人工智能等新技术，建设融市场信息、质量追溯、第三方检验、电子交易等为一体的中药材互联网公共服务平台。加强中药材信息收集、汇总、分析，提升中药材产业发展信息化水平〔责任单位：自治区农业农村厅、商务厅、市场监管厅、药监局，各市、县（区）人民政府〕。

2. 提升中药材企业电子商务应用水平。鼓励中药材中小微经营企业通过电子商务拓展销售渠道，开展线上交易、物流配送等服务，实现线上线下融合发展。建立“龙头企业 + 合作社 + 致富带头人 + 农户”种植订单模式，建设一批以网络交易为主体、网络销售与实体经济协同发展的中药材种植企业〔责任单位：自治区商务厅、农业农村厅、市场监管厅、林草局、科技厅，各市、县（区）人民政府〕。

3. 加快中药材交易市场建设。加强政府引导，支持企业、合作社和社会资本参与，围绕枸杞、甘草、银柴胡、黄芪、秦艽、板蓝根、苦杏仁等重点品种，在中药材主产区逐步建成融商品集散、价格形成、信息汇聚、仓储物流、加工配送、质量检验、追溯管理、电子商务、金融服务为一体的中药材交易集散市场，降低交易和流通成本，扩大交易规模，提升现代化、便捷化和高效化管理运营水平，推动形成区域性中药材交易市场〔责任单位：自治区商务厅、发展改革委、农业农村厅、市场监管厅、林草局，各市、县（区）人民政府〕。

（五）培育中药材特色品牌。

实施中药材特色品牌培育战略。培育具有宁夏道地特色的中药材品牌，加强“宁夏枸杞”“盐池甘草”等国家农产品地理标志使用的监督管理，支持中药材产业规模较大的县（市、区）申报大宗药材农产品地理标志认证和申请驰名商标认定。力争培育 20 个以上优质药材企业品牌，培育 15 个以上有一定知名度的品牌。打造“枸杞之乡”“甘草之乡”“黄芪之乡”“银柴胡之乡”“小茴香之乡”，提升宁夏优势特色药材品牌影响力〔责任单位：自治区农业农村厅、科技厅、市场监管厅（知识产权局）、林草局、卫生健康委（中医药管理局）、药监局，各市、县（区）人民政府〕。

（六）强化中药材科技支撑。

1. 推进中药材产业发展科技创新驱动。围绕资源保护、品种培育、质量检测、规范化种植、产品开发等，组建一批科技创新平台和第三方科技服务机构。强化宁夏道地中药材科研和产业发展战略布局，建立一批以企业为主导，科研院所、高校与企业联合共建的中药材产业技术研发平台，加强中药材质量可追溯体系平台推广应用，为生产高品质中药材提供基础保障〔责任单位：自治区科技厅、工业和信息化厅、农业农村厅、发展改革委、林草局，各市、县（区）人民政府〕。

2. 提升中药材产业发展科技支撑能力。开展中药材生态种植、采收加工等生产过程关键技术攻关，加强中药材加工副产品利用研究，拓展中药材应用新领域。推进道地特色中药材产品开发研究，全面监控中药材相关产品生产过程中药材活性成分、重金属及农药残留变化，提升产品质量和市场竞争力。促进中药材科技成果转化，加快中药材新技术、新产品示范推广〔责任单位：自治区科技厅、农业农村厅、市场监管厅、林草局、药监局，各市、县（区）人民政府〕。

3. 加快中药材产业技术标准体系建设。建立宁夏特色中药材标准体系。制定良种繁育、种子种苗、种植（养殖）、采收、产地加工规范，完善大宗中药材生产技术规程，构建优质中药材全产业链标准体系。探索制定枸杞等中药产品国际标准〔责任单位：自治区药监局、农业农村厅、科技厅、林草局、卫生健康委（中医药管理局）、市场监管厅，各市、县（区）人民政府〕。

4. 强化中药材产业科技交流合作。建立产学研政对接机制，组织高层次专家来宁开展调研考察、技术诊断、技术推介、产业合作等活动，促进先进科技成果在我区落地转化。充分利用东西部科技合作机制，深化中药材领域科技交流合作，围绕中药材产业重大需求开展科技攻关和成果转化，突破道地中药材产业关键技术瓶颈〔责任单位：自治区科技厅、人力资源社会保障厅、农业农村厅、林草局、卫生健康委（中医药管理局），各市、县（区）人民政府〕。

（七）加强中药材质量管理。

开展中药材质量提升行动。建设集中药材种植、田间管理、病虫害防治、产地初加工、仓储、物流、质量检测等全过程追溯的中药材供应保障服务平台。开展中药材全产业链安全风险防范，加强中药材“三无一全”（无硫加工、无黄曲霉毒素、无公害及全程可追溯）质量管控，逐步实现中药材生产经营质量管理的数字化、标准化、网络化〔责任单位：自治区农业农村厅、林草局、市场监管厅、药监局、工业和信息化厅、商务厅，各市、县（区）人民政府〕。

（八）促进中药材产业融合发展。

开展“中药材 +”多业态发展行动。促进中药材产业与养生保健、健康养老、健康旅游融合发展，建设一批具有示范辐射作用的中医药健康旅游示范区，开展中药材种植（养殖）、养生保健、旅游康养等服务。开发以宁夏枸杞等中药材为主要原料的系列旅游商品，打造中药材旅游商品品牌〔责任单位：自治区文化和旅游厅、卫生健康委（中医药管理局）、民政厅、农业农村厅、林草局，各市、县（区）人民政府〕。

四、保障措施

（一）加强组织实施。各地各有关部门要加强组织领导，将中药材产业发展纳入重要议事日程，列入当地国民经济和社会发展规划，在资源配置、政策机制、制度建设等方面予以倾斜。充分发挥自治区中医药工作联席会议作用，统筹整合产业资源，强化责任落实，形成工作合力；定期开展督导评估考核，完善考核指标体系，强化考核结果运用，确保相关工作取得实效。

（二）完善政策机制。各地各有关部门要制定推进中药材产业发展的土地流转、金融支持、人才引进、技术合作等方面的优惠政策，农业农村、科技、林草等部门按业务渠道安排专项资金，统筹整合、捆绑实施扶持项目，协调推进中药材产业发展。建立政府引导、社会资本投入为主、贴息贷款为补充的多元投资机制。实施药农或中药合作社直补政策，引导扩大种植规模，提高产品品质。完善中药材生产基地用地政策，支持道地药材加工、仓储、物流等设施建设。

（三）强化宣传引导。各地各有关部门要注重总结中药材产业发展的好经验、好做法，加强典型示范和推广带动。充分利用报刊、广播、电视、互联网等媒体，全方位、多角度宣传中药材产业发展成就，加强宁夏产优质道地中药材宣传推介，提高品牌影响力和市场认可度。

云南省人民政府办公厅印发
关于加快中医药特色发展若干措施的通知

各州、市人民政府，省直有关部门，有关单位：

《关于加快中医药特色发展的若干措施》已经省人民政府同意，现印发给你们，请认真贯彻落实。

云南省人民政府办公厅
2021 年 9 月 9 日

（此件公开发布）

为认真贯彻落实《国务院办公厅印发关于加快中医药特色发展若干政策措施的通知》（国办发〔2021〕3 号）和《中共云南省委　云南省人民政府关于促进中医药传承创新发展的实施意见》（云发〔2020〕18 号），加快推进中医药高质量发展，提出以下措施。

一、促进中医药人才发展

（一）提高教育水平。改革中医药院校教育，加强中医药学科和专业建设，加强中医疫病学教育，强化中医思维培养和中医临床技能培训。加强医教协同，强化高校附属医院中医临床教学职能，提高中医类别执业（助理）医师资格考试通过率。大力发展中医药职业教育，支持建设高水平职业学校和专业群。支持云南中医药大学新增中药学一级学科博士点及中医专业博士点、生物与医药专业硕士点。到 2025 年，力争建设 3 个国家级、10 个省级中医药类一流本科专业和 2 个国家级、5 个省级中医临床教学培训示范中心，打造 3 个专业化中医药产教融合实训基地和技能人才培训基地（省教育厅、省卫生健康委按照职责分工负责）。

（二）大力推进师承教育。开展省、州市、县三级名老中医药专家学术经验继承工作，建设专家传承工作室。促进学校教育与师承教育相结合，建立早跟师、早临床学习制度。绩效工资分配时对承担带徒任务的名老中医药专家给予适当倾斜。鼓励国家级、省级名中医到基层建设二级专家工作站，支持各级中医医疗机构设置中医（专长）医师岗位（省教育厅、省人力资源社会保障厅、省卫生健康委，各州、市人民政府按照职责分工负责）。

（三）加强人才评价和激励。深化卫生专业技术人员职称制度改革，完善中医药人才职称评审标准，建立中医药优秀人才评价激励机制和省、州市级名中医评选制度。将中医药学才能、医德医风作为中医药人才的主要评价标准，将会看病、看好病作为中医医师和各级名中医评选的主要评价内容。在卫生专业技术人才评选中，探索中医药人才计划单列、单独评价（省人力资源社会保障厅、省卫生健康委，各州、市人民政府按照职责分工负责）。

二、促进中药产业发展

（一）优化中药医疗机构制剂审评审批管理。加快推进中药审评审批机制改革，建立科技、卫生健康等部门推荐符合条件的中药新药进入国家快速审评审批通道的有效机制。对用于重大疾病防治、临床急需且市场短缺，或属于儿童用药的中药制剂积极向国家申请优先审评审批。制定中医药理论、人用经验和临床试验相结合的中药医疗机构制剂审评和备案技术指南；支持以传统工艺备案的中药医疗机构制剂研发，制定完善傣、彝、藏等民族药医疗机构制剂的备案技术指南（省科技厅、省卫生健康委、省药监局按照职责分工负责）。

（二）提升中药医疗机构制剂研发创新能力。加强中药医疗机构制剂创新研发平台建设，支持中药医疗机构制剂向新药转化。搭建中药创新研发平台，建立健全产学研相结合的工作机制，提升中药产业关键技术研发和创新成果产业化能力。支持同名同方药的研制，提升已上市中药品种质量。引导药品上市许可持有人主动开展中药上市后评价，加大对来源于古代经典名方、名老中医验方、医疗机构制剂等具有人用经验的中药新药安全性评价技术标准的研究。到2025年，力争注册审批5个中药医疗机构制剂新品种，完成25个制剂品种传统工艺备案（省科技厅、省卫生健康委、省药监局按照职责分工负责）。

三、强化中医药发展保障

（一）落实政府投入保障政策。县级以上政府建立与中医药事业发展相适应的经费投入保障机制，将中医药事业发展经费纳入本级财政预算，探索建立符合中医医院发展特点的财政补助办法。鼓励各地积极申报和争取地方政府新增专项债券，推进符合条件的公立中医医院项目建设（省发展改革委、省财政厅、省卫生健康委，各州、市人民政府按照职责分工负责）。

（二）建立多元化的社会投入机制。鼓励各地运用地方规划、用地、价格、保险、融资支持政策，引导社会投入，打造中医药健康服务高地和学科、产业集聚区。鼓励支持符合条件的中医诊所纳入医联体。有条件的中医诊所可组建团队开展家庭医生签约服务，按规定收取签约服务费。鼓励街道、社区为提供家庭医生签约服务的中医诊所无偿提供诊疗场所（省卫生健康委，各州、市人民政府按照职责分工负责）。

（三）加强融资渠道支持。支持符合条件的中医药企业上市融资和发行公司信用类债券。鼓励社会资本发起设立中医药产业投资基金，加大对中医药产业的长期投资力度。提升信用服务机构中医药行业信用信息归集和加工能力。鼓励商业保险机构为中医药领域中小企业提供贷款保证保险服务，支持中医药企业投保财产一切险、雇主责任险及药物临床试验、药物质量安全等责任保险（省发展改革委、省财政厅、省卫生健康委、云南银保监局、云南证监局，各州、市人民政府按照职责分工负责）。

四、促进中西医结合发展

（一）大力发展中西医结合服务。完善中西医协同协作机制，规范建立中西医多学科协作诊疗制度。鼓励中医医疗机构与其他医疗机构在医院间、科室间和医联体内部建立协作关系，开展中西医联合诊疗。将中西医协作、中医诊疗人次占比纳入综合医院、专科医院、妇幼保健院等医疗机构等级评审和绩效考核。建立临床医师中医药专业知识培训制度（省卫生健康委负责）。

（二）推进疫病中西医协同防治。中医药系统人员第一时间全面参与公共卫生应急处置，将中医药防治举措全面融入应急预案和技术方案。加快国家中医疫病防治和紧急医学救援基地建设，加强各级中医医院感染性疾病科、急诊科、肺病科、重症医学科等薄弱科室建设。支持有条件的中医医院建设发热门诊、可转换传染病区和重症监护室等。在疾病预防控制机构中设立中医药部门，配备中医药专家队伍（省卫生健康委负责）。

（三）完善西医学习中医制度。2021 级起，将中医药课程列为本科临床医学类专业必修课和毕业实习内容，增加课程学时。在高职临床医学专业中开设中医基础与适宜技术必修课程。支持云南中医药大学与其他高校联合开展九年制中西医结合教育。攻读中医专业学位的临床医学类专业学生按国家规定可参加中西医结合医师资格考试和中医医师规范化培训。加强临床医学类专业住院医师规范化培训基地中医药科室建设。临床、口腔、公共卫生类别医师应当接受必要的中医药继续教育。开展“西学中”专项人才培养，适度扩大中西医结合专业研究生招生规模。到 2025 年，培养不少于 200 名高层次中西医结合人才（省教育厅、省卫生健康委按照职责分工负责）。

（四）推进中西医结合临床研究。围绕癌症、心脑血管病、糖尿病、艾滋病、老年痴呆等重大疑难疾病，以及抗生素耐药问题和新发重大传染性疾病，开展中西医联合攻关和中西医结合学科（专科）建设。到 2025 年，选择不少于 20 个病种开展中西医协同协作联合攻关，形成并推广 40 个左右的中西医结合诊疗方案（省科技厅、省卫生健康委按照职责分工负责）。

五、实施中医药发展重大工程

（一）实施特色人才培养工程。建立人才培养经费的地方、机构分担机制。加强高校附属医院、中医规范化培训基地等人才培养平台建设。支持建设中医基础类、经典类、疫病防治类和中药炮制类、鉴定类高水平学科。到 2025 年，遴选培养 15 名中医药领军人才、60 名学科带头人和 120 名学科后备人才，评选 100 名省级名中医，培育 200 名传承性人才和 1000 名中医药骨干人才（省教育厅、省卫生健康委，各州、市人民政府按照职责分工负责）。

（二）实施中医医疗服务体系建设工程。争取国家支持在我省布局建设中医区域医疗中心。加快省民族医医院建设，推进州市级中医特色重点医院建设。实施县级中医医院提标扩能行动。实施基层中医药服务能力提质增效工程，打造“示范中医馆”。到 2025 年，90％以上的县级中医医院达到国家县级公立中医医院综合服务能力基本标准、50％以上达到推荐标准，乡镇卫生院、社区卫生服务中心中医馆全覆盖（省发展改革委、省财政厅、省卫生健康委，各州、市人民政府按照职责分工负责）。

（三）实施中医特色优势建设工程。围绕中医传统优势领域，培育打造中医重点专科群。实施中医药康复服务能力提升工程。促进中医药特色服务与康养、旅游、智慧健康等产业融合发展，大力发展康养旅游新业态、新产品，建设医疗康养旅游度假区。到 2025 年，力争建设 5 个中医临床医学中心和 30 个分中心，建设不少于 10 个中医临床重点学科和 4 个中医康复示范基地（省财政厅、省住房城乡建设厅、省文化和旅游厅、省卫生健康委按照职责分工负责）。

（四）实施中医药科研平台建设工程。争取国家支持在我省布局建设中医药传承创新中心、中医药重点实验室和中医临床医学研究中心。建设中医药应对突发公共卫生事件科研支撑平台，加强中医药救治重大传染病研究，加大中医药防治重大传染病的新药和医疗机构制剂研发力度（省教育厅、省科技厅、省卫生健康委、中科院昆明分院按照职责分工负责）。

（五）实施名医堂建设工程。鼓励支持各级医疗机构依托省内外名中医专家资源，建设名医馆、国医堂；支持社会力量兴办连锁经营的名医堂，提供优质中医药服务。以国医大师、名老中医、岐黄学者等名医专家团队举办名医堂的，实行创业扶持、品牌保护、自主执业、自主运营、自主培养、自负盈亏综合政策（省发展改革委、省卫生健康委按照职责分工负责）。

（六）实施产学研医政联合攻关工程。依托高水平研究机构、高等院校、医疗机构及中药创新企业，加大中医药研究和科技成果转化力度，支持中医药先进装备、中药新药研发。支持中医医疗机构与企业、科研机构、高等院校加强协作、共享资源，促进研究成果投入市场应用。探索运用区块链等技术加强中医药临床效果搜集和客观评价（省工业和信息化厅、省教育厅、省科技厅、省卫生健康委按照职责分工负责）。

（七）实施道地中药材提升工程。围绕“十大云药”品种，开展中药材良种选育、优良品种扩繁推广和品种栽培技术研究及应用，大力发展三七、滇重楼、草果、砂仁等林下中药材，加快培育中药材“一县一业”示范县和特色县，把云南建成全国优质道地药材生产基地。推动建设现代中药材物流基地，依托昆明市菊花园中药材专业市场建立线上交易平台，打造辐射南亚东南亚的中国南药市场。进一步完善中药材、中药饮片、中药配方颗粒标准体系，加强中药材质量安全风险评估与风险监测，建立健全第三方质量监测体系。到2025年，建设10种濒危稀缺药材野生抚育、野生变家种培育基地，制定和修订10个大宗中药材种子种苗标准。力争完成25个中药材标准研究、30种中药材标本数字化和20个重要中药对照药材研制（省工业和信息化厅、省科技厅、省农业农村厅、省商务厅、省卫生健康委、省市场监管局、省林草局、省药监局，各州、市人民政府按照职责分工负责）。

（八）实施“云药”品牌培育工程。支持昆明生物医药聚集区、楚雄彝药园、文山三七园等产业园区建设。以云南白药系列、血塞通系列、灯盏花系列、美洲大蠊系列、恒古骨伤愈合剂等优势产品为重点，培育壮大“云药”品牌（省发展改革委、省工业和信息化厅、省科技厅、省市场监管局、省药监局，有关州、市人民政府按照职责分工负责）。

（九）实施中医药开放发展工程。大力发展中医药服务贸易，推进“互联网+中医药贸易”。支持社会力量采取市场化方式，与有合作潜力和意愿的国家共同建设中医药海外中心、友好中医医院。加强与周边国家间的传统医药交流合作（省教育厅、省科技厅、省商务厅、省卫生健康委、省外办、省药监局按照职责分工负责）。

六、提高中医药发展效益

（一）完善服务价格政策。健全中医医疗服务价格动态调整机制，每年开展价格评估，符合启动条件的及时调整价格。优先将功能疗效明显、特色优势突出的中医医疗服务项目纳入调价范围。对傣、彝、藏等民族医新增医疗服务项目，按规定由有关州、市向省级主管部门申请项目编码后定价。医疗机构炮制使用的中药饮片、中药医疗机构制剂实行自主定价。加强中药配方颗粒加成销售政策的监管，规范中药配方颗粒挂网和采购行为（省卫生健康委、省医保局按照职责分工负责）。

（二）健全医保管理措施。将适宜的中医医疗服务项目纳入基本医疗保险支付范围，选择部分中医优势病种试点推进中西医同病同价，一般中医药诊疗项目继续按项目付费。将符合条件的中药饮片（含中药配方颗粒）、中药医疗机构制剂纳入云南省基本医疗保险支付范围，并同步纳入云南省门诊特殊病、慢性病支付范围。中药饮片按照“甲类药品”管理，中药医疗机构制剂和中药配方颗粒按照“乙类药品”管理。鼓励商业保险公司开发中医药特色健康保险产品，建立保险公司与医保机构、中医药机构的信息对接机制。支持保险公司、中医药机构合作开展健康管理服务（省卫生健康委、省医保局、云南银保监局按照职责分工负责）。

（三）开展中医非基本服务。支持公立医院大力发展商业医疗保险覆盖的非基本医疗服务。对完成公益性服务绩效好的公立中医医院，放宽特需医疗服务比例限制，允许在政策范围内自主设立国际医疗部，自主决定国际医疗的服务量、项目、价格，收支结余主要用于改善职工待遇、加强专科建设和医院建设发展（省卫生健康委、云南银保监局，各州、市人民政府按照职责分工负责）。

七、营造中医药发展良好环境

（一）加强知识产权保护。完善中医药商业秘密保护制度，强化适宜性保密，提升保密内容商业价值，加强国际保护。在地理标志保护机制下，做好道地药材标志保护和运用。探索将具有独特炮制方法的中药饮片纳入中药品种保护范围。加强传统经典名方和现代中药知识产权保护（省卫生健康委、省市场监管局、省药监局、省知识产权局按照职责分工负责）。

（二）优化科技管理。加强中医药科技研发工作和中医药科研方法学、疗效评价、伦理审查等研究。支持加快中医药基础理论和临床研究，围绕重大疑难疾病开展中西医联合科研攻关，加强科研成果临床转化，中医药科学研究项目立项评审单列并实行同行评议（省科技厅、省卫生健康委按照职责分工负责）。

（三）加强文化传播。鼓励社会力量建设中医药博物馆，依托医疗机构、中药企业等建设中医药文化宣传教育基地。打造“兰茂医学”品牌，加大中医药古籍文献和民族民间医药传统特色疗法、单方验方的挖掘整理和研究推广。实施中医药文化传播行动，开展中小学中医药文化教育，开设中医药广播电视和网络视听专题栏目，扶持中医药题材视听节目创作。打造云南中药材交易网络直播基地，争取进入国家广播电视和网络视听产业基地（园区）。开展中医药文化研学旅行，建立中医药研学旅行基地（省委宣传部、省发展改革委、省教育厅、省文化和旅游厅、省卫生健康委、省广电局按照职责分工负责）。

（四）提高法制化水平。加强中药监管队伍建设，提升中药审评和监管现代化水平。建立不良执业记录制度，将相关企业行政许可、行政处罚等信息通过国家企业信用信息公示系统（云南）依法向社会公示。有条件的企业应建立追溯系统并对接省重要产品追溯协同中心，实现中药材种植、加工、流通全过程追溯。到 2025 年，实现中药材流通交易追溯覆盖率达到 80% 以上（省司法厅、省商务厅、省卫生健康委、省市场监管局、省药监局按照职责分工负责）。

（五）加强组织领导。各级政府要将中医药工作纳入重要议事日程，定期研究、协调解决中医药发展重大问题。有关部门要研究细化促进中医药特色发展的具体措施，扎实推动工作落实。各地要明确承担中医药管理职能的机构，合理配置管理人员。各民族地区应结合实际进一步完善支持本地区少数民族医药发展的政策举措（省中医药工作联席会议成员单位，各州、市人民政府按照职责分工负责）。

国医经方年鉴 2022

学术成果

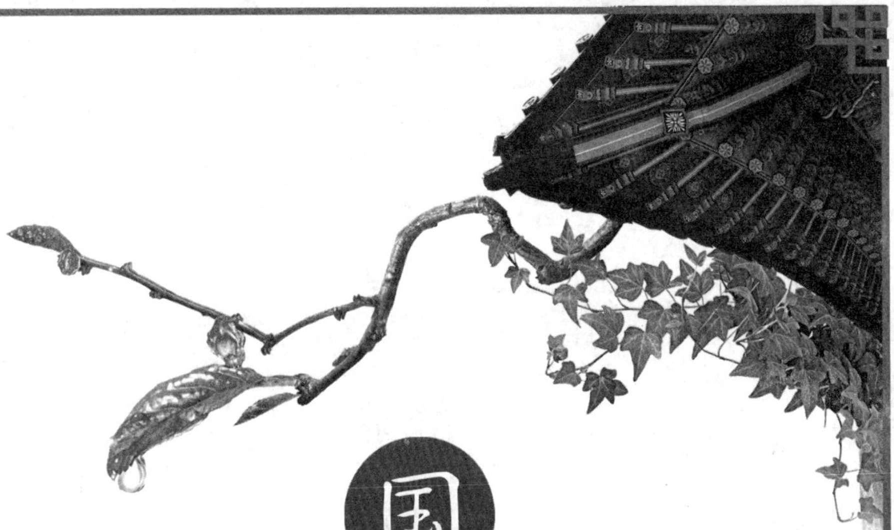

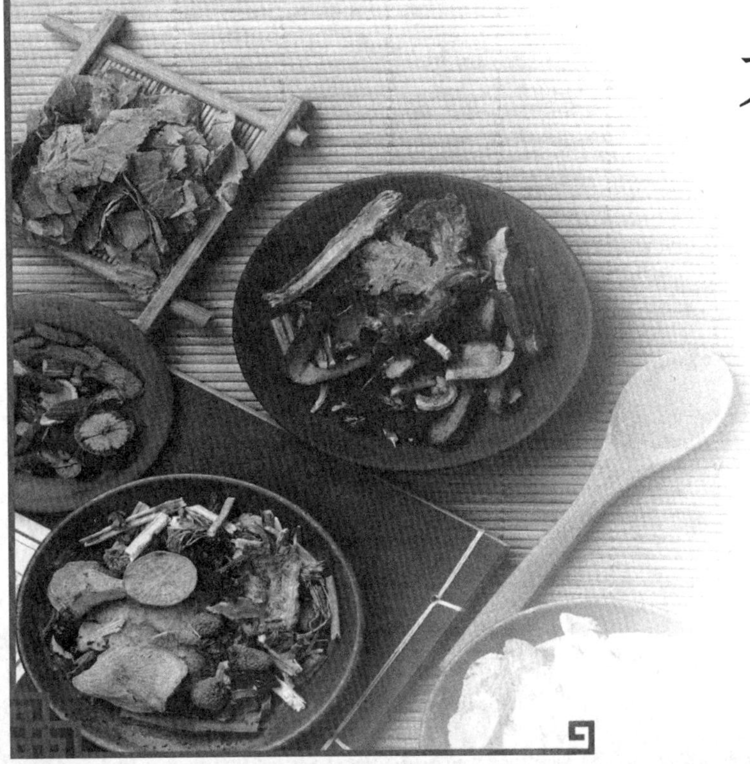

中和医派杨建宇论经典名方百合地黄汤*

曹勇磊[1]　李　娜[2△]　杨建宇[3,4*]　于大远[2△]

1. 新疆喀什地区巴楚县中医院（喀什　843807）
2. 北京中医药大学东方医院（北京　100078）
3. 中国中医药研究促进会慢病医养中心（龙脉温泉）中和医派传承工作室（北京　102211）
4. 中华中医药中和医派杨建宇京畿豫医工作室　北京知医堂中和国医馆（北京　100031）

【摘要】百合地黄汤出自汉代张仲景《金匮要略》，此方由百合7枚、生地黄汁1升组成，此方具有养阴清热、补益心肺之功。现代临床上此方常应用于治疗失眠症、抑郁症、心理亚健康疾病等神志病。

【关键词】百合地黄汤；养阴清热；补益心肺；失眠；抑郁症；心理亚健康疾病；杨建宇；经方；鲜地黄；经药；中和医派

百合地黄汤出自汉代张仲景《金匮要略》，原文："百合病，不经吐、下、发汗，病形如初者，百合地黄汤主之。"此方由百合7枚，生地黄汁1升组成。"心主神明""肺朝百脉"，心肺阴虚内热，百脉失和，使心神不安及饮食行为失调所致百合病。方中百合色白入肺，养肺阴而清气热；生地黄色黑入肾，益心营而清血热；泉水清热利小便。诸药合用，心肺同治，阴复热退，百脉因之调和，病可自愈。此方具有清、轻、平、润的特点，具有养阴清热、补益心肺之功，使五脏真元通畅，内热无以留存而外泄，失调之机得以恢复。此方为治疗百合病的常用方，临床应用当以心神不安、饮食行为失调、口苦、小便赤、舌红、脉微数为辨证要点。现代临床上此方常应用于治疗失眠症、抑郁症、心理亚健康疾病等神志病。百合知母汤与此方类似，都可以治疗心肺阴虚证，但百合知母汤所主病症是以肺热为主要方面，病以咳嗽、少痰等为要点，当以清肺润肺；而百合地黄汤所主病症是以心热为主要方面，病以心烦、惊悸为特点，其治当清心凉血。

1　临床应用

1.1　失眠

张忠[1]将阴虚火旺型失眠的62例患者随机分为治疗组与对照组，治疗组32例予百合地黄汤治疗，对照组30例予阿普唑仑治疗。治疗2周后，治疗组总有效率高于对照组，且治疗组PSQI评分、中医症状积分改善优于对照组。王振宇[2]采用百合地黄汤治疗老年慢性失眠症的患者65例，治疗12周后，治疗组总有效率及显效率高于采用阿普唑仑治疗的对照组55例。新昕[3]的临床观察证实，采用百合地黄汤治疗阴虚不寐的患者，其日间活动评分明显好于给予右佐匹克隆治疗的患者，治疗前后的PSQI评分显示两种药物对失眠均有缓解作用。

1.2　抑郁症

陈微[4]采用百合地黄汤治疗慢性心力衰竭并抑郁症的患者33例，对照组患者29例给予赛乐特治疗。8周后，2组临床疗效、总评分、睡眠障碍、躯体症状因子等改善相似，但治疗组不良反应发生率明显低于对照组。王爱平[5]的临床观察证实，采用百合地黄汤联合西医常规治疗的耳鸣焦虑抑郁情绪障碍患者，总有效率明显高于采用西医常规治疗的患者，且医院焦虑抑郁量表评分明显更低。陈微[6]采用百合地黄汤治疗脑卒中后抑郁症的患者40例，对照组患者39例给予西药治疗。4周后，2组抑郁评定、神经功能缺损评分均较治疗前明显下降，

*基金项目：中村炎黄中医药科技创新联盟中和医派经方经药专项课题；中国中医药研究促进会北京昌平沙河高教园区卫生服务中心中和医派传承工作室专项课题；南阳张仲景传统医药研究会　中和医派杨建宇经药科研专题项目。

*通讯作者/指导老师：jianyu66@163.com
△执笔人

ADL 能力评分明显上升，治疗组恢复速度与对照组改善相似。李丽娜[7]采用百合地黄汤联合降糖治疗阴虚内热型初发 2 型糖尿病伴更年期轻度情绪障碍的患者 30 例，对照组 30 例给予降糖治疗。60 天后，治疗组临床疗效总有效率高于对照组，且治疗组 FBG、2hPG、双 HbA1c、0min 和 30min 血清胰岛素及 C 肽水平、HAMD 评分、HAMA 评分等改善明显优于对照组。李丽娜[8]的临床观察证实，给予氟西汀胶囊联合百合地黄汤治疗的抑郁症患者，其疗效优于给予氟西汀胶囊治疗的患者，且焦虑躯体化因子、睡眠因子分下降明显更优。

1.3 心理亚健康疾病

占明[9]采用百合地黄汤治疗阴虚型心理亚健康的患者 56 例，治疗 4 周后总有效率明显优于采用谷维素治疗的对照组 54 例。治疗组在失眠多梦、便秘便干、疲劳乏力、烦躁易怒的症状发生率下降优于对照组，且治疗组在躯体化、强迫症状、人际敏感特别是焦虑、抑郁等方面改善明显优于对照组。王兮[10]的临床观察证实，采用百合地黄汤治疗阴虚型心理亚健康状态的患者，其临床证候观察评定、PSQI、CL-90 下降速度明显优于予谷维素治疗的患者。

1.4 其他应用

除上述疾病外，此方还被用于治疗慢性变态反应疾病[11]、老年代谢综合征[12]、植物神经功能紊乱[13]、放射性肺炎[14]、创伤后应激障碍[15]、神志病[16]、梦游症[17]等疾病。因其所治病证病机多为心肺阴虚内热。

根据中和医派掌门杨建宇教授提出的“经药”概念及其理论体系，考察本方可知，本方中之生地黄汁就是新鲜地黄榨汁。至于生地黄之功效，非现代教科书中所言“凉血活血滋阴”可以涵括的。《神农本草经》明言，地黄主折跌绝筋，伤中，逐血痹，填骨髓，长肌肉。做汤除寒积聚，除痹。生者尤良，久服轻身不老。后世医家在“药性赋”中言地黄有“宣血”之功。在《伤寒杂病论》，在古代经典名方中地黄作为急性热病的危重急救之必需品。如犀角地黄汤、清营汤等。河南一名医急救白血病高热不退之危急重症的四生饮，就用到“生地黄汁”。对“经药”，对于《本经》之药，临床应该精准应用，才能保证临床疗效。

2 实验研究

郑竹宏[18]临床观察研究百合地黄汤可使大脑皮层、脑干和海马中 5-HT 含量明显升高，而大鼠皮层中 DA 含量显著降低，从而可改善失眠模型大鼠行为学和睡眠。李梦华[19]研究发现百合地黄汤可使外周血象提高，脑内 NE 含量降低，5-HT 含量升高，睡眠改善明显。王海兰[20]研究发现百合地黄汤可使血清抗炎因子 IL-10 和海马神经递质 DA 含量显著增加，从而改善抗抑郁症模型大鼠的抑郁状态。周湘乐[21]研究发现百合地黄汤抑制慢性应激抑郁模型大鼠血清 IL-1β 含量升高，提高其海马 5-HT 表达水平，对抑郁模型大鼠抗抑郁疗效显著。薛剑[22]研究发现百合地黄汤组可使脑区的 5-HT、DA、NE 浓度均显著升高，通过调节神经递质水平达到抗抑郁作用；且显著上调大鼠脑内海马 mPFC 中 Bcl-2、BDNF、CREB 和 P-CREB 的蛋白表达水平明显升高，预防和抑制神经元的凋亡，提高大鼠脑内神经营养因子的水平表达，起到神经元保护作用，发挥抗抑郁作用。薛剑[23]研究发现百合地黄汤抑制单胺氧化酶活性，从而升高大鼠的单胺类神经递质含量，从而对 CUMS 抑郁模型大鼠具有抗抑郁作用。周湘乐[24]研究发现百合地黄汤能通过下调血清 IL-1β 含量，提高海马 5-HT 水平，显著改善 CUMS 模型大鼠抑郁样行为学表现。诸葛叶婷[25]研究发现百合地黄汤通过多种机制下调 IL-1β 等炎性细胞因子水平起到抑制炎性反应，改善焦虑抑郁等临床症状的作用。黄建波[26]研究发现百合地黄汤可抑制肿瘤细胞增殖，降低 PCNA 蛋白及 Cyclin D1 蛋白的表达，对 Lewis 肺癌有非常显著的抑制作用，有较好的抗肿瘤转移作用。方欢乐[27]研究发现百合地黄汤可提高小鼠脑内 GABA 含量、降低 Glu 的含量，具有一定的抗焦虑作用。叶开升[28]研究发现加味百合地黄汤能降低 PCNA 蛋白的表达，可抑制肿瘤细胞增殖，对防治肿瘤生长有积极意义。以上研究，可以为此方治疗失眠、抑郁症、Lewis 肺癌、抗焦虑作用、肝癌、围绝经期综合征肝肾阴虚证[29]、创伤后应激障碍[30]、原发性高血压病[31]等提供现代药理依据。

3 结语

百合地黄汤是汉代张仲景《金匮要略》中治疗百合病之代表方，“百合病者，百脉一宗，悉致其病也”。百合病的临床表现虽然多种多样、表现不一，但其发病机制同为心肺阴虚内热，故临床运用百合地黄汤加减，是取之清心润肺、养阴润燥。四诊合参，辨证论治，即可“异病同治”。后世医家在临床中扩大其应用，广泛应用于月经病、失眠症、情志病、肺系疾病等多种疾病中，但多以心肺阴虚内热为使用依据。该方具有养阴清热、补益心肺之功，其更多应用，有待我们发掘整理，总结归纳，以促进中医学科发展，造福更多患者。

参考文献:

[1] 张忠,于翔,李子全,等.百合地黄汤治疗阴虚火旺型失眠临床观察[J].光明中医,2019,34(10):1509-1511.

[2] 王振宇.百合地黄汤加味治疗老年慢性失眠症65例疗效观察[J].中国中医药科技,2008(01):58-60.

[3] 新昕.百合地黄汤加减治疗阴虚型不寐的疗效分析[J].中国医药指南,2018,16(33):183-184.

[4] 陈微,赵树华,许淑芬,等.百合地黄汤治疗脑卒中后抑郁症的疗效观察[J].中国老年学杂志,2004(05):417-418.

[5] 王爱平,孙海波,冷辉.百合地黄汤治疗耳鸣焦虑抑郁情绪障碍的疗效观察[J].内蒙古中医药,2014,33(35):34-35.

[6] 陈微,赵树华,许淑芬,等.百合地黄汤治疗脑卒中后抑郁症的疗效观察[J].中国老年学杂志,2004(05):417-418.

[7] 李丽娜,高凌云.百合地黄汤加味治疗抑郁症34例[J].河南中医,2014,34(05):803-804.

[8] 李丽娜,高凌云.百合地黄汤加味治疗抑郁症34例[J].河南中医,2014,34(05):803-804.

[9] 占明.百合地黄汤治疗阴虚型心理亚健康状态人群100例临床研究[J].云南中医学院学报,2014,37(06):52-55.

[10] 王兮,武嫣斐.百合地黄汤治疗阴虚型心理亚健康50例[J].光明中医,2014,29(12):2558-2559.

[11] 戴茵茹.百合地黄汤加味治疗慢性变态反应疾病的临床观察[D].黑龙江中医药大学,2018.

[12] 王宝,闫小光,黄飞,等.金匮百合地黄汤在老年代谢综合征中的应用[J].中华中医药杂志,2019,34(02):533-535.

[13] 王艳敏.百合地黄汤治疗植物神经功能紊乱临床疗效观察[J].光明中医,2016,31(22):3294-3295.

[14] 王海滨,王宜宗,訾华浦.加味百合地黄汤治疗放射性肺炎疗效观察[J].中医临床研究,2015,7(22):28-30.

[15] 胡霖霖,张永华,苏玉刚.百合地黄汤对创伤后应激障碍大鼠行为学及海马GR/MR表达的影响[J].中国中医药科技,2014,21(02):135-137.

[16] 赵慧敏,荣宝山,白雅文,等.金匮百合地黄汤治疗神志病的研究进展[J].疾病监测与控制,2018,12(02):149-152.

[17] 何艳.百合地黄汤加减治疗梦游症[J].新疆中医药,2008(05):81.

[18] 郑竹宏,赵仁云,丁玉婷,等.百合地黄汤对失眠模型大鼠行为学及不同脑区单胺类神经递质的影响[J].世界科学技术—中医药现代化,2019,21(03):529-534.

[19] 李梦华.百合地黄汤合酸枣仁汤对失眠模型大鼠下丘脑中5-HT和NE影响研究[J].中医临床研究,2016,8(28):10-12.

[20] 王海兰,周湘乐,谭婷,等.百合地黄汤对抑郁症大鼠血清IL-10和海马DA的影响[J].湖南中医药大学学报,2018,38(11):1326-1330.

[21] 周湘乐,肖碧跃,王海兰,等.百合地黄汤对抑郁模型大鼠炎症因子IL-1β及神经递质5-HT水平变化的影响[J].中医药导报,2018,24(16):30-33.

[22] 薛剑.百合地黄汤对CUMS抑郁模型大鼠的作用及机理研究[D].黑龙江中医药大学,2018.

[23] 周湘乐.百合地黄汤对抑郁模型大鼠血清IL-1β及海马5-HT水平变化的影响[D].湖南中医药大学,2018.

[24] 诸葛叶婷.加味百合地黄汤对干燥综合征焦虑抑郁状态患者P2X_7R炎性通路干预作用研究[D].北京中医药大学,2018.

[25] 薛剑,李冀.百合地黄汤对抑郁模型大鼠行为及海马内单胺类神经递质和单胺氧化酶含量的影响[J].中医药学报,2018,46(01):109-111.

[26] 黄建波,郑小伟,包素珍.加味百合地黄汤对Lewis肺癌小鼠抗肿瘤转移作用机制的研究[J].现代中西医结合杂志,2006(23):3187-3189.

[27] 方欢乐,韩宁娟,李晓明,等.百合地黄汤抗焦虑作用的研究[J].海南医学院学报,2019,25(05):326-329.

[28] 叶开升,郑小伟,包素珍.加味百合地黄汤对肝癌H_(22)小鼠PCNA蛋白表达的影响[J].中华中医药学刊,2009,27(03):548-550.

[29] 王兴.甘麦百合地黄汤治疗围绝经期综合征肝肾阴虚证80例[J].中国中医药现代远程教育,2011,9(10):30-31.

[30] 胡霖霖,张永华,苏玉刚.百合地黄汤对创伤后应激障碍大鼠行为学及海马GR/MR表达的影响[J].中国中医药科技,2014,21(02):135-137.

[31] 李军.加味百合地黄汤配合西药治疗原发性高血压病疗效观察[J].山西中医,2015,13(05):16-17.

中和医派杨建宇论经典名方半夏白术天麻汤*

杨　明[1]　袁　骏[2△]　杨建宇[3,4*]　李　杨[3,4]

1. 江西中医药大学（南昌　330004）
2. 北京中医药大学（北京　100029）
3. 中国中医药研究促进会慢病医养中心（龙脉温泉）中和医派传承工作室（北京　102211）
4. 中华中医药中和医派杨建宇京畿豫医工作室　北京知医堂中和国医馆（北京　100031）

【摘要】半夏白术天麻汤出自清代程国彭《医学心悟》，由半夏、天麻、茯苓、橘红、白术、甘草、生姜、大枣组成。此方具有化痰熄风、健脾祛湿之功，可用于治疗风痰上扰之证，常表现为头晕头痛、头晕目眩，并伴有脾虚痰湿之象。现代临床上此方常应用于治疗偏头痛、癫痫、梅尼埃病、高血压、颈性眩晕等。

【关键词】半夏白术天麻汤；化痰息风；健脾祛湿；偏头痛；癫痫；梅尼埃病；高血压；颈性眩晕；杨建宇；经方；经药；中和医派；《十陈中药歌诀》

半夏白术天麻汤出自清代程国彭《医学心悟》，原文："眩，谓眼黑；晕者，头旋也。……有湿痰壅遏者，书云，头旋眼花，非天麻、半夏不除是也，半夏白术天麻汤主之。"此方由半夏、天麻、茯苓、橘红、白术、甘草、生姜、大枣组成。"诸风掉眩，皆属于肝""无风不作眩""无痰不作眩"，肝风内动，痰浊上扰会导致眩晕头痛。"足太阴痰厥头痛，非半夏不能疗；眼黑头眩，风虚内作，非天麻不能除。"（《脾胃论》）罗天益云"眼黑头旋，风虚内作，非天麻不能治"。故方中以半夏理气燥湿，降逆化痰，天麻平肝息风、止眩晕，二药合用为主药，以治风痰眩晕头痛。然脾湿生痰为病之本，风痰上扰为病之标，故配以白术、茯苓健脾祛湿，以治生痰之源，同时白术具有止痰水导致的眩晕之功（如《金匮要略》中泽泻汤）；橘红理气健脾，燥湿化痰，《食物本草》云其"下气"，"消痰涎"。半夏、茯苓、橘红三者为伍，则祛痰、健脾、利气各彰其效，实乃二陈汤配伍之精髓。甘草、生姜、大枣调和脾胃，驱邪不伤正，均为佐使药。诸药相合，使风得息，痰得消，眩晕自愈。此方功效：化痰熄风，健脾祛湿。此方可用于治疗风痰上扰之证，常见表现有头晕头痛、头晕目眩，现代临床上对应的疾病如偏头痛、梅尼埃病、高血压、颈性眩晕等。"百病皆因痰作祟""怪病多痰"，因此此方还可以治疗癫痫等精神系统疾病。临床使用此方时须见咳唾痰涎，色白质滑量多、胸膈痞闷、大便稀溏、食纳少、舌体胖大，有齿痕、舌苔白腻、脉弦滑等脾虚痰湿之象。

中华中医药中和医派掌门人杨建宇教授方歌有云：半夏白术天麻汤，茯苓橘红甘枣姜，眩晕痰湿壅遏阳，诸风掉眩肝疏畅。

1　临床应用

1.1　头痛

刘庆[1]将80例偏头痛患者随机分为观察组（半夏白术天麻汤联合盐酸氟桂利嗪治疗）及对照组（单用盐酸氟桂利嗪治疗）各40例。治疗6周后，观察组头痛发作次数、疼痛程度、持续时间等评分均低于对照组；观察组治疗总有效率高于对照组，不良反应发生情况少于对照组。表明半夏白术天麻汤联合盐酸氟桂利嗪胶囊治疗偏头痛，患者头痛症状缓解明显，用药过程中不良反应发生情况少，临

*基金项目：中关村炎黄中医药科技创新联盟中和医派经方经药专项课题；中国中医药研究促进会北京昌平沙河高教园区卫生服务中心中和医派传承工作室专项课题；南阳张仲景传统医药研究会 中和医派杨建宇经药科研专题项目。
*通讯作者/指导老师：jianyu66@163.com
△执笔人

床疗效显著，联合用药安全可靠。欧降红[2]采用加味半夏白术天麻汤治疗痰浊上扰型偏头痛患者45例。经治疗6周，观察组头痛发作频次、头痛持续时间、疼痛程度均低于采用盐酸氟桂利嗪治疗的对照组，观察组总有效率高于对照组。观察组和对照组两组患者的内皮素-1水平均较前有所下降，一氧化氮水平均较前有所升高，观察组患者较对照组改善明显，可以看出加味半夏白术天麻汤辨证治疗痰浊上扰型偏头痛治疗有效。缪冬梅[3]采用半夏白术天麻汤辅助针灸治疗经行头痛患者45例，对照组（n=44）予单纯针灸治疗后，观察组总有效率优于对照组；观察组可显著提升血清一氧化氮与PGE2水平。表明在针灸治疗的基础上采用半夏白术天麻汤治疗经行头痛的临床疗效显著，可降低凝血率，防止瘀血导致脑部血液循环不通造成的经行头痛。赵锐[4]的临床研究证实，在西医治疗基础上加入半夏白术天麻汤辅助治疗的经行头痛患者，其VAS评分值低于接受常规西医治疗的患者，且总有效率显著更高。

1.2　癫痫

田茸[5]临床观察证实，半夏白术天麻汤治疗癫痫能够提高疗效，抑制癫痫发作程度和频率的作用，并具有减轻和改善癫痫大鼠大脑海马神经元细胞损伤的作用。且此方对于慢性期的效果较好，说明半夏白术天麻汤治疗癫痫有一定疗效，可以改善相关生物功能从而发挥其抗癫痫作用，并且对慢性期效果更好。田茸[6]将癫痫患者54例，在维持原有的抗癫痫药物治疗基础上，配以加味半夏白术天麻汤随证加减治疗，服药2年总有效率74.07%，其中完全控制率为12.96%，显效率为44.44%。

1.3　梅尼埃病

刘淑洁[7]采用半夏白术天麻汤治疗梅尼埃病患者25例，对照组（25例）开展西医常规治疗。治疗后，治疗组患者头晕、目眩、耳鸣、耳聋、恶心呕吐、前庭功能减退等症状改善显著优于对照组。结论表明采用中医方法用半夏白术天麻汤对梅尼埃病治疗效果显著，值得广泛推广，证实半夏白术天麻汤治疗梅尼埃病有一定疗效，可使患者头晕、目眩、耳鸣、耳聋、恶心呕吐、前庭功能减退等症状有所改善。张浒[8]的临床研究证实，采用服用西药基础上加服半夏白术天麻汤治疗的梅尼埃病患者，其总有效率高于采用西药治疗的患者，提示半夏白术天麻汤加减治疗梅尼埃病有较好的临床疗效，值得临床推广应用。

1.4 高血压病

侯治强[9]将80例高血压患者随机分为观察组和对照组各40例。观察组用半夏白术天麻汤联合替米沙坦治疗，对照组予替米沙坦治疗。经治疗4周后，观察组患者的治疗总有效率高于对照组；观察组患者的舒张压、收缩压、心悸、眩晕、头痛积分、NO、ET-1水平改善优于对照组；两组患者的SOD水平高于治疗前，MDA水平低于治疗前，且观察组优于对照组，且联合半夏白术天麻汤治疗的安全性较高，证实半夏白术天麻汤治疗高血压病有一定疗效，能显著缓解临床症状，有效减轻机体应激反应，安全性较高。马学芳[10]临床观察证实半夏白术天麻汤联合西药具有改善痰湿壅盛型老年高血压病患者血压及中医证候疗效的作用。

1.5　颈椎病眩晕

高鄂[11]将106例颈性眩晕患者随机分为对照组和研究组各53例，对照组采用盐酸氟桂利嗪单药治疗，研究组在对照组用药基础上加用半夏白术天麻汤联合治疗。经治疗2周，研究组总有效率显著优于对照组；且研究组椎-基底动脉供血改善优于对照组。对于颈性眩晕患者，临床给予半夏白术天麻汤联合西药治疗，效果显著，说明半夏白术天麻汤治疗颈椎病眩晕有一定疗效，改善椎-基底动脉供血，使患者眩晕发作频率明显减少。张斌[12]采用口服半夏白术天麻汤治疗颈性眩晕患者42例。治疗4周后总有效率优于采用口服盐酸氟桂利嗪治疗的对照组38例，中医症状量表评分较前有明显改善，眩晕发作频率明显减少。

1.6　其他应用

通过整理其他文献，其他脾虚风痰上扰诸证，如失眠[13]等可以用此方治疗。此方还可治疗其他病机属于脾虚痰浊的疾病，如冠心病[14]、高脂血症[15]等。

2　实验研究

欧降红[16]研究发现加味半夏白术天麻汤可使患者的内皮素-1水平明显下降，一氧化氮水平明显升高，从而改善浊上扰型偏头痛患者的临床症状。赵锐[17]研究发现半夏白术天麻汤辅助治疗可以使患者血清中内皮素-1、血管加压素、前列腺素F2α的含量降低，一氧化氮、PGE2的含量增高。从而可显著降低经行头痛程度。缪冬梅[18]研究发现半夏白术天麻汤辅助针灸治疗可显著提升血清一氧化氮与PGE2水平，降低凝血率，防止瘀血导致脑部血液循环不通造成的经行头痛。田茸[19]研究发现miRNA-146a-5p与癫痫发生后的炎症反应密切相关，半夏白术天麻汤可使miRNA-146a-5p表达量降至1.377倍。提示半夏白术天麻汤可能通过控制癫痫发生后的炎症反应发挥抗癫痫的效应。吴志阳[20]研究发现半夏白术天麻汤联合缬沙坦通过降低血清CysC、Hcy，升高Ghrelin的表达水平，改善CIMT、pA，从而具有明显的降压效果。以上研究，可以为半夏白术天麻汤治疗偏头痛、经行头痛、癫痫、高血压等提供现代药理依据。

3 结语

中华中医药中和医派掌门人杨建宇教授经药概念及理论体系指出：半夏白术天麻汤中有二陈汤的影子，但有区别，二陈汤中有陈皮，本方用橘红，二者并非一物。橘红与化橘红也不是一物，希望大家能分清各药的使用及功效差异和本草物的区别。以便精准用药，提升疗效。对于中药“陈药”之应用，临床应多注意，中和医派掌门人杨建宇教授经药理论之下，在“六陈”之下，又着重提出了“十陈”，有“十陈”中药歌诀如下：枳壳半夏与陈皮，麻黄狼毒和吴萸，阿胶芫花及棕榈，还有艾叶佳年七。经药精准疗效好，十陈中药应铭记。

半夏白术天麻汤具有化痰息风、健脾祛湿之功，是专治风痰眩晕头痛的常见方。此方的更多应用，有待我们发掘整理，总结归纳，以促进中医学科发展，造福更多患者。

参考文献：

[1] 刘庆．半夏白术天麻汤联合盐酸氟桂利嗪治疗偏头痛的临床效果观察[J]．当代医学,2018,24(02):117-119.

[2] 欧降红，阿不来提·艾则孜，万雪梅．加味半夏白术天麻汤对痰浊上扰型偏头痛患者的疗效及内皮素-1及一氧化氮水平的影响[J]．湖南中医药大学学报,2016,36(07):65-67.

[3] 缪冬梅，王智强，龚琳霞．半夏白术天麻汤辅助针灸治疗经行头痛患者的疗效[J]．世界中医药,2019,14(01):195-199.

[4] 赵锐，杨尚凌．半夏白术天麻汤辅助治疗经行头痛50例[J]．环球中医药,2018,11(06):929-931.

[5] 田茸，舍雅莉，张晓琳，等．半夏白术天麻汤对癫痫模型大鼠急性期和慢性期海马神经元miRNA表达谱及生物功能的影响[J]．中医杂志,2019,60(15):1318-1324.

[6] 田茸，史正刚，蒋萃，等．基于风痰瘀理论运用加味半夏白术天麻汤治疗癫痫疗效观察[J]．时珍国医国药,2018,29(12):2950-2952.

[7] 刘淑洁．研究半夏白术天麻汤治疗梅尼埃病的效果[J]．世界最新医学信息文摘,2015,15(A2):146+149.

[8] 张浒．半夏白术天麻汤治疗梅尼埃病的临床观察[J]．临床合理用药杂志,2009,2(07):44.

[9] 侯治强，周琳．半夏白术天麻汤联合替米沙坦治疗高血压的效果[J]．临床医学研究与实践,2019,4(15):132-134.

[10] 马学芳．半夏白术天麻汤联合西药治疗痰湿壅盛型老年高血压病的临床观察[J]．中国民间疗法,2019,27(11):52-53.

[11] 高鄂，陈宇基，石智杰，等．西药联合半夏白术天麻汤治疗颈性眩晕53例临床观察[J]．中国民族民间医药,2018,27(17):98-99.

[12] 张斌．半夏白术天麻汤治疗颈性眩晕42例[J]．光明中医,2015,30(10):2116-2117.

[13] 任丽红，李晓倩．半夏白术天麻汤加减治疗顽固性失眠50例[J]．实用中医药杂志,2014,30(01):21-22.

[14] 马春．半夏白术天麻汤加减治疗冠心病心绞痛34例[J]．中国老年学杂志,2011,31(20):4031-4032.

[15] 祝建华，周霞玲．浅谈半夏白术天麻汤在高脂血症中的临床运用[J]．内蒙古中医药,2014,33(15):37.

[16] 欧降红，阿不来提·艾则孜，万雪梅．加味半夏白术天麻汤对痰浊上扰型偏头痛患者的疗效及内皮素-1及一氧化氮水平的影响[J]．湖南中医药大学学报,2016,36(07):65-67.

[17] 赵锐，杨尚凌．半夏白术天麻汤辅助治疗经行头痛50例[J]．环球中医药,2018,11(06):929-931.

[18] 缪冬梅，王智强，龚琳霞．半夏白术天麻汤辅助针灸治疗经行头痛患者的疗效[J]．世界中医药,2019,14(01):195-199.

[19] 田茸，舍雅莉，董晓丽，等．半夏白术天麻汤对癫痫大鼠海马miRNA-146a-5p表达的影响及生物信息学分析[J]．中国中医药信息杂志,2018,25(07):34-40.

[20] 吴志阳，叶靖，陈晓军．半夏白术天麻汤治疗高血压合并颈动脉粥样硬化临床疗效及对血清CysC、Hcy、Ghrelin水平影响[J]．亚太传统医药,2019,15(04):150-153.

中和医派杨建宇论经典名方半夏厚朴汤*

凌　霞[1]　张旭冉[2△]　杨建宇[3,4*]

1. 长春中医药大学附属医院妇产科（吉林 长春　130021）
2. 北京中医药大学（北京　100029）
3. 中国中医药研究促进会慢病医养中心（龙脉温泉）中和医派传承工作室（北京 102211）
4. 中华中医药中和医派杨建宇京畿豫医工作室　北京知医堂中和国医馆（北京 100031）

【摘要】半夏厚朴汤出自汉代张仲景《金匮要略》，由半夏、厚朴、茯苓、生姜、苏叶组成，此方具有行气散结、降逆化痰之功。临床上此方常应用于治疗主症为咽喉不利、如有物阻、胸脘痞胀的疾病，如胃食管反流病、食管炎、慢性浅表性胃炎、慢性咽炎、抑郁症、梅核气等。

【关键词】半夏厚朴汤；行气散结；降逆化痰；胃食管反流病；食管炎；慢性浅表性胃炎；慢性咽炎；抑郁症；梅核气；杨建宇；经方；经药；中和医派

半夏厚朴汤出自汉代张仲景《金匮要略》，原文："妇人咽中如有炙脔，半夏厚朴汤主之。"此方由半夏一升，厚朴三两，茯苓四两，生姜五两，干苏叶二两组成。方中半夏辛温入肺胃，化痰散结，降逆和胃；厚朴苦辛性温，下气除满，助半夏散结降逆。半夏与厚朴相合，辛开苦降，理气散结开郁。茯苓甘淡渗湿健脾，以助半夏化痰；生姜辛温散结，和胃止呕，且制半夏之毒；苏叶芳香行气，理肺舒肝，助厚朴行气宽胸、宣通郁结之气。诸药合用，共奏行气散结、降逆化痰之功。此方为治疗情志不畅、痰气互结所致的梅核气之常用方，现代临床上此方常应用于治疗主症为咽喉不利、如有物阻、胸脘痞胀的疾病，如胃食管反流病、食管炎、慢性浅表性胃炎、慢性咽炎、抑郁症、梅核气等。临床应用以咽中如有物阻，吞吐不得，胸膈满闷，苔白腻，脉弦滑为辨证要点。

基于中和医派掌门杨建宇教授经方经药理论，半夏厚朴汤原方中，半夏用一升，这是医圣经方中半夏用量较超大剂量，并且没强调半夏的特别炮制，仅是水洗而已，足见半夏在本方中占有主导地位，不可不察不知！半夏在《黄帝内经》就有应用，足见半夏的应用甚早。正确理解其功用，应该熟读《神农本草经》半夏的论述，重在"主伤寒、寒热，心下坚，下气，喉咽肿痛，头眩胸张，咳逆肠鸣，止汗"。在本方中重在运用半夏的"下气""喉咽肿痛"之功，至于是否化痰散结，此乃后世所识，应该多多关注！

1　临床应用

1.1　胃食管反流病

袁君丽[1]将66例GRED患者随机分为2组，治疗组33例给予半夏厚朴汤合乌贝散治疗，对照组

*基金项目：中关村炎黄中医药科技创新联盟中和医派经方经药专项课题；中国中医药研究促进会北京昌平沙河高教园区卫生服务中心中和医派传承工作室专项课题；南阳张仲景传统医药研究会 中和医派杨建宇经药科研专题项目。

*通讯作者/指导老师：jianyu66@163.com
△执笔人

33例给予奥美拉唑治疗。治疗2周后，治疗组总有效率高于对照组，复发率低于对照组。贾宁[2]采用半夏泻心汤加减治疗68例胃食管反流病的患者，对照组52例采用雷贝拉唑口服。治疗4周后，治疗组总有效率高于对照组。田英娟[3]研究表明半夏厚朴汤加减治疗GERD疗效确切，可明显改善患者症状，同时提高生活质量。叶旭挺[4]的临床经验证实，在常规西医治疗的基础上加用半夏厚朴汤合四逆散加减治疗的确诊为GERD的患者，其总有效率高于予常规西医治疗的患者，且复发率更低。

1.2 慢性咽炎

柯立新[5]将36例慢性咽炎患者随机分为两组，对照组采用冬凌草片治疗，观察组采用半夏厚朴汤治疗。治疗2周后，观察组治疗总有效率明显高于对照组。陈有华[6]将116例慢性咽炎患者随机分为观察组（n=58）、对照组（n=58）。观察组给予半夏厚朴汤联合西药治疗，对照组给予单纯西药治疗，治疗2周后，观察组治疗总有效率明显高于对照组。湛妙玲[7]研究表明在兰索拉唑肠溶片治疗基础上加用半夏厚朴汤加减能提升反流性慢性咽炎的临床治疗效果，较为安全。章萤[8]采用半夏厚朴汤治疗50例慢性咽炎患者，对照组50例口服冬凌草片进行治疗。治疗3周后，观察组治疗总有效率明显高于对照组。钟高堂[9]采用半夏厚朴汤加减为治疗60例慢性咽炎患者，对照组60例以咽炎片治疗。治疗2周后，观察组治疗总有效率明显高于对照组。孙建丽[10]研究表明半夏厚朴汤加减口服能够消除或改善慢性咽炎患者的症状，解除其身心痛苦，提高其生活质量，值得临床推广应用。阮紫娟[11]将136例慢性咽炎患者随机分成治疗组和对照组，治疗组采用半夏厚朴汤加减治疗，对照组采用冬凌草片治疗。治疗14天后，治疗组总有效率明显高于对照组。闻克银[12]研究表明半夏厚朴汤有利于慢性咽炎症状和体征的改善，值得临床推广使用。于兴娟[13]的临床经验证实，给予加味半夏厚朴汤治疗的慢性咽炎患者，其总有效率明显高于给予常规治疗的患者。王桂兰[14]研究表明半夏厚朴汤加减较咽炎片治疗有利于慢性咽炎患者症状和体征的改善，值得临床推广。

1.3 抑郁症

周鹏[15]采用盐酸氟西汀与半夏厚朴汤加味治疗36例青年抑郁症病人，对照组36例予盐酸氟西汀治疗。治疗2周后，治疗组总有效率优于对照组，治疗后汉密尔顿抑郁量表（HAMD）评分优于对照组。代静[16]将抑郁症的患者80例随机分为研究组与常规组各40例。其中常规组患者给予单纯心理疏导，研究组患者在常规组治疗基础上予半夏厚朴汤，治疗3周后，研究组患者临床治疗总效率显著高于常规组，治疗后焦虑抑郁程度改善幅度明显大于常规组。李丽娜[17]的临床研究证实，采用半夏厚朴汤加味治疗的伴躯体症状的抑郁症患者，其疗效优于予盐酸文拉法辛胶囊治疗的患者，且喉中有异物感、腹部有气上冲等症状缓解更明显。

1.4 梅核气

玄立印[18]将120例痰气互结型梅核气的患者随机分为治疗组和对照组，各60例。治疗组给予半夏厚朴汤配合氟哌噻吨美利曲辛片治疗，对照组给予氟哌噻吨美利曲辛片治疗。治疗4周后，治疗组治愈率、好转率明显高于对照组。黄慈辉[19]研究表明半夏厚朴汤治疗梅核气效果显著，值得推广。陈慕芝[20]研究表明单用半夏厚朴汤或联用西医治疗梅核气疗效均优于单用西医治疗者，且无明显副作用。李术钗[21]的临床经验证实，采用半夏厚朴汤治疗的梅核气患者，其总有效率显著高于采用谷维素联合维生素B_6治疗的患者，且不良反应发生率明显更低。

1.5 其他应用

通过整理其他文献，半夏厚朴汤还被用于治疗喉痹[22]、咳嗽[23-25]、反流性咽喉炎[26]、糜烂性食管炎[27]、卒中后吞咽障碍[28]、慢性浅表性胃炎[29]、反复性口腔溃疡[30]、慢性阻塞性肺病[31]等。其病机皆因情志不畅导致痰气互结，气机当降不降。

中华中和医派杨建宇掌门人指出：半夏厚朴汤重在调理气机，病症表现为“咽”有“炙肉”。而实际的病位病机是什么呢？真正的中医人应该用真正的中医思维去考察问题。半夏厚朴汤方证是气机不畅，气结郁滞。诱因可能是情志不畅，思虑过度。而病位是何经何络呢？当然病症表现为咽。从中医角度讲，病在咽吗？显然不是，目前大家多认为是肝气疏泄不畅，病在肝，可参。气机不畅在腑，应在三焦，三焦是通行元气，通畅水道。而气机不畅，不可不察三焦，与之对应肝胆经，三焦经不可不察。不但女性多病，而男性也一样，所以疗病多种。值得关注！

2 实验研究

陈建荣[32]研究发现半夏厚朴汤加味能够对抗行为绝望模型小鼠脾脏的萎缩和脾脏细胞形态的改变，能够提高行为绝望模型小鼠脾淋巴细胞的增殖率和血清中溶血素抗体的含量。陈豪[33]研究发现半夏厚朴汤治疗咳嗽变异性哮喘可快速缓解患者咳嗽症状，下调血清 IL-13、EOS 水平，可能是其作用机制。陈博欣[34]研究发现半夏厚朴汤有明显抗炎镇痛作用，有望在临床中提供新的参考。李彬[35]研究发现半夏厚朴汤可有效治疗急性期痰湿阻肺型 COPD，其作用机制可能与减低体内炎症反应有关。房芳[36]研究发现加味半夏厚朴汤可通过调整脂代谢紊乱，明显改善痰气互结型 OSAHS 的严重程度。李南[37]研究发现加味半夏厚朴汤对抑郁模型大鼠有一定的改善作用，可显著缩短抑郁大鼠悬尾实验不动时间，提高 SOD 活力、MDA 水平、肝脏系数及脾脏系数。以上实验研究，可为半夏厚朴汤治疗胃食管反流病、慢性浅表性胃炎、慢性咽炎、慢性阻塞性肺疾病、抑郁症提供依据。

半夏厚朴汤具有行气散结、降逆化痰之功，此方的更多应用，有待我们发掘整理，总结归纳，以促进中医学科发展，造福更多患者。

参考文献：

[1] 袁君丽，高学清，赵永艳．半夏厚朴汤合乌贝散加减治疗胃食管反流病 66 例的临床疗效观察 [J]. 世界最新医学信息文摘，2019,19(71):172-173.

[2] 贾宁，李杨．半夏厚朴汤治疗胃食管反流病疗效观察 [J]. 山西中医，2016,32(03):19-20.

[3] 田英娟，王维亭，黄维芝．半夏厚朴汤加减治疗胃食管反流病 32 例 [J]. 内蒙古中医药，2015,34(04):3-4.

[4] 叶旭挺，戴兆燕，许素瑜．半夏厚朴汤合四逆散治疗胃食管反流病疗效 [J]. 包头医学院学报，2018,34(02):112-114.

[5] 柯立新．半夏厚朴汤治疗慢性咽炎 36 例探寻 [J]. 临床医药文献电子杂志，2019,6(47):177.

[6] 陈有华．半夏厚朴汤联合西药治疗慢性咽炎的疗效观察 [J]. 大医生，2017,2(08):58-59.

[7] 湛妙玲．兰索拉唑联合半夏厚朴汤加减治疗反流性慢性咽炎的临床效果研究 [J]. 现代诊断与治疗，2019,30(03):354-355.

[8] 章萤．半夏厚朴汤治疗慢性咽炎的临床价值分析 [J]. 现代医学与健康研究电子杂志，2018,2(05):153-154.

[9] 钟高堂．半夏厚朴汤加减治疗慢性咽炎 60 例效果 [J]. 内蒙古中医药，2015,34(11):11-12.

[10] 孙建丽．半夏厚朴汤加减治疗慢性咽炎 35 例疗效观察 [J]. 光明中医，2015,30(04):797-798.

[11] 阮紫娟，陈荣庄．半夏厚朴汤加减治疗慢性咽炎 68 例临床观察 [J]. 国医论坛，2015,30(01):12.

[12] 闻克银．半夏厚朴汤治疗慢性咽炎 71 例 [J]. 中国中医药现代远程教育，2013,11(22):111-112.

[13] 于兴娟．加味半夏厚朴汤治疗慢性咽炎 43 例疗效观察 [J]. 辽宁中医杂志，2010,37(05):870-871.

[14] 王桂兰．半夏厚朴汤加减治疗慢性咽炎 90 例 [J]. 甘肃中医学院学报，2008(04):23-24.

[15] 周鹏，陈林庆，彭晓明，等．半夏厚朴汤

加味联合盐酸氟西汀治疗青年抑郁症临床观察[J]. 中西医结合心脑血管病杂志,2011,9(02):247-248.

[16]代静. 六君子汤合半夏厚朴汤治疗胃癌术后抑郁症的临床疗效[J]. 中国医药指南,2017,15(07):179-180.

[17]李丽娜,高凌云. 半夏厚朴汤加味治疗躯体症状占优势的抑郁症35例[J]. 福建中医药,2014,45(02):24-25.

[18]玄立印,李洁,李亚平. 半夏厚朴汤配合氟哌噻吨美利曲辛片治疗痰气互结型梅核气临床疗效观察[J]. 河北医学,2016,22(06):1016-1017.

[19]黄慈辉,林云鑫,杨心倩,等. 半夏厚朴汤治疗梅核气验案举隅[J]. 中国民族民间医药,2018,27(03):69+72.

[20]陈慕芝,吕安坤,孙红艳. 半夏厚朴汤治疗梅核气随机对照试验的Meta分析[J]. 世界科学技术-中医药现代化,2015,17(02):377-381.

[21]李术钗. 半夏厚朴汤治疗梅核气临床疗效及安全性研究[J]. 亚太传统医药,2015,11(14):113-114.

[22]彭秀. 半夏厚朴汤加味联合穴位磁疗贴治疗气郁痰阻型喉痹的临床疗效观察[D]. 成都中医药大学,2018.

[23]张立山,弓雪峰. 半夏厚朴汤治疗小儿咳嗽探析[J]. 环球中医药,2017,10(07):823-824.

[24]姚文峰,李皓琳,孙志强,等. 半夏厚朴汤加减方联合奥美拉唑治疗反流性咽喉炎临床观察[J]. 实用中医药杂志,2019,35(09):1119-1120.

[25]刘红松,段兴隆. 探究小柴胡汤合半夏厚朴汤治疗顽固性咳嗽的临床效果及对复发率的影响[J]. 名医,2019(10):235.

[26]陈轩,郑菁菁,张银龙,等. 半夏厚朴汤加减联合艾司奥美拉唑口服治疗糜烂性食管炎的临床观察[J]. 当代医学,2019,25(25):155-157.

[27]宋莉娟,付菊花,孙亚中. 针刺联合半夏厚朴汤治疗卒中后吞咽障碍的疗效及其对吞咽障碍功能和吸入性肺炎发生的影响[J]. 世界中医药,2019,14(06):1573-1576.

[28]付洪芳,张玉,于白莉. 于白莉运用半夏厚朴汤治疗胃食管反流性咳嗽的经验[J]. 世界最新医学信息文摘,2019,19(43):257+260.

[29]熊美珍. 左金丸合半夏厚朴汤治疗慢性浅表性胃炎疗效的Meta分析[J]. 全科口腔医学电子杂志,2019,6(12):111+114.

[30]侯泽. 半夏厚朴汤加减治疗痰湿型反复性口腔溃疡疗效观察[J]. 云南中医中药杂志,2019,40(04):52-53.

[31]罗甜. 半夏厚朴汤治疗慢性阻塞性肺病稳定期痰湿阻肺证临床观察[J]. 世界最新医学信息文摘,2019,19(12):152.

[32]陈建荣. 半夏厚朴汤加味对行为绝望模型小鼠脾脏结构及体液免疫的影响[D]. 辽宁中医药大学,2010.

[33]陈豪,陈军红. 半夏厚朴汤治疗咳嗽变异性哮喘临床研究[J]. 新中医,2019,51(09):53-55.

[34]陈博欣,汤雪纯,刘燕玲,等. 六经辨证法浅谈半夏厚朴汤抗炎镇痛作用[J]. 中医临床研究,2019,11(09):70-72.

[35]李彬,白辉辉. 半夏厚朴汤对痰湿阻肺型慢性阻塞性肺疾病急性期肺功能及微观指标的影响[J]. 陕西中医,2019,40(04):466-468.

[36]房芳,邓立伟,邓宏伟,等. 加味半夏厚朴汤治疗痰气互结型阻塞性睡眠呼吸暂停低通气综合征的临床研究[J]. 世界中西医结合杂志,2018,13(12):1715-1718.

[37]李南,赵献敏,杜彩霞,等. 加味半夏厚朴汤对抑郁大鼠的干预作用[J]. 中医学报,2018,33(12):2379-2382.

中和医派杨建宇论经典名方半夏泻心汤*

郭会军[1]　于大远[2△]　杨建宇[3,4*]　廖　宁[4△]

1. 河南中医药大学第一附属医院（河南郑州　450099）
2. 北京中医药大学东方医院（北京　100078）
3. 中国中医药研究促进会慢病医养中心（龙脉温泉）中和医派传承工作室（北京　102211）
4. 中华中医药中和医派杨建宇京畿豫医工作室　北京知医堂中和国医馆（北京　100031）

【摘要】半夏泻心汤出自《伤寒论》和《金匮要略》，由半夏半升，黄芩三两，干姜三两，人参三两，黄连一两，大枣十二枚，炙甘草三两组成。此方具有理气消痞、燥湿化痰、寒热平调之功。该方经过药味和剂量的加减，临床上应用非常广泛，无论寒湿还是湿热，偏于邪实还是正虚。主要表现为“呕”“痞”“利”，比如现代医学疾病有慢性胃炎、消化性溃疡、溃疡性结肠炎、反流性食管炎、消化不良、肠易激综合征等疾病可以使用此方治疗。除此之外，此方还可用于糖尿病、化疗术后呕吐等。

【关键词】半夏泻心汤；辛开苦降；燥湿化痰；呕；痞；利；慢性胃炎；溃疡性结肠炎；消化性溃疡；消化不良；杨建宇；中和医派

半夏泻心汤出自汉代张仲景《伤寒论》和《金匮要略》，原文：“伤寒五六日，呕而发热者……却发热汗出而解。……但满而不痛者，此为痞，柴胡不中与之，宜半夏泻心汤”“呕而肠鸣，心下痞者，半夏泻心汤主之”。此方由半夏半升，黄芩三两，干姜三两，人参三两，黄连一两，大枣十二枚，炙甘草三两组成。方中半夏、干姜两药合用，取其温中降逆之功，且半夏又善散结消痞。辅以黄连、黄芩，取其苦寒之性，以泄郁火。佐以人参、大枣、炙甘草甘温益气和中，且大枣、炙甘草可以调和诸药。人参、大枣、炙甘草这三味药是仲景方补虚扶正、调和诸药的常用配伍。方中黄芩、黄连之味苦，合干姜、半夏之味辛，辛开苦降，能调畅气机，消除中焦的痞胀；苦能燥，辛能行能散，故可以祛湿之功。因此主要表现为“呕”“痞”“利”疾病，如慢性胃炎、消化性溃疡、溃疡性结肠炎、反流性食管炎、消化不良、肠易激综合征等，可以用此方治疗。其他疾病如糖尿病、胃癌等，证属湿热内蕴、中焦壅滞不通者可以用此方治疗。此方兼有寒温、补泻等属性相反药味，寒热互用以和其阴阳，辛苦并进以调其升降，补泻兼施以顾其虚实。因此，该方经过药味和剂量的加减，临床上应用非常广泛，无论寒湿还是湿热，偏于邪实还是正虚。临床应用此方当以舌苔腻、脉象不虚不迟为辨证要点。但若患者正

*基金项目：中关村炎黄中医药科技创新联盟中和医派经方经药专项课题；中国中医药研究促进会北京昌平沙河高教园区卫生服务中心中和医派传承工作室专项课题。
*通讯作者/指导老师：jianyu66@163.com
△执笔人

气过于虚羸、有形实邪停滞胃脘，不宜使用此方。

1 临床应用

1.1 慢性胃炎

杨占华[1]将32例幽门螺杆菌相关性胃炎患者分为治疗组32例，采用加味半夏泻心汤和奥美拉唑肠溶片治疗；对照组30例，采用标准三联疗法(奥美拉唑肠溶片、克拉霉素胶囊、甲硝唑胶囊)治疗，疗程1周后，治疗组治疗后的证候积分均低于对照组，不良反应发生率更低，Hp根除率更高。耿艳[2]在常规西医治疗的基础上联合半夏泻心汤治疗慢性胃炎合并幽门螺杆菌感染，对照组78例采用常规西药治疗。4周后，观察组近期总有效率明显高于对照组，中医证候改善优于对照组，H.pylori根除率明显高于对照组，且观察组复发率低于对照组。廖媛[3]针对脾胃湿热型慢性浅表性胃炎患者在常规治疗的基础上联合半夏泻心汤加减治疗临床疗效较单独使用西药更显著。陈莉熔[4]在铝碳酸镁的基础上联合半夏泻心汤治疗胆汁反流性胃炎，可有效改善临床症状，提高治疗效果，同时降低胃炎复发率。肖帅[5]临床观察证实半夏泻心汤加减治疗脾虚湿热型慢性胃炎的总有效率明显高于三九胃泰颗粒治疗。

1.2 溃疡性结肠炎

任海风[6]采用半夏泻心汤及其加减方治疗溃疡性结肠炎患者40例，对照组40例采取常规西药治疗。8周后试验组脓血便消失时间、腹痛消失时间、腹泻消失时间均短于对照组，结肠镜和相关指标的改善试验组优于对照组。张强[7]的临床经验证实，选用半夏泻心汤及其加减方治疗的溃疡性结肠炎患者，其临床治疗总有效率为91.2%，明显优于采用西药治疗的患者，且不良反应率明显更低。

1.3 消化性溃疡

籍玉帆[8]在常规药物治疗的基础上选用半夏泻心汤治疗胃溃疡患者45例，常规组45例采用常规药物治疗。治疗4周，联合半夏泻心汤组患者的治疗总有效率明显高于常规组，同时焦虑、抑郁的改善优于常规组。刘喜成[9]的临床经验证实，予加味半夏泻心汤联合奥美拉唑治疗的胃溃疡患者，其临床疗效及并发症发生概率均显著优于行奥美拉唑治疗的患者，且复发率更低。

1.4 反流性食管炎

王捷虹[10]主任医师根据多年临床经验，以半夏泻心汤为基础方加减治疗中虚气逆型反流性食管炎。畅玉娟[11]的临床研究证实，予雷贝拉唑联合半夏泻心汤治疗的反流性食管炎患者，其总有效率高于予雷贝拉唑治疗的患者，症状积分改善更明显，且复发率更低。

1.5 功能性消化不良

杨黎黎[12]选用半夏泻心汤与莫沙必利治疗功能性消化不良患者30例，对照组30例仅予莫沙必治疗。治疗4周后，研究组治疗总有效率显著高于对照组，症状积分改善优于对照组。储呈海[13]的临床经验证实，予半夏泻心汤治疗的功能性消化不良患者，其总有效率高于予马来酸曲美布汀分散片口服治疗的患者，且生活质量评分更高。

1.6 糖尿病

李丽萍[14]在临床上选用半夏泻心汤合枳术汤加减治疗糖尿病胃轻瘫属寒热错杂者，效果令人满意，不仅可以改善患者临床症状，而且能改善血糖水平。凌云[15]通过大鼠实验研究，得出半夏泻心汤能降低血清中血糖、TG、TC、LDL-C含量，提高HDL-C含量，同时去滓再煎的效果要优于普通煎煮。刘胜[16]的临床研究证实，在常规治疗基础上加半夏泻心汤治疗的脾虚胃热证消渴病患者，其HbA1c、2hPG、FPG下降较采用常规治疗的患者更明显。

1.7　其他应用

通过整理其他文献，半夏泻心汤还可用于治疗化疗后呕吐[17]、肠易激综合征[18-19]、小儿胃咳[20]、胃癌[21]等疾病。

2　实验研究

童荣生[22]的药理研究发现半夏泻心汤中苦寒药组黄连、黄芩促进胃排空和肠推进的作用较强。赵冉冉[23]研究发现半夏泻心汤可以促进ICCSCF、Bcl-2蛋白的表达，减少ICC的caspase3、Bax、PI3K表达；上调ICC的c-kit、Bcl-2基因表达，下调ICC的caspase3、NF-κBp65、PI3K、Bax基因表达，半夏泻心汤对胃肠道运动的调节可能与抑制ICC凋亡有密切相关性。王飞[24]发现半夏泻心汤可以促进ICC表型维持，增强c-kit蛋白表达，同时促进钙库受体蛋白和基因表达水平（IP3R、RyR3、PLC），影响相关离子通道，进而以协调的方式产生节律性收缩，并通过GI肌肉组织传播，从而达到有效的治疗调节胃肠动力作用。从分子层面上，为临床应用半夏泻心汤治疗“心下痞”提供科学依据。徐甜[25]等研究认为半夏泻心汤治疗慢性萎缩性胃炎的生物学机制可能与TNF signaling pathway等信号通路有关。任小军[26]研究认为治疗功能性消化不良的主要作用机制可能与对脑肠肽的调节相关。 以上实验研究，可为半夏泻心汤治疗慢性胃炎、消化性溃疡、溃疡性结肠炎、反流性食管炎、消化不良、肠易激综合征等提供依据。

3.结语

半夏泻心汤具有理气消痞、燥湿化痰、寒热平调之功，其经过药味和剂量的加减，临床上应用非常广泛。中和医派掌门人杨建宇教授强调，泻心汤类方强调的“泻心”而非“泻肠胃”，而现在诸多初学者单纯理解为是调理肠胃，有些偏颇，值得大家一起思考。心下痞，病位病机均不在肠胃，心下痞病机是寒热失常，气机不畅，上下不宁。病位在气，表现在气、在水。而中医基础理论指出，在气在水之病位应该在三焦，中医的三焦是通调水道、通行元气，主一身之气，行一身之水。所以我们中医人应该明白，泻心汤调理之三焦，是太阳病失治、误治之后变证，应藏象为少阳症表现，是太阳病兼少阳居多。对于中医理论的认知，不局限在解剖学实体器官，应以理论为核心指导，坚持中医思维，才能真正精准用好经方、经药，方能提高临床疗效。

参考文献：

[1] 杨占华，耿秀超，李强．加味半夏泻心汤治疗幽门螺旋杆菌相关性胃炎疗效分析[J]．中医临床研究，2019,11(21):54-56.

[2] 耿艳，皇甫沁媛，范利锋，等．半夏泻心汤联合含铋剂四联疗法治疗慢性胃炎的疗效评价[J]．现代中西医结合杂志 2019,28(22):2478-2479.

[3] 廖媛．半夏泻心汤治疗脾胃湿热型慢性浅表性胃炎的疗效[J]．深圳中西医结合杂志，2019，29（13）：2.

[4] 肖帅．半夏泻心汤加减治疗脾虚湿热型慢性胃炎的疗效分析[J]．中国医药指南，2019,17(20):169-170.

[5] 任海风．采取半夏泻心汤及其加减方治疗溃疡性结肠炎患者的疗效和安全性[J]．医疗装

备，2019，32（14）：85-86.

[6] 张强．半夏泻心汤及其加减方治疗溃疡性结肠炎临床效果及安全性研究 [J]. 世界最新医学信息文摘，2018，18（30）：145-146.

[7] 籍玉帆．探究经方半夏泻心汤治疗胃溃疡的应用效果 [J]. 医学理论与实践，2019，32（13）：2032-2033.

[8] 刘喜成．分析加味半夏泻心汤联合奥美拉唑治疗胃溃疡患者的临床效果 [J]. 首都食品与医药，2018（24）：68.

[9] 李毅，胡玉乐，王捷虹．王捷虹教授治疗中虚气逆型反流性食管炎的经验 [J]. 现代中医药，2019，39（4）：1-2.

[10] 畅玉娟．半夏泻心汤治疗反流性食管炎的临床效果观察 [J]. 甘肃科技，2019，35（12）.

[11] 杨黎黎，尧彦．半夏泻心汤与莫沙必利治疗功能性消化不良 30 例 [J]. 光明中医，2019，34（7）：1102-1103.

[12] 储呈海，杨乐乐．半夏泻心汤治疗功能性消化不良临床观察 [J]. 光明中医，2019，34（10）：1530-1531.

[13] 周铭，韩文娟，王久玉．李主任医师治疗糖尿病胃轻瘫验案举隅 [J]. 中国中医药现代远程教育，2018，16（23）：73-74.

[14] 凌云，张洁，赵鸣芳．半夏泻心汤去滓再煎对糖尿病大鼠糖脂代谢的影响研究 [J]. 中国中医药现代远程教育，2018，16（23）：85-87.

[15] 刘胜．半夏泻心汤联合西药治疗消渴病（脾虚胃热证）的临床观察 [J]. 中国民间疗法，2019，27（13）：51-52.

[16] 张燕，廖大忠，张林松，等．半夏泻心汤加减联合格拉司琼防治顺铂方案所致呕吐的临床研究 [J]. 心理月刊，2019，12：196-197.

[17] 曾光，黄延芳，肖超秀，等．半夏泻心汤治疗肠易激综合征疗效及安全性的 Meta 分析 [J]. 中国药业，2019，（13）：69-73.

[18] 朱春亮．半夏泻心汤加黄芪治疗寒热错杂型腹泻型肠易激综合征的临床研究 [D]. 福州，福建中医药大学：2019.

[19] 梁雪，仇志锴．李立新运用半夏泻心汤治疗小儿胃咳的经验浅谈 [J]. 中国民间疗法，2019，27（11）：108-109.

[20] 张文思，刘松江，庞雪莹．刘松江应用半夏泻心汤治疗恶性肿瘤经验 [J]. 江西中医药 2019 年，2019，50（1）：23-24.

[21] 童荣生，肖开春，李晋奇，等．半夏泻心汤调节胃肠动力的物质基础研究 [J]. 中国实验方剂学杂志，2015，21（3）：160-163.

[22] 赵冉冉．半夏泻心汤对 ICC 凋亡相关蛋白和通路的影响 [D]. 北京，北京中医药大学，2019.

[23] 王飞．半夏泻心汤对 ICC 表型维持和钙离子调节蛋白的影响 [D]. 北京，北京中医药大学，2019.

[24] 徐甜，叶冠成，樊姝宁，等．半夏泻心汤治疗慢性萎缩性胃炎的网络药理学研究 [J]．辽宁中医杂志，2019：65.

[25] 任小军，任红红，雷明红，等．基于脑—肠轴理论探讨半夏泻心汤治疗功能性消化不良的作用机制 [J]. 江西中医药大学学报，2019，31（3）：119-120.

中和医派杨建宇论经典名方保阴煎*

刘延华[1]　张旭冉[2△]　杨建宇[3,4*]　翟　优[5]

1. 中华中医药学会（北京　100029）
2. 北京中医药大学（北京　100029）
3. 中国中医药研究促进会慢病医养中心（龙脉温泉）中和医派传承工作室（北京　102211）
4. 中华中医药中和医派杨建宇京畿豫医工作室　北京知医堂中和国医馆（北京　100031）
5. 河南中医药大学内科教研室（河南 450046）

【摘要】保阴煎出自明代张景岳《景岳全书》，由生地、熟地、芍药、山药、川续断、黄芩、黄柏、生甘草组成。该方具有滋阴降火、清热凉血之功，常用于治疗阴虚火旺、血热动血之证。现代临床上该方常应用于治疗先兆流产、经间期出血、月经先期、产后恶露不绝、习惯性流产、月经过多、崩漏、女性抗精子抗体阳性不孕症等病症。

【关键词】保阴煎；滋阴降火；清热凉血；阴虚火旺；血热动血；先兆流产；经间期出血；月经先期；产后恶露不绝；习惯性流产；月经过多；崩漏；女性抗精子抗体阳性不孕症；杨建宇；经方；经药；中和医派

保阴煎出自明代张景岳《景岳全书》，原文："治男妇带浊遗淋，色赤带血，脉滑多热，便血不止，及血崩血淋，或经期太早，凡一切阴虚内热动血等证。"该方由生地黄、熟地黄、芍药各二钱，怀山药、川续断、黄芩、黄柏各一钱半，生甘草一钱组成。方中黄芩黄柏清热泻火；熟地、山药滋补肾精，生地黄可滋阴凉血清热，芍药凉血养阴；续断补肾阳；生甘草清热解毒，调和诸药。该方具有滋阴降火、清热凉血之功，常用于治疗阴虚火旺、血热动血之证，出血量多、血色鲜红、心烦不寐、潮热盗汗、五心烦热、舌质红、脉滑数等表现可以作为临证使用要点。现代临床上该方常应用于治疗先兆流产、经间期出血、月经先期、产后恶露不绝、习惯性流产、月经过多、崩漏、女性抗精子抗体阳性不孕症等病症。

1　临床应用

1.1　先兆流产

左海红[1]将孕早期阴虚血热型先兆流产患者60例随机分为观察组与对照组各30例。两组均予黄体酮肌内注射治疗，观察组加用二至丸联合保阴煎加减治疗。治疗10天后观察组总有效率高于对照组。杨阳[2]研究表明保阴煎加减治疗先兆流产疗效满意，安全性强。李杏英[3]将早期先兆流产患者60例随机分为对照组与观察组，每组30例，对照组给予口服地屈孕酮片，观察组在对照组治疗基础上加用口服保阴煎中药汤剂，治疗3周后，观察组临床有效率明显高于对照组，临床症状改善明显优

*基金项目：中关村炎黄中医药科技创新联盟中和医派经方经药专项课题；中国中医药研究促进会北京昌平沙河高教园区卫生服务中心中和医派传承工作室专项课题；南阳张仲景传统医药研究会 中和医派杨建宇经药科研专题项目。
*通讯作者/指导老师：jianyu66@163.com
△执笔人

于对照组，血清P、β-HCG水平显著高于对照组。王春华[4]研究表明保阴煎加味治疗先兆流产疗效显著，不良反应少，值得临床广泛应用。

1.2 经间期出血

展翎[5]将肾阴虚型经间期出血患者60例随机分为2组，每组30例，治疗组口服加味保阴煎汤药治疗，对照组口服维血宁颗粒。治疗3个月经周期后，治疗组临床综合疗效总有效率、止血疗效总有效率明显高于对照组，中医证候积分差值大于对照组治疗组与对照组。其另一研究[6]表明保阴煎加味治疗肾阴虚型经间期出血具有一定的临床疗效，可缓解出血症状，且能减轻腰膝酸软、五心烦热、夜寐不宁等伴随症状，在一定程度上能改善卵巢储备功能，不影响子宫内膜厚度及凝血功能。

1.3 月经先期

李晓光[7]研究表明运用保阴煎治疗血热型月经先期能显著改善患者临床症状，且不良反应少。盛文贞[8]采用加味保阴煎治疗61例气阴两虚型月经先期患者，总有效率93.4%。

1.4 产后恶露不绝。

刘红艳[9]将70例血热型产后恶露不绝患者随机分为观察组和对照组各35例。对照组给予常规西药治疗，观察组给予保阴煎加味治疗，治疗2周后，观察组总有效率明显高于对照组。史晓源[10]研究表明保阴煎加味治疗产后恶露不绝临床疗效显著，能快速改善患者出血症状。

1.5 习惯性流产

胡雪原[11]将LPD致习惯性流产的患者60例随机分为治疗组和对照组各30例。治疗组采用保阴煎结合孕激素序贯治疗，对照组采用孕激素治疗。治疗3个月经周期后，治疗组临床疗效总有效率明显高于对照组。陈清梅[12]研究表明利用保阴煎等中医药治疗早期复发性流产，疗效满意，安全性强，并且妊娠前6个月预防性治疗的最佳时期。

1.6 月经过多

冯光荣[13]研究表明采用保阴煎加减治疗阴虚血热型月经过多止血疗效显著，并能显著改善伴随症状。金美琴[14]研究表明以保阴煎加减治疗血热型月经过多疗效满意，同时安全性良好。杨瑞[15]的临床经验证实，给予口服保阴煎加减治疗的月经过多患者，其疗效和总有效率明显优于给予口服葆宫止血颗粒治疗的患者。

1.7 崩漏

宋占营[16]研究发现保阴煎加减用于治疗崩漏具有良好的近期止血效果，并且临床安全性强。赵晓贞[17]研究证明保阴煎加味对治疗青春期崩漏，疗效确切。刘琳[18]对46例阴虚血热证漏下患者予保阴煎加减治疗8天后，总有效率87%。孙智华[19]将阴虚血热型崩漏患者60例随机分为两组，治疗组采用保阴煎加减治疗，对照组给予固经丸治疗。治疗2周后，治疗组总有效率明显高于对照组，疗效明显优于对照组。罗玉娟[20]采用保阴煎加味治疗青春期阴虚血热型崩漏患者61例，治疗10天后，总有效率90%。

1.8 功能性子宫出血

杨玉岫[21]采用保阴煎治疗功能性子宫出血269例，总有效率94.8%。张洛琴[22]研究表明加味保阴煎治疗功能性子宫出血疗效确切，能显著改善患者出血症状。

1.9 女性抗精子抗体阳性不孕症

帅振虹[23]将40例AsAb阳性患者分为两组，其中20例采用保阴煎合二至丸治疗，并设对照组20例口服强的松进行比较，治疗6个月后，治疗组的AsAb转阴率及妊娠率明显高于对照组。郝树涛[24]用保阴煎治疗抗精子抗体（ASAb）阳性致女性不孕症患者94例，治疗6个月后，总有效率83%。

1.10　其他应用

通过整理其他文献，保阴煎还被用于其他阴虚火旺、血热出血、胎动不安等诸多妇科疾病，如妊娠期性梦[25]、胎动不安[26]、黄体萎缩不全[27]、多囊卵巢综合征妊娠丢失[28]、妊娠糖尿病[29]、更年期综合征[30]、上环后出血[31]、上环后经期延长[32]等疾病。

2　实验研究

马文凤[33]研究发现保阴煎由52个化学成分组成，包括17个黄酮类、6个酚酸类、12个环烯醚萜类、8个生物碱类、1个苯乙醇苷类、4个单萜类、2个三萜类及2个其他类成分，为后续保阴煎质量属性的确定提供了依据。高琳芳[34]研究发现在规范西医治疗基础上，采用保阴煎治疗糖尿病合并妊娠可以有效控制患者血糖，改善妊娠结局，对保护胎儿和母体安全具有非常重要的作用。李杏英[35]研究发现保阴煎联合地屈孕酮片治疗早期先兆流产能提高临床疗效，提升患者血清P、β-HCG水平，下调血清CA125水平，降低流产风险，发挥止血安胎的作用。以上实验研究为保阴煎治疗先兆流产、妊娠期糖尿病、月经过多提供依据。

3　结语

该方具有滋阴降火，清热凉血之功，常可用于治疗阴虚火旺、血热动血之证。中华中和医派掌门人杨建宇教授指出：本方为男女通用方，专治血热动血之证。尤其是生地黄，古人多用新鲜地黄，用于急救时，更用生地黄汁，这与现代意义的生地黄有显著区别。现代药房生地黄熟地黄均有炮制的过程。生地黄是取干地黄洗净加黄酒拌湿润，密封隔水蒸而成。而熟地黄蒸熟更复杂更有九蒸九晒之说，有拌酒、醋、姜汁、砂仁、黑豆等焖蒸而成。这是中和用药之精的要求，更是杨建宇掌门“经药”概念与理论体系的具体应用。该方的更多应用，有待我们发掘整理，总结归纳，以促进中医学科发展，造福更多患者。

参考文献：

[1] 左海红．二至丸联合保阴煎加减辅助治疗阴虚血热型先兆流产效果观察[J]．中国乡村医药，2019,26(15):18-19.

[2] 杨阳，尚玉敏．中医药治疗先兆流产临床研究进展[J]．内蒙古中医药，2017,36(09):156-157.

[3] 李杏英，胡雪原，杨勤，等．保阴煎对早期先兆流产患者血清孕酮、人绒毛膜促性腺激素、癌抗原125的影响[J]．世界中医药，2018,13(08):1887-1890.

[4] 王春华，边志强．保阴煎加味治疗先兆流产65例[J]．中国民间疗法，2007(08):31.

[5] 展翎．加味保阴煎治疗肾阴虚型经间期出血的临床研究[D]．南京中医药大学，2019.

[6] 展翎，高月平．高月平运用保阴煎加味治疗经间期出血经验撷菁[J]．中医药临床杂志，2019,31(03):454-457.

[7] 李晓光，张晓丹．张晓丹教授运用保阴煎治疗血热型月经先期经验[J]．中医临床研究，2017,9(15):15-16.

[8] 盛文贞，刘金星．加味保阴煎治疗气阴两虚型月经先期61例[J]．甘肃中医，2009,22(10):35.

[9] 刘红艳，王若光，龚文娟．保阴煎加味治疗血热型产后恶露不绝35例[J]．江西中医药，2016,47(12):40-41.

[10] 史晓源．保阴煎治疗产后恶露不绝临床观察[J]．湖北中医杂志，2001(04):29.

[11] 胡雪原，李杏英，黄玉静．保阴煎结合孕激素序贯治疗血热型黄体功能不足致习惯性流产30

例[J]. 陕西中医药大学学报,2018,41(03):58-60.

[12] 陈清梅,何焕群,温静颖,等. 中药治疗复发性流产的时机研究[J]. 云南中医中药杂志,2016,37(08):28-30.

[13] 冯光荣. 保阴煎加味治疗月经过多60例临床观察[J]. 中医临床研究,2015,7(32):83-84.

[14] 金美琴,高莉莉,沈影超. 保阴煎治疗血热型月经过多的规范管理及安全性评价[J]. 内蒙古中医药,2014,33(29):20-21.

[15] 杨瑞. 保阴煎加减治疗阴虚血热型月经过多的临床观察[D]. 长春中医药大学,2014.

[16] 宋占营. 加味保阴煎治疗崩漏50例临床分析[J]. 新疆中医药,2006(03):25-26.

[17] 赵晓贞,杨婷婷,冯会真,等. 张庆文教授治疗青春期崩漏经验[J]. 国医论坛,2015,30(02):32-33.

[18] 刘琳. 保阴煎加减治疗阴虚血热证漏下的止血疗效临床观察[D]. 成都中医药大学,2014.

[19] 孙智华. 保阴煎加减治疗阴虚血热型崩漏的疗效观察[D]. 长春中医药大学,2011.

[20] 罗玉娟,罗志娟,郑金兰,等. 保阴煎加味治疗青春期阴虚血热型崩漏61例[J]. 实用中医内科杂志,2010,24(08):85-86.

[21] 杨玉岫. 保阴煎治疗功能性子宫出血269例[J]. 陕西中医,1999(05):195-196.

[22] 张洛琴. 加味保阴煎治疗功能性子宫出血62例[J]. 中国实验方剂学杂志,2006(02):42+73.

[23] 帅振虹,胡小荣. 保阴煎合二至丸治疗女性抗精子抗体阳性不孕症的疗效观察[J]. 海南医学,2012,23(06):71-72.

[24] 郝树涛. 保阴煎治疗抗精子抗体所致免疫性不孕症94例[J]. 新中医,2004(03):55.

[25] 韩伊伊,丁怡,宋荣文. 浅析寿胎丸合保阴煎加减对妊娠期性梦的治疗[J]. 世界最新医学信息文摘,2019,19(66):260+262.

[26] 叶丹丹. 中西医结合治疗肾虚血热型胎动不安疗效观察[J]. 浙江中西医结合杂志,2016,26(07):654-656.

[27] 李杏英,胡雪原. 保阴煎治疗虚热型黄体萎缩不全65例[J]. 内蒙古中医药,2014,33(35):67+110.

[28] 赵楠,谈勇. 多囊卵巢综合征血热型妊娠丢失中西医结合治疗[J]. 山东中医杂志,2015,34(09):692-693.

[29] 祁万霞,王俊梅,杨淑萍,等. 中西医结合治疗糖尿病合并妊娠的临床研究[J]. 糖尿病新世界,2015(17):103-105.

[30] 张英娥,刘海云. 保阴煎方治疗更年期综合征37例[J]. 陕西中医,2007(11):1526.

[31] 王景莲. 保阴煎合失笑散治疗上环后出血30例[J]. 中国社区医师(医学专业半月刊),2009,11(24):141.

[32] 李艳梅,丘慧秋. 保阴煎加减治疗上环后经期延长60例[J]. 实用中医药杂志,2009,25(04):219.

[33] 马文凤,刘丽,何枢衡,等. 基于HPLC-Q/TOF-MS的经典名方保阴煎化学物质组快速辨识研究[J]. 中草药,2019,50(17):4181-4188.

[34] 高琳芳,王振英,刘胜华,等. 中西医结合治疗糖尿病合并妊娠的临床研究[J]. 饮食保健,2019,6(17):116.

[35] 李杏英,胡雪原,杨勤,等. 保阴煎对早期先兆流产患者血清孕酮、人绒毛膜促性腺激素、癌抗原125的影响[J]. 世界中医药,2018,13(8):1887-1890.

中和医派杨建宇论经典名方保元汤*

李剑颖[1]　于大远[2△]　杨建宇[3,4*]　李　娜[2△]

1. 河南漯河市第二人民医院（河南　462099）
2. 北京朝阳医院西院（北京　100078）
3. 中国中医药研究促进会慢病医养中心（龙脉温泉）中和医派传承工作室（北京　102211）
4. 中华中医药中和医派杨建宇京畿豫医工作室　北京知医堂中和国医馆（北京　100031）

【摘要】保元汤源于东垣《兰室秘藏》、明代魏直《博爱心鉴》、明末孙志宏《简明医彀》，由人参、黄芪、甘草、肉桂组成。此方具有温补气虚之功，此方增减可治疗元气虚损之证。临床上以患者出现气短乏力、动则喘甚、自汗、神疲、舌淡脉虚细等全身症状；或有凹陷、色泽淡暗之类的局部虚证，可作为此方的使用依据。现代临床上保元汤常应用于治疗慢性心力衰竭、冠心病、缓慢性心律失常、慢性阻塞性肺疾病等疾病。

【关键词】保元汤；元气虚弱；局部虚证；慢性心力衰竭；冠心病；缓慢性心律失常；慢性阻塞性肺疾病；杨建宇；经方；经药；中和医派

保元汤源于东垣《兰室秘藏》所载小儿治惊之剂“黄芪汤”，明代魏直《博爱心鉴》治疗小儿痘疮“元气虚弱……痘顶不起，浆不足”。后世医家对此方的应用在小儿痘疮外又有所发挥，明末孙志宏《简明医彀》：“治元气虚弱，精神倦怠，肌肉柔慢，饮食少进，面青㿠白，睡卧宁静……及有杂证，皆属虚弱，宜服。”保元汤由人参一钱，黄芪二钱，甘草五分，肉桂二分组成，原书中煎煮时须加生姜。方中人参益内，甘草和中，实表宜用黄芪，助阳须凭官桂。前三味得三才之道体，后一味扶一命之巅危（《博爱心鉴》）。此方增减可治疗元气虚损之证。临床上以患者出现气短乏力、动则喘甚、自汗、神疲、舌淡脉虚细等全身症状，或有凹陷、色泽淡暗、喜温喜按之类的局部虚证，可作为此方的使用依据。现代临床上此方常应用于治疗慢性心力衰竭、冠心病、缓慢性心律失常、慢性阻塞性肺疾病等疾病。中和医派掌门人杨建宇教授歌诀有云：护守真气保元汤，参草芪桂加点姜，元气虚损与痘疮，心衰肺胃病可尝。

1　临床观察

1.1　慢性心力衰竭

刘亚荣[1]将70例慢性心力衰竭利尿剂抵抗患者随机分成对照组和观察组，对照组予以芪苈强心

*基金项目：中关村炎黄中医药科技创新联盟中和医派经方经药专项课题；中国中医药研究促进会北京昌平沙河高教园区卫生服务中心中和医派传承工作室专项课题；南阳张仲景传统医药研究会 中和医派杨建宇经药科研专题项目。

*通讯作者/指导老师：jianyu66@163.com
△执笔人

胶囊治疗，观察组予以保元汤联合苓桂术甘汤治疗。治疗1个月后，观察组患者的总有效率显著高于对照组，心功能改善程度优于对照组，且LVEF及血浆NT-proBNP水平均优于对照组。孔勇杰[2]采用参芪保元汤加味联合常规西医治疗慢性心力衰竭患者25例，对照组24例给予常规西医治疗。治疗时间≥10天，治疗组患者中医症状积分、明尼苏达生活质量积分改善优于对照组，左室射血分数的提高优于对照组。陈敬杰[3]采用常规治疗联合加味保元汤治疗慢性心力衰竭阳气虚衰型患者50例，治疗2周后总有效率优于采用常规治疗的对照组。周冬青[4]的临床观察证实，予西药加服中药保元汤加减治疗心肺气虚型慢性心力衰竭的患者，其总有效率、LVEF、血浆BNP水平、左室射血分数的改善优于予西药治疗的患者。张文娜[5]的临床研究证实，在西药治疗基础上加用保元汤加减治疗老年气虚型慢性心力衰竭，有助于提高患者LVEF、降低患者血浆BNP含量，疗效显著。

1.2　冠心病

王永年[6]等将112例气虚血瘀证冠心病心绞痛病人随机分成对照组和治疗组，对照组病人给予酒石酸美托洛尔片，治疗组病人则在对照组基础上加用保元汤合桃红四物汤治疗。治疗12周后，治疗组总有效率优于对照组，病人的中医证候积分低于对照组，24h连续窦性R-R间期标准差（SDNN）高于对照组、QT离散度低于对照组，心绞痛发作次数、持续时间、左室射血分数（LVEF）、心肌耗氧量低于对照组，且血液流变学指标全血高切黏度、全血低切黏度、纤维蛋白原含量、血浆黏度低于对照组，血清因子血清肌钙蛋白I（cTnI）、N末端脑钠肽原（NT-proBNP）、单核细胞趋化蛋白-1（MCP-1）水平的改善优于对照组。沈元良[7]临床研究发现，在常规西药治疗的基础上联合保元汤治疗冠心病心气虚弱证患者能提高治疗有效率。闫好斌[8]等采用西医常规治疗联合保元汤治疗心气不足型老年冠心病慢性心力衰竭患者50例，对照组患者选择西医常规治疗。治疗8周后实验组总有效率显著高于对照组，且LVEF显著高于对照组、pro-BNP显著低于对照组。王莉萍[9]的临床观察证实，采用西医常规治疗加用保元汤合血逐瘀汤加减治疗的冠心病PCI术后患者，其总有效率、心电图总有效率均优于采用西医常规治疗的患者，且冠心病PCI术后再狭窄率更低。许涛[10]的临床研究证实，在常规治疗基础上加用保元汤合丹参饮治疗气虚血瘀型冠心病的患者，其总有效率优于采用常规治疗的患者。

1.3　缓慢性心律失常

弓剑[11]等采用常规西药联合保元汤治疗缓慢性心律失常患者30例，治疗8周后，总有效率优于采用常规西药治疗的对照组。刘玉洁[12]等的研究证实，在原发病基础治疗上加用保元汤加味方治疗缓慢性心律失常能提高总有效率、改善患者中医症状体征以及心电图表现。

1.4　慢性阻塞性肺疾病

吴俣[13]等将40例AECOPD患者随机分为对照组和治疗组各20例，对照组患者采用西医常规治疗，治疗组患者在对照组基础上加用清肺保元汤内服治疗。治疗15天后，治疗组患者咳嗽、痰量、痰色、喘息和胸闷症状改善情况明显优于对照组，SAA水平显著低于对照组。吴成建[14]等采用常规西药联合保元汤治疗急性加重期慢性阻塞性肺疾病30例，对照组给予常规西药治疗。治疗10天后观察组有效率优于对照组，且指脉氧、6MWD均优于对照组。

亓晓[15]的临床观察证实，采用常规治疗加用养肺保元汤治疗慢性阻塞性肺疾病（COPD）的患者，其总有效率、6MWD、MMRC 分级、BODE 指数改善优于采用常规治疗的患者。唐阿梅[16]等研究表明，联合使用保元汤和舒利迭治疗COPD稳定期“肺肾两虚”患者能改善患者肺功能，提高患者的生活质量。

1.5　其他应用

除上述疾病外，保元汤还被用于慢性肾功能衰竭[17]、扩张型心肌病[18]、贫血[19]等疾病。因这些疾病都会出现气短乏力、神倦懒言、动则喘甚、舌淡脉虚细等元气不足之象。

2　实验研究

杨茜[20]研究发现，保元汤具有抗疲劳和常压抗缺氧能力，机理涉及多代谢通路共同作用，特别是与能量代谢密切相关。周爱民[21]等临床研究证实，保元汤可降低血浆 NT-proBNP 水平和炎性因子水平，防治心衰。杨清华[22]等临床研究发现，加味保元汤改善慢性心力衰竭患者的心功能的作用机制可能是通过抑制患者 Ang-Ⅱ、TNF-α 表达水平而达到的。赵静文[23]等临床研究表明，保元汤通过改善微循环，促进纤维蛋白溶解，降低全血黏滞度，清除氧自由基，改善血液流变性及微循环障碍，提高机体内 NO 水平，明显降低血浆内皮素，保护血管内皮，有效地改善冠状动脉血液循环，达到治疗冠心病心衰的效果。此方重用黄芪，郑文龙[24]等研究表明，黄芪具有提高机体免疫功能、抑制血小板凝集、降低血浆 ET-1 水平、保护血管内皮功能的作用。此方用丹参，李强[25]等研究表明，丹参可提取分离有效单体丹参素，具有抗细胞凋亡、抗炎、抗氧化、抗肝纤维化、抗血栓形成及抗动脉粥样硬化等药理作用。此方用葛根，夏立武[26]等研究发现，葛根具有降血压，降糖降脂，抗肿瘤，抗骨质疏松等多种药理作用。以上研究，为保元汤治疗慢性心力衰竭、冠心病等疾病提供依据。

3　结语

保元汤方中人参、黄芪大补元气，肉桂温阳通脉，甘草益气，调和诸药，为益气温阳的代表方。本方临床应用广泛，凡属气虚或在气虚基础上形成变证者，均可用保元汤加减治疗。中华中和医派掌门人杨建宇教授经方经药理论体系强调，本方中生姜不可少。也就是说本方是由 5 味药组成，不能单纯认为仅由人参、黄芪、甘草、肉桂 4 味药组成。现代本方应用不但临床加减应用，而且许多人把此方做成药膳方在中高档餐厅推广应用，并且网络上还有许多配方可以参考，值得推广。

参考文献：

[1] 刘亚荣．保元汤联合苓桂术甘汤治疗慢性心力衰竭利尿剂抵抗的临床效果 [J]．临床医学研究与实践，2019，4(04)：112-114.

[2] 孔勇杰．参芪保元汤治疗慢性心力衰竭患者临床观察 [D]．广州中医药大学，2015.

[3] 陈敬杰．加味保元汤治疗慢性心力衰竭阳气虚衰型临床疗效观察 [J]．心血管病防治知识（学术版），2015(10)：65-67.

[4] 周冬青，高书荣．保元汤加减治疗慢性心力衰竭 30 例疗效分析 [J]．海南医学，2010，21(03)：35-36.

[5] 张文娜．保元汤加减治疗老年气虚型慢性心力衰竭临床研究 [J]．辽宁中医药大学学报，2014，16(09)：174-176.

[6] 王永年，王士兵．保元汤合桃红四物汤化裁联合美托洛尔辨治气虚血瘀证冠心病心绞痛的临床研究 [J]．中西医结合心脑血管病杂

志，2018,16(18):2652-2656.

[7] 沈元良．保元汤联合西药治疗冠心病心功能不全心气虚弱证34例[J]. 浙江中医杂志，2018,53(04):283.

[8] 闫好斌，李彩琴．探讨保元汤对心气不足型老年冠心病慢性心力衰竭心功能的影响[J]. 世界最新医学信息文摘，2018,18(29):155+176.

[9] 王莉萍，冯寒．保元汤合血府逐瘀汤加减干预冠心病PCI术后再狭窄临床疗效[J]. 中华中医药学刊，2014,32(02):444-446.

[10] 许涛．保元汤合丹参饮治疗气虚血瘀型冠心病临床疗效观察[J]. 光明中医，2013,28(06):1190-1191.

[11] 弓剑，吴寿福．保元汤加味治疗缓慢性心律失常临床研究[J]. 云南中医学院学报，2016,39(04):77-79.

[12] 刘玉洁，蒋宏利，袁金英．保元汤加味方治疗缓慢性心律失常临床观察[J]. 中国中医急症，2012,21(07):1041+1057.

[13] 吴侯，刘良丽．清肺保元汤对AECOPD患者SAA水平及临床症状、体征的影响[J]. 亚太传统医药，2018,14(12):188-189.

[14] 吴成建，谢贤敏．保元汤辨治急性加重期慢性阻塞性肺疾病30例[J]. 河南中医，2015,35(09):2167-2168.

[15] 亓晓，刘良丽．养肺保元汤对慢性阻塞性肺疾病患者40例临床疗效观察[J]. 中国民族民间医药，2013,22(16):95-96.

[16] 唐阿梅，刘良丽，吴侯.COPD稳定期“肺肾两虚”患者联合使用保元汤和沙美特罗/丙酸氟替卡松吸入剂（舒利迭）对肺功能的影响[J]. 贵州医药，2012,36(07):662-664.

[17] 刘卫平，邢之华，林展增．益肾保元汤治疗慢性肾功能衰竭脾肾亏虚证的临床研究[J]. 湖南中医学院学报，2003(03):43-44.

[18] 张焕鑫，张宏考，肖俊会，等．生脉保元汤治疗扩张型心肌病的临床研究[J]. 临床心血管病杂志，2012,28(02):101-103.

[19] 秦群．保元汤加减治疗肾性贫血104例疗效观察[J]. 实用中医内科杂志，2007(03):60-61.

[20] 杨茜．基于代谢组学的保元汤抗疲劳及抗缺氧作用研究[D]. 军事科学院，2019.

[21] 周爱民，杨德钱，赵凤林．保元汤合血府逐瘀汤对慢性心力衰竭患者心功能及炎性因子的影响[J]. 中国医药导报，2019,16(10):128-131.

[22] 杨清华，邢俊娥，李瑜欣．加味保元汤对慢性心力衰竭患者血管紧张素Ⅱ、肿瘤坏死因子水平的影响[J]. 中国老年学杂志，2012,32(02):271-272.

[23] 赵静文，董艳，邢兰访，等．保元汤对冠心病心力衰竭患者血浆内皮素水平的影响[J]. 河北中医，2014,36(12):1806-1807.

[24] 郑文龙，楼正家，李廷谦，等．黄芪和川芎嗪对慢性阻塞性肺疾病血瘀证血浆内皮素-1及内毒素水平的影响[J]. 中国中西医结合急救杂志，2008(03):142-145.

[25] 李强，曹陈军，陈奕，等．对丹参素药理作用的研究进展[J]. 当代医药论丛，2019,17(10):16-18.

[26] 夏立武，金羊平，樊如强，等．药食同源之葛根的研究现状与进展[J]. 名医，2018(10):236.

论经典名方除湿胃苓汤*

张旭冉[1] 于大远[2△] 杨建宇[3,4*] 李志明[4]

1. 北京中医药大学（北京 100029）

2. 北京中医药大学东方医院（北京 100078）

3. 中国中医药研究促进会慢病医养中心（龙脉温泉）中和医派传承工作室（北京 102211）

4. 中华中医药中和医派杨建宇京畿豫医工作室 北京知医堂中和国医馆（北京 100031）

【摘要】除湿胃苓汤出自清代吴谦《医宗金鉴》，由苍术、姜厚朴、陈皮、猪苓、泽泻、赤茯苓、白术、滑石、防风、山栀子、木通、肉桂、生甘草、灯心草组成。此方功效为清热燥湿、理气和中，常应用于治疗主要表现为皮肤局部溃烂、疼痛、渗液、水疱的皮肤疾病，如湿疹、脂溢性皮炎、带状疱疹、带状疱疹后遗神经痛、脂溢性脱发等。

【关键词】除湿胃苓汤；清热；燥湿；理气；和中；湿疹；脂溢性皮炎；带状疱疹；带状疱疹后遗神经痛；脂溢性脱发；中和医派；杨建宇；平胃散；五苓散

除湿胃苓汤出自清代吴谦《医宗金鉴》引《外科正宗》方，原文："此证俗名蛇串疮，有干湿不同，红黄之异，皆如累累珠形。……湿者色黄白，水疱大小不等，作烂流水，较干者多疼，此属脾肺二经湿热，治宜除湿胃苓汤。"此方药：苍术、姜厚朴、陈皮、猪苓、泽泻、赤茯苓、白术、滑石、防风、山栀子、木通各一钱（3g），肉桂、生甘草各三分，灯心草二十根。方以平胃散（苍术、厚朴、陈皮、甘草）燥湿运脾、行气和胃；以五苓散（白术、泽泻、茯苓、猪苓、肉桂）健脾助阳、化气利水渗湿；"诸痛痒疮，皆属于心"，加栀子、木通、灯心草清心泻火，合滑石清热利湿；少佐防风散肝舒脾，祛风胜湿，也寓"其在皮者，汗而发之"之意。此方功效清热燥湿，理气和中。常应用于治疗主要表现为皮肤局部溃烂、疼痛、渗液、水疱的疾病，或伴有脘腹痞胀、纳差、舌苔腻、大便黏腻不爽等湿热之象。可见于湿疹、脂溢性皮炎、带状疱疹、带状疱疹后遗神经痛、脂溢性脱发等皮肤科疾病。

1 临床应用

1.1 湿疹

谭凌玲[1]将400例患者随机分为对照组和观察组，每组200例。对照组采用口服盐酸依匹斯汀胶囊片和外用复方氟米松软膏治疗，观察组在此基础上口服除湿胃苓汤。治疗2周后，观察组总有效

*基金项目：中关村炎黄中医药科技创新联盟中和医派经方经药专项课题；中国中医药研究促进会北京昌平沙河高教园区卫生服务中心中和医派传承工作室专项课题。

*通讯作者/指导老师：jianyu66@163.com
△执笔人

率明显高于对照组，不良反应发生率、复发率低于对照组。张颖[2]选择亚急性湿疹患者60例，按治疗方法不同分为对照组和治疗组各30例。治疗组给予口服除湿胃苓汤及外擦湿疹霜治疗，对照组30例给予口服盐酸左西替利嗪胶囊治疗。治疗一月后，治疗组患者总有效率明显优于对照组，复发率明显低于对照组。任志欣[3]研究表明用除湿胃苓汤联合西医常规治疗慢性湿疹，疗效满意，安全性强。苏婕[4]将119例脾虚湿蕴型亚急性湿疹患者随机分为观察组79例、对照组40例，观察组患者在服用除湿胃苓汤外用派瑞松软膏，对照组患者应用西药依巴斯汀片联合派瑞松软膏外用。治疗2周后，观察组的有效率显著高于对照组，不良反应发生率低于对照组，复发率小于对照组。黄其清[5]研究表明除湿胃苓汤加减治疗亚急性湿疹有效率高，能显著改善患者临床症状。宋月文[6]采用口服氯雷他定片及外用糠酸莫米松乳膏的基础上联合应用口服除湿胃苓汤治疗慢性湿疹患者60例，对照组60例采用口服氯雷他定片及外用糠酸莫米松乳膏进行治疗。治疗7天后，观察组总有效率高于对照组，治疗6个月后，观察组复发率低于对照组。张振汉[7]的临床经验证实，给予口服除湿胃苓汤同时外涂除湿止痒软膏治疗的慢性湿疹患者，其痊愈率、显效率、有效率明显高于口服盐酸依匹斯汀胶囊联合复方氟米松软膏外用治疗的患者，且不良反应发生率、复发率均更低。周耀湘[8]的临床研究证实，服用除湿胃苓汤治疗的亚急性湿疹患者，其痊愈率、总有效率高于服用西替利嗪和维生素C治疗的患者。邢建军[9]研究表明采用除湿胃苓汤加减方联合复方甘草酸苷治疗脾虚湿蕴型亚急性湿疹，疗效满意，不良反应少。

1.2 脂溢性皮炎

林皆鹏[10]将188例脾虚湿热型脂溢性皮炎患者随机分为对照组和观察组各94例。对照组采用常规西医治疗，观察组给予除湿胃苓汤加减治疗。治疗2周后，观察组患者治疗总有效率显著高于对照组，皮疹颜色、皮疹面积等症状积分明显低于对照组，疲劳、便干等中医证候积分明显低于对照组。顿志强[11]采用除湿胃苓汤加减治疗脾虚湿热型脂溢性皮炎患者40例，对照组40例接受常规西药治疗。治疗14天后，结果观察组治疗后皮损评分、症状积分结果均明显低于对照组。钟新忠[12]的临床经验证实，以煎服加减除湿胃苓汤治疗的脂溢性皮炎患者，其总有效率明显高于以口服维生素、赛庚啶治疗的患者。

1.3 带状疱疹

黄郑昆[13]对30例脾虚湿蕴证带状疱疹患者采用中药湿敷配合除湿胃苓汤加减治疗，治疗20天后，总有效率为90.0%。张睿[14]研究表明采用除湿胃苓汤治疗脾虚蕴湿证带状疱疹，疗效满意，无严重不良反应，值得推广。张雪菊[15]采用除湿胃苓汤、龙胆泻肝汤配合外用药治疗带状疱疹疗效满意，安全性强。王伟芳[16]研究表明，除湿胃苓汤加减治疗带状疱疹疗效确切，具有很好的理论和临床价值。

1.4 带状疱疹神经痛

张桂萍[17]将60例带状疱疹神经痛患者随机分为治疗组30例和对照组30例，治疗组予除湿胃苓汤加减口服治疗，对照组口服维生素B_1、甲钴胺治疗。治疗2周及4周后，治疗组有效率均明显高于对照组，VAS评分下降程度高于对照组。李雪松[18]采用自拟除湿胃苓汤加减治疗36例带状疱疹神经痛患者，对照组34例给予常规西医治疗。

治疗2周后，观察组治疗总有效率高于对照组，治疗后疼痛程度评分低于对照组。华聪聪[19]研究表明采用除湿胃苓汤治疗脾虚湿蕴型带状疱疹及后遗神经痛患者，临床疗效显著。

1.5 脂溢性脱发

侯慧先[20]将61例脾虚湿热型女性型脱发患者随机分为治疗组和对照组。治疗组31例给予加减除湿胃苓汤治疗，对照组30例运用2%米诺地尔外用治疗，治疗12周后，治疗组有效率明显高于对照组。赵连皓[21]研究表明采用除湿胃苓汤治疗脂溢性脱发疗效确切，值得推荐。

1.6 其他应用

通过整理其他文献，除湿胃苓汤还可用于治疗其他皮肤疾病，如天疱疮[22][23]、寻常型银屑病[24]、慢性荨麻疹[25]、痤疮[26]、各种皮炎（异位性皮炎[27]、重症疱疹样皮炎伴皮肤溃疡继发皮肤感染[28]、特应性皮炎[29]、婴儿湿疹[30]、肛周湿疹[31]）、艾滋病相关瘙痒性丘疹性皮疹[32]等。中和医派掌门杨建宇教授还指出，本方不但可以治疗外科相关疾病，治疗内科疾病也是十分常见的，只要谨守湿热之病机病因，以除湿清热和中为主要目的，方证对应，自然效如桴鼓。

2 实验研究

程仕萍[33]研究发现除湿胃苓汤治疗肥胖湿浊型湿疹小鼠疗效显著，可能机制与上调IFN-γ和下调IL-4水平有关。肖林[34]研究发现脉冲射频对带状疱疹后疼痛可能产生内源性镇痛物质，而减轻疼痛，中药可能提高患者免疫调节能力，从而起到治疗作用，二者结合治疗带状疱疹后遗神经痛疗效显著。以上实验研究为除湿胃苓汤治疗湿疹和带状疱疹提供依据。

3 结语

除湿胃苓汤功效清热燥湿、理气和中，本方主要是由平胃散和五苓散加味而来，此方的更多应用，应该是内科疾病更多，尤其是肠胃和泌尿疾病都是其适应病症，以湿热证治疗应该是比较精准，这些有待我们发掘整理。总结归纳，以促进中医学科发展，造福更多患者。

参考文献：

[1] 谭凌玲．除湿胃苓汤治疗慢性湿疹200例[J]．西部中医药，2018,31(12):66-68.

[2] 张颖，符润娥，罗方梅．除湿胃苓汤加减联合湿疹霜治疗亚急性湿疹30例临床观察[J]．中国民族民间医药，2016,25(06):117-118.

[3] 任志欣．中西医结合治疗湿疹31例[J]．内蒙古中医药，2016,35(12):55-56.

[4] 苏婕．除湿胃苓汤治疗脾虚湿蕴型亚急性湿疹的临床疗效观察[J]．东南大学学报（医学版），2016,35(01):75-78.

[5] 黄其清．除湿胃苓汤加减治疗亚急性湿疹26例临床观察[J]．海南医学，2001(07):67-68.

[6] 宋月文．中西医结合治疗慢性湿疹临床疗效观察[J]．中国城乡企业卫生，2017,32(04):90-91.

[7] 张振汉，闫言．除湿胃苓汤联合除湿止痒软膏治疗慢性湿疹疗效观察[J]．中国医药导报，2013,10(14):112-113.

[8] 周耀湘，吴洁贞，卢妙玲．除湿胃苓汤治疗亚急性湿疹60例疗效观察[J]．中医药导报，2012,18(12):102-103.

[9] 邢建军，杨光艳，段逸群．除湿胃苓汤加减方联合复方甘草酸苷治疗脾虚湿蕴型亚急性湿疹30例[J]．中国中西医结合皮肤性病学杂志，2011,10(06):369-370.

[10] 林皆鹏．除湿胃苓汤加减治疗脾虚湿热型脂溢性皮炎的临床观察[J]．实用中西医结合临

床，2017，17(08)：47-49.

[11] 顿志强．除湿胃苓汤加减治疗脾虚湿热型脂溢性皮炎的临床效果[J]．临床医药文献电子杂志，2018，5(33)：162+164.

[12] 钟新忠，李可．加减除湿胃苓汤治疗脂溢性皮炎临床疗效观察[J]．亚太传统医药，2010，6(09)：31-32.

[13] 黄郑昆．中药湿敷配合中药辨证分型治疗带状疱疹30例[J]．按摩与康复医学，2016，7(22)：18-19.

[14] 张睿．辨证分型分期内外联合治疗带状疱疹40例临床观察[J]．实用中医内科杂志，2017，31(03)：36-39.

[15] 张雪菊．除湿胃苓汤、龙胆泻肝汤配合外用药治疗带状疱疹46例[J]．中国民间疗法，2014，22(07)：46-47.

[16] 王伟芳．除湿胃苓汤加减治疗脾虚湿蕴型蛇串疮的临床观察[D]．湖北中医药大学，2012.

[17] 张桂萍，王晓丽，王秀娟．自拟除湿胃苓汤加减治疗带状疱疹神经痛30例疗效观察[J]．疑难病杂志，2012，11(07)：550-551。

[18] 李雪松，董晓磊．自拟除湿胃苓汤加减疗法对带状疱疹神经痛的治疗效果观察[J]．中国继续医学教育，2016，8(29)：172-173.

[19] 华聪聪，陈瑞萍．蒋自强教授治疗艾滋病带状疱疹及后遗神经痛经验[J]．中医研究，2018，31(12)：45-47.

[20] 侯慧先，王莹，蒋金艳，等．加减除湿胃苓汤治疗女性型脱发（脾虚湿热型）的临床疗效观察[J]．中医药信息，2016，33(06)：104-105.

[21] 赵连皓，刘晓琳．健脾除湿法治疗脂溢性脱发浅析[J]．陕西中医，2013，34(04)：509-510.

[22] 刘勇，闫小宁．除湿胃苓汤加减治疗慢性家族性良性天疱疮1例及文献回顾[J]．皮肤科学通报，2019，36(01)：149-152.

[23] 张红梅．除湿胃苓汤加减治疗局限型大疱性类天疱疮1例[A]．中国中西医结合学会皮肤性病专业委员会．2013全国中西医结合皮肤性病学术年会论文汇编[C]．中国中西医结合学会皮肤性病专业委员会：中国中西医结合学会，2013：1.

[24] 尚华．除湿胃苓汤治疗寻常型银屑病脾虚湿蕴证60例疗效观察[J]．宁夏医学杂志，2018，40(12)：1210-1211.

[25] 王怡冰，李喜顺，朱新朋．加味除湿胃苓汤治疗慢性荨麻疹70例[J]．中医研究，2016，29(05)：18-20.

[26] 兰燕琴，解凡，许经纶．加减除湿胃苓汤联合红光照射治疗痤疮的疗效观察[J]．中国妇幼健康研究，2017，28(S3)：340-341.

[27] 申素萍，陈培新．中药辨证治疗异位性皮炎65例临床观察[J]．中医药研究，1997(06)：23-24.

[28] 郑媛，俞长玺，茆建国．除湿胃苓汤联合抗生素氢可的松治疗重症疱疹样皮炎伴皮肤溃疡继发皮肤感染1例[J]．临床军医杂志，2002(04)：130.

[29] 李正才．分型辨治特应性皮炎[J]．辽宁中医杂志，2003(11)：911-912.

[30] 张颖．中药内外合治婴儿湿疹180例[J]．云南中医中药杂志，2008(01)：16-17.

[31] 张润田，段行武，伦文辉，等．中西医结合治疗艾滋病相关瘙痒性丘疹性皮疹临床观察[J]．中国中西医结合皮肤性病学杂志，2012，11(02)：122-123.

[32] 范华，颜艳，曾田青．中医治疗慢性肛周湿疹53例[J]．广西中医学院学报，2009，12(02)：25-26.

[33] 程仕萍，王立，吴永波，等．除湿胃苓汤对肥胖湿浊型湿疹Th1/Th2细胞漂移的影响研究[J]．药品评价，2016，13(07)：50-52.

[34] 肖林，谢克，徐澄，等．脉冲射频结合中药治疗带状疱疹后遗神经痛的临床研究[J]．中医学报，2013，28(11)：1723-1725.

论经典名方达原饮*

张 汇[1] 于大远[2△] 杨建宇[3,4*] 李 杨[34] 徐宝南[4]

1. 天津中医药大学第一附属医院（天津 300192）
2. 北京朝阳医院西院（北京 100020）
3. 中国中医药研究促进会慢病医养中心（龙脉温泉）中和医派传承工作室（北京 102211）
4. 中华中医药中和医派杨建宇京畿豫医工作室 北京知医堂中和国医馆（北京 100031）

【摘要】达原饮出自明代吴又可《瘟疫论》，槟榔、厚朴、草果仁、知母、芍药、黄芩、甘草组成。本方具有开达膜原，辟秽化浊，清热解毒之功，治疗湿热之邪伏于膜原。现代临床上本方常应用于治疗发热性疾病、感冒、艾滋病、2 型糖尿病、失眠等疾病。

【关键词】达原饮；开达膜原；辟秽化浊；发热性疾病；感冒；艾滋病；2 型糖尿病；失眠；杨建宇；经方；经药；中和医派；瘟疫；传染性疾病

达原饮出自明代吴又可《瘟疫论》，原文：“瘟疫初起先憎寒而后发热，日后但热而无憎寒也，初起二三日，其脉不浮不沉而数，昼夜发热，日晡益甚，头疼身痛，其时邪在伏脊之前，肠胃之后。虽有头疼身痛，此邪热浮越于经，不可认为伤寒表证，辄用麻黄、桂枝之类强发其汗。此邪不在经，汗之徒伤表气，热亦不减。又不可下，此邪不在里，下之徒伤胃气，其渴愈甚。宜达原饮。”本方由槟榔、厚朴、草果仁、知母、芍药、黄芩、甘草组成。槟榔辛散湿邪，化痰破结，使邪速溃。厚朴芳香化浊，理气祛湿；草果辛香化浊，辟秽止呕，宣透伏邪，共为臣药。以上三药气味辛烈，可直达膜原，逐邪外出。凡温热疫毒之邪，最易化火伤阴，故用白芍、知母清热滋阴，并可防诸辛燥药之耗散阴津；黄芩苦寒，清热燥湿。配以生甘草，既能清热解毒，又可调和诸药。全方合用，共奏开达膜原、辟秽化浊、清热解毒之功，可使秽浊得化，热毒得清，阴津得复，则邪气溃散，速离膜原，故以“达原饮”名之。湿热之邪伏于膜原，三焦不通，可致发热、泄泻；影响水液代谢，津不上承，出现口渴或者湿热蕴结中焦，不欲饮水。舌苔厚如积粉，可作为本方的特征舌象。现代临床上本方常应用于治疗发热性疾病、感冒、艾滋病、2 型糖尿病、失眠等。

1 发热性疾病

1.1 癌性发热

张伟[1]将 60 例湿热蕴结型癌性发热患者随机分成对照组和治疗组，对照组给予萘普生治疗，治疗组给予达原饮加减联合萘普生治疗。治疗 1 周后，治疗组总有效率优于对照组，起效时间明显短于对照组，KPS 评分优于对照组。申建中[2]采用达原饮加减治疗癌性发热 42 例，对照组给予西药治疗。治疗 7 天后总有效率优于对照组，不良反应发生率

*基金项目：中关村炎黄中医药科技创新联盟中和医派经方经药专项课题；中国中医药研究促进会北京昌平沙河高教园区卫生服务中心中和医派传承工作室专项课题；南阳张仲景传统医药研究会 中和医派杨建宇经药科研专题项目。

*通讯作者/指导老师：jianyu66@163.com
△执笔人

低于对照组。

以上临床研究证明，本方治疗癌性发热确有疗效，能够明显改善患者的临床症状、提高生活质量，能够有效治疗湿热型癌性发热，且作用缓和、平稳、临床毒副作用小、耐受性好。

1.2 持续性发热

冯治中[3]采用达原饮化裁治疗持续性发热230例，治疗6天有效率达97.39%。杨钦河[4]等采用柴蒿达原饮治疗持续性发热76例，治疗3~21天总有效率为96.1%。

以上临床研究证明，本方治疗持续性发热确有疗效，能改善患者发热症状。

1.3 高热

秦姿凡[5]等曾用达原饮治疗33岁男性患者1例，患者症见午后3时发热恶寒，体温39.3℃，大汗出，汗出未见明显热退，口苦心烦，胸部痞闷，便干，舌质红，舌苔厚浊，脉弦滑。予达原饮加减治疗，连续3剂后体温下降至38.5℃，由多汗转为少汗，精神好转，大便得解，诸症有所减轻。续服2剂后，体温37.4℃，临床症状明显缓解。林邦强[6]采用新加达原饮治疗肠伤寒高热64例，治疗3~5天后总有效率为95.3%。

以上临床研究证明，本方治疗多种疾病引起的高热确有疗效，能改善患者症状体征，提高临床疗效。

1.4 感染性发热

高蓉[7]等采用达原饮加减治疗病毒感染性发热42例，服药3~12剂总有效率为100%。岳培荣[8]采用达原饮治疗感染性发热病84例，对照组32例采用西医方案治疗。治疗后治愈率优于对照组。潘琴[9]采用达原饮加减治疗病毒感染性发热226例，226例病人均痊愈，多数病人1~2天后热退，25例病人服药5天后热退。

以上临床研究证明，本方治疗感染性发热疗效确切，能有效控制患者感染，降低患者体温。本方还可以治疗其他表现为发热的疾病，如感冒、支气管肺炎[10]、化脓性扁桃体炎[11]、结核性胸膜炎[12]、艾滋病、肺脓肿[13]等。

2 感冒

刘小燕[14]将160名上呼吸道感染患儿随机均分为治疗组和对照组，对照组给予利巴韦林颗粒口服，治疗组给予达原饮加减治疗。治疗5天后，治疗组总有效率优于对照组，且在症状，体征消失时间上也优于对照组。高顺兵[15]采用达原饮化裁治疗湿邪感冒30例，治疗5天总有效率为96.7%。魏毅[16]等采用达原饮加味治疗小儿感冒挟滞200例，治疗3天总有效率为98%。

以上临床研究证明，本方治疗感冒效果肯定，疗程短，副作用小。

3 艾滋病

郭娅娅[17]等根据徐立然教授治疗艾滋病的长期临床经验，在达原饮的基础上增加柴胡和藿香防治艾滋病，症状总积分、卡洛夫斯基评分、CD4+、T细胞计数均有所恢复。徐茜[18]基于伏邪理论，采用“达原饮加减”治疗艾滋病200例，治疗半年后，87.5%患者体征基本消除。

以上临床观察和名家经验说明，达原饮加减治疗艾滋病可改善患者的生活质量、临床症状体征，对患者免疫功能有一定的稳定和恢复作用。

4 2型糖尿病

王松松[19]等分享林兰教授运用柴胡达原饮加减治疗早期T2DM49岁女性患者1则，患者1年来，口干多饮，体检发现空腹血糖11 mmol/L，未服用降糖药物治疗，现口渴引饮，易饥饿多食，无明显乏力，大便不成形，自觉排不干净。舌暗，苔白厚腻，脉沉滑。给予柴胡达原饮加减治疗，服药7剂口干改善，大便改善，排便成形通畅，起夜次数减少，测空腹血糖10.3 mmol/L。续服3周后口干改善，无多饮多尿，自诉夜间起夜次数减少，大便成形，2～3次/d。无头昏，食欲良好，仍觉口中黏腻，体重无明显变化，测空腹血糖8.5mmol/L。鹿根启[20]采用达原饮加味治疗湿浊型2型糖尿病患者21例，治疗14天后总有效率为86%。

以上文献提示，本方治疗2型糖尿病有疗效，能控制患者血糖水平，改善患者临床症状，提高生活质量。

5 失眠

张珩[21]等将80例失眠患者随机分成对照组和治疗组，治疗组予以达原饮配合耳穴敷贴；对照组口服艾司唑仑治疗。治疗4周后，治疗组总有效率优于对照组。杨东东[22]等采用达原饮治疗湿阻三焦型失眠32例，对照组采用艾司唑仑治疗。治疗1个月后治疗组在防止停用后病情反复、减少不良反应方面作用明显优于对照组。

以上临床研究证明，本方治疗失眠确有疗效，能减少不良反应，防止病情反复。

本方开达膜原，除上述疾病外，本方还可用于治疗邪气伏于膜原的诸多疾病，如沙门氏菌感染[23]、小儿厌食症[24]、不明原因头昏[25]、慢性乙型肝炎[26]、便秘[27]、癫痫[28]等。

6 现代研究

戎兆赢[29]等研究发现，达原饮可能是通过影响CD36、CCL3、CFTR、ALOX5、CPT2、AKT1、ESR1、NQO2、NR3C1、GABRD、BAX、FGFR2、TRIM24等靶点，调控钙信号通路、补体和凝血级联途径、Hippo信号通路、ABC转运蛋白等通路，治疗疟疾、癌症和感染性疾病。任慧玲[30]等研究表明，达原饮的主要化学成分为黄酮、皂苷、生物碱和有机酸类化合物，具有显著的解热作用，其作用机制与降低血清中IL-6、TNF-α水平，降低肝组织中MPO活性有关。达原饮对脂多糖诱导的小鼠急性肺损伤有治疗作用[31]，与其降低促炎因子、上调抑炎因子含量，降低补体水平有关。其中DYY-4和DYY-5是达原饮发挥肺损伤治疗作用的活性部位。李素娟[32]等采用达原饮联合利巴韦林治疗丙型肝炎患者80例，对照组40例给予干扰素治疗。治疗组与对照组相比能明显改善干扰素治疗丙肝流感样副作用。赵冰洁[33]研究表明，中、高剂量的加味达原饮可明显减轻CCL4所致湿邪内蕴证大鼠的肝细胞损伤，降低血浆中ALT、AST、TB含量，具有较好的保肝降酶作用。并可对SOD、MDA及TNF-α、IL-1、IL-6等细胞因子起到调节作用，并可调节NF-κBp50，NF-κBp65的表达，通过抑制机体的脂质过氧化反应、免疫调节等多重功效而发挥保肝作用。

以上研究，可以为本方治疗发热性疾病、感冒、艾滋病、2型糖尿病、失眠等提供现代药理依据。

参考文献：

[1] 张伟．达原饮加减治疗湿热型癌性发热的临床疗效观察[D]．山东中医药大学，2014.

[2] 申建中．达原饮加减治疗癌性发热42例临床观察[J]．江苏中医药，2010,42(04):36.

[3] 冯治中．化裁达原饮治疗持续性发热230例[J]．中国中医药现代远程教育，2008,6(12):1523.

[4] 杨钦河，陈孝银，孙升云，等．柴蒿达原饮治疗持续性发热76例[J]．山东中医杂志，2001(08):470-471.

[5] 秦姿凡，王保和．达原饮合小柴胡汤加减治疗高热的辨治体会[J]．中国中医急症，2015,24(05):935-936.

[6] 林邦强．新加达原饮治疗肠伤寒高热64例[J]．河北中医，2003(12):924.

[7] 高蓉，柳涌．达原饮治疗病毒感染性发热42例[J]．中国中医急症，2007(11):1357.

[8] 岳培荣．中医药治疗感染性发热病84例[J]．河南中医学院学报，2006(02):50-51.

[9] 潘琴．达原饮治疗病毒感染性发热226例

[J]. 四川中医 ,2001(04):42-43.

[10] 梁桥秋 . 中西医结合治疗急性支气管肺炎31例疗效观察 [J]. 新中医 ,2005(07):59-60.

[11] 崔利敏 . 达原饮灌肠联合西药治疗化脓性扁桃体炎随机平行对照研究 [J]. 实用中医内科杂志 ,2015,29(02):105-107.

[12] 左明晏 , 许从莲 , 陈杰 . 达原饮加减治疗结核性胸膜炎胸腔积液 53 例 [J]. 中国民族民间医药 ,2012,21(11):80.

[13] 曾仕富 , 左明晏 . 达原饮加减治疗肺脓肿23 例 [J]. 中国中医急症 ,2012,21(11):1865-1866.

[14] 刘小燕 . 达原饮加减治疗小儿上呼吸道感染 80 例 [J]. 陕西中医 ,2013,34(03):278-279.

[15] 高顺兵 , 王俊槐 . 达原饮化裁治疗湿邪感冒临床观察 [J]. 新中医 ,2012,44(10):24.

[16] 魏毅 , 任军芳 . 达原饮加味治疗小儿感冒挟滞 200 例疗效观察 [J]. 中国中西医结合儿科学 ,2010,2(02):172-173.

[17] 郭娅娅, 徐立然, 吴少天, 等 . 基于伏气学说探讨柴藿达原饮防治艾滋病的效应机制 [J]. 时珍国医国药, 2019, 30 (7) : 1677-1678.

[18] 徐茜 , 陈亦洋 , 李影 . 基于伏邪理论“达原饮加减”治疗艾滋病的临床疗效回顾性分析 [J]. 中国社区医师 ,2019,35(10):111-112.

[19] 王松松 , 李光善 , 林兰 . 柴胡达原饮加减治疗早期 2 型糖尿病个案分析 [J]. 内蒙古中医药 ,2019,38(02):32-34.

[20] 鹿根启 . 达原饮加味治疗湿浊型 2 型糖尿病 21 例 [J]. 河南中医 ,2010,30(12):1233-1234.

[21] 张珩 , 吴晓华 , 黄天生 , 等 . 达原饮配合耳穴敷贴法治疗失眠症的临床观察 [J]. 甘肃医药 ,2014,33(06):417-420.

[22] 杨东东 , 陈寒冰 . 达原饮治疗失眠的临床观察 [J]. 四川中医 ,2010,28(06):74-75.

[23] 刘光武 , 罗铭 , 李明 . 新加达原饮治疗小儿沙门氏菌感染的临床观察 [J]. 云南中医中药杂志 ,2019,40(02):36-38.

[24] 赵小星 , 郭亚雄 . 郭亚雄运用达原饮治疗小儿厌食症经验 [J]. 江西中医药 ,2017,48(08):29-30.

[25] 何华 , 姜蕊 , 林腊梅 . 达原饮加减临床验案三则 [J]. 湖北中医杂志 ,2017,39(09):43-44.

[26] 米云鹏 . 柴胡达原饮加味联合干扰素治疗HBeAg 阴性慢性乙肝 100 例 [J]. 中国社区医师 (医学专业半月刊),2008(18):93.

[27] 梁自平 , 冯汉财 , 陈延 . 达原饮治疗湿阻便秘经验略谈 [J]. 中国实验方剂学杂志 ,2010,16(10):227.

[28] 范家应 , 马融 . 马融教授治疗两例失神癫痫患儿疗效优劣的分析 [J]. 世界最新医学信息文摘 ,2018,18(30):139-141.

[29] 戎兆赢 , 杨健 , 王玉林 , 等 . 系统药理学对方剂达原饮的物质基础及作用机制研究 [J]. 中国医院药学杂志 ,2019,39(12):1227-1233.

[30] 任慧玲 , 严彪 , 梁之桃 , 等 . 达原饮解热作用研究及 UPLC-Q-TOF/MS 分析 [J]. 中成药 ,2015,37(01):131-137.

[31] 任慧玲 . 达原饮对脂多糖诱导的小鼠急性肺损伤的治疗作用 [D]. 苏州大学 ,2016.

[32] 李素娟 , 张怀宝 . 达原饮对干扰素治疗丙肝流感样副作用的干预研究 [J]. 中医学报 ,2011,26(08):978-979.

[33] 赵冰洁 . 加味达原饮对急性肝损伤湿邪内蕴证模型大鼠的治疗作用研究 [D]. 成都中医药大学 ,2011.

论经典名方大建中汤*

孙得程[1]　于大远[2△]　杨建宇[3,4*]　仪忠宝[4]

1. 新疆喀什地区巴楚县中医院（喀什　843807）
2. 北京中医药大学东方医院（北京　100078）
3. 中国中医药研究促进会慢病医养中心（龙脉温泉）中和医派传承工作室（北京　102211）
4. 中华中医药中和医派杨建宇京畿豫医工作室　北京知医堂中和国医馆（北京　100031）

【摘要】 大建中汤出自张仲景《金匮要略》，该方大建中阳，降逆止痛之功。该方可用于治疗中阳衰弱，阴寒内盛之脘腹剧痛诸证，其临床表现有：脘腹剧痛，得寒加重，喜温不喜按，呕吐清涎，手足逆冷，或有冷汗，口内清唾；舌质淡，舌体胖大，舌苔白水滑，脉沉紧。现代临床上该方常应用于治疗胃溃疡、胃肠功能失调、胃炎、动脉疾病所致缺血性便秘、鞘膜积液、腹痛、粘连性肠梗阻、吐泻性眩晕、阳痿、多发性大动脉炎、各种骨折、急性过敏性紫癜性腹痛、缺血性结肠炎、腹痛泄泻、慢性炎性内脏痛、脾阳虚胃癌、妇产科剖腹术、蛔厥急症、嗜睡等病症。

【关键词】 大建中汤；中阳衰弱；阴寒内盛；脘腹剧痛；急腹症；胃炎、胃溃疡；杨建宇；经方；经药；中和医派

大建中汤出自张仲景《金匮要略》，原文："心胸中大寒痛，呕不能饮食，腹中寒，上冲皮起，出见有头足，上下痛而不可触近，大建中汤主之。"此方的组成为蜀椒二合，干姜四两，人参二两。煎煮时先上述三味药煎煮后去滓，并纳胶饴继续煎煮。方中蜀椒温脾胃，助命火，散寒止痛，为君药。《本草经》谓蜀椒主邪气，温中，逐痹痛，下气。《金匮要略释义》谓："夫大寒乃邪气也，心胸中大寒痛，呕而不能食，法当温中。寒气上冲皮起，出见有头足，又宜下气，故舍蜀椒莫与。"蜀椒复佐以辛热之干姜，助蜀椒散寒之力，使上逆之沉寒痼冷，镇以静而抑之使平。饴糖温补中虚，缓急止痛，助蜀椒止痛之功，共为臣药。人参补脾益气；饴糖《千金要方》谓之"补虚冷，益气力，止肠鸣，咽痛……"《别录》谓之"补虚乏，止渴"。人参配合饴糖重建中脏，为佐药。《医方论》曰："非人参不能大补心脾，非姜、椒不能大祛寒气，故曰大建中。又有饴糖之甘缓以杀姜、椒之辛燥。"此方四药配伍，共奏大建中阳，降逆止痛之功。此方可用于治疗中阳衰弱，阴寒内盛之脘腹剧痛诸证，其临床表现有：脘腹剧痛，得寒加重，喜温不喜按，呕吐清涎，手足逆冷，或有冷汗，口内清唾；舌质淡，舌体胖大，舌苔白水滑，脉沉紧。现代临床上此方常应用于治疗各种表现为腹痛的疾病，如胃溃疡、胃肠功能失调、胃炎、动脉疾病所致缺血性便秘、鞘膜积液、粘连性肠梗阻、腹痛泄泻、慢性炎性内脏痛、胃癌、妇产科剖腹术、蛔厥急症、

*基金项目：中关村炎黄中医药科技创新联盟中和医派经方经药专项课题；中国中医药研究促进会北京昌平沙河高教园区卫生服务中心中和医派传承工作室专项课题；南阳张仲景传统医药研究会 中和医派杨建宇经药科研专题项目。

*通讯作者/指导老师：jianyu66@163.com
△执笔人

急性过敏性紫癜性腹痛等，以及吐泻性眩晕、阳痿、多发性大动脉炎、各种骨折、缺血性结肠炎、嗜睡等病症。

1 临床应用

1.1 胃炎、胃溃疡

任涛[1]将脾胃阳虚型胃溃疡的90例患者随机分为研究组（45例，给予大建中汤联合常规西医治疗）与对照组（45例，给予常规西医治疗）。治疗5周后，研究组的临床总有效率显著高于对照组。赵昌[2]采用大建中汤加减联合西药常规治疗脾胃阳虚、阴寒内盛型胃溃疡的患者30例，对照组患者（30例）给予西药常规治疗。治疗5周后，治疗组总有效率明显高于对照组。赵昌[3]的临床研究证实，采用大建中汤加减联合西药常规治疗脾胃阳虚、阴寒内盛型胃溃疡的患者，其总有效率明显高于采用西药常规治疗的患者，且中医症状总积分、Hp清除率改善更优于采用西药常规治疗的患者。

1.2 其他原因腹痛

根据史载祥[4]教授临证经验，可采用大建中汤加减治疗寒性腹痛，改善患者的生活质量。谢璇[5]采用大建中汤加减治疗急性过敏性紫癜性腹痛的28岁男性患者1例。根据郭庆伟[6]的临床经验，以大建中汤加减治疗由于阳虚阴盛所致虚寒性癌性疼痛，多有验效。

1.3 术后胃肠功能失调

陈锡钧[7]采用大建中汤联合常规西医治疗腹部手术后的患者86例，治疗5天后，观察组治疗总有效率高于采用常规西医治疗的对照组（79例）。观察组患者术后肠鸣音恢复时间、胃肠减压时间以及自然排气时间均显著低于对照组；观察组血浆MOT水平显著高于对照组及治疗前；观察组T细胞亚群改善程度显著优于对照组及治疗前；观察组术后肠粘连发生率显著低于对照组。该研究证实，大建中汤治疗术后胃肠功能失调疗效显著，对胃肠功能有明显的促进作用，可调整患者的应激状态，保持患者内环境的稳定，提高患者机体免疫功能，从而调整患者胃肠功能的紊乱，有助于患者康复以及提高患者生命质量。

1.4 其他应用

通过整理其他文献，大建中汤还被用于治疗胃炎[8]、动脉疾病所致缺血性便秘[9]、鞘膜积液[10]、粘连性肠梗阻[11]、吐泻性眩晕[12]、阳痿[13]、多发性大动脉炎[14]、各种骨折[15]、缺血性结肠炎[16]、腹痛泄泻[17]、慢性炎性内脏痛[18]、胃癌[19]、妇产科剖腹术[20]、蛔厥急症[21]等疾病。所治病证，病机多为中阳衰弱，阴寒内盛。此方温中补虚，降逆止痛，表现为心胸中大寒痛、呕不能食、腹中寒等中阳衰弱、阴寒内盛之脘腹剧痛诸证。

中和医派掌门杨建宇教授有以下几点观点可以与大家分享：一是认为本方的君臣佐使之君药应该是人参，臣药是蜀椒；二是本方胶饴的使用，应该用饴糖类品，可用蜂蜜替代，但不可或缺；三是本方在应用时可以配合其他经方或灵活加减用药，现代有些用药经验也可以参考，如槟榔、藿香、佩兰、香橼的应用，延胡索、木香、砂仁的应用，还有焦三仙、鸡内金的应用，均有临床价值，值得关注；四是本方宜温热服用，忌凉冷之物品饮食，应配合艾灸、泡脚等治疗养生保健。

2 实验研究

蒋鹤飞[22-23]研究发现大建中汤能上调脾阳虚症动物下丘脑Bcl-2的表达及下调Bax的表达；降低Bax阳性表达，升高Bcl-2的表达，抑制细胞凋亡，减轻下丘脑组织损伤，达到改善脾阳虚腹痛的目的。武静[24-28]研究发现大建中汤能下调脾阳虚症动物大脑皮质ATP及上调钠钾ATP酶和钙镁ATP酶活性，进而具有治疗脾阳虚腹痛的作用；大建中汤可抑制脾阳虚疼痛大鼠大脑中CaMK Ⅱ、COX-2mRNA及蛋白表达，提高CaMK Ⅱ mRNA表达，并可能通过此抑制作用来达到治疗疼痛的目的；并发现大建中汤可降低大鼠血清IL-6、TNF-α含量和结肠黏膜IRAK-4mRNA表达，对慢性炎性内脏痛大鼠有明显的镇痛作用；并发现大建中汤可降低IRAK-4、IL-6及TNF-α水平，对脾阳虚胃炎有显著治疗作用。王俊霞[29-30]研究发现大建中汤能明显改善大鼠脾阳虚症状，降低脾阳虚疼痛模型大鼠血中NO的含量、升高β-EP的含量，从而达到止痛的目的，这可能是其调节疼痛因子、治疗脾阳虚腹痛的作用机理之一；可调节胃组织Cox-2、NF-KB蛋白的水平，从而改善脾阳虚胃癌大鼠的症状。王慧[31]研究发现大建中汤可使GFAP与OX42表达明显下降，可通过作用于神经胶质细胞来达到其干预脾阳虚症的作用。陈学习[32-33]研究发现大建中汤可使CD4+、CD8+T淋巴细胞及SIgA表达升高，可增强粘连性肠梗阻大鼠肠黏膜免疫功能，发挥肠黏膜的保护作用；能通过调节血浆VIP、MTL以改善粘连性肠梗阻大鼠的胃肠动力。何海军[34-35]研究发现大建中汤可通过调节ERK1/2信号通路调控MMP-9的表达，以达到治疗脾阳虚胃癌大鼠的目的；可通过调节Cox-2、NF-κB的含量，从而改善脾阳虚胃癌大鼠的症状。左风[36]研究发现大建中汤能显著增加人血浆中VIP的含量，DKCT能显著增加血浆中5-HT的水平，进而明显改善腹部的寒冷感。以上研究，可以为大建中汤治疗各种腹痛疼痛、胃脘冷痛、粘连性肠梗阻等提供现代药理依据。

3 结语

大建中汤是张仲景著名方剂，具有温中补虚、降逆止痛之功，只要辨证为中阳衰弱、阴寒内盛之脘腹剧痛，皆可使用此方加减，即“异病同治”。该方更多应用，有待我们发掘整理，总结归纳，以促进中医学科发展，造福更多患者。

参考文献：

[1] 任涛．大建中汤联合西医治疗胃溃疡（脾胃阳虚型）的临床观察 [J]. 中国医药指南 ,2018,16(05):196-197.

[2] 赵昌，王卫星．大建中汤治疗胃溃疡的疗效观察 [J]. 中医临床研究 ,2014,6(05):108-109.

[3] 赵昌．大建中汤治疗胃溃疡（脾胃阳虚型）的临床研究 [D]. 山西中医学院 ,2014.

[4] 李春岩．史载祥教授应用大建中汤治疗寒性腹痛经验 [J]. 中国中医急症 ,2013,22(02):244-245.

[5] 谢璇，白东海，盛海忠，等．大建中汤加减治疗急性过敏性紫癜性腹痛 1 例 [J]. 北京中医药 ,2018,37(05):473-474.

[6] 阎丽珠．大建中汤论治虚寒性癌痛经验总结 [J]. 亚太传统医药 ,2018,14(12):131-132.

[7] 陈锡钧，洪健，曾碧城，等．大建中汤对腹部手术后患者胃肠功能调理的效果观察 [J]. 世界中医药 ,2018,13(06):1469-1471+1476.

[8] 武静，杨莎莎，陈继婷，等．大建中汤治疗大鼠脾阳虚胃炎的机制 [J]. 解剖学杂志 ,2018,41(02):156-159.

[9] 张丽娟．大建中汤对动脉疾病所致缺血性便秘的效果 [J]. 国外医学（中医中药分册）,2005(03):173.

[10] 孙兰荣．大建中汤治疗鞘膜积液 [J]. 河南中医 ,2001(03):9.

[11] 陈学习，陈清阳．大建中汤对粘连性肠梗阻大鼠肠黏膜免疫系统中 CD4+、CD8+ 及 SIgA 表达的影

响[J]. 辽宁中医药大学学报,2014,16(10):24-27.
[12] 梅大钊. 大建中汤治吐泻性眩晕[J]. 四川中医,1993(04):31.
[13] 朱树宽. 加味大建中汤治疗阳痿80例[J]. 河北中医,1999(01):43.
[14] 施波. 大建中汤加减治疗多发性大动脉炎举隅[J]. 吉林中医药,1997(02):15.
[15] 崔昕. 大建中汤在骨科的使用经验[J]. 国外医学(中医中药分册),1996(01):21-22.
[16] 柽坤. 大建中汤治疗缺血性结肠炎的有效性[J]. 国外医学(中医中药分册),2004(05):299-300.
[18] 武静,王慧,王俊霞,等. 大建中汤对慢性炎性内脏痛模型大鼠血清IL-6、TNF-α含量及结肠黏膜IRAK-4mRNA表达的影响[J]. 中医杂志,2018,59(18):1592-1596.
[19] 何海军,曾琳,康继红,等.Cox-2、NF-κB在脾阳虚胃癌大鼠胃组织的表达及大建中汤的干预作用研究[J]. 湖南中医杂志,2018,34(04):141-144.
[20] 莫慰言. 大建中汤用于妇产科剖腹术[J]. 宁夏医学杂志,1986(06):381.
[21] 郭晓东. 大建中汤本为蛔厥急症而设[J]. 浙江中医杂志,2000(10):32.
[22] 蒋鹤飞,武静,陈继婷,等.Bcl-2和Bax在脾阳虚大鼠下丘脑组织中的表达和大建中汤的干预作用[J]. 时珍国医国药,2012,23(11):2716-2717.
[23] 蒋鹤飞. 大建中汤对脾阳虚腹痛大鼠下丘脑Bax、Bcl-2基因影响的实验研究[D]. 贵阳中医学院,2013.
[24] 武静,王慧. 大建中汤对脾阳虚腹痛大鼠大脑皮质三磷酸腺苷含量和三磷酸腺苷酶活性的影响[J]. 解剖学杂志,2017,40(02):168-170+175.
[25] 武静,黄顺. 大建中汤对脾阳虚腹痛大鼠CaMK Ⅱ mRNA的影响[J]. 江西中医药,2015,46(08):23-25.
[26] 武静. 大建中汤对脾阳虚疼痛大鼠COX-2mRNA及蛋白和CaMK Ⅱ mRNA的影响[J]. 广州中医药大学学报,2016,33(01):71-75.
[27] 武静,王慧,王俊霞,等. 大建中汤对慢性炎性内脏痛模型大鼠血清IL-6、TNF-α含量及结肠黏膜IRAK-4mRNA表达的影响[J]. 中医杂志,2018,59(18):1592-1596.
[28] 武静,杨莎莎,陈继婷,等. 大建中汤治疗大鼠脾阳虚胃炎的机制[J]. 解剖学杂志,2018,41(02):156-159.
[29] 王俊霞. 大建中汤对脾阳虚大鼠疼痛模型血中NO、β-EP影响的实验研究[D]. 贵阳中医学院,2008.
[30] 王俊霞,陈继婷,龚小雪. 大建中汤对脾阳虚胃癌大鼠环氧化酶-2和核转录因子-κB的影响[J]. 河南中医,2016,36(02):227-229.
[31] 王慧,武静,陈继婷. 脾阳虚大鼠下丘脑星形胶质细胞GFAP和小胶质细胞OX42的表达及大建中汤的干预作用[J]. 时珍国医国药,2013,24(02):304-305.
[32] 陈学习,陈清阳. 大建中汤对粘连性肠梗阻大鼠肠黏膜免疫系统中CD4+、CD8+及SIgA表达的影响[J]. 辽宁中医药大学学报,2014,16(10):24-27.
[33] 陈学习,陈清阳. 大建中汤对粘连性肠梗阻大鼠血浆血管活性肠肽、胃动素的影响[J]. 陕西中医学院学报,2014,37(04):85-87.
[34] 何海军,王俊霞,杨毅,等. 大建中汤介导ERK1/2信号通路调控脾阳虚胃癌动物模型MMP-9的表达[J]. 中国民族民间医药,2017,26(22):24-27.
[35] 何海军,曾琳,康继红,等.Cox-2、NF-κB在脾阳虚胃癌大鼠胃组织的表达及大建中汤的干预作用研究[J]. 湖南中医杂志,2018,34(04):141-144.
[36] 左风. 大建中汤对人血浆中5-HT和血管活性肠肽水平的影响[J]. 国外医学(中医中药分册),2001(03):171-172.

论经典名方大秦艽汤*

郭　瑞[1]　于大远[2△]　杨建宇[3,4*]　李　杨[3,4]

1. 中国中医科学院西苑医院治未病科（北京　100091）
2. 北京朝阳医院西院（北京　100020）
3. 中国中医药研究促进会慢病医养中心（龙脉温泉）中和医派传承工作室（北京　102211）
4. 中华中医药中和医派杨建宇京畿豫医工作室　北京知医堂中和国医馆（北京　100031）

【摘要】大秦艽汤出自金代刘完素《素问病机气宜保命集》，由秦艽、甘草、川芎、当归、白芍药、细辛、羌活、防风、黄芩、石膏、白芷、白术、生地黄、熟地黄、白茯苓、独活组成。此方具有祛风养血、清热通络之功，现代临床上此方常应用于治疗面神经麻痹、关节炎、中风、脑梗死等疾病。

【关键词】大秦艽汤；祛风养血；清热通络；舌强；面神经麻痹；关节炎；中风；脑梗死；杨建宇；经方；经药；中和医派；方歌

大秦艽汤出自金代刘完素《素问病机气宜保命集》，原文：“中风，外无六经之形证，内无便溺之阻格，知血弱不能养筋，故手足不能运动，舌强不能言语，宜养血而筋自荣，大秦艽汤主之。”此方由秦艽、甘草、川芎、当归、白芍药、细辛、羌活、防风、黄芩、石膏、白芷、白术、生地黄、熟地黄、白茯苓、独活组成。方中当归、川芎、白芍药、熟地黄为四物汤，可养血和营，柔养筋脉；少佐生地、石膏、黄芩清解郁热；秦艽、羌活、独活、防风、白芷、细辛均为辛散之品，能祛风散邪；茯苓、白术健脾以资气血生化之源；甘草调和诸药。此方具有祛风养血、清热通络之功。临床上以烦热、口苦、舌红苔黄等里热之象，兼有关节疼痛等血虚不能养筋之象，或口眼㖞斜、舌强不能言、手足痿废不用等风邪中于经络之候作为此方使用依据。若患者痰湿中阻、饮食积滞、腑气不通等症候明显，如出现原文中的“便溺之阻格”，则不宜使用此方。若有形之邪阻滞气机的程度较轻，可以加入陈皮、枳实等理气消积化滞之品，“如心下痞，加枳实”。现代临床上此方常应用于治疗面神经麻痹、关节炎、中风、脑梗死等疾病。

中华中医药中和医派掌门人杨建宇教授方歌有云：大秦艽汤荣经脉，羌独二地四物拜，辛甘三白防芩膏，养血祛风通络效。可参。

1　临床应用

1.1　面神经麻痹

何佳俊[1]将60例特发性面神经麻痹患者随机分成对照组和治疗组，对照组予常规西医治疗，治疗组在对照组基础上同时服用大秦艽汤。治疗4周后，治疗组有效率高于对照组，Portmann评分优于

*基金项目：中关村炎黄中医药科技创新联盟中和医派经方经药专项课题；中国中医药研究促进会北京昌平沙河高教园区卫生服务中心中和医派传承工作室专项课题；南阳张仲景传统医药研究会 中和医派杨建宇经药科研专题项目。

*通讯作者/指导老师：jianyu66@163.com
△执笔人

对照组，说明大秦艽汤治疗面神经麻痹确有疗效，能够有效改善临床症状，治愈率高、疗程短，可缩短康复时间。张钢花[2]将168例特发性面神经麻痹患者随机均分为观察组和对照组，对照组予以常规西药治疗，观察组在此基础上予以大秦艽汤加减联合电针及康复训练治疗。治疗21天后，观察组临床总有效率优于对照组，PRA积分提高程度优于对照组，病情开始恢复时间和完全恢复时间均明显短于对照组。邬政[3]等采用大秦艽汤加针刺治疗面神经炎患者67例，对照组63例采用常规西医治疗。治疗4周后治疗组总有效率优于对照组。朱明臣[4]研究证明，在常规治疗的基础上给予方药大秦艽汤治疗面神经麻痹能明显的增加面神经功能的评分，提高临床有效率。韦琴英[5]等采用大秦艽汤加减联合西药治疗面神经炎30例，治疗20天后总有效率优于采用常规西医治疗的对照组。

1.2　关节炎

孙翠英[6]等将64例类风湿关节炎患者随机均分为观察组与对照组，观察组给予大秦艽汤加减治疗，对照组给予西药治疗。治疗1个月后，观察组总有效率优于对照组，ESR及CRP水平均低于对照组，证明此方治疗关节炎确有疗效，能缓解患者的临床症状。史加鑫[7]等采用加味大秦艽汤治疗风湿性关节炎患者30例，对照组采用西药治疗。治疗2个月后，观察组总有效率优于对照组，降低红细胞沉降总有效率优于对照组，抗链球菌溶血素“O”变化总有效率优于对照组，黄有翰[8]等大秦艽汤加减联合秋水仙碱片治疗急性痛风性关节炎患者46例，治疗7～10天后总有效率优于采用口服秋水仙碱片治疗的对照组，且症状体征积分、血尿酸、血沉、C反应蛋白均明显小于对照组。蒯彤[9]研究发现，采用加味大秦艽汤治疗风湿性关节炎能提高有效率，有助于改善患者红细胞沉降率及抗链球菌溶血素“O”。

1.3　中风

敖金江[10]等将130例缺血性脑中风患者随机分成对照组和治疗组，对照组给予西医常规治疗，观察组在对照组之上加服大秦艽汤。治疗2个月后，观察组中医疗效优于对照组，中医症候积分减小程度大于对照组，上肢肌张力改良Ashworth痉挛分级结果改善程度优于对照组，Fugl-Meyer评分、NIHSS评分改善均优于对照组，GQOL-74评分在躯体功能、心理功能、社会功能、物质生活各方面得分及总分均显著高于对照组，证明此方治疗中风确有疗效，能减轻患者中医症候，改善肌张力，有利于肢体运动功能及神经功能恢复，提高生活质量。赵晓华[11]等采用大秦艽汤联合康复训练治疗脑卒中后上肢痉挛性偏瘫患者49例，对照组采用康复训练治疗。治疗1个月后上肢肌张力改善总有效率明显高于对照组，神经功能缺损评分低于对照组，MIB指数高于对照组。薛萍[12]等采用常规西药联合大秦艽汤治疗急性缺血性中风患者43例，治疗2周后治疗有效率明显高于采用常规西医治疗的对照组，NIHSS评分的下降幅度明显大于对照组。郭少阳[13]研究证明，在常规西医治疗的基础上加用大秦艽汤治疗中风－中经络患者能明显提高有效率，改善患者症状体征。

1.4　脑梗死

宋晶晶[14]采用阿替普酶联合大秦艽汤治疗急性脑梗死患者34例，治疗2周后总有效率优于采用阿替普酶治疗的对照组，且不良反应发生率低于对照组，证明此方治疗急性脑梗死确有疗效，且安全性强，能改善患者的血液流变学和神经功能，降低Hcy水平，且未增加不良反应的发生风险。宋昕[15]等将96例急性脑梗死患者随机分成常规组和研究组，常规组给予常规西医治疗，研究组在常规组治疗的基础上给予大秦艽汤治疗。治疗2周后，研究组总有效率优于常规组，且血液流变学、NIHSS评分、中医证候积分以及血清Hcy水平改善均优于常规组。楚彩云[16]研究证明，在改良强制性运动疗法上加用大秦艽汤治疗急性脑梗死能提高临床治疗有效率，改善上肢痉挛状态，改善上肢功能。晁利芹[17]等采用西医基础治疗联合大秦艽汤治疗急性脑梗死患者70例，对照组给予西医基础治疗。治疗14天后患者血清炎性因子水平均较对照组患者降低。

1.5　其他应用

通过整理其他文献，大秦艽汤还被用于颈椎病性高血压[18]、肩周炎[19]、腕管综合征[20]、Tolosa-Hunt综合征[21]等疾病。

2　实验研究

孙力[22]等研究发现，加减大秦艽汤能抑制IFN-γ、VEGF、NO水平，部分改善滑膜病理变化。张杰[23]通过动物实验研究证明，大秦艽汤能抑制炎性细胞因子IL-1β、TNF-α的分泌。常秀娟[24]研究表明，大秦艽汤具有抗炎镇痛解热及抑制免疫功能的作用。苏晓聆[25]实验研究发现，秦艽水煎剂具有抗炎作用，可抑制炎症早期血管通透性增高、水肿和中晚期炎症的肉芽组织增生，为其治疗RA提供了药理学证据。鲁赛[26]等临床研究证实，大秦艽汤能扩张脑血管，使脑供血增加，改善脑部血液循环，具有抗炎、镇痛解痉、抗氧化等作用。王玮[27]等实验研究表明，大秦艽汤可显著改善脑缺血大鼠的凝血酶原时间，减少纤维蛋白原，降低血小板黏附率和聚集率，显示出明确的抗凝血、抗血小板黏附、聚集作用。王丽萍[28]等研究表明，方中诸多祛风药具有的抑制脂质过氧化作用，可改善脑血管反应性，促进侧支循环，增加脑供血，调整脑循环，减轻缺血脑组织毛细血管的通透性和脑组织的病理改变，促进损伤脑组织的恢复。谢辉[29]等研究发现，当归、川芎配伍使用能明显促进急性缺血大鼠基底动脉血管内皮生长因子的释放，加强新生血管的生成和侧支循环的建立，使血流迅速恢复，减轻组织的缺血坏死。以上研究，可以为大秦艽汤治疗面神经麻痹、关节炎、中风、脑梗死等提供现代药理依据。

3　结语

大秦艽汤具有祛风养血、清热通络之功。据中华中医药中和医派掌门人杨建宇教授的“经药”概念及理论体系可知。本方之生地黄，应该是新鲜地黄，与现代药房中的生地黄并非一种药物，值得关注。此方的其他应用，有待我们发掘整理，总结归纳，以促进中医学科发展，造福更多患者。

参考文献：

[1] 张钢花．大秦艽汤加减联合电针及康复训练治疗特发性面神经麻痹疗效观察[J]．现代中西医结合杂志,2018,27(15):1664-1667.

[2] 何佳俊．大秦艽汤治疗特发性面神经麻痹风热阻络型的临床研究[D]．湖北中医药大学,2015.

[3] 邬政，邬志奇．大秦艽汤加针灸治疗面神经炎67例[J]．内蒙古中医药,2011,30(17):54.

[4] 朱明臣．观察运用大秦艽汤联合西医治疗Bell麻痹的临床疗效[D]．山东中医药大学,2015.

[5] 韦琴英，韦洪迪．大秦艽汤加减联合西药治疗面神经炎30例[J]．广西中医药,2016,39(02):33-34.

[6] 孙翠英，刘建玲，顾文．大秦艽汤治疗类风湿关节炎临床研究[J]．新中医,2019,51(09):87-89.

[7] 史加鑫，张文圣，黄安．加味大秦艽汤治疗风湿性关节炎（虚痹）效果分析[J]．中国卫生产业,2014,11(18):92-93.

[8] 黄有翰，朱坚，林天旭．大秦艽汤加减

治疗急性痛风性关节炎的疗效观察 [J]. 中医药学报 ,2013,41(03):115-116.

[9] 蒯彤 . 加味大秦艽汤治疗风湿性关节炎 (虚痹)80 例疗效观察 [J]. 北京中医药 ,2008(02):123-124.

[10] 敖金江 , 付媚 , 李冬松 , 等 . 大秦艽汤配合依达拉奉治疗对缺血性脑中风后上肢痉挛患者肢体运动功能、神经功能及生活质量的影响 [J]. 四川中医 ,2019,37(07):104-107.

[11] 赵晓华 , 赵保东 . 大秦艽汤联合康复训练对脑卒中后上肢痉挛性偏瘫患者肌张力、神经功能和生存质量的影响 [J]. 中国民间疗法 ,2019,27(11):48-50.

[12] 薛萍 . 大秦艽汤加减治疗急性缺血性中风的临床研究 [J]. 世界最新医学信息文摘 ,2017,17(79):104.

[13] 郭少阳 . 大秦艽汤治疗中风—中经络的疗效观察 [J]. 北方药学 ,2017,14(05):61.

[14] 宋晶晶 . 阿替普酶与大秦艽汤治疗急性脑梗死疗效研究 [J]. 中国处方药 ,2018,16(04):46-47.

[15] 宋昕 , 李燕 , 赵璇 , 等 . 大秦艽汤对急性脑梗死近期血液流变学、Hcy 及神经功能影响研究 [J]. 陕西中医 ,2018,39(06):699-702.

[16] 楚彩云 . 大秦艽汤改善急性脑梗死后上肢痉挛状态的效果分析 [J]. 北方药学 ,2018,15(04):195-196.

[17] 晁利芹 , 聂志玲 , 韩倩倩 , 等 . 大秦艽汤对急性脑梗死患者血清炎性因子水平的影响 [J]. 中医学报 ,2017,32(04):664-666.

[18] 高京宏 , 于龙 , 王翠娟 . 大秦艽汤治疗颈椎病性高血压临床研究 [J]. 陕西中医 ,2019,40(05):597-599+603.

[19] 张志刚 . 分析小针刀联合大秦艽汤加减治疗肩周炎患者的临床疗效 [J]. 名医 ,2018(11):226.

[20] 孙湘 . 大秦艽汤结合推拿针灸治疗腕管综合征 64 例 [J]. 湖北中医杂志 ,2016,38(06):45-46.

[21] 顾竞 . 大秦艽汤治疗 Tolosa-Hunt 综合征的临床研究 [A]. 中国中西医结合学会神经科专业委员会 . 第十一次中国中西医结合神经科学术会议论文汇编 [C]. 中国中西医结合学会神经科专业委员会 : 中国中西医结合学会 ,2015:1.

[22] 孙力 , 王芝兰 , 张杰 , 等 . 加减大秦艽汤治疗类风湿关节炎免疫活性的实验研究 [J]. 国医论坛 ,2007(06):49-51.

[23] 张杰 . 加减大秦艽汤对 AA 大鼠血清 IL-1β、TNF-α 及 VEGF 水平的影响 [D]. 黑龙江中医药大学 ,2007.

[24] 常秀娟 . 大秦艽汤加减治疗实验性类风湿性关节炎的实验研究 [D]. 黑龙江中医药大学 ,2007.

[25] 苏晓聆 , 李福安 , 魏全嘉 , 等 . 秦艽水煎液对小鼠急性肝损伤肿瘤坏死因子 -α 和白细胞介素 -10 表达的影响 [J]. 时珍国医国药 ,2010,21(04):827-828.

[26] 鲁赛 , 杨桢 , 胡红林 , 等 . 从“中风”探讨大秦艽汤证治内涵 [J]. 中国中医基础医学杂志 ,2015,21(02):143-144+194.

[27] 王玮 , 邓庚 , 陈利达 , 等 . 大秦艽汤对脑缺血大鼠凝血及血小板黏附、聚集功能的影响 [J]. 中国中医药科技 ,2010,17(02):116-117.

[28] 王丽萍 , 白雪 , 杨思进 . 祛风药治疗缺血性中风的研究进展 [J]. 中西医结合心脑血管病杂志 ,2006(02):146-148.

[29] 谢辉 , 龙志江 , 朱久宜 , 等 . 活血、破血药对急性脑缺血大鼠基底动脉内皮细胞 VEGF 和 bFGF 表达的影响 [J]. 中国实验方剂学杂志 ,2012,18(23):183-186.

论经典名方当归补血汤*

郭海燕[1]　杨建宇[2,3*]　李　娜[4△]　李学光[3]

1. 中国中医科学院研究生院教育处（北京　100700）
2. 中国中医药研究促进会慢病医养中心（龙脉温泉）中和医派传承工作室（北京　102211）
3. 中华中医药中和医派杨建宇京畿豫医工作室　北京知医堂中和国医馆（北京　100031）
4. 北京中医药大学东方医院（北京　100078）

【摘要】当归补血汤出自金代李东垣《内外伤辨惑论》，由黄芪一两，当归二钱（酒洗）组成。此方补气生血，现代临床上可用于治疗多种原因发热、冠心病、肾性贫血、白细胞减少症、功能性子宫出血、紫癜、皮肤瘙痒等病证。临床上使用此方治疗发热等疾病须仔细辨别症状，更须以舌脉为凭，不然会犯“虚虚实实”之误。

【关键词】当归补血汤；气虚；发热；冠心病；肾性贫血；白细胞减少症；功能性子宫出血；中和医派；经方；经药；杨建宇

当归补血汤出自金代李东垣《内外伤辨惑论》，原文：“治肌热，燥热，困渴引饮，目赤面红，昼夜不息。其脉洪大而虚，重按全无。”此方由黄芪一两，当归二钱（酒洗）组成。方中重用黄芪，其用量五倍于当归，用意有二：一是阴血亏虚，血不载气，阳气外亡，故重用黄芪补气而专固肌表；二是有形之血生于无形之气，故用黄芪大补脾肺之气，以资化源，使气旺血生。配以少量当归养血和营，则浮阳秘敛，阳生阴长，气旺血生，虚热自退，此为《本经》《药性赋》等文献谓当归主“寒热”之机理。此方体现“损者温之”“劳者温之”“甘温除热”等思想。此方补气生血，亦治妇人经期、产后血虚发热头痛，如现代临床上的功能性子宫出血、产后发热；或疮疡溃后，久不愈合者。临床上使用此方治疗发热、疮疡等疾病须仔细辨别症状，更须以舌脉为凭，不然会犯“虚虚实实”之误。中和医派掌门杨建宇教授最喜爱用此方补气血之不足。其他疾病，如冠心病、肾性贫血、白细胞减少症，证属气血两虚者，也可用此方加减治疗，也不必拘泥于原书的药量比例。

1　临床应用

1.1　冠心病

田永仓[1]将行冠状动脉搭桥术的60例患者随机分为研究组使用常规治疗联合当归补血汤治疗

*基金项目：中关村炎黄中医药科技创新联盟中和医派经方经药专项课题；中国中医药研究促进会北京昌平沙河高教园区卫生服务中心中和医派传承工作室专项课题。

*通讯作者/指导老师：jianyu66@163.com
△执笔人

与对照组给予常规治疗各30例。治疗后，研究组治疗总有效率高于对照组。研究组患者的CK-MB、cTnI、IL-38水平降低显著优于对照组。用药后两组患者均未出现明显不良反应，肝肾功能检测正常。崔爽[2]采用当归补血汤联合卡维地洛治疗冠心病心肌缺血的患者60例，对照组患者60例给予卡维地洛治疗后，观察组的总有效率明显高于对照组；观察组患者在心电图ST段压低次数、持续时间及心肌缺血总负荷下降比对照组明显，表明采用当归补血汤联合卡维地洛治疗心肌缺血显著。朱婷婷[3]的临床经验证实，采用加味当归补血汤联合卡维地洛治疗的冠心病心肌缺血患者，其ST段压低持续时间、心肌缺血负荷以及LVPWD和IVSD小于采用卡维地洛治疗的患者。

1.2　肾性贫血

庞玉智[4]将肾性贫血的112例患者随机分为对照组给予EPO治疗及治疗组给予当归补血汤加味结合EPO治疗各56例。结果治疗后，治疗组的总有效率高于对照组；治疗组患者Hb、HCT升高较对照组明显，且两组无不良反应发生。赵立昌[5]采用速力菲、叶酸、重组人促红细胞生成素联合加味当归补血汤治疗气血两虚型肾性贫血患者20例，对照组予与治疗组相同西医治疗。治疗8周后，治疗组RBC、Hb、HCT的改善优于对照组。李小生[6]的临床研究证实，采用当归补血汤加味联合促红细胞生成素治疗的肾性贫血患者，其总有效率明显高于单纯采用促红细胞生成素治疗的患者。

1.3　白细胞减少症

穆大成[7]采用化疗联合加味当归补血汤治疗肺鳞癌化疗后白细胞减少患者21例，对照组21例予化疗联合口服利可君片、地榆升白片后，实验组治疗总有效率明显高于对照组；且对照组患者白细胞水平下降明显，而实验组患者白细胞水平较稳定，明显高于对照组患者，表明肺鳞癌患者化疗后口服加味当归补血汤可以显著改善白细胞减少症状，疗效显著，值得在临床上推广应用。刘峥[8]将进行放疗后发生白细胞减少症的84例肺癌患者随机分为中医组予加味当归补血汤治疗和西医组予鲨肝醇片和利可君片治疗。治疗4周后，中医组患者治疗的总有效率以及其在治疗各个阶段中的白细胞水平均明显高于西医组，表明用加味当归补血汤治疗放疗所致白细胞减少症的效果确切，此疗法值得在临床上推广使用。刘玉才[9]的临床研究证实，采用放疗联合口服加味当归补血汤治疗的肺癌放疗后白细胞减少患者，其总有效率明显高于接受放疗联合利血生、鲨肝醇口服的患者，且白细胞明显更高。李萍[10]临床观察实验研究证实，当归补血汤加味治疗白细胞减少症能够提高疗效，使白细胞明显升高，恢复时间缩短，临床症状明显改善，并有促使造血干细胞增殖、分化，促进造血功能恢复和提高免疫的作用。

1.4　功能性子宫出血

张丽萍[11]将90例功能性子宫出血患者随机分为对照组应用常规西医治疗及研究组应用常规西医治疗联合加味当归补血汤各45例。治疗后，研究组治疗总有效率明显高于对照组，相较于对照组，研究组完全止血时间明显缩短，且复发率比对照组显著降低。李涛[12]采用性激素止血和人工周期法联合加味当归补血汤治疗功能性子宫出血患者48例，治疗后，试验组的治疗总有效率明显优于常规治疗的对照组。乔艳文[13]临床观察证实，对功能失调性子宫出血患者应用当归补血汤进行治疗，不但能够收到突出的临床治疗效果，且患者不会出现严重不良反应，具有安全有效的特点，值得临床推广。

1.5　产后发热

女性因分娩生产过程中大量丢失血液，血虚是产后诸多疾病的重要因素之一。血液突然大量丢失，则阴不能敛阳，导致阳气浮越于外而发热，陈海霞[14]采用当归补血汤治疗产后发热患者34例。对照组34例予抗生素后，治疗组总有效率显著优于对照组，且白细胞计数明显减少，退热时间明显缩短。王金风[15]的临床经验证实，应用当归补血汤加味治疗产后发热的产妇，其退热时间明显短于应用西药抗生素治疗的产妇，临床症状消失时间较快，且不良反应更少见。

1.6　其他应用

通过整理其他文献，当归补血汤还被用于治疗血小板减少性紫癜[16]、糖尿病视网膜病变[17]、瘙痒症、斑秃、带状疱疹后遗神经痛[18]、更年期综合征[19]、糖尿病肾病[20]、动脉粥样硬化[21]疾病。此方所治病症病机多为气血虚弱，血虚不能载气，气虚不固，发为肌衄（如血小板减少性紫癜）；血虚风燥，出现脱发、皮肤瘙痒等症状；气血亏虚，不荣则痛。

2　实验研究

叶太生[22]研究发现当归补血汤不同提取物组均能明显改善腺嘌呤诱导的大鼠肾衰竭，同时诱导肾组织BMP-7及其mRNA表达，下调了TGF-β1及其mRNA表达从，而抑制细胞外基质增生，起到延缓肾纤维化的作用。艾望[23]研究发现当归补血汤可以使肝脏和骨骼肌中PKC-ζ的表达升高，使FPG、FINS下降，从而能够改善胰岛素抵抗、降低血糖。周珍[24]研究发现当归补血汤可使FPG、FINS下降，肝脏组织得到明显改善，肝脏和骨骼肌细胞膜上GLUT4的表达升高。同时发现当归补血汤降糖作用显著，其降糖作用可能与增强GLUT4蛋白的表达、改善胰岛素抵抗有关。曾宇[25]研究发现当归补血汤可抑制可溶性受体蛋白的表达，从而促进心肌梗死大鼠心肌缺血区血管的生成，使血管生长因子能够与膜性受体充分结合，能明显改善心肌梗死大鼠左心功能。有研究发现，当归中的当归多糖可通过直接和（或）间接途径激活造血微环境中的巨噬细胞、淋巴细胞等，也可刺激肌组织，促进其产生造血调控因子，进而促进功能造血干细胞粒细胞巨噬细胞集落成单位（CFU-GM）的增殖分化，刺激骨髓粒单系造血。以上研究，可以为此方治疗冠心病、肾性贫血、糖尿病等提供现代药理依据。

3　结语

当归补血汤是通过补气以生血、摄血的经典方剂，随证调整剂量比例，可以治疗气血两虚诸证。中和医派掌门杨建宇教授指出：本方谨守血为气母、气为血帅之中医基本气血概念理论核心，有形之血不可速补，无形之气可以立得，用黄芪补气，向上向外激发气动，气行则帅血行，血行则运达四肢百骸、脏腑经络，血亏血虚则可立即得以改善。而当归则向下向里走血分则可以补血，这样，气行上下里外，血补四肢百骸、经络脏腑，气血亏虚可以立补，随之疼痛、血症、风症等疾病可愈。所以，把握病因病机之核心，抓紧气血中和之重点，方证相扣（中和），疗效必神应。

参考文献：

[1] 田永仓，柏本健，解洪涛，等．当归补血汤对冠状动脉搭桥术后患者心肌功能及血清IL-38水平的影响[J]．临床医学研究与实践，2018，3(27)：124-125.

[2] 崔爽．当归补血汤联合卡维地洛治疗心肌缺血疗效观察[J]．中药药理与临床，2017,33(02):197-199.

[3] 朱婷婷．加味当归补血汤联合卡维地洛对冠心病心肌缺血患者心电图变化及左室舒张功能的影响[J]．医学理论与实践，2019,32(07):979-981.

[4] 庞玉智．当归补血汤加味结合EPO治疗慢性肾衰性贫血的临床研究[J]．内蒙古中医药，2018,37(09):30-31+53.

[5] 赵立昌．加味当归补血汤治疗气血两虚型肾性贫血20例[J]．河南中医，2014,34(10):2049.

[6] 李小生，唐杨．当归补血汤加味联合促红细胞生成素治疗肾性贫血的临床效果观察[J]．中国当代医药，2013,20(35):108-109.

[7] 穆大成．探究加味当归补血汤治疗肺鳞癌化疗后白细胞减少的效果[J]．内蒙古中医药，2017,36(14):23.

[8] 刘峥．加味当归补血汤治疗放疗所致白细胞减少症的临床效果[J]．当代医药论丛，2017,15(03):101-102.

[9] 刘玉才，张焕珍，于凤玲，等．加味当归补血汤治疗肺癌放疗后白细胞减少的临床疗效[J]．山东医学高等专科学校学报，2016,38(02):112-114.

[10] 李萍，吴华．当归补血汤加味治疗化疗后白细胞减少症66例[J]．陕西中医，2008(08):951-952.

[11] 张丽萍．加味当归补血汤治疗功能性子宫出血的临床观察[J]．中国中医药现代远程教育，2017,15(15):106-108.

[12] 李涛，刘竹华．加味当归补血汤治疗功能性子宫出血96例[J]．中国处方药，2014,12(11):109-110.

[13] 乔艳文．当归补血汤治疗功能失调性子宫出血42例临床观察[J]．中国现代药物应用，2013,7(19):155-156.

[14] 陈海霞，谷晓芬．当归补血汤加味治疗产后发热68例[J]．陕西中医，2014,35(07):797-798.

[15] 王金风，吴春盈．当归补血汤加味治疗产后发热70例效果观察[J]．中外女性健康研究，2017(12):98+100.

[16] 穆迪嘉．加味当归补血汤治疗血小板减少性紫癜的临床观察[J]．中国社区医师（综合版），2007(12):82.

[17] 张玉娴．当归补血汤加味方治疗非增殖期糖尿病视网膜病变的临床研究[D]．福建中医药大学，2015.

[18] 黄丹，陈明岭，赵金风，等．当归补血汤在皮肤病中的应用[J]．河南中医，2013,33(01):130-132.

[19] 黄胜安，李鉴铭．加味当归补血汤治疗妇女更年期综合征79例疗效观察[J]．内蒙古中医药，2010,29(15):20.

[20] 张思泉，张莹雯，帅瑜，等．当归补血汤对糖尿病肾病大鼠肾组织ATF6、CHOP、Caspase-3表达的影响[J]．上海中医药杂志，2018,52(04):91-95.

[21] 王允昌，孙淑英，卢兰鹏，等．当归补血汤治疗动脉粥样硬化的机制研究[J]．中国处方药，2018,16(07):39-40.

[22] 叶太生，张莹雯，王秀萍，等．当归补血汤醇提物和水提物调控BMP-7、TGF-β1表达对腺嘌呤诱导的肾间质纤维化大鼠保护作用的比较[J]．时珍国医国药，2018,29(11):2619-2622.

[23] 艾望，周珍，张曼玲，等．当归补血汤对糖尿病大鼠肝脏、骨骼肌中PKC-ε表达的影响[J]．天津中医药，2018,35(11):854-857.

[24] 周珍，艾望，张莹雯．当归补血汤对糖尿病大鼠肝脏、骨骼肌细胞膜上GLUT4的影响[J]．中华中医药学刊，2018,36(11):2795-2798.

[25] 曾宇．当归补血汤促进心肌梗死大鼠缺血区血管生成机制的研究[D]．成都中医药大学，2015.

论经典名方当归建中汤*

钟丹珠[1]　于大远[2]　杨建宇[3,4*]　戈里申[5△]

1. 成都天府新区东麓堂中医诊所（成都　610213）
2. 北京中医药大学东方医院（北京　100078）
3. 中国中医药研究促进会慢病医养中心（龙脉温泉）中和医派传承工作室（北京　102211）
4. 中华中医药中和医派杨建宇京畿豫医工作室　北京知医堂中和国医馆（北京　100031）
5. 成都中医药大学留学生园区（成都　610213）

【摘要】当归建中汤出自唐代孙思邈《千金翼方》，由当归四两，桂心三两，甘草二两（炙），芍药六两，生姜三两，大枣十二枚（擘）组成。此方具有温补气血、缓急止痛之功，现代临床上可用于治疗因气血亏虚导致的慢性低血压、痛经、剖宫产术后、胃痛及失眠等疾病。

【关键词】当归建中汤；温补气血；缓急止痛；慢性低血压；痛经；剖宫产术；胃痛；失眠；杨建宇；经方；经药；中和医派

1　当归建中汤的来源、组成及配伍特点

当归建中汤出自唐代孙思邈《千金翼方》，原文："治产后虚羸不足，腹中疾痛不止，吸吸少气，或若小腹拘急挛痛引腰背，不能饮食，产后一月，日得服四五剂为善，令人强壮内补方。"当归建中汤由当归四两，桂心三两，甘草二两（炙），芍药六两，生姜三两，大枣十二枚（擘）组成。从组成上看，当归建中汤是以小建中汤为基础方，加上当归四两。小建中汤具有温中补虚、和里缓急之功效。因此与小建中汤相比，当归建中汤养血和血之功增强。当归是妇科疾病的常用药，《神农本草经》说当归主"妇人漏下绝子"。李时珍在《本草纲目》里说它"祛一切风寒，补一切血虚，补　切劳损，为补血圣药"。因此王好古曾说："当归入手少阴，以其心生血也；入足太阴以其脾裹血也；入足厥阴，以其肝藏血也。"张仲景在治疗血虚寒凝疼痛时都会用到当归，如治疗"产后腹中疞痛""腹中寒疝"的当归生姜羊肉汤，治疗血虚寒厥的当归四逆汤，以及治疗"妇人腹中疞痛"的当归芍药散等方剂当中都使用当归。通过原文分析，当归建中汤主治病症包含"血虚""寒凝""疼痛""血瘀"等因素，对此当归尤宜。当归既能补肝血以缓肝急，又能和肝气而利疏泄，况且补血而不呆滞，理气而不耗散。当归建中汤中芍药的用量最大，《神农本草经》言芍药可以"治邪气腹痛，除血痹，破坚积、寒热、疝瘕，止痛"，具有养血、通经、止痛的作用，芍药配伍炙甘草可以酸甘化阴，和里缓急止痛。桂枝辛温，可以加强当归温通经脉之功。佐以生姜温胃散寒，大枣补脾益气养血；炙甘草益气和中，调和诸药，同时合桂枝辛甘化阳，合芍药酸甘化阴。饴

*基金项目：中关村炎黄中医药科技创新联盟中和医派经方经药专项课题；中国中医药研究促进会北京昌平沙河高教园区卫生服务中心中和医派传承工作室专项课题；南阳张仲景传统医药研究会 中和医派杨建宇经药科研专题项目。

*通讯作者/指导老师：jianyu66@163.com
△执笔人

糖具有补中缓急之功，“脾欲缓，急食甘以缓之。胶饴、大枣、甘草之甘以缓中也”（《注解伤寒论》）。临床上可以根据患者临床表现不同，辨证地进行加减。如《金匮悬解》（清代黄元御）给出此方的加减法：“若大虚，加饴糖六两。汤成内之，于火上暖，令饴消。若去血过多，崩伤内衄不止，加地黄六两，阿胶二两，合八味，汤成内阿胶。若无当归，以川芎代之；若无生姜，以干姜代之。”

当归建中汤是为了腹中急痛而有血虚证者所创立，虽然原书中为妇人而设，但临床应用时不必限于妇人产后，只要表现出的主症和病因病机符合，很多内伤杂病也可以使用，男人、孩童、老人亦可用。

2　当归建中汤的历代医家论述

当归建中汤是以小建中汤为基础方，加上当归四两组合而成。小建中汤源自汉代张仲景《金匮要略》，原文中描述：“虚劳里急，悸，衄，腹中痛，梦失精四肢酸疼，手足烦热，咽干口燥，小建中汤主之。”小建中汤由桂枝汤倍芍药，重加饴糖组成。方中饴糖合桂枝辛甘温相得，辛甘化阳以温中补虚；饴糖、甘草合芍药甘酸化阴，缓挛急而调肝脾，共成甘温建中补虚之剂。

陈琮[1]研读《临证指南医案》后，浅析叶天士的调经特点，指出脾胃为气血生化之源，气血是产生月经的重要物质基础。脾胃健旺，摄纳运化正常，则气血充沛，冲任充盛，月经的生成及经量才能正常。“然血气之化，由于水谷，水谷盛，则血气亦盛；水谷衰，则血气亦衰。是水谷之海，又在阳明，可见冲脉之血，又总由阳明水谷所化。”上述理论阐明了脾胃与气血、冲任、月经的相互关系。当脾胃虚弱，化源不足时，则气血冲任亏虚，必然导致月经量少、经期延后，甚至经闭等证。对于此类证候，叶氏常常取法仲景建中汤加减治疗。如孙案，患者经期延迟，并伴腹痛。叶氏诊后认为是奇脉下损所致，治疗先用当归建中汤以培中土，补气血，使气血充沛之后，再调治奇经八脉。此案虽寥寥数语，却体现了叶氏遵从《内经》“治病从本”的指导思想。因为只有通过培补中焦脾胃，才能使气血冲任充盈，从而使月经得以恢复正常。同时，叶氏还在案中指明了奇脉下损而经迟的治疗步骤，应是先补脾胃气血，再调治奇脉。叶氏应用建中汤治疗脾胃气血虚弱所致的经少、经迟、经闭等病患，除有上述主症外，还常伴有腹痛、食少、便溏、久嗽、汗出、形冷、面色无华、脉弱或细等症。如王案，患者面色白，脉来细促，久嗽不已，减食腹痛，便溏，经闭半载。叶氏诊后认为：“此三焦脏真皆损，干血劳怯之疴，极难调治。”并在案中批评说：“俗医见嗽见热，多投清肺寒凉，生气断尽，何以挽回？”因而用当归建中汤去姜之辛燥，以培补生气，滋养营血。再如某案，患者经闭不行，发热汗出，久嗽形冷，减食过半，脉弱无力。叶氏诊断为内损成劳。大忌寒凉，清热治嗽，治与建中法。并谓：“冀得加谷经行，犹可调摄。”

中和医派掌门人杨建宇教授多次强调，东汉时期，桂枝尚没有入药，而所言桂枝即是当今之“肉桂”。当归建中汤、小建中汤、桂枝汤均有“和中”“健中”“健脾胃”之旨，与现代计算机计算是统一的，也是与经方大家黄煌所论“桂枝汤是古代的强壮剂”是吻合的，这也是杨建宇教授所倡“经药”之理论的体现。

3　当归建中汤的临床应用

3.1　慢性低血压

根据付伟[2]的临床观察，采用当归建中汤加减（桂枝 6 g，白芍 12 g，炙甘草 10 g，当归 12 g，党参 12 g，玉竹 10 g，陈皮 6 g，枳实 10 g，生姜 10 g，大枣 7 枚，气虚明显者另加黄芪 20 g；气阴两虚，舌红少苔者另加北沙参 15 g，太子参 15 g；腰酸腿软肢冷者加川断 10 g，肉桂 3 g）治疗慢性低血压 43 例，治疗 6 ～ 24 天后，显效 72%，有效 25.6%，血压恢复正常时间平均为 8.7 天。根据马陈锐[3]的临床经验，以当归建中汤加减治疗慢性低血压患者，显示当归建中汤治疗效果较好。上述 2 项研究说明，使用当归建中汤灵活加减治疗慢性低血压能够提高疗效，改善患者的生活质量。

3.2　妇产科疾病

周春秋[4]用当归建中汤治疗痛经，23 岁女性患者，诉来经第 2 天，在空调房间工作后出现腹痛腰痛，经量少，怕冷，出冷汗，小腹冷，口中和，大便不调。舌淡红，苔白，脉沉弦细。予当归建中汤加减（当归 15 g，桂枝 10 g，白芍 20 g，炙甘草 6 g，生姜 3 片，大枣 30 g，以黑糖一匙代饴糖）治疗，服用 5 剂后，痛经止。董宇[5]将 100 例剖宫产术的患者随机分为对照组和治疗组各 50 例，治疗组给予当归建中汤（当归 12 g，桂心 9 g，芍药 18 g，生姜 9 g，大枣 6 g，炙甘草 6 g，酒制大黄 5 g）在产前 2 次及产后 1 次的治疗，对照组给予西医常规疗法。经过治疗后，治疗组的产褥病率低于对照组，提示当归建中汤可加速剖宫产手术患者的康复时间。

3.3　其他应用

根据王旭[6]对老中医李克绍治疗胃痛经验总结，提出凡胃痛喜按，舌红苔少，或中心光剥无苔，脉象沉弦者，宜当归建中汤。刘娟[7]记录刘喜明老师采用当归建中汤治疗失眠，刘指出“胃不和则卧不安”虽多以伤食为要，如《张氏医通·不得卧》所述：“脉数滑有力不眠者，中有宿食痰火，此为胃不和则卧不安也。”但亦有胃阳亏虚所致失眠者不可不知，建中养血，定志安神，乃开治疗失眠又一法门。以上名家经验证实，当归建中汤治疗胃痛、失眠能够提高疗效，改善患者的生活质量。

4　当归建中汤的实验研究

徐文杰[8]采用HPLC同时测定当归建中汤中阿魏酸、桂皮醛的含量，阿魏酸在 3.684～36.84 mg·L^{-1}线性关系良好，r=0.9996，平均回收率为 100.47%（n=6），RSD 为 1.54%；桂皮醛在 38.56～385. 6mg·L^{-1}线性关系良好，r=0.9997，平均回收率为 100.52%（n=6），RSD 为 1.75%，仪器与方法精密度均小于 2.0%。该方法快速、灵敏、准确、重复性好，可用于当归建中汤中指标性成分的含量测定，更加全面控制该方的质量。张仲一[9]等建立胃溃疡实验模型研究当归建中汤抗实验性胃溃疡的作用，结果显示，当归建中汤对利血平性溃疡和大鼠幽门结扎性溃疡有明显的抑制作用，对胃蛋白酶活性及排出量则无影响。说明当归建中汤可用于治疗胃溃疡。雷锦锦[10]等研究表现，当归提取物能抑制血小板 AA 代谢和血小板 5-HT 释放，有温和的镇痛作用，对于偏头疼、痛经等都有明显止痛效果，当归也可用于治疗急性肾炎、胃溃疡、浅表静脉炎、肩周炎等。当归兼有兴奋和抑制子宫两种成分：精油主要起抑制作用；水溶性或醇溶性的非挥发性物质为兴奋成分。当归精油抑制子宫平滑肌的有效成分可能是苯内酯。当归精油对离体兔、大鼠、狗子宫平滑肌的自主收缩具有抑制作用，对乙酰胆碱引起的兴奋有拮抗作用，也能部分地对抗肾上腺索引起的收缩。当归水煎液可兴奋离体小鼠子宫，这与当归对子宫组织胺受体的兴奋作用有关，与子宫肌上前列腺素合成酶无关。以上研究，可以为当归建中汤治疗消化系统疾病、妇产科疾病、疼痛性疾病等提供现代药理依据。

当归建中汤是唐代孙思邈所创立，以治疗“产后虚羸不足，腹中疾痛不止，吸吸少气，或若小腹拘急挛痛引腰背，不能饮食”的方剂，具有温补气血、缓急止痛之功。后世医家在临床中扩大其应用，广泛应用于慢性低血压，痛经、剖宫产术等妇产科疾病，以及胃痛及失眠等多种疾病中，但多以气血亏虚为使用依据。该方具有温补气血、缓急止痛之功，其更多应用，有待我们发掘整理，总结归纳，以促进中医学科发展，造福更多患者。此外，部分疾病的文献较为单一，说服力不足。因此我们当对此方进行临床对照研究，为当归建中汤治疗相关疾病提供更多临床依据。

参考文献：

[1] 陈琮 .《临证指南医案》调经特点浅析 [C]. 重庆市中医药学会 . 重庆市中医药学会学术年会论文集 . 重庆市中医药学会 : 重庆市科学技术协会 ,2009:36-38.

[2] 付伟，荣磊 . 当归建中汤加减治疗慢性低血压（附 43 例报告）[J]. 哈尔滨医药 ,2005(01):44.

[3] 马陈锐，陈乐斌 . 当归建中汤加减治疗慢性低血压 [J]. 中医杂志 ,1988(03):68.

[4] 周春秋 . 经方治疗痛经的经验 [J]. 中医临床研究 ,2015,7(13):29-30.

[5] 董宇 . 当归建中汤在剖宫产手术康复治疗中的作用 [J]. 长春中医药大学学报 ,2011,27(04):649.

[6] 王旭 . 李克绍胃痛治验 [J]. 中国社区医师 ,2007(17):32-33.

[7] 刘娟，朱晓云 . 刘喜明运用经方辨治失眠验案举隅 [J]. 环球中医药 ,2018,11(12):2002-2004.

[8] 徐文杰，沈雪梅 .HPLC 同时测定当归建中汤中阿魏酸和桂皮醛的含量 [J]. 内蒙古中医药 ,2014,33(11):40-41.

[9] 张仲一，高岚，胡觉民，等 . 当归建中汤抗胃溃疡的实验研究 [J]. 天津中医学院学报 ,2004(03):134-135.

[10] 雷锦锦 . 当归药理作用研究进展 [J]. 大家健康 ,2013,7(8):48.

论经典名方当归六黄汤*

范竹雯[1] 李 娜[3△] 杨建宇[1,2*] 陈莹兰[4]

1. 中国中医药研究促进会慢病医养中心（龙脉温泉）中和医派传承工作室（北京 102211）
2. 中华中医药中和医派杨建宇京畿豫医工作室 北京知医堂中和国医馆（北京 100031）
3. 北京中医药大学东方医院（北京 100078）
4. 北京三溪堂中医肿瘤研究所（北京 100021）

【摘要】当归六黄汤出自金代李东垣《兰室秘藏》。当归六黄汤由当归、生地黄、熟地黄、黄芩、黄柏、黄连、黄芪组成，具有滋阴泻火、固表止汗之功。此方常用于治疗阴虚火旺，证见潮热盗汗、心悸失眠、烦躁、便秘、皮肤瘙痒、唇红口干等。现代临床上此方常应用于治疗甲状腺功能亢进症、肺结核、汗证、糖尿病皮肤瘙痒症、反复呼吸道感染等病症。然此方兼具苦寒败胃和滋腻碍胃之品，须注意脾胃虚弱、纳减便溏者不宜使用。

【关键词】当归六黄汤；滋阴泻火；固表止汗；阴虚火旺；甲状腺功能亢进症；肺结核；汗证；糖尿病皮肤瘙痒症；反复呼吸道感染；杨建宇；经方；经药；中和医派；歌诀

当归六黄汤出自金代李东垣《兰室秘藏》，原文“治盗汗之圣药也”。此方由当归、生地黄、熟地黄、黄芩、黄柏、黄连、黄芪组成。方中当归以养液，二地以滋阴，令阴液得其养也。用黄芩泻上焦火，黄连泻中焦火，黄柏泻下焦火，令三火得其平也。又于诸寒药中倍加黄芪者，一以完已虚之表，一以固未定之阴（《医宗金鉴·删补名医方论》）。此方滋阴清热、大补肺气两路同时进行，具有滋阴泻火、固表止汗之功。此方常用于治疗阴虚火旺，证见潮热盗汗、心悸失眠、烦躁、便秘、皮肤瘙痒、唇红口干等。现代临床上此方常应用于治疗甲状腺功能亢进症、肺结核、汗证、糖尿病皮肤瘙痒症、反复呼吸道感染等病症。然此方兼具苦寒败胃和滋腻碍胃之品，须注意脾胃虚弱、纳减便溏者不宜使用。

中和医派掌门杨建宇教授歌诀云：当归六黄有二地，黄芩黄柏连黄芪。祛燥通便心神宁，滋阴泻火把汗停。

1 临床应用

1.1 甲状腺功能亢进症

王怡萍[1]将阴虚火旺型甲亢的110例患者随机分为结合组（采用甲巯咪唑联合当归六黄汤治疗）

*基金项目：中关村炎黄中医药科技创新联盟中和医派经方经药专项课题；中国中医药研究促进会北京昌平沙河高教园区卫生服务中心中和医派传承工作室专项课题；南阳张仲景传统医药研究会 中和医派杨建宇经药科研专题项目。

*通讯作者/指导老师：jianyu66@163.com
△执笔人

与西药组（采用甲硫咪唑治疗）各55例。治疗2个月后，结合组治疗总有效率明显高于西药组，且结合组的中医证候积分低于西药组，说明当归六黄汤治疗临床上甲状腺功能亢进症确有疗效，可有效改善患者的临床症状，显著促进甲状腺功能恢复，提高治愈率，临床安全有效。周慧萍[2]采用当归六黄汤联合丙硫氧嘧啶片治疗阴虚火旺型甲状腺功能亢进症的患者30例，治疗2个月后，研究组的临床有效率显著优于丙硫氧嘧啶片治疗的对照组30例；研究组中医证候积分与TT3、TT4、FT3、FT4、TRAb降低明显优于对照组，而TSH升高明显优于对照组；且研究组不良反应发生率显著低于对照组。芦文芳[3]采用当归六黄汤加减联合丙基硫氧嘧啶治疗阴虚火旺型甲亢的患者30例。对照组患者30例给予丙基硫氧嘧啶治疗2个月后，实验组的临床总有效率明显高于对照组。实验组TSH水平升高明显优于对照组，TT3、TT4、FT3、FT4水平降低明显优于对照组。李敏[4]的临床研究证实，采用常规的治疗联合当归六黄汤治疗的甲亢患者，其总有效率明显高于采用常规的治疗的患者，且治愈率明显更高。

1.2　汗证

高建伟[5]将中老年阴虚火旺型汗证患者76例患者随机分为对照组（给予玉屏风颗粒治疗）及治疗组（当归六黄汤加减治疗）各38例。结果治疗4周后，对照组心烦易怒、精疲乏累、五心烦热、汗出等中医证候积分显著高于治疗组，且治疗组治疗总有效率高于对照组，说明当归六黄汤治疗汗证确有疗效，可有效改善心烦易怒、精疲乏累、五心烦热、汗出症状，提高治愈率，使患者生活质量得到提高，且愈后复发率低。曾家燕[6]采用当归六黄汤治疗阴虚火旺型盗汗的患者60例，治疗2周后综合疗效明显优于采用谷维素片治疗的对照组30例，且停药2周复发率低于对照组。徐长青[7]在对照组的基础上联合加味当归六黄汤治疗植物神经功能紊乱所致盗汗的患者32例，对照组32例予维生素B_1、谷维素4周后，治疗组总有效率明显高于对照组。邓红霞[8]将肺结核盗汗的115例患者随机分为西药组56例（予以常规西药抗痨治疗）和治疗组59例（予以常规西药抗痨+当归六黄汤加减治疗）。治疗16天后，治疗组盗汗症状改善明显优于对照组；治疗组治愈率、总有效率明显高于对照组，且完全退汗时间明显短于对照组。潘天明[9]临床观察证实，当归六黄汤加减治疗阴虚盗汗可快速改善患者出汗症状，同时随证加减治疗针对性更强，故收效甚佳。

1.3　糖尿病皮肤瘙痒症

高惠娟[10]将94例糖尿病皮肤瘙痒症患者随机分为对照组47例（采用西药治疗）及治疗组47例（采用当归六黄汤加味治疗）。经治疗20天后，治疗组咳嗽视觉模拟评分减少明显优于对照组；且治疗组总体疗效优于对照组。治疗组总有效率显著高于对照组，证实当归六黄汤治疗糖尿病皮肤瘙痒症疗效显著，能够有效地减轻患者的皮肤瘙痒症状。罗婉娴[11]采用当归六黄汤加味治疗糖尿病皮肤瘙痒症患者30例，治疗1周后，观察组的治疗有效率明显优于常规治疗的对照组，观察组糖化血红蛋白、空腹血糖含量、体质量指数明显低于治疗前及对照组。根据张建[12]多年临床经验，当归六黄汤体现了中医“整体观，辨证论治，标本兼治”的思想，能显著改善糖尿病皮肤瘙痒症气阴两虚、血热络瘀证的症状及体征，并且安全有效。

1.4　小儿反复呼吸道感染

王亮亮[13]采用当归六黄汤治疗小儿反复呼吸

道感染瘀热内结证的患者30例。对照组30例予匹多莫德颗粒1个月后，治疗组疾病疗效、中医证候疗效总有效率明显优于对照组；且治疗组手足心热、咽红、大便干燥、多汗、唇红、睡眠不安、鼻黏膜红肿改善显著优于对照组，而口臭、咬齿磨牙改善与对照组相似，说明当归六黄汤治疗小儿反复呼吸道感染的疗效显著，可提升RRTI治疗效果，减少RRTI发作次数和过敏性紫癜复发的功能，促进疾病转归。苑修太[14]采用当归六黄汤加味防治小儿反复呼吸道感染患儿55例，治疗2个月后总有效率明显高于采用左旋咪唑治疗的对照组35例，且T淋巴细胞免疫功能改善优于对照组。王天秋[15]将126例小儿反复呼吸道感染（RRTI）患者随机分为观察组63例（应用常规药物+推拿+当归六黄汤治疗）和对照组63例（应用常规药物+推拿治疗）。经治疗2个月后，观察组总有效率明显高于对照组；观察组CD4+/CD8+高于对照组，而CD8+低于对照组。

1.5　其他应用

通过整理其他文献，当归六黄汤还被用于治疗肺结核[16]、免疫系统疾病[17]、更年期综合征[18]、原发性干燥综合征[19]、白塞氏病[20]、阵发性房颤[21]、过敏性紫癜[22]、慢性口腔溃疡[23]等疾病。所治病证，病机多为阴虚火旺。

2　实验研究

王静[24]研究发现当归六黄汤对瘀热内结型反复呼吸道感染（RRI）小鼠的Th1和Th2细胞因子具有调节作用，其既可以上调Th1类细胞因子IL-12，同时上调Th2类因子IL-10，从而控制反复呼吸道感染的发生。王静[25]研究发现当归六黄汤加味对瘀热内结型反复呼吸道感染（RRTI）小鼠的Th1和Th2型细胞因子具有调节作用，其既可以上调Th1型细胞因子IL-12及Th2类因子IL-10，又可以同时下调Th1型细胞因子IFN-γ及Th2类因子IL-4；既保证对病原侵袭应有的免疫应答，又不使其应答过度，双向调节Th1、Th2细胞间平衡，从而控制其疾病的发生发展。杨晓萍[26]研究发现当归六黄汤可使FSH、LH水平明显降低，子宫内膜厚度增厚，E2、P水平明显增高，进而有效改善PMS患者临床症状。王红[27]研究发现当归六黄汤可使FBG、2hPG以及HbA1c水平显著降低，服糖1小时后血清胰岛素以及C肽水平升高，汉密顿抑郁量表评分、SAS以及SDS评分明显降低，进而改善血糖及胰岛β细胞功能，减轻抑郁程度，不良反应少。以上研究，可以为当归六黄汤治疗反复呼吸道感染、围绝经期综合征、2型糖尿病伴轻度抑郁症等提供现代药理依据。

3　结语

中华中和医派掌门人杨建宇教授经方经药理论关注方剂配伍的药物用量用法，当归六黄汤处方中，独黄芪用量倍增，其他五黄等量，值得关注并思考病机与方证的相扣。滋阴、泻火、益气三功效有机组合，试用于各种汗症，临床灵活加减，必可药到病除。此方以治汗症见长，但涉及病症确是相当复杂多变，尤其一些免疫疾病，如干燥综合征、白塞氏病、过敏性紫癜、慢性口腔溃疡等，均与阴虚火旺有关，不可不察，不可不会。

当归六黄汤滋阴泻火，固表止汗。此方的更多应用，有待我们发掘整理，总结归纳，以促进中医学科发展，造福更多患者。

参考文献：

[1] 王怡萍．当归六黄汤加减治疗阴虚火旺型甲状腺功能亢进疗效观察[J]．基层医学论坛，2018，22(29)：4170-4171.

[2] 周慧萍，余泳，杨杏华．加味当归六黄汤联合 PTU 治疗阴虚火旺型甲亢的疗效分析[J]．实用中西医结合临床，2018，18(05)：142-143.

[3] 芦文芳．当归六黄汤联合丙基硫氧嘧啶治疗阴虚火旺型甲亢 30 例[J]．中国民族民间医药，2018，27(09)：83-84.

[4] 李敏．当归六黄汤治疗甲亢的临床观察[J]．中国医药指南，2012，10(32)：261-262.

[5] 高建伟．当归六黄汤加减治疗中老年阴虚火旺型汗证疗效及自汗、盗汗影响分析[J]．中医临床研究，2018，10(32)：100-101.

[6] 曾家燕．当归六黄汤加减治疗阴虚火旺型盗汗 60 例[J]．现代中医药，2012，32(04)：38-39.

[7] 徐长青．当归六黄汤加味治疗植物神经功能紊乱所致盗汗[J]．山西中医，2015，31(09)：42.

[8] 邓红霞．当归六黄桑叶汤治疗肺结核盗汗 59 例临床观察[J]．湖南中医药大学学报，2007(04)：58-59.

[9] 潘天明．阴虚盗汗治疗中当归六黄汤加减治疗效果观察[J]．内蒙古中医药，2014，33(20)：31.

[10] 高惠娟．当归六黄汤加味治疗糖尿病皮肤瘙痒症的疗效观察[J]．求医问药（下半月），2012，10(06)：103.

[11] 罗婉娴．当归六黄汤加味治疗糖尿病皮肤瘙痒症的临床疗效[J]．深圳中西医结合杂志，2016，26(20)：61-62.

[12] 张建．当归六黄汤加减治疗糖尿病皮肤瘙痒症气阴两虚、血热络瘀证的疗效观察[D]．湖北中医药大学，2010.

[13] 王坤．当归六黄汤治疗小儿反复呼吸道感染瘀热内结证的临床疗效观察[D]．北京中医药大学，2014.

[14] 苑修太．当归六黄汤加味治疗小儿反复呼吸道感染的疗效观察[J]．山东医药，2007(22)：70-71.

[15] 王天秋．当归六黄汤联合推拿治疗小儿反复呼吸道感染临床观察[J]．光明中医，2018，33(24)：3622-3624.

[16] 寇立亚，陈广华．当归六黄汤联合西药治疗阴虚火旺型肺结核 60 例临床疗效观察[J]．四川中医，2016，34(09)：93-95.

[17] 李冬梅，李春梅．当归六黄汤加味治疗更年期妇女出汗 18 例[J]．中国社区医师（综合版），2005(03)：38.

[18] 蔡峰，范永升．当归六黄汤加减治疗原发性干燥综合征顽固性盗汗 1 例[J]．中医药临床杂志，2009，21(05)：402.

[19] 杨建华．当归六黄汤临证运用举隅[J]．大理医学院学报，1997(02)：57-58.

[20] 赖建岩．当归六黄汤联合华法林治疗阵发性房颤（阴虚火旺）临床观察[J]．实用中医内科杂志，2019，33(07)：25-28.

[21] 张希洲，连玲霞．当归六黄汤加味治疗过敏性紫癜 36 例[J]．中国中医急症，2006(08)：903.

[22] 田海平．当归六黄汤加味治疗慢性口腔溃疡 72 例[J]．实用中医药杂志，2000(09)：10-11.

[23] 王静，崔霞，王坤，等．当归六黄汤对瘀热内结模型小鼠 Th1/Th2 细胞因子的影响[J]．世界中西医结合杂志，2016，11(04)：503-505+539.

[24] 杨晓萍．加味当归六黄汤治疗围绝经期综合征的疗效及对子宫内膜厚度和激素水平的影响[J]．现代中西医结合杂志，2016，25(14)：1546-1548.

[25] 王静．当归六黄汤加味对反复呼吸道感染瘀热内结模型小鼠免疫功能影响[D]．北京中医药大学，2016.

[26] 王红．当归六黄汤治疗初发型 2 型糖尿病伴轻度抑郁症临床研究[J]．中医学报，2016，31(11)：1684-1687.

论经典名方当归四逆汤*

罗　俊[1]　于大远[2△]　杨建宇[3,4*]　陆锦锐[1]

1. 贵州黔南民族医学院高等专科学校／都匀三汇中医门诊（贵州都匀　558016）
2. 北京中医药大学东方医院（北京　100078）
3. 中国中医药研究促进会慢病医养中心（龙脉温泉）中和医派传承工作室（北京　102211）
4. 中华中医药中和医派杨建宇京畿豫医工作室　北京知医堂中和国医馆（北京　100031）

【摘要】当归四逆汤出自汉代张仲景《伤寒论》，由当归，桂枝，芍药，细辛，炙甘草，通草，大枣组成。此方具有温经散寒、养血通脉之效，可用于治疗血虚寒厥证。现代临床上此方常应用于治疗神经系统疾病、血管系统疾病、心脏系统疾病、消化系统疾病、关节疼痛、痛经、皮肤疾病等。

【关键词】神经系统疾病；血管系统疾病；心脏系统疾病；消化系统疾病；关节疼痛；痛经；皮肤科疾病；中和医派；杨建宇

当归四逆汤出自汉代张仲景《伤寒论》，原文："①手足厥寒，脉细欲绝者，当归四逆汤主之。②下利脉大者，虚也，以强下之故也。设脉浮革，固尔肠鸣者，属当归四逆汤。"此方由当归三两，桂枝三两，芍药三两，细辛三两，炙甘草二两，通草二两，大枣二十五枚组成。方中当归甘温，养血活血；桂枝辛温，温经散寒，温通血脉；细辛温经散寒，助桂枝温通血脉；芍药养血和营，助当归补益营血；通草通经脉，以畅血行；此方在桂枝汤的基础上倍用大枣以加强养血之力，大枣、甘草益气健脾，调和诸药。此方具有温经散寒、养血通脉之效，可用于治疗血虚寒厥证。其临床表现有手足厥寒，或腰、股、腿、足、肩臂疼痛，口不渴，舌淡苔白，脉沉细或细而欲绝。此方证可以概括为"痛""麻木""冷""淡""暗""脉细欲绝或浮革"。现代临床上此方常应用于治疗神经系统疾病、血管系统疾病、心脏系统疾病、消化系统疾病、关节疼痛、痛经、皮肤疾病等。此方在桂枝汤基础上加养血散寒之品，属于桂枝汤类方，因此"酒客""呕多"等中焦湿热积滞者须慎重使用。

1　临床应用

1.1　神经系统疾病

王平[1]等将60例寒凝血瘀型糖尿病周围神经病变患者随机分成对照组和治疗组各30例，对照

*基金项目：中关村炎黄中医药科技创新联盟中和医派经方经药专项课题；中国中医药研究促进会北京昌平沙河高教园区卫生服务中心中和医派传承工作室专项课题。

*通讯作者/指导老师：jianyu66@163.com
△执笔人

组采用常规西药治疗，治疗组给予当归四逆汤治疗。治疗 8 周后，治疗组总有效率优于对照组，下肢腓总神经及胫神经传导速度改善优于对照组。陈威妮[2]的临床研究证实，采用当归四逆汤联合西药治疗的糖尿病周围神经病变患者，其总有效率、神经传导速度增加优于采用西药常规治疗的患者，且 TCSS 评分、中医症状评分下降得更明显。

1.2 血管系统疾病

部分血管疾病，如糖尿病下肢动脉粥样硬化、非闭塞性下肢动脉硬化、血栓闭塞性脉管炎可以用当归四逆汤加减治疗。陈焱[3]等将 105 例糖尿病下肢动脉粥样硬化性病变患者随机分成对照组 52 例和观察组 53 例，对照组予常规西医治疗，观察组在对照组治疗的基础上给予当归四逆汤合补阳还五汤加减治疗。治疗 12 周后，观察组有效率优于对照组，患者的 ABI 高于对照组，气虚血瘀证评分低于对照组，双下肢股浅、胫后及足背动脉的内膜厚度、硬化程度、斑块大小、狭窄程度评分及总积分均低于对照组，全血黏度、血浆黏度、ESR、D-D、FIB 和红细胞电泳时间等改善均优于对照组，HbA1c、ET 和 Hcy 水平均低于对照组，25-OH-D3 和 NO 水平均高于对照组。施明[4]的临床经验证实，采用当归四逆汤加减加用阿司匹林治疗的阳虚血瘀型非闭塞性下肢动脉硬化患者，其总有效率，腘动脉、足背动脉内径及流速优于给予西医方案治疗的患者，且 VEGF 下降更明显。王昕冉[5]的临床研究证实，采用当归四逆汤联合西药治疗的血栓闭塞性脉管炎阴寒型患者，其总有效率优于采用常规西医治疗的患者。

1.3 心脏系统疾病

部分心脏系统疾病，如冠心病、肺源性心脏病采用当归四逆汤加减治疗可以取效。鲁利甫[6]等采用当归四逆汤合麝香保心丸联合西药治疗老年冠心病心绞痛患者 57 例，治疗 1 个月后中医证候疗效总有效率和心电图疗效总有效率均优于给予西药联合麝香保心丸治疗的对照组，且心绞痛发作情况优于对照组，LVEF、CO 指标高于对照组，血清 NT-ProBNP、Hcy 水平低于对照组，SAQ 躯体活动受限程度、心绞痛稳定状态、心绞痛发作情况各维度评分高于对照组。陈安凤[7]的临床经验证实，给予常规西药治疗的基础上加用加味当归四逆汤治疗的慢性肺源性心脏病患者，其总有效率优于给予常规西药治疗的患者，且咳嗽、咯痰、气喘、食欲不振、乏力、双下肢水肿、肺部啰音等症状以及 PaO_2 的改善更明显。

1.4 慢性非萎缩性胃炎

尚福林[8]将 110 例脾胃虚寒型慢性非萎缩性胃炎患者随机分成对照组和治疗组，对照组采用常规西药治疗，治疗组采用当归四逆汤治疗。治疗 30 天后，治疗组总有效率优于对照组，胃脘胀痛、胃脘痞满、食少纳呆等中医症状学疗效积分的改善均优于对照组。王凌海[9]的临床经验证实，采用当归四逆汤治疗的脾胃虚寒型慢性非萎缩性胃炎患者，且总有效率优于给予西药治疗的患者。

1.5 关节疼痛

马海燕[10]采用当归四逆汤联合西药治疗雷诺氏病 65 例，治疗 4 周后总有效率优于采用口服硝苯地平片治疗的对照组。张玲[11]等采用当归四逆汤加减联合甲氨蝶呤治疗类风湿关节炎患者 40 例，对照组 40 例采用甲氨蝶呤治疗。治疗 3 周后总有效率优于对照组，且晨僵时间、20 米步行时间均显著短于对照组，双手握力显著大于对照组，

ESR、RF 水平均显著低于对照组。王永伏[12]等将150例肩周炎患者随机分为3组，当归四逆汤组50例予当归四逆汤治疗，葛根汤组50例予葛根汤治疗，双氯芬酸二乙胺乳胶剂组50例予双氯芬酸二乙胺乳胶剂治疗。治疗30天后，当归四逆汤组总有效率高于葛根汤组、双氯芬酸二乙胺乳胶剂组，VAS评分低于葛根汤组、双氯芬酸二乙胺乳胶剂组，肩关节功能评分中的肩关节内旋、摸背、摸耳和总评分升高较其他2组更明显。刘辉军[13]的临床研究证实，采用当归四逆汤联合穴位注射治疗的神经根型颈椎病患者，其总有效率优于接受穴位注射治疗的患者，且VAS评分下降程度更明显。

1.6 痛经

郭瑞玲[14]采用当归四逆汤加减联合TDP治疗原发性痛经寒湿凝滞证患者66例，对照组66例采用布洛芬缓释胶囊治疗。治疗3个月后中医症状积分低于对照组，且月经颜色紫暗及月经有血块发生率均低于对照组，子宫动脉PI、RI及A/B均低于对照组同期，MCP-1、HMGB1水平降低程度较对照组更明显，β-EP、PGE2水平升高程度较对照组更明显。卢丽芳[15]采用当归四逆汤治疗慢性盆腔痛48例，治疗30天后总有效率为89.6%。卞莹[16]的临床研究证实，给予当归四逆汤治疗的寒湿凝滞型痛经患者，其总有效率优于给予颠茄片口服治疗的患者。

1.7 皮肤科疾病

部分皮肤科疾病，如冻疮、瘾疹、荨麻疹可以用当归四逆汤加减治疗。易莲莲[17]将90例冻疮患者随机分成对照组和观察组，对照组采取常规治疗，观察组则行当归四逆汤合桂枝汤加减治疗。治疗14天后，观察组治疗显效率优于对照组，肿胀、瘙痒、疼痛、红斑面积积分、全血黏度、血浆黏度、红细胞聚集指数、红细胞变形指数均明显优于对照组，随访12个月、18个月冻疮复发率显著低于对照组。李淑兰[18]根据其临床经验，采用当归四逆汤加减治疗小儿顽固性瘾疹效果满意。戴晖[19]的临床经验证实，采用当归四逆汤联合常规西医治疗的荨麻疹患者，其总有效率优于给予西医方案治疗的患者，且IgE、RANTES及MCP-1水平降低程度更明显。

1.8 其他应用

当归四逆汤还被用于小儿睾丸鞘膜积液[20]等儿科疾病以及慢性前列腺炎[21]、阴囊挛缩症[22]等男科疾病。

2 实验研究

彭霞[23]等研究表明，当归四逆汤具有调节血液循环、改善末梢循环障碍、镇痛消炎的作用。齐峰[25]等通过动物研究表明，当归四逆汤对原发性痛经大鼠具有提高大鼠脾脏NK细胞活性、降低大鼠子宫内膜中PGF2α含量和增加PGE2含量的作用，这可能是临床运用当归四逆汤治疗原发性痛经的内在机理之一。以上研究，可以为当归四逆汤治疗痛经、血管疾病等提供现代药理依据。

3 结语

当归四逆汤具有温经散寒、养血通脉之效，可用于治疗血虚寒厥证，以及与此证对应的各种疾病。中和医派掌门杨建宇教授指出，当归四逆汤本方证是危重症，大多是疾病尾期常见。从脉象可知，细欲绝脉、浮革脉，都是阳气极度衰惫之象，不可忽视。有个别撰写书的文人，由于临床较少，不知道本方治疗的病症是重症危症，对此方认知比较浅，论述也泛泛而谈，误导读者。中和医派强调抓病机抓气血，才能更好地认识疾病，抓住疾病之“中”之核心，才能精准经方经药，才能保证疗效。

参考文献：

[1] 王平，崔鹏，洪杨洋．“当归四逆汤”治疗寒凝血瘀型糖尿病周围神经病变优效性的临床观察[J]．中华中医药学刊，2017,35(03):661-664.

[2] 陈威妮，刘志龙，段素静，等．当归四逆汤治疗糖尿病周围神经病变临床观察[J]．新中医，2016,48(01):58-60.

[3] 陈焱，白清，孙新宇．益气活血通脉法治疗糖尿病下肢动脉粥样硬化性病变的临床观察[J]．中国实验方剂学杂志，2019,25(11):103-108.

[4] 施明，骆天炯，高婴，等．加减当归四逆汤对阳虚血瘀型非闭塞性下肢动脉硬化患者CD62P、VEGF的影响[J]．中华中医药学刊，2015,33(12):2976-2978.

[5] 王昕冉．当归四逆汤加减治疗血栓闭塞性脉管炎31例疗效观察[J]．湖南中医杂志，2013,29(09):67-68.

[6] 鲁利甫，邱雪银，魏振国．当归四逆汤加减联合麝香保心丸治疗老年冠心病心绞痛疗效及对患者心电图、血清因子水平的影响[J]．陕西中医，2019,40(05):587-590.

[7] 陈安凤，谈勇．加味当归四逆汤治疗慢性肺源性心脏病30例疗效观察[J]．陕西中医药大学学报，2016,39(02):35-37.

[8] 尚福林．当归四逆汤治疗慢性非萎缩性胃炎的临床观察[J]．光明中医，2018,33(13):1843-1845.

[9] 王凌海，李晓东，姜海良，等．当归四逆汤运用在临床治疗脾胃虚寒型慢性非萎缩性胃炎患者的疗效评价[J]．世界最新医学信息文摘，2017,17(89):118.

[10] 马海燕．中西医结合治疗雷诺氏病65例[J]．北方药学，2017,14(01):123-124.

[11] 张玲，张清禄，李红阁，等．当归四逆汤加减联合甲氨蝶呤治疗类风湿关节炎40例临床研究[J]．中国药业，2016,25(02):49-51.

[12] 王永伏，吕大鹏，孙国锋．当归四逆汤治疗肩关节周围炎50例临床观察[J]．河北中医，2015,37(12):1839-1842.

[13] 刘辉军．当归四逆汤联合穴位注射治疗神经根型颈椎病近期疗效观察[J]．实用中西医结合临床，2017,17(11):130-131.

[14] 郭瑞玲．当归四逆汤加减联合TDP治疗原发性痛经寒湿凝滞证临床观察[J]．新中医，2018,50(03):131-134.

[15] 卢丽芳．当归四逆汤治疗慢性盆腔痛48例[J]．陕西中医，2011,32(03):274-275.

[16] 卞莹，张喆，覃庆锋．当归四逆汤治疗寒湿凝滞型痛经40例[J]．中国中医药现代远程教育，2017,15(10):91-93.

[17] 易莲莲．当归四逆汤合桂枝汤加减治疗冻疮的疗效及对复发率和血液流变学的影响[J]．四川中医，2016,34(12):137-139.

[18] 李淑兰，张立新．当归四逆汤加减治疗小儿顽固性瘾疹临床体会[J]．首都医药，2014,21(14):71-73.

[19] 戴晖，张丽芬，蒙凤贞．当归四逆汤治疗荨麻疹的疗效及对变态反应的调控作用观察[J]．临床合理用药杂志，2019,12(10):110-111.

[20] 杨生科．当归四逆汤治疗小儿睾丸鞘膜积液举隅[J]．实用中医药杂志，2000(11):46.

[21] 岳秀永，付正丰．当归四逆汤加味治疗气滞血瘀型慢性前列腺炎疼痛35例[J]．现代中医药，2014,34(01):27-29.

[22] 刘东升．当归四逆汤加吴茱萸汤治疗阴囊挛缩症[J]．中国社区医师（综合版），2005(19):55.

[23] 彭霞，赵国平．当归四逆汤方证特征及临床运用拓展研究[J]．中成药，2013,35(1):162-164.

[25] 齐峰，赵舒，崔健美，等．当归四逆汤对原发性痛经模型大鼠的影响[J]．江西中医药，2012,43(07):63-65.

论经典名方当归饮子*

黄衍强[1]　于大远[2△]　袁　骏[3△]　杨建宇[4,5*]　杨　婕[2]　黄　帅[1]

1. 山东淄博延强医院（山东淄博　255130）
2. 北京朝阳医院西院（北京　100020）
3. 北京中医药大学东方医院（北京　100078）
4. 中国中医药研究促进会慢病医养中心（龙脉温泉）中和医派传承工作室（北京　102211）
5. 中华中医药中和医派杨建宇京畿豫医工作室　北京知医堂中和国医馆（北京　100031）

【摘要】当归饮子出自宋代严用和《严氏济生方》，由当归，白芍药，川芎，生地黄，白蒺藜，防风，荆芥穗，何首乌，黄芪，炙甘草组成，此方具有养血润燥、祛风止痒之功，现代临床上常用于治疗证属阴血亏虚兼有风邪的各种主要表现为瘙痒的慢性皮肤病，如皮肤瘙痒症、银屑病、慢性荨麻疹、湿疹等。

【关键词】当归饮子；养血润燥；祛风止痒；皮肤瘙痒症；银屑病；慢性荨麻疹；湿疹；杨建宇；经方；经药；中和医派；免疫疾病

当归饮子出自宋代严用和《严氏济生方》，原文："治心血凝滞，内蕴风热，发见皮肤，遍身疮疥，或肿，或痒，或脓水浸淫，或发赤疹㾦瘰。"此方由当归、白芍药、川芎、生地黄、白蒺藜、防风、荆芥穗、何首乌、黄芪、炙甘草组成。"血虚风动，风胜则痒"，方中之当归、川芎、白芍、生地黄为四物汤组成，滋阴养血以治营血不足，同时取川芎"治风先治血，血行风自灭"之义。何首乌滋补肝肾，益精血；防风、荆芥穗疏风止痒；白蒺藜平肝疏风止痒；黄芪益气，实卫固表；甘草益气和中，调和诸药。诸药合用，共奏养血润燥、祛风止痒之功。全方配伍严谨，益气固表而不留邪，疏散风邪而不伤正，有补有散，标本兼顾。此方具有养血润燥、祛风止痒之功。此方虽养血和祛风并行，但养血之功胜于祛风，现代临床上常用于治疗证属阴血亏虚兼有风邪的各种主要表现为瘙痒的慢性皮肤病，如皮肤瘙痒症、银屑病、慢性荨麻疹、湿疹等，临床使用时需要以舌淡苔白、脉濡细或细涩为鉴别点。

中华中和医派掌门杨建宇教授方歌有云：当归饮子血虚痒。首乌蒺藜四物汤，荆防黄芪炙甘草，祛风润燥治脓疮。可参。

1　临床应用

1.1　皮肤瘙痒症

任永振[1]将老年皮肤瘙痒症的96例患者随机分为A组（采用盐酸西替利嗪片治疗）与B组（采用盐酸西替利嗪片＋当归饮子治疗）各48例。治

*基金项目：中关村炎黄中医药科技创新联盟中和医派经方经药专项课题；中国中医药研究促进会北京昌平沙河高教园区卫生服务中心中和医派传承工作室专项课题；南阳张仲景传统医药研究会 中和医派杨建宇经药科研专题项目。

*通讯作者/指导老师：jianyu66@163.com
△执笔人

疗4周后，B组临床症状积分、TNF-α、CRP水平低于A组，B组治疗总有效率高于A组，不良反应发生率与A组无显著差异，说明当归饮子治疗临床上皮肤瘙痒症确有疗效，能有效抑制患者机体炎症反应，可以促进其瘙痒症状的改善，降低疾病复发率，且不会增加不良反应的发生。王乔新[2]采用当归饮子联合依巴斯汀片治疗血虚风燥型老年性皮肤瘙痒症的患者46例，治疗后，研究组有效率高于依巴斯汀片治疗的对照组46例；研究组瘙痒面积、瘙痒程度、继发性皮损评分及血清TNF-α、ECP、IgE水平均低于对照组，而血清补体C3、C4水平高于对照组。聂彦阁[3]采用盐酸依匹斯汀联合当归饮子治疗老年皮肤瘙痒症的患者50例。对照组患者50例给予盐酸依匹斯汀治疗后，实验组总有效率明显高于对照组，复发率明显低于对照组。林皆鹏[4]将老年性皮肤瘙痒症的200例患者随机分为治疗组与对照组各100例。治疗组予当归饮子加减合复方甘草酸苷片，对照组予复方甘草酸苷片各100例。治疗后，治疗组总有效率明显优于对照组，且复发率更低。喻国华[5]临床观察证实，当归饮子加减能改善老年皮肤瘙痒症患者的临床症状、体征，抑制ECP、IgE、TNF-α等炎症介质释放。

1.2　银屑病

宫晓峰[6]采用当归饮子联合凡士林治疗寻常型银屑病血虚风燥证的患者36例。对照组给予消银胶囊联合凡士林治疗后，治疗组PASI分值明显低于对照组，且治疗组总有效率明显高于对照组，说明当归饮子治疗银屑病有一定疗效，对皮肤屏障功能有显著调节及修复作用，同时能有效改善患者抑郁情况，提高患者的生活质量。汪海珍[7]将血虚风燥型银屑病的60例患者随机分为观察组30例（采用当归饮子联合尿素乳膏治疗）与对照组30例（采用尿素乳膏治疗）。治疗后，观察组总有效率优于对照组；观察组角质层含水量、皮脂含量明显高于对照组，而pH值明显低于对照组。吴科佳[8]的临床研究证实，采用当归饮子联合阿维A胶囊治疗的银屑病血虚风燥证患者，其治疗组有效率、PASI评分、HAMD评分下降显著优于阿维A胶囊治疗的患者，且不良反应明显更小。

1.3　慢性荨麻疹

程靖[9]将慢性荨麻疹血虚风燥证的100例患者随机分为对照组及治疗组各50例。对照组予地氯雷他定片治疗，治疗组在对照组的基础上联合当归饮子，治疗后，治疗组治愈率高于对照组，而临床症状总评分低于对照组；治疗组血清补体C3、C4水平升高优于对照组，说明当归饮子治疗慢性荨麻疹确有疗效，在改善皮肤瘙痒、风团、不易入睡等症状及减少复发率方面更有优势。郭静[10]采用当归饮子治疗慢性荨麻疹的患者60例。对照组患者60例给予盐酸左西替利嗪口服液治疗后，治疗组的总疗效和改善皮肤瘙痒、风团、不易入睡等症状方面的疗效均优于对照组，且治疗组皮损的复发率显著低于对照组。刘娜[11]采用当归饮子联合盐酸西替利嗪治疗慢性荨麻疹的患者49例，治疗2周后，治疗组总有效率明显高于盐酸西替利嗪治疗的对照组。观察组复发率明显低于对照组，且观察组患者的风团临床症状改善情况和瘙痒改善情况明显优于对照组。郭敏[12]临床观察证实，当归饮子对慢性荨麻疹小鼠外周血清IL-17、IL-23有明显的抑制作用，从而改善患者的临床症状。

1.4　湿疹

钱轶雯[13]将134例血虚风燥型湿疹患者随机分为观察组67例（给予常规治疗+当归饮子）及对照组67例（采用常规治疗）。经治疗后，观察组EASI、VAS、DLQI评分显著低于对照组，而总有效率显著高于对照组；观察组$CD3^+$、$CD4^+$、$CD4^+$/

CD8$^+$水平显著高于对照组，而CD8$^+$、IL-31、SP水平显著低于对照组，证实当归饮子治疗慢性湿疹确有疗效，可改善皮损严重程度中的红斑、丘疹、苔藓样变以及湿疹瘙痒程度、减小皮损面积。据张萨[14]临床经验，当归饮子用以治疗慢性湿疹每每见效，其在辨证论治的基础上，用养阴生津、补血活血、补气、祛风法治疗慢性湿疹，每获良效。

1.5 其他应用

通过整理其他文献，当归饮子还被用于其他表现为皮肤局部肿胀、瘙痒的疾病，如慢性阴囊湿疹[15]、肛周瘙痒症[16]、真菌感染性皮肤病[17]、神经性皮炎[18]等疾病。此方具有养血润燥、祛风止痒之功，还可治疗其他疾病，如过敏性紫癜肾炎[19]，所治病证，病机多为血虚生风。

2 实验研究

王乔新[20]研究发现当归饮子联合依巴斯汀片可明显上调患者血清补体C3、C4水平，抑制血清炎症介质释放，改善患者皮肤瘙痒症状。文谦[21]研究发现当归饮子能增强银屑病模型豚鼠皮肤Cer含量及AQP-3基因和蛋白表达，改善银屑病动物模型的皮肤屏障功能。孙晓冬[22]研究发现当归饮子可使细胞因子水平IL-6降低、TNF-α升高，具有养血润燥、祛风止痒的作用，对特应性皮炎患者疗效显著，可以有效调节患者的免疫功能。钱轶雯[23]研究发现当归饮子可使CD3$^+$、CD4$^+$、CD4$^+$/CD8$^+$水平显著升高，而CD8$^+$、IL-31、SP水平显著低于降低，进而改善湿疹患者瘙痒症状。彭竹馨[24]研究发现当归饮子可使CC型趋化因子（RANTES、MCP-1、MCP-3和MIP-1α）的表达水平降低，可以缓解瘙痒，减少风团发作次数，提高慢性荨麻疹治疗的综合疗效。郭静[25]研究发现当归饮子可显著对抗气血两虚证动物变态反应，能有效抵抗大鼠被动皮肤过敏、肥大细胞脱颗粒；有效抑制小鼠毛细血管通透性、耳郭肿胀及低分子右旋糖酐致全身瘙痒反应；显著减少致敏动物外周血嗜酸性粒细胞数量，降低动物血清IgE水平，下调致敏动物血管壁组织IL-4水平，升高IFN-γ水平，下调致敏动物血管壁组织IL-4mRNA表达，升高IFN-γ mRNA表达，对气血两虚型慢性荨麻疹具有显著对抗作用。以上研究，可以为此方治疗老年性皮肤瘙痒症、银屑病、特应性皮炎、湿疹、慢性荨麻疹等提供现代药理依据。

3 结语

当归饮子具有养血润燥、祛风止痒之功。中华中医药中和医派掌门人杨建宇教授指出：当归饮子专攻养血润燥，祛风止痒。专治各种皮肤疾病，对肿瘤的治疗可以辨证灵活加减用药，尤其是免疫能力低下的各类肿瘤的症状，当归饮子必然是有效的，当然也可以运用在各种血液疾病的治疗。对于文献中报道的紫癜，就是例子。也就是说，对于各种血虚之证的肿瘤或血液疾病，均可灵活运用当归饮子。此方的更多应用，有待我们总结归纳。

参考文献：

[1] 任永振．当归饮子联合盐酸西替利嗪片治疗老年皮肤瘙痒症疗效观察 [J]. 实用中西医结合临床，2019,19(07):54-56.

[2] 王乔新，刘凤云，李春生．当归饮子联合依巴斯汀片治疗血虚风燥型老年性皮肤瘙痒症患者临床评价 [J]. 中国皮肤性病学杂志，2018,32(12):1438-1441.

[3] 聂彦阁，王晶．探究老年皮肤瘙痒症患者接受当归饮子加味治疗的价值 [J]. 中国医药导刊，2017,19(05):505-506.

[4] 林皆鹏．当归饮子加味合复方甘草酸苷片治疗老年性皮肤瘙痒症100例 [J]. 中国民族民间医药，2017,26(01):109-111.

[5] 喻国华．当归饮子加减治疗老年性皮肤瘙痒症 58 例疗效观察 [J]．中药药理与临床，2015，31(04):211-212.

[6] 宫晓峰．当归饮子加减治疗银屑病的临床疗效观察 [D]．黑龙江中医药大学，2015.

[7] 汪海珍，黄盼，杨志波．当归饮子配方颗粒对血虚风燥型银屑病患者皮肤屏障功能的影响 [J]．湖南中医药大学学报，2015,35(04):41-43.

[8] 吴科佳．加减当归饮子治疗银屑病血虚风燥证的临床研究 [D]．南京中医药大学，2014.

[9] 程靖．当归饮子联合西药治疗慢性荨麻疹血虚风燥证临床研究 [J]．新中医，2016,48(04):184-186.

[10] 郭静，杜艾媛，余倩颖，等．当归饮子加减方治疗慢性荨麻疹的临床观察 [J]．广州中医药大学学报，2015,32(02):216-219+225.

[11] 刘娜．中药当归饮子联合盐酸西替利嗪治疗慢性荨麻疹的疗效评价 [J]．世界最新医学信息文摘，2016,16(40):112-113.

[12] 郭敏，彭丽，郭静．当归饮子对慢性荨麻疹小鼠外周血清 IL-17、IL-23 水平的抑制作用 [J]．中华中医药杂志，2017,32(09):4121-4123.

[13] 钱轶雯，郭敏骅，蔡茂庆．当归饮子方治疗血虚风燥型湿疹临床疗效及对外周血 T 淋巴细胞亚群、血清 IL-31、SP 的影响 [J]．四川中医，2018,36(11):172-175.

[14] 张萨，张森茂，杨黎明，等．黄莺教授运用当归饮子治疗慢性湿疹临证经验 [J]．亚太传统医药，2015,11(16):72-73.

[15] 汪卫平．当归饮子加味治疗慢性阴囊湿疹 48 例——附西药治疗 24 例对照 [J]．浙江中医杂志，2004(07):22.

[16] 姜自胜．复方当归饮子洗剂治疗肛周瘙痒症 60 例 [J]．中医外治杂志，2016,25(05):39.

[17] 刘权威．当归饮子治疗皮肤病临床应用的现代文献研究 [D]．辽宁中医药大学，2012.

[18] 曹为．当归饮子加减治疗神经性皮炎的体会 [A]．中国中西医结合学会皮肤性病专业委员会．2012 全国中西医结合皮肤性病学术会议论文汇编 [C]．中国中西医结合学会皮肤性病专业委员会：中国中西医结合学会，2012:1.

[19] 邓元龙．当归饮子加减治疗过敏性紫癜肾炎 28 例 [J]．山西中医学院学报，2004(03):32-33.

[20] 王乔新，刘凤云，李春生．当归饮子联合依巴斯汀片治疗血虚风燥型老年性皮肤瘙痒症患者临床评价 [J]．中国皮肤性病学杂志，2018,32(12):1438-1441.

[21] 文谦，李芳梅，杨志波．当归饮子对银屑病模型豚鼠神经酰胺含量、AQP-3 基因及蛋白表达的干预研究 [J]．环球中医药，2016,9(08):914-917.

[22] 孙晓冬，游洋，刘岩，等．当归饮子治疗特应性皮炎的疗效分析及对患者免疫功能调节作用研究 [J]．长春中医药大学学报，2018,34(06):1153-1156.

[23] 钱轶雯，郭敏骅，蔡茂庆．当归饮子方治疗血虚风燥型湿疹临床疗效及对外周血 T 淋巴细胞亚群、血清 IL-31、SP 的影响 [J]．四川中医，2018,36(11):172-175.

[24] 彭竹馨．应用当归饮子方研究 CC 型趋化因子介导对慢性荨麻疹的防治作用临床试验 [D]．成都中医药大学，2016.

[25] 郭静．当归饮子加减方对慢性荨麻疹抗过敏作用及机理研究 [D]．成都中医药大学，2012.

经典名方地黄饮子*

李剑颖[1]　于大远[2△]　杨建宇[3,4*]　李　娜[2]

1. 河南漯河市第二人民医院（河南　460299）
2. 北京中医药大学东方医院（北京　100078）
3. 中国中医药研究促进会慢病医养中心（龙脉温泉）中和医派传承工作室（北京　102211）
4. 中华中医药中和医派杨建宇京畿豫医工作室　北京知医堂中和国医馆（北京　100031）

【摘要】地黄饮子出自金代刘完素《黄帝素问宣明论方》，由熟地黄、巴戟天、山茱萸、石斛、肉苁蓉、炮附子、五味子、官桂、白茯苓、麦门冬、菖蒲、远志、生姜、大枣组成，此方具有滋肾阴、补肾阳、开窍化痰之功。临床应用以舌喑不语、足废不用、足冷面赤、脉沉细弱为辨证要点，现代临床上此方常应用于治疗高血压、脑出血、中风后遗症、帕金森病、老年性痴呆等病症。

【关键词】地黄饮子；喑；痱；滋肾阴；补肾阳；开窍化痰；高血压；脑出血；中风后遗症；帕金森病；老年性痴呆；杨建宇；经方；经药；中和医派

方歌地黄饮子出自金代刘完素《黄帝素问宣明论方》，地黄饮子原方出自《圣济总录》卷51，原名为地黄饮。《黄帝素问宣明论方》在原方基础上，加少许薄荷，名“地黄饮子”。原文：“喑痱证，主肾虚。内夺而厥，舌喑不能言，二足废不为用。肾脉虚弱，其气厥不至，舌不仁。经云：喑痱，足不履用，音声不出者，地黄饮子主之，治喑痱，肾虚弱厥逆，语声不出，足废不用。”此方由熟地黄、巴戟天、山茱萸、石斛、肉苁蓉、炮附子、五味子、官桂、白茯苓、麦门冬、菖蒲、远志、生姜、大枣组成。方用熟地黄、山茱萸滋补肾阴，肉苁蓉、巴戟天温壮肾阳，四味共为君药。配伍附子、肉桂之辛热，以助温养下元，摄纳浮阳，引火归原；石斛、麦冬、五味子滋养肺肾，金水相生，壮水以济火，均为臣药。石菖蒲与远志、茯苓合用，是开窍化痰、交通心肾的常用组合，是为佐药。姜、枣和中调药，功兼佐使。此方具有滋肾阴、补肾阳、开窍化痰之功。此方可用于治疗舌强不能言、足废不能用、口干不欲饮等肾中阴阳两虚诸证。临床应用以舌喑不语、足废不用、足冷面赤、脉沉细弱为辨证要点。现代临床上此方常应用于治疗高血压、脑出血、中风后遗症、帕金森病、老年性痴呆等病症。中和医派掌门杨建宇教授歌诀有云：地黄饮子刘完素，麦味菖茱远志茯，巴戟茯苓加桂附，石斛薄荷姜枣服。肾阳肾阴来滋补，开窍化痰强音足。

1　临床应用

1.1　高血压

梁海松[1]将阴阳两虚型高血压的40例患者随

*基金项目：中关村炎黄中医药科技创新联盟中和医派经方经药专项课题；中国中医药研究促进会北京昌平沙河高教园区卫生服务中心中和医派传承工作室专项课题；南阳张仲景传统医药研究会 中和医派杨建宇经药科研专题项目。

*通讯作者/指导老师：jianyu66@163.com
△执笔人

机分为观察组（采用硝苯地平缓释片联合地黄饮子治疗）与对照组（采用硝苯地平缓释片治疗）各20例。治疗2周后，观察组的舒张压水平与中医症候积分明显低于对照组。王宁忻[2]采用地黄饮子联合硝苯地平缓释片治疗阴阳两虚型老年性高血压的患者75例，治疗2周后，研究组的SBP、DBP改善显著优于硝苯地平缓释片治疗的对照组，而中医证候积分的改善优于对照组。滕绘敏[3]采用地黄饮子联合葛根素葡萄糖注射液治疗老年阴虚阳亢型高血压的患者46例。对照组患者46例给予葛根素葡萄糖注射液治疗。治疗4周，观察组收缩压降低明显优于对照组，且观察组血压构型节律比例显著高于对照组。刘莉[4]的临床研究证实，采用加减地黄饮子联合硝苯地平缓释片治疗甲亢的患者，其DBP明显低于采用硝苯地平缓释片治疗治疗的患者，且治疗组的中医症状积分更低于对照组。

1.2　脑出血

袁艳波[5]采用地黄饮子联合去铁胺治疗脑出血的患者24例，对照组24例给予常规治疗。治疗7天后，治疗组SOD水平升高明显优于对照组；且MDA水平明显低于对照组。结论表明氧化应激是急性脑出血患者脑组织损伤的重要原因之一，地黄饮子联合去铁胺能有效降低血清MDA并升高SOD水平，对脑出血患者脑损伤保护具有重要意义。李陇平[6]将自发性脑出血术后恢复期中医辨证属于肝肾亏虚证的45例患者随机分为治疗组（23例，采用常规治疗联合地黄饮子）与对照组（22例，应用常规治疗）。治疗3周后，治疗组临床疗效优于对照组，且SSS评分和ADL评分明显优于对照组。金许洪[7]采用地黄饮子为主方的中西医结合治疗高血压脑出血术后的患者53例，治疗2周后，治疗组语言、运动评分显著优于常规治疗的对照组（42例）。马志胜[8]的临床观察证实，采用地黄饮子联合去铁胺治疗脑出血患者神经炎症损伤的患者，其TNF-α、IL-6、IL-8、CRP及IL-1β水平显著低于采用去铁胺治疗的患者，且可以更有效地降低血清炎症因子水平。

1.3　中风后遗症

潘伟[9]将中风后遗症的100例患者随机分为对照组及治疗组各50例。对照组予常规治疗，治疗组采用地黄饮子加减治疗。治疗3个月后，治疗组治疗总有效率明显优于对照组。吴维林[10-11]的临床观察证实，采用地黄饮子治疗肾虚精亏型脑中风后遗症的患者，多有验效，对治疗肾虚精亏型脑中风后遗症有较好疗效。

1.4　帕金森病

宋书婷[12]将60例帕金森病阴阳两虚型患者随机分为对照组（30例，给予常规西医治疗）及试验组（30例，采用常规西药治疗＋地黄饮子）。经治疗60天后，试验组总有效率明显高于对照组，且UPDRS评分、运动症状评分及非运动症状评分降低明显优于对照组；高曦明[13]的临床研究证实，采用地黄饮子合美多巴治疗帕金森病的患者，其治疗总有效率明显优于采用美多巴治疗的患者，且消化道症状等不良反应更明显少于对照组。

1.5　老年性痴呆

张美景[14]采用口服脑复康联合加减地黄饮子汤治疗肾虚髓减型轻、中度老年性痴呆的患者30例，治疗12周后总有效率明显高于采用脑复康药治疗的对照组（30例），且MMSE量表评分、HDS评分提高优于对照组；治疗组ADL量表评分、SDSD中医证候积分降低优于对照组。李金桂[15]的临床研究证实，采用地黄饮子治疗老年性痴呆的患者，其总有效率明显高于采用西药都可喜、脑复康治疗的患者，且长谷川痴呆量表（HDS）评分改善更优于对照组。

1.6 其他应用

通过整理其他文献，地黄饮子还被用于治疗喑痱[16]、震颤[17]、麻痹[18]、失眠症[19]等疾病，所治病证，病机多为下元虚衰，痰浊上泛。

2 实验研究

袁艳波[20]研究发现地黄饮子联合去铁胺能有效降低血清 MDA 并升高 SOD 水平，从而对脑出血患者脑损伤保护具有重要意义。马志胜[21]研究发现地黄饮子联合去铁胺可使 TNF-α、IL-6、IL-8、CRP 及 IL-1β 水平显著降低，可以有效降低血清炎症因子水平，对脑出血患者神经炎症损伤具有一定的改善作用。谢芳[22]研究发现地黄饮子加减方能够使小鼠血清中 SOD 及 GSH-Px 含量显著提高、AchE 的含量明显降低，能够改善模型小鼠的学习记忆能力，减轻模型小鼠脑组织神经元脱失状况，提高抗氧化能力，从而起到减缓衰老的作用。刘王波[23]研究发现地黄饮子可增加脑梗死区 Bcl-2 表达，抑制 Caspase-3 表达，从而降低 rt-PA 溶栓后急性脑梗死大鼠神经细胞凋亡，为地黄饮子汤防治急性脑梗死溶栓后再灌注损伤提供了理论依据。席永斌[24]研究发现地黄饮子可通过调控 Wnt/β-catenin 信号通路中重要分子 Wnt、Wnt1、β-catenin、LRP5 的蛋白表达来改善骨质疏松模型鼠的骨组织形态，进而发挥对骨质疏松的防治作用。陈秀艳[25]临床观察实验研究证实，地黄饮子通过调控 HPA 轴功能，降低脑组织中 MAO、Lipo 含量，提高脑组织抗氧化能力，减缓 DA 神经递质降解速率，抑制黑质区多巴胺能神经元的损伤等对帕金森病肾虚证模型大鼠产生疗效作用。王现珍[26]临床观察实验研究证实，地黄饮子能降低 SHR18 周龄血压，增加 18、24 周龄肠系膜上动脉 Ach 依赖性舒张功能和血清 NO2- 含量，显著着降低动脉组织 IL-1、IL-6、TNF-α 和 iNOSmRNA 表达，改善血管微环境的炎症反应状态，能显著改善 SHR 肠系膜上动脉内皮功能，表现为较好的抗高血压作用。以上研究，可以为地黄饮子治疗脑出血、急性脑梗死、帕金森病、高血压、中风后遗等提供现代药理依据。

3 结语

中华中和医派掌门杨建宇教授指出，本方所言地黄饮子，专指刘河间《黄帝素问宣明论方》之方。历代叫地黄饮子的方有许多，大家应该区别对待，认真研究。本方主症是喑痱，也就是说话声出不来，不是单纯的声音沙哑。还有一主症是足履不用，属下元亏虚所致。本方与其他方子的区别在于薄荷的精准应用。薄荷辛凉轻清，疏郁而上行，清理咽喉窍道，对痰阻窍道、声音不出可治之。中和医派杨建宇经方经药体系，不但关注方证对应，更关注病机阴阳，准确选方，精准用药，保证药到病除，疗效卓越。

地黄饮子是刘完素著名方剂，具有滋肾阴、补肾阳、开窍化痰之功，只要辨证为下元虚衰，痰浊上泛，皆可使用此方加减，即“异病同治”。该方其更多应用，有待总结归纳整理，造福更多患者。

参考文献：

[1] 梁海松．地黄饮子加减治疗阴阳两虚型高血压病的疗效观察 [J]．中西医结合心血管病电子杂志，2017,5(23):156+158.

[2] 王宁忻．加减地黄饮子联合硝苯地平缓释片治疗阴阳两虚型老年性高血压的随机对照分析 [J]．医学理论与实践，2016,29(05):612-613.

[3] 滕绘敏．加味地黄饮子治疗老年阴虚阳亢型高血压临床研究 [J]．亚太传统医药，2015,11(24):143-144.

[4] 刘莉，刘鹤飞，谢宁．加减地黄饮子治疗阴阳两虚型老年性高血压临床观察 [J]．中西医结合心脑血管病杂志，2015,13(05):566-568.

[5] 袁艳波，马志胜．地黄饮子联合去铁胺对脑出血患者氧化应激的影响研究 [J]. 心理月刊，2019,14(01):143-144.

[6] 李陇平，赵晓平．地黄饮子干预自发性脑出血术后恢复期的作用 [J]. 中国中医药现代远程教育，2015,13(08):47-48.

[7] 金许洪，潘峰，何国龙，等．地黄饮子治疗高血压脑出血术后临床观察 [J]. 浙江中西医结合杂志，2005(07):411-412.

[8] 马志胜，袁艳波．地黄饮子联合去铁胺对脑出血患者神经炎症损伤的改善作用 [J]. 心理月刊，2019,14(02):164-165.

[9] 潘伟．地黄饮子治疗中风后遗症 50 例疗效观察 [J]. 中国中医药现代远程育，2010,8(20):8-9.

[10] 吴维林．地黄饮子治疗肾虚精亏型脑中风后遗症 24 例的临床分析 [J]. 内蒙古中医药，2010,29(15):45-46.

[11] 宋书婷，韩辉，马斌，等．地黄饮子治疗阴阳两虚型帕金森病临床疗效观察 [J]. 世界最新医学信息文摘，2019,19(16):155-156.

[12] 高曦明，邢世荣．地黄饮子合美多巴治疗帕金森病疗效观察 [J]. 中国社区医师（医学专业），2012,14(05):195.

[13] 刘鹤．加减地黄饮子治疗肾虚髓减型老年性痴呆的临床观察 [D]. 黑龙江中医药大学，2015.

[14] 李金桂．地黄饮子治疗老年性痴呆症疗效观察 [J]. 内蒙古中医药，2012,31(22):18-19.

[15] 庞宁．地黄饮子主治痱举隅 [J]. 江苏中医，1998(04):34.

[16] 谢芳，谢宁．地黄饮子治疗老年脑病的临床研究进展 [J]. 吉林中医药，2019,39(08):1105-1108.

[17] 王海波．地黄饮子加减治疗肾精不足型眩晕临床观察 [J]. 中西医结合心血管病电子杂志，2016,4(27):143+146.

[18] 勾春燕，钱英，李晶莹，等．钱英教授运用地黄饮子治疗肝性脊髓病经验初探 [J]. 中西医结合肝病杂志，2014,24(01):50-51.

[19] 刘咏英，赵婧，矫健鹏，等．地黄饮子联合艾司唑仑治疗肾阴阳两虚型老年失眠症患者的临床疗效观察 [J]. 世界中西医结合杂志，2019,14(07):962-965.

[20] 袁艳波，马志胜．地黄饮子联合去铁胺对脑出血患者氧化应激的影响研究 [J]. 心理月刊，2019,14(01):143-144.

[21] 马志胜，袁艳波．地黄饮子联合去铁胺对脑出血患者神经炎症损伤的改善作用 [J]. 心理月刊，2019,14(02):164-165.

[22] 谢芳，谢宁．地黄饮子加减方对 D- 半乳糖致衰老模型小鼠抗氧化作用的影响 [J]. 山东中医杂志，2019(09):870-875.

[23] 刘王波，彭禹，马瑞，等．地黄饮子汤对 rt-PA 溶栓后急性脑梗死大鼠神经细胞凋亡及 Bcl-2、Caspase-3 表达的影响 [J]. 中国中医急症，2019,28(08):1366-1369.

[24] 席永斌，颜春鲁，孙仕华，等．从 Wnt/β-catenin 信号通路研究地黄饮子汤剂对去卵巢骨质疏松模型大鼠的防治作用 [J]. 中医研究，2019,32(08):67-70.

[25] 陈秀艳，郭蕾，张俊龙，等．地黄饮子对帕金森病肾虚证模型大鼠的干预作用及机制研究 [J]. 云南中医中药杂志，2018,39(03):72-75.

[26] 王现珍，蒋嘉烨，罗珊珊，等．地黄饮子改善自发性高血压大鼠进程中血管内皮功能的研究 [J]. 中国实验方剂学杂志，2010,16(14):110-114.

论经典名方丁香柿蒂散*

庞丹丹[1] 于大远[2△] 杨建宇[3,4*] 杨建强[5]

1. 中国中医科学院（北京 100700）
2. 北京中医药大学东方医院（北京 100078）
3. 中国中医药研究促进会慢病医养中心（龙脉温泉）中和医派传承工作室（北京 102211）
4. 中华中医药中和医派杨建宇京畿豫医工作室 北京知医堂中和国医馆（北京 100031）
5. 河南省新密市疾病防控中学（新密 452370）

【摘要】丁香柿蒂散是《伤寒瘟疫条辨》之名方，是温中益气、降逆止呕之首选，主治胃气虚寒之呃逆。

【关键词】丁香柿蒂散；呃逆；经方；中和医派；杨建宇；经药

丁香柿蒂散出自清代杨栗山《伤寒瘟疫条辨》，原文："治久病呃逆，因下寒者。"丁香柿蒂散由丁香二钱，柿蒂二钱，人参一钱，生姜三钱组成。丁香柿蒂散所治呃逆是由胃气虚寒，胃失和降所致。根据虚者补之、寒者温之、逆者降之的治疗原则，治当温中益气，降逆止呃。方中丁香辛温，温胃散寒，降逆止呃，是治疗胃寒呃逆之要药；柿蒂苦平，降逆止呃，专治呃逆，两药相配，温胃征寒，降逆止呃，共为君药。生姜辛温，为呕家圣药，与丁香、柿蒂合用，增强温胃降逆之功；因其胃虚，更配人参甘温益气补其虚，皆为臣药。四药合用，共奏温中益气、降逆止呃之功，使胃虚寒散，胃虚复，气逆平，则厄逆胸店自除。

1 丁香柿蒂散的来源、组成及配伍特点

丁香柿蒂散方药：丁香二钱（6g），柿蒂二钱（6 g），人参一钱（3 g），生姜三钱（6 g）。上药研为粗末。每服 9 g，用水 220 mL，煎至 150 mL，去滓温服，不拘时。主要用于诸种呃、噫，呕吐痰涎等病症。

2 丁香柿蒂散的历代医家论述

不同的书籍中该方的药物组成与功效略有区别。《卫生宝鉴》卷十二中记载该方由丁香、柿蒂、青皮、陈皮各等分组成，主诸种呃、噫，呕吐痰涎。每服 9 g，用水 220 mL，煎至 150 mL，去滓温服，不拘时。

《世医得效方》卷四中记载的药物组成为人参、茯苓、橘皮、半夏、良姜（炒）、丁香、柿蒂各 30 g，生姜 45 g，甘草 15 g。主吐泻及病后胃中虚寒，呃逆至七八声相连，收气不回者。每服 9 g，用水 150 mL 煎，乘热顿服。或用此调苏合香

*基金项目：中关村炎黄中医药科技创新联盟中和医派经方经药专项课题；中国中医药研究促进会北京昌平沙河高教园区卫生服务中心中和医派传承工作室专项课题。

*通讯作者/指导老师：jianyu66@163.com
△执笔人

丸亦妙。

《伤寒全生集》卷三中记载丁香1钱5分，柿蒂1钱5分，茴香1钱，干姜1钱，良姜1钱，陈皮1钱。上药各为细末。主治伤寒阴证呃逆，及胸中虚寒，呃逆不止者。用热姜汤调下。不止，宜再服。

中和医派掌门杨建宇教授指出：本方君药应是人参，丁香、柿蒂是臣药，可参。

3 丁香柿蒂散的临床应用

3.1 呃逆

李俊伯[1]将80例痰浊内阻型呃逆患者随机分为试验组和对照组，对照组40例患者使用旋覆代赭汤治疗，试验组40例患者在对照组基础上联合丁香柿蒂散治疗。结果显示，试验组患者临床治疗的总有效率高于对照组。说明丁香柿蒂散联合旋覆代赭汤治疗痰浊内阻型呃逆的效果显著。

杨经远[5]自拟丁香柿蒂散治疗呃逆。在20多年的临床实践中，疗效卓著，屡用屡验。

马卫平[6]自1996年以来，应用旋覆代赭汤合丁香柿蒂散加减治疗呃逆54例，治疗组54例，显效39例(72.3%)，有效14例(25.9%)，无效1例(1.8%)，总有效率98.2%。对照组36例，显效11例(30.6%)，有效9例(25.0%)，无效16例(44.4%)，总有效率55.6%，治疗组疗效明显优于对照组($P < 0.05$)。方中，旋覆花苦辛性温，降逆止噫，代赭石甘寒质重，降逆下气而助旋覆花降逆以治噫气呕吐。丁香辛温温胃散寒，降逆止呃。柿蒂苦平，降逆止呃，专治呃逆，生姜辛温为呕家圣药，降逆止呃，而更助上药以降逆之功。陈皮、木香理气降浊，厚朴、白豆蔻、茯苓、砂仁行气和中。诸药合用共奏行气和胃、降逆止呃之功，使胃气复、气逆平则呃噫自除，药切病机，疗效益彰。

刘建明[7]用礞石滚痰丸合丁香柿蒂散加减，治疗三例顽固性呃逆，均获速效。

杜金辉[9]等对平度市中医院20例顽固性呃逆患者进行治疗。采用口服中药与穴位注射方法治疗，中药以旋覆代赭汤合丁香柿蒂散加减。药物为旋覆花10 g，代赭石10 g，半夏10 g，柿蒂4个，大枣10枚，生姜10 g，甘草6 g，沉香10 g，沙参10 g。水煎服，每日1剂，分2次服。连用3剂为1个疗程。穴位注射取内关、膈俞穴各取盐酸异丙嗪25mg穴注，每日1次，连用3次为1个疗程，左右交替。脑血管病变所致呃逆多由重病、久病耗伤中气，损及胃阴致胃失和降，胃气上逆动膈而成。临床我们采用旋复代赭汤合丁香柿蒂散，取旋覆花、丁香温胃散寒，下气消痰为君药；代赭石、沉香降逆；合以柿蒂性温苦涩止呃逆；生姜温胃化痰，益气和胃；大枣养胃补脾为佐使药；沙参滋养胃阴以和胃补中，中虚得补，而噫气自止。合穴位内关、膈俞降逆益气，盐酸异丙嗪以缓急止痛。诸药合用，呃逆自止。

除此之外，丁香柿蒂散加减还对其他疾病（如中风后、化疗后）并发的呃逆有一定疗效。李婷婷[2]等选取加味丁香柿蒂散穴位贴敷配合针刺治疗中风后呃逆29例。结果显示，治愈12例，显效9例，有效6例，无效2例，总有效率93.10%。

苏清芳[3]将96例中风后呃逆患者随机分为2组，治疗组48例采用穴位按摩，对照组48例采用丁香柿蒂散穴位敷贴。探讨穴位按摩对中风后呃逆临床疗效的影响。结果显示，治疗组痊愈34例，显效9例，有效2例，无效3例，总有效率93.7%。对照组痊愈27例，显效1例，有效8例，无效12例，总有效率75.0%。治疗组疗效明显优于对照组。说明，穴位按摩对中风后呃逆的疗效确切，且明显优于丁香柿蒂散穴位敷贴。

王春梅[4]等为观察中西医结合治疗脑卒中后顽固性呃逆的临床疗效。将 40 例脑卒中后顽固性呃逆患者随机分成治疗组和对照组，每组各 20 例。对照组给予常规西药治疗，治疗组在对照组基础上给予中药口服加穴位注射治疗。结果治疗组总有效率为 90.0%，对照组总有效率为 65.0%，治疗组优于对照组（$P < 0.05$）。说明中西医结合治疗脑卒中后顽固性呃逆疗效确切。

3.2　丁香柿蒂散治疗其他疾病结合呃逆的临床应用

王玮[7]等介绍一则周平安教授治疗肺癌化疗后顽固性呃逆病例，认为其病机是阳气不足，气机逆乱，胃失和降，选取降逆止呃、温胃散寒为法，以丁香柿蒂散加减治疗获得良好的效果。

周芝友[8]共观察治疗 143 例，均为我院住院和门诊内窥镜确诊患者，随机分成 2 组进行临床观察。治疗组以生姜泻心汤合丁香柿蒂散加减。药用为生姜 20 g，黄连 6 g，黄芩 10 g，大黄 6 g，法半夏 10 g，甘草 6 g，丁香 5 g，柿蒂 12 g，鱼腥草 10 g，大枣 10 枚，神曲 15 g。每日 1 剂，中煎取汁，分 3 次温服（病情重、药入即吐者，少少予之含服，每 15 分钟 1 次）。治疗观察不超过 1 月。对照组口服多潘立酮（吗丁啉），10 ～ 20 mg，每天 2 次；氢氧化铝凝胶 10 ～ 30 mL，每天 3 次；奥美拉唑每天 20 mg；有消化性溃疡者加服阿莫西林胶囊，0.5 g，每天 4 次，2 周。治疗观察不超过 1 月。临床观察结果表明，治疗组的疗效达到或超过了联合使用西药的对照组。

4　丁香柿蒂散的现代研究

该方剂中丁香对膈神经的麻醉作用，以及柿蒂等对膈肌运动的抑制作用，加上人参强大的神经调节作用，可对神经性呃逆、膈肌痉挛有一定的治疗作用；同时还发现该方剂对心脏、血管、血液流变学有十分积极的影响，还具有一定抗炎、抗氧化损伤及抗病原微生物作用，因此对胃炎、胃溃疡等肠道感染性疾病也可以试用。

中和医派掌门杨建宇教授指出：丁香柿蒂散不但可以治疗呃逆，并且可以广泛应用在胃气虚寒的各种疾病，临床拓展，值得期待！

参考文献：

[1] 李俊伯，李宝国．丁香柿蒂散联合旋覆代赭汤治疗痰浊内阻型呃逆临床观察 [J]. 光明中医，2019,34(22):3434-3436.

[2] 李婷婷，李衍滨．加味丁香柿蒂散穴位贴敷配合针刺治疗中风后呃逆 29 例 [J]. 中医外治杂志，2014,23(06):21.

[3] 苏清芳．穴位按摩对中风后呃逆临床疗效的影响 [J]. 河北中医药学报，2017,32(02):57-59.

[4] 王春梅，孟毅．中西医结合治疗脑卒中后顽固性呃逆 20 例 [J]. 河南中医，2014,34(07):1393-1394.

[5] 杨经远．丁香柿蒂散治疗呃逆 [J]. 汕头大学学报（自然科学版），1994(02):104.

[6] 马卫平．旋覆代赭汤合丁香柿蒂散加减治疗呃逆 54 例 [J]. 实用中医内科杂志，2006(01):57.

[7] 刘建明．呃逆治验三则 [J]. 江苏中医杂志，1987(11):31.

[8] 王玮，吴志松，曹芳，等．周平安治疗肺癌化疗后呃逆一则 [J]. 中医杂志，2016,57(04):359-360.

[9] 周芝友，何中良．生姜泻心汤合丁香柿蒂散治疗反流性食管炎的疗效观察 [J]. 湖北中医杂志，2010,32(10):37-38.

[10] 杜金辉，郭辉栋．综合疗法治疗顽固性呃逆 20 例 [J]. 河南中医，2003(05):43-44.

论经典名方二冬汤*

徐江雁[1]　于大远[2△]　杨建宇[3,4*]　李　杨[3,4]

1. 河南中医药大学（郑州　450003）
2. 北京朝阳医院西区（北京　100020）
3. 中国中医药研究促进会慢病医养中心（龙脉温泉）中和医派传承工作室（北京　102211）
4. 中华中医药中和医派杨建宇京畿豫医工作室　北京知医堂中和国医馆（北京　100031）

【摘要】二冬汤出自清代程国彭《医学心悟》，由天冬二钱，麦冬三钱，花粉一钱，黄芩一钱，知母一钱，甘草五分，人参五分，荷叶一钱组成。此方具有养阴清热、生津止渴之功，现代临床上可用于治疗以口渴多饮、口干、眼干、心悸、心烦、咳嗽少痰为主要表现的病证，如现代临床上特发性室性期前收缩、糖尿病前期、甲状腺功能亢进症、非小细胞肺癌、糖尿病视网膜病变、慢性肾病等疾病。

【关键词】二冬汤；养阴清热；生津止渴；特发性室性期前收缩；糖尿病前期；甲状腺功能亢进症；非小细胞肺癌；糖尿病视网膜病变；慢性肾病；杨建宇；经方；经药；中和医派

1　二冬汤的来源、组成及配伍特点

二冬汤出自清代程国彭《医学心悟·三消》篇中，原文："治上消者，宜润其肺，兼清其胃，二冬汤主之。"二冬汤由天冬二钱，麦冬三钱，花粉一钱，黄芩一钱，知母一钱，甘草五分，人参五分，荷叶一钱组成。二冬汤因方中有天冬、麦冬而得名。方中麦冬、天冬用量最大，具有养阴清肺、益胃生津之功。《神农本草经》将麦冬、天冬列为上品，言其"久服轻身，不老不饥""益气延年"。《本草分经》称麦冬"甘、微苦，微寒。润肺清心，泻热生津，化痰止呕，治嗽行水"。《医学衷中参西录》言麦冬"能入胃以养胃液，开胃进食，更能入脾以助脾散精于肺，定喘宁嗽"；言天冬"能入肺以清燥热，故善利痰宁嗽；入胃以消实热，故善生津止渴。津浓液滑之性，能通利二便、流通血脉、畅达经络，虽为滋阴之品，实兼能补益气分"。倪朱谟《本草汇言》认为天冬"润燥滋阴，降火清肺之药也……统理肺肾火燥为病"。方中天花粉养阴清肺，生津润燥。麦冬、天花粉清胃滋阴生津，使胃火不得伤肺。黄芩、知母清除肺热、滋阴润燥；荷叶清热祛暑，又可升发清阳，使津液上承。因"气能生津"故稍加人参、甘草补益肺气而生津。全方扶正祛邪并用，共奏养阴清热、生津止渴之效。

2　二冬汤的历代医家论述

清代汪汝磷《证因方论集要》认为二冬汤中"人参、甘、麦大甘以复胃津；天冬、花粉苦甘以清肺热；黄芩、知母苦降以泄肺胃之火"。

中华中医药中和医派掌门人杨建宇教授方歌有云：《医学心悟》二冬汤，花叶参草黄母芩，养阴清热津止渴，甲亢慢肾又降糖。

3　二冬汤的临床应用

二冬汤具有养阴清热、生津止渴之功，在《医学心悟》原文里主治上消。现代临床上该方可用于治疗以口渴多饮、口干、眼干、心悸、心烦、咳嗽

*基金项目：中关村炎黄中医药科技创新联盟中和医派经方经药专项课题；中国中医药研究促进会北京昌平沙河高教园区卫生服务中心中和医派传承工作室专项课题；南阳张仲景传统医药研究会中和医派杨建宇经药科研专题项目。

*通讯作者/指导老师：jianyu66@163.com
△执笔人

少痰为主要表现的疾病，其证候属于肺胃、肺肾或心肺阴虚者。如当代临床上特发性室性期前收缩、糖尿病前期、甲状腺功能亢进症、非小细胞肺癌、糖尿病视网膜病变、慢性肾病等疾病都可出现肺胃、肺肾阴虚。临床上以咳嗽痰少、口渴多饮、舌红、脉细数等表现作为此方的鉴别要点。二冬汤的药物组成多为寒凉滋腻之品，因此脾虚便溏、痰多色白、舌淡苔腻者不宜使用。

3.1 特发性室性期前收缩

房佳乐[1]临床观察证明，二冬汤加减方在治疗青年人特发性室性期前收缩方面有一定临床疗效，可减轻患者的临床症状，降低患者早搏的发生率对24小时平均心率影响不大，调节自主神经总体功能，降低患者心律失常的发生率。崔健昆[2]等的临床观察证实，采用二冬汤加减方治疗特发性室性期前收缩的青年患者40例，治疗2周后，患者服药后24小时动态心电图室性期前收缩的数量、HRV值的变化明显优于治疗前。

3.2 糖尿病前期

田锦鹰[3]等研究表明糖尿病前期患者服用二冬汤可以显著降低患者的胰岛素抵抗，提高胰岛素敏感性，改善胰岛功能，值得广泛地进行临床推广。师美凤[4]将糖尿病前期患者90例，随机分为观察组和对照组各45例，对照组患者采用生活方式干预，观察组在对照组的基础上服用二冬汤，治疗2个月后，观察组FINS、HOMA-IR水平下降程度高于对照组，HOMA-β 水平上升高于对照组。证实二冬汤可以改善糖尿病前期患者胰岛功能，从而有效治疗糖尿病前期病变。胡成玉[5]等将55例糖尿病前期患者随机分为两组。对照组23例无治疗方法，治疗组22例采用二冬汤治疗，治疗60天后，治疗组总有效率明显高于对照组，临床疗效优于对照组，胰岛素敏感指数改善优于对照组。谢振东[6]将70例阴虚质糖耐量异常患者随机均分为对照组和治疗组各35例，参照组运用饮食与运动疗法，治疗组运用饮食与运动疗法并加服二冬汤加减方治疗。治疗12周后，治疗组各糖脂代谢指标优于对照组。

3.3 甲状腺功能亢进症

傅宝君[7]研究表明二冬汤加减配合西药治疗中老年甲状腺机能亢进症可取得较好的临床疗效，且不良反应少。魏小玲[8]采用加减二冬汤合小剂量他巴唑治疗30例阴虚火旺型甲状腺功能亢进症患者，对照组30例予以他巴唑常量合左旋甲状腺素片治疗，治疗2个月后，治疗组有效率明显高于对照组。冉晓丹[9]等研究表明二冬汤加减可以有效调节甲状腺功能亢进症激素水平，而有效治疗疾病。傅宝君[10]将41例老年甲状腺机能亢进症患者随机分为治疗组和对照组，对照组给予常规量丙基硫氧嘧啶治疗，治疗组运用二冬汤加减配合小剂量丙基硫氧嘧啶治疗。治疗10周后，治疗组总有效率明显高于对照组，治疗后失眠多梦、食欲不振、口干咽燥、倦怠乏力等症状的改善情况明显优于对照组。

3.4 慢性肾病

王雅晴[11]等的研究表明，二冬汤治疗慢性肾脏病疗效显著，能显著改善患者临床症状，且不良反应少。肖娟[12]将60例气阴两虚型慢性肾小球肾炎患者随机分为治疗组和对照组各30例，对照组给予西医常规治疗，治疗组在对照组治疗基础上加二冬汤治疗，治疗3个月后，治疗组总有效率明显高于对照组，治疗后24小时尿蛋白定量、尿红细胞数、肾功能以及中医证候积分优于对照组。

3.5 其他应用

二冬汤具有养阴清热、生津止渴之功。通过整理其他文献，除上述疾病外，二冬汤还被用于治疗非小细胞肺癌[13]、糖尿病视网膜病变[14]等疾病。因其所治病证病机多为证属阴虚内热者。

4 二冬汤的实验研究

袁新国[15]等研究发现有氧运动与二冬汤结合可明显降低T2DM模型大鼠血糖和血脂水平，促进血胰岛素的分泌，增强体内抗氧化酶活性，从而纠正和改善T2DM模型大鼠糖代谢和脂代谢紊乱。赵益[16]等研究发现二冬汤给药后对大鼠内源性物质有影响，其生物学功能可能涉及提高机体免疫力、促进机体的能量代谢、抗菌、抗病毒、抑制肿瘤细胞转移等。赵益[17]等研究发现二冬汤含药血清对人肺癌细胞A549具有抑制作用，二冬汤最佳给药方案为给药5天，末次给药2小时后取血，此时制备的含药血清能诱导细胞发生凋亡。现代动物实验研究表明，二冬汤可以使β细胞功能增加，通过增加胰岛素敏感性，改善糖尿病早期糖调节受损，有效治疗糖尿病前期病变。此外，还具有降低血黏度，抑制血小板聚集，扩张脑血管，缓解脑动脉痉挛，调节血脂、血压，营养脑神经细胞，以及减轻脑神经细胞因缺血、缺氧造成的损伤等作用。以上研究，可以为二冬汤治疗内分泌系统疾病、泌尿系统疾病、肿瘤疾病、循环系统疾病等提供现代药理依据。

5 结语

二冬汤是清代程国彭所创立的治疗“上消”的方剂，具有养阴清热、生津止渴之功。后世医家在临床中扩大其应用，广泛应用于特发性室性期前收缩、糖尿病前期、甲状腺功能亢进症、非小细胞肺癌、糖尿病视网膜病变、慢性肾病等多种疾病中，但多以阴虚内热津亏为使用依据。据中华中和医派掌门人杨建宇教授经药理论体系，必须正确认知麦冬之功效，必须立足于《神农本草经》所述麦冬之主治，切不可只知麦冬为阴止渴药。查看《神农本草经》所言，麦门冬两大功能，一为解胸腹之郁结，包括枯燥之郁结，二为主胃络脉绝。由此可治，麦门冬为什么可以用在生脉散、炙甘草汤，为什么可用于本方，而在本方中，麦门冬可以起到生津止渴的功效，而其作用的机制是什么呢？大家应该有所思考，从而达到用药知疾病，并且疗效卓著，如果不理解中药的精准旨意，用药疗效是会大大打折扣的。二冬汤具有养阴清热、生津止渴之功，其更多应用，有待我们发掘整理，总结归纳，以促进中医学科发展，造福更多患者。此外，部分疾病的文献较为单一，说服力不足。因此我们当对此方进行多中心对照研究，为二冬汤治疗相关疾病提供更多临床依据。

参考文献：

[1] 房佳乐．二冬汤加减方治疗青年人特发性室性期前收缩的临床观察[D]．黑龙江中医药大学，2018.

[2] 崔健昆，房佳乐，张怡清．二冬汤加减方治疗青年人特发性室性期前收缩的临床观察[J]．中医药学报，2017,45(04):123-125.

[3] 田锦鹰，马祖等，陈国姿，等．二冬汤对糖尿病前期胰腺β细胞功能的影响[J]．河北中医，2014,36(05):694-696.

[4] 师美凤．二冬汤对糖尿病前期患者胰腺β细胞功能的影响[J]．云南中医中药杂志，2016,37(05):39-40.

[5] 胡成玉，张红霞．二冬汤对糖尿病前期胰岛素敏感性影响随机平行对照研究[J]．实用中医内科杂志，2013,27(17):14-15.

[6] 谢振东．二冬汤加减方对阴虚质糖耐量异常糖脂代谢指标的影响[J]．新中医，2014,46(01):117-119.

[7] 傅宝君．二冬汤加减配合西药治疗中老年甲状腺机能亢进症的临床研究[J]．吉林中医药，2001(06):9-10.

[8] 魏小玲．二冬汤加减治疗阴虚火旺型甲状腺功能亢进症的疗效观察[J]．深圳中西医结合杂志，2010,20(05):285-287.

[9] 冉晓丹，肖万泽，陈景辉．二冬汤加减治疗糖尿病合并甲状腺功能亢进症[J]．湖北中医杂志，2010,32(02):57-58.

[10] 傅宝君，江巍，邢梅，等．二冬汤加减配合西药治疗老年性甲状腺机能亢进症21例临床研究[J]．中医杂志，2002(03):196-197+5.

[11] 王雅晴，何泽云．何泽云自拟二冬汤治疗慢性肾脏病验案2则[J]．湖南中医杂志，2018,34(07):133.

[12] 肖娟，何泽云．二冬汤治疗气阴两虚型慢性肾小球肾炎30例疗效观察[J]．湖南中医杂志，2016,32(02):55-57.

[13] 王帅．二冬汤加减联合吉非替尼治疗晚期阴虚痰热型非小细胞肺癌的临床疗效观察[D]．黑龙江中医药大学，2016.

[14] 李越，陈国姿，田锦鹰．二冬汤加减联合西药治疗糖尿病视网膜病变45例临床观察[J]．河北中医，2013,35(04):574-575.

[15] 袁新国，谢梦洲，杨英，等．二冬汤和有氧运动对2型糖尿病大鼠糖代谢和脂代谢的影响[J]．重庆医学，2018,47(28):3610-3613.

[16] 赵益，张启云，李冰涛，等．二冬汤对大鼠尿液代谢产物的影响[J]．中药新药与临床药理，2013,24(02):173-176.

[17] 赵益，罗蓉，尚广彬，等．二冬汤含药血清对肺癌细胞A549的作用研究[J]．新中医，2012,44(09):113-115.

论经典名方附子汤*

杨　敏[1,2]　袁　骏[3△]　杨建宇[2,4*]　于大远[3△]

1. 清华大学医院中医科（北京　100084）
2. 中国中医药研究促进会慢病医养中心（龙脉温泉）中和医派传承工作室（北京　102211）
3. 北京中医药大学东方医院（北京　100078）
4. 中华中医药中和医派杨建宇京畿豫医工作室　北京知医堂中和国医馆（北京　100031）

【摘要】附子汤出自汉代张仲景《伤寒论》，由附子二枚（炮），茯苓三两，人参二两，白术四两，芍药三两组成，此方具有温经助阳、散寒除湿之功，现代临床上此方常应用于治疗慢性心力衰竭、风湿免疫系统疾病、运动系统疾病、消化系统疾病等疾病。

【关键词】附子汤；温经助阳；散寒除湿；少阴病；慢性心力衰竭；风湿免疫系统疾病；运动系统疾病；消化系统疾病；经方；经药；杨建宇；中和医派；经典经方

附子汤出自汉代张仲景《伤寒论》，原文：“少阴病，得之一二日，口中和，其背恶寒者，当灸之，附子汤主之”“身体痛，手足寒，骨节痛，脉沉者，附子汤主之”。此方由附子二枚（炮，去皮，破八片），茯苓三两，人参二两，白术四两，芍药三两组成。方中炮附子辛甘大热，通行十二经脉，具有回阳救逆、补火助阳、散寒止痛的功效，“为回阳救逆第一品药”，用附子二枚以壮少火之阳、散内外之寒，则身痛自止，恶寒自除，手足自温；辅以人参补益元气，复脉固脱。茯苓、白术健脾化湿，且白术与附子相伍可以祛表里之寒湿；芍药酸收，和营止痛，以监附子之悍。全方诸药合用，共奏温经助阳、散寒除湿之功。此方可用于治疗少阴寒化证，症见神倦欲寐、周身疼痛、骨关节疼痛、疼痛遇寒加重、畏寒肢冷、口不渴、舌淡苔白、脉沉微等。火不暖土，则会出现纳少、便溏等消化系统症状。现代临床上此方常应用于治疗慢性心力衰竭、风湿免疫系统疾病、运动系统疾病、消化系统疾病等。

1　临床应用

1.1　慢性心力衰竭

王健[1]采用附子汤联合常规西药治疗充血性心力衰竭患者45例，对照组40例给予西药常规治疗。治疗1个月后总有效率显著优于对照组，说明附子汤治疗慢性心力衰竭确有疗效，能够有效改善临床症状，改善心功能。周雨[2]等将238例慢性心力衰竭合并低血压状态的患者随机分成对照组和治

*基金项目：中关村炎黄中医药科技创新联盟中和医派经方经药专项课题；中国中医药研究促进会北京昌平沙河高教园区卫生服务中心中和医派传承工作室专项课题。

*通讯作者/指导老师：jianyu66@163.com
△执笔人

疗组，对照组患者予以常规治疗，治疗组患者常规治疗基础上加用附子汤口服治疗。治疗组在降低住院期间死亡率方面优于对照组，停用血管活性药物时间、平均住院天数均少于对照组。侯晓亮[3]等的临床研究证实，采用常规西药加用附子汤治疗的慢性心力衰竭患者，其总有效率优于采用常规西医治疗的患者，且左心室射血分数提高程度、血浆NT-proBNP改善明显更优。

1.2　风湿免疫系统疾病

张海平[4]将50例急性痛风性关节炎患者随机分成对照组和观察组，对照组给予西医治疗，观察组在此基础上给予加味附子汤治疗。治疗30天后，观察组临床总有效率优于对照组，血尿酸、血沉降低程度优于对照组，表明此方治疗风湿免疫系统疾病疗效显著，能明显改善患者的肌肉、关节疼痛麻木症状。陈保平[5]采用附子汤加减治疗顽痹160例，治疗20天后总有效率为91.7%。伏天举[6]采用附子汤加减治疗中医痹症患者40例，对照组给予洛索洛芬钠分散片进行治疗。治疗2个月后总有效率优于对照组。黄彦德[7]等采用附子汤加味治疗风湿性关节炎患者39例，治疗2个月后有效率为82.05%。

1.3　运动系统疾病

1.3.1　膝骨关节炎

周奇[8]采用附子汤治疗轻中度膝骨关节炎寒湿痹阻证52例，对照组48例给予常规药物治疗。治疗1个月后WOMAC指数与VAS评分下降幅度优于对照组，且生活质量情况显著优于对照组，证明此方治疗膝骨关节炎确有疗效，减轻患者的膝关节疼痛症状，提高患者的生活质量，而且不良反应较少。刘福存[9]的临床经验证实，服用附子汤治疗的轻中度膝骨关节炎患者，其50米行走后膝关节疼痛VAS评分和WOMAC骨关节炎指数均小于服用盐酸氨基葡萄糖胶囊治疗的患者。

1.3.2　其他运动系统疾病

高麟超[10]采用西医常规治疗加用附子汤治疗膝关节置换术后局部肿痛63例，对照组给予西医方案治疗。治疗5天后关节肿胀消退有效率和疼痛缓解有效率均明显高于对照组，表明此方治疗运动系统疾病疗效良好，可明显减轻局部肿痛程度，减轻疼痛，提高患者活动能力。包颜红[11]采用常规治疗联合附子汤加减治疗腰间盘突出症45例，治疗后总有效率优于采用推拿按摩和常规牵引治疗的对照组。刘宜军[12]等将176例非特异性下腰痛患者随机分成对照组和观察组，对照组采用腰腿痛丸+电针治疗，观察组采用附子汤合芍药甘草汤离子导入+电针治疗。治疗4周后，观察组JOA总改善率优于对照组，疼痛感觉评分、疼痛情绪评分、疼痛总分、目测类比疼痛评分和现在疼痛状况评分均低于对照组，硬度值低于对照组，压痛和中医证候评分均低于对照组，痛阈值高于对照组，JOA量表主观症状、临床体征、日常活动受限度及总分均高于对照组，PGIC“明显好转”的患者多于对照组，IL-1β、TXB2、CGRP和VIP水平均低于对照组，6-Keto-PGF1α高于对照组。朱心玮[13]的临床研究证实，采用附子汤合独活寄生汤联合西药治疗的寒湿型腰椎间盘突出症患者，其有效率和显效率均优于给予美洛昔康口服治疗的患者，且JOA评分改善指标更优。

1.4　消化系统疾病

李乐梅[14]曾用附子汤加减治疗久泻56岁男性患者1例，患者症见大便溏泻，面色㿠白，全身酸痛乏力，手足寒，舌淡、苔白，脉沉细。予附子汤加味治疗，服5剂后，大便减至每日2～3次。守方加干姜10g，连服20天，大便日1～2次，成形，余症改善，说明附子汤治疗消化系统疾病确有疗效，但该研究较早，后续无相关研究，仍须进一步增加大样本、多中心的临床试验进一步证实其疗效。贾新成[15]等曾用附子汤加减治疗阳虚腹胀30岁女性患者1例，患者症见每于夏季进冷食即出现腹胀、口腻、不思饮食，服西药助消化药可稍缓解，舌质淡，舌苔白腻而厚，脉沉濡。予附子汤加减加减治疗，服5剂后诸症痊愈。

1.5　其他应用

通过整理其他文献，附子汤还被用于肥胖症[16]、肺血栓[17]、紫癜性肾炎[18]、新生儿硬肿症[19]等疾病，证属少阴阳虚者。

2　实验研究

唐欣[20]等研究发现，附子不同炮制品对妊娠虚寒腹痛大鼠的急性毒性不同，以盐附子毒性最大，且对妊娠虚寒腹痛大鼠的大体毒性表现与附子对正常大鼠毒性表现相似；附子对病理状态下可同时存在毒与效，辨证配方准确，仍可用于妇产科临床。王瑞[21]等通过动物实验表明，附子汤通过抑制肾素—血管生成素—醛固酮系统（RAAS）的活性，下调慢性心衰大鼠神经细胞因子的含量，调节神经内分泌，改善心室重构，从而改善心功能，减轻心衰症状。吴克红[22]等研究发现，此方中附子主要含有生物碱类、黄酮、皂苷、多糖、脂肪酸等成分，具有强心、降压、镇痛、抗炎、增强免疫、杀虫、调节关节软骨代谢、降血糖及毒性等作用。张强[23]研究表明，附子汤对腹主动脉缩窄诱发的压力负荷型慢性心力衰竭病程有一定的延缓作用，能够有效阻止心衰程度的加重，可以对心衰的临床用药做出指导。李庆[24]研究证实，附子汤能下调慢性心力衰竭大鼠肾素血管紧张素醛固酮系统活性，改善心室重构和心功能。汪瑶[25]等研究指出，附子汤对蟾蜍坐骨神经动作电位的抑制作用与提高阈刺激、延长不应期相关。李耀伟[26]研究认为，附子“温阳”的有效成分很可能是附子中的有毒成分乌头属类生物碱，这与中医理论中“毒”即为“药”的认识一致。以上研究，可以为此方治疗循环系统疾病、风湿免疫系统疾病、运动系统疾病、消化系统疾病等提供现代药理依据。

3　结语

基于中和医派掌门杨建宇教授“经药”“经方”概念与理论体系，本方证有以下几点应引起足够重视：①关于附子，医圣张仲景经方中附子多为生用，即附子炙干。现多为炮附子、黑附片，附子原为催吐药，现在用量大时是麻痹，现在临床反馈附子量大后之副反应多与炮制时用料关系密切，而古人用附子催吐与附子本身大辛大热之偏性相关，二者并不一样。②关于用量，现代药典与中药学教材均不支持大剂量用附子，所以，大剂量用附子有法律风险，无百分之百的把握，不可冒进。需要急救危重症，可用多剂量多服药来达到富集效应，切不可大剂量把自己置于被动局面。③本方与真武汤之根本区别应注意，本方有元阳衰败之象，内寒入骨之痛。而真武汤则是阳气虚弱之象，水邪泛滥之病。正邪之争，气血状态应该认清，继而才能精准应用“经方”“经药”，才能保证疗效。

附子汤具有回阳救逆、散寒止痛之功。此方的更多应用，有待临床拓展，发掘整理。

参考文献：

[1] 王健．中西医结合治疗充血性心力衰竭45例临床疗效观察[J]．中国现代药物应用，2008(21)：63-64.

[2] 周雨，黄爱玲，聂谦，等．附子汤对慢性心力衰竭合并低血压状态患者疗效的随机对照观察[J]．实用妇科内分泌杂志（电子版），2017,4(29)：13-14.

[3] 侯晓亮，洪健康，肖雪云，等．附子汤对慢性心力衰竭患者心功能及血浆NT-pro-BNP的影响[J]．新中医，2013,45(12)：32-34.

[4] 张海平．加味附子汤治疗急性痛风性关节炎临床观察[J]．光明中医，2019,34(09)：1374-1376.

[5] 陈保平．附子汤加减治疗顽痹160例[J]．现代中西医结合杂志，2009,18(31)：3856-3857.

[6] 伏天举．附子汤加减治疗中医痹症临床疗效观察分析[J]．中医临床研究，2015,7(22)：126+128.

[7] 黄彦德，田瑞曼，谢忠礼．附子汤加味治疗风湿性关节炎临床观察[J]．中医学报，2010,25(04)：752-753.

[8] 周奇．附子汤治疗轻中度膝骨关节炎寒湿痹阻证的疗效分析[J]．临床医药文献电子杂志，2017,4(28)：5498+5500.

[9] 刘福存，单乐天，童培建，等．附子汤治疗轻中度膝骨关节炎寒湿痹阻证的临床研究[J]．中医正骨，2016,28(01)：10-13.

[10] 高麟超．附子汤辅助治疗膝关节置换术后局部肿痛效果观察[J]．中国乡村医药，2018,25(05)：28-29.

[11] 包颜红．中药附子汤加减对腰间盘突出症的治疗效果[J]．大医生，2017,2(Z2)：115+246.

[12] 刘宜军，杨勇，孙丽敏．附子汤合芍药甘草汤加味离子导入治疗寒湿瘀阻证非特异性下腰痛[J]．中国实验方剂学杂志，2017,23(20)：195-200.

[13] 朱心玮，李宇卫，俞鹏飞，等．附子汤合独活寄生汤加减治疗寒湿型腰椎间盘突出症[J]．中国中医骨伤科杂志，2013,21(05)：32-34.

[14] 李乐梅．附子汤验案举隅[J]．江西中医药，2001(05)：25.

[15] 贾新成，杨海成．附子汤治验四则[J]．现代中医药，2003(06)：54-55.

[16] 姚雪靖．附子汤合三仁汤治疗肥胖症疗效观察[J]．世界最新医学信息文摘，2018,18(48)：148+151.

[17] 王燕青．经方附子汤合枳实薤白桂枝汤加减治疗肺血栓栓塞探微[A]．中华中医药学会血栓病分会．中华中医药学会血栓病分会第四次学术研讨会暨广东省中医药学会血栓病专业委员会首届学术研讨会论文集[C]．中华中医药学会血栓病分会：中华中医药学会，2010:4.

[18] 张林军，杨森．附子汤治疗紫癜性肾炎1例[J]．局解手术学杂志，2004(04)：219-222.

[19] 周玉琴．中西医结合治疗新生儿硬肿症62例[J]．光明中医，2003(06)：60-61.

[20] 唐欣，谢晓芳，王文林，等．附子对妊娠虚寒腹痛模型大鼠的毒效研究[J]．中药药理与临床，2019,35(03)：101-105.

[21] 王瑞，闫玺镁，王艳，等．基于慢性心衰大鼠模型的附子汤药效学作用评价及机制探讨[J]．中华中医药学刊，2019,37(04)：788-792+1026.

[22] 吴克红，唐力英，王祝举，等．附子的化学和生物活性研究进展[J]．中国实验方剂学杂志，2014,20(02)：212-220.

[23] 张强．附子汤质量评价及治疗慢性心衰药效学研究[D]．山西中医药大学，2017.

[24] 李庆．附子汤对慢性心力衰竭大鼠心室重构及肾素血管紧张素醛固酮系统的影响[J]．新中医，2015,47(01)：222-224.

[25] 汪瑶，谢伟英，沈洁波，等．附子汤对蟾蜍坐骨神经动作电位的影响[J]．辽宁中医药大学学报，2012,14(02)：192-193.

[26] 李耀伟，朱晨晨，王志琪，等．附子温阳作用与解毒方法关联初探[J]．湖南中医药大学学报，2019,39(06)：781-785.

附子理中汤加减治疗脾胃虚寒型胃炎80例临床观察

陈金欣

（河南省南阳市卧龙区中医院，河南　南阳　473139）

【摘要】目的：探讨附子理中汤治疗脾胃虚寒型胃炎的效果。方法：随机将80例脾胃虚寒型胃炎患者分为观察组和对照组，每组各40例。4周后对比两组胃炎患者的临床疗效及安全性。结果：观察组的总有效率为95%，明显高于对照组的80%（$P < 0.05$），有统计学意义。治疗前与4周后对照两组患者的肝功能、肾功能、血常规、心电图无明显异常改变。结论：附子理中汤临床加减治疗脾胃虚寒型胃炎，疗效明显优于传统单纯西药治疗，且无明显毒副作用，值得临床推广应用。

【关键词】附子理中汤；胃炎；脾胃虚寒

胃炎是消化系统疾病中的一种常见病及多发病，是胃黏膜对胃内各种刺激因素的炎症反应，当炎症反应使胃黏膜屏障及胃腺结构受损，则可出现中上腹疼痛、消化不良、上消化道出血甚至癌变。胃炎大致可分为急性、慢性和特殊类型胃炎，多与幽门螺杆菌感染有关，并且有一定的传染性。[1]中医归属于脾胃病证，属胃痛、痞满、呕吐、呃逆等病症的范畴。[2]临床多由于急性胃炎不能及时规范治疗，转为慢性胃炎，迁延难愈，甚至转变成溃疡、出血、癌变等，多以脾胃虚寒型最为多见。笔者多年来运用附子理中汤临证加减，治疗脾胃虚寒型胃炎疗效明显。

1　资料与方法

1.1　诊断及辨证标准

西医诊断标准参照《内科学》[1]：上腹部不适或疼痛、胀满、不思饮食、呕吐、反酸等症状，上消化道造影或胃镜检查证实胃炎样改变。

中医辨证标准参照《中医病证诊断疗效标准》[3]脾胃虚寒型：胃痛绵绵、空腹为甚、得食则缓、喜热饮、泛吐清水、神疲乏力、手足不温、大便多溏、舌质淡、脉沉细。

1.2　纳入标准

符合上述诊断及中医辨证标准：年龄24~48岁，观察组签署知情同意书。

1.3　排除标准

经上消化道造影或胃镜检查不符合胃炎诊断及合并有严重肝胃功能不全、心功能不全患者；孕妇及哺乳期患者；不符合脾胃虚寒为主要证型的患者。

1.4　一般资料

将80例2018年1月—2019年6月本院中医内科门诊治疗的脾胃虚寒型胃炎患者，随机分为观察组和对照组，每组各40例。所有患者均符合脾胃虚寒型胃炎的诊断标准，且排除其他消化系统疾病、严重肝肾功能损伤及心功能不全者。观察组患者同意全程服用中药汤剂或中药配方颗粒，并签署知情同意书。对照组男19例，女21例，年龄25~45岁，平均（34.27±8.16岁），病程1个月~5年，平均（2.52±0.76）年；观察组男23例，女17例，年龄24~48岁，平均（35.24±8.72）岁，病程2个月~5年，平均（2.65±0.87）年。两组的性别、年龄及病程比较，差异无统计学意义（$P > 0.05$），具有可比性。

1.5　治疗方法

对照组给予西药治疗。（1）服用奥美拉唑肠溶胶囊20mg/次、2次/日、餐前30分钟口服。（2）胃胀明显者加服多潘立酮片、10mg/次、2次/日，餐前30分钟口服。（3）胃疼甚者，服用斯达舒（维U颠茄铝分散片）、1片/次、3次/日、餐前30分钟服用。（4）幽门螺杆菌感染者加服：阿莫西林胶囊0.5g/次、2次/日（早晚餐前30分钟服用）；胶体果胶铋胶囊0.15g/次、3次/日、餐前30分钟服用；克拉霉素胶囊0.5g/次、2次/日、早晚餐前30分钟服用，疗程14天。观察组在对照组的基础上，以“附子理中汤[4-6]”为基础方：附子9~15g，党参15g，甘草12g，炒白术12g，干姜9g。临证辨证加减：寒邪较甚者加大附子用量为15g，吴茱萸9g；饮食停滞者加神曲15g，山楂15g，莱菔子20g；气滞胀甚者加砂仁6g，枳实10g，槟榔10g；寒热夹杂者加半夏10g，黄芩10g，黄连10g；呕吐酸水者加吴茱萸6g，海螵蛸10g，煅瓦楞子30g；泛吐清水者加半夏12g，茯苓15g，苍术12g，厚朴12g；疼痛较甚者加白及12g，黄连12g，延胡索12g，白芍30g；嘈杂似饥、饥不欲食者加北沙参12g，石斛12g，玉竹12g，幽门螺杆菌感染者加蒲公英30g；伴血瘀体征者加五灵脂10g，蒲黄10g。1剂/日，水煎400mL、200mL/次，2次/日，早晚餐前温服。

1.6 疗效标准

参照国家中医药管理局《中医病证诊断疗效标准》[3]。治愈：临床症状消失、钡餐X线造影或胃镜检查恢复正常。好转：临床症状改善，X线钡餐造影或胃镜检查明显好转。未愈：临床症状及体征均无改善或恶化。

1.7 统计学方法

选用SPSS19.0软件进行统计分析，计量资料用均数±标准差（x±s）表示，组间对比用独立样本t检验，计数资料用百分率（%）表示，采用检查，以$P<0.05$为差异有统计学意义。

2 结果

2.1 两组按中医疗效标准4周后观察评定疗效，观察组有效率达95%，对照组有效率为80%，观察组明显优于对照组。见下表。

两组有效率的比较[n(%)]

组别	临床治愈（例）	好转（例）	未愈（例）	有效率（%）
对照组（n=40）	10	22	8	80.00
观察组（n=40）	10	28	2	95.00

注：与对照组比较，$P<0.05$（x^2=4.114，P=0.042）。

2.2 两组副作用发生率比较

4周后观察组较治疗前发生肝功能轻微异常者1例，乏力重者2例，腹泻不思饮食者2例；对照组较治疗前发生肝功能轻微异常者2例，乏力重者3例，腹泻不思饮食者3例，证明观察组副作用小于对照组；两组的药物副作用发生率比较差异无统计学意义（x^2=0.826，P=0.363）。

3 讨论

胃炎主要表现为受纳、运化、升降、调摄等功能的异常。[2]病程迁延难愈，易转变为慢性胃炎并反复发作，以脾胃虚寒型胃炎最为多见，临床应用附子理中汤临证加减治疗脾胃虚寒型胃炎疗效显著。理中丸首次于张仲景《伤寒论》386条提出："霍乱，头痛发热、身疼痛，热多欲饮水者，五苓散主之；寒多不用水者理中丸主之。……腹中未热，益至三四丸，然不及汤……"证明胃炎如果恶寒较为突出并不口渴者属脾胃虚寒型，治以理中丸主之。又提出"然不及汤"，意在明确用丸剂没有汤剂效佳。临床常见脾胃虚寒型胃炎多以寒重为主，故临床加用附子，以附子理中汤治疗此型胃炎，疗效更佳。附子理中丸最早出自《阎氏小儿方论》，由《伤寒论》中的理中丸加附子合成，具有温阳祛寒、益气健脾之功，多用于脾胃虚寒所致的脘腹部疾病。宋《太平惠民和剂局方》，"治疗脾胃冷弱，心腹绞痛，呕吐泄利，霍乱转筋，体冷微汗，手足厥寒，心下逆满，腹中雷鸣，呕哕不止，饮食不进……"进一步阐述了附子理中丸治疗脾胃虚寒型胃炎的临床症状。明代张介宾《景岳全书》中记载：附子理中汤"治证如前，而中气虚寒，腹痛甚者。……或食冷犯寒等证"，明确利用附子理中汤治疗脾胃虚寒型脾胃病。张仲景《金匮要略》痰饮咳嗽病脉证并治第十二第15条："病痰饮者，当以温药和之"，是治疗痰饮病（饮停胃肠）的基本原则，也就是脾胃虚寒型胃炎的治疗原则。据附子理中汤（丸）现代研究进展，附子理中丸改为汤剂使用，临症辨证，有其证便用其方（附子理中汤），有其症便用其药（对症加减用药），疗效明显优于单纯西药治疗，有待于临床进一步研究推广。

参考文献：

[1] 葛均波，徐永健．内科学[M]．北京：人民卫生出版社，2013：363-368.

[2] 吴勉华，王新月．中医内科学[M]．北京．中国中医药出版社．2012,7:178-207.

[3] 中华人民共和国中医药行业标准《中医病证诊断疗效标准》[S]．国家中医药管理局．1995-01-01：6.

[4] 刘敏，周亚滨，孙世林．附子理中汤治疗脾胃虚寒型胃溃疡机制的研究[J]．中医药学报．2012,40(4):42-44.

[5] 杜春文．附子理中汤治疗慢性浅表性胃炎48例[J]．实用中医药杂志．2005,21（10）：598-599.

[6] 兰春文．附子理中汤治疗脾胃虚寒证HP感染临床观察[J]．饮食保健．2017.4(10):92-93.

葛根汤治疗风寒湿型颈椎病临床疗效观察

陈金欣
（河南省南阳市卧龙区中医院，河南 南阳 473139）

【摘要】目的：观察葛根汤治疗风寒湿型（颈型和神经根型）颈椎病的临床疗效。方法：将92例颈椎病患者随机分为2组，每组46例。对照组给予常用物理疗法（牵引、艾灸、电针、敷药、推拿按摩、针刀等）配合口服药（颈舒颗粒、正清风痛宁缓释片、双氯芬酸钠、颈复康颗粒等）治疗，观察组在物理疗法的基础上给予葛根汤临症辨证加减治疗，一个疗程14天，两个疗程结束后统计两组患者的临床疗效对照分析。结果：观察组临床痊愈36例，显效6例，有效2例，无效2例，总有效率95.65%；对照组临床痊愈30例，显效5例，有效3例，无效8例，总有效率82.61%。观察组临床疗效显著优于对照组，差异有统计学意义（$P<0.05$）。结论：葛根汤临证加减配合物理疗法治疗颈型和神经根型颈椎病临床疗效确切，优于一般疗法，进一步拓展了颈椎病的治疗途径。

【关键词】葛根汤；颈椎病；中医经方

颈椎病是指颈椎骨质增生、颈项韧带钙化、颈椎间盘萎缩退化等改变，刺激或压迫颈部神经、脊髓、血管而产生的一系列症状和体征的综合征。颈椎病是一种常见病，中医学中虽然没有颈椎病的提法，但其相关症状散在于痹证、痿证、项强、眩晕等方面的论述，现多称为“项痹”。本病多发于40岁以上的中老年患者，多因慢性劳损或急性外伤引起。多发于从事长期低头伏案工作者或长期使用电脑者；或颈部受过外伤者；或由于年高肝肾不足、筋骨懈惰，引起椎间盘萎缩变性，弹力减小向四周膨出，椎间隙变窄，继而出现椎体前后缘与构椎关节的增生、小关节关系改变、椎体半脱位、椎间孔变窄、黄韧带肥厚变性及项韧带钙化等一系列改变。椎体增生的骨赘可引起周围膨出的椎间盘、后纵韧带、关节囊的反应性充血、肿胀、纤维化、钙化等，共同形成混合性突出物。当此类劳损性改变影响到颈部神经根、颈部脊髓或颈部主要血管时，所引发的一系列相关症状和体征。[1] 按中医证候分类可分为风寒湿型、气滞血瘀型、痰湿阻络型、肝肾不足型、气血亏虚型；按病理分型可分为颈型、神经根型、脊髓型、椎动脉型、交感神经型。[2] 风寒湿型主要表现为颈、肩上肢窜痛麻木，以痛为主，头有沉重感，颈部僵硬，活动不利，恶寒畏风；颈型表现为：颈部疼痛，颈活动受限，颈肌僵硬，有相应压痛点；神经根型表现为：颈痛伴上肢放射痛，颈后伸时加重，颈活动受限；充分说明了颈型、神经根型颈椎病归属于中医风寒湿型颈椎病的范畴。随着生活和工作方式的转变，近年来颈椎病患病率呈逐年上升趋势，在颈椎病类型中以颈型和神经根型颈椎病最为常见，有研究显示，在骨伤科就诊的颈椎病中约有60%~70%的患者为此型颈椎病，给患者生活质量造成严重影响。[3-4] 目前神经根型颈椎病主要采用保守治疗，多给予按摩、牵引、非甾体类镇痛、抗炎药等对症处理，但综合疗效欠佳，且容易复发。[5]多年来，笔者在应用现代理疗技术保守治疗颈椎病的同时，充分发挥中医辨证论治的学术思想，本着“有是证便用是药，有是证便用是方”的原则，运用葛根汤临症加减，在颈椎病的预防、治疗与康复的过程中疗效突出，值得临床推广应用。现报道如下：

1 资料与方法

1.1 资料

92例患者为南阳市卧龙区中医院2016年1月至2018年1月中医疼痛病科收治的颈椎病患者，按照随机数字表将患者分为观察组和对照组，每组46例。观察组：男33例，女13例，年龄37~63岁，平均（44.83±10.59）岁；病程6个月~5年，平均（2.19±0.88）年；对照组：男30例，女16例，年龄38~64岁，平均(45.29±11.3)岁，病程1~6年，平均（2.30±0.96）年。两组患者男女比例、年龄、病程、病变类型等基线资料比较，差异无统计学意义（$P>0.05$）具有可比性。

1.2 诊断标准

1.2.1 西医诊断符合《神经根型颈椎病诊疗规范化的专家共识》关于神经根型颈椎病的诊断标准，并经过颈椎CT或MRI等影像学检查所证实。[6]

1.2.2 中医辨证分型诊断符合《中医病证诊断疗效标准》中的“风寒湿型”。[7]

1.3 纳入标准

符合上述中、西医诊断标准，观察组同意全程接受服用中药汤剂或颗粒剂治疗。

1.4 排除标准

①颈部外伤、颈椎骨折者。

②肩周炎、颈椎肿瘤、颈部淋巴结炎、腕管综合征、网球肘等造成的疼痛。

③合并严重心、脑、肾疾病者。

④认识功能障碍或癫痫、精神病患者。

⑤哺乳期或妊娠期女性。

⑥过敏体质者。

⑦不能按要求接受治疗者。

1.5 治疗方法

对照组给予牵引、艾灸、推拿按摩（每项每日各一次，每次30分钟）、中药硬膏热帖敷治疗等，同时给予颈舒颗粒、正清风痛宁缓释片口服，疼痛较重者加用双氯芬酸钠缓释片、100mg/次、1次/日。

观察组：在对照组理疗的基础上，针对每个病人进行中医望、闻、问、切，对每个个体进行辨证论治，给予葛根汤加川芎、细辛、羌活为基础方：“葛根30g，白芍30g，川芎15g，细辛6g，羌活12g，甘草15g，生姜9g，大枣6枚，桂枝15g，麻黄6g”临证加减治疗。①体虚多汗者去麻黄加黄芪、当归；②项强、头痛、头晕者加天麻；③肩臂麻木疼痛者加桑枝、穿山龙、青风藤、全虫、蜈蚣；④双手凉甚者加当归、通草、吴茱萸、黑附子；⑤心悸者加丹参、麦冬、生地；⑥眠差者加夜交藤、合欢皮。每日一剂，水煎300mL，分早晚2次，餐前温服。一疗程1周，2个疗程。

1.6 临床疗效标准

疗程结束后进行疗效评定。痊愈：患者临床症状消失，颈椎功能恢复正常，可参加正常生活；显效：患者临床症状显著缓解，颈椎功能明显改善；有效：患者临床症状有所缓解，颈椎功能有所恢复，但仍存在一定的功能受限；无效：临床症状无改善甚至恶化，颈椎功能无恢复甚至恶化。[7]总有效率%=（痊愈病例数+显效病例数+有效病例数）/总例数×100%。

1.7 统计学方法

应用 SPSS19.0 统计软件进行分析，计数资料用百分号表示，组间进行比较，进行检验处理；计量资料经过分析数据呈正态分布，所以用均数 ± 标准差（±s）表示，组间比较采用独立 t 检验，组内比较采用配对 t 检验，$P < 0.05$ 认为差异有统计学意义。

2 结果

两组颈椎病患者临床疗效的比较，经过检验显示，观察组治疗的总有效率显著高于对照组，差异组有统计学意义（$P < 0.05$）。见下表：

两组颈椎病患者临床疗效比较表

组别	例数（例）	临床痊愈（例）	显效（例）	有效（例）	无效（例）	总有效率（%）
观察组	46	36	6	2	2	95.65
对照组	46	30	5	3	8	82.61

3 讨论

颈椎病是常见的慢性颈椎退行性疾病，多发于 35~60 岁的人群，其病理特征为颈椎椎间盘及其临近关节组织的退行性变（如椎间盘突出或增生的骨赘）以致脊神经根受压迫，导致局部组织发生炎症反应，大量炎性致痛介质释放刺激游离神经末梢而发生疼痛，压缩神经支配区亦发生相应的感觉和功能障碍。[5] 目前随着电脑、手机的普及及工作节奏的加快，颈椎病的发生逐渐年轻化和普遍性，严重困扰着整个人类的身体健康，并无特殊的治疗方法，多采用物理疗法及对症药物治疗，以促进局部炎症、水肿的吸收，缓解颈部肌肉的痉挛，松解肌筋膜的粘连，但此类治疗远期疗效不够理想，往往复发，患者生活质量难以有效改善，使颈椎病的治疗处于一种“瓶颈”状态。传统中医药疗法的使用，极大程度地拓展了颈椎病的这种治疗局限，有效控制了诸多颈椎病患者的症状。

颈椎病在中医病证中属于“项痹”“痹证”“颈肩痛”的范畴。神经根型、颈型颈椎病亦称痹痛型颈椎病，是由于项部韧带肥厚、钙化、颈椎间质退化、骨质增生等病变，致椎间孔变窄，脊神经根受到压迫或刺激而逐渐出现的各种症状。[1] 中医发病病机为病人平素身体虚弱，或肝肾不足，或劳累过度，或因遭受外伤、风寒湿诸邪趁机侵袭机体，流注于肌肉、关节和筋骨之内，导致气血运行失畅、气滞血瘀、痹阻经络、不通则痛；筋脉、筋骨肌肉失于濡养而出现颈椎退行性变。属寒凝血滞之症，治宜祛风散寒、活血通络，用葛根汤加川芎、细辛、羌活为基础方临证加减运用。

本研究中，葛根汤中葛根升阳解肌、透疹止泻、除烦止渴；桂枝发汗解肌、温通经脉、助阳化气、平冲降逆；麻黄发汗解表、宣肺平喘、利尿消肿；白芍养血调经、平肝止痛、敛阴止汗；甘草益气补中、清热解毒、祛痰止咳、缓急止痛、调和诸药；川芎活血行气、祛风止痛；细辛祛风散寒、通窍止痛、温肺化饮。羌活祛风胜湿、解表散寒。现代药理学研究：葛根主要含黄酮类物质如大豆素、大豆甙等，有明显的降压降低心肌耗氧量、抑制血小板聚集、解痉及明显的解热和轻微的降血糖作用。[7] 桂枝有扩张血管、促进发汗、解热镇痛、抗炎、抗变态反应、保护心脏和改善微循环等作用。[8] 麻黄有发汗、平喘、利尿、解热抗炎等作用。[9] 白芍含芍药甙、羟基芍药甙、芍药内酯甙、苯甲酰芍药甙及鞣质挥发油、脂肪油、牡丹酚及三萜类化合物等。所含芍药甙对大鼠胃肠子宫平滑肌有较好的解痉作用，并有一定的抗炎、抑菌、镇静、镇痛、抗惊厥、降压、扩张血管等作用。[10] 细辛含挥发油，主要成分为甲基丁香油酚、黄樟醚素，有解热抗炎、抑菌镇静、抗惊厥、强心、扩张血管、松弛平滑肌、增强脂代谢及局麻等作用；[11] 羌活的抗炎抗氧化下调血清 IL-IB 和 TNF-α 表达作用，还能够改善椎间盘局部血液循环，有利于消除神经根缺氧缺血状态。[12]

《金匮要略》痉湿暍病脉证治第三 12 条："太阳病，无汗而小便反少，气上冲胸，口噤不得语，欲作刚痉，葛根汤主之。"［临床应用］注明：葛根汤具有解肌通络、舒挛缓急的作用，临床常用于治疗肩周炎、颈椎病等可根据病情酌加防风、秦艽、羌活、威灵仙等。[13]《伤寒论》31 条："太阳病项背强几几，无汗，恶风，葛根汤主之。"［原文析义］本条论太阳伤寒兼经输不利的证治，太阳病无汗，恶风为太阳伤寒表实证，又兼见项背拘急不舒者，此为风寒袭表，邪客太阳经输，经气不利，气血运行不畅所致。治以葛根汤发汗解表升津舒经。以此分析葛根汤证的病因病机、临床表现应当符合神经根型、颈型颈椎病的病因病机及临床症状，鉴于该方活血止痛之力不足，故加用川芎、细辛、羌活，加强其活血、祛风、止痛之力，疗效更佳。

目前认为微炎症状态是椎间盘退行性变和引起神经病理性疼痛的病理生理基础之一。据葛根汤合成诸药的药理研究，具有明显的抗炎和改善颈部微循环的作用，本观察结果显示，观察组临床疗效显著优于对照组，更进一步证实了该组方临证加减，能够改善颈椎椎间盘局部血液循环、消除神经根缺血缺氧状态，治疗风寒湿型颈椎病疗效优于传统疗法，从而有利于提高广大患者的生活质量，疗效突出。

参考文献：

[1] 王和鸣．中医伤科学 [M]．北京：中国中医药出版社 .2002：248.

[2] 中华人民共和国中医药行业标准．中医病证诊断疗效标准 [M].1995.01-01：186.

[3] 欧国锋，董博，等．神经根型颈椎病的中西医治疗进展 [J]．现代中西医结合杂志，2017，26（7）：791-793.

[4] 唐仁康，于钦明．颈椎鹿灵汤加减联合针刺治疗颈椎病的疗效观察 [J]．环球中医，2017，10（8）:980-982.

[5] 邱超，张志强．穴位注射配合针灸治疗神经根型颈椎病的疗效观察 [J]．陕西中医，2015,36（6）:727-729.

[6] 神经根型颈椎病诊疗规范化研究专家组．神经根型颈椎病诊疗规范化的专家共识 [J]．中华外科杂志，2015，53（11）:812-814.

[7] 高学敏，王洪飞，等．常用中药精粹便读 [M]．天津：天津科技翻译出版公司，2005（6）:26.

[8] 孙建宁．中药药理学 [M]．北京：中国中医药出版社，2014（1）:45-47.

[9] 孙建宁．中药药理学 [M]．北京：中国中医药出版社，2014（1）:42-45.

[10] 高学敏，王洪飞，等．常用中药精粹便读 [M]．天津：天津科技翻译出版公司，2005（6）:343-344.

[11] 高学敏，王洪飞，等．常用中药精粹便读 [M]．天津：天津科技翻译出版公司：2005（6）:11-12.

[12] 符积勤，陈清汉，等．退变性颈椎间盘相关基因和细胞因子的测定分析 [J]．中华实验外科杂志，2017，34（7）:1236-1238.

[13] 范永升．金匮要略 [M]．北京：中国中医出版社，2010（11）:31.

温胆汤加减治疗痰气郁结型精神分裂症30例临床观察

陈金欣
（河南省南阳市卧龙区中医院，河南 南阳 473139）

【摘要】目的：观察温胆汤加减运用治疗痰气郁结型精神分裂症的临床疗效。方法：选取2018年1月—2019年1月卧龙区中医院中医内科门诊治疗的60位精神分裂症患者，随机分为对照组和观察组各30例，对照组口服利培酮片，观察组在对照组的基础上辨证施治加减运用温胆汤，两组疗程均为8周。比较两组治疗前后临床疗效。结果：观察组与对照组8周后治疗有效率分别为100%、99.33%。与治疗前相比，观察组临床疗效明显优于对照组（$P<0.05$），差异有统计学意义。结论：温胆汤临证加减治疗痰气郁结型精神分裂症疗效显著。

【关键词】精神分裂症；温胆汤；临证辨证加减

精神分裂症是一组病因未明的慢性疾病，多起病于15~25岁的青年人，[1]是以基本个性改变、思维情志行为分裂、精神活动与环境不协调为主要特征的一类最常见的疾病。[2]中医属于癫狂病的范畴。[3]癫证以精神抑郁、表情淡漠、沉默痴呆、语无伦次、静而少动或静而多喜为特征，多由痰气郁结蒙蔽心窍所致。狂症以精神亢奋、狂躁刚暴、喧扰不宁、毁物打骂、动而多怒为特征，多由痰火壅盛、迷乱心窍所致。癫证和狂证在临床上不能截然分开，而且能相互转换，故癫狂并称。究其病因，多因痰气郁结或痰火壅盛、蒙蔽心窍、扰乱神明而致的精神错乱之病。总体病因与“痰”密切相关，故临床上应用“温胆汤”临证辨证加减治疗痰气郁结的精神分裂症[4-5]疗效显著。

1 临床资料

1.1 一般资料

60例患者均来自2018年1月—2019年1月卧龙区中医院内科门诊治疗的痰气郁结型精神分裂症患者，按随机数字表法分为观察组30例和对照组30例。观察组中男性16例、女性14例，年龄18~58岁，平均（32.5±9.89）岁，病程5~60个月，平均（30.21±12.27）个月。对照组中男性11例，女性19例，年龄15~78岁，平均（35.62±13.29）岁，病程4~68个月，平均（25.21±18.16）个月。两组患者一般资料比较差异无统计学意义（$P>0.05$），具有可比性。

1.2 诊断标准

《中国精神疾病分类方案与诊断标准》[6]符合精神分裂症诊断。中医参照《中医病证诊断疗效标准》[7]符合癫狂痰气郁结证的诊断。

1.3 纳入标准

符合上述诊断标准，口服利培酮类西药治疗并到本院门诊进一步治疗的精神病患者。观察组符合痰气郁结证的诊断。观察组能够接受中药治疗并同意坚持服药不低于8周的患者，且签署有知情同意书。

1.4　排除标准

伴脑器质性疾病或有严重躯体性疾病。合并精神发育迟滞、癫痫、痴呆及其他精神障碍。哺乳期或妊娠期妇女，不符合痰气郁阻的其他证型。

1.5　方法

对照组给予抗精神分裂症治疗。维思通（利培酮）（西安杨森制药有限公司国药准字H20010310）据患者病情，1~3mg/次，1~2次/日，口服。

观察组在对照组治疗的基础上，对每个病人进行辨证治疗。以温胆汤为基础方：茯苓15 g，清半夏12 g，甘草12 g，枳壳12 g，竹茹10 g，陈皮12 g。痰热盛者加黄连、黄芩、胆南星；气郁明显者加柴胡、木香；痰湿较重者加茵陈、白矾、厚朴、苍术；血瘀明显者加桃仁、红花、赤芍；脏腑热重者加大黄、芒硝、芦荟；气虚者加党参、白术；痰盛呆滞者加菖蒲、远志、郁金、白矾；恐惧如见鬼神者加琥珀、龙骨。每日一剂，水煎取500mL，250mL/次，分早晚温服。两组均以28天（4周）为一个疗程，分别于28天（4周）后、56天（8周）后评价疗效。

1.6　疗效标准

参照国家中医药管理局制定的《中医病证诊断疗效标准》。[8] 治愈：语言举止正常，神情安定，能正常处理日常事务；好转：性情淡定，言语举止基本正常或改善；未愈：精神、语言、举止异常，不能控制。

1.7　统计学方法

采用SPSS16.0软件分析，分类资料的比较采用卡方检验，连续变量的比较采用秩和检验，治疗前后指标无变化，采用重复测量方差分析，以$P < 0.05$为差异有统计学意义。

2　结果

2.1　4周和8周后疗效比较

两组在4周后和8周后总有效率比较，$P < 0.05$，具有统计学意义，观察组在4周和8周后总有效率均高于对照组，见表1。

表1

组别	例数	治疗4周后				治疗8周后			
		治愈（例）	好转（例）	未愈（例）	总有效率（%）	治愈（例）	好转（例）	未愈（例）	总有效率（%）
观察组	30	2	27	1	96.67	4	26	0	100
对照组	30	0	26	4	86.67	1	27	2	93.33

注：与对照组比较，$P < 0.05$。

2.2　4周和8周后不良反应比较

观察组在服药后偶见腹泻、胃胀症状，调整药物后症状消失。4周后根据临床症状减轻程度，逐步减少利培酮用量，不良反应基本消失；对照组出现的便秘、停经、椎体外系反应一直存在，须口服盐酸苯海索对抗椎体外系反应，见表2。

表 2

组别	例数	治疗4周后			治疗8周后				
		便秘（例）	停经（例）	椎体反应（例）	发生率（%）	便秘（例）	停经（例）	椎体反应（例）	发生率（%）
观察组	30	2	0	2	13	0	0	0	0
对照组	30	9	12	6	90	12	6	4	73

3 讨论

精神分裂症是一种慢性的严重的精神障碍，包括个人的感知觉、情感与行为的异常。患者很难区分出真实和想象，往往反应迟钝，行为退缩或过激，严重者不能进行正常社交、工作和生活，该病多病程漫长，终生难愈，约一半患者表现出精神残疾状态，西药只能控制其阳性症状并需要终生服药。应用中医理论治疗精神分裂症，往往起到很好的疗效，特别是在患病初期或尽早用中药进行治疗，疗效更佳。精神分裂症的缓解期，多以痰气郁结多见，故应用温胆汤加减治疗，[9-10] 往往起到意想不到的疗效，多年顽疾亦能得愈。温胆汤[12] 出自《三因极一病证方论》卷 9：“治大病后虚烦不得眠，此胆寒故也，此药主之。又治惊悸。”《三因极一病证方论》卷 10：“治心胆虚怯，触事易惊，或梦寐不祥，或异象惑，遂致心惊胆慑，气郁生涎，涎与气搏，变生诸证，或短气悸乏，或复汗出，四肢浮肿，饮食无味，心虚烦闷，坐卧不安。”此已详细描述了温胆汤治疗胆郁痰扰证之情志失常之症，古代称之为“壮胆方”。现代药理研究有镇静、镇痛、抗惊厥、抗精神病、抗衰老、抗溃疡、对化疗药物降毒增效、抗心肌缺血、降脂作用，故对痰气郁结之精神分裂症诸证方证对应，疗效极佳。临床以心烦不寐、眩悸呕恶、苔白腻、脉弦滑为辨证要点，结合临床症状详辩加减，对精神病诸证疗效显著，值得临床应用推广。

参考文献：

[1] 香港思觉失调患者每年新增 700 例—国际在线 . www. cri. cn- 新闻中心 . 国际在线，2007-03-17[引用日期 2020-08-27].

[2] 郝伟 . 精神病学 [M].6 版 , 北京人民出版社 ,2008，6：89-102.

[3] 吴勉华，王新月 . 中医内科学 [M].3 版 . 北京 . 中国中医药出版社，2012，7：163-170.

[4] 李莉 . 温胆汤联合利培酮治疗精神分裂症的临床观察 [J]. 实用医技杂志，2013，20（2）：187-189.

[5] 吕大利 . 加味温胆汤联合奥氮平治疗慢性精神分裂症痰湿内阻型临床观察 . 实用中医药杂志，2020,36(4):455-456.

[6] 常蔚 . 温胆汤联合氯丙嗪治疗精神分裂症临床研究 [J]. 河南中医学报，2009,3:54-55.

[7] 中华医学会精神科学会，南京医科大学脑病医院 . 中国精神疾病分类方案与诊断标准 [S]. 东南大学出版社：1995.

[8] 中华人民共和国中医药行业标准 [S]. 中医病证诊断疗效标准 . 东南大学出版社，1995-01-01:21.

[9] 龚帆影 . 温胆汤为主治疗精神分裂症 11 例 [J]. 江苏中医药，2003(08):27.

[10] 张明瑞 . 温胆汤联合氨磺必利治疗难治性精神分裂症的对照研究 [J]. 世界中西医结合杂志，2018,13(10):105-108.

[11] 汪绍懿，王晋科 . 三十六年来消痰法治疗癫狂的成就 [J]. 云南中医学院学报，1987,04:171.

[12] 邓中甲 . 方剂学 [M]. 北京 . 中国中医药出版社，2003,1:322-324.

读懂"风引汤"

陈金欣
（河南省南阳市卧龙区中医院，河南南阳　473139）

【摘要】《金匮要略》中风历节病脉证并治第五"风引汤 除热瘫痫"，当为仲景先师对临床症状的严谨观察并实践记录进行的高度概括之精髓，实属妙笔之作。古代医家用于治"大人风引（风痫掣引）瘫痪，小儿惊痫、瘛疭，日数十发者"，为镇降清热之剂。临床应用于治疗脑外伤后遗症、脑部手术后遗症（术后康复及继发癫痫）、脑血管病后遗症、癫痫、脑血管病继发癫痫等中枢神经系统疾病及焦虑症、精神病、抑郁症等情志病疗效颇佳，实为此类顽疾之良方。本文对风引汤的出处、历史沿革、方组、功效、临床应用、病案分析进行概述。

【关键词】风引汤；组方论述；临床应用；验案举例

《金匮要略》中风历节病脉证并治第五 "风引汤 除热瘫痫"，简短七字，言简意赅。对"热瘫痫"之病名，近2000年来，让诸医家先贤众说纷纭，见解注释各持己见，也有诸多存疑者。深究仲景之旨意，纵观诸医之见解，临症仔细探究、实践，以"热瘫痫"命名疾病，当为仲景先师对临床症状的严谨观察并实践记录进行的高度概括之精髓，实属妙笔之作。

1 综述

1.1 出处

《金匮要略》中风历节病脉证并治第五，名"风引汤"；《备急千金要方》卷十四，名"紫石煮散"；《普济方》名"癫痫汤"。

1.2 药物组成

大黄、干姜、龙骨各四两，桂枝三两，甘草、牡蛎各二两，寒水石、滑石、赤石脂、白石脂、紫石英、石膏各六两。

1.3 使用方法

上十二味，杵，粗筛，以韦囊盛之，取三指撮，井花水三升，煮三沸，温服一升。

1.4 主治功能

清热息风、镇静安神，主治癫痫、风瘫。

2 各家论述

2.1 《千金方衍义》

此方引风内泄，故用大黄兼甘草、桂心、滑石、石膏以化风热；以干姜为反溧，使火无拒挌之虞；紫石英、寒水石以润血燥；赤石脂、白石脂、龙骨、牡蛎以补其空，绝风火复来之路。

2.2 《成方切用》

风邪内并则火热内生，五脏亢盛，逆归于心，故以桂、甘、龙、牡通阳气、安心肾为君；然厥阴风木与少阳相火同居，火发必生风，风生必挟木势侮其脾土，故脾气不行，聚液成痰，流注四末，因成瘫痪，故用大黄以荡涤风火湿热之邪为臣；随用干姜之止而不行者以补之为反佐；又取滑石、石膏清金以伐其木，赤、白石脂厚土以除其湿，寒水石以助肾水之阴，紫石英以补心神之虚为使。

2.3 《兰台轨范》

此乃脏腑之热，非草木之品所能散，故以金石重药清其里。

2.4 赵锡武论述"风引汤"

经己临床验证，方知"仲景撰书实事求是，绝无妄添枝叶之弊，若见诸临床，方知仲景所论至真至确"。曾见多个类似病例，并仔细查阅《金匮要略》，发现书中不止一处有关癫证的描述，所以他认为：仲景是不会将常用的“癫”误写为“瘫”的。“瘫痫”则以病名当为仲景严谨观察病证的科学记录，毋庸置疑。仲景以“瘫痫”二字命名斯疾，诚属一绝妙的传神之笔。所谓“瘫痫”者，正是其病又瘫（半身不遂、肢体瘫痪）又痫（癫痫抽搐发作）之所谓也。赵锡武强调指出：由此可见，古人之说不可轻率否定，只有经过实践方能视妙通玄。临床上他用“风引汤”治疗脑震荡后遗症及脑血管病后遗症既瘫又合并癫痫样发作者每有良效。

3 方解

风引汤即桂枝甘草龙骨牡蛎汤加六种石药（寒水石、滑石、赤石脂、白石脂、紫石英、石膏）和大黄、干姜而成。方中桂枝、甘草、龙骨、牡蛎通阳气而为心肾所用，大黄、滑石、寒水石、石膏荡除风热湿之邪，引之下行从二便而出，赤石脂、白石脂、紫石英、龙骨、牡蛎镇肝潜阳，桂枝、干姜与大量寒凉之药配伍，复脉救逆通络而不至于伤阴动血，全方镇肝潜阳、清热豁痰、养心安神。

4 临床功效

4.1　肝火亢盛于内而外风侵袭之中风病，表现为猝然昏倒，不省人事，口眼㖞斜、半身不遂。

4.2　外感热病所致热邪燔灼肝经、上扰心神之温热病，高热神昏、小儿惊风、温热痰湿所致癫痫病及痉病角弓反张、颈项强急等。

4.3　肝火内风炽热之高血压、脑充血、头晕、头痛等。

5 主症特征

偏瘫瘫痫。突然仆卧倒地，筋脉拘急，两目上视，喉中痰鸣，神志不清，舌红苔黄腻，脉滑。

6 现代临床应用

6.1　湖北省麻城市中医院周子娄，运用风引汤治疗震颤、耳鸣耳聋、口舌生疮、头痛、鼻衄、呕吐、便秘、出血性紫癜、顽固性荨麻疹、盗汗、顽固性恶风冷、偏身发热等疾病。

6.2　风引汤治疗高血压、脑动脉硬化症、短暂性脑缺血发作、癫痫等病例。

6.3　风引汤加减治疗小儿抽搐症。

6.4　风引汤治疗广泛性焦虑症。

6.5　风引汤治疗精神病。

6.6　风引汤治疗中风、神志疾病。

6.7　风引汤治疗神经系统疾病。

7 验案举例

7.1　阳亢动风（高血压）

杨天知医案8：姜某某，男，52岁，农民。1975年9月3日初诊：素患高血压病，半月前与人口角后，头晕头痛，烦躁易怒，有时感到左上肢抽动，唇战。面红如醉，油亮发光，诊断为高血压，服降压西药及镇肝熄风汤、龙胆泻肝汤、温胆汤等方剂，诸症不减，血压不降。舌质红，苔黄厚，脉弦滑，血压170 / 100mmHg，治宜清热泻火，息风潜阳。方用风引汤加生石决明、双钩各30g。5剂。9月15日二诊，血压140 / 85mmHg，上方连服月余，血压一直维持在130～150 / 85～90mmHg之间。

按语：（原按）《素问·至真要大论》曰：“诸风掉眩，皆属于肝。”《丹溪心法·头眩》有“无痰不作眩”的说法。本例眩晕，由于恼怒郁懑，气郁化火，火盛生风，风生必挟木侮脾土，脾气不行，聚液成痰。风火皆为阳，阳主动，两动相搏，挟痰上扰清窍所致。前者虽用镇肝息风、清泻肝热、燥湿化痰之方药，然均不及风引汤清热泻火、息风涤痰之力。故改服本方后，数剂症候即见好转，连服告愈。

7.2　中风（脑卒中）

颜德馨医案9：陈某，男，59岁。初诊：水亏木旺，头晕复发，曾经昏仆，不省人事，苏醒后头额两侧胀痛，右侧肢体痿废，大便干燥，小溲黄赤，面部潮红，脉弦细而数，舌苔薄黄。血压：24 / 16 kPa。

头为诸阳之会，唯风可到，外风引动内风，急以风引汤平肝息风：石膏30 g(先煎)，寒水石30 g(先煎)，滑石15 g(包)，生牡蛎30 g(先煎)，石决明15 g(先煎)，龙骨30 g(先煎)，大黄5 g，生甘草5 g，川牛膝9 g，川杜仲9 g。7剂。二诊：

药后血压下降，肢体活动灵活。原方加桂枝 5 g，7 剂。药已中鹄，诸症次第减退，健康在望。

按语：脑卒中是急性脑血管疾病，与祖国医学“中风”大体相同，多由忧思恼怒、饮食不节、恣酒纵欲等因，以致阴阳失调，脏腑气偏，气血错乱。颜老运用风引汤加减治疗，效果显著。方中大量石类药潜镇以制肝阳之暴逆，辅以大黄苦寒直折，釜底抽薪，俾炎上之风火不得再萌。

初诊去桂枝、干姜、石英、石脂，以内风动摇当避辛温固涩，加入牛膝、石决明则增强潜阳息风作用。二诊添桂枝疏通经络，目的利于肢体活动之复原。颜老说：“中脏得回，邪滞经络，麻木不仁，昏冒流涎，肢废不能动，舌喑不能言，此等痼疾，治风养血，不堪保久，良非善策。宜祛瘀通络。方中大黄、桂枝同用，内外合辙，是治风之大手法，仲景早开其端绪矣。”

病证用药分析：中风之病，原因虽有种种，但多由于风火内生，痰热亢盛逆塞灵窍，故昏倒而人事不省，痰阻经络而肢体不遂，等等。方中以龙骨潜镇安神，牡蛎潜志敛神，桂枝通阳气，甘草缓急迫，四药相合，先安心肾为主药。内风发动必挟肝木之势侮其脾土，脾气不行，则湿停液聚，又受风火相煽而湿热生痰，可致风痰上犯之证，故又以大黄荡涤湿热风火之邪，活血祛瘀，推陈致新，以杜痰火阻塞之源，为辅药。又取干姜温脾燥湿，并防寒药伤中；赤、白石脂燥湿健脾；滑石利湿健脾，石膏清肺以制肝，为佐药。重用寒水石之寒，以壮肾水制火之阴气，紫石英之甘温以镇补已虚之心神，为使药。诸药相配，使五脏得安，故上述诸症皆能主之。

中风之因虽多，但可归纳为风、火、气、血、痰，五邪相互交错而成。本方风、火、痰、血皆有药所主，并能调整五脏相互平衡，唯治“气”的药似乎缺乏，虽有石膏可以清金制木，牡蛎潜纳肝阳，但对肝气的疏达则无药专主，故临床加用疏肝理气之品，疗效更佳。

7.3　半身不遂

黄竹斋医案 10：冯某，女，17 岁。北京市人，患痉挛性右半身不遂病近一年，于 1956 年 6 月 12 日初次门诊。检查患者左臂不能举，肘屈腕挛，指曲如钩，不能伸展，下肢强直，脚腕挛急，行走不便，两手脉弦细，诊断为痉挛性半身不遂，初期偏枯病。针肩髃、肩峁、曲池、阳溪、合谷、后溪、风市、阳陵泉、解溪、丘墟、内庭等穴，共针 19 次；服小续命汤，每日 1 剂，分 2 次服，共 27 剂；防风汤 5 剂；手能上举至头，但手腕拘急，掌指拳曲，须用右手力擘才能伸屈，而放手随曲如故。改服风引汤散，每剂 5 钱，水煎服，日 2 次，共服 20 剂而手腕舒展恢复正常。至 11 月 20 日停诊。

按语：黄氏认为，所谓“风引”，指中风而牵引，即指瘈疚，也就是类似瘫痫的病。巢元方《诸病源候论》、王焘《外台秘要》、孙思邈《千金要方》等书，均有关于运用此方治疗脚气、风痫等病的记载，疗效可靠。

7.4　瘛纵（癔病性抽搐）

杨天知医案 11：王某某，女，15 岁，学生。1973 年 4 月 5 日初诊：10 天前因情志不遂，夜晚外出受风，回宿舍后，突然抽搐，近日来，每晚均有发作，前天又发作数次，伴昏睡。检查：神志恍惚，瞳孔对光反射稍迟钝。克匿格氏征（一），巴彬斯基氏征（一），四肢肌张力微高。体温 38.5℃，末梢血检查：白细胞 9.7×10^{9} / L。中性粒细胞 77%，淋巴细胞 23%。既往健康，无家族病史。诊断为癔病性抽搐。舌质红、苔黄厚腻，切脉弦滑而数，治宜熄风潜阳。方以风引汤加橘红、全蝎、防风各 10g，2 剂。4 月 7 日二诊：精神安定，抽搐次数已减，继予上方 3 次出院。1 周后复学，一切如常。

按语：抽搐，古称“瘛纵”。《素问玄机原病式》曰：“热胜风搏，并于经络，风主动而不宁，风火相乘，是以瞀瘛生矣。”本例抽搐是由情志不遂，郁而化火生痰；外风引动内风，风动痰升，闭塞经络，蒙蔽清窍所致。故用风引汤清热涤痰，配橘红、全蝎、防风祛风化痰通络，方药中肯，故效若桴鼓。

7.5　癫痫

匡显祥医案 12：方某某，男，12 岁。突然双目上视，旋即仆地，不省人事。口流涎沫，手足抽搐，醒后如常人。一日发 1 ～ 2 次，反复发作，历时三载余，曾服中西药罔效。近来加剧，每日发作 2 ～ 3 次，每次约 2 ～ 3 分钟方醒，伴头晕、口苦、目赤、胸胁烦闷、大便干结、溲赤、寐中梦多或惊叫，两颧部有时泛赤色（发作前自觉灼热）。舌边尖红，脉沉弦。

《证治准绳》记述刘宗厚论痫谓：痫者，因其有痰有热，客于心胃之间，常闻大惊而作，若热盛，虽不闻惊亦发作。本证日趋加重，属肝火益炽，肝阳亢盛，引动肝风为患，症虽急，病难速已。痰热蕴结，痰火迷心，治宜除热祛风，豁痰开窍。

处方：生大黄 30 g，干姜 30 g，生龙牡各 24 g，桂枝 15 g，寒水石、赤白石脂、紫石英、生石膏各 45 g，生甘草 15 g，芦根 40 g，枳实 15 g。共研粗末，每次 60 克煎服。连服 20 天，症状明显减轻（每半月发作一次，发作时间也缩短）。守方加石菖蒲 20 g，川贝 10 g，调治月余未见发作。嘱坚持服药三个月，以六君子汤送服，以助脾运化，随访一年余未发。

按语：本案为肝风挟痰火上扰清窍而发，宜用风引汤以平肝息风，豁痰开窍。

7.6　狂证

寿苍医案 13：我女患麻疹，在落屑之期，口渴思饮，呼茶不应，盛怒之下，遂成狂疾。初服龙胆泻肝汤三剂无效，乃以“实则泻其子”之法，与三黄泻心汤加当归、甘草（大黄、黄芩、黄连、当归各 30 g，甘草 15 g），一剂顿愈，愈后尚继服 3 剂，不料两月后又复发狂，援前法泻心竟无一点效验，所有吐泻攻劫之法用遍，三个月病势依然如故。

余翻求方书，在《医学从众录》中“痉厥癫狂痫篇”内得陈修园发挥喻嘉言风火土木相因为害的奥义，彼叙此等疾病用时方无效时，主张用风引汤和乌梅丸两方。余觉其义重彻，于是连服 8 剂，神志即清楚如常。后易之安神定志之枣仁、远志、茯神、龙骨、牡蛎、白术、菖蒲、朱砂、甘草等药，巩固疗效，以善其后，至今 10 余年并未复发。

按语：足见风引汤为治“怒狂”之良剂。

7.7　躁动证（小儿舞蹈症）

杨天知医案 14：王某某，男，11 岁，学生。1976 年 1 月 15 日初诊：3 个月前在学校上操赶不上队伍，手握笔不紧，继而常挤眉弄眼，两手乱动，握物不紧，走路腿颤。某院诊断为小儿舞蹈症，久治不效。今形体消瘦，面色萎黄，神志不安，舌红苔腻，脉象弦滑。服用风引汤 5 剂。20 日二诊：走路较稳，余证同前，上方加防风、蝉衣、羌活，7 剂。27 日三诊：上述症状均有好转。守上方治疗 2 月余痊愈。

原按：《素问·阴阳应象大论》曰“风胜则动”。本例患儿，由于冬月早起上学，感受风寒之邪，小儿为纯阳之体，受邪极易化热，引动肝风，出现两手舞动等症状。治用风引汤清热镇肝息风，配防风、蝉衣、羌活疏散风邪，连服 2 月，风息证平。

7.8　气厥

马云衢医案 15：金某，男性，成年人。卒病僵直，仰卧，昏不知人，面呈土色，闭目，口张，下颌紧，推之不能合，呼吸喘促，两手指微弯。病者于工作时间与人抵忤，被对方推倒所致。曾施针刺，既苏复昏。继注强心剂，数度无效，失去知觉，已逾 6 小时矣。余诊其脉，浮而数，趺阳脉，萦如丝，断其为“气厥”。

此病虽重，经时虽久，仍有可为。盖生机未至全绝也。乃由李某某老师先用针治：余即处方，并着先煲水以候煎药。针后稍苏，但不久复瞑。随即喂服六味丸少许，即予拟方药连续灌进，精神复苏，遂约明日再诊。处方如下：紫石英 18 g，寒水石 12 g，龙骨 12 g，石膏 18 g，桂枝 9 g，牡蛎 24 g，大黄 6 g，白石英 21 g，干姜 6 g，赤石脂 12 g，滑石 18 g。越晨按时往诊，病者可蹒跚行，见其色稍润，其神已清。自云：服药后能宁睡，小便黄赤，未有大便，今早已啜粥，但觉头晕，胸中不舒。聆其声，低沉，舌色微红，脉来徐而不疾，一切有向愈之机。再处方如下：茯苓 30 g，白术 24 g，龙骨 30 g，桂枝 18 g，牡蛎 30 g，春砂花 12 g，炙草 18 g。煎服。越日而精神复康，不复再诊，并已能照常工作矣。

按语：与人抵忤，怒火中烧，风火相扇，气逆于肝而发气厥，故与风引汤凉肝息风。精神复苏后见头晕，胸中不舒，乃风去痰饮未净之象，故又以苓桂术甘汤化痰饮，加龙、牡以安神定志，方逐渐康复。

7.9　暑温（乙型脑炎）

匡显祥医案16：芦某某，男，4岁，1983年8月7日住院。患儿高热，项强手足抽搐，角弓反张，牙关紧闭呈间歇性发作，大便数日未解，小便自遗，面赤，口燥渴，舌赤苔黄燥，脉浮数。检见：体温40.5℃，脉搏108次／分，血压104／67mmHg，全身皮肤黏膜未发现出血点及皮疹，浅表淋巴结未见肿大，颈项抵抗（++），呼吸急促，呼吸音粗糙，膝反射亢进，巴彬氏征阳性。血化验：WBC12.8×10^9／L，N78%，L11%，脑脊液压力80滴／分，无色透明，小便化验正常。综观诸证，实是暑热为患、内陷厥阴之证。暑热炽盛，邪入心营，故舌赤；阳明炽甚，故苔黄燥；引动肝风，故抽搐、项强、角弓反张；热滞于中，故大便数日不行；热迫于下，故溲自遗。拟清热熄风为法。

处方：生石膏15 g，寒水石9 g，生龙、牡各5 g，生大黄4 g，生甘草3 g，滑石10 g，赤、白石脂各10 g，紫石英10 g，丹皮4 g，羚羊角粉2 g（冲服），钩藤6 g。服2剂后，热降至38.5℃，抽搐渐止，继进3剂，诸症悉减。但夜难入寐，多啼哭动扰，守上方加枣仁、桑叶各6 g，送服六味地黄丸，诸症悉平。后以清滋运脾之药调理而痊。

按语：暑热内陷厥阴，引动肝风，属热极生风类，故用风引汤加羚羊角、钩藤凉肝息风为治。此等证候，最为凶险，但若治之得法，亦可获桴鼓之效。

7.10　木舌

黎庇留医案17：龙田坊吴心明乃翁年逾花甲，忽患舌大满口，不能食，不能言。余审其脉洪大，是风气入心。风承火势，火借风威。主风引汤，一服而愈。

按语：舌为心之苗，心火上炎，则舌大而不能言，与风引汤除其火热即愈。

7.11　不寐（神经衰弱）

刘俊士医案18：车某某，女，40岁。1986年12月19日初诊。心烦急躁，失眠已3～4年。最近月来心烦、失眠加重，且伴有多梦，口干欲饮，大便干，1次／日，尿黄，耳鸣，特别是手足心烦热，且有呃逆等。月经前后不定，量不多，无血块。血压158／95mmHg。心电图正常。胸透阴性。舌红无苔，两脉均弦细，症属阴虚火旺，虚火扰心，心肾不交，泻火安神风引汤主之。大黄6 g，干姜6 g，龙骨9 g，桂枝6 g，甘草6 g，牡蛎15 g，寒水石15克，滑石15 g，赤石脂6 g，紫石英15 g。3剂。1987年1月13日二诊，3剂后失眠好转，口干减，大便不干，耳鸣减，原方12剂。1987年1月28日三诊，诸症已愈，以原方6剂加减以善其后。1987年3月12日四诊，病人多次来诊，谓服上方要2剂量合服方可生效，按上方双倍量继续服上方6剂，诸证尽消。

按语：肝为厥阴风木，下连肾水为乙癸同源，上接心火，成子母相应。心肾不交，水火失济，见心烦不得卧，手足心热，口干，舌红，脉弦细，于此之时，可治从肝木，宜以凉肝安神为法用风引汤。夫肝火一清，则肾阴得复，心火得平，水火既济，而寐得安矣。

7.12　肝郁化热（郁症）

刘俊士医案19：曲某，女，66岁，1986年4月10日初诊，四肢发热已两年，口干，咽干，两胁胀满，心烦不已，好叹息，两便尚正常，无盗汗。两脉弦细，舌质红，舌后稍腻。证属肝郁气滞，久郁化火伤阴，阴虚内热。风引汤合增液汤加减：寒水石15 g，生石膏15 g，滑石15 g，紫石英15 g，龙骨、牡蛎各30 g，元参15 g，麦冬15 g，生地15 g，麦芽15 g，茵陈9 g，没药9 g，甘草3 g，6剂。1986年4月15日二诊，4剂后四肢发热大减，口苦等症均减，但仍有口干，上方加龙胆草3 g，4剂以善其后。

按语：肝郁气滞化热，并有伤阴之象，在疏肝清热同时，注意柔肝养阴。否则，郁热难除，气滞难消。

7.13 斜颈（脑炎后遗症）

楼莫芳医案20：黄某某，男，4岁。1982年6月29日初诊。因呕吐半月，于5月19日续发抽筋，颈项强直，角弓反张，诊为结核性脑膜炎而住院，28天后好转出院。现后遗语言不清，步态不稳，斜视等。辨证属肝肾阴虚之痿证，予滋水涵木，化痰熄风利窍之药，症状明显改善。7月14日复诊，见患儿斜颈，头向右偏15度，不能自动纠正。查颈无明显抵抗，亦无其他异常。予养血益阴通络药7剂无效，且颈斜日甚。西医会诊，谓有脑底粘连可能，未予处理。经反复思考，忆及《金匮》风引汤可治“热瘫痫”，并有用本方治愈妇女绝育术后斜视的报道，遂于7月22日处方：滑石、寒水石、赤石脂、紫石英、生龙骨、生牡蛎各10 g，桂枝1 g，制大黄、甘草各3 g，干姜2 g。服5剂后颈斜好转，继服3剂，已基本纠正，带回前方5剂善后，同年10月随访，已恢复正常。

按语：风引汤方中诸石药清热息风，佐以大黄导热，干姜、甘草温中和胃，桂枝通络宣痹，且制约诸石药寒涩之弊，组方严谨，具清热镇静缓急之功，由热性病引起之痫、瘫、拘挛筋急、项强之症，均所适应。本例结核性脑膜炎后遗斜颈，用此方正合病机，故收良效。

7.14 流火

殷品之医案21：萧某某，男，33岁。一诊：腰背酸楚，犹如火灼，有时走窜周身四肢。当其走窜它处时，腰背灼痛减轻，舌红而鲜艳，脉浮滑而数。病延13年，此系络脉空虚，风火为患，治以养血镇肝清热。拟《金匮》风引汤出入：大生地、京玄参各12 g，左牡蛎30 g，花龙骨、灵磁石、寒水石、赤、白石脂各15 g，紫石英10 g，大白芍、全当归、炒黄芩各9 g，生石膏20 g，生甘草3 g。3剂。二诊：服药后诸证缓解，颇欲睡眠，佳象也。脉弦数，舌尚红，药既中肯，再予前法续进。大生地24 g，左牡蛎、生石膏各30 g，花龙骨、灵磁石、寒水石、紫石英、赤石脂、白石脂各15 g，川桂枝（后入）、粉甘草各3 g，炒黄芩、炒白芍、净萸肉、野百合各9 g。3剂。三诊：投养血镇肝清火之剂，走窜灼热之势已轻。肝为藏血之脏，阴血不足，则风火走窜，非镇肝不足以遏其走窜之势，非养血不足以填其络脉之虚，非清火不足以息其灼热之焰。再予前法续进：生地黄、花龙骨、全当归、赤石脂、白石脂各12 g，炒黄芩、炒赤芍、滁菊花各9 g，生石膏、左牡蛎各30 g，寒水石、紫石英、灵磁石各15 g，川桂枝3克。3剂。四诊：以往遗泄后，周身走窜甚剧，腰部灼热酸楚亦增。前昨二日遗泄，未见周身窜动，腰部灼热酸楚亦不如前甚，仍予镇肝熄风、养血清热：大生地、石决明各18 g，生石膏24 g，牡蛎30 g，花龙骨、赤石脂、白石脂、紫白石英各15克，粉丹皮、炒黄芩、朱茯苓、滁菊花、大麦冬各9 g。5剂。上方迭进十多剂，风火已息，诸证俱消。

按语：本案为肝血不足，风火走窜，此时非镇肝熄风清热不可，故服风引汤加当归、白芍、生地等养血之品而获愈。

7.15 风瘾疹（荨麻疹）

张树本医案22：李某，女，17岁，1986年9月18日初诊。患者数年来每逢夏末秋初必发荨麻疹，常历时半月之久。今秋已发病5天，始皮肤发痒，手搔后迅即出现浮肿性红色风团，此起彼愈，伴见心烦溲短，便结腹痛，舌尖红，苔黄腻，脉浮数。证属暑湿蕴热，心火内积，风邪相搏，怫郁于肌肤。治宜泻火利湿，祛风安神。处方：大黄（后下）、甘草、桂枝各8 g，生石膏、滑石、寒水石各24 g，龙骨、牡蛎、紫石英各20 g，蝉衣10 g，鲜浮萍30克。2剂。药后便畅溲长，疹消痒止而愈。

按语：以疹、痒、皮肤糜烂为主的皮肤病，多由外受风、火、湿、毒之邪，相互抟结，蕴蒸于肌肤所致。其治疗既要注意肌肤所受之邪，又不可忽视脏腑功能失调的病理产物，应内外兼顾，用风引汤甚为合拍。

8 总结

《金匮要略》中风历节病脉证并治第五 “风引汤 除热瘫痫”，历代医家研究、应用颇丰，纵观古今医案，诸多顽疾用之效佳。考《备急千金要方》“紫石煮散”与本方组成相同，为“治大人风引，少小惊痫瘛疭，日数十发，医所不疗，除热方”。而大人风引、少儿惊痫瘛疭，正是火热生风之候也，与风引汤所治亦同。古代医家用于治“大人风引（风痫掣引）瘫痪，小儿惊痫、瘛疭，日数十发者”。故风引汤之运用，当突出“除热”二字，为镇降清热之剂。据现代医学临床症状分析，“瘫痫”二字，从其字面分析，当为“瘫”与“痫”共同存在之症状的疾病，就是即有“半身不遂、肢体瘫痪、口眼歪斜”等“瘫”的症状，同时又存在癫痫样抽搐发作之“痫”的症状，比如“脑血管疾病继发癫痫样发作的症状（继发性癫痫）”。完全符合疾病的发生发展规律。临床应用于治疗脑外伤后遗症、脑部手术后遗症（术后康复及继发癫痫）、脑血管病后遗症、癫痫、脑血管病继发癫痫等中枢神经系统疾病及焦虑症、精神病、抑郁症等情志病疗效颇佳，实为此类顽疾之良方。值得临床进一步深入探究和推广应用。

参考文献：

[1] 周子娄．风引汤的临床应用 [J]. 湖北中医杂志，2015.37（10）：49-51.

[2] 程广理．风引汤的临床应用 [J]. 中医杂志，1982（12）：27-28.

[3] 杨蕾，任勤．风引汤加减治疗小儿抽动症临床体会 [J]. 云南中医中药杂志，2014,35（1）：32-33.

[4] 焦孟，邓欣．风引汤加减治疗广泛性焦虑症临床观察 [J]. 中国民间疗法，2014（9）:45-46.

[5] 闫平慧．金匮“风引汤”治疗精神病的体会 [J]. 现代中医药，1997（6）:15-16.

[6] 熊兴江.《金匮要略》“中风篇”防己地黄汤、风引汤方证及其在中风、神志疾病中的运用 [J]. 中国中医药杂志，2019，44（3）:602-607.

[7] 丁向东，张秋霞．风引汤治疗神经系统疾病探微 [J]. 医药卫生科技，1999（04）:22.

[8] 杨天知医案 [J]. 浙江中医杂志，1985（9）：418.

[9] 颜德馨医案 [J]. 国医论坛，1992（3）：22.

[10] 黄竹斋医案 [J]. 陕西中医，1988（3）：97.

[11] 杨天知医案 [J]. 浙江中医杂志，1985（9）：418.

[12] 匡显祥医案 [J]. 江西中医药，1986（3）：16.

[13] 寿苍医案 [J]. 江苏中医，1961（6）：33.

[14] 杨天知医案 [J]. 浙江中医杂志，1985（9）：418 ～ 419.

[15] 马云衢医案 [J]. 广东中医，1963（3）：33.

[16] 匡显祥医案 [J]. 江西中医药，1986（3）：16.

[17] 黎庇留医案 [J]. 黎疵留经方医案，2008（28）:57.

[18] 刘俊士医案 [J]. 古妙方验案精选，1991：62.

[19] 刘俊士医案 [J]. 古妙方验案精选，1992：62-63.

[20] 楼英芳医案 [J]. 浙江中医杂志，1985（9）：419.

[21] 殷品之医案 [J]. 浙江中医学院学报，1981（5）：50.

[22] 戴海安．名医验方实验录 [J]. 中医杂志，1991（9）：55.

南阳六把神刀杏林传薪*

——兼谈国医大师唐祖宣活血化瘀学验之传扬

冀文鹏 杨建宇* 王若愚 李杨 高武 高泉 张炜 张兼维
李海霞 钟丹珠 柳越冬 郭宏昌 杨硕 崔松涛 刘海燕
王世民 宋红旗 黄书龙 赵中科 唐祖宣△
中国中医药研究促进会仲景医学研究分会/唐祖宣医学工作委员会（河南邓州 474150）

【摘要】“南阳六把神刀”是医圣张仲景活血逐瘀6首方子治疗杂病取得神奇疗效的誉称、尊称，分别是桃核承气汤、桂枝茯苓丸、下瘀血汤、鳖甲煎丸、抵当汤、大黄䗪虫丸。以国医大师唐祖宣为代表的名老中医专家，传扬了医圣张仲景活血化瘀之学术思想及临床经验。

【关键词】南阳六把神刀；活血逐瘀；经方；唐祖宣；桃核承气汤；桂枝茯苓丸；下瘀血汤；鳖甲煎丸；抵当汤；大黄䗪虫丸；医圣文化；张仲景

中医药活血化瘀疗法，也有叫治则或治法，源远流长，历史悠久。中医活血化瘀临床肇始于《神农本草经》，最早理论论述于《黄帝内经》，成熟于医圣张仲景《伤寒杂病论》，发展在近现代，鼎盛于当今20世纪，再创辉煌应该是21世纪。医界传奇的“南阳六把神刀”就是专指医圣张仲景活血化瘀六方的传薪与临床治疗各种疑难杂病症的神奇疗效。由于各种原因，“南阳六把神刀”之传奇及其传薪，虽然在临床中应用广泛，疗效确切神奇，现代的科研也在做多方面的实证研究，但显化宣传的声音声势却日渐式微。鉴于此，以国医大师唐祖宣活血化瘀之学术思想和临床经验的传承为契机，围绕“南阳六把神刀”传扬之几个问题做一简要阐述。

1 “南阳六把神刀”之传奇

“南阳六把神刀”有传奇诸多版本。据山东中医药大学张志远国医大师所言，“南阳六把神刀”是杂方派医家对医圣张仲景活血逐瘀六方的称赞，六方分别是：①桃核承气汤；②桂枝茯苓丸；③下瘀血汤；④鳖甲煎丸；⑤抵当汤；⑥大黄䗪虫丸。这在《国医大师张志远临证七十年精华录》（人民卫生出版社）下册第377页有专门论述，并且还举例1982年在青岛用下瘀血汤加减治疗一类风湿关节炎的验案。

据南阳中医药管理局冀文鹏主任中医师回忆跟师唐祖宣老学徒期间，唐老明确讲，他在学徒跟师时，他师父讲课时告诉他“南阳六把神刀”应该最早于明清、民国之初期，尤其在华北、华中一带医界盛行。唐祖宣老行医近60年，十分重视活血化瘀的临床研究和实验、药理学研究，由唐老领军研制的“脉络舒通丸”“脉络通颗粒”中成药新药，

*基金项目：中国中医药研究促进会科研专项课题。
*通讯作者：jianyu66@163.com
△指导老师

均是在医圣张仲景活血逐瘀和“南阳六把神刀”的指导示范下完成，治疗各种疑难杂症，尤其是脱疽、心脑血管病，更离不开“南阳六把神刀”的指导和启发。中华中医药中和医派创始学人、掌门人杨建宇教授指出，国医大师朱良春老先生善于虫药攻克疑难杂症，正是“南阳六把神刀”医圣张仲景对虫类药高度集中应用的历史再现，可以说是医圣张仲景虫药应用现代升级“2000 版”朱氏版本。以陈可冀院士为首的国家级活血化瘀研究团队的科研学术起源与理论指导，与“南阳六把神刀”必然密不可分！南阳王氏中医传人，著名中医泰斗吴大真、王凤岐的徒弟王世民教授也十分认同此观点，南阳王氏中医内外妇儿杂症的治疗，均离不开活血化瘀的应用，即“南阳六把神刀”的具体理论指导。中和医派创始人、郑州新华中医院郭宏昌教授指出：活血化瘀在中医药临床应用堪称无敌，中和医派创始代表人、国医大师孙光荣教授的“角药”组方中，第一组药必有“丹参”，也是明证。辽宁中医药大学柳越冬教授再次肯定“南阳六把神刀”传奇时讲道：“南阳六把神刀”活血逐瘀之理论指导及其临床应用，是目前中医药的半壁江山的支撑，广泛地应用在中医药临床各科，这是中医药其他治则、治法、疗法都不可比拟的伟大传奇！

2 “南阳六把神刀”显化宣传式微析要

民国时期之后，中医药界对“南阳六把神刀”的显化宣传明显式微。大家对此见仁见智。南阳仲景堂王若愚院长认为：明清及民国时期，西学东渐，从思想上动摇了中医药理论及学术发展的根基；20 世纪的五四运动，高举“赛先生”“德先生”大旗的狂热与过激，直接从理论上大面积否定国学，攻击国医，在理论学术氛围方面直接伤害中医，导致从思想、理论、学术上，中医药发展之式微。唐老弟子、南阳市名中医、张仲景养生院宋红旗主任医师指出：民国时期南京政府取缔中医案直接破坏了中医药发展的生态环境，直接导致了思想界、理论界，以及中医药人和广大群众对中医药的信任危机，使中医药发展遭受了巨大的打击，自然，“南阳六把神刀”的显化宣传必然受到严重冲击。事实上，取而代之的是对中医药的肆意攻击和无限制的怀疑与否定，以西方哲学思想为主导的贯以“科学”名义的西医大行其道，乃至具有实证医学思想的《医林改错》受到热捧，而今，只要大家提到活血化瘀，尤其是业界年轻人，首先会想到的是王清任的系列活血化瘀方子，如通窍活血汤、会厌逐瘀汤、血府逐瘀汤、膈下逐瘀汤、身痛逐瘀汤、补阳还五汤等等，根本就不会想到医圣张仲景《伤寒杂病论》诸多活血逐瘀之经方，更不知道有“南阳六把神刀”治疗疑难杂症之神奇，也很难想象他们会认识到后世诸多活血化瘀良方均是在“南阳六把神刀”之理论指导而来之学术溯源，真是“不知有汉，无论魏晋”呀！

中华人民共和国成立伊始，国家百废待兴，中医药也得到了良好的发展，虽然期间也受到过原卫生部领导同志旧思想的影响，但毛主席党中央及时纠正了原卫生部的错误，使中医药发展进入良性发展轨道，活血化瘀之临床研究和实验研究也在业界广泛开展。唐老弟子、中国中医科学院广安门医院心内科李海霞教授坦言：活血化瘀的多方面多层级研究，结合现代医学技术，融合西医微循环新理论，使中医药活血化瘀取得了大量的实验数据的支撑和实证证实，中医药活血化瘀的研究成果丰硕，涌现许多中成药新药、中药植物提取药，还有诸多的新技术、新仪器、新设备、新理论，并且获得了国家级最高奖励。然而，“南阳六把神刀”的宣传却没有得到强化。对此，中国中医药研究促进会高武会长分析，有以下主要原因：一方面，当时全国都在“破旧立新”，建立中华人民共和国，大家的重点放在了“更新”；另一方面，当时亟须解决广大群众基础卫生医疗，大力培养赤脚医生，对中医药的学术认识一定会受局限，对中医药经典的重视程度和学习深度都受到时代的影响而得不到强化、深化，这就有意无意地封藏了“南阳六把神刀”。

著名经方大家、唐老入室弟子、南阳市名中医、有“小儿经方医圣”之誉的南阳张仲景医院张炜教授指出：从新中国活血化瘀学术发展本身来讲，“南阳六把神刀”宣传工作没有得到强化也是有其内在原因的。新中国活血化瘀学术研究国家队是中国中医科学院西苑医院，当时学术领军是岳美中老先生，其重要的助手就是现在的陈可冀院士。而岳美中先生自学中医的首部著作是具有中西汇通思想的张锡纯的《医学衷中参西录》，而很受热捧的《医林改错》之王清任又是他的同乡唐山人，并且在唐山、北京行医，更具实证的更新意义的学术思想对岳美中先生的影响是必然的。而陈可冀院士，则是1954年福建医学院西医专业毕业，北上“西学中”，来到了西苑医院。我们不难看出，岳美中先生、陈可冀院士活血化瘀的学术思想和知识体系，基本上是中西汇通，或者是中西医结合，当时叫得很响的“新医药学”，再加上当时的国家形势、政治思想方向等，再强化宣传“南阳六把神刀”显然不合时宜，不大可能，也不太现实。对此，著名文化学者、南阳医圣祠博物馆原书记、副馆长张兼维大师指出：任何一门学问的发展，都离不开其社会生态环境，尤其是更具有人文精神的中医药学，其学术的进步、事业的发展是和当时社会发展的方方面面息息相关、休戚与共的，“南阳六把神刀”宣传式微，也是时也、运也、命也，有其自身发展的内在规律。

南阳医圣祠博物馆刘海燕馆长指出：当前，党中央国务院把复兴中国优秀传统文化、传承中医药国粹上升为国家战略决策，习近平主席在2021年5月12日走进南阳医圣祠，为中医药站台，为中医药点赞，为中医药事业的发展指明航向。我们强化医圣张仲景活血化瘀“南阳六把神刀”的学术推进和文化宣传应该恰逢其时，顺势而为。中国中医研究促进会书记、高泉副会长对此给予再次肯定。他认为，在国医大师唐祖宣老的领导下，当今强化“南阳六把神刀”宣传及学术推进，这是践行伟大中国复兴梦、中医振兴梦！这是“传承精华守正创新”的具体举措，这是促进中医药基础理论发展的新亮点，是提升中医药临床服务能力的基础性研究和临床拓展研究，是中医药活血化瘀“南阳六把神刀”理论、科研、临床、调护、研究在新时代新征程走向新辉煌的新启航！

3 “南阳六把神刀”方药简述

“南阳六把神刀”是医圣张仲景活血化瘀治疗各种疑难杂病神效的6首经方的美称，现简要介绍其方药：

3.1 桃核承气汤

桃核承气汤具有活血逐瘀、清热散结之功效，是专用于伤寒蓄血、热结膀胱等病症的高效经方。

方药：桃仁（去皮、尖）五十个，大黄四两，桂枝二两，甘草（炙）二两，芒硝二两。

调护：上五味以水七升，煮四味，取二升，去滓，内芒硝，更上火，微沸，下火，先食温服五合，日三服，当微利。

原文：“太阳病不解，热结膀胱，其人如狂，血自下，下者愈。其外不解者，尚未可攻，当先解其外；外解已，但少腹急结者，乃可攻之，宜桃核承气汤。”（白云阁木刻版《伤寒杂病论》）

3.2 桂枝茯苓丸

桂枝茯苓丸具有活血、化瘀、消症之功效，专用于妇人症块，经闭，行经腹痛，产后恶露等病症的高效名经方。

方药：桂枝、茯苓、牡丹、芍药、桃仁各等分。

调护：上五味末之，炼蜜为丸，如兔屎大，每日食前服一丸，不知，可渐加至三丸。

原文：“妇人宿有癥病，经断未及三月，而得漏下不止，胎动在脐者，为癥痼害。妊娠六月动者，前三月经水利时，胎也。下血者，后断三月，衃也。所以血不止者，其症不去故也。当下其症，桂枝茯苓丸主之。”（白云阁木刻版《伤寒杂病论》）

3.3 下瘀血汤

下瘀血汤是具有活血逐瘀、止痛之功效，专用于瘀血低热及产妇瘀阻腹痛等病症的高效名经方。

方药：大黄三两，桃仁二十枚，䗪虫（去足）二十枚。

调护：上三味末之，炼蜜和丸，以酒一升，水一升，煮取八合，顿服之，血下如豚肝，愈。

原文：“病人胸满，唇痿，舌青，口燥，但欲漱水不欲咽，无寒热，脉微大来迟。腹不满，其人言我满，此为有瘀血。病人如有热状，烦满，口干燥而渴，其脉反无热，此为阴伏，是瘀血也。当下之，宜下瘀血汤。

“师曰：产后腹痛，法当以枳实芍药散。假令不愈，必腹中有瘀血著脐下也，下瘀血汤主之。”（白

云阁木刻版《伤寒杂病论》）

3.4　鳖甲煎丸

鳖甲煎丸具有活血化瘀、软坚散结之功效，专用于胁下症块的高效名经方。

方药：鳖甲、柴胡、黄芩、大黄、牡丹皮、䗪虫、阿胶。

调护：上七味各等分，捣、筛，炼蜜为丸，如梧桐子大，每服七丸，日三服，清酒下，不能饮者，白饮亦可。

原文：“问曰：‘疟病以月一发者，当以十五日愈。甚者，当月尽解。如其不差，当云何？’师曰：‘此结为症瘕，必有疟母。治之宜鳖甲煎丸。’”（白云阁木刻版《伤寒杂病论》）

又方：（现流行的《金匮要略》版本方）

鳖甲十二分（炙），乌扇三分（烧），黄芩三分，柴胡六分，鼠妇三分（熬），干姜三分，大黄三分，芍药五分，桂枝三分，葶苈一分（熬），石韦三分（去毛），厚朴三分，牡丹五分（去心），瞿麦二分，紫葳三分，半夏一分，人参一分，䗪虫五分（熬），阿胶三分（炙），蜂窠四分（炙），赤消十二分，蜣螂六分（熬），桃仁二分。

上二十三味为末，取煅灶下灰一斗，清酒一斛五斗，浸灰，候酒尽一半，着鳖甲于中，煮令泛烂如胶漆，绞取汁，内诸药，煎为丸，如梧子大，空心服七丸，日三服（又有注：《千金方》用鳖甲十二片，又有海藻三分，大戟一分，䗪虫五分，无鼠妇、赤消二味，以鳖甲煎和诸药为丸）。

3.5　抵当汤

抵当汤是具有活血逐瘀之功效，专用于治疗太阳蓄血、妇人经水不利等病症的高效名经方。

方药：水蛭二十个（熬），虻虫二十个（去翅足，熬），桃仁二十五个（去皮尖），大黄三两（酒洗）。

调护：上四味捣，分四丸，以水一升，煮一丸，取七合服之，晬时，当下血；若不下者，更服。

原文：“太阳病，身黄，脉沉。结少腹硬，小便不利者，为无血也。小便自利者，其人如狂者，血证谛也，抵当汤主之。伤寒有热，少腹满，应小便不利，今反利者，为有血也。当下之，不可余药，宜抵当丸。

“妇人时腹痛，经水时行时止，止而腹行者，抵当汤主之。”（白云阁木刻版《伤寒杂病论》）

又《金匮要略》文：“妇人经水不利，下抵当汤主之。”（亦治男子膀胱满急有瘀血者）

3.6　大黄䗪虫丸

大黄䗪虫丸是具有活血破瘀、通经消癥之功效，专用于瘀血内停所致的虚劳内有干血之五劳虚极及症瘕、闭经等病症的高效名经方。

方药：大黄十两，甘草三两，黄芩二两，桃仁一升，杏仁一升，水蛭百枚，虻虫一升，蛴螬一升，芍药四两，地黄十两，干漆一两，䗪虫半升。

调护：上十二味末之，炼蜜和丸，如小豆大，酒饮服五丸，日三服。

原文：“五劳虚极，羸瘦，腹满，不能饮食，食伤、忧伤、饮伤、房室伤、饥伤、劳伤、经络荣卫气伤，内有干血，肌肤甲错，两目黯黑，缓中补虚，大黄䗪虫丸主之。”（白云阁木刻版《伤寒杂病论》）

注：现代国家药典之大黄䗪虫丸方中，用土鳖虫替换了䗪虫。存疑。

针对活血化瘀之“南阳六把神刀”之六方，唐老弟子、中和医派创始传人、中国中医药现代远程教育杂志社长李杨教授总结两大特色：一是方多下行，通行下焦居多。其中五方均有大黄。《神农本草经》言，大黄主下瘀血，安和五脏，推陈致新，破腹中之邪积。是见医圣仲景应用“经药”之精准。二是方中多用虫类药，充分运用虫类药善于通经活络、搜剔沉邪、破结通闭、散结活血之功。六方中四方有虫类药，䗪虫在三方中凸现。不过，鳖甲煎丸中乌扇可不是虫类药，而应该是射干，即《神农本草经》中鸢尾，主治蛊毒邪气，破癥瘕积聚，去水，等等。

此外，尤其值得大家思考的是，“南阳六把神刀”虫类药的应用调护中，虫类药之“熬”之用法，并不是当今之水煮，而是“干煎”之意，与“炒干”“焙干”类同。并且，虫类药多用作散剂、丸剂直接入药，大多不做高温长时间的煎煮。这也是杨建宇教授讲课时经常引用他的另位临床中药学师父、神农本草经第一人、著名的中药学泰斗祝之友教授的观点，也是杨建宇教授所倡导的“经药”概念体系中的重要学术观点。

4 国医大师唐祖宣活血化瘀学验的传扬

国医大师唐祖宣从小立志当医生，坚持近60年“给群众看病，我永远不收挂号费”，田间地头、农舍厅堂，随时为老百姓诊脉看病，永远和气待人，践行大医精诚精神。连任数届全国人大代表，为民为国献计献策，为《中医药法》奔走30年。在学术上，坚持读书写书看病，永不懈怠，几十年如一日，发表论文百余篇，出版书籍百十余部，是中医药治疗四肢血管疾病的奠基人，尤其是在活血化瘀和温阳经方应用的学术和临床研究，取得了巨大的成就，是我们学习的楷模。

南阳仲景书院经方精英班学员、南阳蒲山医院黄书龙院长指出，对于医圣张仲景活血化瘀“南阳六把神刀”的传扬，唐老在几十年临床中，十分重视活血化瘀的实验研究和临床应用。有关的论文有近百篇，还有直接用活血化瘀治疗阳痿、不孕、脱疽、心血管病……还有直接运用抵当汤经验的论文，这都是对“南阳六把神刀”之传扬。唐老在传扬“南阳六把神刀”方面是我们南阳后学的榜样，是全国中医学习的典范。

为了简要说明唐老在活血化瘀“南阳六把神刀”的传扬贡献，重点介绍以下唐老的两个新药的组成和唐老推荐给大家的活血化瘀养生方子，以彰显唐老对医圣张仲景活血化瘀的学术传承。

4.1 脉络舒通丸

组成：黄芪、金银花、黄柏、苍术、薏苡仁、玄参、当归、白芍、甘草、水蛭、蜈蚣、全蝎。

功效：清热解毒，化瘀通络，祛湿消肿。

主治：用于湿热瘀阻脉络所致的血栓性浅静脉炎，非急性期深静脉血栓形成所致的下肢肢体肿胀、疼痛、肤色暗红或伴有条索状物。

药品类型：中成药，处方药，医保乙类。

4.2 脉络通颗粒

组成：川芎、丹参、当归、党参、地龙、葛根、红花、槐米、木贼、柠檬酸、山楂、碳酸氢钠、维生素C。

功效：益气活血，化瘀止痛。

主治：用于胸痹引起的心胸疼痛、胸闷气短、头痛眩晕及冠心病心绞痛，具有上述诸症，中风引起的肢体麻木、半身不遂等症。

药物类型：中成药，处方药，医保乙类。

4.3 唐祖宣活血化瘀酒

组成：丹参100 g，黄芪200 g，当归100 g，枸杞子100 g，金银花200 g，白酒5斤。浸泡一个月后可用，每日按50~100 g，分2次服用。

功效：活血化瘀，养护心脑血管。

适宜人群：适合心脑血管疾病患者治疗及预防。

调护：居家饮用，选中低度白酒为佳。

类型：养生类药酒。

国医大师唐祖宣老之活血化瘀经验与学术著作颇丰，传扬“南阳六把神刀”成就巨大，在此挂一漏万，希望大家关注研学。辽宁中医药大学第四附属医院杨硕主任中医师指出：从以上简述中，我们可以看到我师爷唐祖宣老对“南阳六把神刀”活血化瘀学术精要的传承，如，虫类药物的使用，清热药的应用，乃至养生药酒中活血化瘀的专设，足显我师爷唐老对活血化瘀攻克疑难杂症的临床特色。事实上，活血化瘀已深深地贯穿在了每位中医药人的脑海中，全国研究活血化瘀的课题层出不穷，发表论文汗牛充栋。为了进一步传扬“南阳六把神刀”，为了更广泛推广唐祖宣老的活血化瘀学术思想和临床经验，特在南阳成立“河南仲景中医药职业技术学院国医大师唐祖宣南阳六把神刀传承研究所”，专门协调有关宣传、传扬“南阳六把神刀”及唐老学验工作，进入常态化、可持续化。我们可以看到，中医药界对医圣张仲景活血化瘀“南阳六把神刀”的传承之大旗，一定会在全国各地中医临床高高飘扬！

我们有理由相信，在新时代新征程中，在国家的中医药政策的指引下，在国医大师唐祖宣教授的领导下，我们医圣张仲景活血化瘀“南阳六把神刀”的传扬，一定会为健康中国、为人类的健康事业做出更大的贡献，一定会走向新的辉煌！

经方治疗噬血细胞综合征一例验案

王均海

（河南省南阳市内乡县中医院）

【摘要】噬血细胞综合征临床少见，诊断颇为困难，本病例经省市以上多家三甲医院诊治，均未能明确诊断，现代医学治疗罔效，运用中医思维，抓主症，求病机，妙用经方，取得了良好的治疗效果。

【关键词】噬血细胞综合征；少阳太阴合病；柴胡桂枝干姜汤

1　一般情况：噬血细胞综合征（HPS）：又称噬血细胞性淋巴组织细胞增多症（HLH），是由淋巴细胞和组织细胞非恶性增生，分泌大量炎性因子所引起的严重甚至致命的炎症状态。

1.1　分类：

1.1.1　原发性噬血细胞综合征，或称家族性噬血细胞综合征，为常染色体隐性遗传病。易发于新生儿。

1.1.2　继发性噬血细胞综合征，可由感染或肿瘤等因素所致。

1.1.3　遗传性 HPS 发病年龄多在 2 岁以下，大多伴有常染色体或性染色体隐性遗传。

1.1.4　获得性 HPS 可出现于任何年龄阶段，以 8 岁以上多见，目前尚没有找到明确存在的免疫缺陷。相关原因可能有以下几种：

1.1.4.1　感染相关：

（1）病毒：EB 病毒、疱疹病毒、CMV 等；

（2）细菌：结核杆菌、金葡菌；

（3）支原体；

（4）真菌：念珠菌、隐球菌、荚膜组织胞浆菌；

（5）立克次体：恙虫病、Q 热等；

（6）原虫：利什曼原虫、疟原虫；

1.1.4.2　恶性肿瘤相关：

以淋巴瘤最为常见。研究表明，发生 HPS 的淋巴瘤中 T 或 NK 细胞淋巴瘤占 80%，而 B 细胞淋巴瘤仅 20%。

1.1.4.3　自身免疫性疾病：系统性红斑狼疮、类风湿性关节炎、结节病、炎性肠病等。

1.1.4.4　药物相关性：抗癫痫药物如卡马西平、苯妥英钠，及部分抗生素等。

1.1.4.5　其他：成人 Still 病、坏死性淋巴结炎、慢性肾衰、肾移植术后少见代谢性疾病如赖氨酸尿性蛋白不耐受等。

1.2　病理机制：

1.2.1　免疫调节异常在 HPS 的发病中起核心作用。

1.2.2　各种因素导致 T 淋巴细胞、单核—巨噬细胞等过度活化并处于失控状态，分泌大量炎性细胞因子，形成细胞因子“风暴”。

1.2.3　HPS 一系列的临床表现均由炎性细胞浸润和高细胞因子血症引起。

1.3　临床表现：

1.3.1　几乎 100% 患者出现发热。

1.3.2　其余依次为脾脏肿大（83.3%）。

1.3.3　贫血及血小板减少（＞ 80%）。

1.3.4　呼吸系统症状（63.9%）。

1.3.5　肝脏肿大（54.2%）。

1.3.6　浅表淋巴结肿大（48.6%）、黄疸

(38.9%)、皮疹(34.8%)、浆膜腔积液(33.3%)、皮肤淤斑或出血点(33.3%)、中枢神经系统症状(5.6%)、肾功能损害(4.2%)等。

1.4 诊断标准：现国内尚无统一的诊断标准，国外有两个标准：

1.4.1 诊断标准（一）：

根据HLH-2004诊断标准，分子生物学诊断符合HPS(如PRF或SAP基因突变)或者以下8条中符合5条即可诊断。

1.4.1.1 发热：持续＞7d，体温＞38.5℃。

1.4.1.2 脾脏肿大(肋缘下＞3cm)。

1.4.1.3 血细胞减少(外周中三系中至少有两系减少)：血色素＜90 g / L(＜4周的婴儿：血色素＜100 g / L)，血小板＜100×10^9 / L，中性粒细胞＜1.0×10^9/L且非骨髓造血功能减低所致。

1.4.1.4 高TG和(或)低FIB血症：TG≥3.0 mmoL/L，FIB≤1.5 g/L。

1.4.1.5 骨髓、脾脏或淋巴结中发现噬血现象。

1.4.1.6 NK细胞活性减低或缺失。

1.4.1.7 铁蛋白＞500 pg / L。

1.4.1.8 可溶性IL-2受体(scms)水平明显升高。

如果患者持续发热，抗生素治疗2周无效，同时伴有其他系统临床表现且无法用原发病解释，就可高度怀疑HPS的诊断。

1.4.2 诊断标准（二）：

2009年ASH(American Societyof Hematology)做了适当的修改。

1.4.2.1 分子生物学诊断符合HPS或X连锁淋巴组织增生综合征(XLP)。

1.4.2.2 以下4条中至少符合3条：①发热；②脾大；③血细胞减少(外周血中三系中至少有两系减少)；④有肝炎表现。

1.4.2.3 以下4条中至少符合1条：①骨髓、脾脏或淋巴结中发现噬血现象；②铁蛋白升高；③可溶性IL-2受体(sCD25)水平升高(有年龄相关性)；④NK细胞活性减低或缺失。

1.4.2.4 其他支持HLH的指标：①高TG血症；②低FIB血症；③低钠血症。

1.5 治疗：

现代医学治疗本病主要靠激素及抗肿瘤药物依托泊苷等，有效率40%~60%；运用中医诊疗思维治疗本病，抓主症，求病机，妙用经方，取得了良好的治疗效果，现介绍如下：

一般资料：患者别某，女，72岁，内乡县赵店乡人。

初诊：2020年01月14日14时10分。

主诉：发现脾脏肿大伴发热半年余，加重半月。

现病史：半年前无明显诱因出现寒战发热，乏力，在当地卫生院查血常规，发现“三系均低”，考虑“再障”，在南阳某中心医院行“骨髓穿刺”，并经武汉某医院会诊，未见异常，后转至河南省肿瘤医院，复查“骨穿”，并请北京某医院会诊，未明确诊断，经对症治疗好转出院；后病情反复，时轻时重，未行系统治疗，半月前再次出现寒战发热39.5℃，经县某医院诊治，在该院检查如下：血常规（县医院）：白细胞数目40.31×10^9/L，中性粒细胞数2.91×10^9/L，淋巴细胞数目36.55×10^9/L，红细胞数目2.04×10^{12}/L，血红蛋白浓度64 g/L，血小板数目65.00×10^9/L。生化示：TP61.8 g/L，ALB42.2 g/L，GLB19.6 g/L，LDH470 U/L，GLU6.74 mmol/L。彩超示（县医院）：(1)肝实质回声稍增强；(2)脾大、脾静脉增宽。心电图示(县医院)：(1)窦性心律；(2)ST-T改变。

即在该院治疗，寒战发热未缓解，发热即用退热药，则汗出热退，药效过后即再次发热，反复发作，贫血腹胀，纳差未改善，及建议去上级医院明确诊断，患者欲求中医治疗，今来我处诊治。现症见：神志清，精神差，每日午后即先寒战，继而发热 39.0℃ ~40.5℃、乏力，动则头晕心悸，腹胀，没有食欲，口干而不欲饮，左腹部硬块，质硬触痛明显，恶心纳差，恶寒怕冷，大便日 2~3 次稀溏便，小便量少，发病以来体重下降 5 kg。

望闻问切：

望神：神志清楚，精神差，表情忧虑；望色：面色苍白，双目失神；望形：发育良好，面部虚胖，营养差，体形适中，体质差；望态：主动体位，倦卧于床；声音：语言清，语声弱，气息调匀，无呃逆、嗳气、哮鸣、呻吟等异常声音；气味正常，无特殊气味等；舌象：舌质淡，苔薄白中稍干无津，脉沉细。二阴正常，排泄物未见。

既往史：1 年半前右足外伤性骨折，已治愈，否认高血压、冠心病病史，否认肝炎、结核等传染病病史，否认食物、药物过敏史，否认中毒、其他手术史，否认献血、输血史。

查体：全身皮肤苍黄，未黄染；浅表淋巴结未触及肿大；腹稍膨隆，脾脏在左锁骨中线与脾脏下缘 10 cm 可触及，在左锁骨中线与肋缘交点至脾脏最远点的距离为 8 cm；脾脏右缘与前正中线的距离为 7 cm，质硬，触痛及压痛明显，叩击痛阳性。

入院检查：(2020 年 01 月 15 日血常规本院）：WBC：45.9×10^9/L ↑；M：16.87×10^9/L ↑；N：3.7×10^9/L；M：36.8 % ↑；N%：8.0 % ↓；RBC：1.59×10^{12}/L ↓；L：24.6×10^9/L ↑；HGB：53g/L ↓；L%：53.5 % ↑；HCT：15.6 % ↓；PLT：59×10^9/L ↓。

肝肾功能：ALT：5.8 U/L；AST：21.2 U/L；GGT：26.2 U/L；ALP：76.3 U/L；TP：59.5 g/L ↓；ALB：38.7 g/L；GLB：21 g/L；DBIL：21.6 umol/L ↑；TBIL：43.8 umol/L ↑；I-BIL：22.2 umol/L ↑；TBA：13.0 umol/L；BUN：2.6 mmol/L；UA：325.8 umol/L；CR：44.0 umol/L。

电解质：K：3.20 mmol/L ↓；Na：138.2 mmol/L；Cl：103.1 mmol/L；Ca：2.09 mmol/L ↓。

(2020 年 01 月 16 日凝血四项本院）：

凝血酶原时间：12.1 s，国际标准化比率：0.91；部分活化凝血活酶时间：31.9 s；纤维蛋白原：2.86 g/L；凝血酶时间：14.10 s。

胸部及上腹部 CT 结果：（1）右肺中叶炎性改变；（2）右肺中叶微结节；（3）脾脏体积明显增大。

彩超检查：（1）肝稍大，肝实质回声致密增强；（2）脾大，脾静脉增宽；（3）腹膜后低回声结节，考虑淋巴结肿大；（4）双侧颈部低回声结节，考虑淋巴结，左侧淋巴结肿大；（5）胆囊壁厚毛糙。

辨证分析：

患者为老年女性，气血两虚，加之外邪侵袭，过汗致病邪内犯少阳，少阳枢机不利，故见寒热往来，默默不欲饮食，胸胁胀满，不知和解，仍用汗法，致正气亏损，邪犯太阴，运化失司，寒饮内停，故见腹满，大便稀溏，日久气血虚耗，故见头晕心悸乏力，情绪失调，肝气郁滞，导致寒饮内结，发为征积，舌暗淡，苔白中干，为寒饮内结、日久伤津之象。

诊断：

西医诊断：（1）发热原因待查；（2）噬血细胞综合征；（3）肺部感染；（4）肺部结节。

中医诊断：征积，少阳太阴合病，少阳枢机不利，太阴运化失司。

治则：和解少阳，温中健脾，养阴消征。

方药：

内服柴胡桂枝干姜汤加减：

北柴胡 30 g，桂枝 15 g，浙贝母 30 g，茯苓 15 g，生晒参 10 g，牡蛎 30 g，天花粉 24 g，赤芍 15g，麸炒白术 30 g，黄芩 15 g，沉香 5 g，干姜 15 g，炒甘草 10 g，生姜 7 片，大枣 7 枚，为引。6 服。用法：每天 1 剂分 3 次煎服。

外敷硝矾散加减：

芒硝 30 g，白矾 30 g，大黄 50 g，虻虫 10 g，滑石粉 50 g，水蛭 20 g，桃仁 20 g，红花 20 g。用法：共研为末，醋调细布包加热，敷于腹部肿块部位，每日一次。

二诊：2020-01-20。

现症见：患者神志清，精神差，心烦发热，体温在 36.2℃ ~39.2℃之间，不恶寒，时有汗出，四肢欲伸出被外，乏力及头晕心悸较前好转，腹胀较前减轻，左腹部硬块较前缩小，食欲改善，欲饮食，大便 2 次稀溏便，小便量少，舌淡苔薄黄，脉细数。

血常规：WBG：201.46×10^9/L ↑；N：18.75×10^9/L ↑；L：163.08×10^9/L ↑；M：14.45×10^9/L ↑；B：5.14×10^9/L ↑；N%：9.40% ↓；L%：81.00% ↑；M%：7.10%；B%：2.50 % ↑；RBC：2.03×10^{12}/L ↓；HGB：82.00g/L ↓；HCT：21.80% ↓；MCV：107.30fL ↑；MCH：40.50pg ↑；MCHC：377.00g/L ↑；RDW-CV：18.00 % ↑；RDW-SD：65.30fL ↑；HCT：93.00$10^9$/L ↓。

辨证分析：根据以上情况，患者体温时高时低，且恶寒消失，汗出热不退，心烦，四肢欲外伸，病邪有传里化热之象，故治疗加清热凉血之品，原方加石膏、金银花、水牛角等清热凉血，虽然血常规检查异常，只作为参考，病人症状减轻，故继续用上方中药治疗。

北柴胡 30 g，桂枝 15 g，浙贝母 30 g，茯苓 15 g，玄参 18 g，生晒参 20 g，牡蛎 30 g，天花粉 24 g，黄芩 15 g，水牛角 15 g，麸炒白术 30 g，沉香 5 g，牡丹皮 15，干姜 15 g，黄芪 60 g，炒甘草 10 g，石膏 90 g，金银花 30 g，生姜 7 片，大枣 7 枚。6 服。用法：每天 1 剂分 3 次煎服，外敷药及用法同上。

三诊：2020-01-28 09:25

患者神志清，精神好，自 22 日以来体温一直正常，未再发热，病人自我感觉很舒服，饮食正常，心烦，夜晚睡眠差（没睡意），汗出减少，燥热消失，腹胀消失，左腹部硬块较前明显缩小，大便 2 次稀溏便，小便量少。

血常规：白细胞数目：11.49×10^9/L 偏高，中性粒细胞数目：2.92×10^9/L，淋巴细胞数目：8.01×10^9/L 偏高，单核细胞数目：0.42×10^9/L，嗜酸性粒细胞数目：0.12×10^9/L，嗜碱性粒细胞数目：0.02×10^9/L，中性粒细胞百分比：25.40%偏低，淋巴细胞百分比：69.80%偏高，单核细胞百分比：3.60%，嗜酸性粒细胞百分比：1.00%，嗜碱性粒细胞百分比：0.20%。

辨证分析：患者经过前两诊治疗后，发热消失，燥热、腹胀、汗出减少，夜晚睡眠差（没睡意），左腹部硬块较前明显缩小，大便 2 次稀溏便，小便量少，血常规检查基本正常，根据以上情况，为少阳已解，太阴未完全恢复，故见便溏，病程日久，正气损伤，气阴亏损，余邪未清，阳不入阴，故心烦失眠，征积未完全消失，故治疗以益气养阴、补气益血、兼清余邪。

方用柴胡桂枝干姜汤加黄连阿胶汤合十全大补汤加减：

黄芪 90 g，炒白术 30 g，赤芍 15 g，桂枝 15 g，干姜 15 g，丹皮 15 g，生晒参 20 g，地黄 30 g，当归 15 g，川芎 15 g，茯苓 15 g，黄芩 15 g，重楼 10 g，牡蛎 30 g，炒甘草 10 g，花粉 15 g，阿胶 10 g（烊化），生姜 7 片，大枣 7 枚碎。7 服。用法：每天一剂，分三次煎服。

结果：病人服药后，临床症状消失，恢复正常。

讨论：该患者初诊时已发病半年余，且经县、市、省三级综合医院诊治，两次骨穿，均未能明确诊断，综合医院无有效治疗手段，多次催促病人赴上级医院再次骨穿，明确诊断，因病人已经省、市、县三级医院两次骨穿，并在北京、武汉等地会诊，未能确诊及有效治疗，故而求助于中医治疗；在我院经与河南中医药大学三附院肿瘤科及郑大一附院血液病科远程会诊，根据临床表现及临床实验室检查结果，诊断为“噬血细胞综合征”；病人及家属坚决拒绝西医治疗，中医该怎么诊治呢？肯定不能再重复现代医学的诊治过程，就抛开现代医学的诊治思路，完全用中医的辨证思维，进行诊治；首先该病人，有恶寒发热，每日定时发作，胸胁胀满，干呕，没有食欲，联想到《伤寒杂病论》“辨太阳病脉证并治中”第96条：“伤寒五六日中风，往来寒热，胸胁苦满，嘿嘿不欲饮食，心烦喜呕，或胸中烦而不呕，或渴，或腹中痛，或心下痞硬，或心下悸，小便不利，或不渴，身有微热，或咳者，小柴胡汤主之。”

患者为老年女性，就诊时已发病半年余，因高热反复给予发汗退热治疗，导致气津损伤，气血两虚，联想到第97条：“血弱气尽，腠理开，邪气因入，与正气相搏，结于胁下。正邪分争，往来寒热，休作有时，嘿嘿不欲饮食。脏腑相连，其痛必下，邪高痛下，故使呕也。小柴胡汤主之。”患者经现代医学治疗时，采取的对抗疗法，即反复发热就是反复用退热药，过度发汗损伤正气，致病邪循经入里，内犯少阳，少阳枢机不利，故见寒热往来，默默不欲饮食，胸胁胀满，不知和解，仍用汗法，致正气亏损，邪犯太阴，运化失司，寒饮内停，故见腹满，大便稀溏，日久气血虚耗，故见头晕心悸乏力，情绪失调，肝气郁滞，导致寒饮内结，发为征积，舌暗淡，苔白中干，为寒饮内结、蕴久伤津之象。今患者腹胀、腹泻，胸下痞硬，舌质淡，苔薄白中稍干无津，脉沉细。而柴胡证一般脉弦，此应为少阳不解，传入太阴所致：《伤寒杂病论》“辨太阴病脉证并治”第273条：“太阴之为病，腹满而吐，食不下，自利益甚，时腹自痛。若下之，必胸下结硬。”

此患者经反复应用汗法治疗，导致正气损伤，气津亏损，阴血不足，病邪乘虚入与太阴，既有寒热往来、嘿嘿不欲饮食、胸胁胀满、干呕的少阳证，又出现腹胀、腹泻、胸下痞硬舌质淡的太阴证，故诊断为“少阳太阴合病”。治以和解少阳、温中健脾、滋阴散结；《伤寒杂病论》第147条：“伤寒五六日，已发汗而复下之，胸胁满微结，小便不利，渴而不呕，但头汗出，往来寒热，心烦者，此为未解也，柴胡桂枝十姜汤主之。”故初诊方用柴胡、黄芩合用，清解少阳郁热为君，桂枝、干姜、炒白术通阳散寒以健脾，天花粉、牡蛎、浙贝母、赤芍滋阴清热、软坚散结，黄芩、干姜一寒一热，坚阴止泻，相互制约共为臣药，四君子汤、生姜大枣益气健脾，柴胡桂枝干姜汤本去人参、生姜、大枣，而本病病久脾虚正亏，故用之；用少许沉香疏肝降逆以止呕，与上药共为佐药，炒甘草调和诸药为使；正如清代医家汪苓友论柴胡桂枝干姜汤：“即为小柴胡加减方也。据原方加减法云，胸中烦而不呕者，去半夏、人参加瓜蒌实；若渴者，去半夏，兹者心烦渴而不呕，故去半夏、人参，加瓜蒌根四两。若胁下痞硬，去大枣，加牡蛎，兹者胸胁满微结，即痞硬也，故去大枣加牡蛎二两。若心悸小便不利者，去黄芩加茯苓，兹者小便不利，心不悸而但烦，是为津液少而燥热，非水蓄也，故留黄芩不加茯苓。又云若咳者，去人参、大枣、生姜，加五味子、干姜，兹不因咳，而以干姜易生姜者，何也？盖干姜味辛而气热，其用有二：一以辛散胸胁之微结；一以热济黄芩、瓜蒌根之苦寒，使阴阳和而寒热已焉。”

初诊、二诊应用本方后，寒热往来迅速消退，三诊时寒热消失，燥热、腹胀、汗出减少，夜晚睡眠差（没睡意），左腹部硬块较前明显缩小，大便2次稀溏便，小便量少。根据以上情况，为少阳已解，太阴余邪未清，故见便溏，病程日久，正气损伤，气阴亏损，余邪未清，阳不入阴，故心烦失眠，征积未完全消失，故治疗以益气养阴、补气益血、兼清余邪；方用柴胡桂枝干姜汤加黄连阿胶汤合十全大补汤加减以善后调理，方中去柴胡之升散疏泄，去黄连留黄芩坚阴防桂枝、干姜之温燥之性，浙贝母、丹皮活血养血散结，全方共奏益气养阴、补气益血、兼清余邪。

该病人在全程治疗过程中，完全借鉴现代医学之检查手段，抛开现代医学诊断，完全用中医思维，利用中医经典，辨证施治，活用经方，用纯中医中药治疗，没服西药、没静脉输液，使病情得到了有效的控制，特别是血象检查的改变，综合医院及检验科的医师们感到很惊奇，他们怎么也想不明白，单用中药就把高热退了，把血象改变了？这就是中医经典、经方的魅力，疗效就是这么神奇！

参考文献：

[1] 林国为，王吉耀，葛均波．北京：实用内科学 [M]. 人民卫生出版社，2017：1830-1831.

[2] 王庆国．伤寒论选读 [M]. 北京：中国中医药出版社，2016：156+177+168.

[3] 杨建宇，刘华宝，杨云高．伤寒杂病论会通精纂 [M]. 郑州：河南科学技术出版社，2016：253.

经方临床治验举隅

高　崇

（河南省南阳市社旗县中医院，河南南阳）

医圣张仲景著《伤寒杂病论》，集汉以前医学之大成，将祖国医学的医学原理与临床实践密切结合起来，创立了融理法方药为一体的六经辨证体系。该体系不仅适用于外感病及某些杂病，也适用于中医各科，从而为后世临床医学的发展奠定了坚实的基础。历代医家都十分重视对“伤寒论”的研究，称其启万世之法程，诚医门之圣书。余临床尝试以方症对应施治，其效尤佳。现举验案数则，以飨同道。

1　顽固性偏头痛

李某，女，52岁，农民，2019年3月7日初诊。患者近半年来左侧偏头痛，在县内多家医院就诊，西医诊断为；脑梗塞、脑血管痉挛。给予输液配合中西药、中医针灸等，效果不佳。刻诊：神志清，精神差，表情痛苦，夜不能寐，不呕、无汗、不恶寒、口苦、大便干、小便正常、左侧头痛，疼痛性质为闷疼，舌红苔黄，脉左弦数，右滑大。详询：半年前是否有外感病史？病人诉：有。辨证为：邪阻少阳，郁而化热。

治则：和解少阳，通腑泄热，小柴胡加芒硝汤。

处方：柴胡24 g，黄芩12 g，半夏12 g，党参18 g，甘草6 g，生姜12 g，大枣15 g，芒硝25 g，（烊化）。3剂，每日1剂，水煎服。

3月10日复诊，头痛缓解，心情舒畅，大便正常，唯感头闷，原方减芒硝继服5剂，症状基本好转，随访未再复发。

步按：《伤寒论》太阳病过经10余日柴胡证仍在者可与小柴胡汤。患者左侧偏头痛，头两侧为少阳经循行路径，少阳郁滞，经气不舒，不通则痛，故头痛，脉弦数，舌红，口苦，少阳证仍在，不呕、大便干结，肠道已有积热，但尚未影响胃气和降，故用小柴胡汤和解少阳，芒硝咸寒软坚通腑泄热，经气和腑气通则头痛止。

2　荨麻疹

患者，女，25岁，2019年4月20日就诊，患者体质素虚，皮肤荨麻疹年余，口服抗过敏西药，反复发作，一直未愈。刻诊：神志清，精神差，面色白，恶风寒，但后背汗出，小便色白，频数不畅，皮肤红疹呈片状分布发痒，脉细弱，舌淡苔白滑。辨证为：气虚营卫不和，膀胱气化不利。

治则：调和营卫，温阳化气利水，桂枝汤合五苓散加减。

处方：猪苓18 g，茯苓18 g，泽泻30 g，桂枝12 g，白术18 g，白芍12 g，生姜12 g，大枣15 g，黄芪30 g。3剂，每日1剂，水煎服。

4月23号复诊，荨麻疹未再发作，背部汗出好转，恶风减轻，小便频数明显好转，效不更方，继服10余剂而愈。按伤寒论太阳病篇，太阳病或已发热或未发热必恶寒。说明有一份恶寒就有一份表证，患者虽然患病日久，但太阳证仍在，故仍恶风寒，脉细弱为气虚之脉，表虚风邪袭表，营卫郁滞则发为荨麻疹。舌淡苔白滑为阳虚津不化之舌苔，小便频数不畅为膀胱气化不利所致，后背为足太阳膀胱经循行，气化不利加之营卫不和，津液循经外泄故后背汗出，五苓散和桂枝汤加黄芪药证相符，故其效显也。

3　胸痹

王某，男，54岁，农民，2017年12月25日初诊。

患者胸中凉疼20余年，每年冬季发作，每次发作于夜晚1~2点，发作时心中凉疼，浑身发凉，如躺冰窟，加被数双，仍暖不热，痛苦不堪。详询发病原因，20年前冬季与家人生气后出门干活，汗出后口渴，随饮凉茶一杯，当晚即发病。后在县内多家医院做全身检查，未发现明显异常。在当地遍防明医，间断治疗20余年，皆效果不佳。后经人介绍前来找余诊治。

刻诊：神志清，精神差，面色微青，恶风寒，四肢冰凉，脉沉弦细，舌暗淡，苔黄燥，大便偏干，小便正常。辨证为：寒气互结，心阳痹阻证。

治则：温通心阳，破气散结。方用：大黄附子细辛汤和桂枝去芍药加桂汤。

药物组成：大黄12 g，附子50 g，细辛9 g，桂枝30 g，甘草15 g，生姜15 g，大枣15 g。3剂，每日1剂。水煎服。

12月28复诊，患者喜形于色，诉心中凉疼减半，夜间已不须加被而卧，夜半全身冰凉已缓解，大便通畅，心情舒畅。上方大黄改酒大黄9克继服10余剂而愈，随访至今未再复发。

按此病患者生气后饮凉茶而发病，生气后肝气横逆，遇寒结于胸中，心阳痹阻心脉不畅，故心中凉疼，四肢冰凉。肝气郁结，寒阻胸中，气机升降失常，久则腑气不畅而大便干苔黄燥。大黄苦寒泄下破气，附子、细辛辛散温通，合用荡涤胸中久积之寒邪，并通腑泄热。桂枝、甘草入心经而通心脉，量大效专而力宏，生姜、大枣和胃安中，诸药相和而用，方症相符，效诺桴鼓。

小结：先师张仲景创《伤寒伦》流传1800余年，注家数百，膜拜追随者不计其数。究其原因，先师示我们以辨证之理，用药精妙，药虽寥寥数味，却能含五味，平阴阳，通五脏，开六腑，药少而力专，直达病所祛疾除顽。诚如先师所言："若能寻余所集，思过半矣。虽未能尽愈诸病，庶可见病知源。"

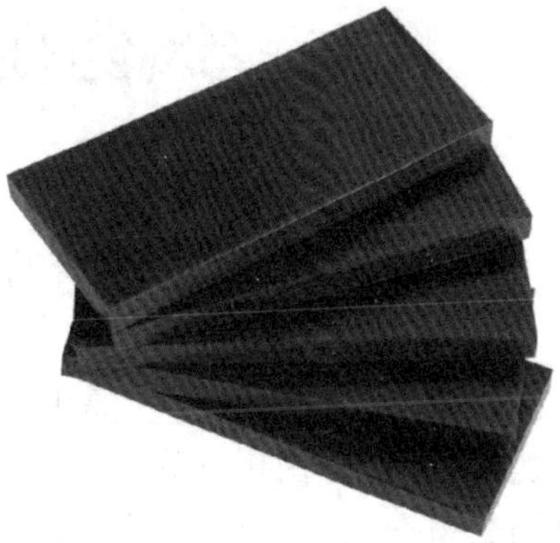

阿胶：

【别名】傅致胶，盆覆胶，驴皮胶。

【汉语拼音】ē jiāo

【动物形态】驴，体形比马小，体重一般200 kg左右。驴肉的头型较长，眼圆，其上生有一对显眼的长耳。颈部长而宽厚，颈背鬃毛短而稀少。躯体匀称，四肢短粗，蹄质坚硬。尾尖端处生有长毛。驴的体色主要以黑、栗、灰三种为主。中国著名的品种关中驴，体形高大，繁殖力强。

【功能主治】滋阴补血，安胎。治血虚，虚劳咳嗽，吐血，衄血，便血，妇女月经不调，崩中，胎漏。

①《本经》："主心腹内崩，劳极洒洒如疟状，腰腹痛，四肢酸疼，女子下血。安胎。久服益气。"

②《别录》："丈夫小腹痛，虚劳羸瘦，阴气不足，脚酸不能久立，养肝气。"

③《药性论》："主坚筋骨，益气止痢。"

④《千金·食治》："治大风。"

⑤孟诜："治一切风毒骨节痛，呻吟不止者，消和酒服。"

⑥《日华子本草》："治一切风，并鼻洪、吐血、肠风、血痢及崩中带下。"

⑦《纲目》："疗吐血、衄血、血淋、尿血，肠风，下痢。女人血痛、血枯、经水不调，无子，崩中，带下，胎前产后诸疾。男女一切风病，骨节疼痛，水气浮肿，虚劳咳嗽喘急，肺痿唾脓血，及痈疽肿毒。和血滋阴，除风润燥，化痰清肺，利小便，调大肠。"

⑧《纲目拾遗》："治内伤腰痛，强力伸筋，添精固肾。"

风药在临床当中的应用

高 崇
（河南省南阳市社旗县中医院）

在谈风之前先谈谈中医的气，气是中国哲学一个非常重要的范畴，在中国传统文化中气通常是指一种及其细微的物质，是构成世界的本源。内经继承和发展了先秦气一元论学说，并将其应用到医学中来，逐渐形成了中医学的气学理论。中国的哲学先贤老子，2000多年前在《道德经》中就提出了“通天下者一气耳”，1800多年前医圣张仲景在《金匮要略》中提到了“夫人禀五常，因风气而生长，风气能生万物，亦能害万物”的理论。中医从气是宇宙的本源、是构成天地万物最基本的元素这一基本观点出发，认为气是构成人体最基本的物质。人是天气下降，地气上升，天地之气交感而生，故曰：“人以天地之气生，四时法承，天地合气，命之曰人。”

中医学认为气是世界的本源物质，气具有永恒的运动属性，故物质世界处于运动变化中，整个世界就是一个由气到形、有形成气、行气转化的过程，故有“气聚则生，气散则亡”之说。说完了气我们再说风，风是什么？风是不是气的一种运动形式呢？我认为风就是气的一种运动形式，对人来说，身体内生之风为内风，以升降出入的形式存在也就是我们常说的气化，人体的生命活动，实际上就是气化的一种表现，气化的失常是人体生病的内因；我们再说说体外之风，亦是气的一种运动形式，它的太过与不及也是人体致病的一种外在因素，气可以挟湿、挟寒、挟热、挟火、挟燥等共同致病统称为外邪，故曰“风为百病之长”。我认为人体生病，实际上就是在内因和外因的作用下，人体气化失常的一种状态。

如果说风是气的一种运动状态，气化失常是病的一种状态。作为中医我们从气化理论出发来治病，实际上就是用中药恢复人体正常气化功能的一种方法手段，明白了以上的道理，我们也就明白了为什么风药在临床有着广泛的应用的道理。风药在临床中最常用的主要有以下几个方面：

一、在外感病及风湿疼痛及过敏性疾病中的应用，这是风药最常用的一个方面。感冒是最普通常见病，治疗起来并不简单。我们中医院校教材中常将感冒分风寒、风热、气虚、阴虚等证型，但临床中这种单纯的外感不多，我在临床就遇见很多病机复杂的病人。病例：患者，李某，女，56岁。主诉：头晕、恶心、流清涕年余。既往史：患者一年前头晕、恶心，在我院做头颅核磁检查显示：多发腔隙性脑梗塞，脑动脉硬化。在中医院输液半月后症状有所改善，但出院后症状很快反复，经多方治疗一直未愈。经人介绍前来我处就诊。刻诊：神志清，精神差，面色发红，头晕，恶心，怕风，恶寒，易汗，流清涕，大便黏腻，一日一至二次，小便稍频，舌红，苔黄腻，脉弦滑。辨证：恶寒，恶风，流清涕，有风寒在表，头晕恶心少阳症见，易汗出阳虚卫气不足，舌红苔黄腻大便黏腻肠道湿热，脉弦主瘀、滑主痰主湿。综合舌脉症辨证为：太阳少阳合病加阳虚证加肠道湿热证。方选：桂枝汤+玉屏风散+小柴胡汤+葛根芩连汤+附子。药物：桂枝12 g，白芍12 g，白芷12 g，生姜12 g，大枣15 g，黄芪30 g，白术15 g，防风12 g，柴胡24 g，黄芩12 g，姜半夏15 g，甘草9 g，葛根24 g，黄连9 g，附子18 g。水煎服3剂。二诊：患者诉服上方后大便黏腻明显好转，头晕，恶心减轻，汗出流清涕好转，仍感恶风，恶寒。舌暗红，苔黄腻好转，药已中病，效不更方继服5剂。三诊：患者头晕、恶心活动后稍有，汗出、恶风寒、流清涕、大便黏腻其本好转，舌质转为暗淡，苔转为薄腻微黄。湿热之邪黏腻不易祛除，以上方为基础加减调理月余痼疾得除。在治疗风湿疼痛病、过敏性疾病中也常用到风药。如：独活寄生汤，麻黄加术汤，麻黄附子细辛汤，通痹汤，乌头汤，消风散，过敏煎等。

二、在脾胃病中亦可用到风药，脾的升清与肝气的生发功能，均须轻清上浮之性，而风药正符合这一特性，余在临床治疗脾胃病就经常用到风药。病例：患者，陈某，女，52岁，2019年7月9日初诊。主诉：患者患慢性腹泻3年，加重月余。既往史：慢性胃炎、结肠炎病史3年。现病史：1个月前饮食不节后出现脘腹胀满，大便不爽，日两三次有坠重之感。刻诊症见：神志清，精神差，面色发白无光泽，全身乏力，舌淡红，苔黄白而腻，小便正常。辨证：肝脾不和，中焦寒热错杂。治疗：疏肝补脾，调和肠胃，升清止泻。方用：半夏泻心汤合葛根芩连汤加风药。药物组成：半夏12 g，党参18 g，黄连9 g，黄芩9 g，干姜9 g，甘草6 g，葛根24 g，炒白术18 g，白芍15 g，防风15 g，藿香15 g，鸡内金15 g，木香6 g，焦三仙各15 g。水煎服，日1剂，先服5剂。二诊：患者精神好转，面色转红，诉服上药后腹胀减轻，大便黏腻好转，日一次，饮食增加，病情好转，继服7剂。三诊：患者喜告不适症状消失，问是否还须服药治疗。余嘱其服人参健脾丸，以善后。此例患者在辨证的基础上加上了防风、葛根、藿香升清脾阳，起到了事半功倍的效果。

三、在中风病中的应用，我在临床中治疗中风就善用风药，除一小部分病人，舌红少苔脉弦细的阴虚阳亢体质外，大部分病人用风药治疗都取得了较好疗效。

我在临床当中，经常用到金匮要略中的候氏黑散小续命汤来治疗脑卒中均取得了较好的疗效。现就举两例我在临床中遇到的病例。

病例一：患者贾书芳，女，78岁。既往史：糖尿病史20余年，冠心病、脑梗塞病史5年余，平时体质较差，但能自己照顾自己。一天前患者家属叫其起床时发现患者左侧肢体偏瘫自己不能坐立，不能行走随送入我院，门诊以“脑梗塞”收住入院。门诊查头颅核磁：多发脑梗塞，右侧基底节区片大片脑梗塞。多发脑动脉硬化，脑血管狭窄。刻诊查体：患者左侧肢体偏瘫，肌力约为2级，面色发白无光泽，精神差，意识尚清，呼之能应，反应迟钝，饮食差，睡眠可，大便数日一行、偏干，小便稍频，脉弦紧，舌淡苔白滑。病因病机：患者年老体弱，气血亏虚，痰浊内生，卒遇邪风挟痰阻络，经络不通，肢体失用，故偏瘫。中医辨证属中风（风痰阻络型），治法治则：补气养血，祛风化痰通络。方用：小续命汤加减。药物组成：麻黄9 g，桂枝12 g，杏仁15 g，甘草6 g，川芎15 g，当归15 g，人参18 g，干姜12 g，石膏18 g，防风12 g，黄芪50 g，白术15 g，杜仲30 g，火麻仁15 g，瓜蒌15 g。水煎服3剂。二诊：家属喜告，患者能独自坐立，左侧肢体能屈伸，左下肢在家人搀扶下可以站立，但不能行走。饮食正常，大小便恢复正常，睡眠可，脉仍弦但紧已好转，舌淡苔白。药已中病效不更方，继服3剂。三诊：患者家属喜出望外，患者左侧肢体肌力明显好转，在家人搀扶下已能行走，左手能拿馍拿碗自己吃饭，饮食正常，大小便及睡眠正常，脉弦有力，舌淡苔薄白。病情稳步好转，仍须巩固治疗，守上方去麻仁、瓜蒌继服10余剂，患者病愈出院。按：此例患者年龄偏大，体弱多病，家属在入院时已有病人瘫痪在床的心理准备，没想到在配合中药的情况下可以痊愈，故患者家属再三表达感激之情。此患者气血亏虚是内因，外感风邪是外因，在内外因作用下，经络运行受阻，气化不畅肢体失用，故治疗时标本兼治，内补气血，外祛邪风，病人虽年高体弱仍用了麻黄、桂枝、防风等风药，并且取得了较好的疗效。

病例二：2020年2月8日就诊。患者，薛松扬，男，72岁。既往史：患者有高血压病史2年余，2个月前因头晕在县医院住院治疗。诊断为：脑梗塞，出院后一直服西药巩固，但头晕仍间断发作。2月8日夜间11点多突然发病，头晕，失语，肢体无力，急打120就诊，被救护车接入我院，入院查头颅核磁：脑干、桥脑、小脑、额叶等处脑梗塞，脑动脉多发硬化，脑血管多处狭窄。门诊以脑梗塞收住入院，西医给予对症处理，患者家属要求配合中药治疗。刻诊症见：神志清，精神差，言语不清，视物模糊，有重视现象，头晕，头蒙，双下肢无力，在家人搀扶下可以行走，但活动后头晕头蒙加重，大小便尚可，饮食差，脉弦滑有力，舌淡苔黄腻。中医辨证：中风（肝风内动、肝阳上亢）。治疗法则：平肝潜阳，息风通络。方药选用：候氏黑散加减。药物组成：菊花30 g，黄芩15 g，牡蛎30 g，桂枝12 g，细辛6 g，防风12 g，川芎9 g，当归15 g，党参30 g，茯苓15 g，白术15 g，白芍15 g，甘草10 g，桔梗12 g，矾石9 g，干姜9 g。水煎服3剂。二诊：患者诉头晕头蒙减轻，失语好转，能说简单的词语，重视亦好转，舌暗淡苔黄，二便正常，睡眠较前好转，药已中病，守方3剂。三诊：患者喜告头晕头蒙活动后仍有，但已能自己行走，能正常对话，只是吐字不大清，重视仍有，二便及饮食可，病情明显好转，守此方10余剂患者病愈出院，嘱其出院后继续服中药2~3个月以巩固疗效。按：此例患者亦为老年男性，肝肾亏虚，肝阳上亢故脉弦，舌暗淡为脾阳虚血瘀，用侯氏黑散正合病机，方中菊花、黄芩、牡蛎平肝息风；桂枝、细辛、防风祛风通络，经络阻滞唯风药可通行上下十二经；川芎、当归、白芍养血活血，有“治风先治血，血行风自灭”之义；党参、干姜、甘草益气健脾，又可防止菊花、黄芩过寒伤及脾阳；桔梗、矾石可化顽痰，百病皆因痰作祟。诸药合用平肝息风，化痰通络，健脾养血，恢复气机正常功能，气化得行经络得通，故取得较好的疗效。

小续命汤与侯氏黑散在治疗中风病时经常用到，常常可以药到病除，收到较好疗效，我非常推崇这两个方子。《古今录验》续命汤，《金匮要略·中风历节病脉证治第五》中的附方：“治中风痱，身体不能自收持，口不能言，冒昧不知痛处，或拘急不得转侧。”孙思邈：“大续命汤治肝厉风，卒热喑废。通治五脏偏枯贼风。又治大风经脏，奄忽不能言，四肢垂曳，皮肉痛痒不自知。宜产后及老小等方。尤在泾：痱者，废也，精神不持，筋骨不用，非特邪气之扰，亦真气之衰也。”药物组成：麻黄三两，石膏三两，人参三两，当归三两，桂枝三两，甘草三两，川芎一两，杏仁十枚，干姜三两。功效：祛风清热，益气活血。主治：素体气血亏虚，复感风邪，导致脏腑功能失调，痰浊瘀阻之证。症见：猝然口眼蜗斜，身体不能自收持，或半身不遂，舌强不能语，冒昧不知痛处，或拘急不得转侧。唐宋以前多以“内虚邪中”立论，治疗中风主要用大小续命汤绵延数百年。《千金要方·诸风》云：“依古法用大小续命汤，通治五脏偏枯贼风。”说明当时续命汤为五脏偏枯中风之通治方。可宋以后多以内风立论，刘河东、李东坦、朱丹溪各持一家一说，视心火、气虚、痰热等为中风的主因。程门雪在言及中风时，建议适当加入羌活、独活、防风之类祛风药，疗效较好。本方以益气养血，祛风散寒，攻补兼施，寒热并用见功，适宜于气血俱虚，感受风寒所致之中风风痱证。后世医家对此方多有评述，认为此方适宜于中风病初期的风痱证，即中经络，而未入脏腑，所见为突然发病，四肢活动不利，或兼语言不利，或拘急不能转侧。

侯氏黑散《金匮要略·中风历节病脉证治第五》：“大风，四肢烦重，心中恶寒不足者，侯氏黑散主之。汪双池，四肢烦重而言中风者，有中风证如喎僻不遂，脊不屈伸之类，仲景书简故只以中风二字该之。心中恶寒不足，见非外恶风寒，但心中怯畏寒耳。此则内虚而血气皆不足，风淫将入脏也，故《外台》用治风癫。陈修圆：此方为逐风填窍之神剂。凡中风证初患，未经变热者宜之。病后尤赖以收功，免致再患为终身之废疾。”方药组成：菊花四十分，白术十分，细辛三分，茯苓三分，牡蛎三分，桔梗八分，防风十分，人参三分，矾石三分，黄芩五分，当归三分，干姜三分，川芎三分，桂枝三分。功效：益气扶正，化痰息风。主治：风邪直中、正气不足、风痰瘀阻之证。主要表现为头晕头痛，中风卒倒，四肢烦重，半身不遂，心中恶寒，胸闷短气。或者魂梦颠倒，精神恍惚，心悸，心烦，倦怠乏力，呕吐痰涎，面色萎黄，舌淡，脉细弱。常用本方根据辨证加减治疗中风、高血压、高血脂、风寒湿痹角膜云翳等。治疗中风病，适应于气虚受风风痰阻瘀的患者。南京中医药大学丁光迪认为：侯氏黑散对中风病有很好的疗效，关键在于组方之巧妙，集搜风、祛风、息风于一身，使其发挥协同作用。侯氏黑散用大量的祛风药以达到治疗中风后遗症的目的。君药菊花、臣药防风均为去风药，配伍祛风之川芎、细辛、桂枝、当归，《神农本草经》谓川芎治“中风入脑头痛，寒痹筋挛缓急”；细辛善喑风卒倒，不省人事；桂枝祛风更为仲景推崇；当归补血活血，以达到“血行风自灭之”的目的。侯氏黑散对于中风初期以及中风后遗症均有良好的效果。

综上所述，风药在临床中有着广泛的应用，在《伤寒论》及《金匮要略》中就有大量的风药的应用，风药具有轻清升散的特性，在气机的升降开合失常病态时，可以达到祛邪外出、恢复身体正常气化状态的作用。

家传健脾和肝汤治疗胃脘痛疗效观察及安全性评价

邹小龙
（广东深圳　518067）

【摘要】目的观察家传健脾和肝汤对胃脘痛的治疗效果及安全性。方法：对本院2013年11月到2018年12月间收治的患者进行抽样，选取64例胃脘痛患者作为样本，对照组采用常规治疗手段，观察组采用家传健脾和肝汤进行治疗，对比治疗效果。结果：在本次研究当中，观察组患者在进行家传健脾和肝汤进行治疗之后，患者的总有效率达到93.75%，对照组仅为78.13%，存在明显的差异，具有统计学方面的意义。结论：64例胃脘痛患者，通过采用家传健脾和肝汤为治疗方案，均取得了满意的治疗效果，同时保证治疗的安全性，在临床中的推广价值较高。

【关键词】胃脘痛；家传健脾和肝汤；安全性

近年来，在人们的生活方式与饮食习惯发生变化的情况下，许多胃肠道疾病的发病率不断增加，对患者的生活质量产生了很大的威胁。胃脘痛作为一种比较常见的疾病，患者多表现为上腹部胃脘处疼痛，发病机制多于饮食不节、忧思烦恼怒等有关，使得患者出现气机不畅，从而造成胃部的病变，使患者的生活质量受到了影响。[1]而随着中医理论的快速发展，中医药治疗胃脘痛现已取得可喜的效果并得到了较好的传承，在对胃脘痛进行治疗的过程中，我们通过采用家传健脾和肝汤，能够有效地实现对胃脘痛的治疗效果，并保证患者治疗过程的安全性。[2]本研究对本院2013年11月到2018年12月间收治的患者中进行抽样，选取64例胃脘痛患者作为样本，对家传健脾和肝汤在胃脘痛方面的治疗效果与安全性进行探究。

1　资料与方法

1.1　一般资料

在本院2013年11月到2018年12月间收治的患者中进行抽样，选取64例患者作为样本，在分组过程中，采用随机分组方式，观察组与对照组均为32例。在样本患者当中，男性患者共有36例，女性患者28例，年龄分布在21岁到65岁的范围当中，患者的平均年龄为（35.21±3.45）岁。在对临床资料进行统计学分析之后，并没有表现出明显的差异（$P > 0.05$）。

1.2　方法

对照组患者采用常规的治疗方案进行治疗；观察组则需要采用家传健脾和肝汤进行治疗15天为一个疗程。观察组患者服用的家传健脾和肝汤按照9 g白芍，4.5 g炒防风，6 g陈皮，9 g炒白术，9 g白蒺藜，9 g山药，9 g炒扁豆，9 g丹参，15 g麦芽，15 g炒谷配制。而成，采用水煎服，每日1剂。[3]对比两组患者在服用1个疗程之后的治疗效果。

1.3　统计学方法

在两组患者进行数据收集整理之后，采用统计学工具SPSS18.0进行计算，采用t检验，衡量标准则选择$P < 0.05$作为统计学意义。

2　结果

本次研究中，观察组患者在进行家传健脾和肝汤进行治疗之后，患者的总有效率达到93.75%，对照组仅为78.13%，存在明显的差异，具有统计学方面的意义（$P < 0.05$）。用药一个疗程后对家传健脾和肝汤治疗组患者全部进行肝功和肾功检查并随访1年均未发现副作用，安全性稳定。

表 1 两组患者有效率对比

组别	例数（例）	显效（例）	有效（例）	无效（例）	总有效率
观察组	32	16	14	2	93.75%
对照组	32	10	15	7	78.13%

3 讨论

在人们的生活方式与饮食习惯发生变化的情况下，许多胃肠道疾病的发病率不断增加，对患者的生活质量产生了很大的威胁。胃脘痛作为一种比较常见的疾病，患者多表现为上腹部胃脘处疼痛，发病机制在于饮食不节、忧思烦恼怒等，使得患者出现气机不畅，从而造成胃部的病变，使得患者的生活质量受到了影响。而随着中医理论的快速发展，中医药在各类疾病质量当中的效果得到了有效的发挥，在对胃脘痛进行治疗的过程中，通过采用家传健脾和肝汤，能够有效地实现治疗效果的改善，保证患者治疗过程的安全。对于胃脘痛患者来说，其自身的病程相对较长，同时治疗难度很大，这就使得在进行治疗的过程中，必须明确辨证，从而采取恰当的用药方式，患者在治疗期间，必须坚持长期服用，同时治疗过程中药对情绪进行有效的把控，做到心平气和，避免出现不良情绪，实现治疗效果的改善。在本次研究当中，观察组患者在进行家传健脾和肝汤进行治疗之后，患者的总有效率达到93.75%，对照组仅为78.13%，存在明显的差异，具有统计学方面的意义（$P < 0.05$）。并且用药一个疗程后对家传健脾和肝汤治疗组患者全部进行肝功和肾功检查并随访1年均未发现副作用。

综上所述，在当前的临床治疗当中，胃脘痛患者通过采用家传健脾和肝汤的治疗方案，能够有效地实现自身治疗效果的提升，同时保证治疗的安全性，在临床当中的推广价值较高。

参考文献：

[1] 赵娟，顾克明．肝胃不和型胃脘痛选择疏肝健脾和胃法治疗的临床观察 [J]．中西医结合心血管病杂志（电子版），2016,4(33):179-179.

[2] 曲东辉，陈宇光，焦志玲．曲生教授运用温中健脾行气止痛法治疗胃脘痛经验选萃 [J]．临床医药文献电子杂志，2016,3(27):5512-5513.

[3] 房鹏，赵峻，李少玲，等．疏肝健脾和胃法治疗肝胃不和型胃脘痛的临床观察 [J]．陕西中医，2016(2):138-142.

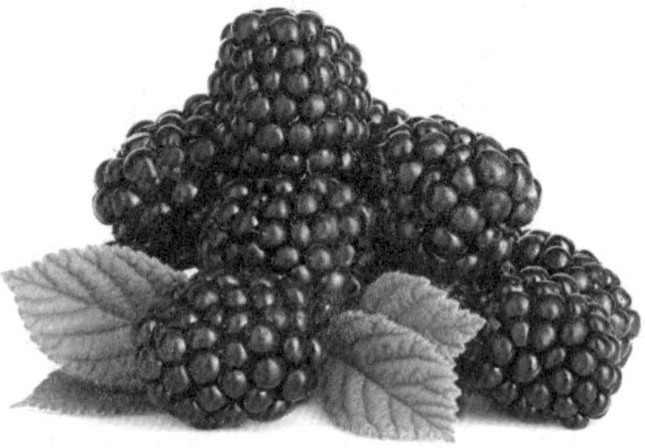

桑椹：

【别名】葚，桑实，乌椹，文武实，黑椹，桑枣，桑葚子，桑果，桑粒，桑藨。

【汉语拼音】sāng shèn

【植物形态】干燥果穗呈长圆形，长1～2厘米，直径6～10毫米。基部具柄，长1～1.5厘米。表面紫红色或紫黑色。果穗由30～60个瘦果聚合而成；瘦果卵圆形，稍扁，长2～5毫米，外具膜质苞片4枚。胚乳白色。质油润，富有糖性。气微，味微酸而甜。以个大、肉厚、紫红色、糖性大者为佳。

【功能主治】补肝，益肾，息风，滋液。治肝肾阴亏，消渴，便秘，目暗，耳鸣，瘰疬，关节不利。

①《唐本草》：“单食，主消渴。”

②《本草拾遗》：“利五脏关节，通血气，捣末，蜜和为丸。”

③《本草衍义》：“治热渴，生精神，及小肠热。”

④《滇南本草》：“益肾脏而固精，久服黑发明目。”

⑤《纲目》：“捣汁饮，解酒中毒，酿酒服，利水气，消肿。”

⑥《玉楸药解》：“治瘰淋，瘰疬，秃疮。”

⑦《本草求真》：“除热，养阴，止泻。”

⑧《随息居饮食谱》：“滋肝肾，充血液，祛风湿，健步履，息虚风，清虚火。”

⑨《现代实用中药》：“清凉止咳。”

⑩《中药形性经验鉴别法》：“安胎。”

薛伯寿教授运用四逆散加味治疗儿科病症举隅*

张龙生[1] 薛燕星[2] 张家成[1] 指导老师：薛伯寿[2]

1. 北京中医药大学东直门医院东区（北京 101100）

2. 中国中医研究院广安门医院（北京 100053）

【摘要】四逆散出自《伤寒论》第318条，主治少阴病四肢厥逆之证。其历经千年，历代医家虽在四逆散的理解方面不尽相同，但对四逆散的使用却不断深入和发挥，不仅临床应用广泛，出现了逍遥散、柴胡疏肝散、血府逐瘀汤等演变方。薛伯寿教授以四逆散为基础方治疗临床各类病症屡见奇效，且对此方有自己独特的见解。本文通过对薛老在儿科方面运用四逆散的若干验案归纳总结，阐述薛老"治病求本，当以气机为先"的主导思想。

【关键词】四逆散；薛伯寿；儿科；气机为先；医案

薛伯寿教授20世纪70年代师从中医大家蒲辅周，具有扎实的理论基础和丰富的临床经验。学生有幸随师侍诊，老师经常运用经方四逆散治疗临床各科疾病，疗效显著。老师曾说："四逆散是个升降开合、刚柔相济的好方子，要好好研究。"学生谨遵师训，对老师在临床中运用四逆散治疗的诸多病例多有关注和学习，同时也粗略对历代各家在四逆散方面的认识进行了研究，可谓获益良深。薛老在经方活用方面功力之深、治疗疾病种类之广实让人叹为观止。得知四逆散在儿科临床使用报道甚少，学生不才，将老师灵活运用经方四逆散加味治疗儿科病症的粗浅感悟整理报告如下：

1 验案举例

1.1 小儿腹痛

石某，男，6岁。因"腹痛阵作2月"于2013年9月17日就诊。患儿2月前因吹空调受凉后出现腹痛，以脐周阵发胀痛为主，一日腹痛发作5～6次，腹痛喜温喜按，无恶心腹泻，伴头颠顶胀痛，纳呆，大便成形，2～3天一行，在外院检查未见异常，曾口服中药"四君子汤""建中汤"等治疗2月未效，来诊。舌淡红苔薄白，脉弦。辨证：寒凝肝郁，肝脾不和。立法：疏肝健脾、散寒止痛。处方：柴胡8 g，枳壳6 g，炒白芍8 g，炙甘草6 g，乌梅1枚，川椒3 g，细辛2 g，川芎8 g，黄连4 g，防风6 g，炒白术6 g，陈皮5 g，生姜2片，大枣4枚。7服，水煎200 mL，分两次口服，日一剂。

7日后复诊，诉服药后腹痛逐渐缓解，犯病次数少，痛已微，头痛减轻，舌脉如前。效不更方，上方加当归8 g，吴茱萸4 g。续服随访药后腹痛消失，纳可，大便成形，日一行。

按：患儿因受凉后腹痛，曾在多家医院就诊，辨证为"脾胃虚寒"，以四君、建中类治疗，但疗效并不满意。老师宗《素问·举痛论》篇"寒气客于肠胃，厥逆上出，故痛而呕也"之意，又兼顾小儿为纯阳之体，具有肝常有余、脾常不足的生理特

*基金项目：本文由北京中医药薪火传承"3+3"工程蒲辅周名家研究室提供，"十二五"国家科技支撑计划课题：名老中医特色有效方药传承研究（课题编号：2013BAI13B04）资助。

*作者简介：张龙生，男，中医内科主任医师，第三批全国优秀中医临床人才。

△指导老师

点，认为其病机关键在于“寒凝阳郁、气血逆乱”。寒为阴邪，寒主收引，寒凝则阳郁气滞，腹部中寒，寒邪搏结以致阳气郁滞，气机不畅，气血失调，木郁乘脾，肝脾不和，所以腹痛反复发生，厥阴之脉达于巅顶，今肝郁气血失调，不能上荣于头，故头痛。因患儿无大便溏稀、舌胖大、脉沉等脾胃虚寒表现，故辨证属“寒凝肝郁、肝脾不和”，治当“疏肝健脾、散寒止痛”为法。

患儿因寒犯厥阴而病，肝为将军之官，其性刚暴，风木一动，则恃强凌弱而善干他脏，近者侮脾乘胃，远者冲心犯肺，上下左右无所不至。故老师取厥阴主方乌梅丸中乌梅以酸制风，酸属木味，其先入肝，酸性收敛而主阴静，风性疏散而属阳动，故“以酸制肝”“风淫所胜……以酸泻之”正属对治，风木一旦平息，余气自复顺降；取川椒、细辛以暖脾除寒；阳气郁久则化热，故取黄连以清热，兼制辛热诸药，以杜伤阴动火之弊；生姜辛温散寒，走而不守。小儿脾常不足，木郁乘脾，肝脾不和，故老师用白术以补脾燥湿健运，实土以御木乘；陈皮理气醒脾以调中；防风散肝舒脾而胜湿，与乌梅、芍药相配，一散一敛，则气机畅达。

患儿患病两月余，当属内有久寒。厥阴主肝为血室，故以当归润之滋之；吴茱萸入肝胃二经，配生姜为伍，既可散肝经之寒邪，又可除中宫之陈寒，更不伤及阴血，一举而三得。

1.2　咳嗽

王某，男，4岁，2014年11月7日初诊。咳嗽1周。1周前受凉后出现高热，咳嗽，伴咽痛，口服消炎药及退热药后热退，但仍咳嗽，咳吐黄黏痰，鼻塞，手足发凉，纳可，大便干，舌红，苔略黄，脉滑。诊为咳嗽，证属余热未清，肝木侮金，治以疏肝清肺止咳。处方：柴胡8 g，枳壳6 g，白芍8 g，炙甘草6 g，荆芥穗5 g，桔梗6 g，苏叶5 g，杏仁8 g，陈皮6 g，焦三仙（各）8 g，连翘8 g，前胡6 g，紫菀6 g，枇杷叶6 g。6剂水煎服。

二诊：咳嗽好转九成以上，唯晨起吸凉空气后稍有咳嗽，上方加蝉衣4g，防风6g，乌梅1枚。再服3剂后咳嗽痊愈。

按：患儿受凉后发热，虽经退热治疗，但余热未清，热邪内留，而致气血不畅，故见痰黄便干、舌红苔黄却四肢发凉之症。肺主一身之气，肝以调达为顺，肝郁而肺气上逆而咳。投以四逆散调理气血，疏肝清热，再佐以桔梗、苏叶、杏仁、连翘、前胡、紫菀、枇杷叶清肃肺气。气机通畅，肺气通利，则咳嗽自止。患儿二诊只见晨起吸凉空气后咳嗽，以原方加用蝉衣4 g，防风6 g，乌梅1枚，以祛风，咳嗽痊愈且大便调顺、手足自温，当为气机舒畅故也。

1.3　厌食

杨某，男，3岁，2014年11月23日初诊。纳呆2周。患儿平素喜食肉食，一见肉食则狼吞虎咽，无肉则水谷不进。身体较同龄人偏瘦，便干，2~3日一行，大便恶臭，夜寐不实，夜间磨牙，爱发脾气。近2周纳呆厌食，来诊。唇红，舌尖红，苔白略厚，脉滑。诊为厌食，证属食滞内阻，治以疏肝导滞。处方：柴胡8 g，枳实5 g，白芍8 g，炙甘草6 g，黄芩6 g，法半夏5 g，厚朴5 g，蝉衣4 g，僵蚕6 g，姜黄5 g，酒军4 g，决明子5 g，杏仁6 g，生姜3片，大枣6枚。14剂水煎服。

后电话询问家长，诉患儿服药后食欲明显增加，大便通畅，一日一行，夜寐安。嘱其做好科学育儿，控制零食冷饮，避免饮食单一或偏食，培养孩子素食为主的饮食习惯。

按：《小儿药证直诀·虚羸》云：“脾胃不和，不能乳食。”《杂病广要》也云：“脾不和则食不化，胃不和则不思食，脾胃不和则不思而且不化。”小儿脏腑娇嫩，形气未充，胃小且弱，脾常不足。该患儿喜食肉食，久则食滞不化，导致脾胃不和，受纳运化失健而见诸症。治疗当以消食导滞、健脾助运为法。但老师以四逆散疏肝理气；升降散升清降浊；合以黄芩、半夏、厚朴辛开苦降以导滞；杏仁宣肺开郁通滞。方中以通腑调畅气机为主，正合经云“土得木而达”之意，六腑宜通，气畅则食滞自消，体现了老师“治病求本，气机为先”的思想。

2　讨论

2.1　四逆散治疗疾病应以“气机为先”

仲景将四逆散归属少阴病类治方，《伤寒论》

中少阴病提纲为“少阴之为病，脉微细，但欲寐也”，然其病因病机却是历代医家争论的重点。成无己言“四逆散以散传阴之热也”[1]，认为四逆散证为热厥，即邪热内郁、不能外达于四末而至“四逆”；《医方集解》中汪昂所述的病机为“阳邪传里而成四逆，有阴进之象”[2]，认为此证为寒厥，为阳气虚衰、阴寒内盛所致；张令韶言，“枳实，形圆臭香，胃家之宣品也，所以宣通胃络，芍药疏泄经络中之血脉，甘草调中，柴胡启达阳气而外行，阳气通而四逆温矣”，提出四逆散是从肝胃论治；此外，《医宗金鉴》云：“故君柴胡以疏肝之阳，臣芍药以泻肝之阴，佐甘草以缓肝之气，使枳实以破肝之逆”，认为四逆散是从肝胆论治，申子龙等[3]提出四逆散证为少阴阳虚体质基础上所形成的肝气郁滞证，李翰卿认为四逆散证是阳气被郁不能宣达，同意古人提出的“阳为阴郁”之论说，李宇航[4]认为四逆散治疗少阴枢机不利采用了开阖以运枢机的手法，并且认为四逆散则是《伤寒论》中治疗三阴枢机不利的主方。

综合以上，关于四逆散的证治历代医家认识不一，真可谓仁智各见，寒厥、热厥等多有著说，薛老临证却不以此类为束缚，曾言：“治病求本，当以气机为先。”《素问·举痛论》云：“百病生于气也。”张景岳注解说：“气之在于人，和则为正气，不和则为邪气，凡表里虚实，逆顺缓急，无不因气而至，故百病皆生于气。”可见气机失调是百病之根源。人体的正常生命活动，赖以气机的升降出入正常。如肺的宣发与肃降，肝的升发条达，脾之升清运化，胃之降浊受纳以及肾水上济、心火下降等无不与气机的升降调畅有着密切的关系。气机升降失常，百病乃生。所以《素问·六微旨大论》云：“出入废，则神机化灭，升降息，则气立孤危。故非出入则无以生长壮老已，非升降则无以生长化收藏。是以升降出入，无器不有。”在治疗疾病上，必须以调理脏腑的气机升降，使之调场，达到阴阳平衡的目的，故《素问·至真要大论》曰：“疏其气血，令其调达，以致和平。”在这种思想指导下，老师提出“治病求本，气机为先”的观点，在辨证论治的基础上，重视气机的升降调畅，从调理气机入手。而四逆散升降开合、刚柔相济，确为调畅气机之妙方：方中柴胡苦平，入心包、三焦、肝、胆四经，和解表里，宣阳散郁，畅利气血，推陈致新；枳实苦寒，入肝、脾二经，破滞散痞，泻痰消积，助柴胡理气，此二者一升一降配合，实乃调和阴阳、舒畅气机之佳配；芍药味苦微寒，入心、肝、脾三经，行瘀止痛，散血消肿，助柴胡和血；甘草甘平，引诸药通行十二经，并能和中调胃，解散郁热。四药配伍，可使阳气畅达、气机舒畅、气血调畅、清阳得升。薛师云：从“治病求本，气机为先”去领悟四逆散的临床应用，方可达到广泛而灵活。阳气不振，气郁不畅；少阴枢机不利；阳郁、寒郁；肝胆脾胃郁滞；气血郁滞等，皆可取此方加减获效甚速。

2.2　四逆散的临床运用

张仲景论少阴病之“或咳，或悸，或小便不利，或腹中痛，或泄利下重”等症状，表明其与肺、心、肾、大肠有明确的关系，在临床上有着广泛的运用。曹烨民[5]以此方作为透邪解郁的基础方，将其与扶阳方结合起来治疗神经功能失调病，取得了显著的疗效；冯玉霞[6]认为四逆散疏肝理气、缓急止痛之功正切妇科痛证之机，临床运用于肝郁气滞之妇科痛证疗效甚佳；刘晓红[7]曾将此方加减应用于气血不和、寒滞经络阳郁不达之痹症，肝郁化火、肝胆湿热之蛇串疮，肝胃不和之功能性消化不良，肝郁气滞之胁痛，取得较好的疗效；李婷爱[8]将此方加减用于以气郁为主的失眠，疗效明显；冉太斌[9]应用四逆散加味治疗肝胆类疾病颇有心得。

从临床科研方面来看，近两年单纯使用四逆散的临床报道较少，基本以加减化裁或与他方合用的形式进行临床治疗。疾病涉及肝脏、消化道和精神情志等方面。其中肝脏疾病较为典型的是肝纤维化。孙守才等[10]应用加味四逆散协定方对乙肝肝纤维化的病人进行治疗，王超[11]也用加味四逆散进行肝纤维化的临床治疗。前者加味以丹参、桃仁为主，活血祛瘀；后者加味以穿山甲、鳖甲为主，通经散结。两者思路不同，但在降低乙肝病毒、肝纤维化标记物和改善肝功能方面都有一定的疗效。消化道疾病应用四逆散的报道以反流性病为主。该类疾病一般以胆汁返流和胃食管的反流为常见表现。白可公[12]与王海燕等[13]分别应用加味四逆散治疗该类疾病。前者治疗肝胃气滞型胆汁返流；后者治疗肝胃郁热型胃食管反流。虽加减化裁不同，但均在疏肝健脾、调畅气机的基础上进行。精神情志疾病应用四逆散一般以失眠为主，王冬柏等[14]和王慧慧等[15]对失眠的治疗进行了加味四逆散的应用，但两者的加味从药味和剂量上来说都已超过四逆散原方，大剂量应用酸枣仁和柏子仁，这也是临床较为常见的现象，虽然临床上依然称其为四逆散的加减应用，但笔者认为值得商榷。

薛老临床中在“调畅气机”的指导原则下运用四逆散治疗多种疾病常有疗效，尤其在儿科方面运用，真可谓出神入化。小儿为稚阴稚阳、阳强阴弱、纯阳之体，具有“三有余”（肝常有余、心常有余、阳常有余）、“四不足”（脾常不足、肺常不足、肾常虚、阴常不足）的特点。小儿脏腑强弱的不均衡，容易导致五脏生克乘制关系失调，突出表现在五脏生克乘侮的偏向性，通常可见脾虚肝旺、肾虚肝旺、肺虚肝旺、肾虚火旺及肝乘脾、肝侮肺、心侮肾等，其结果又加剧了脏腑的强弱不均衡，从而脏气不平诸证。前文所述例1中，其病证当属“寒厥”，例2之病证当属“热厥”，老师却不以“寒”“热”所惑，而以其气机不能通畅为辨证核心，皆投以四逆散，以畅达气机、疏肝理气，最终都获得了满意的疗效。而例3虽是脾胃病，但老师治疗以疏肝、调理气血为主，可谓“土得木而达”的临床体现。

3 总结

四逆散所治病症更多的是或然证，在临床应用中十分广泛。虽说历代医家认识不一，而这并不影响其临床使用，只要抓住其“调畅气机、调和阴阳”的主要功用，所见气机郁结不畅者便可投以四逆散。尤其因为儿科疾病的特殊性——小儿脏腑强弱的不均衡，更易导致气机失调，使得四逆散在各类儿科病症的使用更为广泛和有效。

参考文献：

[1] 成无己. 注解伤寒论［M］. 北京：人民卫生出版社，1972:166.

[2] 汪讱庵. 医方集解［M］. 天津：天津科学技术出版社，1997:167.

[3] 申子龙，庞博，宫晴，等.《伤寒论》四逆散证析疑 [J]. 中医杂志 ,2013,17:1524-1526.

[4] 李宇航. 论四逆散开阖以运枢机［J］. 北京中医药大学学报，1998，21（4）：11.

[5] 彭林峰，曹烨民. 曹烨民教授四逆散妙用赏析 [J]. 当代医药论丛 ,2014,02:161.

[6] 冯玉霞，唐红云，王洁，等. 浅析四逆散与妇科痛证 [J]. 国医论坛 ,2014,01:5-6.

[7] 刘晓红，叶正青. 四逆散的临床应用 [J]. 内蒙古中医药 ,2013,03:94-95.

[8] 李婷爱. 四逆散加味治疗失眠的临床体会 [J]. 山西中医 ,2014,09:43-44.

[9] 冉太斌. 四逆散治疗肝胆病的临床体会 [J]. 云南中医中药杂志 ,2014,04:91-92.

[10] 孙守才，刘光炜. 加味四逆散治疗慢性乙型肝炎肝纤维化的初步研究 [J]. 陕西中医学院学报 ,2001,01:46-47.

[11] 王超. 四逆散加味治疗肝纤维化临床分析 [J]. 亚太传统医药 ,2014,14:94.

[12] 白可公. 加味四逆散治疗肝胃气滞型胆汁返流性胃炎临床分析 [J]. 中华中医药学刊 ,2013,02:428-429.

[13] 王海燕，邓素萍. 四逆散加味治疗非糜烂性胃食管反流病肝胃郁热型临床观察 [J]. 新中医 ,2013,11:36-37.

[14] 王冬柏，王健. 加味四逆散治疗顽固性失眠 51 例 [J]. 蛇志 ,2008,01:31-32.

[15] 王慧慧，徐峰艳，王晓强，等. 加味四逆散治疗失眠血虚痰扰证 50 例 [J]. 实用中医药杂志 ,2014,09:820.

运用薛伯寿教授“加减八仙长寿丸”治疗脑卒中的体会

张龙生

（北京中医药大学东直门医院通州院区脑病科，北京 101100）

【摘要】国医大师薛伯寿教授是近代著名中医临床大家蒲辅周先生的高徒，除继承蒲氏治疗外感热病经验外，亦擅长治疗内伤杂症，经常运用“加减八仙长寿丸”治疗肝肾阴虚之年老体弱病证。学生通过跟师学习薛老的经验，将“加减八仙长寿丸”用于脑卒中的治疗，对神经功能缺损状况、MBI、Fugl-Meyer 评分状况均有明显改善，对改善脑卒中患者生存质量、提高生活能力有着良好的疗效。

【关键词】加减八仙长寿丸；脑卒中；薛伯寿

国医大师薛伯寿教授是著名中医临床家蒲辅周先生的亲传弟子，深得蒲老真传。薛老熟稔经典，旁及各家，精于辨证，组方严谨，用药轻灵，疗效显著，临床常常经方时方融为一体，擅治内、妇、儿疾病。薛老曾言：“肾为先天之本，亦为生命之根本。肾强则五脏六腑皆强，肾弱则五脏六腑皆弱。”经常运用“加减八仙长寿丸”治疗肝肾阴虚之年老体弱者。学生跟随薛老学习，继承和发展薛老经验，临床运用“加减八仙长寿丸”治疗脑卒中，取得较好疗效。

1　薛老“加减八仙长寿丸”

蒲老认为：“生长壮老已，人的发育、衰老皆与肾关系密切，肾虚的轻重往往反映衰老程度，五脏之阳气，非肾阳不能发；五脏之阴，非肾阴不能滋。年老往往思维迟缓，动作失敏，健忘呆滞，反映脑供血差，甚至脑萎缩。中医补脑，也必须补肾。”[1]薛老继承发挥蒲老学术思想，提出：“肾为先天之本，亦为生命之根本。正气根于肾，滋苗者必溉其根，五脏之阳气，非肾阳不能发；五脏之阴，非肾阴不能滋。肾强则五脏六腑皆强，肾弱则五脏六腑皆弱。”对于年老体弱、行动迟缓、头晕健忘者，多以补肾为治。

八仙长寿丸（又名麦味地黄丸），出自明代龚廷贤《寿世保元》，书中谓其具有“填精补髓，坚骨强筋，万神具足，五脏盈溢，髓实血满，神识高迈，夜无梦想”之功。现常用于肺肾阴虚所致咳嗽气喘、咽干口渴、痰中带血等症。薛老应用此方不拘于此，认为肺肾同源，金水相生，滋水涵木，因此临床治疗肝肾阴虚日久或年老体弱者，常选用八仙长寿丸加减。

薛老处方八仙长寿丸，常有以下加减：酒黄精易生地。薛老认为：“黄精甘平，归脾、肺、肾经，益精，填髓，强筋骨，安五脏，祛风湿。”《本草便读》言：“黄精味甘而厚腻，颇类熟地黄……按其功力，亦大类熟地，补血补阴，而养脾胃是其专长。”《本经逢原》又言：“黄精，宽中益气，使五藏调和，肌肉充盛，骨髓强坚，皆是补阴之功。”酒制能助药势，使滋而不腻。用酒黄精可气阴双补、补而不滋腻、顾护后天，可谓“一举三得”。加当归。酒黄精配当归为“九转黄精丹”，本方“治男妇一切不足之症，五劳七伤，诸虚百损，能安五脏，固精壮神，开胃健脾，多进饮食，脾肾双补，大有水火既济之功”。蒲老认为该方是“平补之方，久服似能健脑，促进脑功能恢复”。加党参。薛老认为：“老年人多虚证，调理脾胃尤为重要。有胃气者生，无胃气者死，脾胃一败，百病难疗。”“脾胃强健，肾气可由弱转强”，故以党参益气健脾，顾护后天生化。合麦冬、五味子又成“生脉散”以益气养阴。加丹参。薛老认为，“气以通为补，血以和为补”，不能呆补，要补而不滞，故以丹参调气活血。

2 脑卒中与“加减八仙长寿丸”

目前脑卒中已成为我国第一致残和致死的疾病，且发病有逐年增多的趋势，近年来虽然脑卒中患者的临床治愈率显著提高，然而绝大部分患者仍伴有不同程度的后遗症状，严重影响患者的生存质量，常规西医治疗在一定程度上能够起到二级预防的作用，但是在改善患者后遗症、提高身体综合素质等方面效果不太显著。

中医学认为脑卒中属于“中风”范畴，病位在脑。肾主骨生髓，脑为髓海。《灵枢·海论》：“脑为髓之海，其输上在于其盖，下在风府。”又“髓海有余，则轻劲多力，自过其度；髓海不足，则脑转耳鸣，胫酸眩冒，目无所见，懈怠安卧”。《类经》卷九注：“凡骨之有髓，惟脑为最巨，故诸髓皆属于脑，而脑为髓之海。”《素问·灵兰秘典论》：“肾者，作强之官，伎巧出焉。”故古今诸多医家多从肝肾阴虚论治中风病。如刘完素认为中风是肾水不足、心火暴盛所致，首创地黄饮子滋补肾水治疗喑痱；叶天士创立“肝阳化风”学说，明确指出中风病机是肝肾阴虚、水不涵木、肝风内动，提出“缓肝之急以熄风，滋肾之液以祛热”的治法；张锡纯着眼于肝肾阴虚、肝阳上亢这一病机，创立了建瓴汤、镇肝熄风汤。中风病的病机实质是肝肾阴虚，这一病机始终贯穿于中风病的病程之中。《冯氏锦囊秘录》：“中风一证，多由肝阴不足，肾水有亏，虚火上承，无故卒倒，筋骨无养，偏枯不遂，故滋肾养肝，治本之至要。”通过滋补肝肾之阴液，以濡润脉道，增水行血，滋水涵木，平息内风，益精血津液之源，缓阴虚之内热，化壅滞脉络之顽痰，以起瘫救痿。张鹤等[2]经研究发现，60岁及以上年龄段的脑卒中高危人群“肾虚”“阴虚”之象突显。因此，对于老年脑卒中高危人群应辨证或有针对性、预防性地采用补益肝肾之方。关战立[3]将96例脑卒中患者分为对照组与观察组各48例，对照组常规西医治疗，观察组则加用中医辨证论治，结果观察组治疗后总有效率、FMA评分、MRS评分及Barthel指数明显高于对照组，随访10个月预后不良率、死亡率明显低于对照组，其中中医辨证论治以肝肾亏虚证为多。

我们自2017年开始，运用薛老“加减八仙长寿丸”对120例脑卒中患者进行了临床治疗观察（该项目为北京市通州区科委科研课题），结果发现治疗组神经功能缺损改善状况明显优于对照组，MBI、Fugl-Meyer评分状况均得到明显提高，对改善脑卒中患者生存质量、提高生活能力有着良好的疗效。根据中风病病机特点，我们在原方基础上加天麻、葛根以平肝息风、滋燥缓急、升阳解肌；加石菖蒲、远志以交通心肾、祛痰开窍，益肾健脑聪智，开窍启闭宁神。全方共奏补肾填髓、息风开窍之功。

3 验案举隅

崔某，男，76岁，2018年4月13日初诊。主诉：左侧上下肢力弱1周。患者1周前因“左侧上下肢乏力”诊断为“脑梗死”，经输液治疗后病情平稳，神经功能缺损评分29.68分，MBI评分32.21分，Fugl-Meyer评分66.27分。现症：左侧上下肢力弱，左手不能持物，不能独自站立行走，伴头晕，耳鸣如蝉，心悸气短，乏力，腰膝酸软，夜半咽干，健忘，精神萎靡，反应迟钝，偶有盗汗，纳差，二便可。既往高血压病史。舌淡暗有裂纹，苔薄白，脉沉细按之无力。证属：肝肾阴虚，髓海不足。治宜：补肾填髓，息风开窍。

处方：加减八仙长寿丸加味。酒黄精15 g，当归10 g，山萸肉10 g，山药10 g，茯苓12 g，泽泻10 g，丹皮10 g，麦冬10 g，五味子8 g，党参10 g，丹参18 g，天麻15 g，葛根18 g，石菖蒲8 g，远志6 g。7剂，每剂2煎，共取200 mL，早晚空腹服。

2018年4月20日二诊：患者药后自觉头晕明显减轻，心悸气短好转，乏力改善，精神状态较前明显好转，仍左侧上下肢力弱。舌脉如前。上方加生黄芪20 g、三七粉3 g（冲服），以加强益气活血之功。14剂，煎服法同前。

2018年5月10日三诊：药后左侧上下肢力弱改善，左手可持碗进食，稍搀扶下可缓慢行走，乏力进一步改善，自觉头脑清晰，精神佳，无头晕及心悸气短等不适，纳可，二便调，夜寐欠安。舌脉如前。

处方：酒黄精15 g，当归10 g，山萸肉10 g，山药10 g，茯苓12 g，泽泻10 g，丹皮10 g，麦冬10 g，五味子8 g，党参15 g，丹参18 g，天麻15 g，葛根18 g，石菖蒲8 g，远志6 g，生黄芪30 g，三七粉3 g（冲服），鹿角霜10 g，炒枣仁18 g。14剂，煎服法同前。

以上方为主，随证微调，共服药治疗3月。现患者左侧上下肢力弱明显改善，可独自缓慢行走，较稳健，可独自进食、如厕，精神佳，自觉头脑清晰，简单生活可完全自理。神经功能缺损评分53.56分，MBI评分78.68分，Fugl-Meyer评分89.71分。

【按】经云：“年四十而阴气自半。”本案年已七旬，肝肾阴虚，阴虚阳亢，虚风内动，髓海不足，筋骨失养，故见偏枯不遂、健忘；肾精亏耗，髓海空虚，故眩晕耳鸣；肾虚则五脏六腑皆虚，故见心悸气短，乏力纳差；腰膝酸软、夜半咽干、盗汗、舌淡暗有裂纹、苔薄白、脉沉细按之无力均为肝肾阴虚之象。故以薛老“加减八仙长寿丸”补肾填髓；合天麻、葛根以平肝息风、滋燥缓急、升阳解肌；石菖蒲、远志以交通心肾、祛痰开窍，益肾健脑聪智，开窍启闭宁神；黄芪、三七以增强益气活血之功；鹿角霜为血肉有情之品，以温肾助阳填精，正如薛老言：“善补者，必于阴中求阳，阳中求阴。”全方标本兼顾，攻补兼施，共奏补肾填髓、息风开窍之功。

参考文献：

[1] 薛伯寿．蒲辅周医学经验集[M]．北京科学技术出版社，2018:573.

[2] 张鹤．不同年龄组脑卒中高危人群危险因素控制情况及主要中医症状分布特点．中华中医药杂志，2016(08):3066-3070.

[3] 关战立．中医辨证联合二级预防对脑卒中患者预后的影响．光明中医，2016(24):3543-3545.

当归四逆加吴茱萸生姜汤的临床运用

王家长

（西藏白朗县渝北便民诊所，西藏白朗 857300）

【摘要】当归四逆汤出于《伤寒论》第351条：手足厥寒，脉细欲绝者，当归四逆汤主之。352条：若其人内有久寒者，宜当归四逆加吴茱萸生姜汤。当归四逆加吴茱萸生姜汤具有温通养血、温化寒饮之功，故广泛运用于血虚寒凝、寒饮内停所致头痛，血管病变，寒疝等因“内有久寒”的许多病证，具体论述如下。

【关键词】当归四逆汤；内有久寒；头痛头晕；雷诺氏病；干燥综合征

当归四逆加吴茱萸生姜汤出自《伤寒论》，方剂组成及煎服法如下：

当归三两，芍药三两，甘草（炙）二两，通草二两，桂枝（去皮）三两，细辛三两，生姜（切）半斤，茱萸二升大枣（擘）二十五枚。

上九味，以水6升，清酒6升，和煮取5升，去滓，分温5服。

《伤寒论》中记载相关条文。

《伤寒论》第351条：“手足厥寒，脉细欲绝者，当归四逆汤主之。”《伤寒论》第352条：“若其人内有久寒者，宜当归四逆加吴茱萸生姜汤。”

方中当归甘温补血通脉，通草通利血脉，细辛温化寒饮，《神农本草经》谓：“主……百节拘急，风湿痹痛，死肌。”吴茱萸温中化饮，合生姜止呕，故本方具有温通养血、温化寒饮之功，治在太阴，当属太阳太阴合病。[1]“本条只言内有久寒者，未详其证，但由所加吴茱萸、生姜观之，当不外有阴虚寒的心腹剧痛、呕逆、头痛等证”当以手足厥寒，脉细，心腹剧痛，呕逆，头痛者使用本方。

《汉方诊疗医典·汉方医学的立场节》[2]谓：当归四逆加吴茱萸生姜汤，对于古人所称的疝证之中，具有如此的症状者，用之有显著的效果。

1. 以循着慢性经过的疼痛为主诉，症状会由于寒冷而增甚。

2. 疼痛以腹痛为主诉，尤其多见于下腹部（少腹），有时会兼起腰疼、背痛、头痛、四肢疼痛，且有虚冷症。

3. 疼痛的真相，多为近代医学的检查，未能明确知道者为多，有被诊断为神经性的倾向。

4. 脉以小或沉小，或沉小而迟，或沉弦等为多。腹诊上，在下腹部的左右与或左或右的部位，会有压痛者为多。右边要比左边多。腹壁有软弱而却乏弹性者，与腹直肌紧张者，没有一定，但是为虚性且为寒性。

5. 疼痛是属抽痛的状态者为多，疼痛限于一个部位者甚为罕见。

6. 以由于肝经变动所引起的症状为多，且壮年的女性较男性为多。

7. 一般认为于此病的发病有关者，是为子宫刮除术、流产、分娩、子宫及其附属器的手术、虫垂炎（指囊尾炎）、腹股沟疝的手术、肠闭塞的手术、腹膜炎外伤、荷尔蒙的滥用等，而属于医源病者宜为不少。

《类聚方广义》[3]谓：治当归四逆汤证，而胸满，呕吐，腹痛剧者。

《类聚方广义》[4]谓：治产妇恶露绵延不止，

身热头痛，腹中冷痛，呕而微利，腰脚酸麻或微肿者。

由是观之，当归四逆加吴茱萸生姜汤可广泛应用于血虚寒凝、寒饮内停所致头痛，血管病变，寒疝等因“内有久寒”的许多病证。临证只要辨为太阳太阴合病，其人内有久寒、脉细者，不管头痛、腹痛、寒疝都有较好的疗效。

举例说明如下：

1. 王某，女，35岁，2017年10月11日初诊。主诉遇冷就剧烈头痛，已经10年余，开始几年服止痛药物会止痛，但近段时间发作越来越频，疼痛也越来越严重，风吹时，自己感觉冷到头中，伴头晕，呕吐，四肢不温，脉弦细，舌淡，苔白滑。辨为太阳太阴合病，寒饮久留，上冲头痛，给予当归四逆加吴茱萸生姜汤。

当归15 g，桂枝15 g，白芍15 g，白细辛8 g，大枣4个，吴茱萸10 g，生姜5片，木通10 g，炙甘草6 g，5剂水煎服。2017年10月16日，复诊病情已经明显好转，仍有头痛，但轻很多，四肢仍不温，头晕消失，呕吐停止，继以原方调治，共服15剂，长达10多年的头痛，宣告治愈，随访2年未复发。

2. 25岁的年轻藏族男性，2015年10月20日初诊，双手发凉，两手发黑至手背，已经1年有余，摸之双手，冰冷不温，脉沉迟，舌淡。诊断为雷诺氏病，给予当归四逆加吴茱萸生姜汤。

当归20 g，桂枝15 g，白细辛8 g，木通15 g，吴茱萸10 g，生姜5片，大枣4个，白芍15 g，炙甘草6 g。10剂水煎服，并属其注意保暖。2015年11月2日复诊，双手已经不见发黑，颜色恢复正常，四肢仍不温，继用原方5剂。而速愈此病，实感经方的疗效出奇，随访至今未见复发。

3. 肖某50岁，女性，成都某知名医院诊断的干燥综合征，已10余年，多方求治无效，于2016年3月12日初诊，病者自诉口渴无津，但漱水不欲咽，咽干，眼干，问其服药史，根本不敢服石膏类方剂，因为一服就会舌头出血，诊其脉沉细欲绝，于是我就用诸温补生津之类方剂治疗约6个月，病不增也不减，舌面干燥，扪之一点水也没有，万般无奈之时，发现时刚值10月下旬，病人就出现冻疮于两手背，虽然西藏日喀则的天气较冷，但10月下旬，也不至发冻疮，脉又沉迟而细，因思考其人内有久寒，经脉不通，遂书当归四逆加吴茱萸生姜汤更加附子。

附子20 g（另包先煎），当归20 g，桂枝15 g，白细辛8 g，木通15 g，吴茱萸10 g，生姜5片，大枣4个，白芍15 g，炙甘草6 g。

因心中无把握，只予2剂，10月20复诊，病人十分高兴，说有点口水了，检查舌面干燥明显减轻，既效就不更方，再予5剂，服后可见口中已经比较湿了，扪之湿指，于是再进5剂，病者已经不感口渴，咽干，眼干。随访2年未见复发。但当时出现耳鸣症状，患者后怕，自动停药，过段时间耳鸣自动消失。由此病例可以看出，干燥综合征的病因应该有经脉不通的因素，值得研究。由此病例再一次让我感受到了经方之神奇，竟然愈此疑难病证。

小结：当归四逆加吴茱萸生姜汤，具有温通养血、温化寒饮之功，临床广泛应用于“其人内有久寒”的各类病证，临证具六经辨证，只要辨为太阳太阴合病，寒饮内停、头痛、腹痛、寒疝等病都是本方的适应证，使用本方时一定注意脉象，脉细可作为使用本方的一个依据。

参考文献：

[1] 冯世伦，张长恩．解读张仲景医学·经方六经类方证．人民军医出版社，2011.

[2] 大琢敬节·失数道明·清水藤太郎．临床应用汉方诊疗医典．吴家镜，译．大众书局．

[3] 日尾台榕堂．类聚方广义．学苑出版社，2009.

[4] 日尾台榕堂．类聚方广义．学苑出版社，2009.

作者简介：王家长（1972.7）男，汉族，重庆市人，西藏日喀则市白朗县渝北便民诊所。学历：大专；职称：主治医生；研究方向：经方医学。

经方临床运用三则

王家长
（白朗县渝北便民诊所）

1　关于寒温统一论

万病用六经，温病也不另外，但《伤寒论》论温方证不全。温病有开始即现里热者，然后再入营，再伤血动血。有从“太阳温病”开始者，然后传阳明、少阳，再入营，再伤血动血。《经方试验录》提出葛根为“太阳温病”主药，葛根汤为“太阳温病”主方。

《经方试验录》姜佐景曰：“何葛根汤不辛，竟沉埋千古，无一人知其为仲圣治太阳温病之主方也！”又曰：“若其人先日伤津，续得太阳病，是即太阳温病。是故‘伤津’二字，实为太阳温病之内蕴，此乃绝无可疑者。”又曰：“前人皆以大论为缺方之残书，尤其缺温病之方。今则主治温病之方赫然在目，是大论不啻重为完璧之宝籍，虽撰次容或有异，无伤也已。不特此也，彼温热诸家借口《伤寒论》中无温病方明文，指为散佚失传，故敢揭温病旗帜，求与伤寒抗衡。今温病之真方既显，彼温热阵之伪壁垒将不攻自破。”

“太阳温病”指太阳病有津液不足的表现，病之起初即有津液不足，临床上流感就是，很多会化热入里，出现太阳阳明合病。葛根汤、桂枝加葛根汤、瓜蒌桂枝汤，是“太阳温病”主方。大青龙汤、桂枝二越婢一汤、麻杏甘石汤，是内传阳明、太阳阳明合病之方，这里也必须提一下，桂枝加葛根汤合白虎汤、葛根汤加石膏汤、浅田柴葛解肌汤、小柴胡汤、白虎汤、承气汤等是“太阳温病”这一类病六经演变的方剂。如“太阳温病”兼湿、痰、饮、瘀、虚等的变化处理学者亦应该悟出。这样就和温病学结合为一体了。

桂枝二越婢一汤、麻杏甘石汤、大青龙汤为辛凉解表方之鼻祖，与后世银翘散配伍意义相近，都用辛温发汗与辛凉同用，只是一方用麻桂姜，一方用芥薄、豆豉，通过调节用量，也可变为辛凉解表之剂，用于温疫病。辛凉解表后世常用方有银翘散、桑菊饮、桑杏汤。

《通俗伤寒论》加减葳蕤汤应归太阳病兼津液虚，葱白七味汤归太阳病兼血虚。

太阳阳明，银翘散、葛根加石膏汤，白虎加桂枝，银翘白虎汤，防风通圣散，等等。

阳明病，白虎汤，陈修园白虎合大剂增液加大黄汤，三个承气汤，枳实导滞汤。入营阳明，清营汤，入血阳明，犀角地黄汤、清瘟败毒饮等。

少阳阳明大柴胡汤，小柴胡加石膏、大柴胡加石膏、柴胡白虎汤等。

太阳少阳阳明合病，葛根汤合小柴胡汤加石膏。太阳少阳阳明合病，小柴胡汤合麻杏甘石汤，等等。

少阳病，小柴胡汤，黄芩汤，蒿芩清胆汤，雷氏宣透膜原、达原饮等。

湿邪为病，分湿而寒者、湿而热者，湿而寒者《伤寒论》六经论述充分。湿而热者，《伤寒论》相对论述不充分，亦可按六经来归类，只是合病较多，如霍朴夏苓汤太阳，少阳，阳明，太阴合病，三仁汤太阴阳明合病，甘露消毒丹太阳阳明合病等方剂。临证按开上、畅中、渗下三焦合理搭配，分清湿热的偏重用药。湿热病出现的身体、头痛注意以风寒表证身体头痛鉴别，不宜大辛温发汗，湿热温病，不宜汗、下、润。

按上面的思路来运用六经、八纲体系归类温病方证，寒温即统一了气、血、津（精）液，是构成人体的基本物质，病邪作用于人体，正邪抗争，会表现出不同的病位、病性，寒、热、虚、实，同时也会对人体气、血、津（精）液造成伤损。在方证层面的寒温统一，寒温结合是很好的方法，并且经得起实践的检验。

2 厥阴病浅论

厥阴之为病，（消渴）气上撞心，心中疼热，饥而不欲食，食则吐（吐蛔），下之利不止。

厥阴病热上冲则消渴，气上撞心，心中痛热，善饥，时烦，也可头晕，头痛，目痛，耳鸣；热外泛则肢热；寒热错杂则饥而不欲食，得食而呕，有蛔食则吐蛔，中寒则下之利不止；阳虚不温则肢厥、肤冷，躁无暂安时。经络不通而胸肋胀痛、腹痛、肢痛。虚寒则懈怠、困倦、萎靡不振、阴缩、抽痛，拘挛转筋；阳虚阴寒内盛可郁伏化热，致寒热错杂。正邪交争，出现厥热胜复，可为四肢之厥热，亦可周身寒热交作，或上下寒热交作。表现尽可不同，其理一辙。

乌梅丸乃厥阴篇之主方，若仅以其驱蛔、治利，乃小视其用耳。厥阴病之表现，纷纭繁杂，诸般表现，不一而足，所以提纲是不全面的，很难归纳，但寒热错杂、上热下寒或厥热往复是其根本。根本原因乃枢机不利，气机郁滞。

少阳、厥阴都为半表半里证，都可以因为枢机不利，气机运行不利，致郁热内生。但一为阳证，一为阴证。少阳四证往来寒热，胸胁苦满，嘿嘿不欲饮食，心烦喜呕。

厥阴病则表现为厥热往复，胸肋胀痛，饥而不欲食，食则呕，时烦。少阳脉弦，厥阴脉弦而按之无力，跟少阳病理相似，但是阴症，柴胡桂枝干姜汤也是厥阴主方。

厥阴既然是寒热错杂就有寒化热化两途，寒热错杂者，有寒热多少之别，故有乌梅丸、麻黄升麻汤、干姜黄芩黄连人参汤；寒化者，有轻重之殊，方有当归四逆汤、吴茱萸汤、四逆汤等；热化有白虎、承气、白头翁汤，栀子豉汤，其实寒化、热化已经不是厥阴病了，变为阳明、太阴等其他病证了，但仲师为了介绍清楚寒热进退、厥阴病之变化规律，提出四点主要指征。

一是厥热之胜复，厥阴篇从第 326 ～ 381 条，共 56 条。第 326 ～ 329 条论厥阴提纲证及欲愈的脉、时、证。第 330 ～ 357 条以手足厥几日及热几日，判断寒热之进退、转化。若但厥不热，则为独阴绝阳之死证。若但热不厥，乃病从热化。其中，瓜蒂散、茯苓甘草汤、麻黄升麻汤等，乃厥阴篇肢厥之鉴别条文。

二是下利，第 358 ～ 375 条为以下利为指征，判断厥阴病之寒热胜复。热化者便脓血，主以白头翁汤；热入阳明下利谵语者，大承气汤；寒化者，阳虚下利清谷，主以通脉四逆汤。

三是呕哕，第 376 ～ 381 条以呕哕判断寒热之进退。359 条为寒热错杂之呕，主以干姜黄芩黄连人参汤。寒化而呕者四逆汤、吴茱萸汤；阳复而脏病移腑者，小柴胡汤主之。

四是以脉之阴阳，判断寒热之进退，散见于全篇。

其他如咽痛、饮食、烦躁、汗出等，亦皆用以判断寒热之进退。由此可见，厥阴病全篇，皆是以不同指征，从不同角度，判断寒热之进退，井然有序。仲师真是用心良苦，所以为万世师。本文引用了《火郁发之·治疗火郁证的常用方剂·第七乌梅丸》节有关内容，在此深表谢意。

马加驹先生讲，“厥阴病的实质是病位半表半里的阴证，表现为上热下寒、以寒为本、寒热错杂的病证”，但临床亦可见到很多病证，以两三经合病多，表现亦有上热下寒，寒热错杂，也得寒温并用，所以有医家把寒热错杂之证都归厥阴，用厥阴之方法治疗少阳太阴合病、少阳阳明太阴合病、三阳太阴合病、阳明太阴合病、少阴太阴阳明合病。

鲍艳举先生说：“厥阴病实质即除外‘半表半里实热之少阳病’之外的半表半里证，也即寒热错杂、上热下寒。”

日本医家大塚敬节著《临床应用伤寒论解说》曰：“凡称厥阴病，皆为厥阴受寒，邪气冲上胸中，并上有阳热，致胸中苦闷剧甚，虽觉腹饥，却不能食，一食则吐，若用下剂，则下利不止。即厥阴病乃呈现寒热错杂，上热下寒之状态者。医者若视为属于寒之疾病，妄用不适当之热药时，便会其寒不去，且更生热，若视为属于热之疾病，妄用不适当之寒药时，又会其热不去，且更生寒。寒与热相交错杂者，皆属厥阴病。”

厥阴病的表现是三类：第一类因气机不利，郁积化热，表现上下寒热错杂（也有表现为上寒下热者，也有表现左右寒热不一样者）；第二类表现外内气机郁滞，寒热紊乱；第三类就是前两者都有。

伤寒论用六经统百病，厥阴外其余五经都是单纯的寒热，为什么是单纯的寒热，因为三阳经病，人体阳气偏旺，没有虚寒产生，少阴、太阴虽有虚寒，但没有引起气机郁滞，没有火热产生。

人体患病本应或寒或热，为什么出现寒热错杂呢？因为病体本寒，寒性凝滞收引，易致气机郁滞，升降失常，脏器功能失调，产生气血精（精）液的损伤，产生瘀血、痰饮、水湿等有形病邪，亦产生中阻，致气机不畅，人体正气又不足，不能很好地调节过来，气机郁滞久而化热，有形病邪郁久化热，气血津液的失调，虚热内生，火性炎上。所以出现寒热错杂，如果虚寒之体没有影响到气机升降，脏器功能失调，没有产生有形病理产物阻滞，是不会出现厥阴病的。所以厥阴病的治疗离不开调气郁，同时去除有形病理产物，甚至条畅气机、去除病理产物是治疗成功的关键，四逆散、化瘀活血药的使用，去除痰、饮、水、湿、食等药物宜辨证加入，中焦通畅，则寒热错杂之病易除。

先有下寒，或者先有上热，只要影响到气机升降，出现气郁、痰饮、瘀血、食等病理产物，或者不恰当的治疗，就会渐渐形成寒热错杂之证。

3 浅论半表半里邪的出路

半表半里病位，机体欲借诸脏腑的协力作用、解除疾病，但又无直接出路，只能从诸窍、脏腑相连的诸道去除疾病，所以诸脏腑、诸窍、诸道都可受到影响，所以表现极其复杂，例如：半表半里表现，诸脏腑表现，气血津液表现，病理产物表现，窍道不利表现，皮肤表现，血脉（比如脉弦），淋巴管道，淋巴结的表现，但一般不会都受到影响，邪之所凑，其气必虚，虚的地方会出现问题。由于邪无直接出路，半表半里之邪又要从窍道而出，故表面筋膜被攻破，出现黏膜病变，如诸溃疡。

病位表里的邪的出路，也是半表半里病位的邪的出路，但半表表里还包括诸脏腑、诸窍、诸道、血脉、淋巴管道、筋膜。

所以（半表半里）厥阴诸方，仲师示我们规矩，组方时，宜视具体情况（诸脏腑受病情况，气、血、痰、湿、食诸郁情况）灵活加用药物，不要某方一定治疗所有的半表半里病，方证相对应，这是厥阴病治疗成功的一个很重要的因素。可以看出越鞠丸中药物，在治疗厥阴病时，辨证加入或一味、或多味、或全方，是很有意义的。柴胡剂，对调节气机，疏利三焦有很好的作用，往往作为调治厥阴病的底方。

厥阴病千般万化，我反对某方治疗厥阴病的思维，这违背了胡老方证对应的精神，临证治疗厥阴病，如无恰当的现成经方时方可用，我们可以根据厥阴的形成机制，自己灵活选药组方，对医者知识要求更高。

那少阳太阴合病、三阳太阴合病、阳明太阴合病也寒热错杂，可否归厥阴病？答曰：可以，人体胸腹腔是气机升降出入的通道，因为如果没有人体的虚寒，没有引起气机紊乱，没有（气、血、痰、湿、食诸郁之阻），是不会出现寒热错杂的。出现寒热错杂，一定有气机的运动紊乱，因为影响到了三焦气机。所以把寒热错杂的病都归于厥阴病，用厥阴病的治疗思路，不管他病位在里还是在半表半里。

半表半里病位在胸腹腔间，为诸脏腑所在地，肝胆对气机的调节具有重要作用，所以半表半里病证临床表现和肝胆经有密切的关系，肝经上冲巅顶，下绕阴器，中连胸腹。胆经起目锐眦，从耳后入耳中，挟咽出颐颔中，沿颈部侧面入胸中，穿过横膈，络肝，属胆，沿胁，绕阴部毛际，支出侧胸，过季胁，下沿大腿外侧，出膝关节外侧，足背外侧进入第四足趾外侧端。其实六经病都和经络有联系，但是不能以经络以偏概全来认识六经体系。

理解半表半里邪的出路，就可以明确人体诸脏腑都是半表表里病位邪的出路，就可以理解百病都和半表半里相关联，这是临床疗效提升的一个很重要的点，也是很多医家临床诊病柴胡剂走天下的原因。

半表半里病位的诊断，胡老主张用排除法，如果能悟到半表半里病位邪的出路是人体诸脏腑、筋膜、血脉、淋巴管道都是其出路，那么人体百病都会影响到半表半里，所以何需排除法，对于疑难病证，充分考虑半表半里的存在，据脉证方证加上柴胡剂，视疗效再调整取舍，看来也属必需，是符合顺应机体抗病机制的适合整体的通治方法的，是符合人体抗病规律的，是有大智慧的方法论。顺应人体的抗病机能的治疗，是最理想的疗法。胡老称之为原因疗法。顺应人体的抗病机能的治疗，就是顺势而为，在表有欲从表出而汗之，在里有欲吐下出而吐下之，在半表半里借诸脏腑协力，出路多，亦宜据病势和之。

齐作战经方医案42则

齐作战
（南阳医学高等专科学校；南阳曙光中西医结合医院；南阳支气管哮喘病研究所，河南 南阳）

1 三拗汤桂枝汤、三子养亲汤、玉屏风散加减

葛某某，男，48岁，南阳市人。

初诊：2019年9月9日。

主诉：阵发性胸闷咳嗽2年。

现病史：患者自述2年来，阵发性胸闷咳嗽，遇异味、冷空气以及劳累、生气后加重，严重时呼吸困难，平时伴半身出汗，或上下半身或左右半身不固定，无规律，刻下症：胸闷、咳嗽、痰多色黄。听诊：两肺呼吸音粗，未闻及哮鸣音，痰鸣音，律齐。舌淡红舌苔黄厚，脉滑数。

西医诊断：胸闷变异性哮喘。

中医诊断：咳嗽。

辨证：肺为娇脏，外合皮毛，开窍于鼻，风、寒等外淫之邪或从皮毛而入，或从口鼻而入，皆首先犯肺，壅遏肺气，肺气不得外扬下达，呼吸升降出入主机受阻，咳嗽遂作，表现为咳嗽气逆、胸闷等，本例患者，遇冷遇劳后加重，说明病属寒属虚，又常半身汗出，说明营己失和，气虚卫外功能亦弱，风寒外束，郁而化热，故见痰多色黄，舌苔黄厚，脉滑数，本证属寒热错杂，虚实夹杂，故辨证为风寒束表，痰热内郁，肺气虚弱，卫外不固，治当散寒宣肺，化痰止咳，补益肺气。

方药：三拗汤桂枝汤、三子养亲汤、玉屏风散加减。

炙麻黄10 g，杏仁12 g，甘草10 g，桂枝15 g，白芍15 g，地龙12 g，白果12 g，胆南星15 g，蜂房6 g，细辛6 g，五味10 g，玉屏风散60 g，桔梗15 g，瓜蒌皮20 g，姜半夏15 g，黄芩15 g，知母12 g，葶苈子5 g，苏子15 g，芥子12 g。

7服，日1服，水煎服。

二诊：2019年9月23日。

服上方后，除胸闷缓解不明显外，咳嗽大轻，咳痰减少，半身出汗大轻。服药后口干，因外出未能及时服药。至今日方来就诊，观其舌淡，舌苔薄黄，脉滑。

因服上方后出汗不显，又自述口干，故去桂枝、白芥子，易天冬、南沙参生津止咳。

三诊：2019年9月30日。

服上方后咳嗽、咳痰不显，但头汗出，平时胸闷缓解，只在劳累后偶有胸闷，稍有口干。听诊：双肺呼吸音清晰，舌红苔黄，脉滑。

前方去杏仁、桂枝、地龙、白果、半夏，加麦冬、玄参。

四诊：2019年10月29日。

服药后上述症状已消失，因工作繁忙未再服药，今来要求再服，以求巩固遂拟下方：

密麻黄12 g，杏仁12 g，甘草10 g，天冬15 g，地龙12 g，白果仁12 g，蜜远志15 g，蜂房6 g，细辛6 g，五味子10 g，玉屏风60 g，桔梗15 g，山麦冬20 g，知母12 g，葶苈子15 g，炒紫苏子15 g，南沙参30 g，北沙参15 g，仙灵脾30 g。

随访至今未再发。

按：患者患病日久，以胸闷为主，伴见咳嗽，发作时诱因较为明显。为哮病发作时，喉冲哮鸣如水鸣声，或痰鸣如吼气粗息涌之典型症状，但其发作前有明显异味冷气等诱因，严重时可有呼吸困难，虽以咳嗽为主，但可参照哮病论治，另，患者常半身出汗，乃营己不和之表现，故用桂枝汤，正如柯韵伯所言：“此为仲景群方之魁，乃滋阴和阳，调和荣己，解肌发汗之总方也……汗自出者，不拘何经，不论中风、伤寒、杂病咸得用此发汗。”合玉屏风散，以调护正气，提高抗病能力，达到标本兼治之目的。玉屏风散乃《丹溪心法》原方比例配伍：黄芪、白术各二两，防风一两，共为粗末。国医大师周仲瑛说：“肺主气，司呼吸，以宣发肃将为顺，治肺不远温，过投清热肃肺之剂，反易遏邪，尤其对于久咳、顽咳，更要细识寒热，凡有寒象或热象不重者，均可灵活运用温肺散寒之剂，或单用，或与清热药伍用。”故本方以三拗汤、桂枝汤加减又有小青龙汤之意，加入肃肺化痰之品宣畅气道，故近代医家陈苏生：“久咳不愈，往往与痰浊有关，见咳止咳，咳不止者，仍未去其致咳之因，故古人

有‘咳无止法’之戒，此多与痰浊有关。”因此，施以宣肺散寒、化痰止咳之法，故能取效。

2 川芎茶调散、半夏白术天麻汤加减

刘某某，女，28岁，南阳市人。

初诊：2019年7月10日。

主诉：头痛、头晕1月余。

现病史：1月来头痛、头晕无休止，有时呈阵发性加重，严重时伴恶心，甚则呕吐，伴失眠多梦，时有项强，颈部不适，纳可，便可。多方求治，均无效果，苦不堪言，经人介绍求治于余，查舌淡苔薄白，脉弦细。

西医诊断：血管神经性头疼。

中医诊断：头痛。

方药：川芎茶调散、半夏白术天麻汤加减。

辨证：本例患根据头痛连及颈项，可知病在太阳，舌苔白腻，可知挟有痰湿，痰浊上扰清空，则头痛、头晕，痰浊中阻则恶心，故辨证属太阳表证兼厥阴病，痰浊上扰清空。治当疏散风寒，止痛化痰降逆。正如：《医方集解》：“头痛必用风药，以巅顶之上，唯风药可到也。”

方药：川芎15 g，荆芥12 g，防风12 g，细辛6 g，白芷15 g，薄荷10 g，甘草10 g，川羌15 g，茯苓15 g，泽泻15 g，姜半夏15 g，炒白术15 g，龙骨30 g（先煎），牡蛎30 g（先煎），柏子仁15 g，酸枣仁30 g，神曲30 g，生姜15 g，大枣30 g。

5服，日1服，水煎服。

患者自述，凡口服中药必腹泻，故取5服吃吃看。

二诊：2019年7月17日。

服上方后，头疼头晕均缓解，只在7月16日下午，头痛、头晕一阵，很快自行缓解，失眠多梦均缓解，并且服药后不腹泻，无不适，要求续服，巩固治疗。效不更方，隧拟上方原方10服，后随访至今未发作。

按：头为诸阳之会，手足之阳经皆上行头面，《内经》所谓：“伤于风者，上先爱之。”《景岳全书·头痛》：“凡诊头痛者，当先审久暂，论辩表里。盖暂痛者，必因邪气，久病者，必兼元气。以暂病言之，则有表邪者，此风寒外袭于经也。”《丹溪心法·头痛》：“头痛多主于痰。”头痛有外感内伤之分，纵观本例患者，既有感受风寒之因，受风（电扇吹）在先，又有痰浊上扰清空之实，故选疏风散寒之川芎茶调散，合化降浊之半夏白术天麻汤加减，又选用太阳头痛之引经药川芎、羌活等，故能取效。

3 六三汤（六味地黄丸、三妙散即四妙散去苍术）合疼痛三两三加减

董某某，女，38岁，南阳市人。

初诊，2020年1月16日。

主诉：腰部及双侧髋部疼痛2月。

现病史：患者自述，2月来腰部及双侧髋部疼痛伴右腿酸困疼痛，久坐时疼痛明显，平素失眠、入睡困难、多梦，时有头疼，头痛时伴恶心，纳可，便溏。CT检查示：Ls/S1椎间盘突出。舌淡红，苔黄，脉沉细无力。曾服中西药，服药时疼痛减轻，停药后如前。

西医诊断：腰椎间盘突出。

中医诊断：腰痛。

辨证：《素问·脉要精微论》：“腰者肾之府，转摇不能肾将惫矣。”说明肾与腰部疼痛密切相关，患者腰痛，舌淡红，脉沉细无力；心烦少寐，乃肾阴不足，腰脊失于濡养；苔黄微腻，乃湿热下注之证，病属少阴，肾阴不足，兼有湿热，故治当滋补肾阴，濡养筋脉，兼清利湿热。

方药：六三汤（六味地黄丸、三妙散即四妙散去苍术）合疼痛三两三加减。

熟地30g，山茱萸15g，炒山药15g，泽泻15g，茯苓20g，丹皮12g，苡仁30g，牛夕15g，黄柏12g，当归30g，川芎30g，鸡血藤30g，三七参6g（冲服），生龙牡各30g（先煎），夜交藤30g，忍冬藤30g，桑寄生30g。

二诊：2020年1月22日。

服上方后，腰部疼痛不显，右髋部久坐后稍疼，右腿仍有酸困感但已减轻，失眠多梦减轻，头痛恶心不显，舌淡红，苔薄黄，脉沉细。效不更方，原方继服7服。

患者2020年8月份来诊他病，问及病情，回复二诊后腰部疼痛、髋部疼痛及右腿酸困均不显，失眠多梦亦慢慢减轻，后均已正常。

按：本例患者，腰痛明显，伴右下肢酸困麻木，经CT检查诊断为腰椎间盘突出，此症状乃压迫坐骨神经之象，诊断虽明确，但治疗颇棘手。不过，临证观察其舌红，脉沉细，心烦少寐，此乃阴虚之象。又见苔黄微腻之湿热之候，辨证准确，用药精当，故短期治疗而痊愈。《医学心悟·腰痛》：“大抵腰痛，悉属肾虚，既夹邪气，必须祛邪。如无外邪，则性补肾而已。”本方中六三汤乃仲景书院学习之时，由广西中医药大学教授黄家诏老师所传之方，

为六味地黄丸加上四妙散（去苍术）中之三味药，故名六三汤。疼痛三两三乃北京中医药大学教授张炳厚老师所传经验方，纵观本例患者，用六三汤滋肾养阴，利湿养筋，治其本，用疼痛三两三通络止痛治其标。正如《证治汇补·腰痛》指出："治惟补肾为先，而后随邪之所见者以施治，标急则治标，本急则治本，初痛宜疏邪滞，理经隧，久痛宜补真元，养血气。"故本例患者标本兼治，而获速效。

4 三拗汤、玉屏风散加减

周某某，女，49岁，陕西西安碑林区人。

初诊：2020年3月11日。

主诉：咳嗽喘息反复发作5年余。

现病史：患者5年来经常无诱因咳嗽喘息，有时遇冷、异味明显，反复发作，夜间加重，时有憋醒端坐呼吸，严重时心悸，汗出。平素常在晨起连续喷嚏，在当地按哮喘治疗，口服平喘、止咳等药物。并吸入舒利迭，时轻时重，一直未能控制，因来宛探亲经亲属介绍求诊于余。刻下症：咳嗽、喘息，痰少色白，听诊双肺呼吸音粗，可闻及哮鸣音，痰鸣音，纳可，二便正常，舌质淡红苔薄黄，脉缓。

既往史：2型糖尿病、膜性肾病。

西医诊断：支气管哮喘。

中医诊断：哮病。

辨证：患者咳嗽，喘息，遇冷加重，晨起喷嚏，乃寒邪客肺，阳气被郁，肺气上逆所致，寒为阴邪，故痰稀色白，寒性阴凝，气血运行不利，血不上荣则舌淡苔白，卫气昼行于阳，行于体表，机体受卫气顾护，可防御外邪，夜行于阴，循行于五脏之里，卫表较虚，寒邪夜夜盛实，易侵袭肺卫，引动伏邪故夜间加重，劳累耗气，心气虚衰，故心悸，气虚卫外不固则汗出，肾虚摄纳无权，气不归元，故呼多吸少，气不得续，喘息动则益甚。病属太阳，久则及少阴，寒邪客表，肺失宣畅，久病及心肾，肺肾两虚，摄纳失常，治当宣肺散寒、补肺纳肾，降气化痰平喘。

方药：三拗汤、玉屏风散加减。

炙麻黄10 g，麻黄5 g，杏仁12 g，细辛6 g，五味子10 g，地龙12 g，白果12 g，党参12 g，姜半夏12 g，炙紫菀12 g，炙冬花12 g，炙黄芪30 g，防风10 g，炒白术15 g，枸杞子15 g，百合15 g。

14服，日1服，水煎服。

二诊：2020年3月23日。

因疫情来往不方便，特通过微信联系，服上方后咳嗽、喘息、连续喷嚏等症状均消失。现睡眠差，失眠。

效不更方，原方加炙远志15 g，首乌藤30 g，淫羊藿30 g。

14服，日1服，水煎服。

服药期间患者述小便色黑，试着停药后小便颜色正常，化验小便常规，除尿糖2++外，余无异常，嘱继续服药，服完停药即可，后未见异常。

患者于2020年11月5日再次来南阳时告知未再发作过，特要求服膏方调理善后。

按：患病日久，久病及肾，《类证治裁》："肺为气之主，肾为气之根，肺主出气，肾主纳气，阴阳相交，呼吸乃和。若出纳升降失常，斯喘作焉。"《孟河四家医案医话集》："哮则咳嗽气急，喉际痰声漉漉，《金匮》所谓喉中有水鸣声者是也。发时能坐不能卧，每受寒即发者，风寒挟痰饮阻肺也。"说明本病，初病在肺，遇寒引动伏痰而发作，反复发作，则由实转虚，且虚实互为因果宜，错杂为患，治疗标本兼治，肺肾同调，故用自拟经验方三拗定喘汤，因定喘汤中含有三拗汤之麻、杏、甘，但为突出三拗汤止咳平喘、宣肺散寒之功，故名。另，本方用炙麻黄、生麻黄2∶1之比例，乃全国名中医毛德西教授常用之法，疗效显著。合玉屏风补益肺气，卫外固表，加枸杞子，仙灵脾之属，乃取补肾纳气之意，故获良效。

5 三三定喘汤加减（三拗汤、三子养亲汤定喘汤）

李某建，男61岁，社旗县人。

初诊：2020年3月13日。

主诉：咳嗽20年，气短3年加重1月。

现病史：患者自述20年来反复咳嗽、咳痰，冬季明显，3年来伴气短胸闷，近1月加重，活动后明显，上一层楼或走平路100米即感气短难续，需要休息后方可继续行走。服用以前可缓解症状的药物仍不减轻，多处求治，曾雾化吸入、输液治疗均无效，方求诊于余，刻下症：胸闷气短，咳吐白痰，痰多，痰黏难咳。听诊双肺可闻及痰鸣音及轻微哮鸣音。叩诊胸部呈清音。纳可，便溏（一日4~5次），舌质淡红，苔白厚，脉滑。

既往史：有肺气肿、肺大泡病史。

西医诊断：慢阻肺急性加重期。

中医诊断：肺胀。

辨证：患者咳喘日久，久病必虚，肺气被耗，则宗气不足，呼吸功能减弱，故气短；且动则耗气，所以活动后气短益甚；病久子病及母，导致脾气亏虚，输布失常，水湿凝聚为痰，上渍于肺，加之久咳伤肺，输布水液功能减弱，聚湿亦成痰，致痰湿阻肺，肺气上逆，故咳嗽痰多色白；舌淡，苔白腻，脉滑，乃痰湿内阻之征；便溏乃脾虚之候，故病属太阳涉及少阴，肺气不足，脾弱肾虚，痰浊阻肺，肺气失宣，治当健脾益肺，化痰降气，纳肾平喘。

方药：三三定喘汤加减（三拗汤、三子养亲汤、定喘汤）。

炙麻黄 10 g，杏仁 12 g，葶苈子 15 g，紫苏子 15 g，白芥子 15 g，地龙 12 g，白果 12 g，姜半夏 12 g，川贝母 12 g，细辛 6 g，五味子 10 g，炙黄芪 60 g，干姜 15 g，附片 6 g，蛤蚧 6 g（冲服），陈皮 12 g，党参 15 g。

7 服，水煎服。

二诊：2020 年 3 月 24 日。

服药后胸闷气短减轻，仍咳嗽、痰多色白，伴嗳气不舒，咽干，纳差，腹胀，便溏，大便一日 2~3 次。听诊哮鸣音不显，稍有痰鸣音。舌淡，苔黄厚，脉滑。

前方半夏易天冬，加厚朴 10 g、神曲 30 g、大枣 30 g、生姜 15 g，7 服，水煎服。

三诊：2020 年 3 月 31 日。

服药后胸闷气短大轻，走平路已不显，上楼二层后稍有气短，腹胀减轻，纳可，便溏减轻，大便一日 1~2 次。

按 3 月 24 日方，天冬再易半夏，去神曲，加淫羊藿，补肾纳气。

后至 11 月份回访病情一直很稳定。

按：肺胀，与现代医学之肺气肿、慢阻肺等病相符，本病老年多见，常以受凉为诱因，故冬季多发，反复发作，导致肺脾肾虚，正气虚损，津液代谢、输布失常，致痰浊内生，阻滞肺气，导致肺气胀满，不能敛降，形成肺胀。本例患者，起病 20 余年，咳嗽、咳痰气促呈进行性加重，久病肺脾肾虚，痰浊内阻是本病的特点。正如《灵枢·胀论》所说：“肺胀者，虚满而喘咳。”《诸病源候论·咳逆短气候》记载：“肺虚为微寒所伤则咳嗽，嗽则气还与肺间则肺胀，肺胀则气逆，而肺本虚，气为不足，复为邪所乘，壅否不能宣畅，故咳逆短气也。”

治疗时采用健脾温肺纳肾、化痰降逆并行的治法。用党参、黄芪、陈皮健脾益气，蛤蚧温肾纳气，三拗汤、干姜、白果温肺，三子养亲汤降气化痰，半夏化痰燥湿，在病情稳定后加入淫羊藿，加强补肾纳气之力。中医学素有“正气存内、邪不可干，邪之所凑，其气必虚”之说。强调了正气在疾病发展过程中的作用，故应始终顾护正气，因此在初诊宣肺化痰之时即不忘补肺脾肾，切中病机，故收效甚捷。

6　耳聋左慈丸合龙胆泻肝丸加减

李某川，男 41 岁，南阳市人。

初诊：2020 年 4 月 26 日。

主诉：耳聋 3 周。

现病史：患者 3 周来无诱因突发耳聋，患病后即在某三甲医院诊断为突发性神经性耳聋，即服用西药及输液治疗。药物有甲钴胺、银杏叶等，余药不详。治疗 3 周，症状如前，无好转，遂转求中医治疗，刻下症：双耳耳聋，伴耳鸣如潮，口苦，心烦，腰酸，纳可，便可，舌淡红，苔黄，脉弦滑。

诊断：耳聋。

辨证：患者耳鸣如潮，乃肝胆之火上炎犯于清窍所致，胆火上炎，胆汁随之上溢，故口苦，火扰心神，神不守舍，故心烦、多梦，苔黄、脉弦，均为肝胆火盛之证。肾主骨生髓，脑为髓海，肾亏则髓海空虚，故耳鸣、耳聋。腰为肾之府，肾亏则髓不充于骨，故腰酸困痛。本病为厥阴、少阳、少阴同病，肝胆郁热，上扰清空，肾精不足髓窍空虚，治当补肾益精，滋阴潜阳，兼清肝胆之火，开郁通窍。

方药：耳聋左慈丸合龙胆泻肝丸加减。

黄芩 15 g，甘草 10 g，龙胆草 15 g，炒泽泻 12 g，栀子 15 g，淡豆豉 12 g，川木通 12 g，车前子 30 g，生地 15 g，当归 12 g，柴胡 12 g，知母 12 g，石菖蒲 30 g，龙骨 30 g（先煎），牡蛎 30 g（先煎），砞麦冬 30 g，山茱萸 15 g，枸杞子 15 g，黄柏 12 g，磁石 30 g（先煎）。

7 服，日 1 服，水煎服。

二诊：2020 年 5 月 6 日。

服上方后，耳鸣、口苦消失，耳聋减轻，腰酸减轻，舌淡红，苔薄黄，脉弦滑。效不更方，原方再进 7 服，日 1 服，水煎服。

三诊：2020 年 5 月 18 日。

服药后，耳鸣消失，耳聋基本消失，有时短阵性耳聋，但耳聋程度比先大轻，心烦不显，仍有腰酸，纳可，便溏，舌淡苔白，脉弦滑。

前方去淡豆豉、当归，加牛夕 15 g，神曲 30 g，杜仲 15 g。7 服，日 1 服，水煎服。

至 11 月份回访听力正常。

按：耳鸣、耳聋临床多见，虽为耳鼻喉科疾病，但中医内科亦常见，且多伴发于其他内科疾病中，二者常多并见。《杂病源流犀烛》指出："耳鸣者，聋之渐也，惟气闭而聋者，则不鸣，其余诸般耳聋，未有不先鸣者。"《景岳全书》："耳为肾窍，乃宗脉之所聚，若精气调和，肾气充足，则耳目聪明，若劳伤血气，精脱肾惫，必至聋聩，故人中年之后，每多耳鸣如风雨，如蝉鸣，如潮声者，皆是阴衰肾亏而然。"《医学准绳六要》："左脉弦急而数，属肝火，其人必多怒，耳鸣或聋，宜平肝伐木，龙胆泻肝汤。"故本例患者用补益肾精之耳聋左慈丸合龙胆泻肝汤加减。加入龙骨、牡蛎重镇潜阳，加枸杞子滋肾养阴，切中病机，获效颇良。

7 小建中汤、良附丸加减

李某萌，男，11 岁，内乡师岗镇人。

初诊：2020 年 6 月 4 日。

主诉：脐周腹痛 2 年。

现病史：患者 2 年来反复脐周腹痛，呈阵发性，可自行缓解，虽无剧烈疼痛，但几乎每天必痛。遇冷、饮冷后疼痛明显，压之痛甚，经多家医院中西医检查治疗，效果不佳，严重影响学习，家长苦不堪言，遂来我院求治。刻下症：肚脐周围疼痛，压之明显，伴腹胀，纳差，便秘，腹部彩超示：腹膜发现多个肿大淋巴结。舌淡，苔白厚，脉滑缓。

西医诊断：肠系膜淋巴结炎。

中医诊断：腹痛。

辨证：患儿腹痛隐隐，遇冷加重，得温则减，舌薄白，此乃虚寒之证。腹痛压之加剧，乃有实之征。《金匮要略·腹满寒疝宿食病脉证并治》："病者腹满，按之不痛为虚，痛者为实，可下之。""夫瘦人绕脐痛，必有风冷，谷气不行。"由此可见，病在少阴、阳明二经，中阳不振，脏虚有寒兼阳明腑实。故治当温中补虚，缓急止痛，兼行气导滞。

方药：小建中汤，良附丸加减。

桂枝 15 g，白芍 30 g，甘草 10 g，砂仁 9 g，木香 8 g，饴糖 30 g，元胡 12 g，炒神曲 20 g，厚朴 9 g，干姜 12 g，党参 12 g，高良姜 10 g，炙附 12 g，炒白术 12 g，附片 6 g，槟榔 9 g。

7 服，水煎服，分 3 次温服。

二诊：2020 年 6 月 10 日。

服上方后，腹痛缓解，压之亦不痛，腹胀减轻，食欲好转，便溏，舌淡，苔白，脉滑缓。遂拟上方去槟榔加茯苓 12 g，陈皮 10 g。

7 服，随访至今未再腹痛。

按：脐周腹痛（肠系膜淋巴结炎）在儿科乃常见之证，现代医学认为此病多发生在上呼吸道感染后 1~2 周发病，可自愈，但此患儿 2 年来反复发作，给患者、家庭带来极大不便，中医素有"痛则不通，通则不痛"之说。然《医学真传》："夫通则不痛，理也，但通之之法各有不同……虚者，助之使通，寒者，温之使通，无非通之之法也，若必以下泄为通，则妄矣。"故用小建中汤温中补虚，缓急止痛，用良附丸散寒温里，加附片、干姜增加散寒之功，加厚朴、槟榔舒气消胀、导滞。再诊腹痛缓解，腹胀减轻，故去槟榔而加入健脾之茯苓、陈皮，最终获得满意效果。

8 过敏煎、止嗽散、小青龙汤加减

秦某芳，女，68 岁，卧龙区七里园人。

初诊：2019 年 12 月 25 日。

主诉：咳嗽 9 个月。

现病史：9 个月来咳嗽，干咳无痰，遇冷空气、异味、粉尘加重，夜间咳嗽明显，咳嗽时喝热水可缓解，双肺呼吸音粗糙，心率、心音正常，纳可，便溏，一日 5~6 次，舌质暗，苔薄白，脉沉细。平素有高血压、糖尿病，均正常服用西药控制。

西医诊断：过敏性咳嗽。

中医诊断：咳嗽。

辨证：患者咳嗽日久，久病必虚，气阴不足则干咳无痰，遇冷风、异味及夜间加重，咳嗽时喝热水可缓解，说明病属风寒，风寒闭肺致肺气不宣，上逆而为咳，因平素有糖尿病、高血压史，证属肾阴不足，故脉沉细。本病乃寒邪犯肺，故舌淡苔薄白，病属太阳而涉少阴，肺肾气阴不足，卫外功能失常，虚实夹杂。治当疏风散寒，宣肺止咳，兼以补肺敛阴。

方药：过敏煎、止嗽散、小青龙汤加减。

止嗽散 100 g，细辛 6 g，五味子 10 g，诃子肉 20 g，桂枝 15 g，白芍 15 g，乌梅 12 g，防风 12 g，姜半夏 12 g，干姜 15 g，银柴胡 12 g。

7 服，日 1 服，水煎服。

二诊：2020 年 1 月 1 日。

服上方后，咳嗽缓解，夜间咳嗽不显，舌淡暗，有齿痕，便溏减轻，一日 2~3 次，效不更方，上方加陈皮 12 g。

7 服，日 1 服，水煎服。

三诊：服药后偶尔咳嗽，咽稍干，大便稍溏、每日 1~2 次，遂拟 2019 年 12 月 25 日方去干姜，加天冬、麦冬各 15 g，7 服，水煎服。

随访至今未再发作。

按：咳嗽一病，病位在肺，如《素问·宣明五气》篇说“五气所病……肺为咳”，与肝、脾关系密切，久则及肾。肺为“娇脏”，不耐寒热，主气，司呼吸，上连气道、喉咙，开窍于鼻，外合皮毛，咳嗽是内外病邪犯肺、肺脏祛邪外达的一种病理反应。

咳嗽虽有外感、内伤之分，但临床上常有虚实并见、寒热错杂、外感内伤兼而有之的常见现象，本例患者既有外感风寒之太阳表证，又有少阴气阴不足之根本，故取止嗽散、小青龙汤宣肺散寒，再加入五味子、诃子肉、乌梅，既可敛肺气止咳嗽，又可理肠止泻而治便溏。止嗽散乃《医学心悟》原方原比例为粗末，煮散剂以提高疗效，作用辛温解表、宣肺疏风、止咳化痰，作者程钟龄赞：“本方温润和平，不寒不热，既无攻击过当之虞，大有启门驱贼之势。”过敏煎：乃当代大家祝谌予所创，临床上治疗各种过敏性疾病，疗效显著。方中乌梅酸涩收敛、化阴生津，防风辛温解表、散风胜湿，银柴胡甘寒益阴、清热凉血，五味子酸甘而温、益气敛肺、补肾养阴；小青龙汤辛温解表、散寒、温肺化饮、主治外寒里饮。

张景岳在《景岳全书·咳嗽》指出：“外感之邪多有余，若实中有虚，则宜兼补以散之；内伤之病多不足，若虚中加实，亦当兼清以润之。”提出外感咳嗽宜“辛温”发散为主、内伤咳嗽宜“甘平养阴”为主的治疗大法，但观本例患者外感与内伤兼而有之，故当解表与补虚兼而治之。最终取得较好的治疗效果。

9 三三小青龙汤加减

李某红，女，48 岁，南阳市人。

初诊：2019 年 11 月 11 日。

主诉：咳嗽、喘息 3 月。

现病史：患者自述，近 10 年来经常在晨起及天冷时连续喷嚏，发作时伴鼻痒、咽痒，近 3 月来，因感冒后出现咳嗽、喘息，气短，甚则端坐呼吸，发病以来，一直服用中西药（不详），时轻时重，一直未能完全控制，现呼吸困难，遇冷、异味、劳累后明显，咳吐白痰量多，偶有黄痰，双肺听诊呼吸音粗，可闻及明显哮鸣音、痰鸣音，纳差，便可，舌暗，苔薄黄，脉弦紧。

西医诊断：支气管哮喘。

中医诊断：哮病（寒哮证）。

辨证：哮病病理因素以痰为主，如朱丹溪说“哮喘专主于痰”，痰伏藏与肺，则成为发病的潜在“夙根”。《景岳全书·喘促》：“喘有夙根，遇寒即发，或遇劳即发者，亦名哮喘。”患者呼吸急促，困难，胸闷气短，遇寒冷、异味加重，此乃寒邪郁表，痰升气阻，肺失宣畅所致。伏痰遇寒冷、异味引触，痰随气升，气因痰阻，相互抟结，壅塞气道，肺管狭窄，通畅不利，肺气宣降失常，引动痰液，而痰鸣如吼，气自喘促，劳则更甚。痰多色白，偶有黄痰，脉弦紧，此乃寒邪郁闭，无以化阳而致。病属哮病之寒哮，治法：宣肺散寒，化痰平喘。

方药：三三小青龙汤加减。

炙麻黄 10 g，麻黄 5 g，杏仁 12 g，地龙 12 g，白果 12 g，细辛 6 g，五味子 10 g，姜半夏 15 g，甘草 10 g，葶苈子 15 g，炒紫苏子 15 g，白芥子 12 g，胆南星 15 g，蜂房 6 g，川贝 12g，炒僵蚕 12 g，荆芥 12 g，炒神曲 30g。

7 服，日 1 服，水煎服。

二诊：2019 年 11 月 18 日。

服上方后，喘息、喷嚏停止，咳嗽不显，仍有少量痰，自述梦多，听诊哮鸣音消失、呼吸音粗，舌淡红，苔薄白，脉细弱。

上方加夜交藤 30 g，炙远志 15 g。7 服，日 1 服，水煎服。

三诊：2019 年 11 月 25 日。

服药后喘息、失眠多梦不显、偶尔咳嗽、无痰，时有怕冷、汗出，双肺呼吸音清晰，无哮鸣音、痰鸣音，纳可，便可，舌淡红，苔薄白，有齿痕，脉沉细。

前方去夜交藤、炙远志、蜂房、荆芥，加玉屏风散 60 g。

7 服善后，以巩固疗效。

至 2020 年 9 月 20 日感冒时再来就诊，询问其至今和今次感冒后喘息未再复发。

按：哮病的发生每因外邪侵袭，或因吸入烟尘、花粉、异味气体等，或饮食不当，情志刺激，体虚劳倦等诱因引动而触发，以致痰雍气道，肺气宣降失常而致。《证治汇补·哮病》说：“哮即痰喘之久而常发者，因内有壅塞之气，外有非时之感，膈有胶固之痰，三者相会，闭拒气道，搏击有声，发为哮病。”其治疗以“发时治标、平时治本”为基本原则，朱丹溪说：“未发以扶正气为主，既发以攻邪气为急。”本例患者，喘息、气短、甚则端坐呼吸，痰多息壅，急当降气平喘，散寒涤痰。《金匮要略·痰饮咳嗽病脉症并至第十二》：“咳逆倚息不得卧，小青龙汤主之。”三三小青龙汤为本人临床中总结而得来，方中三拗汤、小青龙汤乃张仲景所创，另加三子，即葶苈子、苏子、芥子化痰利气，方中加入地龙、僵蚕、蜂房等虫类药以入络搜邪，祛风解痉，从而抑制因风邪“善行而数变”的特性。从现代医学角度考虑可快速解除支气管痉挛而达到快速平喘的效果。

10　三拗汤、小青龙汤、玉屏风散加减

毕某娟女，28 岁，卧龙区人。

初诊：2019 年 1 月 3 日。

主诉：咳嗽喘息 1 年余。

现病史：1 年来咳嗽、时喘息，夜间加重，遇劳累、冷空气、异味后明显，时自汗、怕冷，易感冒。刻下症：咳嗽咳痰，痰少而黏，时黄时白，不易咯出，呼吸困难，说话难续。听诊：双肺布满哮鸣音、哨笛音，纳可，便可，一氧化氮呼出气检测：FeNO（大气道）：69ppb（正常值：＜25 ppb），CaNO（小气道）：41.1 ppb（正常值：＜8 ppb）。

肺功能：吸入药物（沙丁胺醇气雾剂 200 微克）前：用力肺活量 88.5%，1 秒量 42.2%，1 秒率 47.3%；吸入药物后：用力肺活量 92.7%，1 秒量 56.2%，1 秒率 42.2%，舌淡红，苔薄黄，脉弦数。

西医诊断：支气管哮喘。

中医诊断：哮病。

辨证：《症因脉治·哮病》：“哮病之症，短息倚肩，不能仰卧，伛偻伏坐……起居失慎，则旧病复发，此哮病之症也。”本例患者，一年来反复发作，时轻时重，平时怕冷、自汗、易感冒，此乃阳气不足、卫表不固之象，遇寒加重，咳痰色白，乃寒邪郁表，寒痰伏肺，证属外寒内饮，久病体虚，气阳不足。治当助阳解表，标本并治。

方药：三拗汤、小青龙汤、玉屏风散加减。

炙麻黄 10 g，炒杏仁 12 g，甘草 10 g，葶苈子 15 g，炒紫苏子 15 g，姜半夏 12 g，地龙 12 g，海浮石 15 g，蜂房 6 g，细辛 6 g，五味子 10 g，厚朴 12 g，党参 15 g，玉屏风散 60 g，乌梅 12 g，白芍 15 g。

7 服，日 1 服，水煎服。

二诊：2020 年 1 月 14 日。

患者服药期间，喘息即停止，遂未就诊，今天喘息又作才再次就诊，刻下症：喘息轻微，咳嗽、出汗、怕冷较初诊时减轻，舌淡，苔薄白，脉沉细。

上方潞参易桂枝 15 g，7 服，日 1 服，水煎服。

三诊：2020 年 1 月 31 日。

服上方后喘息、怕冷、出汗均消失，舌淡、苔薄白，稍有齿痕、脉沉细。

处方：炙麻黄 10 g，炒杏仁 12 g，甘草 10 g，炒葶苈子 15 g，紫苏子 15 g，姜半夏 12 g，地龙 12 g，蜂房 6 g，细辛 6 g，五味子 10 g，厚朴 12 g，党参 15 g，玉屏风散 60 g，乌梅 12 g，白芍 15 g，白果 12 g。7 服，日 1 服，水煎服。

四诊：2020 年 2 月 25 日。

服药后喘息未再发作，余无不适，为巩固疗效，要求续服。

遵拟：上方去蜂房、紫苏子、海浮石化痰之品加白果、百合敛肺补肺，续服 7 服，随访至今未复发。

按：哮病是一种反复发作、缠绵难愈之病，病位在肺。若正气充盛，肾气旺盛，再辅以药物治疗，可以终止发作。若长期不愈，反复发作，不但严重影响工作，影响生活质量，也可由肺脏影响脾、肾、心，可导致肺气胀满，不能敛降之肺胀重症，终至不治。正如《张氏医通·哮》所说：“凡哮症见胸凸背驼者，此肺络散，为痼疾，不治。”故此病及时发现、早期治疗、规范治疗非常重要。此例患者服药后见效即停药，实不可取，后再发作，再次治疗。方以三拗汤、小青龙汤解表化痰助阳，以玉屏风散补益肺气，固表止汗，提高免疫，再以地龙、蜂房虫类药搜风剔络，以增加疗效。最终取得不错效果。程文囿在《杏轩医案》中说：“上工治病，须求其本，平常守服丸散，疾发间用煎剂搜逐，譬诸宵小，潜伏里闬，乘其行动犯窃，易于拘执，剿抚并行，渐可杜患。”

11　苍耳子散、四物汤加减

李某岐，男，54 岁，南阳市人。

初诊：2019 年 11 月 20 日。

主诉：头痛 1 月。

现病史：1 月前因感冒后头痛，前额及后项部疼痛明显，呈闷痛，遇冷加重，感冒至今一直外院服中西药（不详），无效，来我院求诊。刻下症：说话鼻音重伴鼻塞，时流稠涕，嗅觉不灵敏，双侧鼻甲肥大，红肿，充血，前额有压痛。CT 示：右侧上颌窦炎症，左侧下鼻甲黏膜增厚。舌红，苔黄厚，

边有齿痕，脉眩数。

西医诊断：鼻窦炎。

中医诊断：鼻渊。

辨证：患者初始因受风热之邪而感冒，久之袭肺犯鼻，邪毒蒸灼窦内肌膜，肌腐为涕，故见鼻流黄稠涕，鼻内肌膜红肿，鼻甲肥大，液体壅阻，鼻道不通，故鼻塞，嗅觉减退，前额为鼻窦之内在部位，风热上攻，故该处有压痛，舌红苔黄，乃内热之证。证属风热邪毒，袭肺犯鼻，上犯鼻窦，鼻窍壅阻，故治当疏风清热，芳香通窍、止痛，方用苍耳子散加减。

方药：苍耳子散、四物汤加减。

苍耳子散 40 g，藿香 15 g，石菖蒲 15 g，黄芩 15 g，菊花 20 g，金银花 15 g，桔梗 15 g，赤芍 15 g，生地 15 g，当归 12 g，川芎 30 g，藁本 15 g，蔓荆子鱼脑石 15 g，鹅不食草 6 g，细辛 6 g。

7 服，日 1 服，水煎两次各 300 mL，兑服分 3 次温服。

二诊：2019 年 11 月 29 日。

服上方后头痛大轻，前额部偶尔有阵发性隐痛，鼻塞缓解，鼻音重减轻，嗅觉灵敏度增强，流黄涕减少，鼻甲肿大减轻，充血减轻，舌淡苔薄黄，脉弦数。效不更方，继服前方，7 服，水煎服。后告知痊愈。

按：鼻渊，为鼻科常见病、多发病之一，多在感冒以后余邪未尽，上犯脑窍，以鼻流浊涕，鼻塞、头痛甚则嗅觉丧失为主要特征。《素问·气厥论》曰："鼻渊者，浊涕下不止也。"肺主皮毛，开窍于鼻，本例患者，初起感冒或风寒侵袭，郁而化热，或感受风热之邪犯肺，肺失清肃，致使邪毒循经上犯，结滞鼻窍，灼伤鼻窦肌膜而为病。治疗以苍耳子散为主方疏风清热，芳香通窍，加金银花、菊花、黄芩、生地清热解毒，加藿香、细辛、石菖蒲加强芳香通窍之力，鱼腥草、桔梗清肺热釜底抽薪，赤芍、当归清热化瘀消肿，鹅不食草、鱼脑石为治鼻渊要药，加川芎、藁本、蔓荆子通窍止痛以治其标。诸药配伍，标本兼治。

12　六三汤加减

杨某艳，女，30 岁，邓州市人。

初诊：2018 年 11 月 27 日。

主诉：尿频、尿急、尿痛半年。

现病史：半年前出现尿频、尿急、尿痛伴发热，在当地诊断为急性泌尿系感染，经抗感染治疗，热退，症状减轻，经多次尿常规复查，结果均为阴性，彩超检查无异常，但尿频、尿急症状一直存在，饮水少及食辛辣后尿频、尿急明显，伴尿痛。近 3 月来伴腰部疼痛，外阴部瘙痒，失眠多梦，纳可，便可，舌淡苔白，脉沉细。

西医诊断：复杂性尿路感染。

中医诊断：淋证。

辨证：患者淋病日久，迁延未愈，现腰痛，劳累后症状加重，腰为肾之府，此乃久淋不愈、肾虚下元不固之征，外阴瘙痒，乃湿热蕴结下焦所致，肾阴不足，阴虚火旺，与湿热互抟蕴结下焦，肾与膀胱气化不利，则尿频尿急；虚热上扰神明，故失眠多梦，因火热不盛，故舌淡，苔白，脉沉细乃肾虚之证。故证属太阳涉及少阴，为湿热下注，日久留恋，肾虚，膀胱气化无权。治当滋补肾阴，兼清利湿热。

方药：六三汤加减。

方药：熟地 30 g，山茱萸 15 g，山药 15 g，丹皮 12 g，泽泻 12 g，茯苓 15 g，黄柏 12 g，苡仁 30 g，牛膝 15 g，半枝莲 30 g，甘草 10 g，木通 12 g，龙骨 30 g，牡蛎 30 g，黄连 12 g，苦参 15 g。

7 副，日 1 副，水煎服两次各 300 mL，兑服分 3 次。

二诊：2018 年 12 月 6 日。

服上方后，尿频、尿急、尿痛均减轻，仍腰痛、失眠多梦，时有气短，舌淡苔白，脉沉细。上方加枸杞 15g，黄芪 30g。

7 副，日 1 副，水煎服。

三诊：2018 年 12 月 16 日。

服上方后，尿频、尿急、尿痛症状基本消失，失眠多梦减轻，稍气短，舌淡苔薄白，脉沉。11 月 27 日方去甘草加百部、黄芪。

7 服，日 1 服，水煎服。

后要求膏方调理善后，随访至今未再复发。

按：淋证乃临床常见之病，多发于女性。初起若治疗得当，多易治愈。其病位在膀胱与肾，病理变化多为湿热蕴结下焦，肾与膀胱气化不利所致。《诸病源候论·诸淋病候》云："诸淋者，由肾虚而膀胱热故也。"本例患者久淋不愈，肾虚精亏，发为劳淋。故以六三汤加减治疗，次方乃广西中医药大学黄家诏教授授课时所传之方，为六味地黄丸合四妙汤去苍术，故称之为六三汤。《张氏医通·淋》中说："劳淋，有脾肾之分。……劳于肾者，宜六味汤加麦冬、五味子。”

方中六三汤滋补肾阴，清利膀胱湿热，加黄连、苦参以增清热利湿之效，加木通、半枝莲通淋清热，生龙、牡镇潜安神，甘草调和诸药。二诊病情缓解后，另加枸杞、黄芪，以补肾益气，以达巩固疗效之目的。

13 四逆散、麻子仁丸加减

褚某民，女，60岁南阳市人。

初诊：2020年3月11日。

主诉：腹痛1月。

现病史：1月来因家庭原因生气后上腹部及脐周疼痛，腹痛拒按，压之痛剧，两肋胀，微痛，伴嗳气不舒，嗳气后腹痛腹胀可减轻，矢气频作，善太息，善悲欲哭、失眠、入睡困难，入睡后易醒。肠鸣腹胀，食后痛甚，纳差，大便干结，2~3日一行，舌淡，苔白厚腻，脉弦。

西医诊断：胃炎。

中医诊断：胃痛（肝气郁结证）。

辨证：患者因家庭变故，失去爱人，情绪波动。郁怒伤肝，气机阻滞，致肝气犯胃，故上腹部疼痛，嗳气不舒，善太息；气机不畅，肠道失运，故食后痛甚、便秘；又肝郁化火，郁热扰动心神，故失眠、易醒。病属肝郁气滞，肝气犯胃之胃痛，治当疏肝解郁，理气止痛，以调畅气机、宁心安神为要。

方药：四逆散、麻子仁丸加减。

柴胡12 g，白芍15 g，炒枳实12 g，甘草10 g，厚朴12 g，大黄12 g后下，木香10 g，火麻仁15 g，郁金15 g，元胡15 g，青皮12 g，夜交藤30 g，合欢皮30 g，柏子仁15 g，酸枣仁15 g，炒栀子12 g，槟榔12 g。

7服，日1服，水煎2次，兑一起分3次饭前温服。

二诊：2020年3月22日。

服上方后，上腹部及脐周疼痛消失，嗳气不舒、矢气、肠鸣、腹胀均减轻。大便正常，1日一行，仍纳差，胁肋腹胀、失眠、易醒稍减轻，舌淡，苔白稍厚，脉弦。故在上方基础上稍作加减，继服。胁肋胀甚，故加川楝子理泄肝气，去泻下猛烈之大黄；仍纳差，故加砂仁、陈皮行气调胃。

三诊：2020年4月13日。

患者服上方后，腹痛、嗳气、矢气、腹胀、肠鸣均消失，食纳可，唯大便稍干结，失眠减轻，故未再连续服药，今日再来调理。上方去砂仁、川楝子，夜交藤、合欢皮，加入润肠宽胸之决明子、全瓜蒌，7服，善后。

后随访至今未再发作。

按：胃痛之病，多与情志不遂、饮食不节有关，病位在胃，常与肝脾关系密切，本例患者，因家庭变故，致肝气郁结，情志不舒，肝失疏泻，横逆犯胃，导致胃失和降，而疼痛。《沈氏尊生书·胃痛》云：“胃痛，邪干胃脘病也……惟肝气相乘为尤甚，以木性暴，且正克也。”《素问·至真要大论》亦云：“厥阴司天，风淫所胜，民病胃脘当心而痛。”再者肝脾气滞，腑气不通，大肠传导失司而见便秘。张仲景把便秘分为阳秘和阴秘，《伤寒论》247条指出：“趺阳脉，浮而涩，浮则胃气强，涩则小便数，浮涩相搏，大便则硬，其脾为约，麻子仁丸主之。”故用四逆散疏肝解郁，理气止痛，辅以麻子仁丸行气导滞，润肠通便。（四逆散为伤寒论中原方原比例为末煮散服）再佐以宁心安神之枣仁、柏子仁、合欢皮、夜交藤之类，便神安则肝郁得疏，利于患者尽早恢复，此即《内经》所云：“恬淡虚无，真气从之，精神内守，病安从来。”

14 止嗽散、过敏煎加减

李某朋，男，33岁，南阳市卧龙区七里园人。

初诊：2020年5月17日。

主诉：咳嗽半年余。

现病史：半年来咳嗽，以干咳为主，经常咽喉部干痒，痰少难咯，痰色灰黑，偶有哮鸣音、憋闷，遇冷空气及晨起常连续喷嚏、伴咳嗽加重，双肺听诊呼吸音粗，咽红，后壁有绿豆大小滤泡，舌红少津，苔薄黄。

西医诊断：咳嗽变性哮喘。

中医诊断：咳嗽。

辨证：肺主气，司呼吸，开窍于鼻，风寒之邪侵袭鼻窍，故见连续喷嚏，肺气上逆，肺失宣肃，故咳嗽，咳嗽日久，肺阴不足，津不上承，故咽干、咽痒、咽红、舌红少津，舌苔薄黄。故治当祛风散寒，宣肺降逆，滋阴润肺。

方药：止嗽散过敏煎加减。

止嗽散100 g，银柴胡15 g，防风12 g，五味子10 g，乌梅12 g，甘草10 g，细辛6 g，天冬15 g，玄参15 g，金蝴蝶15 g。

7服，水煎服。

二诊：2020年5月24日。

服上方后，咳嗽减轻，时喘息、憋闷、喷嚏消失，痰量减少易咯出。纳差，便可。仍有咽红、后壁滤泡，苔薄黄，脉弦滑。上方加黄芩15 g。7服，水煎服。

三诊：2020 年 5 月 31 日。

服上方后，偶尔轻微咳嗽，痰稍多、色灰黑，口苦，纳可，便可，舌淡，苔薄黄，脉弦。

上方去银柴胡、金蝴蝶，加浙贝母、姜半夏、葶苈子、苏子，以加重化痰之功。7 剂，水煎服。

随访至今未发作。

按：本例患者，正直青壮年，本应身强体壮，怎奈肺为“娇脏”，内为五脏之华盖，其气贯百脉而通他脏，不耐寒热，易受内外之邪侵袭而致宣肃失司，肺气上逆而致咳嗽。《医门汇补·咳嗽》：“肺居至高，主持诸气，体之至清至轻者也。外因六淫，内因七情，肺金受伤，咳嗽之病从兹作矣。”咳嗽变异性哮喘，现代医学可按哮喘病论治，属于过敏性疾病，但祖国医学仍归属咳嗽病论，故用止嗽散宣肺降逆，用过敏煎敛阴止咳。咳嗽日久，易耗伤肺津，故佐以清养肺阴之天冬、玄参、金蝴蝶；三诊时，咳痰稍多，遂将这些滋腻之品去掉，加入浙贝母、姜半夏、葶苈子、苏子，以加重化痰之功，最终获得不错疗效。

15　保和丸加减配服金龙巩堤膏

桑一哲，男，6 岁，内乡县人。

初诊：2020 年 8 月 19 日。

主诉：遗尿 6 年。

现病史：家长代述，患儿自出生至今几乎每天遗尿，每晚 1~2 次，偶尔可遗尿 3 次，至今仍每天用尿不湿，患儿睡觉时难以唤醒。年初曾在郑州某医院检查、治疗。未查出原因，曾睡前服去氨加压素 0.2mg，连服 3 个月，服药期间减轻，每周有 1~2 次，停药后如常。家长苦不堪言，后经人介绍，来我院求诊。刻下症：患儿面色稍黄，头发成绺，腹胀、纳差，便秘，舌淡，苔白厚腻，有齿痕，脉沉滑。

西医诊断：遗尿。

中医诊断：遗尿。

辨证：患者自幼尿床 6 年，系下元虚冷的表现，腹胀纳差，面色发黄，舌有齿痕，为脾阳不振之象，舌淡脉细弱，为肾气不足之征。《诸病源候论·遗尿候》：“遗尿者，此由膀胱虚冷，不能约于水故也。”故证属脾肾阳虚、下元虚冷、膀胱失约，治宜健脾补肾，温暖下元。

方药：保和丸加减配服金龙巩堤膏。

炒神曲 15 g，炒山楂 15 g，陈皮 8 g，连翘 8 g，莱菔子 12 g，茯苓 8 g，姜半夏 8 g，炒麦芽 15 g，桑螵蛸 10 g，炒枳实 8 g，厚朴 8 g，益智 10 g，炒鸡内金 15 g，槟榔 6 g，砂仁 6 g。

7 服，日 1 服，水煎服。

二诊：2020 年 8 月 28 日。

服上方后，家长代述，晚上仍用尿不湿，未观察尿不湿情况，遂嘱其弃用尿不湿，并嘱夜间要唤醒患儿，让其自行解手，患儿食纳好转，腹稍胀、便秘，头发成绺缓解，齿痕消失，舌淡，苔白厚，脉沉。遂拟上方去厚朴，加白术 8 g，黄芪 20 g，煅龙牡各 20 g，防风 6 g。7 服，日一服，水煎服。

三诊：2020 年 9 月 5 日。

服上方后，遗尿次数每晚一次，量少，近二天未再遗尿，纳差，大便仍干结，舌淡，苔白厚，脉沉细。仍以 2020 年 8 月 19 日方加大黄 6 g，黄芪 15 g。7 服，日 1 服，水煎服。

四诊：2020 年 9 月 13 日。

服上方后遗尿未再发生，仍有纳差、便秘，余症同前，拟 2020 年 9 月 13 日方加火麻仁 10 g，胡麻仁 6 g。7 服，日 1 服，水煎服。

至 12 月份随访，未再遗尿。

按：3 岁以上的小儿，夜眠遗尿，是为遗尿病。中医认为遗尿的主要原因：一者肾虚不固；二者脾肺气虚。因尿液的制约与通调的失常，除肾和膀胱之外，与肺脾之气虚有密切的关系。肺主一身之气，有通调水道、下疏膀胱之功能，若肺气虚弱，治节不行，膀胱失约，而为遗尿，津液不藏；脾属中土，性喜燥恶湿而不能制水，若脾气虚弱，气虚下陷不能固摄，不能散津于肺，影响水道通调，上虚不能制下，下虚不能上乘，致使无权约束水道，而为遗尿。《素问·脉要精微论》云：“水泉不止者，是膀胱不藏也。”肾与膀胱相为表里，若肾气亏虚，则膀胱气化失职，关门不固而为遗尿。本例患者面黄肌瘦，纳差腹胀，是为脾虚之象，脉细弱，是为肾虚之征。故用保和丸健脾和胃，加桑螵蛸、益智仁助阳缩尿，配合金龙巩堤膏，温肾固本，最终达到脾气强健、肾精充足、水有所制气化复常、膀胱约束有力、开合有度，则遗尿自止。金龙巩堤膏为我院协定处方，乃肾气丸与缩泉丸加减而成，制成膏剂，口感好，便于儿童常服，以达缓图之功。

16　桂枝加葛根汤加减

郑某，女，50 岁，唐河县人。

初诊：2019 年 2 月 15 日。

主诉：大腿及小腿肚抽筋 2 年。

现病史：患者自述 2 年前无诱因出现右侧大腿

外侧、后侧及小腿肚抽筋、疼痛，脚趾未发生过抽筋，初起每周发作1次，后每天必发作1次，近半年来每日发作3到5次，遇寒、遇劳、汗出过多后加重，痛苦不堪，曾在县、市等多家医院及大小诊所经中西医口服中药、西药（用药不详），针灸，按摩、补充钙剂等治疗，初有微效，再治症状如初，后经人介绍求治于余。刻下症：双下肢未见萎缩，皮肤颜色相同，温度一致，右侧大腿后外侧及小腿肚按之疼痛，近2月纳差、乏力、腰酸痛，失眠多梦，二便可，舌苔薄白，边有齿痕，脉沉细。

西医诊断：下肢肌群痉挛。

中医诊断：下肢抽筋。

辨证：本例患者病程迁延，总属肝肾不足，肝主筋，肝阴血不足，筋脉失于濡养则转筋，肾虚则遇劳加重，伴腰酸痛、失眠多梦，脉沉细，寒主收引，加之肾阳不足故遇寒加重，舌苔薄白，汗出过多致营卫失和故汗出后亦加重，故辨证为肝肾亏虚、寒凝筋脉、营卫不和。治宜滋补肝肾，散寒疏筋，调和营卫。故初诊拟桂枝加葛根汤加减，方药：桂枝加葛根汤加减。

处方：葛根 30 g，桂枝 30 g，白芍 30 g，甘草 10 g，炒白术 15 g，木瓜 30 g，川续断 15 g，仙灵脾 30 g，附片 9 g，鸡血藤 30 g，伸筋草 30 g，酒当归 12 g，酒川芎 15 g，川牛膝 15 g，黑杜仲 15 g，枸杞子 15 g，生龙骨 30 g（先煎）。生牡蛎 30 g（先煎）。7剂，每日1剂，煎2次兑一起分3次服。

二诊：2019年2月22日。

患者自述服上方后转筋未见明显好转，腰酸痛、失眠稍好，多梦如前，饮食、二便同前。

遂拟下方：

葛根 30 g，桂枝 30 g，白芍 30 g，甘草 10 g，干姜 12 g，木瓜 30 g，仙灵脾 30 g，附片 12 g（先煎），细辛 6 g，桑寄生 30 g，山茱萸 15 g，鸡血藤 30 g，伸筋草 30 g，酒当归 12 g，川牛膝 15 g，黑杜仲 15 g，生龙骨 30 g（先煎），生牡蛎 30 g（先煎）。10剂（病人因有事故要求多带），每日1剂，煎2次兑一起分3次服。

三诊：2019年3月8日。

患者自述服上方1剂后转筋即止，至今只发作1次，乏力、腰酸痛症状均消失，饮食、二便正常，多梦好转，要求继续服药巩固疗效，效不更方，遂拟上方去辛散之细辛，腰酸痛消失故去山茱萸，附片减量为10 g，加石菖蒲15g，柏子仁15 g以助龙骨、牡蛎治疗多梦。10剂，每日1剂，煎2次兑一起分3次服。

2月后邻居代述未再转筋，余症全消。

按：“抽筋”，现代医学称肌肉痉挛，是一种肌肉自发的强制性收缩。多指腓肠肌痉挛，即腿抽筋，主要发生在小腿和脚趾的肌肉，发作时疼痛难忍，尤其是半夜抽筋时往往把人痛醒，长时间难以止痛，影响睡眠及正常生活。本病较为常见，且通过简单治疗如热敷、按摩、补充钙剂即可缓解，本例患者，发作频繁、病程长且范围大，本案患者转筋2年余，近半年加重并频繁发作，每日3到5次，遇寒、遇劳、汗出过多后加重，右侧大腿后外侧及小腿肚按之疼痛，伴纳差、乏力、腰酸痛，失眠多梦。患者辗转治疗多地，疗效不佳，接诊时深感棘手，虽《金匮要略·趺蹶手指臂肿转筋狐疝虫病脉证并治》：“转筋之为病，其人臂脚直，脉上下行，微弦，转筋入腹者，鸡屎白散主之。”但与今之生活条件、卫生要求均不相适应，终觉欠妥，故思之在仲景书院学习期间多位导师曾用葛根汤、芍药甘草汤等治疗，每获良效，乃仍遵仲景之法立方遣药。《诸病源候论·转筋候》：“转筋者，由荣卫气虚，风冷气搏于筋故也。”故初诊拟桂枝加葛根汤加减，张令韶：“桂枝汤以解肌，加葛根以宣通经络之气。”重用桂枝、葛根、白芍，加干姜、附子温阳散寒，通络止痛，并加入木瓜，木瓜味酸入肝，舒筋活络，为治转筋之要药，加续断、杜仲、枸杞子、仙灵脾入肝肾，强筋骨，加当归、川芎活血通络，加鸡血藤、伸筋草疏筋活络，通经止痛，牛膝引经且补肝肾，龙骨、牡蛎安神潜阳，且均含碳酸钙、磷酸钙以补充钙剂。本方寓含四逆汤、干姜附子汤、甘草干姜汤等温阳通络之方及柔肝缓急止痛之芍药甘草汤。二诊：病情几无变化，审证后思考，辨证思路无误，仍循原法，加重温阳散寒之附子剂量，加辛香走窜、祛风散寒之力颇强之细辛，加桑寄生、山茱萸增加补肾之功，去白术、川续断、川芎。三诊：诉获良效，要求巩固续服，遂去辛散之细辛，去山茱萸，附子减量为10克，加入安神之石菖蒲、柏子仁，以巩固疗效。

17 苍耳子散、三拗汤加味

王某泽，男，3岁6个月，郑州市人。

初诊：2019年10月4日。

主诉：咳嗽3月。

现病史：3月前因感冒后咳嗽时轻时重，连续服药至今，仍反反复复，在郑州多家医院求诊，均疗效较差，因十一假期来宛探亲，经亲友介绍遂来我院就诊。刻下症：咳嗽无痰、自述咽痒、鼻痒、时连续喷嚏，遇冷空气及异味后加重、剧烈运动后加重，时有盗汗，纳可，眠可，二便调，听诊心肺无异常，双侧鼻甲肿大，咽后壁滤泡增生，舌红，苔薄白，脉细数。

西医诊断：1. 过敏性咳嗽；2. 过敏性鼻炎；3. 鼻后滴漏综合征。

中医诊断：1. 咳嗽；2. 鼻鼽。

辨证：经云，"风善行而数变""风为六淫之首，百病之长"，风为阳邪，其性轻扬、开泄，多犯上焦。外风始受于肺，以口鼻、皮毛与外界相通，又为娇脏，不耐邪犯，故遇风寒之邪侵袭，则咽痒、鼻痒、时连续喷嚏；外邪袭肺，肺失宣肃，肺气上逆而咳嗽；外邪袭肺犯鼻，邪毒蒸灼窦内肌膜，故见鼻内肌膜红肿，鼻甲肥大，久则鼻腔热毒下渗咽腔而致咽后壁滤泡增生；病久郁而化热伤阴，故见盗汗，舌红，苔薄白，脉细数。故治当祛风散寒，宣肺止咳，潜阳敛汗。

方药：苍耳子散、三拗汤加味。

苍耳子散（原方比例配伍共为粗末）15 g，蜜麻黄 4 g，炒苦杏仁 4 g，甘草 4 g，地龙 4 g，姜半夏 4 g，云雾草 5 g，金沸草 5 g，白果仁 4 g，蜂房 3 g，罗汉果 4 g，川贝母 4 g，瓜蒌 5 g，煅龙骨 10 g，煅牡蛎 10 g。7副，日1副，水煎2次，兑一起分3次温服。

二诊：2019年10月12日。

周末，专程来南阳就诊，家长代述，服上方七剂后，咳嗽基本停止，盗汗减轻，咽痒、鼻痒、喷嚏均减轻，效不更方，继服上方加玉屏风散（原方比例配伍共为粗末）20 g，七剂巩固疗效。

2周后其父电话告知，停药后未再咳嗽。

按：过敏性咳嗽、过敏性鼻炎，在临床医学中，均为过敏性疾病，发作突然，消失得亦快，与中医的"风邪"善行数变的特点相一致。故古人云："邪风之至，疾如风雨。"鼻渊日久，鼻腔分泌物渗漏咽腔，而致咽喉不舒，亦可干咳。故用苍耳子散宣通鼻窍，减少鼻腔分泌物渗漏，从根本上解决邪之上源；用三拗汤宣肺止咳，加地龙、蜂房搜风剔络，川贝母、瓜蒌、云雾草、罗汉果清肺化痰，龙骨、牡蛎敛汗。小儿为稚阴稚阳之体，易虚易实，故方药宜轻灵，方能邪去正安。

18　黄芪桂枝五物当归四逆汤、百合地黄汤加减

周某敏，女，67岁，南阳市人。

初诊：2019年10月23日。

主诉：双足底麻木1年。

现病史：患者高血压伴糖尿病病史5年，近1年来双足底麻木，右侧稍重，刻下症：多食易饥，口渴不明显，无多尿，双侧足底麻木，四肢乏力，不愿活动，10月21日外院查餐前血糖11.8 mmol/L，睡眠可、舌红苔薄黄，脉沉细无力、血压140/90 mmHg。

西医诊断：糖尿病，末梢神经受损。

中医诊断：消渴、血痹。

治法：滋阴生津，通经活络。

辨证：胃主腐熟水谷，脾主运化，为胃行其津液。脾胃受燥热之伤，胃火炽盛，脾阴不足，则多食易饥、舌红苔薄黄；脾气亏虚，运化失司，水谷精微不能濡养肌肉，加之久病入络，血脉瘀滞，则双足底麻木、四肢乏力，不愿活动；脉沉细无力乃肾气不足之征。故治当益气健脾，滋养胃肾，和血通痹。

方药：黄芪桂枝五物当归四逆汤、百合地黄汤加减。

黄芪 30 g，桂枝 15 g，甘草 10 g，百合 15 g，生地 30 g，知母 12 g，花粉 30 g，川牛膝 15 g，北沙参 15 g，当归 12 g，细辛 6 g，通草 15 g，黄连 15 g，麦冬 20 g。7剂，水煎2次兑匀分3次温服，每日1剂。

二诊：2019年11月1日。

于2019年10月31日查空腹血糖9.85 mmol/L，糖化血红蛋白10.9%，服药后麻木减轻大半，自述一天比一天好，走路有力，多食易饥减轻，舌红苔薄黄，脉沉细。效不更方，继服前方7剂。

三诊：2019年11月9日。

患者双足麻木已完全消失，今日血压稍高160/90 mmHg，舌淡苔薄白，脉沉细。

原方加地龙 12 g，菊花 15 g，夏枯草 30 g。

后告知麻木至今未再发作。

按：消渴病，现代医学称之为糖尿病，其病机主要为阴虚燥热，阴虚为本，燥热为标。按病变部位在肺、胃、肾之不同而分为上、中、下三消。《临证指南医案·三消》邹滋久按语说："三消一证，虽有上、中、下之分，其实不越阴亏阳亢，津涸热淫而已。"本例患者，以消谷善饥之中消为主，脾胃燥热偏盛，日久耗伤肾阴，致肾气亏虚。再者，

病久入络，影响气血的正常运行，血行不畅，血脉瘀滞而致双足底麻木。故用黄芪桂枝五物汤益气温经，和血通痹；《金匮要略·血痹虚劳病脉症并治第六》，“血痹阴阳俱微，寸口关上微，尺中小紧，外证身体不仁，如风痹状，黄芪桂枝五物汤主之”。用四逆汤通络散寒；百合地黄汤滋阴清热。加黄连既清胃热，又有直接降糖作用。三方合用，标本兼治，获效颇良。

19 桂枝加葛根汤合疼痛三两三（川芎、当归、鸡血藤各 30 g，三七 9 g）加减

聂东，女，34 岁，南阳市人。

初诊：2019 年 12 月 22 日。

主诉：项背痛 3 月。

现病史：3 月来颈项及背部疼痛，时伴头疼，感冒后加重，在外院 X 光示颈椎病，曾服西药（具体药物不详）可稍缓解，停药后复痛，且有加重之势，故来求诊。刻下症：颈项强痛，连及后背，伴巅顶部及两颞侧疼痛，纳差，眠可，二便调，舌暗、苔薄黄、脉沉弦细。

西医诊断：颈椎病。

中医诊断：头痛，项痹。

治法：疏筋活络、滋肾养血。

辨证：患者初始感冒，感受风寒之邪，风寒湿之邪侵袭脊柱、四肢，留滞肌肉、经络、关节，阻遏气机，经络阻滞，气血运行不畅，则颈项强通，连及后背，《素问·痹论》篇：“风寒湿三气杂至，合而为痹也。”《素问·至真要大论》篇说：“诸颈项强，皆属于湿。”肝主筋，肾主骨，肝肾亏虚，则脉沉细无力。故治疗当以滋补肝肾，祛风散寒，通络止痛为大法。

方药：桂枝加葛根汤合疼痛三两三（川芎、当归、鸡血藤各 30 g，三七 9 g）加减。

桂枝 15 g，白芍 30 g，甘草 10 g，葛根 30 g，姜黄 15 g，川芎 15 g，藁本 15 g，川羌 15 g，鸡血藤 30 g，当归 15 g，三七参 6 g（冲），姜半夏 12 g，寄生 30 g，仙灵脾 30 g，仙茅 15 g。

7 剂，日 1 剂，水煎 2 次，兑服分 3 次。

二诊：2019 年 12 月 30 日。

服上方后，上述症状均消失，舌暗，苔薄白，脉沉细，效不更方，继服上方原方 7 剂，巩固疗效。

后电话告知未再疼痛。

按：颈椎病是一种以退行性病理改变为基础的疾患，其发病机制与整体亏虚、感受外邪以及劳损有关。《素问·痹论》篇说：“骨痹不已，复感于邪，内舍于肾；筋痹不已，复感于邪，内舍于肝。”说明此病肝肾关系比较密切。桂枝加葛根汤是《伤寒论》中治疗表虚而寒客于太阳经腧的项背强疼症，用桂枝汤解肌和营，加葛根以散经腧之邪，在此方中加入疼痛三两三，变和营卫为通经络，加入滋补肝肾之桑寄生、仙茅、仙灵脾强筋壮骨，加姜黄、羌活、藁本祛风除湿，通络止痛，从而达到治疗目的。

20 玉女煎清胃散加减

崔某敏，女，50 岁，南阳市人。

初诊：2020 年 7 月 15 日。

主诉：牙痛，口腔溃疡 3 月。

现病史：3 月来牙痛、口腔舌部溃疡伴病痛反复发作。最多间隔两三天。牙痛时不能咀嚼，甚至连白菜都咬不动，伴头蒙，时有恶心，嗅耳鸣如潮，腰故因痛，纳可，便可，舌红，苔黄厚。

西医诊断：牙周炎，口腔溃疡。

中医诊断：牙痛，口疮。

辨证：脾开窍于口，心开窍于舌，脾胃相表里，关系密切，患者牙痛、口腔溃疡，口臭，舌红苔黄，乃胃火、心火上炎，内热循经蒸于口舌黏膜所致；耳鸣、腰酸困痛，乃肾虚，虚火上炎之征；脉弦数，为阳明热盛之象。病属阴明，涉及少阴，阳明热盛，胃火上炎，肾阴不足，虚火上扰。治当清胃泻火，兼清虚热。

方药：玉女煎清胃散加减。

山麦冬 15 g，生地 15 g，石膏 30 g，知母 12 g，川牛膝 15 g，地骨皮 30 g，黄芩 15 g，龙骨连 30 g，牡蛎 30 g（先煎），磁石 15 g（先煎），菊花 15 g，龙胆草 12 g，甘草 10 g，炒神曲 30g，金银花 15 g，升麻 12 g，黄连 12 g，丹皮 12 g。7 副，日 1 副，水煎服。

二诊：2020 年 7 月 24 日。

服上方后，牙痛减轻，已能正常吃东西，口腔溃疡愈合，耳鸣、头蒙、恶心不显，腰酸困痛同前，舌淡红，苔薄黄，脉沉细无力。

上方去龙骨、牡蛎、磁石、金银花、升麻，加黄芪 30g，党参 15 g，五味子 10 g，枸杞子 15 g，淫羊藿 30 g，菟丝子 15 g。

7 服，水煎服。

至 8 月份来诊他病问及病情诉二诊后诸症告愈。

按：本例患者，病程日久，乃心脾胃邪热滞留不去，伤及阴分，则阴虚火旺，上灼口舌，则溃疡

牙痛久不能愈，或此愈彼起，反复发作。《圣济总录·口齿门》说："口舌生疮者，心脾经蕴热所致也……二脏俱蓄热毒，不得发散，攻冲上焦，故令口舌之间生疮。"根据中医急则治其标、缓则治其本的指导思想，患者虽有腰酸困痛之肾虚之象，治疗当以牙痛，口舌生疮为主，佐以龙骨、牡蛎、磁石等重镇潜阳之品来解决耳鸣、头蒙之急。二诊在病情减轻口舌生疮、耳鸣等"急"证缓解后，再加滋阴补肾之枸杞、淫羊藿、菟丝子及扶助正气增强免疫之黄芪、五味子、党参之品，最终取得满意疗效。

21　止咳散合过敏煎加减

张某叶，女，50岁，郑州市人。

初诊：2020年7月20日。

主诉：反复咳嗽15年。

现病史：15年来反复咳嗽，遇冷空气、异味、粉尘时咳嗽加重，时干咳，时有痰，痰时黄时白。连年如此，久治不愈，异常烦恼，1周前来宛出差，听朋友介绍，前来就诊，刻下症：咽痒，咳嗽，咳痰色黄，纳可，便可，舌淡红，苔薄黄，脉弦数。

西医诊断：咳嗽变异性哮喘。

中医诊断：咳嗽。

辨证：因肺主气，司呼吸，开窍于鼻，外合皮毛，司职卫外，外来邪气易从鼻咽或皮毛侵袭肺卫，致使肺失肃降，肺气上逆则咳嗽。本例患者咳嗽发作有时，往往在遇风、冷空气及异味时明显，来去迅速，与风性善行数变、多犯上焦之特点相合，风、热相争咽喉则咽痒、时干咳，咳痰色黄、舌红苔黄、脉弦数，乃肺内郁热之相。故治当祛风降逆，清热化痰。

方药：止咳散合过敏煎加减。

止咳散100 g，银柴胡15 g，防风12 g，酒五味子10 g，乌梅12 g，甘草10 g，细辛6 g，蜜桑白皮20 g，蜜杷叶20 g，瓜蒌皮15 g，陈皮12 g。10服，水煎服。

二诊：2020年7月31日。

服上方后，咽痒、咳嗽减轻，咳痰减少，颜色仍发黄，纳可，便可，舌淡，苔薄黄，脉弦。仍以前方过敏煎为主加减。

银柴胡15 g，防风12 g，五味子10 g，乌梅12 g，甘草10 g，细辛6 g，杏仁12 g，浙贝母12 g，云雾草15 g，金沸草15 g，瓜蒌皮15 g，姜半夏15 g，桂枝12 g，胆南星15 g，地龙12 g，炒僵蚕12 g，黄芩12 g，知母12 g。14副，日1副，水煎服。

11月份告知未再发作。

按：咳嗽变异性哮喘是一种变态反应性疾病，多与花粉、粉尘、异味等过敏有关，来去迅速，符合中医六淫致病中的风邪特点，且"风为六淫之首，百病之长"，古人云"邪风之至，疾如风雨"，过敏症发作，如风之急至，善变万化，发并迅速、突然。故用过敏煎祛风酸敛，止嗽散降逆止咳，宣肺化痰，加瓜蒌皮、炙桑白皮、炙枇杷叶清肺化痰，细辛祛风镇咳。二诊仍以过敏煎为主，加入僵蚕、地龙等"风"药加强搜风剔络、祛风镇咳之作用，加桂枝温经平冲降逆，加浙贝、云雾草、黄芩加强清肺化痰之功，故能使多年之疾快速向愈。

22　三三定喘汤加减

翟某斌，男，51岁，南阳市人。

初诊：2020年7月31日。

主诉：咳嗽喘息两年，两年来咳嗽喘息反复发作，遇冷空、异味、粉尘后明显，有时夜间睡眠时憋醒，须端坐呼吸，平时经常晨起连续喷嚏伴鼻痒、咽痒，现咳嗽痰多色白，喉间痰鸣漉漉，呼吸困难，纳可，便可。听诊：可有哮鸣音、痰鸣音；心音、心律无异常；舌淡红，苔白厚，脉滑缓。

西医诊断：支气管哮喘、过敏性鼻炎。

中医诊断：哮病。

辨证：咳嗽，喘息，遇冷加重，晨起喷嚏，乃寒邪客肺，阳气被郁，肺气上逆所致；风性善行数变，为百病之长，风邪外袭，上犯口鼻，故遇异味、粉尘后喷嚏、咽痒、鼻痒；寒为阴邪，寒凝气阻，故痰多色白、喉间痰鸣漉漉、呼吸困难；舌淡、苔白、脉滑缓乃寒邪郁闭之象，故治当宣肺祛风散寒，降气化痰平喘。

方药：三三定喘汤加减。

炙麻黄10 g，炒杏仁12 g，甘草10 g，炒紫苏子15 g，白芥子12 g，葶苈子15 g，白果12 g，姜半夏15 g，炙冬花12 g，炙桑皮20 g，地龙12 g，酒五味子10 g，炒僵蚕12 g，胆南星12 g，川贝母12 g，细辛6 g，黄芪30 g，麻黄5g。

7服，日1服，水煎服。

二诊：2020年8月10日。

服上药后，喘息未再发作，咳痰减少，呼吸顺畅，晨起喷嚏未再发作，听诊哮鸣音消失，纳可，便可，舌淡苔白，脉滑，效不更方，继服上方7剂，日1服，水煎服。

至12月份陪家人来诊，告知，至今未再发作。

按：支气管哮喘属中医哮病范畴，现代医学认为，此病为过敏性疾病，故遇冷、异味、粉尘等诱因触发，发作时喘息、哮鸣、痰多、呼吸困难，甚则出现大汗淋漓、呼吸难续、喘脱亡阳之危症。本例患者2年来反复喘息，病程日久，故用三拗汤宣肺平喘，紫苏子、葶苈子、白芥子三子肃肺化痰，加半夏、川贝增加化痰之功，地龙、僵蚕搜风剔络则哮喘易平，黄芪、五味子益气敛肺固本，达到标本兼治之目的。

23 三三定喘汤加减

李某芳，女，52岁，唐河县桐寨铺人。

初诊：2020年11月2日。

主诉：咳嗽喘息2年。

现病史：2年来反复出现咳嗽、喘息，遇油烟味、抽烟气味明显，严重时夜间可憋醒，不能平卧，平素常在晨起及遇冷时连续喷嚏、鼻痒、咽痒，咳痰色白，纳可，便可。听诊：有轻微哮鸣音，舌淡，苔白，脉沉细。

西医诊断：支气管哮喘。

中医诊断：哮病。

辨证：肺主宣发肃降，肺气上逆，则为咳嗽，痰升气阻，气道不通则喘息，若遇寒冷、异味等诱因，即可引动伏痰，使病情加重，甚则憋醒，不能平卧；风性善行数变，为百病之长，风邪外袭，上犯口鼻，故遇异味、粉尘后喷嚏、咽痒、鼻痒；故《内经》云："伤于风者，上先受之。"舌淡，苔白，乃寒邪闭肺之征，脉沉细为正气不足之象，故治当宣肺散寒、补肺纳肾、化痰平喘。

方药：三三定喘汤加减。

炙麻黄10 g，炒杏仁12 g，甘草10 g，炒紫苏子15 g，芥子12 g，葶苈子15 g，白果12 g，姜半夏15 g，炙冬花12 g，炙白桑20 g，地龙12 g，酒五味子10 g，炒僵蚕12 g，胆南星12 g，川贝母12 g，细辛6 g，党参15 g，黄芪30 g。

7服，日1服，水煎服。

二诊：2020年11月22日。

因家中有事，未及时来诊，自诉服药后喘息消失，仍咳嗽有痰，痰多色白，纳可，便可，听诊未闻及哮鸣音。前方去炙冬花、炙白桑皮、黄芪，加玉屏风散40 g、干姜15 g。7服，日1服，水煎服。

三诊：2020年12月3日。

服药后咳嗽、喘息均不显，咳痰明显减少，喷嚏未再发作，遇冷时稍感胸闷，纳可，便可，舌淡苔白，脉沉细，遂拟下方：

党参15 g，炙黄芪30 g，百合15 g，酒五味子10 g，茯苓15 g，炒白术15 g，蛤蚧6 g，地龙12 g，白果12 g，炙甘草10 g，干姜15 g，厚朴12 g，炒杏仁12 g，炙紫菀12 g，炙冬花12 g，黑顺片9 g。10服，日1服，水煎服。

按：本例患者，2年来反复喘息，咳嗽，遇冷、异味后诱发加重，严重时夜间憋醒，不能平卧，病情较重且病程缠绵。初诊用三拗汤宣肺平喘，紫苏子、葶苈子、白芥子三子肃肺化痰，加半夏、川贝增加化痰之功，地龙、僵蚕搜风剔络，黄芪、党参、五味子益气敛肺固本。服药后症状缓解，再诊继服，疗效满意，三诊时以扶正固本为主，加蛤蚧温肾纳气，黑顺片助阳，玉屏风散益气固表，增加抵抗能力，预防复发。

24 半夏厚朴汤、四逆散加味

陆某芬，女，8岁，卧龙区人。

初诊：2020年4月29日。

主诉：咽部不适，有异物感2年。

现病史：2年来经常咽部不适有异物感，咳之不出咽之不下，生气后症状加重，晨起刷牙时恶心，伴口苦口干，鼻塞，嗳气不舒，矢气频多，时胃中反酸，腹胀，纳可，便溏；鼻甲肥大，充血，咽红，充血，咽后壁有滤泡，舌淡红，苔白厚，脉弦。

西医诊断：慢性咽炎。

中医诊断：梅核气。

辨证：患者平素情志不遂，肝气郁滞，循经上逆，痰气互结，停聚于咽，故常感咽部有异物感，咯之不出、咽之不下；肝气郁结，气机不畅，故嗳气不舒、矢气频多；肝气不舒，郁而化热，故口苦口干、胃中反酸；肝郁乘脾，则腹胀、便溏；患者初始因受风热或风寒之邪而感冒，久之袭肺犯鼻，邪毒蒸灼窦内肌膜，故鼻内肌膜红肿，鼻甲肥大、充血；鼻内分泌物下渗咽腔，则咽红，充血，咽后壁有滤泡；舌淡红，苔白厚，脉弦，乃肝气郁滞之象。故治当疏肝解郁，利咽通窍。

方药：半夏厚朴汤、四逆散加味。

姜半夏15 g，厚朴10 g，茯苓15 g，紫苏梗15 g，醋柴胡10 g，炒枳壳12 g，白芍15 g，甘草10 g，醋香附15 g，金蝴蝶15 g，山麦冬30 g，桔梗15 g，石斛15 g，西青果15 g，南沙参30 g，苍耳子散40 g。7服，水煎服。

二诊：2020 年 5 月 6 日。

服上方后，咽部不适，口干、口苦、嗳气、腹胀等症均减轻，便溏不显，仍稍胃酸，效不更方，原方继服 7 服，只是四逆散改煮散剂。

随访至今，未再发作。

按：梅核气，中医认为，此病多因情志不遂，肝气瘀滞，痰气互结，停聚于咽所致，以咽中似有梅核阻塞、咯之不出、咽之不下、时发时止为主要表现的疾病。多发于中青年人，以女性居多。《金匮要略·妇人杂病脉症并治第二十二》中说："妇人咽中如有炙脔，半夏厚朴汤主之。"《医宗金鉴·订正金匮要略注》："咽中如有炙脔，谓咽中有痰涎，如同炙肉，咯之不出，咽之不下者，即今之梅核气病也。此病得于七情郁气，凝涎而生。故用半夏、厚朴、生姜，辛以散结，苦以降逆；茯苓佐半夏，以利饮行涎；紫苏芳香，以宣通郁气，俾气舒涎去，病自愈矣。"本例患者，以半夏厚朴汤为主，佐以四逆散疏肝解郁，加金蝴蝶、山麦冬、桔梗、石斛、西青果、南沙参滋阴清热，利咽润嗓，苍耳子散利鼻通窍，三方相合，取效颇良。

25 三拗汤、定喘汤加减

刘某霞，女，50 岁，南阳市人。

初诊：2020 年 12 月 7 日。

主诉：咳嗽喘息 1 年余。

现病史：一年来反复咳嗽喘息，几乎每天晚上发作，遇异味如油烟味、抽烟气味明显，严重时晚上睡觉可憋醒，平时多干咳少痰，咽痒，伴利心反酸，听诊呼吸音粗，有哮鸣音。纳可，便可，舌淡红，苔白，脉细。

西医诊断：支气管哮喘。

中医诊断：哮病。

辨证：肺主气，司呼吸，主宣发肃降，咳嗽喘息、遇异味加重，此乃花粉、异味气体等吸入肺内，影响肺气宣肃，致使肺气上逆，气道挛急所致；肺气上逆，刺激咽喉，故干咳少痰、咽痒；邪犯肺胃，故利心反酸；舌淡红、苔白、脉细为肺胃有寒之象。故治当宣肺降逆，止咳平喘。

方药：三拗汤、定喘汤加减。

炙麻黄 10 g，炒杏仁 12 g，甘草 10 g，白果仁 12 g，姜半夏 15 g，炙冬花 12 g，炙桑皮 20 g，地龙 12 g，五味子 10 g，炒僵蚕 10 g，蜂房 6 g，细辛 6 g，桂枝 15 g，山楂炭 30 g，煅瓦楞子 30 g。7 服，日 1 服，水煎服。

二诊：2020 年 12 月 16 日。

服上方后，咳嗽喘息不显，咽痒不显，利心，反酸不显，上楼时下肢无力，听诊未闻及哮鸣音，纳可，便可。舌淡，苔白，脉细。上方去山楂炭、瓦楞子，加黄芪 30 g。7 服，日 1 服，水煎服。

三诊：服上方后，咳嗽喘息未再发作，仍稍腿酸，纳可，便可，舌淡苔白，脉沉细，遂拟 12 月 16 日方加山茱萸 15 g，淫羊藿 30 g，补肾纳气。

按：哮病是一种发作性疾病，每因外邪侵袭，或因吸入烟尘、花粉、异味气体等诱发，以肺失宣降，肺气上逆为病机，以咳嗽、喘息、气短，甚则端坐呼吸，痰多息壅为主要症状。本例患者以干咳无痰、喘息为主，故用三拗汤、定喘汤宣肺降逆、止咳平喘，加入山楂炭、煅瓦楞子收涩止酸，以缓解利心反酸；加地龙、僵蚕、蜂房等虫类药以入络搜邪，祛风解痉息风，可快速解除支气管痉挛而达到快速平喘的效果。

26 三拗汤、定喘汤加减

杨某付，男，44 岁，卧龙区安皋镇人。

初诊：2020 年 7 月 9 日。

主诉：反复咳嗽喘息 6 年。

现病史：6 年来反复咳嗽喘息，感冒后症状加重，稍微劳累后呼吸困难，痰少色白，听诊双肺布满哮鸣音，纳可，便可。舌淡，苔白厚，脉沉缓。

西医诊断：支气管哮喘。

中医诊断：哮病。

辨证：肺为"娇脏"，主宣发肃降，易受外邪侵袭，内合于肺，"伏痰"预感引触，痰气抟结，壅塞气道，空降失司而致咳嗽、喘息、痰鸣；感受风寒，宣发不畅，失于表散，邪蕴于肺，壅阻肺气亦使哮喘发作，故感冒后加重，病久正气耗伤，肺气亦虚，肺虚不能主气，故劳累后气短，呼吸困难加重；咳痰稍黄，为肺内郁热之象；舌淡，苔白，脉沉缓，为肺气虚之证；便溏纳差为脾虚之象。故治当宣肺降逆，止咳平喘。

方药：三拗汤、定喘汤加减。

炙麻黄 10 g，炒杏仁 12 g，甘草 10 g，炒白术 15 g，陈皮 12 g，瓜蒌皮 15 g，白果仁 12 g，姜半夏 15 g，炙冬花 12 g，炙桑白皮 20 g，地龙 12 g，五味子 10 g，炒僵蚕 12 g，炒薏米仁 30 g，黄芩 15 g，川贝 12 g，细辛 12 g，乌梅 15 g。7 服，水煎服，日 1 服。

二诊：2020 年 7 月 21 日。

服药后咳喘息明显感轻，未出现呼吸困难，咳嗽减少，听诊呼吸音粗，未闻及哮鸣音、痰鸣音，纳可，便可，舌淡，苔白，脉沉。前方去黄芩、川贝、乌梅，加炙黄芪 30 g，北沙参 15 g，党参 15 g，百合 15 g。7 副，日 1 副，水煎服。

三诊：2020 年 8 月 1 日。

服上药后，喘息未再发作，咳嗽基本缓解，偶有痰，舌淡，苔白，脉沉细。再拟 2020 年 7 月 9 日方加黄芪 30g，7 服，日 1 服，水煎服。

四诊：患者间断服药后无咳嗽喘息等不适，唯稍便溏，要求服药巩固疗效，遂拟 2020 年 7 月 9 日方去瓜蒌、黄芩、川贝，加党参 15 g，炙黄芪 30 g，神曲 30 g。10 副，2 日 1 副，水煎服。

患者 12 月份感冒来诊，未再发作。

按：哮病是一种发作性痰鸣气喘疾患，病位在肺，与脾肾关系密切，多虚实并见，本虚标实，故治疗时亦当遵循“发时治标，平时治本”的原则，本例患者病程日久，反复发作，未规范治疗，故就诊时已见肺脾两虚之象。清代蒋保素对本病的治疗主张发作时“疏解豁痰为主”，缓解时“脾肾双解为宜”。其在《问斋医案》中说：“不扶其土，无以生金，不固其下，五一清上，法当固肾扶土为主，清上实下辅之，爰以六味、六君加减、守常调治，或可图功。”故方中用三拗汤、定喘汤，宣肺止咳，降逆平喘，加白术、薏苡仁健脾利湿化痰；加瓜蒌、半夏、川贝、清肺化痰；五味子、乌梅益肺敛阴止咳；细辛宣肺；地龙走窜入络，搜剔逐邪，去肺经伏邪，增强平喘降逆，因虫类药具有抗过敏、调节免疫功能，对缓解支气管痉挛，改善缺氧现象有显著疗效。

27 篇苍耳子散、过敏煎加减

乾某墨，女，5 岁，甘肃兰州人。

初诊：2020 年 12 月 28 日。

主诉：咳嗽 1 年余。

现病史：其母代述，患儿一年来反复咳嗽，屡药无效，咳嗽未曾停止过，干咳无痰，遇异味冷空气明显，本次来南阳探亲，听亲友介绍求诊，察其双侧鼻甲稍大，咽红充血，咽后壁有滤泡，听诊呼吸音稍粗，舌淡红，苔薄白，脉浮。

西医诊断：鼻后滴漏综合征；咳嗽变性哮喘。

中医诊断：咳嗽。

辨证：肺居上位，为清肃之脏，主气，司呼吸，感受外邪，肺失清肃，故咳嗽；小儿形气为充，肌肤柔弱，卫外功能较差，寒暖不知自调，故遇冷空气及异味后明显；肺主皮毛，上系咽喉，开窍于鼻，若风热邪毒犯肺，或风寒侵袭，郁而化热，壅遏肺经，致使邪毒循经上犯，结滞鼻窍，灼伤鼻窦肌膜，故见鼻甲肥大，充血；热毒壅滞咽喉或鼻腔热毒下渗咽喉则咽红，见咽喉壁滤泡增生；舌淡苔薄白，脉浮，为风寒外袭之象。故治当宣肺止咳、肃肺通窍为法。

方药：苍耳子散、过敏煎加减。

苍耳子散 20 g，银柴胡 8 g，防风 8 g，五味子 6 g，乌梅 6 g，甘草 5 g，川贝 8 g，云雾草 8 g，金蝴蝶 8 g，鱼腥草 15 g，厚朴 8 g。6 服，日 1 服，水煎服。

二诊：2021 年 1 月 1 日。

因要回甘肃，故提前来诊，其母代述。服药后咳嗽大轻，几乎无咳嗽，效不更方，遂拟前方，原方 10 服，日 1 服，水煎服。

按：小儿形气为充，又为稚阴稚阳之体，由于其解剖及生理特点，决定了小儿易患呼吸道感染，小儿上呼吸道鼻腔短小，鼻腔无鼻毛，鼻黏膜柔弱而血管丰富，咽部相对狭小，且较垂直，故易感染外邪而致鼻炎，鼻腔炎性分泌物，渗漏咽腔而致鼻后滴漏综合征。故用苍耳子散宣通鼻窍，以杜病之源头，过敏煎祛风散邪，加川贝、云雾草、金蝴蝶、鱼腥草清肺化痰止咳。

28 桂枝加葛根汤、黄芪桂枝五物汤、疼痛三两三加减

马顺波，男，59 岁，宛城区茶庵乡人。

初诊：2020 年 7 月 4 日。

主诉：双膝关节疼痛 10 年。

现病史：10 年来双膝关节疼痛，遇寒加重，劳累后加重，近 6 年来左大腿内侧肌肉疼痛，坐下后不能往右测腿上搭，同时经常双小腿抽筋，纳可便可，舌淡，苔白厚，脉沉细。

西医诊断：膝关节炎；腓肠肌痉挛。

中医诊断：寒痹；转筋。

辨证：风寒湿邪侵袭机体关节，痹阻经络、肌肉、关节，气血运行不畅，故关节疼痛；寒为阴邪，其性凝滞，故遇寒加重。《症因脉治》卷三中说：“寒痹之证，疼痛苦楚，手足拘紧，得热稍减，得寒愈甚，名曰痛痹。”脏腑阴阳失调，正气不足，故劳累后加重；风寒湿之邪留滞肌肉、经络、关节，阻遏气机，经络阻滞，气血运行不畅，加之气血不足，筋脉失于濡养，故肌肉疼痛、腿不能上搭、抽筋；寒邪凝滞，故舌淡、苔白厚；肾阳不足，故脉沉细。治当温阳

散寒，舒筋活络，补益肝肾。

方药：桂枝加葛根汤、黄芪桂枝五物汤、疼痛三两三加减。

桂枝 15 g，甘草 10 g，葛根 30 g，白芍 15 g，黄芪 30 g，当归 30 g，川芎 30 g，鸡血藤 30 g，三七参 6 g（冲服），细辛 6 g，黑顺片 10 g，枸杞子 15 g，菟丝子 15 g，补骨脂 15 g，淫羊藿 30 g，川牛膝 15 g，独活 15 g，桑寄生 30 g。7 服，日 1 服。

二诊：2020 年 7 月 17 日。

服上药后小腿抽筋消失，膝关节疼痛、大腿肌肉疼痛均减轻，因其妻亦常期小腿抽筋，故上方夫妻二人同服，其妻腿抽筋亦消失，遂拟上方去三七参，加土元 12 g、木瓜 30 g。7 服，日 1 服，水煎服。

三诊：2020 年 7 月 31 日。

服药后，症状均消失，几天前卧湿地后膝关节稍有疼痛，要求继服，遂拟前方去土元，加苍术 15 g，桑枝 30 g。7 服，日 1 服，水煎服。

按：寒痹之证，外因多因涉水、久居寒湿之地等，导致风寒湿邪，以寒邪为主侵入机体，内因主要为脏腑阴阳失调，正气不足，风寒湿邪痹阻经络、肌肉、关节，气血运行不畅而发。转筋为肢体筋脉牵掣拘挛，痛如扭转，多由气血衰少，筋脉失养，加之风寒外袭所致。故《诸病源候论·转筋候》云：“转筋者，由荣卫气虚，风冷气搏于筋故也。”《金匮要略·趺蹶手指臂肿转筋狐疝虫病脉证并治》中说：“转筋之为病，其人臂脚直，脉上下行，微弦，转筋入腹者，鸡屎白散主之。”寒痹、转筋二者的发生，均与脏腑阴阳失调，正气不足，复感风寒湿邪痹阻经络、肌肉、关节，气血运行不畅有关。由于肝主筋，肾主骨，故治疗时除了温经通络、散寒止痛之外，滋补肝肾，尤为重要。本方以桂枝加葛根汤、黄芪桂枝五物汤、疼痛三两三三方加减，共奏温经通络、散寒止痛之功，再加入枸杞子、菟丝子、补骨脂、淫羊藿、川牛膝、独活、桑寄生等滋养肝肾之品，故能效如桴鼓，一方同治两人。

29　黄芪桂枝五物汤加味

马某坡，男，57 岁，南阳市人。

初诊：2019 年 11 月 21 日。

主诉：左侧大腿抬高受限两年。

现病史：两年来左侧大腿不能抬高，膝部抬高 45° 左右大腿即酸困发强、疼痛，活动受限，平时睡觉受压后双侧手臂麻木，舌淡，苔薄白，脉沉细。

西医诊断：肌筋膜综合征。

中医诊断：筋痹。

辨证：风、寒、湿、热之邪乘虚侵袭人体，阻于经隧，引起气血运行不畅，经络阻滞，深入关节、筋脉则大腿太高受限、酸困发强、疼痛；气血运行受阻，筋脉失于濡养则手臂麻木；舌淡、苔薄白为虚寒之象；脉沉细乃肝肾不足之征。治当补益肝肾，舒筋活血，通络止痛。

方药：黄芪桂枝五物汤加味。

黄芪 30 g，桂枝 15 g，赤芍 15 g，甘草 10 g，栀子 10 g，牛膝 15 g，桑寄生 30 g，桃仁 12 g，红花 10 g，天麻 12 g，枸杞子 15 g，淫羊藿 30 g，仙茅 15 g，盐杜仲 15 g，地龙 12 g。

7 服，日 1 服，水煎服。

二诊：服上药后，大腿抬高受限明显减轻，已能抬至 90°，双上肢麻木明显好转，效不更方，继服上方 7 服，日 1 服，水煎服。后经常来诊他病，及陪同家人来诊，告知现已完全恢复正常。

按：筋痹的发生主要为内外二因所致。其外因多由风、寒、湿、热之邪侵袭人体，引起气血运行不畅，经络阻滞；或病久痰浊瘀血，阻于经隧，深入关节筋脉。其内因为禀赋不足，久病体弱，或其他痹病日久，迁延不愈，导致正气不足。内外合犯，致使筋脉阻滞，气血运行受阻，筋脉不利，而成筋痹。《素问·长刺节论》：“病在筋，筋挛节痛，不可以行，名曰筋痹。”《圣济总录》卷二十：“《内经》曰：风寒湿三气杂至，合而为痹。又曰：以春遇此者为筋痹。其状拘急，屈而不伸是也。”本方以黄芪桂枝五物汤益气温经，和血通痹。《金匮要略》：“血痹阴阳俱微，寸口关上微，尺中小紧，外证身体不仁，如风痹状，黄芪桂枝五物汤主之。”加牛膝、桃仁、红花活血通络；天麻、地龙疏筋通络，祛除麻木；桑寄生、枸杞子、淫羊藿、仙茅、盐杜仲滋补肝肾，养血柔筋，故获效颇速。

30　六三汤、肾四味加味

王某奇，男，44 岁，南阳市人。

初诊：2020 年 6 月 6 日。

主诉：体检发现蛋白尿两周。

现病史：两周前体检时发现蛋白尿 ++，一周后复检，尿蛋白仍 ++，患高血压病 10 年，一直服用西药降压，血压稳定，现腰稍酸困，余无不适，纳可，便可，舌淡，苔白，脉沉细。

西医诊断：高血压、肾损伤。

中医诊断：肾虚。

辨证：中医认为，高血压病主要由于情志失调、饮食失节和内伤虚损等致肝肾功能失调引起，病位在肝肾，又可互为标本。患者平素有高血压，日久肾气亏虚，故腰酸困；舌淡，苔白，脉沉细，为肾阳不足的表现。故治当滋补肝肾，固气摄精。

方药：六三汤、肾四味加味。

熟地 30 g，山萸肉 15 g，炒山药 15 g，盐泽泻 15 g，茯苓 20 g，丹皮 12 g，炒薏仁 30 g，牛膝 15 g，黄柏 12 g，紫苏叶 10 g，蝉蜕 10 g，黄芪 60 g，益母草 30 g，甘草 10 g，枸杞子 15 g，菟丝子 15 g，补骨脂 15 g，淫羊藿 30 g。7 服，日 1 服，水煎服。

二诊：2020 年 6 月 15 日。

服药后复查尿常规，蛋白尿转阴，余无不适，上方加陈皮 10 g。

三诊：服药后再次复查，尿蛋白为阴性，微量尿蛋白 20 mg/mL。

遂拟 2020 年 6 月 6 日原方继服 7 服，后每月复查，未再出现蛋白尿。

按：中医无蛋白尿之名称，也无相对应的病名，蛋白尿多从“精”的生成和异常外泄来理解。蛋白尿属于“精”或“精微物质”，源于水谷，由后天之脾胃化生，经心肺作用输布经络，营运周身，是维持人体生命活动的基本物质，贮存于肾，赖肾之封藏作用而固密于体内。尿中蛋白的出现，意味着肾的封藏失职，精微物质的漏泄，蛋白尿属“精微下注”“精气下泄”，属于中医“虚损”范畴。《素问・金匮真言论》谓：“夫精者，身之本也，宜藏不宜泄。”长期蛋白尿，必将导致全身的虚弱状态，免疫功能下降，致疾病迁延难愈，进而影响肾功能，发展为尿毒症。因此，本病早发现，早治疗，非常重要，即使无任何症状与不适也应及早治疗。本例患者，用六三汤、肾四味滋补肝肾，固气摄精；因现代药理研究表明，蝉蜕、苏叶、益母草均有降低蛋白尿的作用，故加入上药，疗效甚捷。

31 四逆散加味

邢某贵，男，66 岁，南阳市人。

初诊：2020 年 3 月 11 日。

主诉：双侧胁肋及乳房疼痛 3 年。

现病史：3 年来双侧胁肋及乳房胀痛，生气后明显，经常失眠，多梦，嗳气不舒，偶上腹部疼痛，反酸，食纳可，大便溏，四处求医，服药均初有效，再服症状如前，遂来求诊。察其舌淡，苔白厚，脉弦。

西医诊断：神经官能症。

中医诊断：胁痛。

辨证：因为肝位居于胁下，其经脉循行两胁，胆附于肝，与肝呈表里关系，其脉亦循于两胁，贯于乳房。《医方考・胁痛门》谓：“胁者，肝胆之区也。”肝为刚脏，主疏泄，性喜条达，肝气郁结，情志不舒，气机郁滞胸胁，则胁肋及乳房胀痛；肝气横逆，犯胃则嗳气不舒，乘脾则便溏；肝郁化火，热扰神明，则失眠多梦；舌淡、苔白、脉弦均为肝气郁结、气机不畅之征。故治当疏肝解郁，理气止痛。

方药：四逆散加味。

四逆散 40 g，川芎 15 g，醋香附 15 g，瓜蒌皮 15 g，黄连 12 g，青皮 12 g，厚朴 12 g，柏子仁 15 g，首乌藤 30 g，合欢皮 30 g，龙骨 30 g（先煎），牡蛎 30 g（先煎），硃茯神 15 g，川楝子 12 g，橘核仁 15 g，生姜 15 g，大枣 15 g。7 副，水煎服。

二诊：2020 年 3 月 1 日。

服上方后，症状均减轻，效不更方，继服上方，7 服，日 1 服，水煎服。

三诊：2020 年 3 月 26 日。

服药后，胁痛、失眠、乳房胀痛、嗳气不舒均缓解，唯食纳稍欠佳，故前方去瓜蒌皮，加神曲 30 g。7 服，善后，后随访至今，未再复发。

按：胁痛，主要责之于肝胆。因肝主藏血，体阴而用阳。若情志不舒，饮食不节，久病耗伤，劳倦过度，或外感湿热等病因，累及于肝胆，导致气滞、血瘀、湿热蕴结，肝胆疏泄不利，或肝阴不足，络脉失养，即可引起胁痛。本病证早在《内经》就有记载，并明确指出胁痛的发生主要是肝胆的病变。《灵枢・五邪》说：“邪在肝，则两胁中痛。”《济生方・胁痛》中说：“多因疲极嗔怒，悲哀烦恼，谋虑惊忧，致伤肝脏。既伤，积气攻注，攻于左则左胁痛，攻于右则右胁痛，移逆两胁，则两胁俱痛。”《景岳全书・杂证谟》：“胁痛之病本属肝胆二经，以二经之脉皆循胁肋故也。”本方用四逆散加川芎、香附即柴胡疏肝散，意在疏肝解郁，理气止痛；加瓜蒌皮、青皮、厚朴理气宽胸；川楝子、橘核仁引经直达病所，加强疗效；黄连清热止酸，以制反酸；柏子仁、首乌藤、合欢皮、龙骨、牡蛎、硃茯神宁心安神，重镇潜阳，共奏解郁安神之效。

32 三拗汤、定喘汤加减

李某兰，女，58 岁，南阳市人。

初诊：2020 年 3 月 14 日。

主诉：反复喘息3年，加重1月。

现病史：3年来喘息反复发作，近1月加重，遇寒冷、异味及劳累后明显，发作时伴连续喷嚏，夜间尤甚，偶尔须端坐呼吸，咳痰色白，听诊时可闻及哮鸣音，纳可，便可，舌淡红，苔白，脉细。

西医诊断：支气管哮喘。

中医诊断：哮病。

方药：三拗汤、定喘汤加减。

炙麻黄10 g，炒杏仁12 g，甘草10 g，五味子10 g，细辛6 g，地龙12 g，白果仁12 g，蜜紫菀12 g，蜜冬花2 g，姜半夏12 g，浙白12 g，瓜蒌皮15 g，云雾草15 g，金沸草15 g，葶苈子15 g，党参15 g。7服，日1服，水煎服。

二诊：2020年3月20日。

服药后，咳嗽喘息基本缓解，劳累后稍有喘息，喷嚏不显，夜间喘息未再发作，痰稍多，听诊哮鸣音消失，纳可便可，舌淡，苔白，脉细。前方去党参，加紫苏子15 g，腥南星15 g，白芥子15 g，海浮石15 g。7服，日1服，水煎服。

三诊：2020年4月1日。

服上方后，偶咳嗽，带少量白痰，咳嗽喘息等症均消失，继服2020年3月14日方7服，巩固疗效，随访至今，未再发作。

33 小柴胡汤、半夏泻心汤加减

吕某梅，女，42岁，南阳市人。

初诊：2017年11月10日。

主诉：高热2周。

现病史：患者2周来反复高热，体温在39℃~40℃之间波动，在市内某三甲医院住院治疗，做各项检查，除血红蛋白8.3 g之外，余均无阳性结果，始用口服退热药后，发热可退，4~5小时后高热又起，后用口服药退热无效，改用退热栓纳肛可短时退热，药效一过，热即迅升，2周来皆如此，医生告知让其转上级医院诊治。遂出院，经朋友介绍来我院求治。刻下症：面部红赤，身困乏力，口渴，口苦，纳差，体温38.5℃，大便干燥，舌红，苔黄厚腻，略燥，脉弦数。

西医诊断：无名高热。

中医诊断：温病发热。

辨证：患者发热乃感受外邪、邪正相争之故，邪正争剧，里热蒸迫，故反复高热；里热炽盛，燔灼于上，故面部红赤、舌红、脉弦数；热灼津伤，故口渴、大便干燥；湿热困郁，阻滞中焦，脾运不健，故纳差、口苦；湿性黏滞，湿热之邪郁蒸肌表，则见身困乏力。本病证属少阳、阳明、太阴合病，故治疗当和解少阳、清解阳明为主，兼顾太阴，以清利湿热，解热祛邪。

方药：小柴胡汤、半夏泻心汤加减。

姜半夏15 g，黄连12 g，黄芩15 g，甘草6 g，党参15 g，柴胡15 g，葛根30 g，大黄12 g，细辛6 g，桂枝10 g，白芍30 g，陈皮12 g，泽泻15 g，丹皮15 g，沙参30 g，生姜3片，大枣12枚为引。2服，日1服，水煎服。

服药后，只在晚上用一次退热栓，用1/4粒纳肛，白天发热至38℃，可自行消退，故于11月2日按原方自取2服水煎服。

二诊：2017年11月13日。

服上方3服后，白天已不发热，夜间发热至38.5℃，用退热栓1/4粒，纳肛后热退，现大便清稀，每日4次，仍乏力纳差，舌苔黄，稍腻。遂拟上方去大黄、细辛、沙参，加白蔻12 g，薏苡仁30 g，杏仁12 g，通草6 g。2副，日1服，水煎服。

三诊：2017年11月15日。

近两天来温度最高37.5℃，已停用退热剂，大便仍稀，纳差，再与上方加藿香15 g。2副，后其朋友来诊告知其再未发热。

按：本例患者，高热2周，在市内某三甲医院治疗，未找出病因，未能确诊。抱着试试的心理求诊，观其脉症，根据中医辨证施治，用小柴胡汤和解少阳，半夏泻心汤去干姜，清热燥湿，桂枝加葛根汤解肌和营，大黄清热泻下，多方联用，共奏奇效。

34 半夏泻心汤、参苓白术散加减

乔某才，男，33岁，南阳市人。

初诊：2019年7月9日。

主诉：上腹部隐疼伴利心、便溏2年。

现病史：2年来上腹部隐疼伴利心、便溏，上腹部隐疼，食生冷后明显，喝热水或热敷后可减轻或缓解，大便每日3~4次，食油腻及难消化食物后加重，2019年1月外院胃镜示：反流性食管炎；萎缩性胃炎（病理检查确诊），舌淡红，苔薄白，脉弦紧。

西医诊断：反流性食管炎，萎缩性胃炎。

中医诊断：胃痛。

辨证：《灵枢·邪气藏府病形》指出："胃病者，腹胀，胃脘当心而痛。"外感寒邪，内客于胃，致胃脘气机阻滞，不通则痛，故上腹部隐疼；饮食生冷，损伤脾胃阳气，胃阳不足，中焦虚寒，无以温煦，故食生冷后疼痛明显、得热则减；脾阳不足，运化失职，则便溏、食油腻后加重；寒邪犯胃，或脾胃虚寒，导致阳气不舒，郁而化热，热而化酸，故利心；舌淡红、苔薄白、脉弦紧均为中焦虚寒之象。故治当散寒和胃止痛，温中健脾止泻。

方药：半夏泻心汤、参苓白术散加减。党参 15 g，炒白术 30 g，茯苓 15 g，干姜 15 g，黄芩 15 g，黄连 12 g，姜半夏 12 g，黑顺片 9 g，炒神曲 30 g，炒薏苡仁 30 g，白芍 15 g，甘草 10 g，吴茱萸 5 g，海螵蛸 30 g，煅瓦楞 30 g，莲子 30 g，诃子肉 12g。7 服，日 1 服，水煎服。

二诊：服上方后，上腹部疼痛缓解，仍便溏，眠可多梦，舌淡红，苔薄白，脉弦紧。遂拟前方去黄芩、白芍、甘草，加炒扁豆 30 g，炒山药 30 g，龙骨 30 g(先煎)，牡蛎 30 g(先煎)，夜交藤 30 g，合欢皮 30 g。7 服，日 1 服，水煎服。

三诊：服上方后，大便成形，1 日 1 次，多梦不显，仍有利心，1 天前因生气右胁疼痛，舌淡红，苔薄，脉弦。拟：初诊方白芍易柴胡 12g，加元胡 15g，煅牡蛎 30g（先煎）。7 服，日 1 服，水煎服。

于 2021 年 5 月随访，服上药后，症状缓解，因经济原因，未再续服以巩固疗效。

按：萎缩性胃炎，是以胃黏膜的萎缩性变化和低酸分泌为主要病理表现，与胃癌的发生有一定关系，故被认为是一种胃部的癌前病变。属于中医“胃脘痛”“痞满”“嘈杂”等范畴，故用半夏泻心汤和胃降逆，参苓白术散健脾止泻，加吴茱萸与黄连共为左金丸以和胃止痛收酸，黑顺片温运脾阳，海螵蛸、煅瓦楞收敛止酸，诃子肉增加止泻效果。

35　三拗汤、玉屏风加减炙

乔某荣，男，13 岁，唐河县少拜寺人。

初诊：2020 年 1 月 20 日。

主诉：夜间喘息 1 年余。

现病史：家长代述，患儿 1 年来，每到夜晚睡眠时喉中有哮鸣音，唧儿唧儿作响，白天及运动后均正常，无其他不适，时有自汗，纳差，便可，舌淡，苔薄白，脉缓无力。

西医诊断：支气管哮喘。

中医诊断：哮病。

辨证：本病日久，内伤之邪与伏痰交结，郁于肺经，肺失宣降，郁肺之痰随息而动，则发为哮鸣，夜间为阴盛之时，阳气不得宣卫，故夜间明显，正如《素问·阴阳别论》所说，“阴争于内，阳扰于外，魄汗未藏，四逆而起，起则熏肺，使人喘鸣”。脾虚则运化失常，故纳差，病久气虚，卫外不固，故时汗出、舌淡、苔白、脉细乃脾肺气虚之象，故治当宣肺平喘，健脾益气。

方药：三拗汤、玉屏风加减炙。

麻黄 6 g，炒杏仁 8 g，甘草 6 g，玉屏风散 40 g，细辛 4 g，姜半夏 8 g，党参 9 g，地龙 8 g，白果 8 g，炒神曲 20 g，陈皮 8 g。7 副，日 1 服，水煎服。

二诊：2020 年 3 月 7 日。

服上方后，夜间哮鸣音基本消失，自汗消失，纳可，因新冠肺炎疫情暴发，不能前来复诊，延至今日，近 1 周夜间又稍有哮鸣音，封城刚结束，即前来复诊。遂拟前方加乌梅 8 g，银柴胡 8 g，炒僵蚕 6 g。10 副，日 1 副，水煎服。

三诊：2020 年 3 月 16 日。

服药后未再出现喘息，仍纳差，上方加厚朴 8 g，木香 6 g。10 服，日 1 服，水煎服。

四诊：2020 年 3 月 25 日。

患者服药至今未再发作喘息，今日家长要求按原方继续服用，以巩固疗效。随按 2020 年 3 月 16 日方再进 7 服。随访至今未复发。

按：哮病，是小儿时期常见的一种病症，以发作性哮鸣、气喘，伴有咳嗽及痰鸣为主要特征。《杂病源流犀烛》说：“哮证大都感于幼稚之时。”说明本病儿童时期多发。《幼幼集成》中说，“哮与喘合而为哮喘，哮即吼也”“吼者，喉中如曳锯，若水鸡声者是也”。本例患儿只有夜间哮鸣，病位初在肺，日久波及脾气亦虚，故见纳差；舌淡苔白乃运化失司之象。故初诊之时用三拗汤宣通肺气，止咳平喘，用玉屏风散补益肺气，固表止汗，加细辛散寒宣肺助麻黄平喘，加党参补脾益气，地龙、白果定喘平哮，陈皮、神曲理气化痰助纳。再者在原方基础上加乌梅酸甘养胃，僵蚕搜风剔络逐邪，加强平喘之功。后继服补脾益肺，巩固疗效，故而收功。

36　苏子降气汤、三子养亲汤加减

周廷文，男，75 岁，淅川县厚坡镇人。

初诊：2020 年 5 月 6 日。

主诉：咳嗽气短 3 年，加重伴下肢水肿 1 月。

现病史：患者咳嗽咳痰多年，3 年来咳嗽明显并出现气短，上楼或稍干家务即加重，近 1 月咳嗽、咳痰、气短明显加重，走平路时亦气短难续，严重时夜间不能平卧，平卧则加剧，咳痰量多，色白，近1月来双下肢水肿，按之凹陷。听诊：双肺痰鸣音明显，舌淡，稍暗，苔白厚，脉沉细无力。

西医诊断：肺心病。

中医诊断：肺胀。

辨证：本患者为老年人，病程日久，肺脾气虚，滋生痰浊，上逆于肺，则咳嗽，痰多色白；肺气虚弱，肃降无权，气机失畅，复加痰气交阻，故气短喘息，稍劳尤甚；肺肾两虚，不能主气、纳气，故呼吸浅短难续、不能平卧；肺脾肾阳气虚弱，肺无通降之力，脾失传输之职，肾失蒸化之权，致气不化水，水邪泛滥肌肤，则下肢水肿；舌淡、苔白厚是肺脾气虚、痰浊内蕴之象。故治当化痰降气，补脾益肺，纳肾平喘。

方药：苏子降气汤、三子养亲汤加减。葶苈子30 g，紫苏子15 g，杏仁12 g，五味子10 g，炙麻黄10 g，党参15 g，黄芪30 g，白果12 g，姜半夏15 g，炙冬花12 g，川贝母12 g，炙紫菀12 g，地龙12 g，细辛6 g，蛤蚧6 g（冲），干姜15 g，冬瓜皮30 g，甘草10 g。

10服，日1服，水煎服。

二诊：2020年5月17日。服上方后，下肢水肿消失，咳嗽咳痰大轻，气短大轻，现走平路不喘，纳可，便可，舌淡，苔白，脉沉细。效不更方，原方去冬瓜皮，10服，水煎服。

后服中成药补肺平喘胶囊2月。到2020年12月份随访，咳嗽、咳痰不显，上三层楼后稍气短。

按：肺胀是多种慢性肺系疾病反复发作、迁延不息、肺气因虚而满、不能敛降的病证。正如《诸病源候论》云："肺本虚，气为不足，复为邪所乘，壅痞不能宣畅，故咳逆短乏气也。"《丹溪心法》云："肺胀而嗽，或左或右不得眠，此痰夹瘀血碍气而病。"《素问·胀论》说："肺胀者，虚满而喘咳。"本例患者年老体虚，肺、脾、肾、心等脏均虚，实属本虚标实，虚实相兼，又相互影响，故迁延难愈。故补益脾肺，补肾纳气为治疗大法，选用三子养亲汤、苏子降气汤，降气化痰，参、芪、白果、五味子益气敛肺，川贝、半夏加强化痰祛湿之力，加地龙祛风解痉，搜剔遂邪，蛤蚧温肾纳气，加冬瓜皮利水消肿，达到标本兼治之目的。再诊水肿消失，故去冬瓜皮按原方继进，巩固疗效，收效甚捷。

37 乌梅丸、葛根芩连汤加减

裴长莲，女，39岁卧龙区王村人。

初诊：2020年6月9日。

主诉：腹痛两年。

现病史：两年来反复腹痛，遇冷、饮冷、进食油腻后明显，便溏，一日3~4次，有时带黄色黏液，伴里急后重，时轻时重，反反复复，现纳差，稍腹胀，脐周及下腹部有压痛，舌淡红，苔黄厚腻，脉弦滑。

西医诊断：慢性肠炎。

中医诊断：腹痛。

辨证：患者腹痛，遇冷、饮冷后明显，此乃寒冷或恣食生冷损伤脾胃，脾胃升降失常，腑气通降不利，气机阻滞不通，而致腹痛、里急后重、遇冷加重；脾胃受损，运化失司，故便溏，腹胀，纳差；寒痛日久，郁而化热，热结肠道，肠络受损，故大便带黄色黏液；苔黄厚腻，脉弦滑，为湿热蕴结之象。本病寒热错杂，虚实相兼。故治当温中散寒，清利湿热，行气止痛。

方药：乌梅丸、葛根芩连汤加减。

乌梅12 g，干姜15 g，细辛8 g，桂枝15 g，当归12 g，花椒6 g，黄连12 g，黄柏12 g，黑顺片9 g，党参15 g，黄芩15 g，葛根30 g，甘草10 g，炒薏仁30 g，补骨脂15 g，吴茱萸5 g，肉豆蔻15 g，酒五味子10 g，炒白术15 g，炒山药30 g。

3服，水煎服。

二诊：2020年5月26日。

服上方后腹痛减轻，纳差，便溏同前，又述手足心热，上方加地骨皮30 g，银柴胡15 g。4服，水煎服。

三诊：2020年6月1日。

服药后，腹又减轻，手足心热减轻，纳可，便溏同前，上方原方3服，水煎服。

四诊：2020年6月9日。

服上方后，腹痛基本消失，手足心仍有热感，纳可，便溏减轻，次数减少，一日1~2次，大便不带黏液，继服上方10服，至2020年7月份来诊他病，告知腹痛未再发作，稍有便溏，自行停药。

按：现代医学之结肠炎，大多归在中医泄泻之久泄范畴，但此例患者以腹痛为主，故以"腹痛"辨证。腹痛，总的病机多为脏腑气机不利，气血阻滞，"不通则痛"，故治疗应以"通"字立法，正如《医学真传》说，"夫通则不痛，理也，但通之之法，各有不同。调气以和血，调血以和气，通也；下逆者使之上行，中结者使之旁达，亦通也。虚者，助之使通，寒者，温之使通，无非通之之法也。若必以下泄为通，则妄矣。”本例患者腹痛缠绵发作，寒热错杂，虚实并见，既有遇冷痛剧之寒证，又有腹胀、压痛之实象，故治疗时宜寒温并用，攻补兼施。乌梅丸是《伤寒杂病论》中治疗上热下寒之蛔厥病之方，方中药物寒热并用，清上温下，本病寒热错杂，病机相同；葛根芩连汤清泻里热，解肌散邪，二方合用共奏清热化湿、散寒温中之效，加黑顺片、吴茱萸，增强温中散寒之功，加白术、山药、苡仁、健脾止泻，五味子、肉豆蔻、酸敛涩肠道以增强疗效。

38　葛根汤、疼痛三两三加减

蒋某天，女，27 岁，南阳市人。

初诊：2020 年 12 月 7 日。

主诉：夜间手指麻疼 2 月。

现病史：2 月来右手中、示、小指每天夜间麻痛伴发凉，双脚发麻，梦多，舌淡红，苔水滑，薄白，脉弦紧。

西医诊断：颈椎病。

中医诊断：寒痹。

辨证：中医认为“爪为筋之余”，肝主筋，夜间为阴气所主，阳气收藏，经脉失于温煦，气血阻滞，经脉失养，则手指麻木、疼痛、发凉、脚部发凉；舌淡，苔水滑、薄白，脉弦紧均为寒邪偏盛阳气郁闭之象，故治疗当滋养肝阴，散寒通络止痛。

方药：葛根汤、疼痛三两三加减。

桂枝 30 g，甘草 10 g，葛根 30 g，白芍 15 g，麻黄 10 g，姜黄 15 g，桑枝 30 g，羌活 15 g，当归 30 g，川穹 30 g，鸡血藤 30 g，三七参 6 g（冲），天麻 12 g，忍冬藤 30 g。7 服，水煎服。

二诊：2020 年 12 月 26 日。

服上方后手指麻痛缓解，遂自行停药，近 2 天因劳累后反复，但比服药前凉麻、疼痛程度较轻，伴项强痛，纳差、无饥饿感，舌淡红，苔薄白，脉紧。遂拟上方加陈皮 12 g、炒神曲 30 g、消食开胃。7 服，水煎服。

三诊：2021 年 1 月 1 日。

服上方后，诸症均消失，今天晨起时有腰痛，前方去忍冬藤、陈皮，加牛膝 15 g、山茱萸 15 g。7 服，水煎服。

四诊：2021 年 1 月 11 日。

服上方后，诸症皆无，要求继服巩固疗效，再拟前方去川芎、三七参、神曲。7 服，水煎服。

按：颈椎病，临床中多见，由于压迫血管神经、部位不一，故症状亦表现不一，本例患者为压迫神经引起右侧手指麻木、疼痛、发凉用葛根汤解肌舒筋，内含芍药甘草汤、酸甘化阴，滋养筋脉，缓急止痛，加疼痛三两三，通络止痛，天麻养血舒筋，针对麻木作用直达病所，故而取效良好。

39　补中益气汤、肾四味加减

胡某，女，32 岁，南阳市人。

初诊：2020 年 11 月 4 日。

主诉：自汗半年。

现病史：半年来自汗，稍活动即汗出，伴气短乏力，月经量少，腰酸困痛，眠可，纳可，便可，舌质暗，苔薄白，脉沉细无力。

西医诊断：自汗。

中医诊断：自汗。

辨证：《明医指掌·自汗盗汗心汗证》说：“夫自汗者，朝夕汗自出也。”卫气虚弱，不能固表，腠理开泄，营阴不守，津液外泄则自汗出；津汗同源，气随津脱则气虚，气虚则气短乏力；气为血之母，气虚则无以生血，故月经量少、舌苔薄白；故《黄帝内经·营卫生会》篇云，“夺血者无汗，夺汗者无血”。肾主水，腰为肾之府，肾气不足，则腰酸困痛；《医碥·汗》云，“汗者，水也，肾之所主也，内藏则为液，上升则为津，下降则为尿，外泄则为汗”。气虚血瘀，则舌质暗；肾气不足，则脉沉细无力。故治当益气固表，补肾止汗。

方药：补中益气汤、肾四味加减。

党参 15 g，炒白术 15 g，当归 12 g，陈皮 12 g，炙甘草 10 g，黄芪 60 g，升麻 10 g，柴胡 60 g，大枣 30 g，煅龙骨 30 g，煅牡蛎 30 g，五味子 10 g，麻黄根 15 g，附片 6 g，枸杞 15 g，菟丝子 15 g，补骨脂 15 g，淫羊藿 30 g。7 服，日 1 服，水煎服。

二诊：2020 年 11 月 16 日。

服上方后，症状同前。拟前方加龙眼肉 12 g，白芍 15 g。7 服，水煎服。

三诊：2020 年 11 月 30 日。

服上方后，自汗减少，仍气短，乏力，腰酸困，余同前。遂拟桂枝加人参汤，肾四味加减，人参 10 g，（另煎）玉屏风散 60 g，桂枝 15 g，甘草 110 g，白芍 15 g，生姜 15 g，大枣 30 g，麻黄根 15 g，五味子 10 g，枸杞 15 g，菟丝子 15 g，补骨脂 15 g，淫羊藿 30 g，山萸肉 15 g，黑顺片 10 g，当归 12 g。7 服，日 1 服，水煎服。

四诊：2020 年 12 月 18 日。

服上方后，汗出明显减轻，与前比十去其九，气短乏力亦减轻，效不更方，前方加葛根 30 g。7 副，日 1 服，水煎服。

患者于 2021 年 1 月来诊他病，告知，自汗乏力均告愈。

按：自汗、盗汗为临床上常见病证，总属机体阴阳失调，腠理不固，而致津液外泄。一般认为，自汗多属气虚不固，盗汗多属阴虚内热。《伤寒论•辨太阳病脉证并治》篇指出，"病常自汗者，此为营气和，营气和则外不谐，以卫气不与营气谐故尔"。清代叶天士《临证指南医案•汗》谓："阳虚自汗，治宜补气以卫外；阴虚盗汗，治当补阴以营内。"本例患者，白天即汗出，故诊断为自汗，辨证为气虚不固，肾气亦虚。初用补中益气汤益气摄津、肾四味补益肾气；后加用玉屏风散、桂枝加人参汤，调和营卫，益气固表止汗；煅龙骨、煅牡蛎、五味子、麻黄根固涩止汗；附片温阳益气。最终取得较好疗效。

40　五苓散、六三汤加减

金某清，男，56 岁。

初诊：2020 年 1 月 4 日。

主诉：尿滴沥 3 月。

现病史：3 月前因发热伴尿频、尿急、排尿不畅在外院诊断为急性前列腺炎，经抗感染治疗后，热退，尿频、尿急缓解。刻下症：小便不畅，滴沥不尽，尿道口痒，伴尿等待，次数增多，夜尿频多，每晚 2~3 次，时腰酸困，外院彩超示前列腺肥大。纳可，便可，舌淡，苔黄，脉沉细。

西医诊断：前列腺增生。

中医诊断：淋证。

辨证：湿热之邪客于下焦，致膀胱气化不利，则尿频、尿急、小便不畅、滴沥不尽、尿等待；湿热下灼，刺激膀胱，则小便次数增多、夜尿频多；湿热下注尿道，则尿道口痒；故《景岳全书•淋浊》云："淋之初，病则无不由乎热剧，无容辨矣。"患者久淋不愈，湿热留恋膀胱，由腑及脏，肾亦受损，正虚邪弱，遂致肾虚则腰酸困、舌质淡、脉沉细；舌苔黄乃湿热之象。证属下焦湿热，肾与膀胱气化失司所致，故治当清热利湿，益肾通淋。

方药：五苓散、六三汤加减。

炒白术 15 g，泽泻 15 g，猪苓 15 g，茯苓 15 g，桂枝 15 g，熟地 30 g，山萸肉 15 g，炒山药 15 g，川木通 12 g，半枝莲 30 g，丹皮 12 g，炒薏苡仁 30 g，牛膝 15 g，黄柏 12 g，车前子 30 g，萹蓄 15 g，黄芪 30 g。7 副，日 1 副，水煎服。

二诊：2020 年 1 月 12 日。

服上方后，小便不利、尿滴沥、尿等待均减轻，夜尿次数减少，每晚 1~2 次，尿道口痒消失，夜眠梦多，纳可，便可，舌红，苔黄，脉沉细。

遂拟前方加龙骨、牡蛎各 30 g。7 副，日 1 服，水煎服。

后随访，未再发作。

按：前列腺增生为中老年男性常见病之一，属中医"淋证"范畴，其病机为湿热蕴结下焦、肾与膀胱气化不利所致；病位在肾与膀胱。《素问•灵兰秘典论》："膀胱者，州都之官，津液藏焉，气化则能出矣。"说明膀胱气化功能的正常与否，对淋证的发生、治疗及预后，起着至关重要的作用。《诸病源候论•淋病诸候》中说："诸淋者，由肾虚而膀胱热故也。……肾虚则小便数，膀胱热则水下涩，数而且涩，则淋沥不宣，故谓之淋。"故《景岳全书》提出：淋证初起，虽多因于热，但由于治疗及病情变化各异，又可转为寒、虚等不同证型，从而倡导"凡热者宜清，涩者宜利，下陷者宜升提，虚者宜补，阳气不固者宜温补命门"的原则。本例患者，初期为湿热之邪客于下焦，犯于膀胱，久则及肾，致虚实并见，治疗须标本兼治。故用五苓散利湿通淋，六三汤（即六味地黄汤合四妙散去苍术）补益肾气，兼清利湿热，加川木通、半枝莲、车前子、萹蓄增强清热通淋之效，加黄芪益气行津。再诊加龙骨、牡蛎重镇安神，以治多梦，取效颇良。

41　苍耳子散、五苓散、柴胡加龙骨牡蛎汤加减

韩某东，男，48 岁，南阳市人。

初诊：2020 年 1 月 14 日。

主诉：夜尿频多 3 月、鼻塞 1 月。

现病史：3 月来夜尿频多，近 1 月因感冒后，鼻塞不通，时流稠涕，平素患前列腺炎，严重时服抗菌药，减轻后停药，近 3 月来夜尿频多，每晚 5~6 次，伴失眠、多梦，耳鸣如蝉，舌淡红，苔薄黄，脉沉细。

西医诊断：鼻窦炎、前列腺炎。

中医诊断：鼻渊、淋证。

辨证：患者素有前列腺炎，久则肾气不足，气化无权，固摄无力，膀胱失约，开合失度则夜尿频多；肾阴不足，虚火上炎，热扰神明，则失眠、多梦，耳鸣如蝉；患者初始因受风热之邪而感冒，久之袭

肺犯鼻，邪毒蒸灼窦内肌膜，肌腐为涕，故见鼻流稠涕；鼻内肌膜红肿，鼻甲肥大，液体壅阻，鼻道不通，故鼻塞；舌淡红，苔薄黄，为内有郁热之象；脉沉细乃肾气不足之表现。故治当利尿通淋，宣肺通窍，补肾固摄。

方药：苍耳子散、五苓散、柴胡加龙骨牡蛎汤加减。

苍耳子散 40 g，炒白术 15 g，泽泻 15 g，猪苓 15 g，茯苓 15 g，桂枝 15 g，龙骨 30 g（先煎），牡蛎 30 g（先煎），荆芥 12 g，藿香 15 g，石菖蒲 15 g，细辛 6 g，车前子 30 g，首乌藤 30 g，合欢皮 30 g，桂枝 15 g，菊花 15 g，葱白 6 g。7 副，日 1 服，水煎服。

二诊：2020 年 1 月 21 日。

服上方后鼻塞明显减轻，夜尿次数减少至每晚 2~3 次，失眠多梦好转，耳鸣同前，舌淡，苔薄白，脉弦紧。继服前方，7 服，日 1 副，水煎服。

按：前列腺炎属中医之“淋证”，病位在肾与膀胱。尿液的排泄，虽属膀胱的约束，但受肾的气化作用控制与调节。肾气充沛，则化气行水，尿液从膀胱正常排出，若肾气虚衰，固摄无权，则膀胱失约，开合失度，而引起小便清长，尿频数，或滴沥不尽，或小便不禁，甚则遗尿。无论膀胱失约或膀胱气化不利，总肾阳不足、肾气不固使然。本例患者，既有淋证，又有鼻渊，二者既无必然联系，又无相互关系，但患者痛苦异常，故同时治疗，上下兼顾，五苓散利尿通淋，苍耳子散利鼻通窍，柴胡加龙骨牡蛎汤和解清热，重镇安神，加荆芥、藿香、石菖蒲、细辛、葱白宣肺通窍，车前子增强利尿通淋之效，首乌藤、合欢皮之间、增加安神之功。多方合用，则诸症皆除。

42 小建中汤、附子理中汤加减

杨某博，男，14 岁，南召县人。

初诊：2021 年 3 月 24 日。

主诉：呕吐半年加重 1 月。

现病史：半年来反复呕吐，曾在县医院、市内某三甲医院、郑州某三甲医院辗转治疗，均无明显疗效，严重影响其学业及生活。近 1 月来，呕吐明显，后经人介绍前来求诊。刻下症：脐周及上腹部时隐痛，痛时即呕吐，不痛时则无呕吐，受凉或食冷后明显，呕吐物无酸腐、臭秽、清水等物。曾在郑州某医院做彩超示：腹部发现多个肿大淋巴结。纳差，便可，舌苔白厚、有齿痕，脉沉缓。

西医诊断：肠系膜淋巴结炎。

中医诊断：呕吐。

辨证：患者病程日久，脾胃虚弱，中阳不振，纳运失常，胃气不降，则呕吐；寒为阴邪，易耗损中阳中气，凝敛气机，扰动胃腑，故受寒或食冷后明显。正如《素问·举痛论》中所说：“寒气客于肠胃，厥逆上出，故痛而呕也。”脾主运化，脾虚则运化失司，故纳差。舌淡，苔白厚，有齿痕，脉沉缓，均为脾虚、运化失常的表现。故治当：温中健脾，和胃降逆，方用小建中汤、附子理中汤加减。

方药：小建中汤、附子理中汤加减。

桂枝 15 g，白芍 30 g，甘草 10 g，干姜 15 g，炒白术 15 g，饴糖 30 g（烊），醋柴胡 15 g，砂仁 12 g（后下），木香 10 g，广藿香 15 g，佩兰 15 g，附片 6 g，姜半夏 15 g，竹茹 15 g，茯苓 15 g，炒苍术 12 g，生姜 15 g，大枣 12 枚为引。7 副，日 1 服，水煎服。

二诊：2021 年 3 月 30 日。

服用上方后，腹痛、呕吐均缓解，只在今早呕吐一次，呕吐少量食物，仍纳差，服药后便溏，舌淡、苔白、齿痕减轻，脉缓。

前方去元胡、竹茹、加吴茱萸 5 g，炒苡仁 30 g，生姜 15 g，大枣 12 枚为引。7 副，日 1 服，水煎服。

三诊：2021 年 4 月 7 日。

服上方后，腹痛、呕吐，未再发作；纳差、便溏均好转；舌淡、苔白、齿痕不显，上方去饴糖、吴茱萸加陈皮 12 g，潞参 12 g，生姜大枣为引。7 服，日 1 服，水煎服。

于 6 月份随访至今未复发。

按：呕吐是常见的消化系统疾病。中医认为乃胃失和降、气逆于上所致。然辨证之时，应先分虚实，正如《景岳全书·呕吐》云：“呕吐一证，最当详辨虚实。实者有邪，去其邪则愈；虚者无邪，则全由胃气之虚也，补其虚则呕吐可止。”本例患者，已呕吐、腹痛半年，经检查无其他阳性体征，观其病机：呕吐日久，脾胃必虚，又见其遇寒、食冷后明显，故可诊断中焦虚寒，胃气上逆之呕吐。故用小建中汤温中补虚，缓急止痛；用附子理中汤温中健脾和胃降逆，加元胡止痛缓急；砂仁、藿香、佩兰芳香化湿开胃；半夏、竹茹、降逆止呕；茯苓、苍术祛湿醒脾，故取效颇良。

陈金欣经方案例40例

陈金欣
（河南省南阳市卧龙区中医院，河南南阳 473139）

1 四逆散、黄连阿胶汤加减治疗不寐

医案类型：门诊 初诊时间：2019年11月29日门诊病历号：20191129017

姓名：刘某瑞 籍贯：南阳 民族：汉 性别：女 年龄：55岁 职业：农民 婚姻：已婚

医案标题：四逆散、黄连阿胶汤加减治疗不寐

主诉：心烦伴失眠5年余。

现病史：患者于5年前因与其夫生气后出现失眠、心烦症状，严重时整夜难眠。曾服多种安眠、镇静及抗抑郁、焦虑西药及中成药、中草药治疗，效不佳。自诉：每晚辗转反侧，难以入睡，3年来感觉就没睡着过，整日心情抑郁、烦躁、厌世，曾有自杀念头；认为自己所患之疾无医无药可治，忧心忡忡，诉时落泪。

既往史、个人史、家族史：既往体健，已绝经5年，否认家族精神病、抑郁症等病史。

药物过敏史：无。

查体：未见异常体征。

专科、辅助检查：脾、肺、肾、肝、胆辅助检查均未见异常，心电图正常，头部CT正常，颈部多普勒示左基底动脉供血不足，X线示颈部颈椎生理曲度变直、椎间隙变窄、轻度骨质增生。

舌诊：舌型瘦长，舌象光红无苔，舌色红（呈草莓色）。

脉诊：脉弦细而数。

四诊【摘要】生气后造成心烦失眠，严重时彻夜难眠，心情抑郁，体格检查及辅助检查除颈椎不正常外余未见正常，右基底动脉供血不足，舌红无苔，舌型瘦长，脉弦细而数。

中医诊断：（1）郁证；（2）不寐。

西医诊断：（1）睡眠障碍；（2）抑郁症；（3）颈椎病。

辨证分析：本证因郁而致不寐，以不寐为主。《内经》谓“不寐”“不得卧”。成因有痰火上扰者；有营卫阴阳不调者；有心脾气血两虚者；有心肾水火不交者。本案则心神烦乱，彻夜难眠3年余，可辨为气郁化火、心火不下交于肾而独炎于上的心肾不交之证。陈士铎《辨证录》云：“夜不能寐者，乃心不交于肾也……心原居火，过于热则火炎于上而不能交于肾。”郁而化火，暗耗心阴，致心火翕然而动，不能下交于肾，阳用过极，则肾水难以上济于心。又气郁日久，劫伤肝阴，肝之虚火上炎，故心烦。肝肾之阴共虚，症状多日难愈。舌光红无苔，脉细而数，一派火盛阴亏之象，辨为肝气郁滞、心肾不交之证。故用四逆散疏肝解郁、黄连阿胶汤滋阴降火以交通心肾，更现“滋水涵木”之法。故法当：疏肝解郁，滋阴降火，交通心肾立法。

处方：柴胡15 g，白芍30 g，甘草10 g，炒枳壳12 g，黄连12 g，黄芩8 g，阿胶12 g（烊化），鸡子黄2枚。

10剂，水煎服，每次250 mL，日3服。

注意事项：上药两煎后和煎入胶化，分3份，加热后放入鸡子黄2枚搅匀温服1次，余药下顿再令加热用上法入鸡子黄后再服。

心得体会：此药患者服3剂后睡眠明显改善，心情较前明显好转，10剂后病愈将半，守上方再10剂，巩固疗效。此证乃肝气郁结，久之造成肝胃不和，胃不和则眠不安；郁久化火伤及心肾，造成肾阴亏虚，心火亢盛、心肾不交，失眠症状逐日加重，终其病机，此病为肝脾气郁，心肾不交，治宜四逆散和黄连阿胶汤治疗，取其透邪解郁，疏肝理脾及“阳有余以苦除之、阴不足以甘补之”之意。

2 四逆散和酸枣仁汤加减治疗不寐

医案类型：门诊 初诊时间：2020年3月12日 门诊病历号：2020031206

姓名：梁某 籍贯：河南南阳 民族：汉 性别：男 年龄：38岁 职业：无 婚姻：已婚

医案标题：四逆散和酸枣仁汤加减治疗不寐

主诉：烦躁失眠半年余。

现病史：患者于半年前因生气后出现失眠，经

口服中、西药物症状时轻时重，未能安全缓解，于疫情期间失眠症状加重，并出现心情抑郁、不眠、饮食差、烦躁、神情呆滞、恐惧等症状，经精神病医院门诊给予抗抑郁治疗，症状逐渐加重，经人介绍于 2020 年 3 月 12 日上午 10:30 到门诊就诊。

既往史、个人史、家族史：外地长期务工，否认家族史遗传病史，平素体健，无特殊不良嗜好。

药物过敏史：无。

查体：未见异常体征。

专科、辅助检查：CT、磁共振等头部、颈部检查未见异常，心电图示心动过速，余辅助检查均未见异常。

舌诊：舌型胖、舌象中间裂痕、舌色淡、舌苔薄白。

脉诊：脉弦细数。

四诊【摘要】因郁而致失眠，久则致虚，治疗后症状反复，因虚致恐，病情加重，舌胖，质淡，苔薄白，舌中间裂痕明显，脉弦细数，彻夜难眠。

中医诊断：（1）不寐；（2）郁证。

西医诊断：（1）失眠（睡眠障碍）；（2）抑郁症。

辨证分析：该患者心情抑郁，因生气而致不眠、烦躁、纳差、脉弦，均属肝脾气郁之证，气郁化火伤阴致肝血不足、虚热内扰故见烦躁、神情呆滞、恐惧等症状，可辨为肝脾气郁、肝血不足、虚热内扰之征。治宜疏肝理脾、养血安神、清热除烦，给予四逆散和酸枣仁汤加减治疗。

处方：柴胡 15 g，白芍 30 g，枳壳 15 g，甘草 12 g，当归 15 g，枣仁 30 g，川芎 15 g，知母 15 g，茯苓 15 g，夜交藤 30 g，合欢皮 30 g，栀子 10 g，竹茹 10 g。

10 剂，水煎服，日 1 剂，分 2 次，早晚温服。

注意事项：（1）忌食辛辣、油炸、油腻之品；（2）忌烟、酒；（3）忌劳累、恼怒。

心得体会：《伤寒论》318 条，“少阴病四逆，其人或咳或悸或小便不利，或腹中痛或泄利下重者，四逆散主之”。四逆散证当脉细不甚兼有肝经郁滞之证，脉细不甚当有弦之象，故肝郁气滞之症属气厥之轻症，当脉弦，故用“四逆散”疏肝理脾，当用于肝郁气滞之证，本案之郁当用之奇效。《金匮要略·血痹虚劳病脉证病治第六（十七）》：虚劳虚烦不得眠，酸枣仁汤主之。此病为肝郁气滞，久则耗伤肝血、心失其养（属母病及子之候），使肝魂不得藏，心神不得安守，故虚烦不眠。

故综上所述病人之证，因郁至肝血暗耗、心失所养，治宜标本兼治，采用疏肝气养肝血、摄肝魂守心神，应用四逆散和酸枣仁汤治疗，方证相应，效果奇佳，10 剂药后诸证全消，再 10 剂巩固疗，效随访半年未见复发。

3 炙甘草汤治疗心律不齐

医案类型：门诊　初诊时间：2019 年 6 月 15 日　门诊病历号：2019061527

姓名：杨某艳　籍贯：河南南阳　民族：汉　性别：女　年龄：38 岁　职业：护理　婚姻：已婚

医案标题：炙甘草汤治疗心律不齐

主诉：发作性心慌伴胸闷一月。

现病史：患者于一月来因劳累生气后出现心慌胸闷，经口服中、西药物后症状消失，但反复发作，未能完全缓解。一周来上述症状加重，再服以上药物无效，并出现心情郁闷、眠差、饮食差、心烦等症状，经南阳市第一人民医院诊断为频发房性早搏伴心肌缺血，建议住院进一步检查治疗，因不愿意住院，后慕名到余门诊就诊。

既往史、个人史、家族史：长期从事医院后勤工作，平素体健，未特殊不良嗜好，否认家族遗传病病史。

药物过敏史：无。

查体：BP:130/75 mmHg；P:95 次 / 分；R:20 次 / 分；听诊心律不齐，每分钟可出现 7~9 次早搏，余未见明显异常。

专科、辅助检查：CT、磁共振等头部颈部检查未见异常发现，心电图示快速性心律失常、频发房性早搏伴心肌缺血。其他检查未见异常。

舌诊：舌型瘦，舌质干，舌色红，舌苔薄白。

脉诊：脉细数。

四诊【摘要】因劳累生气后出现心慌胸闷，治疗后症状反复，一周来上述症状加重，再服以上药物无效，并出现心情郁闷、眠差、饮食差、心烦等症状，经南阳市第一人民医院诊断为频发房性早搏伴心肌缺血。P:95 次 / 分 R:20 次 / 分。听诊心律不齐，每分钟可出现 7~9 次早搏；心电图示：快速性心律失常、频发房性早搏伴心肌缺 血；舌型瘦，舌质干，舌色红，舌光苔薄白。脉细数。

中医诊断：（1）心悸（气阴双虚、心脉失养）。

西医诊断：（1）房性早搏；（2）快速性心律失常。（3）心肌缺血。

辨证分析：该患者因劳累生气而致心悸，因治疗不当症状加重，出现心情郁闷、眠差、饮食差、心烦等症状，舌型瘦、舌质干、舌色红、舌苔薄白、脉细数，均属气阴双虚、心脉失养之证。治宜滋阴养血、益气复脉，给予炙甘草汤加减治疗。

处方：甘草 30 g，当归 15 g，大枣 30 g，生姜 25 g，太子参 20 g，生地黄 60 g，桂枝 25 g，麦冬 30 g，麻子仁 20 g，竹茹 10 g，茯苓 18 g，石斛 15 g，阿胶（烊化）15 g，丹参 20 g。

1 剂，取黄酒 1000 mL、水 1200 mL，先煮阿胶以外的其他药物，煮取 750 mL，去滓，入阿胶烊化，温服 250 mL，日 3 服。

注意事项：（1）忌食辛辣、油炸、油腻之品；（2）忌劳累、恼怒。

心得体会：《伤寒论》177 条，“伤寒，脉结代、心动悸，炙甘草主之”，按原方药量对症加减，煎煮方法、用法、用量不变，针对心脏早搏、心动过速、心动过缓之阴阳俱虚之证型，临床效如桴鼓。该病人一副 250 mL，30 分钟后心慌胸闷症状消失，3 副后症状痊愈，月余来的不适症状随即消失，再服 3 副巩固疗效。临床随访 1 年未再复发。3 年来多用此方治疗心律不齐、心脏早搏、心肌炎、失眠屡获奇效，可见仲师经方之奥妙。

4 桂枝加厚朴杏子汤治疗喘证

医案类型：门诊　初诊时间：2019 年 7 月 25 日　门诊病历号：2019072557

姓名：吴某　籍贯：河南南阳　民族：汉　性别：男　年龄：68 岁　职业：农民　婚姻：丧偶

医案标题：桂枝加厚朴杏子汤治疗喘证

主诉：发作性咳、痰、喘一周。

现病史：患者于一周前因感冒后出现咳、咯痰、喘息、胸痛等症状，经口服中、西药物及输液后症状加重。汗出并现眠差、纳呆症状，今慕名到余门诊就诊。

既往史、个人史、家族史：其患慢性气管炎 5 年，平素经常口服茶碱缓释片缓解症状，早年嗜烟（2 包 / 日），已戒 5 年。余无特殊不良嗜好，否认家族遗传病、传染病病史。

药物过敏史：无。

查体。BP:140/75 mmHg；P:102 次 / 分；R:22 次 / 分。听诊心率快，呼吸急促，双肺可闻及散在湿性啰音（以双下肺为重）。余未见明显异常。

专科、辅助检查。CT：支气管炎合并肺部感染；心电图示：窦性心动过速。WBC：15.69×10^9/L；中性粒细胞：0.79%。其他检查未见异常。

舌诊：舌型瘦、舌质干、舌色红、苔白稍腻。

脉诊：脉浮数。

四诊【摘要】患慢性气管炎 5 年，平素经常口服茶碱缓释片缓解症状，早年嗜烟（2 包 / 日），已戒 5 年；于一周前因感冒后出现咳、咯痰、喘息、胸痛等症状，经口服中、西药物及输液后症状加重，汗出并见眠差、纳呆症状。BP:140/75 mmHg；P:102 次 / 分；R:22 次 / 分。WBC:15.69×10^9/L，中性粒细胞：0.79%；听诊心率快，呼吸急促，双肺可闻及散在湿性啰音（以双下肺为重）；CT：支气管炎合并肺部感染；心电图示：窦性心动过速；舌型瘦，舌质干，舌色红、苔白稍腻、脉浮数。

中医诊断：喘证（气阴双虚、心脉失养）。

西医诊断：（1）慢性支气管炎急性发作；（2）快速性心律失常。

辨证分析：该患者于一周前因感冒后出现咳、咯痰、喘息、胸痛等症状，经口服中、西药物及输液后症状加重，汗出并现眠差、纳呆症状，舌型瘦、舌质干、舌色红、苔白稍腻、脉浮数，均属太阳中风、引发旧疾、肺逆作喘之证。治宜解肌祛风、温肺理气、祛痰平喘，给予桂枝加厚朴杏子汤加减治疗。

处方：桂枝 12 g，白芍 15 g，生姜 10 g，炙甘草 15 g，大枣 6 枚，杏仁 12 g，厚朴 15 g，瓜蒌 15 g，鱼腥草 30 g，黄芩 15 g。

3 剂、水煎，日 1 剂，每日 3 次温服。

注意事项：（1）忌食辛辣、油炸、肥腻之品；（2）忌劳累、避风寒。

心得体会：《伤寒论》18 条：喘家，作桂枝汤加厚、朴杏子佳。意在素有喘疾之人感冒、胸满咳喘者用桂枝汤加厚朴杏子汤疗效极佳。临床用于治疗慢性支气管炎急性发作效如桴鼓。该病人服 3 剂后症状明显好转，二诊加桑白皮 15 g，症状基本痊愈，再服 6 服巩固疗效，咳、痰、喘症状全部消失，给与玉屏风散和消咳喘胶囊服用半月，临床随访 1 年未再复发。

5 桂枝芍药知母汤治疗类风湿关节炎

医案类型：门诊　初诊时间：2019 年 4 月 28 日　门诊病历号：2019042807

姓名：温某喆　籍贯：南阳镇平　民族：汉　性别：男　年龄：68 岁　职业：农民　婚姻：已婚

医案标题：桂枝芍药知母汤治疗类风湿关节炎

主诉：四肢关节肿胀、强痛5年。

病史：患者于5年前劳累受寒后出现四肢关节肿胀、强痛，经市中心医院诊断为类风湿性关节炎，给予西药抗风湿治疗，效果不佳，症状逐渐加重，加用强的松后症状逐渐消失，但停用强的松后症状较前更加严重，只有再次加用强的松并加大用量，以致出现糖皮质激素样反应，故到门诊要求中医协助治疗。

【治疗情况】

一诊：

症状：面部浮肿发亮，呈满月脸，胡须明显，表情痛苦，四肢关节肿胀强痛，双下肢较重，自诉遇寒加重，得热痛减，冬季及阴雨天气疼痛加剧。

舌象：舌大、湿润、质淡、苔白腻。

脉象：沉细。

诊断：风寒湿邪流注经络。

辨证分析：患者于5年前劳累受寒后出现四肢关节肿胀、强痛，为风寒湿之邪乘虚（人体劳累卫气虚弱之际）侵袭，流注关节经络而致气血遇寒凝滞、血运不畅，故四肢关节肿胀强痛。按唐祖宣大师著作指导，以仲师之法：《金匮要略》中风历节病篇“诸肢节疼痛，身体魁羸，脚肿如脱，头眩短气，温温欲吐，桂枝芍药知母汤主之”以“桂枝芍药知母汤”祛风除湿、温经散寒，加苍术、黄柏、薏苡仁、防己、木瓜加强祛湿之力，黄芪既能助桂枝温阳化气，又能助附子温阳固表，寒邪偏重应加大桂枝、附子用量，共奏温阳散寒、祛风除湿之功。

立法：温阳散寒、祛风除湿。

方药：桂枝芍药知母汤加减。

桂枝 18 g，白芍 20 g，知母 15 g，防风 15 g，苍术 15 g，黄柏 15 g，黑附片 15 g，生麻黄 9 g，甘草 18 g，白术 12 g，生姜 12 g，薏苡仁 30 g，黄芪 30 g，防己 9 g，木瓜 12 g。

疗效：首诊5剂，患者强疼症状好转，嘱其逐步减少激素用量。二诊15剂，患者激素已减半，症状也明显好转。三诊15剂，患者已停完激素，四肢关节肿痛症状消失，晨僵症状仍明显。四诊15剂去防己、木瓜、薏苡仁加用穿山龙 15 g，清风藤 15 g。患者糖皮质激素样反应消失，晨僵症状明显减轻。五诊15剂，患者不适症状完全消失。六诊15剂巩固疗效。随访1年，未再复发。

6 黄连阿胶汤治疗失眠

医案类型：门诊 初诊时间：2015年2月29日 门诊病历号：2015022926

姓名：曹某儒 籍贯：南阳镇平 民族：汉 性别：男 年龄：30岁 职业：主播 婚姻：未婚

医案标题：黄连阿胶汤治疗失眠

主诉：心烦伴夜不成眠2年。

病史：患者2年前因失恋后出现入夜则心烦神乱、卧床不安、不得入眠，西医按焦虑症、顽固性失眠给予治疗，2年来主要靠抗焦虑药和安眠药维持睡眠。患者精神萎靡，平素倍感乏力、焦虑、烦躁，影响正常工作。为求进一步治疗，故慕名到门诊求治。

【治疗情况】

一诊：

症状：面红，色暗，双脸浮肿，表情略显呆滞。舌光红无胎，舌尖红甚。

舌象：舌瘦、质干色红、无苔，舌尖红甚。

脉象：弦细数。

诊断：不寐（阴虚火旺、心肾不交）。

辨证分析：患者入夜心烦神乱、卧床不安、不得入眠，乃心火不下交于肾而独炎于上，据其病因，乃因失恋思虑过度，暗耗阴血，致使心火上炎，不能下交于肾，阳用过极，肾水不能上济于心。观其脉证：舌瘦、质干色红、无苔，舌尖红甚，脉象细数。一派火盛水亏之症，故可辨为心肾不交之证。以仲师之法：《伤寒论》303条，“少阴病，得之两三日以上，心中烦，不得卧，黄连阿胶汤主之”。以“黄连阿胶汤”滋阴降火、交通心肾，加生地、黄柏加强滋阴降火之功，加夜交藤、牡蛎咸寒敛阴、养血安神、并能潜上炎之心火。更体现了“泻南补北”之法。

立法：滋肾阴、清心火、交通心肾。

方药：黄连阿胶汤加减

黄连 18 g，黄芩 12 g，阿胶（烊化）12 g，白芍 30 g，生地 30 g，黄柏 15 g，夜交藤 30 g，牡蛎 30 g，鸡子黄2枚。

疗效：首诊5剂，患者服药4剂，已能夜眠6个小时。二诊10剂，患者能夜眠8个小时，心烦症状也明显好转。三诊10剂，嘱患者逐步减少西药用量，患者心烦症状消失。四诊10剂，患者西药已全部停完，心情、睡眠仍保持正常。五诊10剂巩固疗效。随访3年，未再复发。

7 桃核承气汤治疗狂躁型精神分裂症

医案类型：门诊 初诊时间：2016年5月19

日 门诊病历号：2016051921

姓名：胡某 籍贯：南阳 民族：汉 性别：女 年龄：17 岁 职业：学生 婚姻：未婚

医案标题：桃核承气汤治疗狂躁型精神分裂症

主诉：哭笑无常、胡言乱语、狂躁不眠半年。

病史：患者半年前在学校和同学生气后情绪低落并出现幻觉，常自言自语，经心理疏导和口服抗抑郁西药治疗无效，一周后突发哭笑无常、胡言乱语、狂躁不安、夜不成眠，在精神病院治疗后，症状时轻时重，反复发作，为求进一步治疗，故慕名到门诊求治。

【治疗情况】

一诊：

症状：神情呆滞，喃喃自语，答非所问。其母诉：其经常说腹痛，反复上厕所却不见大便，半年来一直未来月经，便干（4~5 天一次）。面色暗红。

舌象：舌胖（边多齿痕），舌质紫暗，苔黄腻，舌尖红甚。

脉象：弦滑数。

诊断：癫狂（气滞血瘀、瘀久化火成痰、痰迷心窍）。

辨证分析：患者气机郁滞，郁久化火，炼液成痰、痰热内扰、上扰清空、迷乱心窍。观其脉证：舌胖边多齿痕，舌质紫暗，苔黄腻，舌尖红甚，弦滑数。面色暗红，半年来一直未来月经，便干(4~5天一次)。一派气滞血瘀、痰热内乱之症，故可辨为气滞血瘀、痰火迷乱心窍之证。以刘渡舟老先生《经方临证指南》1993：45 医案经验，以桃核承气汤临证加减，病得痊愈。

立法：理气活血通便、清热化痰开窍。

方药：桃核承气汤加减

桃仁 15 g，桂枝 12 g，大黄 12 g，甘草 9 g，柴胡 15 g，牡丹皮 15 g，赤芍 15 g，水蛭 10 g，黄芩 15 g，黄连 15 g，栀子 15 g，天竺黄 10 g，胆南星 10 g，陈皮 10 g，枳壳 15 g，厚朴 12 g，菖蒲 15 g，远志 12 g，郁金 15 g，琥珀 6 g。

疗效：首诊 10 剂，患者二诊时症状已明显好转，大便稀，3~4 次 / 天。狂躁症状消失，睡眠较前明显好转，舌脉趋于好的方向转变，哭笑自语症状减少。二诊 10 剂去大黄，患者能夜眠 8 个小时，哭笑自语症状偶有发生，舌脉明显好转。三诊患者除神情略有呆滞外其他症状消失，饮食差，大便稀，仍 3~4 次 / 天，上方去黄芩、栀子加炒莱菔子 15 g。十剂，嘱患者逐步减少西药用量。四诊 10 剂，患者基本形如常人，心情趋于正常。五诊守上方 10 剂，嘱患者继续减少西药用量。六诊患者症状、舌脉已如常人，月经已来，量大，故上方去水蛭 10 剂，并嘱其停用西药。七诊患者停用西药后已同常人，守方 10 剂巩固疗效，随访 3 年，未再复发。

8 桔梗汤治疗急性咽喉炎

医案类型：门诊 初诊时间：2016 年 7 月 16 日 门诊病历号：2016071607

姓名：秦某明 籍贯：河南南阳 民族：汉 性别：男 年龄：38 岁 职业：农民 婚姻：已婚

医案标题：桔梗汤治疗急性咽喉炎

主诉：咽痛 3 天。

现病史：患者于 3 天前因过食辛辣燥热之品后出现咽喉疼痛症状，经口服中、西药物及输液后症状加重，咯吐清水痰涎，进食疼痛难耐，今慕名到余门诊就诊。

既往史、个人史、家族史：平素体健，嗜烟（1 包 / 日）酒（500 mL/ 日）。余无特殊不良嗜好，否认家族遗传病、传染病病史。

药物过敏史：无。

查 体。BP:140/80 mmHg；P:90 次 / 分；R：18 次 / 分；T：37.3℃。听诊心率快，呼吸急促，咽喉红肿，可见散在白色糜烂。余未见明显异常。

专科、辅助检查。WBC:13.6×10^9/L；中性粒细胞：0.79%；其他检查未见异常。

舌诊：舌胖、舌质干、舌色红绛、苔白厚腻。

脉诊：浮滑数。

四诊【摘要】患者 3 天前因过食辛辣燥热之品后出现咽喉疼痛症状，经口服中、西药物及输液后症状加重，咯吐清水痰涎，进食疼痛难耐，平素体健，嗜烟（1 包 / 日）、酒（500 mL/ 日）。BP:140/80 mmHg；P:90 次 / 分；R:18 次 / 分；T：37.3℃。听诊心率快，呼吸急促，咽喉红肿，可见散在白色糜烂。WBC:13.6×10^9/L；中性粒细胞：0.79%。舌胖、舌质干、舌色红绛、苔白厚腻；浮滑数。

中医诊断：喉痹（少阴客热）。

西医诊断：急性化脓性咽喉炎。

辨证分析：患者3天前因过食辛辣燥热之品后出现咽喉疼痛症状，经口服中、西药物及输液后症状加重，咯吐清水痰涎，进食疼痛难耐。因手少阴脉，“其支者上挟咽”，足少阴脉，“寻喉咙”，故邪热客于少阴经脉，循经上扰而致咽痛，本证属“少阴客热”。桔梗汤主之。

处方：甘草15 g，桔梗12 g，鱼腥草30 g，黄芩15 g，清半夏10 g，牛蒡子15 g，连翘12 g，陈皮12 g。

3剂，水煎，日1副。

注意事项：忌食辛辣、油炸、油腻之品。

心得体会：《伤寒论》311条少阴病，两三日，咽痛者可与甘草汤；不瘥者，与桔梗汤。《金匮要略·肺萎肺痈篇》：咳而胸满，振寒脉数，咽干不渴，时出浊唾腥臭，久久吐脓，为肺痈，桔梗汤主之。《太平圣惠方》治咽喉肿痛，食不下。意在桔梗汤清热解毒、宣肺豁痰、利咽止痛疗效极佳。临床加减用于治疗急慢性咽喉炎效如桴鼓。该病人服3剂后症状完全消失。

9 葛根汤加减治疗颈源性偏头疼

医案类型：门诊　初诊时间：2016年9月6日　门诊病历号：2016090617

姓名：谷某巧　籍贯：红泥湾　民族：汉　性别：女　年龄：44岁　职业：工人　婚姻：已婚

医案标题：葛根汤加减治疗颈源性偏头疼

主诉：发作性偏头疼5年，加重一周。

现病史：患者于5年前劳累并受风寒后出现左侧头痛，常连及头项部，倍感项、肩、背部拘紧不舒，遇寒加重，伴恶风、怕冷，鼻流清涕，燥热无汗，头晕目眩，发作时夜不成眠。一周来头痛再发，多处治疗效果不佳，今慕名到余门诊就诊。

既往史、个人史、家族史：平素体质较弱，月经量少，色淡，总感疲乏。无特殊不良嗜好，否认家族遗传病、传染病病史。

药物过敏史：无。

查体。BP:95/60 mmHg；P:96次/分；R:19次/分；T：37℃。形体消瘦，面红。神经系统检查：生理反射存在、病理反射未引出，听诊心肺未见异常。余未见明显异常。

专科、辅助检查：压颈实验(+)，颈椎1~3横突、2~4棘突触痛明显，寰椎位置不正，整个颈项、肩背部肌肉紧张，压痛明显。脑电图、头部CT均未见异常，颈部CT示：颈椎曲度变直、项韧带钙化，寰枢关节轻度移位，T2~4椎间盘膨出，椎间隙狭窄，颈椎骨质增生。其他检查未见异常。

舌诊：舌型偏瘦、质干、舌淡、苔白。

脉诊：浮略数。

四诊【摘要】患者于5年前劳累并受风寒后出现左侧头痛，常连及头项部，倍感项、肩、背部拘紧不舒，遇寒加重，伴恶风、怕冷，鼻流清涕，燥热无汗，头晕目眩，发作时夜不成眠。一周来头痛再发，多处治疗效果不佳；平素体质较弱，月经量少色淡，总感疲乏；形体消瘦，面红；压颈实验(+)，颈椎1~3横突、2~4棘突触痛明显，寰椎位置不正，整个颈项、肩背部肌肉紧张，压痛明显。脑电图、头部CT均未见异常，颈部CT示：颈椎曲度变直、项韧带钙化，寰枢关节轻度移位，2~4椎间盘膨出，椎间隙狭窄，颈椎骨质增生；舌型偏瘦、质干、舌淡、苔白；脉浮略数。

中医诊断：(1)头痛(寒邪束经)；(2)项痹(气血虚弱、风寒外束)。

西医诊断：颈源性偏头疼。

辨证分析：据患者脉证病机，结合临床症状、体征、辅助检查，属寒邪客于太阳经脉、经气不利之候，符合葛根汤证的症状特征。

立法：发汗祛邪、疏经解肌

处方：甘草15 g，葛根30 g，桂枝15 g，白芍30 g，生姜12 g，大枣12枚，麻黄6 g，细辛6 g，川芎15 g，羌活12 g，黄芪20 g，当归15 g，天花粉15 g。

3剂，水煎，日1剂，分3次温服。3剂药后，患者项背发热。身微汗出，头痛消失。

注意事项：忌食寒凉、油腻之品，避风寒，忌劳累。原方继服15剂以巩固疗效。

心得体会：《伤寒论》31条太阳病，项背强几几，无汗，恶风，葛根汤主之。现代用于治疗颈椎病疗效极佳。此症头痛患者，临床表现以头痛为主证，细究其病因病机，其本源属寒邪客于太阳经脉、经气不利之候，符合葛根汤证的症状特征，有其症必用其药，鉴于患者平素气血虚弱，加用黄芪、当归。该病人服18剂后头痛痊愈，随访3年未再复发。临床葛根汤加减应用治疗各型颈源性偏头痛，效如桴鼓，值得推广运用。

10　三才封髓丹治疗复发性口疮

医案类型：自诊　初诊时间：2017 年 11 月 12 日　门诊病历号：2017111218

姓名：王某文　籍贯：河南南阳　民族：汉　性别：男　年龄：39 岁　职业：农民　婚姻：已婚

议案标题：三才封髓丹治疗复发性口疮

主诉：反复发作口腔溃疡 5 年。

现病史：患者于 5 年前发现自己反复发生口腔溃疡，重时老疮面未愈合新创面又出现，多处治疗，症状时轻时重，非常无奈。刻下症见：舌两侧、口腔两颊部散在分布白色溃疡面，便溏，量多而臭，纳差口不知味，渴喜热饮，口唇红。

既往史、个人史、家族史：既往体健，嗜食厚腻辛辣之品，嗜烟酒，无家族传染病、遗传病病史。

药物过敏史：无。

查体：患者舌两侧、口腔两颊部散在分布白色溃疡面。余未见异常体征。

专科、辅助检查：未见异常。

舌型：正常。舌象：嫩。舌色：红。舌苔：苔少黄腻。

脉诊：细，尺脉弱。

四诊【摘要】反复发作口腔溃疡 5 年，舌两侧、口腔两颊部散在分布白色溃疡面，便溏，量多而臭，纳差，口不知味，渴喜热饮，口唇红，舌嫩、舌色红、苔少黄腻，脉细，尺脉弱。

中医诊断：口疮（脾虚热蕴）。

西医诊断：复发性口疮。

辨证分析：“诸痛疮疡，皆属于火”，但火有虚实之分，实火可清可泻，虚火则有阴虚火炎于上与脾虚阴火上浮之分，此患者口疮反复发作，舌嫩、舌色红、少苔，脉细，尺脉弱，属脾虚浮热之症，治宜益气清脾，故用“三才封髓丹”益气养阴、泻火固精。

处方：天冬 15　g，生地黄 15　g，党参 15　g，甘草 12　g，黄柏 15　g，砂仁 8　g，灯心草 6　g，知母 10　g。

3 剂患者口腔溃疡基本愈合，守上方 3 剂，患者口腔溃疡痊愈，再服 3 剂巩固疗效，随访 1 年无复发。

注意事项：忌食辛辣厚腻之品，戒烟酒。

心得体会：据蒲老医案，三才封髓丹针对肝肾阴虚、脾虚浮热、虚火上炎所致的口腔溃疡（多反复发作，久治不愈），疗效立竿见影，屡试屡验，值得临床推广。

11　大青龙汤治疗溢饮（内分泌失调性水肿）

医案类型：门诊　初诊时间：2016 年 12 月 26 日　门诊病历号：2016122627

姓名：董某丽　籍贯：南阳　民族：汉　性别：女　年龄：34 岁　职业：无　婚姻：已婚

医案标题：大青龙汤治疗溢饮（内分泌失调性水肿）

主诉：发作性水肿半年。

现病史：患者于半年因月经期劳累感寒并生气后出现月经骤停，第二天出现情绪不安、心情郁闷症状，觉得是生气造成，未予太在意，一周后心情逐渐好转，但感到身体困重，晨起眼睑浮肿、手指发紧，每天傍晚双膝关节以下明显水肿，化验肾功能、肝功能、尿常规、血常规、超声检查、心电图均未发现异常，经口服利尿药后症状有所缓解，每遇月经期、劳累、遇寒加重，伴恶风、怕冷，时有燥热、头昏、目眩，平时很少出汗。多处治疗效果不佳，今慕名到余门诊就诊。

既往史、个人史、家族史：体壮，平素体健，月经量少色淡、疲乏无力，无特殊不良嗜好，否认家族遗传病、传染病病史。

药物过敏史：无。

查 体。BP:110/70 mmHg；P:98 次 / 分；R:18 次 / 分；T：37℃。形体适中，面红，听诊心肺未见异常。自述四肢沉重疼痛，屈伸不利，余未见明显异常。

专科、辅助检查：颜面部浮肿，双手手指发紧，双膝关节以下呈指凹性水肿，化验肾功能、肝功能、尿常规、血常规、超声检查、心电图均未发现异常。

舌诊：舌型偏瘦、质干、舌淡、苔白。

脉诊：浮紧。

四诊【摘要】患者于半年因月经期劳累感寒并生气后出现月经骤停，第二天出现情绪不安、心情郁闷症状，觉得是生气造成，未予在意。一周后心情逐渐好转，但感到身体困重，晨起眼睑浮肿、手指发紧，每天傍晚双膝关节以下明显水肿，四肢沉重疼痛，屈伸不利。颜面部浮肿，双手手指发紧，双膝关节以下呈指凹性水肿，化验肾功能、肝功能、尿常规、血常规及超声检查、心电图均未发现异常。舌诊：舌型偏瘦、质干、舌淡、苔白。脉浮紧。

中医诊断：溢饮。

西医诊断：内分泌失调性水肿。

辨证分析：据患者脉证病机，结合临床症状、体征、辅助检查，属风寒之邪阻遏阳气，以致津液不得流畅，形成气滞水凝的“溢饮”之候，符合大青龙汤证的症状特征。

立法：辛温解表，兼清里热。

处方：麻黄 9 g，桂枝 15 g，甘草 12 g，炒杏仁 12 g，生姜 9 g，大枣 6 枚，石膏 15 g。

3 剂。1 剂药后，患者项背发热，身微汗出，四肢沉重疼痛，屈伸不利症状消失，2 剂药后，汗出稍增多，尿量明显增多，晨起后颜面水肿消失，下肢水肿明显减轻。3 剂药后，患者汗出、尿量明显增多，水肿症状全消，自述半年来从未有过的轻松。随访 1 年未再复发。

注意事项：忌食寒凉、油腻之品，避风寒，忌劳累。

心得体会：《伤寒论》39 条伤寒脉浮缓，身不痛，但重，乍有轻时，无少阴证者，大青龙汤发之。《金匮要略》病溢饮者，当发其汗，大青龙汤主之。以其病理病机，方证对应，治疗内热外寒的感冒和内分泌失调性水肿效果极佳。

12 黄连阿胶汤治疗不寐

医案类型：门诊 初诊时间：2019 年 9 月 12 日 门诊病历号：2019091216

姓名：翁某 籍贯：河南南阳 民族：汉 性别：女 年龄：48 岁 职业：干部 婚姻：已婚

医案标题：黄连阿胶汤治疗不寐

主诉：夜不成眠 5 年余。

现病史：患者于 5 年来因工作繁忙、压力大出现心烦、失眠，每晚依靠安眠药方能入睡，3 月前失眠症状加重，并出现心情抑郁、纳差、烦躁、神情呆滞、恐惧等症状，经精神病医院门诊给予抗抑郁治疗，症状逐渐加重，经人介绍于 2019 年 9 月 12 日上午 9:30 到余门诊就诊。

既往史、个人史、家族史：长期从事基层领导工作，平素体健，未特殊不良嗜好，否认家族遗传病史。

药物过敏史：无。

查体：未见异常体征。

专科、辅助检查：头颈部 CT、MRI、MRA 检查未见异常发现，心电图示心动过速。余未见异常。

舌诊。舌型：瘦。舌象：中间裂痕。舌色：红。舌苔：无。

脉诊：脉细数。

四诊【摘要】因工作繁忙、压力大出现心烦、失眠，久则致虚，治疗后症状反复，因虚致恐，病情加重，出现彻夜难眠、心情抑郁、纳差、烦躁、神情呆滞、恐惧等症状，舌型瘦、舌象中间裂痕、舌色红、舌苔无，脉细数。

中医诊断：（1）不寐（心肾不交、水火失济）；（2）郁证（阴虚火旺）。

西医诊断：（1）失眠（睡眠障碍）；（2）抑郁症。

辨证分析：该患者因常期工作繁忙、压力大而暗耗阴血，久之肝肾阴血不足，致水火不济、心肾不交而失眠、烦躁；彻夜难眠，心情抑郁，纳差，神情呆滞，恐惧等症状及舌型瘦、舌象中间裂痕、舌色红、舌苔无，脉细数均属心肾不交、水火失济之证，可辨为少阴火化之心肾不交、水火失济之征。治宜滋阴降火、交通心肾，给予黄连阿胶汤加减治疗。

处方：黄连阿胶汤加减

黄连 15 g，黄芩 12 g，阿胶（烊化）15 g，白芍 30 g，生地 60 g，夜交藤 30 g，牡蛎 30 g，龙骨 30 g，栀子 10 g，竹茹 10 g，酸枣仁 30 g，鸡子黄 2 枚。

10 剂，煎服法：上药 2 煎后和煎入胶烊化，分 2 份，取 1 份加热后放入鸡子黄 2 枚搅匀温服 1 次，余药下顿再令加热用上法入鸡子黄后再服。

一日 2 次，早晚分服。病人服药当晚安然入睡 4 小时，5 剂药时病情减半。二诊时已能每晚睡眠 6 小时，多年来的不适症状基本消失，但仍不敢停用安眠药，恐不吃安眠药睡不着，故上方加夜交藤 30g，嘱其安眠药减半，继服 10 剂。三诊患者服半粒阿普唑仑已能安然入睡 7~8 小时，嘱其停用安眠药，上方去鸡子黄续服 10 剂。四诊患者在没有服安眠药的情况下，能够正常睡眠，不适症状完全消失。守上方 10 剂，巩固疗效，随访半年未复发。

注意事项：1. 忌食辛辣、油炸、油腻之品。

2. 忌烟、酒。

3. 忌劳累、恼怒。

心得体会：《伤寒论》303 条“少阴病，得之两三日，心中烦，不得卧，黄连阿胶汤主之”，重在“心中烦”一症，临床辨证必须抓住肾阴不足、心火上炎之病机，属阴虚火旺之证，此是鉴别于酸枣仁汤的主证所在。临床应用此方辨证治疗，若能方证对应，治疗顽固性失眠、神经衰弱、心律不齐等症疗效突出。

13 半夏泻心汤治疗泄泻

医案类型：临床　初诊时间：2020 年 3 月 5 日　门诊病历号：2020030521

姓名：闫某明　籍贯：河南南阳　民族：汉　性别：男　年龄：54 岁　职业：无　婚姻：已婚

医案标题：半夏泻心汤治疗泄泻

主诉：晨起腹泻 10 余年。

现病史：患者于 10 余年前，出现晨起后必须马上大便，便不成形或呈稀便，早餐后再便 1~2 次稀便，多年不愈，同时伴有鼻塞、流涕等症状，余未见明显不适。

既往史、个人史、家族史：年轻人常暴饮暴食、酗酒，嗜食辛辣油腻之品。高血压史 10 年，每天按时口服降压药，否认家族遗传病史。

药物过敏史：无。

查体：形体肥胖（呈向心性），左下腹轻度压痛，余未见异常。

专科、辅助检查：未见异常。

舌诊：舌型胖大，舌象湿润，舌色暗红，舌苔白腻。

脉诊：滑、略数。

四诊【摘要】晨起腹泻 10 余年，伴鼻塞、流涕症状。形体肥胖（呈向心性），右下腹轻度压痛，舌型胖大，舌象湿润，舌色暗红，苔薄腻。

中医诊断：（1）泄泻（寒热错杂，脾胃虚弱）；（2）鼻鼽（寒阻鼻窍，升降失常）。

西医诊断：（1）结肠炎；（2）过敏性鼻炎。

辨证分析：平素酗酒，暴饮暴食，嗜食辛辣油腻之品，伤及脾胃，故成泄泻；未及时调治，损及肺肾，气机失调，造成脾肾阳虚、肺卫失调，故成泄泻与鼻鼽。舌胖大，舌象湿润，色暗红，苔白腻，脉滑略数，皆属脾气不升而生寒，胃气不降则生热之寒热错杂、湿瘀兼见之证，同时苔白腻、脉滑，乃阳虚之象，故本证属于脾胃虚弱、寒热错杂之泄泻，寒阻鼻窍、升降失常之鼻鼽。法当：辛开苦降、寒湿并用，升清降浊、散寒开窍。

处方：半夏泻心汤、四神丸、升降散加减。

半夏 12 g，黄连 12 g，黄芩 12 g，干姜 9 g，甘草 12 g，党参 15 g，补骨脂 10 g，吴茱萸 9 g，肉豆蔻 10 g，五味子 9 g，僵蚕 8 g，蝉蜕 6 g，大黄 8 g，姜黄 8 g，青黛 2 g。

7 剂水煎服，日 1 剂，250 mL/次，早晚各服 1 次。

注意事项：（1）忌酒、辛辣、油腻及生冷之品。（2）避风寒，注意保暖。

心得体会：本证为脾虚、气机升降失常为发病基础，胃气不降则生热，脾气不升而生寒，寒热之气错杂，阻碍脾胃升降而致泻。泄泻日久造成脾肾阳虚，温化升清失职，化谷不能，造成晨泄。肺与大肠相表里，泄泻日久，造成肺气虚弱，易受外邪，寒邪伤卫，阻碍气机造成升降失调，故成鼻鼽。综其病源，食伤脾胃、日久不愈、气机失调、泄泻日久不愈，损及肺肾造成脾肾阳虚、肺卫失司，故成泄泻、鼻鼽。根据辨证，重在辛开苦降、调和脾胃，兼以温补脾肾、升清降浊，一温一补、一升一降，诸症消失，病告痊愈。半夏泻心汤为和解剂，具有调和肝脾、寒热并调、消痞散结之功效。主治寒热错杂之痞证，临床对慢性结肠炎属中气虚弱、寒热错杂者效果较好。本证患者 7 剂药后，症状减半，二诊 7 剂，症状消失。三诊 7 剂巩固疗效，半年余泄泻、鼻鼽未见复发。

14 茵陈蒿汤合大柴胡汤治疗急性胆囊炎

医案类型：门诊　初诊时间：2020 年 1 月 23 日　门诊病历号：2020012309

姓名：柴某哲　籍贯：南阳镇平　民族：汉　性别：男　年龄：37 岁　职业：无　婚姻：已婚

医案标题：茵陈蒿汤合大柴胡汤治疗急性胆囊炎

主诉：上腹胀伴右胁下痛 1 周，加重 1 天。

现病史：患者于 1 周前因酗酒后出现上腹部胀伴右胁下痛，在诊所予口服药物治疗后症状时轻时重，昨天又因进食油腻食物后上述症状加重，故到门诊要求进一步检查治疗。

既往史、个人史、家族史：既往体健，平素嗜食肥腻之品，日饮酒约 250 mL，否认家族遗传病史及传染病史。

药物过敏史：无。

查体：上腹部压痛，叩之呈鼓音，墨菲氏征阳性，余未见明显异常。

专科、辅助检查：B 超示胆囊炎，上消化道造影示慢性浅表性胃炎，肝功能，AST50.5 U/L，ALT51.7 U/L，ggT98 U/L。余（-）。

舌诊：舌型胖大，舌象粗糙，舌色黄，舌苔厚腻。

脉诊：弦、滑、数。

四诊【摘要】上腹胀伴右胁下痛 1 周，加重 1 天就诊，因进食油腻后症状加重，平素嗜食肥厚油腻之品，嗜酒，上腹部压痛，叩呈鼓音，墨菲氏征

（+），B超示胆囊炎，上消化道造影示慢性浅表性胃炎，肝功能异常，舌型胖大粗糙，色黄苔厚腻，脉弦滑数，大便秘结，小便赤涩。

中医诊断：胁痛（湿热蕴结）。

西医诊断：急性胆囊炎。

辨证分析：患者酗酒、嗜食肥腻之品，暴食伤脾，脾失健运，痰湿中阻，肝胆失其疏泄条达，气机郁滞化热，痰湿蕴结肝胆，导致胁痛。湿热中阻，升降失常，肝气横逆犯胃故胃胀不适。治当疏肝理气，清热利湿。

处方：茵陈蒿汤合大柴胡汤加减。

茵陈 30 g，焦栀子 12 g，大黄 10 g，黄芩 15 g，黄连 15 g，龙胆草 12 g，炒鸡内金 30 g，金钱草 18 g，枳壳 12 g，厚朴 12 g，白蔻仁 18 g，建曲 15 g，山楂 18 g，炒麦芽 15 g。

7 剂，水煎服，1 日 2 次。

注意事项：1. 忌酒、辛辣、油腻之品。

2. 清淡饮食，忌生冷。

3. 畅情志，忌恼怒。

心得体会：《伤寒论》236 条，“阳明病，发热汗出者，此为热越，不能发黄也，但头汗出，身无汗，剂颈而还，小便不利，渴饮水浆者，此为瘀热在里，茵陈蒿汤主之”。用于治疗瘀热发黄，具有清热利湿退黄之功效。《金匮要略 • 黄疸病脉证病治第十五》：“谷疸之为病，寒热不复，复即头眩，心胸不安，久久发黄为谷疸，茵陈蒿汤主之。”主要用于治疗谷疸，病因皆缘于邪热入里，与脾湿相合、湿热瘫滞中焦所致。故见胁痛、胃胀、大便秘结、舌苔黄腻、脉滑等湿热内蕴之证。深究本证，实属湿热内蕴、熏蒸肝胆、肝气郁结、横逆犯胃，据病机而论，异病同治，该患者 7 剂药后诸证全消，据其舌脉，加减续服 14 剂，舌脉恢复正常，嘱其改变自身不良嗜好，随诊半年未见复发。

15　桂枝汤治疗自汗症

医案类型：门诊　初诊时间：2018 年 10 月 20 日　门诊病历号：2018102039

姓名：牟某　籍贯：四川　民族：汉　性别：男　年龄：56 岁　职业：无　婚姻：已婚

医案标题：桂枝汤治疗自汗症

主诉：常自汗出 1 年。

现病史：患者 1 年前因感冒自愈后常自汗出，往往饮食或活动后大汗淋漓，多以午餐后加重，晨起后 2 小时内汗止，夜间汗出不明显，平时尿量减少，大便稍干，渴不多饮，三餐基本正常，自觉乏力、头晕，偶发手指末端凉麻，余无不适。

既往史、个人史、家族史：既往体健，长期外出务工，无固定地点，否认家族遗传病史及传染病史。

药物过敏史：无。

查体：BP120/65 mmHg，P89 次 / 分，R19 次 / 分，T36.1℃，面黄，稍瘦，余未见异常体征。

专科、辅助检查：血常规、支原体、衣原体、C-型反应蛋白、抗“O”，风湿因子、肝功能、肾功能、胸部 X 线均未见异常。

舌诊：舌型瘦，舌象干，舌色淡红，舌苔薄白。

脉诊：浮缓，重按无力。

四诊【摘要】常自汗出 1 年未愈，平时尿量减少，大便稍干，渴不多饮，三餐正常，自觉乏力、头晕，偶发手指末端凉麻，余无不适。

查体：辅助检查未见异常，舌瘦、干，色淡红，苔薄白，脉浮缓、重按无力。

中医诊断：汗证（营卫不和）。

西医诊断：植物神经功能紊乱。

辨证分析：此病人于感冒后治疗不彻底，于腠理疏松之时，水湿直侵营卫之间，卫与营分，欲“司开阖”而不能，致毛孔开而不收，故自汗不止。然病久脏气未伤，故见多汗而不多饮；脉浮缓，可知病仍在营卫之间，此正所谓《伤寒论》“病人常自汗者……以卫气不共荣气，谐和故尔”，故治疗宜桂枝汤“复发其汗”，令营卫和则愈。

处方：桂枝汤加减

桂枝 15 g，白芍 30 g，甘草 15 g，大枣 9 枚，生姜 9 g，黄芪 30 g，石斛 15 g。

3 剂 1 日 1 剂，早晚分服。

煎服法：水 2 碗，煎 1 碗，1 煎早晨睡醒时服下，10 分钟后喝热粥 1 碗，覆被取微汗，二煎晚饭煎服下，喝热粥 1 碗，覆被取微汗出。

注意事项：（1）忌辛辣、油腻、鱼虾海鲜食品。（2）避风寒，忌劳累。

心得体会：《伤寒论》第 53 条，“病人常自汗出者，此为营气和，营气和者，外不谐，以卫气不共荣气谐和故尔；以营行脉中，卫行脉外，复发其汗，营卫和则愈，宜桂枝汤”。第 54 条，“病人脏无他病，时发热自汗出而不愈者，此卫气不和也。先其时发汗则愈，宜桂枝汤”。进一步说明了桂枝汤功在调和营卫阴阳通彻表里上下，调和营卫发汗而又止汗，调和阴阳解表而又治里。病人感寒后自觉自愈，然遗留常自汗之证，初不在意，久而不愈，曾治之无效，以为自身气虚不固，多自补之更无效，不知营卫不谐之证，因病在营卫，未及脏腑，仲师之法调和营卫，3剂汗自止，再服3剂巩固疗效。随访3年未再复发。

16　葛根汤加减治疗颈椎病

医案类型：门诊　初诊时间：2019年3月16日　门诊病历号：20190316029

姓名：张某九　籍贯：南阳　民族：汉　性别：男　年龄：65岁　职业：农民　婚姻：已婚

医案标题：葛根汤加减治疗颈椎病

主诉：颈项强痛伴头晕1周。

现病史：病人于1周前晨起后倍感头晕，颈项部强痛，恶风畏寒，在其本村诊所及我院门诊治疗效果不佳，遂慕名到我处就诊。

既往史、个人史、家族史：高血压病史10年，经常口服降压药控制血压，右肩关节活动受限，不能外展、上举。无外地长期居住史及疫源地接触史，否认家族传染病、遗传病病史。

药物过敏史：无。

查体：BP150/95mmHg，R20次/分，P95次/分，T36.7℃。压颈实验阳性，颈部肌肉紧张，颈椎棘突、横突均明显压痛。左肩周组织僵硬伴压痛，左上臂平伸、上举时疼痛难耐。余未见异常。

专科、辅助检查：X线示颈椎病，左肩关节未见骨质异常。B超示左心房增大。

舌诊：舌型胖大，舌象湿润，舌色淡暗，舌苔白。

脉诊：脉浮略数。

四诊【摘要】高血压病史10年，以颈项僵痛伴头晕1周为主诉入院，右肩关节活动受限，不能外展和上举，压颈实验阳性，颈部肌肉紧张，棘突、横突均明显压痛。左肩周围组织僵硬伴压痛，左上臂强行平伸、上举疼痛难耐。X线示颈椎病，左肩关节未见骨质异常。B超示左心房增大。

中医诊断：（1）项痹（寒邪袭卫、经气不利）；（2）凝肩（寒凝肌腠）。

西医诊断：（1）颈椎病；（2）肩周炎；（3）高血压。

辨证分析：本案脉证病机，符合葛根汤证。患者年高正气虚弱，易风寒袭表，致太阳经气经输不利、筋脉失养，造成无汗，颈项拘急不舒而僵痛；太阳经气不疏、清阳阻遏、不能上承清窍，故而引发眩晕。颈部强痛、头晕、恶风畏寒、舌淡暗、苔白、脉浮略数，皆葛根汤之证，故按原方略加减，疏通经气，药到病除。

处方：葛根汤加减

葛根30 g，麻黄6 g，桂枝15 g，白芍20 g，生姜8 g，大枣12枚，甘草12 g，川芎15 g，细辛5 g，羌活12 g，桑枝15 g。

3剂，水煎服，每日1剂，日3服。

注意事项：（1）忌受伤、劳累。

（2）忌食寒凉生冷之品。

（3）注意保暖防寒。

（4）汗多者忌服。

心得体会：《伤寒论》31条，“太阳病，项背强几几，无汗恶风，葛根汤主之”。证明葛根汤为辛温解表之剂，功在发汗解表，升津疏筋，此病尚未入里，属太阳风寒表实之证，现代药理研究证实，本方具有扩张脑血管、增加脑血流量，降低脑血管阻力、对抗血小板聚集等作用。故本证投用此方略做加减，3剂后患者症状基本消失，二诊再投3剂颈疼头晕症状痊愈，左肩活动症状明显好转，给予肩部艾灸、敷药续治疗1周，同时给予活血止痛之中成药，右肩活动自如，随访半年未再复发。

17　当归四逆加吴茱萸生姜汤治疗冻疮

医案类型：门诊　初诊时间：2018年12月25日　门诊病历号：2018112516

姓名：刘某　籍贯：河南南阳　民族：汉　性别：男　年龄：18　职业：学生　婚姻：未婚

医案标题：当归四逆加吴茱萸生姜汤治疗冻疮

主诉：手背部红肿硬结1周。

现病史：患者于1周前因气候突然变冷，出现手背部红肿伴面部硬结、灼痒、疼痛，经外敷冻疮膏和艾叶、麦苗、辣椒杆熏洗无效，故到门诊就诊。

既往史、个人史、家族史：患者5年来入冬后手、足、面颊、耳郭等处都出现不同程度的冻伤，往往入春后逐渐痊愈，其自幼本地上学，无外地长期居住史及疫源地接触史，否认家族病病史。

药物过敏史：无。

查体：双手背部、手指尖红肿疼痛，散在分部硬结，按之痛剧，触之双手冰凉，耳郭轻度红肿，未见溃烂。余未见异常体征。

专科、辅助检查：血常规、抗“O”、风湿因子、C-型反应蛋白均正常。

舌诊：舌型胖，舌象润，舌色淡红，舌苔薄白。

脉诊：脉沉迟细。

四诊【摘要】患者5年来入冬后手、足、面颊、耳郭等处都出现不同程度的冻伤，入春后逐渐痊愈。查体见双手背部、手指尖红肿疼痛，散在分部硬结，按之痛剧，触之双手冰凉。辅助检查未见异常。舌胖润、质淡红、舌苔薄白、脉沉迟细。

中医诊断：冻疮（寒凝血瘀证）。

西医诊断：冻伤。

辨证分析：患者每年入冬后手足、面颊、耳郭等处出现不同程度的冻伤，预防治疗无效，就诊时见双手背部、指尖红肿疼痛、按之痛剧，触之双手冰凉，耳郭轻度红肿，辅助检查未见异常指标。舌胖润、色淡红、苔薄白，脉沉迟细，均属脾肾阳虚，不能温养四肢，寒邪外袭、血脉凝滞、络脉不通之证，故可辨证为冻疮（脾肾阳虚，寒凝血瘀）。

处方：当归四逆加吴茱萸生姜汤加减

当归 12 g，白芍 20 g，桂枝 9 g，甘草 10 g，丹参 10 g，鸡血藤 30 g，细辛 5 g，生姜 9 g，吴茱萸 9 g，大枣 6 枚，通草 9 g，黑附片 9 g。

3 剂，日 1 剂，水煎服，250 mL/ 次。

注意事项：（1）B 忌食生冷之品。

（2）注意保暖。

（3）避免寒冷天气户外长时间停留。

（4）加重体育锻炼，增强体质。

心得体会：冻疮，祖国医学认为是由于素体肾阳虚衰，不能温煦四肢，冬季受寒邪侵袭，气血瘀滞，从而引起局部或全身性损伤，相当于西医的冻伤。其病理基础正好符合《伤寒论》352 条“若其人内有久寒者，宜当归四逆加吴茱萸生姜汤主之”的病理基础。该患者初服 3 剂药后双手冷感明显减轻，肿疼症状明显好转，局部硬结缩小。二诊 6 剂，患者手足冰凉症状消失自觉转暖，冻疮症状消失，续服 6 剂巩固疗效。并嘱其于第二年三伏天按此方于头伏、二伏、三伏前 3 天各服 3 剂，以“冬病夏治”法预防冻疮，患者按时于 2019 年三伏天服药预防，于 2019 年冬随访未见复发。余多年来依此方加减治疗冻疮千余例，治愈率达 90% 以上，有效率 100%。

18 当归四逆散治疗雷诺病

医案类型：门诊　初诊时间：2019 年 10 月 26 日　门诊病历号：2018102629

姓名：吴某雪　籍贯：南阳　民族：汉　性别：女　年龄：35 岁　职业：农民　婚姻：已婚

医案标题：当归四逆散治疗雷诺病

主诉：双手遇寒变色麻木 10 年。

现病史：患者于 10 年前发现自己双手在寒冷季节或遇冷水刺激后出现苍白、青紫、麻木，取暖后发红并逐渐缓解，起初并未在意，后发觉逐渐加重，多处治疗无效，故慕名前来救治。

既往史、个人史、家族史：既往体健，平素怕冷，月经量小，色暗，经来时小腹凉痛，余无异常。早年外出务工，否认家族遗传病史、传染病史。

药物过敏史：无。

查体：无特殊异常体征。

专科、辅助检查：血常规、抗“O”、风湿因子、血脂血糖、肝功能、肾功能等化验未见异常，X 线、心电图未见异常，冷水试验（+），握拳试验（+），双手触诊冰凉。

舌诊：舌型偏小，舌象湿润，舌色淡，舌苔薄白。

脉诊：脉迟沉细。

四诊【摘要】寒冷刺激后手指苍白、发紫、麻凉 10 余年，平素怕冷，月经量小，经时小腹凉痛。辅助检查未见明显异常。冷水试验（+）、握拳试验（+），双手触诊冰凉。舌小湿润色淡苔薄白，脉迟沉细。

中医诊断：血痹（阳虚寒凝）。

西医诊断：雷诺病。

辨证分析：患者双手遇冷后苍白、发紫、麻木 10 余年，属于手足厥寒之症；平素怕冷，月经量小、色暗、经时小腹凉痛，舌润色淡苔薄白，属素体血虚、血虚寒厥之证。血虚寒厥久之伤阳，造成阳气不足，寒邪易侵，故致阳虚寒凝、经脉凝滞之证。

处方：当归四逆散化裁汤剂加减

当归 15 g，桂枝 15 g，芍药 20 g，细辛 6 g，甘草 12 g，通草 9 g，黑附片 12 g，吴茱萸 9 g，干姜 5 g，肉桂 5 g。

3 剂，水煎服，1 日 1 剂，3 服，250 mL/ 次。

注意事项：（1）避免寒冷、情绪刺激；

（2）忌食生冷寒凉之品；

（3）注意保暖；

（4）忌服 β 受体阻滞剂类降压药。

心得体会：《伤寒论》351 条，“手足厥寒，脉细欲绝者，当归四逆散主之”。此证为血虚寒厥之证，为素体阳虚，复因寒邪入侵，致经络血脉凝滞、气血运行不畅、四肢失于温养所致。以手足厥寒、脉细弱为辨证要点。本证的关键病机是阳气外虚、阴血内弱、复加寒邪凝滞而致厥逆之痹证，与雷诺病之症状与病机相符。此病人 3 剂有效，二诊 6 剂症状减半，续服15剂后症状基本消失，再服15剂后多年痼疾全除，随诊1年未再复发。余多年来应用此方治疗雷诺氏症，临床精心辨证稍做加减，疗效突出。

19　侯氏黑散治疗高血压病

医案类型：门诊　初诊时间：2019年10月24日　门诊病历号：2019102418

姓名：帅某　籍贯：河南南阳　民族：汉　性别：男　年龄：48岁　职业：干部　婚姻：已婚

医案标题：侯氏黑散治疗高血压病

主诉：头晕伴乏力3月，加重1周。

现病史：患者于3个月前酒醉后出现头晕伴乏力症状，开始未予在意，认为高血压引起，间断服用降压药物，症状时轻时重，于1周来上述症状加重，故到我院门诊就诊。

既往史、个人史、家族史：既往高血压病史5年，间断服用降压药物控制血压。平素嗜酒500 mL/日，烟1包/日，多食肥甘油腻之品，无其他疾病，否认家族传染病、遗传病史。

药物过敏史：无。

查 体：T36.5 ℃，P90次/分，R18次/分，BP160/95 mmHg。神经系统检查：生理反射存在，病理反射未引出。

专科、辅助检查：心电图示心肌供血不足，X线示颈椎生理屈度变直，椎间隙狭窄。肝功能：AST50 U/L，ALT69.2 U/L，ggT102 U/L，TCH8.2 mmol/L，Tg2.7 mmol/L。余未见异常。

舌诊：舌型胖，舌象干，舌色暗红，舌苔略黄腻。

脉诊：脉弦滑略数。

四诊【摘要】醉酒后出现头晕伴乏力3月，加重1周，平素嗜酒烟、肥甘油腻之品，高血压病史5年，间断服用降压药控制血压，BP160/95mmHg，肝功能检查：AST50 U/l，ALT69.2 U/l，ggT102 U/l，TCH8.2 mmol/L，Tg2.7 mmol/L。舌胖干、色暗红、苔略黄腻、脉弦滑略数。

中医诊断：眩晕（脾阳不足，肝阳上亢）。

西医诊断：（1）高血压；（2）颈椎病；（3）高脂血症。

辨证分析：患者饮食所伤，脾胃受损、脾阳不足，木克太过、肝阳上亢，故见头晕之证。脾主肌肉，脾阳不足致阴血不足，久则伤阳，不能充养肌肉而现乏力之证，舌胖干、色暗红、苔略黄腻，脉弦滑略数皆属脾伤日久、阳气不足、风邪直中脏腑所致，脾阳不足、运化失职，痰湿内蕴、日久瘀而化火，故见舌胖干、质暗红、苔略黄腻，脉弦滑略数之痰热瘀化之证。故此证可辨证为：脾阳不足、肝阳上亢之证。

处方：侯氏黑散加减

菊花30 g，白术12 g，细辛6 g，茯苓15 g，牡蛎30 g，桔梗12 g，防风12 g，党参12 g，矾石2 g，黄芩15 g，当归15 g，干姜6 g，川芎15 g，桂枝12 g。

5剂，水煎服，1剂/日，3次/日，温服。

注意事项：（1）忌烟酒，辛辣肥甘之品。

（2）忌劳累，恼怒。

心得体会：《金匮要略》中风历节病脉证病治第五，“侯氏黑散治大风，四肢烦重，心中恶寒不足者”。病机主要在脾，病势却在欲化热尚未化热之际，故见四肢烦重与心中恶寒不足。用侯氏黑散的病机主要在于补脾胃，祛风邪。使已虚之脾胃得补，欲化火之痰热从表发之，再加黄芩、牡蛎清热敛阴。临床应用本方治疗脾胃不足、肝阳上亢\内热不盛之高血压病引起的眩晕，疗效显著。

20　《古今录验》续命汤治疗中风后遗症

医案类型：门诊　初诊时间：2019年10月29日　门诊病历号：2019102927

姓名：梅某　籍贯：陕西　民族：汉　性别：女　年龄：68岁　职业：农民　婚姻：已婚

医案标题：《古今录验》续命汤治疗中风后遗症

主诉：左侧肢体瘫痪2个月。

现病史：患者于2个月前晨起时发现右侧肢体不能活动，舌强，言语不清，口眼歪斜，遂到南石医院就诊，南石医院以“脑梗塞”收治入院21天，患者偏瘫症状有所好转，不能独自站立，生活不能自理，故到我院门诊要求进一步治疗。

既往史、个人史、家族史：既往体健，无特殊不良嗜好，否认家族遗传病史、传染病史。

药物过敏史：无。

查 体：T36.7 ℃，P82次/分，R19次/分，

BP130/70 mmHg。口眼歪斜、言语不清，左侧上肢肌力三级，左侧下肢1级，心肺未见明显异常。

专科、辅助检查：左侧巴彬斯基征（+），霍夫曼征（+），余神经反射未引出，颈部抵抗，左上肢肌张力亢进，右下肢肌张力偏低，脑CT示右侧小脑、脑干及右侧基底节区急性脑梗死，余无异常。

舌诊：舌型瘦，舌象干，舌色淡暗，舌苔薄白。

脉诊：脉浮缓。

四诊【摘要】右侧肢体瘫痪2个月，CT示右侧小脑、脑干及右侧基底节区急性脑梗死。舌瘦干、舌色淡暗、苔薄白、脉浮缓。

中医诊断：中风（中经络）。

西医诊断：急性脑梗死后遗症。

辨证分析：患者年事已高，正气不足，气血衰弱，脉络空虚，卫外不固，风邪乘虚入中经络，痹阻气血，故口眼歪斜、言语不利、肌肤不仁、半身不遂、肢体拘急、关节屈伸不利，苔薄白、脉浮缓，均为络脉空虚、风邪入中之证。与《金匮要略》中风历节病脉证病治第五，《古今录验》续命汤治中风痱，身体不能自收持，口不能言，冒昧不知痛处，或拘急不得转侧之病机（正气内虚，邪气外凑）症状相同，均属中风—中经络（络脉空虚，风邪入中）之证，治宜养血祛风通络，《古今录验》续命汤治之颇效。

处方：《古今录验》续命汤加减

麻黄8 g，桂枝15 g，当归15 g，人参10 g，石膏20 g，干姜9 g，甘草15 g，川芎15 g，枣仁12 g，黄芪50 g，地龙15 g，杜仲30 g，赤芍15 g，牡蛎30 g。

10剂，水煎服，1剂/日，3次/日，分3次温服。

注意事项：（1）忌辛辣、肥厚油腻之品。

（2）加强肢体功能锻炼，多翻身，防压疮。

（3）畅情志、避风寒。

心得体会：《古今录验》续命汤所治病证病机与中风—中经络（络脉空虚、风邪入中）之证完全相同，临床应用于中风后遗症，对症加减，疗效奇特，远优于传统的补气养血、活血祛瘀通络之法。此病人服10剂药后主诉汗出较前明显增多，左侧肢力明显好转，守方再服10剂。患者症状进一步减轻，诉汗出偏多，故三诊去麻黄加大黄芪为90 g，患者服30剂中药后可下床独自拄杖行走，上方再添加山茱萸15 g续服30剂，患者可独自去杖行走，左上肢呈收持状态，口眼歪斜、言语不清症状基本消失。利用此方治疗此类脑梗后遗症之病，辨证灵活加减，疗效奇特。

21　瓜蒌薤白半夏汤治疗冠心病

医案类型：门诊　初诊时间：2019年5月9日　门诊病历号：2019050927

姓名：姚某　籍贯：南阳　民族：汉　性别：男　年龄：49　职业：无　婚姻：已婚

医案标题：瓜蒌薤白半夏汤治疗冠心病

主诉：发作性胸痛、胸闷6年，加重1周。

现病史：患者于6年前因胸痛、胸闷在南石医院诊断为冠心病，住院治疗后经常口服麝香保心丸、冠心苏合胶囊、消心痛、阿司匹林等药物治疗，症状时轻时重，反复发作。于1周前上述症状加重，伴气短、心中痞塞、乏力等症状，为进一步治疗，慕名到余处就诊。

既往史、个人史、家族史：既往无异常体征及其他病史，平素嗜酒成性，1斤/日左右白酒，性情暴躁，形体肥胖，其父母早逝，死因不详，其姐患冠心病多年。否认其他家族遗传病史、传染病史。

药物过敏史：无。

查体：T36.7 ℃，P68次/分，R20次/分，BP110/65 mmHg。形体肥胖，心音弱，叩诊心影增大。余无异常发现。

专科、辅助检查：心电图，T波V3—V5倒置、ST段低平。心脏彩超示心脏整体增大。双源CT示冠状动脉前降支狭窄50%左右。

舌诊：舌型胖、边有齿痕，舌象湿润，舌色淡，舌苔白腻。

脉诊：脉弦迟细。

四诊【摘要】发作性胸痛、胸闷六年，长期口服治疗冠心病的药物，嗜酒1斤/日左右，性情急躁易怒，形体肥胖，其姐冠心病多年，心音弱，心电图：T波V_3~V_5倒置、ST段低平。心脏彩超示：心脏整体增大。双源CT示：冠状动脉前降支狭窄50%左右。

中医诊断：胸痹（痰浊扰心）。

西医诊断：冠心病。

辨证分析：肝气久郁，犯脾及胃，遂致气机不畅，血脉痹阻，久则伤阳，胸阳不振，故胸痛、胸闷，气血虚滞则伴气短、心中痞塞、乏力等症状，治宜通阳宣痹，心脾同治。

处方：瓜蒌薤白半夏汤加减

瓜蒌 20 g，薤白 15 g，半夏 15 g，降香 10 g，陈皮 12 g，党参 20 g，干姜 9 g，黄芪 3 g，桂枝 15 g，香附 10 g，五灵脂 10 g，蒲黄 10 g，甘草 12 g，黑附片 10 g。

3 剂，水煎服（兑黄酒 500 mL），1 服 / 日，分 3 次温服。

注意事项：（1）忌劳累、恼怒。

（2）忌酒、烟、肥甘油腻之品。

（3）适量活动，调畅情志。

心得体会：瓜蒌剂是治疗胸痹的基本方剂，临症加减运用，对于治疗冠心病属于胸阳不振、痰浊扰心型，疗效颇佳。此病人 3 剂药后症状减去大半，6 剂后不适症状消失，按上方临症辨证加减续服 3 个月未在出现主诉症状，辅助检查较前明显改善，只给予冠心苏合胶囊、通心络胶囊，以善其后，其他药物全停，随访 1 年未再复发。

22 防己地黄汤治疗精神分裂症

医案类型：门诊　初诊时间：2018 年 9 月 12 日　门诊病历号：2019091207

姓名：雷某　籍贯：河南镇平　民族：汉　性别：女　年龄：45 岁　职业：无　婚姻：已婚

医案标题：防己地黄汤治疗精神分裂症

主诉：自语伴发作性狂笑、大骂 5 年。

现病史：患者于 5 年前生气后出现自言自语、神情呆滞、不知饮食等症状，经治疗 1 个月左右突然出现骂人、狂笑等症状，后在市四医院住院治疗后症状缓解出院，5 年来主诉症状反复发作，靠大剂量利培酮、碳酸锂、丙戊酸镁等缓解症状，今慕名到余门诊就诊。

既往史、个人史、家族史：既往体健，其外祖母及姨有精神病史，否认其他家族遗传病病史及传染病病史。

药物过敏史：无。

查体：未见明显异常。

专科、辅助检查：神情呆滞，答非所问，口中喃喃有声。辅助检查均未见异常，大便秘结。

舌诊：舌型瘦，舌象干，舌色红降，舌苔无。

脉诊：脉浮细数。

四诊【摘要】自语伴发作性狂笑、大骂 5 年，平时口服抗精神病药物控制症状，神情呆滞，答非所问，口中喃喃有声。舌瘦干，色红绛无苔，脉浮细数，大便秘结。

中医诊断：癫狂（阴虚血热）。

西医诊断：双向性精神分裂症。

辨证分析：本患者癫狂并见，据其舌瘦干、色红绛无苔、脉浮细数之证为血虚生热、邪并阳分所致，其脉浮，当属血虚受热邪所扰而未见其他脏腑病证，只见“如狂”之症，故属血虚有热之候，治当在养血清热、祛风散邪的基础上随证加减。

处方：防己地黄汤加减

生地 90 g，甘草 10 g，防己 9 g，桂枝 9 g，菖蒲 12 g，远志 15 g，郁金 15 g，赤芍 18 g，枳壳 12 g，当归 18 g，白芍 20 g，茯神 30 g，夜交藤 30 g。

5 剂，水煎服，1 剂 / 日，分 3 次服。

注意事项：（1）西药不能突然停止，应据病情逐渐减量。

（2）忌食辛辣、油炸、肥甘易生热之品。

（3）畅情志、忌恼怒。

心得体会：《金匮要略》中风历节病防己地黄汤，治病如狂状，妄行，独语不休，无寒热，其脉浮。主治：风入心经，阴虚血热，病如狂状，妄行，独语不休，无寒热，脉浮等症，意在治疗癫狂日久，阴血亏虚，患者表现为自言自语、呆滞之癫证；阴虚易生虚热，患者表现为气郁或食辛热之品，且生虚火，故又见狂笑、大骂之症，似如狂状；无寒热，说明病人脏无他病，脉浮无力，正是血虚生风有热之象，总属本虚标实、虚中挟热之候。故余用此方常年治疗癫狂日久、癫多狂少交替出现，舌干瘦质红无苔、脉浮数无力之病人，疗效颇佳，无不效病人。该病人 5 剂后，睡眠明显改善，续服 10 剂能够自己进食，按上方视病情略做增减，患者服 30 剂时病情好半，续服 30 剂患者独语、发狂、自笑症状消失，仍言少、呆滞，再续进 30 剂，病人基本如同常人，西药减量，只晚上服用 2 mg 利培酮，续服 30 剂病人西药全部停完，以观疗效。嘱其每年春、秋换季之机各服 10 剂中药预防复发，此病人随诊 1 年未再复发。

23 真武汤治疗浮肿

医案类型：门诊　初诊时间：2020 年 3 月 15 日　门诊病历号：2020031507

姓名：张某英　籍贯：四川　民族：汉　性别：女　年龄：73 岁　职业：农民　婚姻：丧偶

医案标题：真武汤治疗浮肿

主诉：水肿伴眩晕3天。

现病史：患者于3天前感冒后出现双踝关节以下部位和面部浮肿，同时伴有眩晕症状。四肢发凉，畏寒怕冷，胃部不适，恶凉食。

既往史、个人史、家族史：既往糖尿病史10年、高血压病15年，多发肾结石5年。一直口服药物控制疗效，无其他病史。平素嗜食辛辣油腻之品，否认家族遗传病史、传染病史。

药物过敏史：无。

查 体：T36.9 ℃；P90次/分，R21次/分，BP150/100 mmHg。颜面部浮肿，以双下肢明显，双踝关节处呈指凹性水肿，闭目站立试验（+），神经系统检查：生理反射存在，病理反射未引出。

专科、辅助检查：BUN11.08 mmol/L，UA554 umol/L，CR158 umol/L，gLU7~43 mmol/L，Tg3.1 mnol/lL，HDL1.01 mmol/L，LDL3.56 mmol/L。心脏彩超：心包积液。泌尿系彩超：左肾结石，双肾轻度积水，右侧输尿管扩张。

舌诊：舌型略大，舌象湿，舌色淡，舌苔少腻。

脉诊：脉沉细。

四诊【摘要】双脚部、颜面部水肿，眩晕，四肢发凉，畏寒怕冷，恶凉食。糖尿病、高血压、肾结石病史多年，BP150/100 mmHg，闭目站立试验（+）。辅助检查：肾功异常，高脂血症，糖尿病。心脏彩超：心包积液。泌尿系彩超：左肾结石，双肾轻度积水，右侧输尿管扩张，舌略大、湿，色淡，苔少腻，舌下络脉略暗，脉沉细。

中医诊断：水肿（阳虚水泛）。

西医诊断：（1）肾功能衰竭；（2）高血压；（3）糖尿病；（4）肾结石。

辨证分析：此病为患者久病必虚，损及肾阳、脾阳，致脾肾阳虚，复因外感，肺气失宣，脾肺肾诸脏气化失职，水液泛滥成灾，外渗肌肤而肿，上犯清窍则眩，上攻于胃则胃不适，四肢发凉，畏寒怕冷，恶凉食，水肿、眩晕、胃不适，舌大、湿，质淡，苔少腻，脉沉细皆为阳虚水泛之症，治宜温肾阳，利水气，真武汤加减。

处方：真武汤加减

茯苓15 g，白芍20 g，黑附片15 g，白术12 g，生姜10 g，大腹皮15 g，山茱萸15 g，猪苓15 g，肉桂9 g，鸡内金30 g，金钱草15 g，郁金15 g，黄连15 g，黄芪30 g。

3剂，水煎服，1服/日，分3次服。

注意事项：（1）忌劳累，恼怒。

（2）忌食辛辣油腻、寒凉之品。

（3）高蛋白饮食。

心得体会：真武汤是温肾阳、散水气的代表方剂。方中以白术、茯苓健脾渗湿、补中制水；配附子温补脾肾之阳，通行十二经激发机体活力；佐生姜辛散水气，增强代谢；芍药敛阴和阳制术附之燥且行水，随证加减，温阳利水，对阳虚水泛、面足跗肿之证有良效，若加入补气之品（参、芪），效果更佳。

24 真武汤治疗闭经

医案类型：门诊　初诊时间：2019年5月6日　门诊病历号：2019050621

姓名：李某会　籍贯：南阳　民族：汉　性别：女　年龄：28岁　职业：教师　婚姻：已婚

医案标题：真武汤治疗闭经

主诉：停经4个多月。

现病史：患者自2018年12月25日末次月经来潮至今已4个多月未再来月经。饮食、二便正常，无特殊异常不适。

既往史、个人史、家族史：14岁月经初潮，周期28天左右，5~7天/次，量小，经色鲜红，经期小腹部凉痛，平素怕冷，经后头晕，已婚5年未孕，无特殊不良嗜好，否认家族遗传病史、传染病史。

药物过敏史：无。

查 体：T36.9 ℃，P65次/分，R17次/分，BP95/65mmHg。

专科、辅助检查：外阴无畸形，宫颈正常，宫体前位，略小，质地中等，压痛，右侧附件压痛。B超示：子宫三径之和10.9 cm，子宫内膜厚7 mm。激素六项：雌二醇245.0 pmol/L，睾酮3.7 nmol/L，泌乳素125.7 nlu/mL，孕酮1.7 nmol/L，促卵泡生成素5.57 mlu/mL。

舌诊：舌型偏胖，舌象润，舌色淡，舌苔薄白。

脉诊：脉沉细。

四诊【摘要】停经4个多月，平素经量小，色鲜红，经期小腹部凉痛，经后头晕，平素怕冷，婚后5年未避孕而无孕，舌偏胖润，色淡苔薄白，脉沉细。

中医诊断：闭经（脾肾阳虚、寒凝胞脉）。

西医诊断：（1）原发不孕；（2）闭经。

辨证分析：患者月经4月未行，平素怕冷，多年未孕，经期小腹部凉痛，经后头晕均属脾肾阳虚之证，再结合色、脉辨证，属于脾肾阳虚、寒凝胞脉之症，治宜真武汤加减。

处方：真武汤加减

黑附片15 g，茯苓15 g，炒白术12 g，干姜9 g，益母草30 g，吴茱萸9 g，川芎15 g，当归15 g，元胡10 g，肉桂6 g，黄芪30 g，党参15 g。5剂。

二诊患者畏寒、怕冷症状好转，守上方加山茱萸15 g、肉苁蓉15 g，5剂。三诊患者舌脉较前明显改善，小腹凉、怕冷症状基本消失，守上方5剂。四诊患者诉于2019年5月20日月经来潮，守上方5剂。五诊患者诉月经昨天干净，经后未头晕，小腹部凉痛症状消失，患者诉口干、眠差、多梦，舌干质红绛，脉弦数，故减少黑附子用量为9 g，去干姜、肉桂加生地30 g，10剂以巩固疗效。随诊1年未再复发。

注意事项：（1）忌劳累，恼怒。

（2）忌生冷、寒凉之品。

心得体会：真武汤是温阳利水的代表方，主要治疗脾肾阳虚、水气内停之征；对于闭经而具有脾肾阳虚体征的患者，拘泥于活血化瘀、补血养气之法则无效。究其病机，以真武汤温补脾肾，增强机体先后天元气之本，机体自我调节功能增强，诸证得除，再临证加减，效果立竿见影。

25　附子理中汤治疗胃痛

医案类型：门诊　初诊时间：2018年3月20日　门诊病历号：20180320

姓名：李某　籍贯：南阳　民族：汉　性别：男　年龄：39岁　职业：无　婚姻：已婚

医案标题：附子理中汤治疗胃痛

主诉：发作性胃痛5年。

现病史：患者于5年前暴饮生冷食物后出现胃部剧痛和水样腹泻，在市一院以急性胃肠炎住院治疗后症状缓解，出院后饮食稍有不慎或受凉后就出现胃痛、胃胀，偶伴有腹泻症状，曾口服奥美拉唑、斯达舒、藿香正气胶囊后缓解，多处治疗症状一直未完全消失，胃痛、胃胀时有发作。

既往史、个人史、家族史：既往体健。长期从事货运工作，饮食不规律，多食生冷油腻，嗜烟酒，已戒3年。否认家族遗传病、传染病史。

药物过敏史：无。

查 体：T36.5 ℃，P72次/分，R18次/分，BP130/70 mmHg。上腹部压痛，余未见异常。

专科、辅助检查：幽门螺杆菌呼吸试验（+）。胃镜：浅表糜烂性胃炎。余未见异常。

舌诊：舌型胖，舌象湿，舌色暗淡，舌苔白稍腻。

脉诊：脉沉迟。

四诊【摘要】暴饮生冷后出现胃痛、腹泻症状，经治疗后症状缓解，饮食稍有不慎或受凉后胃痛复发伴胃胀、腹泻，幽门螺杆菌检测（+），胃镜示：浅表糜烂性胃炎。舌胖湿、色暗淡、苔白稍腻。

中医诊断：胃痛（寒邪犯胃，脾胃虚寒）。

西医诊断：胃炎。

辨证分析：暴饮生冷食物后出现胃痛腹泻，初为寒邪犯胃，胃气凝滞，损伤脾阳，阳气不足，温煦无力，脾之运化不能。再者因寒阻胃络，凝滞不通，阻滞气机故胀痛时作，舌胖湿、暗淡、苔白稍腻，脉沉迟均属脾胃虚寒、中阳衰弱之证，故以附子理中汤临证加减以温运脾阳。

处方：附子理中汤加减

党参15 g，甘草12 g，白术12 g，干姜9 g，黑附片12 g，肉桂6 g，茯苓15 g，厚朴12 g，白蔻8 g，香附9 g，五灵脂10 g。5剂。

二诊疼减，胃部不适怕冷症状明显好转，自诉感到小腹部发凉，易呕清水痰涎，故上方加吴茱萸9g，5剂。三诊，患者诉多年来胃痛不适症状完全消失，从无这样舒服过，守上方5剂巩固疗效，随诊半年未见复发。

注意事项：（1）忌暴饮暴食、酒烟。

（2）忌生冷、肥腻之品。

（3）注意保暖，规律饮食。

心得体会：理中丸为温运脾阳的主方，能使中焦之寒得辛热而去，中焦之寒得甘温而复，清阳升而浊阴降，运化健而中焦治，再加上附子温通复阳之力，治疗脾胃虚寒型胃痛、胃胀之胃炎、胃下垂、腹泻等虚寒性疾病效佳。

26　麻子仁汤加减治疗便秘

医案类型：门诊　初诊时间：2018年7月6日　门诊病历号：2018070617

姓名：王某凡　籍贯：南阳　民族：汉　性别：男　年龄：72　职业：无　婚　姻：已婚

医案标题：麻子仁汤加减治疗便秘

主诉：大便秘结10余年。

现病史：患者10余年前出现大便干结不通症状，经常口服果导片、香丹清、芦荟胶囊、中药番泻叶等，严重时外用开塞露维持解下大便。同时伴小便频数、腹胀等症，饮食正常，眠可。

既往史、个人史、家族史：既往体健，无特殊不良嗜好。否认家族遗传病病史。

药物过敏史：无。

查体：小腹胀按之痛，叩诊呈鼓音，听诊肠鸣音减弱。

专科、辅助检查：肠镜检查未见异常。

舌诊：舌型大，舌象干燥，舌色暗红，舌苔黄腻。

脉诊：滑数。

四诊【摘要】大便干结不通10余年，经治疗不能完全缓解，小便频数，小腹胀按之痛，叩诊呈鼓音，肠鸣音减弱，舌大、干燥、质暗红，苔黄腻，脉滑数。

中医诊断：脾约证（胃强脾弱）。

西医诊断：习惯性便秘。

辨证分析：患者饮食正常，大便秘结不通，小腹胀按之痛，属胃中燥热、脾津不足所致，故称为脾约证。脾为胃行其津液，胃中燥热，脾受约束，津液不得输布，但输膀胱而肠失濡润，故出现大便秘结、小便频数的症状，舌大、干燥、色暗，苔黄腻，脉滑数，均为胃肠余热之征，故治宜“麻子仁丸”改汤剂临床加减。

处方：麻子仁12 g，枳壳10 g，厚朴10 g，大黄9 g，炒杏仁10 g，赤芍15 g，肉苁蓉15 g，当归15 g，黄芪30 g，生地30 g，黄芩15 g，党参15 g。3剂。

二诊患者大便已通，日2次，大便初硬后溏，守上方5剂。三诊，患者诉大便2~3次/日，质稀，量不大，故去大黄、黄芩加莱菔子18g，5剂。四诊，患者诉大便1~2次/日，不成形，无特殊不适，守上方5剂以巩固疗效，随诊3月未复发。

注意事项：（1）忌辛辣、油腻生冷之品。

（2）泻下不止时停服询医。

心得体会：“脾约证”乃胃中燥热、脾津不足所致，是脾虚不能为胃行其津液，水津不能濡润大肠，故见小便数、大便硬之症。《伤寒论》247条，“趺阳脉浮而涩，浮则胃气强，涩则小便数，浮涩相搏大便则硬，其为脾约，麻子仁丸主之”。《方极》，“治平日大便秘者”。《伤寒论今释》本方虽和缓，究属攻破之剂，尝只有误用致死者。老人血液枯燥而便秘者，得大剂肉苁蓉辄通利。若用本方虽取决一时，不旋踵而秘结益甚不可不知。由以上先贤之见，此方是治疗现代之习惯性便秘、老年性便秘的效方，但对于老年性便秘需慎重对待，据病情及老年人体质特点，控制用量的同时加用温阳补气之品，中病即止，调补善后。

27　失笑散、四逆散合方加减治疗心绞痛

医案类型：门诊　初诊时间：2020年3月20日　门诊病历号：2020032007

姓名：陈某廷　籍贯：江苏　民族：汉　性别：男　年龄：60岁　职业：干部　婚姻：已婚

医案标题：失笑散、四逆散合方加减治疗心绞痛

主诉：胸腹闷痛2年余。

现病史：患者于2年前发现胸部及胃部发作性闷痛，开始以胃炎治疗，服药后症状缓解，时有发作，发作次数逐渐频繁，疼痛症状逐渐加重，后到郑大一附院确诊为冠状动脉严重狭窄，行冠脉搭桥术后，症状缓解，术后3月诉症状又出现，冠脉造影检查又发现多处冠脉狭窄，支架置入术风险太大，权衡利弊后到门诊要求中药调治。

既往史、个人史、家族史：高血压、高血脂症病史15年，股骨头置换术后6年，早年嗜肥甘油腻之品，饮酒较多。否认家族遗传病、传染病史。

药物过敏史：无。

查体：P72次/分，BP130/80 mmHg（早上服用降压药），律齐。

专科、辅助检查：心电图示广泛性心肌缺血。冠脉造影示多处冠脉狭窄。胃镜示：浅表糜烂性胃炎。余检查均未见明显异常。

舌诊：舌型大，舌象湿润，舌色暗紫，舌苔薄、白腻

脉诊：脉弦涩，重按无力。

四诊【摘要】胸腹闷痛2年余，行冠脉搭桥术后3月症状复现，冠脉造影示再发多处冠脉狭窄，心电图示广泛性心肌缺血。胃镜示浅表糜烂性胃炎。

中医诊断：胸痹（血瘀寒凝）。

西医诊断：（1）冠心病（心绞痛）；（2）胃炎。

辨证分析：患者胸腹部闷痛，当属胸痹之证，舌大、湿润、色暗紫，苔薄、白腻，脉弦涩重按无力均属血瘀寒凝、痹阻血脉所致，故当辨为血瘀寒凝之胸痹之证。本证以血瘀为标、寒凝为本，标本同治，活血祛瘀、散寒止痛，失笑散、四逆汤、加减应用。

处方：失笑散、四逆汤合方加减

五灵脂10 g，蒲黄10 g，黑附片10 g，甘草10 g，干姜9 g，肉桂6 g，沉香9 g，枳壳12 g，地龙15 g，丹参15 g，黄芪30 g，人参10 g，水蛭9 g。5剂。

二诊症状缓解，守上方10剂以观疗效。三诊患者诉胸腹闷痛症状未再出现，守方不变，10剂。四诊患者诉口干、口渴，守上方加天花粉10g，黄芩15 g，去干姜。10剂。五诊患者诉不适症状一直未再出现，守上方10剂。六诊患者诉几年来从未有现在轻松舒服，嘱其按此方续服2月，以观疗效。

注意事项：（1）忌恼怒，畅情志。

（2）忌食寒凉、油腻之品。

（3）注意保暖。

（4）注意劳逸结合。

心得体会：失笑散来源于《苏沈良方》卷八，有活血祛瘀、散结止痛之功。因得药痛减欣然而笑故名失笑散；据现代药理研究有降压、镇静、抗缺氧作用，具有对抗垂体后叶素引起的急性心肌缺血作用明显，多用于心绞痛、胃痛、痛经之症。四逆汤为温里剂的代表方，具有温中驱寒、回阳救逆之效，现代药理研究具有强心作用和兴奋血管运动中枢，促进血液循环作用。现代多用于心肌梗塞、心力衰竭、急性胃肠炎吐泻失水等。两方合用，多用于血瘀寒凝之冠心病、心绞痛，疗效极佳，远期治疗效果比较稳定。

28　桂枝二越婢一汤治疗反复低热证

医案类型：门诊　初诊时间：2018年4月15日　门诊病历号：2018041506

姓名：魏某泽　籍贯：南阳镇平　民族：汉　性别：女　年龄：29岁　职业：无　婚姻：已婚

医案标题：桂枝二越婢一汤治疗反复低热证

主诉：头疼伴反复低热半年。

现病史：患者于2017年国庆节期间外出游玩时患感冒发热，当时治疗1周后高热症状消失，但每日总觉得时有恶寒症状，测体温37.5℃左右，开始未在意，后经久不愈而多处治疗，口服大量消炎、抗病毒药物不能完全缓解，全面检查又未发现异常，平时感到发热时口服复方氨酚那敏颗粒或三九感冒冲剂后缓解，平素乏力、发热时双侧太阳穴处痛，平时少汗、口渴、面热、心烦。为得进一步治疗到余门诊求治。

既往史、个人史、家族史：既往体健，无特殊不良嗜好，无家族遗传病史、传染病史。

药物过敏史：无

查 体：T37.2 ℃，P77次/分，R18次/分，BP120/80 mmHg，面红稍瘦，余无异常。

专科、辅助检查：未见异常。

舌诊：舌型正常，舌象柔，舌色红，舌苔薄白。

脉诊：脉浮紧，沉取无力。

四诊【摘要】感冒后每日发热恶寒发作多次，久治不愈，靠口服复方氨酚那敏颗粒或三九感冒冲剂后缓解，平素乏力，发热时感到双侧太阳穴处痛，平时少汗、口渴、面热、心烦，T37.2℃，面红稍瘦，余均正常。舌色红、苔薄白、脉浮紧沉取无力。

中医诊断：太阳表证（风寒郁表、里热不甚）。

西医诊断：不明原因发热。

辨证分析：该患者发热恶寒，一日数发，表示太阳表邪未解；舌红，口渴反映气分热盛但不明显，反映表邪郁久化热不甚，脉浮紧沉取无力，乃寒邪郁久伤阳、欲入里化热之势。故证为太阳表证之风寒郁表、里热不甚之型。治宜解表清里、兼护阴液。

处方：桂枝二越婢一汤加减

麻黄5 g，桂枝9 g，白芍12 g，生姜5 g，大枣8 g，生石膏9 g，炙甘草9 g，天花粉9 g。3剂。

注意事项：（1）避风寒、忌辛热肥腻之品。

（2）忌冷饮，适寒温而及时加衣。

心得体会：本证为外有风寒、内有郁热，但里热不甚与大青龙汤证类同而轻之，阅刘渡舟老师《新编伤寒论类方》1984:16医案，思《伤寒论》27条："太阳病，发热恶寒，热多寒少，脉微弱者，此无阳也，不可发汗，桂二越婢一汤。"深滤其义，倍感妙也，效仿此方，患者3剂，半年之疾痊愈，其效远比小柴胡、青蒿鳖甲之方强过多倍，临症祥加辨证类同之疾，用之多效，实感经方之妙。

29 小建中汤加减治疗腹疼（肠系膜淋巴结炎）

医案类型：门诊　初诊时间：2020 年 6 月 20 日　门诊病历号：2020062017

姓名：于某　籍贯：南阳　民族：汉　性别：男　年龄：8 岁　职业：学生

医案标题：小建中汤加减治疗腹疼（肠系膜淋巴结炎）

主诉：发作性脐周痛 1 年。

现病史：患者于 1 年前因感冒后总诉腹疼，多自行缓解，开始其父母未予在意，后有一次因疼痛剧烈到医院检查 B 超后示：肠系膜及腹膜淋巴结肿大，按肠系膜淋巴结炎给予治疗后症状缓解，1 年来主诉症状反复发作，影响正常上学，故到门诊要求中医治疗。

既往史、个人史、家族史：既往体健，无外地长期居住史及疫源地接触史，平时饮食差、嗜食辛辣及油炸食品，无家族遗传病病史。

药物过敏史：无。

查体：T36.0℃，脐周压痛明显，按之不拘，腹部未触及异常，余查体未见异常。患儿形体偏瘦、面黄（散在分布白斑）。

专科、辅助检查：B 超示肠系膜及腹膜淋巴结肿大；血常规示：WBC10.09×10^9/L，余未见异常。

舌诊：舌型瘦，舌象干，舌色淡，舌苔薄白稍腻。

脉诊：脉沉无力，指络色淡红。

四诊【摘要】发作性脐周疼 1 年，B 超示肠系膜淋巴结炎，脐周明显压痛，按之不拘，形体偏瘦，面黄（散在分布白斑），B 超示肠系膜及腹膜淋巴结肿大。舌瘦干、色淡、苔薄白稍腻，脉沉无力，指络色淡红。

中医诊断：腹痛（中气不足）。

西医诊断：肠系膜淋巴结炎。

辨证分析：患儿发作性腹痛 1 年余，按之疼而不拒按，形体消瘦，面黄，散在分布白斑，饮食差，嗜食辛辣及油炸食品，证属心脾两虚、中气虚弱之象，中气虚弱，脾之运化无力故致纳差，营养不良之面黄散在白斑之伤食之征，舌干瘦、色淡苔薄白腻，脉沉无力，指络色淡红，均居中气不足、脾虚日久所致气血不足之征，血虚则不荣，不荣则痛，故出现腹疼但不拒按之候。治当培补中气、滋养化源、平补阴阳、调和气血。用小建中汤加减调治。

处方：小建中汤加减

白芍 15 g，桂枝 10 g，甘草 9 g，生姜 6 g，大枣 8 g，黄芩 9 g，藿香 8 g，炒鸡内金 15 g，焦山楂 9 g，白蜜 10 g。3 剂。

二诊腹疼症状全消，守上方 3 剂巩固疗效。三诊给予玉屏风颗粒，1 包 / 次，2 次 / 日，服 1 周，以顾护卫气，随诊半年未再复发。

注意事项：（1）忌食生冷、油腻之品；（2）易消化饮食；（3）规律饮食。

心得体会：《金匮要略·血痹虚劳》篇，“虚劳里急，悸衄，腹中痛，梦失精，四肢酸痛，手足烦热，咽干口燥，小建中汤主之”。《苏氏良方》治腹痛如神，然腹痛按之便痛，重按之却不甚痛是气痛，气痛不可下，下之则愈甚，此虚寒之证也。本方专治腹中虚寒、补血，尤治腹痛。此两条进一步论述了本证是阴阳两虚的虚劳证。其病理是脾胃阳气虚弱，不能柔阴，经脉失去濡养，故见腹痛。治宜甘温建中、调和阴阳，正好适合小儿阳虚阴弱之本，证机相符，治疗小儿虚性腹痛（肠系膜淋巴结炎）效如桴鼓。

30 肾气丸治疗老年性尿潴留

医案类型：门诊　初诊时间：2016 年 3 月 21 日　门诊病历号：2016032107

姓名：胡某山　籍贯：镇平　民族：汉　性别：男　年龄：80 岁　职业：工人　婚姻：已婚

医案标题：肾气丸治疗老年性尿潴留

主诉：发作性尿潴留 6 年。

现病史：患者于 6 年来总是出现小便不通，经西医诊断为前列腺肥大，给予抗生素及坦索罗辛、非那雄胺、前列康等药物治疗，急性发作时给予留置导尿管治疗。为进一步治疗门诊求治，诉腰背酸痛，手足冷，小腹凉伴拘急不舒，小便频数不畅，大便不干但难解，口干喜热饮而不解。

既往史、个人史、家族史：既往风湿病史 20 年，四肢关节变形伴屈伸不利，未做特殊治疗。嗜烟，余无特殊不良嗜好，否认家族遗传病病史。

药物过敏史：无。

查体：四肢关节呈屈曲样变形，不能完全伸直，余未见明显异常。

专科、辅助检查：B超示前列腺增生肥大，余未见异常。

舌诊：舌型瘦，舌象干，舌色淡，舌苔无。

脉诊：左沉细无力，右洪无力。

四诊【摘要】发作性尿潴留6年，西诊断为前列腺肥大，诉腰背酸痛，手足冷，小腹凉伴拘急不舒，小便频数不畅，大便不干但难解，口干，喜热饮而不解。B超示前列腺肥大，舌瘦干，色淡，无苔，脉左沉细无力，右洪无力。

中医诊断：癃闭（阴阳两虚）。

西医诊断：1. 前列腺肥大；2. 尿潴留。

辨证分析：腰背酸痛，手足冷，小腹凉伴拘急不舒，小便频数不畅，大便不干但难解，口干，喜热饮而不解，舌淡、干瘦无苔，脉左沉细无力，右洪无力，脉证合参，属阴阳两虚、水火皆不足之证，治宜温肾阳、滋肾阴兼以补气为主，以肾气丸加减运用。

处方：生地黄60g，山药30g，山茱萸18g，泽泻12g，牡丹皮15g，茯苓15g，桂枝15g，黑附子12g，黄芪30g，党参15g，肉苁蓉15g，淫羊藿10 g。6剂。

患者守方30剂后，症状基本消失，嘱其改服“金匮肾气丸”，长期服用，以巩固疗效。

注意事项：（1）忌生冷、辛辣之品。

（2）忌寒冷、劳累。

心得体会：《金匮要略·血痹虚劳病脉证并治第六》十五，“虚劳腰痛，少腹拘急，小便不利者，八味肾气丸主之”。细究病机，此方主治肾气（阳）亏损、命门之火不足之证，具有补阴助阳、水火并补、大生肾气之功，临床多应用于老年性肾气不足、肾之阴阳双虚之证，疗效显著，特别是癃闭之阴阳双虚之型，方证相应，效若桴鼓。

31 桂枝茯苓丸化裁治疗黄褐斑

医案类型：门诊　初诊时间：2017年2月19日　门诊病历号：2017021916

姓名：袁某　籍贯：河南南阳　民族：汉　性别：女　年龄：40岁　职业：无　婚姻：已婚

医案标题：桂枝茯苓丸化裁治疗黄褐斑

主诉：面部起黄褐斑伴经期腹疼半年。

现病史：患者于半年前由于情志不遂发现颜面部出现黄褐色斑片，开始未予在意，同时伴有月经量少色暗、经期腹痛、心烦、胸部及双乳胀痛、白带量多质稀等症状。黄褐色斑片以鼻周向眼部、颧部、额部及双颊逐渐扩散，故求治于门诊。

既往史、个人史、家族史：平素易怒，眠差，无特殊不良嗜好，无慢性病史，否认家族遗传病病史。

药物过敏史：无。

查体：颜面部满布黄褐色斑块，余无异常体征。

专科、辅助检查：未见异常。

舌诊：舌型正常，舌象湿润，舌色黯红，舌苔白腻。

脉诊：脉弦细。

四诊【摘要】颜面部满布黄褐色斑块，月经量少色暗，经期腹痛伴心烦、胸部及双乳房胀痛、白带量多质稀，舌色黯红、苔白腻，脉弦细。

中医诊断：黎黑斑。

西医诊断：黄褐斑。

辨证分析：该患者平素情志不遂，气机郁滞日久则致血瘀；肝郁久则及脾，脾失健运，引起湿聚，湿瘀互结，郁于肌肤而成色斑，该类患者肩背、上臂多有不同程度的褐斑，同时多伴胸闷、双乳胀痛、月经量少色暗、经期腹疼、白带量多质稀，舌黯苔腻，脉弦细，均属气滞血瘀兼湿滞之征，治宜活血利湿，桂枝茯苓丸化裁成汤剂加减运用。

处方：桂枝茯苓丸化裁成汤剂加减

桂枝18 g，当归18 g，香附12 g，赤芍15 g，白芍20 g，茯苓20 g，枣仁30 g，薏苡仁30 g，桃仁12 g，红花10 g，川芎15 g，牡丹皮15 g，桔梗12 g，白芷10 g，防风12 g，甘草10 g。6剂。

二诊心烦眠差症状消失，心情明显好转，守方再服12剂，月经来潮时不适症状明显减轻，白带明显减少，面部色斑颜色变淡，范围缩小。三诊再服12剂，面部色斑只留鼻周明显，心情舒畅。四诊续服18剂，色斑及相关症状全消，随访1年未发。

注意事项：（1）畅情志，避寒湿。

（2）忌辛辣、肥甘、油腻之品。

心得体会：黄褐斑，中医称“黎黑斑”“雀斑”“蝴蝶斑”，多发于中年妇女，以气滞血瘀、瘀久血虚、瘀滞皮肤及血不养肤为基本病机，多伴有情志抑郁之征，治宜化瘀生新、调和气血。《金匮要略》载桂枝茯苓丸具有化瘀生新、调和气血之功效。《妇人良方》载桂枝茯苓丸主治“……唇爪甲青白，面色黄黑……”等症，故深究其义，临床多化裁成汤剂临床加减应用于黄褐斑的治疗，效佳。

32　小续命汤防治脑梗塞

医案类型：自诊　初诊时间：2018 年 1 月 18 日　门诊病历号：2018011821

姓名：史某科　籍贯：河南南阳　民族：汉　性别：男　年龄：80 岁　职业：无　婚姻：已婚

医案标题：小续命汤防治脑梗塞

主诉：左侧肢体麻木无力 5 年加重伴头晕 1 天。

现病史：患者于 5 年前突发脑梗塞，经住院治疗后遗留左侧肢体麻木无力症状，一直口服阿司匹林肠溶片、复方血栓通胶囊、阿托伐他汀钙片以防复发，但每年春、秋季节都因症状加重而住院治疗，一天前又因症状加重伴头晕故到门诊治疗。症见：舌强、言语不清，左侧肢体肌力 3 级，须搀扶行走。

既往史、个人史、家族史：患者平素怕冷，喜热饮，高血压病史 5 年，间断口服降压药。无特殊不良嗜好。否认家族遗传病、传染病病史。

药物过敏史：无。

查体：BP150/90mmHg，舌歪，左侧肢体肌力 3 级，神经系统检查：病理反射（+）。余未见异常体征。

专科、辅助检查：CT 示，多发陈旧性腔隙性脑梗塞，右侧基底节区新发腔隙性脑梗塞，脑萎缩。余未见异常。

舌诊：舌型歪斜，舌象干燥，舌色暗红，舌苔薄腻。

脉诊：沉弦细。

四诊【摘要】患者于 5 年前突发脑梗塞，经住院治疗后遗留左侧肢体麻木无力症状，一直口服阿司匹林肠溶片、复方血栓通胶囊、阿托伐他汀钙片以防复发，但每年春、秋季节都因症状加重而住院治疗，一天前又因症状加重伴头晕故到门诊治疗。症见：舌强、言语不清，左侧肢体肌力 3 级，须搀扶行走。高血压病史 5 年。CT 示：（1）多发陈旧性腔隙性脑梗塞，右侧基底节区新发腔隙性脑梗塞；（2）脑萎缩。舌型歪斜，舌象干燥，舌色暗红，舌苔薄腻。脉沉弦细。

中医诊断：中风（中经络）。

西医诊断：（1）腔隙性脑梗塞；（2）高血压；（3）脑萎缩。

辨证分析：患者平素怕冷，喜热饮，阳气不足，脾肾阳气虚损，复受风、寒、湿邪入中经络，引发中风；舌强、言语不清，左侧肢体肌力 3 级，须搀扶行走；舌型歪斜，舌象干燥，舌色暗红，舌苔薄腻：脉沉弦细均为邪中经络、正虚邪恋、痰浊瘀阻、气机不利之证。治宜疏畅经络、宣通表里、调畅气血、温阳化瘀。方宜小续命汤加减。

处方：小续命汤加减。

麻黄 10 g，杏仁 10 g，桂枝 15 g，白芍 30 g，生姜 15 g，防风 12 g，防己 9 g，川芎 15 g，黄芩 15 g，党参 15 g，黑附子 12 g，甘草 12 g，炒杏仁 12 g，牛膝 15 g，地龙 15 g，黄芪 50 g，赤芍 18 g，菖蒲 12 g。6 剂。

患者二诊时症状明显减轻，守上方 6 剂。三诊患者舌强、肢麻症状消失，肢体肌力明显增加，守方不变，以观疗效。四诊患者已能独立行走，精神好转，继服上方巩固疗效。五诊患者自己无明显不适，观其行走跛行。继服上方 10 剂，以善其后。六诊患者病情基本稳定，平素服用小活络丸预防复发。

注意事项：（1）劳逸结合，避寒温，忌咸寒油腻之品。

（2）畅情志，忌恼怒。

心得体会：《金匮要略·中风历节病脉证并治第五》，《古今录验》续命汤，治中风痱，身体不能自收持，口不能言，冒昧不知疼痛处，或拘急不得转侧，论述了中风病的治疗方药。根据中风的病因病机，各代医家论述颇多，验方时方各有其效。自从认识并深入研究续命汤后，反复应用于临床治疗脑血管病、面神经炎、颈椎病疗效明显优于其他方药，深感仲景方药之妙。

33　奔豚汤治疗奔豚

医案类型：自诊　初诊时间：2016 年 7 月 9 日　门诊病历：2016070912

姓名：谭某明　籍贯：河南南阳　民族：汉

性别：男　年龄 59 岁　职业：无　婚姻：已婚

医案标题：奔豚汤治疗奔豚

主诉：阴部气上冲胸欲死、缓解如常状 5 年。

现病史：患者于 5 年前生气后复加劳累、受寒，自觉自阴囊处有一物向上行走，急欲手抓却不能抓到，此物上行迅速，经腹、胸至咽喉，不适症状难以形容，烦闷欲死之机悄然而失，复如常人，反复发作，发无定时。平素心烦易怒，时有腹痛、恶寒症状，多自行缓解。

既往史、个人史、家族史：既往体健，无特殊不良嗜好，否认家族遗传病、传染病病史。

药物过敏史：无。

查体：未见异常。

专科、辅助检查：均未见异常。

舌诊：舌型胖，舌象湿润，舌色红，舌苔黄腻。

脉诊：弦数。

四诊【摘要】生气复加劳累、受寒后出现自觉气上冲胸，发作烦闷欲死，复如常人，反复发作，平素心烦易怒，时有腹痛、恶寒症状，多自行缓解。舌色红、苔黄腻，脉弦数。

中医诊断：奔豚。

西医诊断：神经官能症。

辨证分析：该患者因怒气伤肝，劳累受寒，损伤肝肾，肝气郁结，复受寒邪，致心阳不足，肾脏阴寒之水气乘虚上逆，沿肝经循行之路冲逆上行，故从阴部经腹胸入咽，形成奔豚。平素心烦易怒，时有腹痛恶寒，多自行缓解，舌淡，苔黄腻，脉弦数，可辨为肝肾气逆型，治宜疏肝理气降逆，方用奔豚汤。

处方：奔豚汤加减

桑白皮 15 g，黄芩 15 g，葛根 30 g，白芍 30 g，当归 15 g，川芎 15 g，半夏 12 g，生姜 9 g，代赭石 20 g，甘草 12 g，桂枝 15 g，枳壳 12 g。5 剂。

患者服药 5 剂后诉五日内发作一次，难受症状较前好转。守方 10 剂，患者诉未出现奔豚症状。再守 10 剂以巩固疗效，随访两年未再复发。

注意事项：（1）避风寒，忌劳累。

（2）畅情志，忌恼怒。

（3）忌食生冷、肥腻之品。

心得体会：该患者奔豚之证典型，与《金匮要略．奔豚气病脉证治第八》“（一）师曰……皆从惊发得之。师曰：奔豚病从少腹起，上冲咽喉，发作欲死，复还止，皆从惊恐得之。（二）奔豚气上冲胸，腹痛，往来寒热，奔豚汤主之”之症状类同而典型，临症时突觉奔豚一病，随机翻书详阅，予患者上方 5 剂初试得效，20 服调治患者多年顽疾痊愈。得此经验，3 年多来曾用奔豚汤、桂枝加桂汤、茯苓桂枝甘草大枣汤方临症辨证，方证相应，随证加减，治愈奔豚类病多例，疗效立竿见影。

34　半夏厚朴汤治疗慢性咽炎

医案类型：自诊　初诊时间：2019 年 3 月 1 日　门诊病历号：2019030129

姓名：于某　籍贯：河南南阳　民族：汉　性别：女　年龄：35 岁　职业：无　婚姻：已婚

医案标题：半夏厚朴汤治疗慢性咽炎

主诉：咽中异物感 1 年。

现病史：患者于 1 年前因生气后复受外感咽疼咳嗽，经治疗后消失，但总感咽部不适，有异物，咯之不出咽之不下，每遇心情不舒时倍感明显，按慢性咽炎长期口服消炎药、清热祛火药，症状时轻时重，不能完全消失。

既往史、个人史、家族史：平素易怒，心情烦闷，无其他疾病；无特殊不良嗜好，否认家族遗传病、传染病病史。

药物过敏史：无。

查体：无特殊异常体征。

专科、辅助检查：咽部红，散在分布粟粒样疱疹。诉平素月经量少、色暗，经期小腹凉痛，胸胁乳房胀痛，心情郁闷。辅助检查未见异常。

舌诊：舌型适中，舌象干，舌色暗红，舌苔白腻。

脉诊：弦细。

四诊【摘要】咽中异物感 1 年，平素易怒，心情烦闷，月经量少、色暗，经期小腹凉痛，胸胁乳房胀痛，咽部红，散在分布粟粒样疱疹。舌干、质暗红、苔白腻，脉弦细。

中医诊断：梅核气。

西医诊断：慢性咽喉炎。

辨证分析：平素肝气郁滞，生气后加重而复感寒邪，寒邪入里化热结于咽喉，故咽疼。气热结于咽喉久之不解，故成梅核气。月经量少、色暗，经期不舒，舌干、色暗、苔白腻，脉弦细，均为肝郁气滞血瘀之证，故治宜疏肝理气散结化瘀，半夏厚朴汤加减治疗。

处方：半夏厚朴汤加减

清半夏 15 g，厚朴 12 g，苏叶 9 g，茯苓 15 g，生姜 10 g，牛蒡子 15 g，地骨皮 15 g，柴胡 15 g，枳壳 12 g，赤芍 15 g，桃仁 10 g，甘草 12 g，桔梗 12 g。

5 剂，诸证减轻。二诊守方 5 剂，患者 1 年余来的异物感消失，心情舒畅。三诊 5 剂巩固疗效，随访 1 年未再复发。

注意事项：（1）避风寒、忌劳累。

（2）畅情志，忌恼怒。

（3）忌辛辣、油炸、肥甘之品。

心得体会：《金匮要略·妇人杂病脉证并治第二十二》第五条载：“妇人咽中如有炙脔，半夏厚朴汤主之。”观其脉证，乃妇人之症，细体会认为是气郁体质之女性，久之因虚、因积、因冷与气结相合，产生此疾，乃气郁日久损阳，阳虚恶寒日久，七情更郁，痰瘀阻络，痰气交阻于咽喉。治宜治病寻源，临证加减，以仲师半夏厚朴汤加减运用，临床疗效颇佳。

35 黄连阿胶汤治疗精神失常之狂笑症

医案类型：门诊　初诊时间：2019 年 3 月 5 日　门诊病历号：2019030529

姓名：权某　籍贯：南阳　民族：汉　性别：女　年龄：69 岁　职业：无　婚姻：已婚

医案标题：黄连阿胶汤治疗精神失常之狂笑症

主诉：无故笑不止半月。

现病史：患者于半月前因腔隙性脑梗塞住院治疗，入院第两天出现狂笑不止，见人开口即笑，无人独自亦笑，给予镇静安眠药方能入睡，醒后即笑，精神错乱，纳差。经治疗脑梗症状缓解，狂笑不断，慕名前来就诊，症见面红，问非所答。

既往史、个人史、家族史：既往体健，无特殊不良嗜好，无家族遗传病史、传染病史。

药物过敏史：无。

查体：T36.5℃，P82 次 / 分，BP130/80mmHg，神经系统检查：生理反射存在，病理反射未引出，余无异常体征。

专科、辅助检查：神经系统检查未见异常，CT 示左基底节区腔隙性脑梗塞，脑萎缩。余未见异常。

舌诊：舌型瘦，舌象干，舌色暗红，舌苔无。

脉诊：细数。

四诊【摘要】脑梗塞后出现狂笑不止，无特殊异常体征，舌瘦干，质暗红无苔，脉细数。

中医诊断：癫狂（肾阴不足，心火独亢）。

西医诊断：继发性精神病。

辨证分析：该患者脑梗后大笑不止，精神错杂，面红，舌干瘦，色暗红无苔，脉细数，乃肾阴不足，心火独亢，上扰神明。《黄帝内经灵枢·本神》载：“心气虚则悲，实则笑不休。”此乃此病之病理基础，属肾阴虚衰不能上敛心阳，致心火上亢之“心实”标症，属阴虚火旺之证，故治宜滋补肾阳为主，兼以清心火之“假笑”，使心肾交通则笑自止，故用“滋水清热，交通心肾”之法，权衡众方，投以黄连阿胶汤随证加减。

处方：黄连阿胶汤加减

黄连 15 g，黄芩 12 g，阿胶（烊化）15 g，白芍 30 g，生地 60 g，夜交藤 30 g，牡蛎 30 g，龙骨 30 g，肉桂 3 g，石斛 12 g，五灵脂 10 g，蒲黄 10 g。

6 剂。患者二诊，狂笑明显减轻，不服安眠药可以眠 6 个小时，守方 6 剂。三诊狂笑基本消失，仍神志错乱，去肉桂、黄芩、白芍，加菖蒲、远志、郁金以开窍醒神，连服 30 剂。患者症状全消，随诊 1 年未发。

注意事项：（1）忌辛辣、油炸、肥腻之品。

（2）畅情志，忌恼怒。

心得体会：以“心气虚则悲，实则笑不休”理论，结合本地名医“失笑散”治疗血瘀型精神病之狂笑证的临床经验，治疗此类疾病疗效奇特。

36 升降散治疗扁桃体增生症

医案类型：自诊　初诊时间：2019 年 3 月 11 日　门诊病历号：2019031122

姓名：王某　籍贯：南阳唐河　民族：汉　性别：男　年龄：9 岁　职业：学生　婚姻：未婚

医案标题：升降散治疗扁桃体增生症

主诉：反复发作性咽喉痛伴发热 5 年。

现病史：患者于 5 年前一次感冒后反复出现咽喉痛伴高热症状，口服抗生素、清热中成药或输液后方能恢复正常，经耳鼻喉科医生诊断为扁桃体肿大，要求手术治疗。因不愿手术故到门诊要求中医治疗。

既往史、个人史、家族史：既往体健，无特殊不良嗜好，无家族遗传病史、传染病史。

药物过敏史：无。

查体：T36.9℃，颈部淋巴结稍有肿大，余未见异常。

专科、辅助检查：咽部红，扁桃体Ⅲ度肿大。

舌诊：舌型大，舌象湿，舌色红，舌苔白腻。

脉诊：沉弦。

四诊【摘要】反复发作性咽喉痛伴发热5年，颈淋巴结稍肿大，咽红、扁桃体Ⅲ度肿大，舌湿大、色红苔白腻，脉沉弦。

中医诊断：喉痹。

西医诊断：扁桃体增生。

辨证分析：外感风寒，入里化热，邪热欲入阳明，痰热互结于肺胃共有之门户（咽喉部），引起扁桃体肥大、发热、疼痛的喉痹之症，邪热郁结咽喉久之不去，稍受风寒就引发痼疾，故反复发作。舌大色红，苔白腻，脉沉弦均属痰湿气阻、郁热内伏之证，治宜升阳降浊、调畅气机、清热散结，故用升降散加减治疗。

处方：蝉蜕4 g，僵蚕8 g，姜黄8 g，大黄6 g，地骨皮9 g，甘草8 g，桔梗9 g，黄芩9 g，炒牛蒡子9 g，川贝6 g，夏枯草8 g。

6剂。二诊患者诉咽喉较前通利，扁桃体较前缩小，守方6剂。三诊扁桃体Ⅱ度，守方12剂。四诊扁桃体恢复正常大小，停用中药给予玉屏风颗粒续服半月以固卫气，预防复发。随诊1年未再复发。

注意事项：避风寒，忌辛辣、油炸、肥甘之品。

心得体会：升降散味简量轻，一升一降，升降有序，气机运转其热自散，乃“大气一转、其气必散”之意，阳明自调诸疾自消，临床辨证加减治疗咽炎、扁桃体炎、鼻炎、鼻咽滴漏征等疗效极佳。

37 升降散合四磨饮加减治疗癫痫

医案类型：自诊　初诊时间：2018年2月3日　门诊病历号：2018020321

姓名：张某某　籍贯：南阳　民族：汉　性别：男　年龄：55岁　职业：无　婚姻：已婚

医案标题：升降散合四磨饮加减治疗癫痫

主诉：发作性突发意识丧失，全身强直抽搐持续20年之久。

现病史：患者于20年前因患脑炎后遗留癫痫后遗症，时有发作，平时口服苯妥英钠、丙戊酸镁不能控制其发作。一周前又大发作一次，故慕名到门诊就诊。症状：舌强，言语不清，头部不停轻颤。

既往史、个人史、家族史：癫痫病史20余年，余无他疾。无特殊不良嗜好，无家族遗传病病史。

药物过敏史：无。

查体：T36.5℃，BP130/80mmHg，头部不停轻颤、眼颤，共济失调，其他病理性神经反射未引出，余未见异常。

专科、辅助检查：脑电图示符合癫痫诊断。余未见异常。

舌诊：舌型大，舌象燥，舌色暗红，舌苔白腻。

脉诊：弦滑。

四诊【摘要】发作性意识丧失，全身强直抽搐，持续20年之久。舌强，言语不清，头部不停轻颤，共济失调。脑电图提示符合癫痫样改变。舌大质燥，色暗红苔白腻。

中医诊断：痫证。

西医诊断：癫痫。

辨证分析：患者发作性抽搐20余年，符合痫证的诊断无疑。究其痫证的病因病机乃先天或后天因素使脏腑受伤，此为外感六淫之邪而干扰脏腑之气的平衡，脏腑气机失调，肝失条达，脾失健运，痰浊遂生，肝郁则化火生风，风火痰相合侵犯神明而成痫证；总观病机，各型痫证均为气机升降失调，或风或寒或痰或瘀或湿运行不畅，肝风挟诸有形之邪上逆扰乱神明，故治疗总纲当调解气机升降，久病必虚故又应“破滞降逆，补气扶正”，以升降散合四磨饮加减应用。

处方：桃仁12 g，乌药12 g，木香10 g，槟榔15 g，蝉蜕6 g，僵蚕10 g，姜黄10 g，大黄10 g，胆星12 g，天竺黄10 g，党参15 g，茯苓18 g，黄芩15 g。

7剂。二诊患者无明显不适，自觉神志清晰多了，守方14剂。患者三诊诉20余天未再复发，舌脉均明显好转，守方14剂。四诊诉未再复发，守方14剂巩固疗效。嘱患者每年立春、立秋各进药10剂，以防复发。该患者按医嘱每年春、秋各服10剂预防，随诊未再发作。

注意事项：（1）忌肥甘、油腻之品。

（2）畅情志，忌劳累。

（3）戒烟酒。

（4）按时服用西药。

心得体会：据当地名医陈亚平治癫经验四磨饮加减疗效突出。结合多年来临床使用研究，总括痫证病因病机，合用升降散疗效更佳，为当地诸多癫痫患者解除病痛。

38　自拟白金开窍汤合四逆散治疗精神病

医案类型：自诊　初诊时间：2019年5月9日　门诊病历号：2019050922

姓名：王某杰　籍贯：南阳　民族：汉　性别：女　年龄：55岁　职业：无　婚姻：已婚

医案标题：自拟白金开窍汤合四逆散治疗精神病

主诉：发作性狂躁，骂人毁物伴呕，持续3个月之久。

现病史：患者于3个月前与邻居生气后突发狂躁、跑唱、骂人毁物之症，同时伴有剧烈呕吐，到市第四医院治疗后症状有所缓解，但时轻时重，神志错乱，胡言乱语，生活难以自理，眠差，纳差，便干，尿频。

既往史、个人史、家族史：既往体健，长期外出务工，平素嗜食肥腻之品。其姨有一个患精神病，否认其他家族病病史。

药物过敏史：无。

查体：未见异常。

专科、辅助检查：问非所答，胡言乱语；心电图示心动过速，余未见明显异常。

舌诊：舌型稍小，舌象润，舌色淡暗，舌苔白腻。

脉诊：沉弦滑。

四诊【摘要】发作性狂躁，神志错乱，胡言乱语，舌润，舌淡暗苔白腻，脉沉弦滑。

中医诊断：癫狂（痰迷心窍）。

西医诊断：狂躁型精神分裂症。

辨证分析：患者因生气后造成气机郁滞，肝气郁结，气郁化火而致心火上炎，火烧心神之症，经西医治疗后久则炼液成痰，痰迷心窍，再者久则必虚，脾阳虚衰，胃气虚弱，肝气横逆犯胃，胃气上逆故见剧烈呕吐，舌小质润、色淡暗、苔白腻，脉沉弦滑均居癫狂之痰迷心窍、气机逆乱之症。治病求本、标本同治，法当“疏肝解郁，涤痰开窍”，故用白金开窍丸合四逆散化裁汤加减。

处方：白金开窍丸合四逆散化裁汤加减

白矾2　g，郁金18　g，菖蒲15　g，远志15　g，柴胡15　g，赤芍18　g，枳壳15　g，甘草10　g，半夏12　g，黄连15　g，白蔻8　g，厚朴12　g，大黄9　g。6剂。

患者二诊诉呕吐症状减轻，发狂次数减少，守上方12剂患者狂躁症状基本消失并很少呕吐，每晨起到上午10点前比较清醒；三诊守方12剂患者呕吐狂躁症状消失，仍于上午10时后神志错乱，舌苔仍白腻，故加用佩兰6克以取其芳香化湿、茯苓18克以取其渗湿健脾之功。四诊患者状若两人，基本恢复常态，其夫诉偶有迷糊症状，舌脉基本恢复正常。守上方又服30剂巩固疗效，患者随访一年未再复发。

注意事项：（1）忌服辛辣、肥甘、油腻之品。

（2）畅情志，忌恼怒。

（3）忌劳累。

心得体会：余用此方治疗癫狂之病患多年，凡偏于痰湿内蕴、迷扰心窍之证，余以此方加减运用，多年顽疾多得痊愈。

39　川芎茶调散化裁治疗偏头痛

医案类型：自诊　初诊时间：2020年3月20日　门诊病历号：2020032017

姓名：郑某　籍贯：南阳　民族：汉　性别：男　年龄：46岁　职业：无　婚姻：已婚

医案标题：川芎茶调散化裁治疗偏头痛

主诉：发作性头痛10年，再发3天。

现病史：患者于10年前因重感冒后遗留头痛病史，一遇劳累感冒易发，每月发作2~3次，CT、MRI、MRA均未见异常，经口服药物后缓解。3天前再发头痛，经口服西药后效不佳，故到门诊要求住院治疗。

既往史、个人史、家族史：患者平素畏寒怕冷，喜热饮，略嗜烟酒，否认家族传染病、遗传病病史。

药物过敏史：无。

查体：压颈实验（+），颈椎1~3横突压痛明显。余无明显阳性体征。

专科、辅助检查：X线示，颈椎生理曲度变直，椎间隙狭窄，颈椎骨质增生，余检查未见异常。

舌诊：舌型适中，舌象润，舌色淡，舌苔薄白腻。

脉诊：浮紧。

四诊【摘要】发作性头痛10年，再发剧痛3天，平素畏寒怕冷，喜热饮，压颈实验（+），颈椎1~3横突压痛。X线示：颈椎生理曲度变直，椎间隙狭窄，颈椎骨质增生，舌润色淡，苔薄白腻，脉浮紧。

中医诊断：头痛（风寒头痛）。

西医诊断：（1）血管神经性头痛（偏头痛）；（2）颈椎病。

辨证分析：患者头痛反复发作，遇劳累、感寒易发，每月发作2~3次，可诊为头痛无疑。平素畏寒怕冷，喜热饮，舌润色淡，苔薄白腻，脉浮紧，均为风寒袭表之症，故治宜疏风散寒止痛，川芎茶调散化裁汤剂加减。

处方：川芎茶调散化裁汤剂加减

荆芥9 g，防风12 g，细辛6 g，白芷12 g，薄荷8 g，甘草12 g，羌活12 g，川芎15 g，葛根30 g，桂枝15 g，麻黄6 g，茶叶（清茶或绿茶）做引。3剂。

患者1剂头痛明显减轻，2剂头痛止，3剂诉汗多。二诊去麻黄加地龙（久病必瘀），加强活血之力，6剂。三诊诉未再头痛，给予玉屏风散以善其后，随诊半年未见复发。

注意事项：（1）忌生冷之品。

（2）避风寒。

（3）忌劳累。

心得体会：川芎茶调散为风寒头痛之方，根据余多年临床治疗头痛经验，可据临床辨证以此方为基础方，结合证型和和头痛位置（六经辨位法）灵活加减，治疗各种头痛疗效颇佳。

40 通窍活血汤治疗鼻咽癌脑部转移

医案类型：自诊　初诊时间：2016年5月12日　门诊病历号：2016051209

姓名：邹某平　籍贯：镇平　民族：汉　性别：男　年龄：41岁　职业：工人　婚姻：已婚

医案标题：通窍活血汤治疗鼻咽癌脑部转移

主诉：突发间歇性狂躁半月。

现病史：患者于半月前无明显原因突然出现力大无穷、骂人毁物等症，不能自制，五六人才能将其制服，后捆绑入精神病医院。精神病医院经CT诊断为鼻咽癌颅内转移，转郑大一附院复诊，已无治疗价值。回家后用铁索锁于床上，在其清醒期间给予食品维持生命。经其妻兄介绍约余诊治一试。初诊时患者刚发狂后转平静，四肢被锁平躺于床，消瘦，双眼外突，呈惊恐状。

既往史、个人史、家族史：既往体健，无特殊嗜好，否认家族病病史。

药物过敏史：无。

查体：查体不予配合，四肢肌张力高，项强，余检查无法完成。

专科、辅助检查，神经系统检查：患者不能完全配合，病理反射未引出。头部辅助检查示：（1）鼻腔、咽后壁占位样改变；（2）颅底部及周围组织呈占位样改变，符合鼻咽癌及鼻咽癌脑部转移。病理检查：鼻咽鳞状细胞癌。

舌诊：舌型大，舌象胖，舌色暗红，舌苔黄腻厚。

脉诊：弦滑。

四诊【摘要】突发间歇性狂躁，确诊为鼻咽癌颅内转移癌。中医属于鼻渊、失荣等病范畴，舌胖大、色暗红、苔黄厚腻，脉弦滑。

中医诊断：鼻渊并发癫狂。

西医诊断：鼻咽癌脑部转移癌。

辨证分析：鼻咽部癌肿增生，堵塞窍道，气血瘀滞不通，侵袭周围组织，蒙蔽清窍，痰热内蕴故致狂躁之证，舌大胖色暗苔黄厚腻均属痰瘀阻滞之证。治宜清热通窍、涤痰祛瘀，方宜通窍活血汤加减。

处方：通窍活血汤加减

桃仁12 g，红花9 g，当归15 g，川芎15 g，赤芍15 g，露蜂房10 g，蟾衣10 g，黄芩15 g，连翘15 g，金银花10 g，石见穿15 g，守宫1条，麝香0.1 g。冲服，6剂。

患者180剂后症状全消，恢复正常，能正常上班。随诊5年未再复发。

注意事项：（1）忌恼怒，忌辛辣、油腻之品。

（2）避风寒，忌劳累。

心得体会：4年来以此病治疗经验，多用于鼻咽癌化疗期、中后期，疗效颇佳。

陈小中经方案例5则

陈小中
（湖南省长沙县中医院）

一、主张以六经钤百病，形成六经辨证论证体系，即辨方证论治体系（辨证方证相应，结合药证、腹证、脉证、舌证），更能抓住疾病的本质，能够具体揭示病机的细微变化，能够避免医者的主观臆测，减少主观失误，提高临床辨证的客观性与准确性。如当归四逆汤证例在《伤寒论·辨厥阴病脉证并治篇》："手足厥寒，脉细欲绝者，当归四逆汤主之。"本方在临床上可用来治疗妇女经期受寒的痛经、寒疝腹痛、寒痹、关节病，较严重的冻疮疼痛、血栓闭塞性脉管炎及雷诺氏综合征而见有肢端厥冷麻疼痛，以及头目牵引疼痛等。

案一：当归四逆汤

徐某某，男，62岁，酒精性肝硬化患者合并糖耐量受损，有长期吸烟、饮酒病史，近1个月出现左手食中指及无名指冷痛、指端发黑、指甲干涸外翻等症，舌暗红，苔薄黄腻，脉沉细，重按欲绝。中医辨为厥阴病，当归四逆汤证。

处方如下：

当归10 g，桂枝10 g，白芍10 g，炙甘草6 g，大枣10 g，细辛3 g，通草6 g，黄芪50 g，玄参10 g，玄参10 g，丹参20 g，怀牛膝20 g，石斛20 g。5服，水煎服，每日1剂，分2次温服。

服上方1剂即左手臂疼痛，患指皮肤出血，随患指端冷痛、发黑明显好转。

心得体会：

当归四逆汤是《伤寒论》种唯一以脉定方的条文，见手足寒厥、脉细欲绝即是使用当归四逆汤的脉证，若手足厥寒、脉微欲绝则属阳衰阴盛之证，其治当用四逆汤回阳救厥。

二、探索和运用伤寒六经辨证，结合《金匮要略》，从痰、瘀、水、饮、气、血立论，采用柴胡剂、苓桂剂、防己黄芪汤、真武汤、小青龙汤方族疏肝、温阳、化饮，治疗冠心病、慢性心衰、慢阻肺、肺心病，疗效可靠。

案二：予苓甘姜细五味汤加减

陈某某，女，75岁，咳嗽气促3个月，诊断为：慢支炎、肺气肿、肺部感染。刻下：咳嗽，咳白色泡沫状黏痰，量多，咽痒，胸闷，气喘，动则喉中痰鸣，神疲，纳呆，桶状胸，双肺呼吸音粗，下肺闻及湿啰音。舌暗红，边有齿痕，苔薄显腻，脉沉细弦。

处方如下：

五味子10 g，茯苓30 g，干姜10 g，细辛3 g，芦根20 g，炙甘草6 g，杏仁10 g，薏苡仁30 g，瓜蒌皮15 g，薤白10 g，白术10 g，浮石30 g，人参10 g，紫菀10 g，款冬花10 g，当归10 g，半夏10 g，熟地30 g，湘曲10 g。5服，水煎服，每日1剂，分2次温服。

服上方5剂，咳嗽缓解，痰少易咳，喘平，纳增。

心得体会：

此病在《金匮要略》称支饮，治以苓甘姜细五味汤加减，久咳肾虚夹痰饮，故加金水六君煎，补肾化痰。

三、主张杂病从肝论治：从肝的生理功能"肝主疏泄、肝主藏血、调节生殖功能、肝主筋、开窍于目、胆主决断"，实施转化医学、从肝论治内科各系统疾病，如神经系统的中风、帕金森病、眩晕、偏头痛。"诸风掉眩，皆属于肝"而选方柴胡加龙牡汤、小柴胡汤、风引汤等加减。精神系统的抑郁、焦虑症、睡眠障碍，与肝的疏泄失常，太过或不及，主谋虑、主决断失常，胆气虚，肝藏魂的功能失常有关。内分泌系统的男子阳痿、早泄，综筋失养，女子不孕是肝血不足、冲任失调等等。

案三：柴胡加龙骨牡蛎汤加减

骆某某，男，50 岁，经商，失眠半年，夜间入睡困难（凌晨 1~2 点钟），易醒（5 点），体瘦倦，偶有心悸，大便每天 2 次，黏滞，舌淡红、苔薄黄腻，脉沉细弦。

予柴胡加龙骨牡蛎汤加减：

人参 10 g，黄芩 10 g，半夏 10 g，柴胡 10 g，牡蛎 20 g，桂枝 10 g，茯苓 30 g，龙骨 20 g，大枣 10 g，浮小麦 30 g，大黄 3 g，干姜 8 g，肉桂 3 g，酸枣仁 3 g，黄连 3 g。5 服，水煎服，每日 1 剂，分 2 次口服。服上方 5 剂后，即能入睡，心悸、便黏愈。

心得体会：

患者失眠发作于子丑时，肝胆当令，予以柴胡加龙骨牡蛎汤开郁泄热，加黄连清心，肉桂交通心肾。

案四：柴胡加龙骨牡蛎汤

脑梗继发癫痫：王某某，女，64 岁，患者半月前出现左手活动功能障碍，乏力，推物不能，左臂上抬困难，伴时有抽搐，每次 3~5 分钟。查 BP150/90mmHg ，左手抽搐，左臂上抬困难，左上肢肌力 2 级，左下肢肌力 5 级，舌暗红、苔薄腻，脉细弦，CT 示脑梗塞。

予以柴胡加龙骨牡蛎汤：

柴胡 10g，黄芩 10g，半夏 10g，人参 10g，桂枝 10g，龙骨 20g，牡蛎 20g，大黄 5g，白芍 20g，大枣 10g，炙甘草 6g，浮小麦 30g，远志 10g，石菖蒲 10g。

3 服，水煎服，每日 1 剂，分 2 次口服。服上方 3 剂后左手抽搐即止，左臂可上抬，能推物。续上方 5 服巩固治疗。

心得体会：

肝主筋，诸风掉眩，皆属于肝，故从肝着手，予柴胡加龙骨牡蛎汤平肝息风化痰，药简效宏。

以肝病为切入点，实施转化医学，践行精准治疗：中医示“异病同治、同病异治”原则是个体化医学发展到一定程度的表现。如重度黄疸转肝病，用西医还原论分析病情发生发展过程，找出病情加重的原因及治疗靶点，再同中医整体观将患者的症候组合、症候要素等进行综合分析，确定症候类型，用中药治疗，加速黄疸消退。

案五：方选茵陈术附汤加减

肝硬化合并重度黄疸：陈某某，男，59 岁，目黄、尿黄 10 天来就诊。目前目黄、身黄，尿呈棕红色，自利，腹胀，伴胸闷、微咳、乏力，畏寒，大便每天 4 次，成形。查体：肝病面容（黧黑），巩膜皮肤重度黄染，桶状胸，呼吸音稍低，腹部稍隆起，肝脾（一），移动性浊音（+），舌暗红，边有瘀斑，苔心薄腻显黄，脉沉细。肝功能：ALT ＞ 9.4 u/L，AST105 u/L，白蛋白 27 g /L，球蛋白 29 g/L，总胆红素 191.4 umol/L，直接胆红素 156.5 umol/L，碱性磷酸酶 214.6 u/L。中医辨证为血热血瘀夹脾肾阳虚。

方选茵陈术附汤加减：

黄芪 30 g，仙鹤草 30 g，茵陈 15 g，金银花 15 g，茯苓 30 g，附片 5 g，干姜 8 g，白术 15 g，杏仁 10 g，党参 15 g，当归 10 g，泽泻 20 g，莪术 9 g，赤芍 30 g，三棱 9 g，白芍 15 g，苡仁 3 g，苏子 20 g，桑白皮 10 g，瓜蒌皮 10 g。前后服 1 个月余，患者黄疸消退，腹水消，精神、纳食如常。

心得体会：

针对黄疸加深的机制，胆红素代谢障碍（摄取、结合、排泄），肝脏炎症，肝脏循环障碍，胆汁淤积因子的产生，血栓素 TXB2 升高，内毒素血症等因素（靶点），系同“凉血活血、重用赤芍”，配合温化水湿，行气破血，宣畅三焦，温补肾阳等不同治法。退黄效果迅速，疗效可靠。

经方临证医案8则

布明亮
（河南省南召县崔庄乡卫生院）

医案1. 黄连汤治疗胃脘痛

首诊时间：2020年11月4日。

谢某，男，52岁。素嗜烟酒，患胃痛已数年，时轻时重，反复发作。曾经前往医院检查，诊为慢性胃炎。此次于半月前因饮酒后，脘痛剧作，呈阵发性，经本地诊所诊治，给以解痉止痛的药物，疼痛未能缓解。时感呕恶，脘闷纳呆，痛甚肢厥，大便秘结，体畏寒，口干喜热饮，舌淡红、苔厚腻微黄，脉弦滑。拟为酒食积滞，寒热之邪交结于中焦。法以平调寒热，佐以消食化滞，选方黄连汤加减：黄连、黄芩各9 g，桂枝、半夏、枳壳各6 g，干姜、甘草、白蔻仁（后下）各5 g，神曲15 g。1剂，水煎服。

二诊时间：2020年11月5日。

药后，脘腹阵发性疼痛间歇时间延长，程度减轻，但上腹胃脘部仍有触痛拒按，痞闷呕恶已缓解，时有嗳气，能少量进食，舌苔仍黄腻，脉弦带滑，药既见效，仍步前法，兼行理气，运转枢机。处方：干姜、半夏各6 g，桂枝5 g，神曲、川楝子、黄连、苏梗各9 g，四逆散18 g。水煎服，每日1剂。连进2剂。

三诊时间：2020年11月7日。

后脘痛大减，不甚拒按，大便畅解，下褐黑色粪块颇多，气殊臭，腹部舒适，不呕能食，舌苔已退，但患者神疲体倦，病后气虚休弱现象明显，最后遂以参苓白术散加减，调理脾胃而收功。

体会：本方临床上主要适用于上下寒热不调，阴阳升降失常，兼微有表证之胃痛。证见心下痞鞭拒按，脘痛时如锥刺刀割，恶心欲呕，饮食不进，口干不欲饮，或喜热饮，大便干结或溏薄，畏寒肢冷，体无热或微热，舌质红、苔微黄滑腻，脉弦细或弦缓者。此方中黄连苦寒清胸中热，桂枝、干姜温胃中寒又能发散表邪，半夏和胃降逆止呕，参、草、枣益气健脾，使共奏协调寒热、和胃止呕、止痛之效，故能治之。如证兼脘闷纳呆，运化不良者，可加消导药神曲、麦芽等；兼气滞痞闷者加乌药、木香理气；吞酸嘈杂加吴茱萸、煅瓦楞子和胃制酸；肝胃热偏盛者加川楝子、黄芩泻火；表寒肢冷甚者，重用桂枝、生姜散寒发表；其他尚可随证加减治之。

医案2. 小柴胡汤治疗胁痛

首诊时间：2019年11月18日。

董某某，女，25岁。患渗出性胸膜炎1年余，经坚持抗痨治疗，胸水消失，但胁痛日渐加重，经某医院X线检查，诊断为胸膜粘连。目前两胁隐隐作痛，呼吸不利，间有干咳，咳则痛增，手足心热，心烦盗汗，口苦咽干，身热起伏，舌苔薄白，脉弦细微数。此乃热郁气结，肺阴亦亏之象，治宜和解疏利、养阴润肺。处方：柴胡9 g，黄芩9 g，半夏6 g，党参9 g，枳壳12 g，郁金9 g，瓜蒌皮12 g，沙参9 g，桔梗9 g，白薇15 g，大枣10枚，炙甘草6 g。6剂，水煎服。

二诊时间：2019年11月24日。

服药6剂，胁痛、咳嗽稍减。

三诊时间：2019年11月30日。

再服6剂，胁痛大减，咳嗽、口苦咽干已除。

四诊时间：2019年12月6日。

后经适当加减连服20剂，诸证悉平。

胁者，足少阳胆经所络之地，若“邪客于足少阳之络，令人胁痛不得息”。发病初期，其痛处游走不定，用本方加生麦芽、白芍、川楝子，以疏肝和胃、通络止痛；若病程日久，痛处固定不移，可酌加三棱、郁金、川芎以行气化淤；兼阴虚证象者，加沙参、麦冬辈以滋阴。

体会：小柴胡汤所治之痛证属实、属热者居多。以病程较长，往来寒热，口苦心烦，默默不欲饮食为辨证之纲。少阳枢机不利，肝胆疏泄失职是其主要病机，故治疗必以小柴胡汤“和”之。方中柴胡、黄芩合用，既能升散透达，又能疏利清泄；半夏、生姜合用则能升能降，调理气机；党参、大枣、甘草益气，防止伤正。诸药共奏和解疏利、扶正祛邪之功，而收止痛之效。

医案3. 黄土汤

首诊时间：2019年9月6日。

沈某某，男，52岁，农民，自诉20年前曾患鼻衄不止，后经某医院采用填塞法，历时18天，虽头面肿痛不堪，但终于止住，此后未再复发。上月29日鼻衄又作，量多不止。先后经某医院服药、打针，行诸止血法皆不能止。迄今1周余，见其鼻塞血纸，血仍外滴，血色暗淡。面色㿠白，语声低微，神疲乏力，夜溺5次之多，舌体胖嫩、苔白多津，脉缓大无力。诊为脾肾阳虚不能统血摄津，津血外溢。拟以温阳摄血之黄土汤加龙牡治之。处方：阿胶（烊）、熟附子（先煎）、龙骨、牡蛎各12 g，伏龙肝、干地黄、白术各15 g，炙甘草、黄芩各6 g。2剂，每煎分数次服。

二诊时间：2019年9月8日。

服药1次后流血即止，续服6次，2天来不仅衄血已止，且夜溺减至2次。舌仍淡胖、苔白，脉大略减。效不更方，续进2剂。

三诊时间：2019年9月10日。

鼻衄未发，夜溺每晚只1次，舌质淡、苔薄黄，脉浮缓。患者自觉略有外感头痛。此非外感，乃正气渐复之候，养正足以祛邪，切忌妄用解外，更伤其正。处方：补中益气汤加紫苏、葛根2剂，并嘱续服补中益气丸5瓶以善后。

2个月后随访，鼻衄未发，夜溺瘥。诸症痊愈，正常上班。

体会：该方中阿胶、地黄滋肝养阴血；附片、白术温肾阳而健脾气；使阴能守于内，阳能护于外，阴阳相得，人得安和。黄土、甘草温涩扶中；黄芩清肝使木不贼、土不郁，疏泄正常。该方之治标在摄津血，其本在调节人体精津气血的生化运行，所以无论吐衄下血或津液外泄均可用之。

应用该方，抓症三要：其一，津血外溢诸症，须重视“不止”二字。“不止”即诸寒凉药不效，日久不止。其二，不可固执《金匮要略》中的：“……脉沉弦者，衄。浮弱，手按之绝者，下血”之说，总以脉来“无力”为要。其三，外溢津血清稀暗淡，神倦无力，口淡不渴，皆为要症。

医案4. 眩晕病

首诊时间：2019年8月21日。

胡某，女，68岁，农民。患者体胖，有10年高血压史。近因婆媳争吵，突然头痛剧烈，头晕目眩，恶心呕吐不止，急约余前往诊台。查血压220/120毫米汞柱，面赤，舌红、苔黄燥，脉弦劲。盖肝为康阴风木之脏，最易动风，善怒者，木火自生，挟气血上冲脑部所致，唯平肝熄风、安胃降冲法可挽沉舟。于是即拟张锡纯之建瓴汤救治：

生怀山药30 g，怀牛膝30 g，生赭石24 g，生龙骨18 g，生牡蛎18 g，生地18 g，生杭菊12 g，柏子仁12 g。5剂，水煎服。

二诊时间：2019年8月26日。

上方服5剂后，诸症大减，已不呕吐，偶有昏晕，善太息，纳差。血压180/90毫米汞柱。看来上亢之肝阳已息，然气郁尚在。当以疏肝解郁，重镇降逆为治。仿旋复代赭石汤化裁，拟方：金银花20 g，赭石15 g，半夏9 g，丹参15 g，郁金9 g，柴胡9 g，生杭菊15 g，生龙骨15 g（先煎），生牡蛎15 g（先煎），生杜仲15 g，生甘草3 g。服药5剂后，诸症全消，追访1年来，情况一直良好。

体会：旋复代赭汤具有益胃补虚、下气消痰、重镇降逆的作用，然本方为中阳虚所设，故临证时应加减化裁应用，若中阳不虚可去党参。我治郁证，亦善用旋复代赭汤，取其舒肝镇逆之力。如治梅核气常用半夏厚朴汤合旋覆代赭汤去党参治疗，每获奇效。

消化道肿瘤初期，常有逆气上冲见症，诸如恶心呕吐、头昏失眠、食难下咽、朝食暮吐等，均为肝郁气滞、脾失健运影响中焦气化所致。用旋覆代赭汤加减治疗，效果亦较理想。

高血压后期，血压虽不高，仍头昏头疼者；肝炎后期，肝功能化验正常，仍见头昏困倦，纳差者，均可用旋覆代赭汤加减治疗，见效速。

医案5. 肾虚腰痛复感寒湿

黄某某，男，38岁，2019年7月6日初诊。

一个月前与爱人同房，翌日晨起即感腰部发沉，行走作痛而不自如。几日后出差外地又被大雨浇淋，腰痛加剧，其痛如折，继而足根作痛，不能着地，曾自服成药不效。舌质暗红有瘀点、苔腻微黄，脉沉细弦。腰为肾府，肾藏精，同房伤精则肾虚，肾虚而又受寒，故即见腰部发沉不适。且《内经》曰：“太阳所致为腰痛。”沈金鳌解释曰：“太阳之脉挟脊抵腰。”“凡人精耗肾衰，膀胱之气亦不能独足，故邪易侵犯。”以肾虚有邪之躯而淋雨，其寒湿之邪能不袭人乎？寒湿既入，阻滞络脉，故腰痛增剧如折，舌有瘀点，所以足跟痛者，足少阴经脉起于足小趾，邪走足心，循内踝后，别入根中，肾虚经脉失养，故痛而不能任也。审因辨证当为肾虚寒湿阻滞络脉，拟补肾壮腰，祛湿通络。处方：熟地 18 g，山萸肉、泽泻、赤白芍、狗脊、仙灵脾、川续断各 9 g，夏枯草、桑寄生各 12 g，嫩桂枝、蛇床子各 10 g，菟丝子 15 g，五味子 6 g。水煎服，5 剂，每日 1 剂。

方中熟地、山萸肉、仙灵脾、蛇床子、菟丝子、五味子填精补肾以壮腰；桑寄生、川续断、狗脊补肾而专主腰痛；更用桂枝、泽泻、赤白芍散寒除湿、调营血；用夏枯草者，《本经》言其能通痹；且本例舌偏红、苔微黄，示湿有化热之势，夏枯草尚能清热，合赤白芍以泄热活血。

二诊：2019 年 7 月 11 日。

药进 2 剂，腰痛即有好转；尽剂后腰痛显著减轻，足跟已能着地。但停药几天后又有腰部隐痛，舌苔白，脉沉细，为寒湿已去，肾气渐复。法拟补肾壮腰为主。处方：熟地 18 克，山萸肉、牡丹皮、仙灵脾、川杜仲、茯苓、狗脊、泽泻各 9 克，怀山药、川续断各 12 克，桑寄生 15 克。水煎服，5 剂，每日 1 剂。

方以六味地黄丸滋肾填精，合川续断、桑寄生、狗脊、杜仲、仙灵脾温肾壮腰而缓腰痛，药后腰足跟痛尽除，活动自如而告愈。按：《内经》曰：“腰者肾之府，转摇不能，肾将惫矣。”历代医家皆宗此说，以腰痛多责之肾虚，而以补肾为主法，同时也不忽视祛邪。《医学心悟》曰：“大抵腰痛，悉属肾虚，既挟邪气，必须祛邪，如无外邪，则惟补肾而已。”于此，我们还可以体会到中医有着系统而符合实际的脏腑经络学说的理论。同房何以发生腰痛，足跟痛何以与肾有关？根据中医脏象经络理论进行辨治，即能达到治愈疾病的目的。

医案 6. 四磨汤

四磨汤是从古至今沿用的著名方剂之一，源于宋代严用和《济生方》，其药物是由人参、槟榔、沉香、乌药四味组成。主治正气素虚、肝气横逆、上犯肺胃而致气逆喘息胸膈不舒，烦闷不食之证。总观其方实为七情郁结、正虚邪实而设，以疏肝解郁调达气机为总旨。余多年临证，对其应用范围略有体会，兹将此方临证运用举病例如下：

首诊时间：2019 年 6 月 25 日。

樊某，女，63 岁，农民。患气管炎已 7 年之久，每逢气候变迁、事不遂意则病情加剧，近来咳嗽痰鸣频作，喘促胸胁闷痛，气短不能平卧，常常易感，肢体乏力，食欲减退，尿少，形体虚浮，下肢浮肿较甚，舌质暗红、苔白腻，脉沉弦而滑，X 线摄片呈现两肺透明度增加。据上述证脉和有关检查系属肝气郁逆，肺胃肃降失司，肾气失纳，为虚实互见之喘咳，拟四磨汤加味以降逆平喘。处方：沉香 6 g（后下），人参 3 g（另炖），葶苈子 12 g，丹参、乌药、槟榔、醋柴胡、陈皮各 10 g，鱼腥草 15 g。连进 6 剂。

二诊：2019 年 7 月 1 日。

药后喘咳短气得减，尿多肿消且能平卧，患者由于经济原因，加之路途遥远，故将前方增减改为丸剂。处方：人参、海浮石、川贝母各 20 g，白术 30 g，沉香、炙甘草各 15 g，炒槟榔 16 g，仙灵脾、丹参、云茯苓、酸枣仁各 30 g。将上药为细末，用败酱膏为丸，每次 10 g，早晚各服 1 次，以图固本。1 年后其侄子来我院就诊，并询其叔母现状，述经服自制丸药后，已能参加劳动和料理家务。

《素问·咳论》篇曰：“五脏六腑皆令人咳，非独肺也。”本例之喘咳，奈因肝气郁结，气机不利而致喘咳加剧，可见喘咳之病机原非一端，此乃肝气抑郁，胃失和降，肺气易逆而急性发作，故采用疏肝解郁为权宜之计，以缓其急，后改为丸剂治本，以增强免疫抗御之机而取胜。

医案 7. 猪苓汤

首诊时间：2018 年 12 月 22 日。

陈某，男，17 岁。

患者以右下腹剧痛，小便不利，而住入县医院医院。经X线腹部平片诊为先天性输尿管狭窄、肾积水。治疗3周，未见明显好转。医生建议施行手术，家属要求试用中药治疗一段时间再做决定。前来就诊时，右下腹部隐痛，腰痛明显，站立困难。小便频急，淋滴不畅，24小时总尿量不及300毫升。面及下肢轻度浮肿，精神萎靡。唇红，舌质偏红、苔微黄，脉细弦略数。诊为癃闭。处方：猪苓、阿胶各10 g，滑石、川楝子、茯苓各15 g，琥珀、木通各6 g。2剂。

二诊时间：2018年12月24日。

小便较利，尿量约较前增多一倍，腰痛减轻，但有恶心感。脉舌如前。证已少减，药颇中的。虑前方阴药过多，理气不足，仍步前法，加理气镇呕之品，并宜因势利导，使无上逆之虞。上方加砂仁5克，竹茹10克，瞿麦、冬葵子各15克。3剂。

三诊时间：2018年12月27日。

小便畅通，除感腰微痛外无其他不适。宜酌去通利之品，加补肾益气之药善后。处方：猪苓、枸杞子、阿胶各10 g，茯苓、滑石、川楝子、生地、怀山、黄芪、冬葵子各15 g，琥珀6 g，砂仁5 g。/5剂。

四诊时间：2019年1月1日。

患者服完上药5剂后，诸证解除，自动出院，在家自按原方续服5剂，即下乡参加生产劳动。于今已5年余，未见复发。

体会：证属膀胱气滞，约而不通，水道不行；气滞则血郁络阻，故腰腹痛甚；小便不利，水无去路，溢于肌肤，而为肿胀；气滞血郁，久则化热伤阴，故唇舌均红而脉呈数象。治拟滋化源，利膀胱，佐以理气祛瘀而不伤阴者，猪苓汤加减主之。

医案8. 四逆汤合理中汤治疗心悸

首诊时间：2020年12月23日。

孙某，女，29岁。患风湿性心脏病，胸闷微痛，动则气喘，心悸头昏，怯寒肢冷，血压低至80/50毫米汞柱，口淡不思食，胃脘及左胁下痞闷而按之微痛，舌苔白黄润滑，脉沉细弱。投以四逆汤合理中汤加味：熟附子、桂枝、陈皮各9 g，炮干姜、炙甘草各4.5 g，党参、焦白术各15 g。连服2剂。

二诊时间：2020年12月25日。

胸闷大减，血压升至110/90毫米汞柱，脉力转旺，四肢回温，但仍胃脘痞痛，不思饮食。改投香砂六君子汤加味：广木香、砂仁各9 g，党参、白术、云茯苓、法半夏、谷芽、麦芽、陈皮各15 g，炙甘草4.5 g，参茸黑锡丹1瓶。

三诊时间：2021年1月1日。

服上方6剂后，胃脘痞痛全除，知饥食香。因自停药多日，胸又闷痛，脉复沉细，乃再予初诊方（四逆汤合理中汤加味）5剂。

四诊时间：2021年1月6日。

药后，胸闷痛全除，气不喘，心不悸，头不昏，但左胁下时有灼热感，并见面浮尿急阴中不适，胃脘又感痞痛而不思饮食。拟方：白茅根、云茯苓、谷芽、麦芽各30 g、生苡仁、赤小豆、北沙参、党参、柏子仁各15 g，六神曲9 g。连服10剂，左胸胁下灼热感消失，小便畅利，面浮消退，胃脘痞痛又全除而知饥食香，胸闷心悸未再发作，继予善后调理。7年后告知，旧病从未复发，经医院多次检查，病已告愈。

体会：本例证见无热恶寒，四肢厥冷，心胸闷痛，动气则喘，脉沉细弱，乃属少阴心肾阳虚之候，故主以四逆汤温补少阴心肾阳气。又因少阴火衰不能生土，以致脾阳不振，而见口淡不思食、胃脘痞痛之症，故辅以理中汤温补太阴脾阳。由于药症相符，故初服2剂，即胸闷大减而肢温脉起压升；再服5剂，而胸闷痛除，气不喘，心不悸，头不昏；并在间服香砂六君子汤6剂后，胃脘痞痛亦除而知饥食香。但在后期出现的左胸胁下灼热和面浮尿急阴中不适之症，显属本有湿热内蕴（从初诊时舌苔白黄润滑看出），因迭进四逆、理中等热药助长了湿中之热所致，故用白茅根、生苡仁、赤小豆清利湿热之方即愈。究其湿热之来源，当是由于火不生土、脾虚生湿、湿遏生热所致。但因这是病之标，而非病之本，故在前期但用四逆合理中以治其虚寒之本，而未遑顾其湿热之标，虽然产生了湿中热炽的后果，并不能归咎于姜附的药误，须知本例如不先温固其里，是难以清利其标的。

申冬阁经方医案4则

申冬阁
（河南省南阳市第二届基层名中医）

一、葛根汤在妇科的应用

葛根汤是治疗风寒感冒的一个好方。很多人在感受风寒以后鼻塞、流涕、头昏脑涨，项强、背微恶风，关节酸疼，乏力等。用葛根汤治疗效果都不错。今天谈一谈葛根汤在妇科的运用。

1. 调经作用

月经后错或提前，或者月经量减少或者淋漓不尽，只要出现上述兼证都可以用葛根汤加减治疗。例，某女，26 岁，月经后错 10 天，查无怀孕。10 天前因感冒发热输液 3 天。现症状只剩鼻塞、身困、乏力，月经后错，脉浮。给予葛根汤 3 服，服药后第二天来月经。葛根汤有很好的通经作用。

2. 治疗更年期综合征

50 岁左右的女性，出现哄热汗出、身困乏力、微恶风等症状，给予葛根汤治疗，症状很快缓解。

例，某女 50 岁月经紊乱，烘热汗出，偶感烦躁，乏力气短，脉浮数，舌红少苔，便秘，小便频，以葛根汤加减治疗。服药 5 服，月经自至，神清气爽，症状全部消失。

3. 治疗不孕症

对那些长期使用补益剂治疗不孕的女性，伴随身困乏力、关节不利、后背强痛的患者，常常配合葛根汤治疗，效果出奇。葛根汤既有调和阴阳的作用，还有祛风解肌的功能。

4. 美容作用

对于那些脸面黄暗、痤疮此起彼伏、汗毛多、闭经和月经错后以及多囊卵巢综合征患者，以及注意力不集中、熬夜、精力不充沛的女性，使用葛根汤治疗都有意想不到的结果。

5. 治疗老年性尿失禁

经常小便不自主外溢或者稍微一用力就小便自出的老年女性，伴有腰部冷痛、腹冰凉，可用葛根汤加肾着汤（干姜苓术汤）治疗，效果不错。

6. 解酒作用

葛根汤用于解除醉酒昏迷患者效果不错，能很快使之清醒。这例的患者是我老公。他平时不怎么喝酒，有一天家里有喜事被灌醉了。我就给他熬了 1 副葛根汤，喝完后 1 个多小时就清醒了。本以为他要昏迷一个晚上呢，这个可能与葛根汤有提神作用有关。

总之，葛根汤的用途非常广泛，尤其在妇科的运用总是能收到意想不到的效果。很多应用其他方剂治疗效果不佳的患者，使用葛根汤以后往往疗效都很显著。

二、甘草干姜汤治疗咳嗽病例

咳嗽有寒热虚实之分，分清楚寒热治疗就会得心应手。

于某彦，女，76 岁，咳嗽半年多，一直没间断吃中药、西药和输液。还住院两次，每次半个月左右。时有减轻，但停药后继续咳嗽。嗓子痒咳嗽，一咳就是连续几十声，咳时小便自动流出。

初诊：2022 年 5 月 3 日，患者精神状态尚可，舌淡苔白，脉浮。早搏明显。二便尚可。

患者的女儿曾在我处看过病，就让她妈妈过来试试。当时，女儿在郑州，因为疫情回不来，就让她哥哥带着她妈妈过来看病。两个哥哥和一个侄子开车100多公里找我看病。当时，小哥在外面等着没进来，过很长时间后站到门口对我说："我根本就不相信这里，看这么久都没好，来这儿看能好啊？"我笑笑说："不信医者不治嘛。如果你们不相信我就别让我开药了。"她二哥说："别听他的，今天来就是让你给开药的，没事儿，开吧。"于是，仔细查看和分析老太太的症状和体征，我觉得她是感受风寒造成的。咳声洪亮，嗓子、鼻孔一痒就咳，连续咳嗽很多声，舌淡苔白，脉浮，都是感受风寒造成的。加上多次服用西药、输液等消炎，损伤了肺卫之气，导致肺失宣发肃降功能。

我给她开了5服药：甘草干姜汤加射干麻黄汤。射干10 g，麻黄8 g，细辛3 g，半夏10 g，五味子10 g，紫菀10 g，冬花10 g，桔梗12 g，干姜8 g，甘草10 g，橘红15 g，车前子10 g，丹参10 g，生姜大枣引。我说："吃完药病轻了可以再来一次，不轻就不用来了。"

5月8日上午，我们刚上班老太太就在两个儿子的陪同下又来找我看病了。这次老太太还没说话，她小儿子就开始对我说："医生，上次我说的话你可别往心里记，我直性子，我们只是着急啊！我妈病了这么久，一直看不好。"我说："没事儿，我理解你们的心情，换了我也会这样。我倒是喜欢你把自己的想法如实说出来，挺好。看样子这5副药是见效了。"老太太一坐下就开始滔滔不绝了，最后总结出一句话，就是吃了我开的药病好了九成，还有一成没好，本不想再麻烦孩子们跑了，但是，儿子非让她再来一次不可。可能是那个小儿子想来给我道歉的吧，就又来开了一次药，后来也没见她再来过，想必一定是病好了。后来听她闺女说确实是好彻底了。

三、甘草干姜汤合葛根汤治好了我的新冠病毒病

2022年12月7日，随着南阳市疫情防控检测站逐步拆除之后，我是第一波感染了这种被称作很可怕的疾病中的一员。因为我是中医师，所以并不感到害怕。有些人不知道自己是如何感染上的，但我的感染途径很清楚，就是中午和一个新冠阳性患者的妈妈说了几句话，晚上就开始恶寒、高烧40多摄氏度。第二天早上那位妈妈问我，他儿子阳性，她发烧是不是也阳了，我当时就感觉自己也中枪了。

为了更好地对抗病毒，我很艰难地起床吃饭，一顿也不落。我烧得头疼、头晕，还是坚持自己一个人待在卧室里，家人如果给我送东西就戴上口罩。开始烧得高，我就吃了布洛芬片和速效感冒胶囊，吃完药大汗淋漓，退一点，过一会儿就又烧了。后来我就换成中药，葛根汤加甘草干姜汤，喝完药一点汗液也不出，但是体温正常了。我就纳闷了，后来想想可能是中药补充了肺中的津液，直接把体温给降下来了。

第二天体温又升到39摄氏度，头晕，开始有点黏痰，挺不好咯出来的，费了很大劲才把那些丝丝嚷嚷的气管废物咯出来。第三天体温38摄氏度，开始浑身疼痛，尤其是两条大腿内缘的脾经上的穴位，间断、针扎一样的疼痛，像闪电一般，一直到大脚趾。干咳也出现了，有点肚胀，但并没有影响我的食欲。我想用饮食来提高自己的抗病能力，只

有好好吃饭了。每天除了正常饮食，我还要吃很多水果，如梨、橘子、圣女果等等。更多的是喝白开水，一天能喝几瓶白开水，但是小便并不多，可能是出汗了吧。

第三天的晚上最难熬了，我都有点撑不住了，跟家人说做好去医院的准备。黎明前的黑暗，终于熬到天亮了。起床后量体温 37.5 摄氏度，我感觉有希望了。因为自己一个人在卧室隔离，所以做这些事情都需要单独操作。这要是在平时，肯定要别人帮忙，人的潜力真是无限啊！这一天虽然体温下降了，但连续发热几天体力有些不支，干咳，气短，偶尔也会出虚汗。最重要的是身体疼痛，感觉每一块肌肉都处在极度疲劳状态。尤其是晚上，睡觉感觉太痛苦了，怎么躺都不舒服，皮肤挨着衣服的棱角就感觉难受得不行。在这几天里，我一直在喝葛根汤和甘草干姜汤，后来换成桂枝厚朴杏仁汤。

第四天，也就是今天刚开始，凌晨一点半，体温 37 摄氏度。应该高兴，可是我没有心情。我很难入睡，起来把自己的经历写出来，看能否对后来的患病者有所帮助。

我的病情之所以反应这么激烈，是因为我没有打疫苗（没打成疫苗的原因暂时保留），那些打过疫苗的人基本上烧到38~39摄氏度，三天就结束了，反应也比我轻很多。在此，我也呼吁大家能打疫苗的话就尽量去打，这对自己有很大的保护作用——能够减轻症状，降低重症的发病率。国家给人民的建议和要求都是正确的。我今天感觉味觉有些减退，偶尔腹泻。一个晚上都辗转反侧，难以入睡，感觉皮肤都是痛的。嗓子也涩涩的，像吃了胡椒粉似的。

四、桃核承气汤治疗不完全性肠梗阻

田某，女，30 岁，2022 年 12 月 28 日就诊。

患者间断少腹疼痛难忍两天。前天晚上半夜痛得受不了去医院检查，做腹部CT显示肠道不全梗阻。让其住院治疗，患者不同意住院，医生给她开了一瓶开塞露让她回家用。用完后一直腹泻，而且坠痛难忍。凌晨 3 点给我打电话让我早点去上班，给她开中药吃（因为她这些年有病，都是我给她开的中药治好的）。

见到她第一眼，她愁眉苦脸的，痛苦不堪，怀里抱着热水袋。她说自己已经两顿饭不敢吃东西了，因为一吃就要解大小便，那种痛苦比生孩子还难受。小便也不利，口渴。舌淡苔白，脉浮，反关脉。正值经期，月经点滴不下，腰部困痛不适。

根据她的症状，我感觉很符合桃核承气汤的主证。于是给她开了1副桃核承气汤，让她回去熬了喝。29 号上午患者又来找我，这次来她喜颜笑开的，很轻松的样子。我知道她已经不疼了。她进门就说："神医再给我开点中药调调，我肚子现在一点也不痛了。昨天吃了你开的药，第一口药吃进去就感觉浑身轻松得很，吃完那 1 副药就再也没疼过。"我说："这要感谢我们的医圣张仲景啊！是他的经方拯救了我们广大患者。"谁说中医只能治慢病？只能治疗西医治不了的病？一方面，是有人在故意在黑中医；另一方面，是我们这些中医人的治疗技术有待提高。要熟练掌握中医经方的方证原则，治好一些急病让事实来证明中医的疗效。不能躺平了让人去诟病中医。加油吧！每一位中医人，拯救中医不是只靠嘴皮说说，而是要有真才实学的！

经方治大病的例子很多，就不多介绍了。

经方临床治验及运用心得

成 名
（阳新易杏堂中医研究所）

一、六味地黄汤的临床运用

【摘要】六味地黄丸，中成药名，为补益剂，具有滋阴补肾之功效。用于肾阴亏损，头晕耳鸣，腰膝酸软，骨蒸潮热，盗汗遗精，消渴。

六味地黄丸，同名方约有四首，现选宋代太医钱乙所著《小儿药证直诀》卷下“地黄丸”方。该方删减医圣张仲景著《金匮要略》中的肾气丸药方当中的附子与桂枝：熟地黄八钱，山萸肉、干山药各四钱，泽泻、牡丹皮、白茯苓（去皮）各三钱。上为末，炼蜜为丸，如梧桐子大。每服三丸，空心温水化下。六味地黄丸是一种广泛使用的方剂。中医学认为，六味地黄丸具有滋补肾阴的功能，适用于肾虚、头晕耳鸣、腰膝酸软、消渴、遗精等症。

方中重用熟地黄，滋阴补肾，填精益髓，为君药。山萸肉能补养肝肾，并能涩精；山药能补益脾阴，亦能固精，共为臣药。三药相配，滋养肝脾肾，称为“三补”。但熟地黄的用量是山萸肉与山药两味之和，故以补肾阴为主，补其不足以治本。配伍泽泻利湿泄浊，并防熟地黄之滋腻恋邪；牡丹皮清泄相火，并制山萸肉之温涩；茯苓淡渗脾湿，并助山药之健运。三药为“三泻”，渗湿浊，清虚热，平其偏胜以治标，均为佐药。六味合用，三补三泻，其中补药用量重于泻药”，是以补为主；肝脾肾三阴并补，以补肾阴为主，这是本方的配伍特点。

1 盗汗的临床治验

肖某，男，9岁。

病史：孩子母亲介绍病情经过，该小儿盗汗3年，多方治疗无果。每到晚上睡着后，小孩以上半身出汗为多，胸部、额头均有小汗珠冒出，摸上去为冷汗。食欲不佳，注意力不集中，经常叫头晕乏力。小便清长，大便稀溏。

检查：面色萎黄，手脚怕冷，舌苔白色、色质淡，脉沉细。

辨证：此乃阳虚，属脾肾阳虚体质。

治法：温补肾阳，健脾，以收敛为主，辅以补气。

方药：以六味地黄汤为主，温阳补气为辅。熟地 12 g，山药 20 g，山茱萸 12 g，炒泽泻 10 g，茯苓 15 g，丹皮 9 g，肉桂 5 g，黑附片 6 g，黄芪 20 g，五味子 5 g，煅牡蛎 15 g，煅龙骨 15 g。5 副。

水煎服，每次煎 1 小时以上，每服煎 2 次，早晚分服。

医嘱：忌食寒凉、生冷。

复诊：孩子母亲自诉，盗汗明显好转，各项问题减轻。药已对症，效不更方，原方再服 5 服。

后来孩子母亲来告之，多年盗汗治愈。非常感激。

2 早泄的临床治验

华某，男，25 岁。

病史：患者早泄三年，由年轻时手淫引起，结婚后性生活不如意，每次同房不到三分钟即射，有时进入女方阴道即射。为此非常苦恼。多方求医，效果不理想。身体感觉疲乏，有时甚至遗精。

检查：患者面色苍白，说话声怯，两眼无神，一脸倦意。舌苔白腻、色质淡白。脉象沉细。

辨证：脾肾阳虚，气不摄血，精关不固。

治法：温阳补肾，补气，固精。

方药：熟地 20 g，山药 30 g，山茱萸 20 g，炒泽泻 15 g，茯苓 15 g，丹皮 12 g，肉桂 9 g，黑附片 9 g，黄芪 30 g，五味子 9 g，覆盆子 15 g，菟丝子 15 g，枸杞 15 g，破故子 15 g。药 7 副，水煎服用，一次煎 1 小时以上，每服煎 2 次，早晚各服用 1 次。

医嘱：忌食寒凉、生冷、香菜、绿豆等。

复诊：患者自诉效果不明显。细思可能患者心理负担过重，嘱其放松，配合治疗。熟地 20 g，山药 30 g，山茱萸 20 g，炒泽泻 15 g，茯苓 20 g，丹皮 12 g，肉桂 9 g，仙灵脾 10 g，仙茅 10 g，枸杞 15 g，覆盆子 15 g，菟丝子 15 g，五味子 9 g，车前子 15 g。7 副，水煎服用，早晚分服。

再诊：患者自诉感觉良好，面有血色。感觉体内有股热气冲动。效不更方，原方再服 10 服。

如此加减治疗月余，多年早泄治愈，性功能已经恢复，后生一子，皆大欢喜。

3 不孕不育的临床治验

李某，女，28 岁。

病史：患者结婚 3 年未孕，大医院检查身体正常，经过多方治疗无果。自诉身体怕冷，手足冰凉，小腹有寒凉感，月经量少，有少量紫色血块，月经来时腹痛，白带清稀。

检查：患者面色苍白，两眼晦涩，舌苔淡白、色质淡色，脉象细涩。

辨证：宫寒，肾阳虚，血虚。

治法：温宫，温补肾阳，补血。

方药：生地黄 20 g，当归 15 g，川芎 9 g，白芍 20 g，黑附片 9 g，肉桂 9 g，熟地黄 20 g，山药 30 g，山茱萸 15 g，炒泽泻 15 g，茯苓 20 g，丹皮 10 g。7 副，水煎 1 小时以上，每服煎 2 次；早晚分服。

医嘱：忌食寒凉、生冷、绿豆。

复诊：患者感觉良好，感觉有温热感，阳气来复。原方续服 10 副。

再诊：患者面色好转，已有血色，眼神明显有光，脉象有力。更方调理，熟地 20 克，山药 30 克，山茱萸 15 克，炒泽泻 15 克，茯苓 20 克，丹皮 10 克，黑附片 9 克，肉桂 9 克，覆盆子 15 克，菟丝子 15 克，枸杞 15 克，五味子 9 克，车前子 15 克，仙灵脾 10 克。

药 10 副，水煎 1 小时以上，1 副煎 2 次，早晚分服。

如此共计加减调理 3 个月，4 个月以后正常怀孕，后足月产下一健康女婴。家属送锦旗一面表示感谢。

二、补中益气汤的临床治验

补中益气汤，补中益气，升阳举陷。用于脾胃虚弱、中气下陷所致的体倦乏力、食少腹胀、便溏久泻、肛门下坠。金代李东桓撰《脾胃论》，创益气升阳的代表方“补中益气汤”。方内补中用人参、生黄芪、白术、甘草、当归、茯苓、陈皮、柴胡、升麻等组成，专治中气不足之气虚下陷证类，临床加减运用可以治疗多种疑难杂症。

1 低血压的临床治验

肖某，女，35 岁。

病史：患者经常头晕乏力，经常晕倒，时有头痛，经常心慌气短，血压低压一直在 50，高压在 75。多方治疗效果不显。

检查：面色萎黄，形体消瘦，饮食无味，舌苔淡白，舌质淡红，脉象沉细无力。

辨证：中气不足，气血亏虚。

治法：补中益气，健脾补血。

方药：红参 15 g，炙黄芪 50 g，炒白术 15 g，炙甘草 15 g，当归 15 g，茯苓 20 g，陈皮 9 g，枳壳 9 g，柴胡 9 g，升麻 6 g，仙鹤草 20 g。7 g 副。

方解：红参力宏而快，配大剂量黄芪效果更好，加仙鹤草能强身升压。

医嘱：水煎服用，每服煎 2 次，每次煎 60 分钟，早晚各一次。忌食寒凉，宜食红色、黑色食物。

复诊：患者自诉头晕好转，感觉气力增加，心慌减轻。红参 15 g，炙黄芪 30 g，炒白术 15 g，炙甘草 15 g，当归 15 g，茯苓 20 g，陈皮 9 g，枳壳 9 g，葛根 30 g，柴胡 9 g，升麻 6 g，仙鹤草 20 g。7 副。

再诊：患者面色不再苍白，精神明显好转，不再头晕，低血压上升至 65，高压 100。党参 15 g，炙黄芪 30 g，炒白术 15 g，炙甘草 15 g，当归 15 g，茯苓 20 g，陈皮 9 g，枳壳 9 g，葛根 30 g，川芎 9 g，仙鹤草 20 g。7 副。

患者基本康复，后用上方加减经过一个月的调理，病愈。

2 胃下垂的临床治验

成某，女，55岁。

病史：患者胃病多年，伴有胃下垂。经过中西药1年的治疗，效果不理想。头晕，乏力，胸闷，胃胀，胃部有下垂感。

检查：患者面色萎黄，说话声怯，有气无力，两眼晦涩，舌苔淡白，舌质淡红，脉象沉细无力。

辨证：脾虚，气陷。

治法：健脾，补中益气。

方药：党参20 g，炙黄芪50 g，炒白术15 g，枳壳9 g，白芍30 g，炙甘草15 g，陈皮9 g，当归15 g，柴胡9 g，葛根30 g，鸡内金20 g，茯苓20 g，仙鹤草20 g。7副。

医嘱：水煎服用，加生姜3片，红枣7个入药共煎，1服煎2次，每次煎60分钟，早晚分服。忌食寒凉、生冷及不好消化食物。

复诊：患者自诉胃部下垂感减轻，精神好转，头晕减轻。效不更方，党参20 g，炙黄芪50 g，炒白术15 g，枳壳9 g，白芍30 g，炙甘草15 g，陈皮9 g，当归15 g，柴胡9 g，葛根30 g，鸡内金20 g，葛根30 g，茯苓20 g，仙鹤草20 g。7副。

再诊：患者自诉诸症状基本消失，原方加减，党参20 g，炙黄芪30 g，炒白术15 g，枳壳9 g，白芍30 g，炙甘草15 g，陈皮9 g，当归15 g，砂仁9 g，葛根30 g，鸡内金20 g，葛根30 g，茯苓20 g，仙鹤草20 g。7副。

患者服药后基本正常，没有明显不适，后经过原方调理月余，病愈。

3 尿频的临床治验

肖某，女，53岁。

病史：尿频现象达3年，严重时5分钟1次小便，平时基本不敢出门，长期用尿不湿护理。天热时容易下身感染，患者苦不堪言。多方医治无果，医院检查不出什么问题，只说是慢性尿道炎。

检查：患者面色晦暗，舌苔白腻，舌质红而偏暗。自诉最短时间5分钟小便1次，最长也是10分钟1次，小便颜色一般正常，有时发黄，腰酸软。脉象细数。

辨证：气淋，湿热下注。

治法：清热除湿，益气宣肺。

方药：生黄芪30 g，白术15 g，枳壳9 g，甘草10 g，陈皮9 g，柴胡9 g，升麻6 g，车前子20 g，桔梗10 g，茯苓20 g，黄柏9 g，知母9 g。7副。

方解：去人参防止补益上火，用生黄芪而不用炙黄芪是防止补益太过，湿热之邪更盛。用车前子利水道，配伍茯苓除湿；桔梗开肺，提壶揭盖；知母，黄柏泻热。

医嘱：水煎服用，每服煎2次，每次煎50分钟左右，早晚分服，忌食发物和大热食物。

复诊：患者自诉尿频减轻，基本可以10分钟一次。效不更方，生黄芪30 g，白术15 g，枳壳9 g，甘草10 g，陈皮9 g，柴胡9 g，升麻6 g，车前子20 g，桔梗10 g，茯苓20 g，白花蛇舌草30 g，黄柏9 g，知母9 g。7副。

再诊：患者自诉尿频明显好转，可以在20分钟以上解1次。原方继续服用10副。

患者再来诊治时，基本上控制在1小时解1次小便，其他症状唯腰酸软未减。考虑长期尿频，已经累及肾部，有肾虚现象，酌加补肾缩小便之药。生黄芪30 g，白术15 g，枳壳9 g，甘草10 g，陈皮9 g，车前子20 g，白花蛇舌草20 g，茯苓20 g，益智仁12 g，乌药20 g，五味子9 g，覆盆子15 g。7副。

患者感觉一切正常，原方再调理半个月，后病愈。随访，一直未复发。

4 血崩的临床治验

舒某，女，46岁。

病史：月经不调多年，每次月经来时间长，量多，有时一个月来两次。医院检查子宫内膜薄，有积液。中西药治疗半年，一直没有明显效果，月经出血现象越来越严重。明显贫血症状，头晕，头昏，四肢乏力。

检查：自诉月经一个月来两次，每次至少半个月，量多，先是紫色血块，后是鲜红之血，止血药都无效。患者面色苍白，四肢无力，两眼晦涩，嘴唇苍白，说话有气无力。舌苔淡白，舌质淡白无血色。

辨证：气血亏虚，脾虚气陷。

治法：益气补血，健脾升提固脱。

方药：红参 20 g，炙黄芪 50 g，炒白术 15 g，枳壳 9 g，炙甘草 15 g，陈皮 9 g，当归 12 g，升麻 6 g，煅龙骨 30 g，煅牡蛎 30 g，仙鹤草 30 g，生地 20 g，续断 15 g。5 副。

方解：用红参救急温阳，大剂量黄芪补气，配伍升麻升提。煅龙骨 30 g，煅牡蛎 30 g 收敛，固摄。仙鹤草 30 g，生地 20 g，续断 15 g，三药配伍补血止血，断流。

医嘱：水煎服用，每服药加炭姜 6 克一起煎，每次煎 60 分钟，浓煎取汁，温服，早晚各 1 次。忌食寒凉、绿豆、香菜等。

复诊：患者自诉出血量减少一半，精神有所好转。效不更方，红参 20 g，炙黄芪 50 g，炒白术 15 g，枳壳 9 g，炙甘草 15 g，陈皮 9 g，当归 12 g，升麻 6 g，煅龙骨 30 g，煅牡蛎 30 g，田七粉 6 g，仙鹤草 30 g，生地 20 g，续断 15 g。7 副。

再诊：患者自诉出血基本止住，精神明显好转，面色不再苍白，脉象变有力。

原方继续加减调理月余以巩固疗效，病愈。随访，未再复发。

三、黄芪加经方的临床运用心得

【摘要】黄芪是百姓经常食用的纯天然品，民间流传着“常喝黄芪汤，防病保健康”的说法，意思是说经常用黄芪煎汤或泡水代茶饮，具有良好的防病保健作用。黄芪和人参均属补气良药，而黄芪则以补虚为主，常用于体衰日久、言语低弱、脉细无力者。有些人一遇天气变化就容易感冒，中医称之为“气虚表不固”，可用黄芪来益气固表，常服黄芪可以避免经常性的感冒。

现代医学研究表明，黄芪有增强机体免疫功能、保肝、利尿、抗衰老、抗应激、降压和较广泛的抗菌作用，能消除实验性肾炎蛋白尿，增强心肌收缩力，调节血糖含量。黄芪不仅能扩张冠状动脉，改善心肌供血，提高免疫功能，而且能够延缓细胞衰老的进程。黄芪食用方便，可煎汤、煎膏、浸酒、入菜肴等。

黄芪配知母：知母苦寒，可上清肺金而泻火，下润肾燥而滋阴。关于黄芪配知母，张锡纯指出“其性稍热，故以知母之凉润者济之”，且指出“用知母以济黄芪之热，则药性平和，如能久服无弊”。黄芪配用知母除制黄芪之温燥外，且可泻伏火。积阴之下，必有伏阳，因阴霾虽盛，然馁弱之阳必郁而为热，故以知母泻之。临床治疗肺，肾脏功能失调效果比较好，可以金水相彰。

黄芪配山萸肉：黄芪可升举大气，却无固脱之力，山萸肉可收敛固脱，而益气之效尤弱。山萸肉可收敛元气以固脱。对于脉大而浮数，重按无力的气虚浮越证，常常黄芪、山萸肉相伍为用，使得补中有收，升潜相宜。另外，山萸肉具有强阴益精之效，可补肝之体；黄芪可益气生发，能补肝之气，二者相配可使肝气生发有源，体用互彰。

黄芪配蜈蚣：黄芪“主大风”，量小则升，量大则能“息大风”。李士懋见气虚风动者常用大量黄芪息风。蜈蚣性走窜，其性尤善搜风，可以用于治疗虚实肝风。黄芪、蜈蚣相配，蜈蚣可借黄芪升举之力，直达于巅，助其行窜搜风，开破气血之凝聚。应用蜈蚣者其脉必有劲象此为肝风亢盛的表现，而用量上需要根据劲的程度来判断。临床上必须根据疾病虚实的病机，判断是虚中夹实还是实中夹虚，以决定黄芪、蜈蚣的用量。

黄芪配附子：肝禀少阳春生之气，阳气始萌而未盛，肝木若失阳气温煦，则郁而不达，临床上立复肝气、益肝阳的治法。黄芪益气升阳，顺肝升发之性；附子温阳散寒，辛热升散，从风木之性。二者相伍为用顺肝敷和之性，是李士懋补肝阳、益肝气的常用配伍。

黄芪配防风：防风入通于肝，具有升清温散之性，既能散外风又能息内风，是临床上重要的风药。肝苦急，急食辛以散之，以辛补之，防风能鼓舞肝之清阳升发，解肝之郁。肝升则脾升，脾升则健。故李士懋认为，黄芪得防风，其力更雄。另外，黄芪功善于补气，防风为风药善走具升发之性，防风助黄芪之升发，可鼓舞黄芪益气固表之功，对于气虚表不固的自汗常常用之效佳。

黄芪配白术：黄芪长于补气升阳，适用于中气下陷，脱肛及脏气下垂者；白术长于健脾除湿，脾虚失运，兼见水湿内停者多用；黄芪甘温，补气之力较强，主治气虚所致之水肿、小便不利；白术治水湿内停之证，虽亦以气虚证为主，但湿盛而正虚不明显者，亦可应用；黄芪益卫固表，止汗之力优于白术。白术甘苦温无毒，固表止汗消五谷，可以镇静、血管扩张、抗血凝、抗胃溃疡、保肝利胆、利尿、强壮、提高免疫、抗氧化、抗菌等。黄芪归肝、脾、肺、肾经。有益气固表、敛汗固脱、托疮生肌、利水消肿等。

临床还有黄芪配茯苓、黄芪配枸杞、黄芪配五味子、黄芪配党参、黄芪配当归、黄芪配升麻、黄芪配柴胡、黄芪配生地、黄芪配地龙、黄芪配天麻、黄芪配赤芍、黄芪配黄芩、黄芪配石斛、黄芪配麻黄等，总之黄芪可以和多种药物配对，效果很好，特别是大剂量使用时效果更明显。黄芪临床用于治疗各种急慢性疾病效果很好，特别慢性病的效果更好。对于慢性肾病、慢性肝病、慢性肺病、慢性胃肠病、心脑血管病等等，只要配伍得当，用量精准，都有很好的效果。下面兹举两个验案供同道参考，请不吝指教。

1 黄芪对慢性肝炎的治疗

患者陈某，男，38 岁，患乙肝 10 多年。

经常熬夜，喝酒，肝病发作时去医院对症治疗。效果一直不理想。一次喝酒后，感觉头晕乏力，胸闷，厌食，怕油。去医院检查，谷丙转氨酶等几项指标严重超高。医院治疗效果不明显，后转求诊于我。

初诊：患者自诉头晕，四肢乏力，肌肉酸痛。查看面容晦涩，脸颊发黑，两眼轻度黄疸，舌苔黄白腻，舌质红。问其大便稀软，小便色黄。脉象细数。综合以上情况，辨证为肝气脾不和，湿热蕴结。治宜疏肝和脾，清热解毒，兼以扶正补气，重用黄芪。方药：黄芪 50 g，柴胡 9 g，白术 15 g，茯苓 20 g，白芍 20 g，甘草 15 g，丹参 20 g，贯众 15 g，车前子 20 g，白花蛇舌草 30 g，枳壳 9 g，黄芩 15 g。

药 7 副，水煎服用，早晚各一次，饭前服用。忌食发物。

二诊：患者自诉后感觉明显好转，诸项不适基本消失。效不更方，原方续服 7 服。

三诊：患者面色好转，舌苔白腻苔减半，脉象平缓。原方加减：黄芪 30 g，柴胡 9 g，白术 15 g，茯苓 20 g，白芍 20 g，甘草 15 g，丹参 20 g，贯众 15 g，车前子 20 g，白花蛇舌草 30 g，枳壳 9 g，蒲公英 15 g，旱莲草 30 g，女贞子 20 g。7 副。水煎服用，早晚各一次，饭前服用。忌食发物。嘱其药吃完去医院做肝功能相关检查。

四诊：患者来时非常高兴，检查指标正常，身体恢复正常。续用原方加减调理月余。

2 黄芪对肝硬化的治疗

患者周某，男，52 岁。患肝硬化在某大医院治疗无果，医院确定患者肝脏坏死，无法治疗，劝其回家准备后事，断定患者活不过 4 天。后通过打听转求诊于我。当时患者的情况非常严重，我也不敢接诊，患者家属一再央求下，勉为其难收治。

初诊：患者由妻子和儿子扶着来求诊，患者说话声怯无力，只能坐着椅子趴在桌子上。望其面色黑暗，全身发黄，眼珠深黄，腹胀如鼓，腹部青筋暴涨，骨瘦如柴。问其大便 5 天未解，小便也不通。3 天未进食，只能喝少许白开水。舌苔黄腻而感，舌质鲜红。脉象洪大中空。综合以上情况，辨证为热毒蕴结，正虚，邪实。治宜清热解毒，扶正，驱邪。按照急则治其标的原则，先用大黄 20 g，茵陈 20 g，山栀子 15 g，药 3 副。嘱其回家将茵陈和山栀子先煎 20 分钟取药液，另用开水泡大黄 10 分钟，然后混合一起服下，只要大便不通，每隔 3 小时服用 1 次。另用大剂量克黄芪 50 克扶正，利水排毒，保肝；配以柴胡 9 g，白芍 20 克疏肝柔肝；丹参 20 g，泽兰 20 g，车前子 30 g，活血利水；白术 15 g，茯苓 20 g，枳壳 9 g，健脾理气利水；炙鳖甲 15 g，鸡内金 20 g，软坚散结；白花蛇舌草 30 g，蒲公英

20 g，虎杖 20 g，清热解毒。药 5 副。嘱其饮食清淡，安静休息。

二诊：患者家属告之，回去后当即把大黄、茵陈按照说明服药，当天晚上患者脐部周围挪动明显，感觉肚子有点不舒服。第二天早上肠鸣如雷，半小时后说有大便感，随之排出大量黑色污秽物，臭不可闻，患者顿时感觉轻松。后面再用黄芪配用的汤药服用。第三天患者已能起床走动，不用人扶。查其舌苔腻减轻，舌质红色变淡。皮肤和眼睛黄疸变淡，脉象和缓。原方加减，黄芪 50 g，柴胡 9 g，白芍 20 g，丹参 20 g，益母草 20 g，车前子 30 g，白术 15 g，茯苓 20 g，枳壳 9 g，炙鳖甲 15 g，鸡内金 20 g，白花蛇舌草 30 g，蒲公英 20 g。药 7 副。

三诊：患者自诉身体舒服很多，大小便基本恢复正常，全身黄疸消退大半。脉象细数。原方加减调理 3 个月。后去医院检查各项指标恢复正常。嘱其合理饮食，注意休息。

四、荆芥防风甘草汤的临床治验

【摘要】荆芥防风甘草汤由荆芥、防风、甘草三味药组成。功能主治：解痘毒主小儿疮疹，邪在太阳，疹出不快，脉浮者。荆芥防风甘草汤出自《景岳全书》（卷六十三）。临床上可以运用荆芥防风甘草汤加减治疗多种病症。

1 小儿痘疹的临床治验

陈某，男，3 岁。

病史：患儿全身都长有水疱，溃后融合一块，头面部布满疱疹，医院确诊为小儿疱疹。经过抗病毒、抗炎治疗一星期，效果不理想。

检查：父母代诉小儿患疱疹 10 天，时有低烧，烦躁不安。查口腔和嘴唇有疱疹，手脚、胸腹部疱疹偏多，红色。舌苔黄，舌质鲜红。

辨证：热毒炽盛，风邪入腠。

治法：清热解毒，疏风驱邪。

方药：荆芥 5 g，甘草 5 g，防风 6 g，黄芩 6 g，金银花 6 g，连翘 6 g，虫退 5 g，丹皮 6 g，板蓝根 6 g，桔梗 6 g。3 副。

医嘱：水煎服用，每服煎 2 次，每次煎 30 分钟，早晚分服。忌食发物、海鲜、牛奶。

复诊：疱疹明显消退，患儿安静。原方加减，荆芥 5 g，甘草 5 g，防风 6 g，黄芩 6 g，金银花 6 g，连翘 6 g，贯众 5 g，丹皮 6 g，板蓝根 6 g，桔梗 6 g。5 副。

再诊：疱疹消失，患儿恢复正常。嘱其不可食用发物，用流质易消化食物调理半个月。

2 小儿湿疹的临床治验

肖某，男，5 岁。

病史：患儿手脚长有硬头小疙瘩，抓后出黄水，起先是局部红疹，后蔓延开来。经过医院抗菌抗病毒治疗 7 天，效果不明显。

检查：患儿手脚硬头湿疹遍布，明显有黄水渗出，面部也有些许小疹子，不发烧；舌苔白腻，舌质鲜红，脉象细数。

辨证：湿毒蕴结，风邪入腠。

治法：疏风驱邪，除湿解毒。

方药：荆芥 6 g，薄荷 6 g，牛蒡子 6 克，防风 6 g，甘草 6 g，黄芩 6 g，金银花 6 g，连翘 6 g，丹皮 6 g，车前草 8 g。药 5 副。

医嘱：水煎 30 分钟，每服煎 2 次，早晚各 1 次。忌食发物、海鲜等。

复诊：患儿皮疹明显好转，不再渗出黄水。效不更方，原方荆芥 6 g，土茯苓 6 g，牛蒡子 6 g，防风 6 g，甘草 6 g，黄芩 6 g，金银花 6 g，连翘 6 g，丹皮 6 g，车前草 8 g。药 5 副。

再诊：患儿湿疹消失，病愈。嘱其吃些健脾除湿的食物，宜食清淡食物。

3 慢性荨麻疹的临床治验

华某，女，32 岁。

病史：患者患荨麻疹 5 年，经过中医药多方治疗效果不显，经常吃抗过敏药止痒。以晚上发作为多见。

检查：患者自诉荨麻疹发作时，全身起风团疹，鲜红色。非常痒，全身难受。身上布满风团疹。舌苔白腻，舌质淡红。脉象沉细。

辨证：血热，风侵腠理。

治法：活血凉血，疏风驱邪。

方药：荆芥 9 g，防风 15 g，甘草 12 g，黄芩 15 g，生地 15 g，丹皮 12 g，虫蜕 9 g，地肤子 9 g，蛇床子 9 g，车前草 20 g。5 副。

医嘱：水煎服用，每副煎 30 分钟，每副煎 2 次，早晚分服。忌食发物、海鲜。

复诊：患者自诉瘙痒大减，身上皮疹基本消失。效不更方，原方加减，荆芥 9 g，防风 15 g，甘草 9 g，黄芩 15 g，菊花 9 g，丹皮 12 g，虫蜕 9 g，地肤子 9 g，蛇床子 9 g，车前草 20 g。药 5 副。

注：用菊花和车前子是引邪从二便排出。

再诊：患者自诉荨麻疹消失，没有瘙痒感觉，病愈。随访，未再复发。

4 妇科炎症瘙痒的临床治验

肖某，女，35 岁。

病史：妇科炎症，白带黄色，有异味，阴部瘙痒，经过抗菌消炎、内服、外用等多方治疗效果不显。

检查：面色晦暗，两脸颊有黑斑。患者自诉下身瘙痒，白带多，有异味，月经来时特别严重，苦不堪言。舌苔白腻，舌质淡红，脉象细数。

辨证：湿热带下，风毒入侵。

治法：清热燥湿，祛风止痒。

方药：荆芥 9 g，防风 15 g，甘草 9 g，黄柏 9 g，炒苍术 12 g，薏米 30 g，败酱草 30 g，秦皮 9 g，苦参 12 g，土茯苓 15 g，车前草 20 g。7 副。

医嘱：水煎服用，每副煎 2 次，每副煎 40 分钟，早晚分服。忌食发物、海鲜。

复诊：患者自诉病症减轻，不再有明显瘙痒感，白带减少。效不更方，原方加减，荆芥 9 g，防风 15 g，甘草 9 g，黄柏 9 g，炒苍术 12 g，薏米 30 g，白芷 9 g，白蒺藜 9 g，秦皮 9 g，苦参 12 g，土茯苓 15 g，车前草 20 g。药 7 副。

再诊：患者自诉基本正常，后用原方加减调理 20 天，病愈。随诊，未再复发。

五、四妙汤的临床加减运用

【摘要】四妙丸出自元朝《丹溪心法》，主要成分为苍术、牛膝、黄柏、薏苡仁，功能有清热利湿、通筋利痹。主治湿热下注、两足麻木、筋骨酸痛等。可用于治疗丹毒、急慢性肾炎、湿疹、骨髓炎、关节炎等。临床加减可以治疗湿热相关类型的病症。

1 痛风的临床治验

陈某，男，32 岁。

病史：患者患痛风 3 年，经常发作，以喝酒、吃发物后尤为明显，发作时双脚足部关节红肿，胀痛不可忍，甚至不可下地。中西药治疗效果不显。

检查：患者双脚足部关节红肿，有热感。触之痛甚，不能下地走动。舌苔黄腻，舌质鲜红，脉象细数。

辨证：湿热下注，浊毒瘀阻。

治法：清热除湿，泄浊通络。

方药：黄柏 9 g，炒苍术 15 g，薏米 50 g，牛膝 9 g，虎杖 20 g，车前草 20 g，金钱草 30 g，土茯苓 15 g，络石藤 10 g，风藤 10 g。5 副。

医嘱：水煎服用，每服煎 2 次，每次煎 40 分钟，早晚分服，饭后服用，防止伤胃。

复诊：患者自诉疼痛减轻，亦能下地，红肿消退。原方加减，黄柏 9 g，炒苍术 15 g，薏米 50 g，牛膝 9 g，木瓜，虎杖 20 g，车前草 20 g，金钱草 30 g，土茯苓 15 g，络石藤 10 g，杜仲 15 g。药 5 副。

再诊：患者自诉，基本无痛感，红肿已经消失，为巩固疗效，原方加减进行治疗半个月，病愈。嘱其宜食清淡，少食荤类，多喝白开水，避风受凉。

2 脉管炎的临床治验

谭某，男，45 岁。

病史：双脚疼痛两年，一年前去医院检查为脉管炎，治疗一年后，效果不理想。走路双足疼痛，不能用力，只能拄拐杖行走。

检查：患者自诉双足疼痛，红肿但不严重。小便有时黄色，大便正常。舌苔白腻，舌质暗红，脉象数而沉。

辨证：湿热下注，脉络痹阻。

治法：清热除湿，通络化瘀。

方药：炒苍术 15 g，黄柏 9 g，薏米 50 g，牛膝 9 g，元参 20 g，金银花 30 g，白芍 30 g，炙甘草 20 g，泽兰 20 g，丹皮 15 g，丹参 20 g，地龙 15 g，桂枝 9 g。7 副。

医嘱：水煎服用，每服煎 2 次，每次煎 1 小时，早晚分服，宜饭后服用。忌食发物、海鲜。

复诊：患者自诉疼痛减轻，红肿消退大半。效不更方，原方加减，炒苍术 15 g，黄柏 9 g，薏米 50 g，牛膝 9 g，元参 20 g，金银花 30 g，白芍 30 g，炙甘草 20 g，泽兰 20 g，杜仲 20 g，丹参 20 g，地龙 15 g，络石藤 10 g。药 7 副。

再诊：患者自诉疼痛基本消失，红肿已经消退。原方加减炒苍术 15 g，黄柏 9 g，薏米 50 g，牛膝 9 g，桑枝 30 g，鸡血藤 20 g，金银花 30 g，白芍 30 g，炙甘草 20 g，泽兰 20 g，杜仲 20 g，丹参 20 g，地龙 15 g，络石藤 10 g。药 7 副。

后用原方加减治疗两个月余，病愈。嘱其避风保暖，适当运动。

3 阴囊瘙痒的临床治验

陈某，男，30 岁。

病史：阴囊瘙痒几个月，开始并不严重，后喝酒、吃海鲜加重瘙痒，内服、外治半个月后反而加重。

检查：患者自诉阴囊瘙痒痛苦不可名状，有黄水样液体渗出，舌苔黄腻，舌质鲜红，脉象数。

辨证：湿热下注，风邪入侵。

治法：清热除湿，疏风解毒。

方药：炒苍术 15 g，黄柏 12 g，薏米 30 g，牛膝 6 g，荆芥 9 g，防风 15 g，甘草 12 g，丹皮 15 g，车前草 20 g，苦参 12 g，土茯苓 12 g。药 5 副。

医嘱：水煎服用，每副煎 2 次，每次煎 40 分钟左右，早晚分服，宜饭后服用，防止伤胃。忌食发物，忌喝酒。

复诊：患者自诉服药 2 副后症状大减，只有些许瘙痒。5 副吃完，基本不再瘙痒。效不更方，原方加减，炒苍术 15 g，黄柏 9 g，薏米 30 g，黄芩 15 g，荆芥 9 g，防风 15 g，甘草 12 g，丹皮 15 g，车前草 20 g，苦参 12 g，土茯苓 12 g。药 5 副。

再诊：患者自诉不再瘙痒，一切正常，病愈。嘱其饮食清淡，保持裆部通风清爽。

4 腰痛的临床治验

邓某，男，35 岁。

病史：患者腰椎病 3 年，每逢变天时腰部发作疼痛，同时只能卧床休息，翻转不得。经过多方治疗，效果不理想。

检查：患者自诉腰痛不能伸直，坐卧不安，大便秘结，小便色黄，舌苔黄腻，舌质鲜红，脉象数。

辨证：肾经湿热，脉络痹阻。

治法：清热除湿，通痹活络。

方药：炒苍术 15 g，黄柏 9 g，薏米 50 g，牛膝 9 g，杜仲 20 g，丹参 20 g，狗脊 20 g，桂枝 9 g，茯苓 25 g，桑寄生 15 g，白芍 30 g，甘草 15 g，鸡血藤 20 g，白芷 15 g。7 副。

医嘱：水煎服用，每服煎 2 次，每次煎 60 分钟，早晚分服，宜饭后服用，防止伤胃。忌食发物，忌喝酒。

复诊：患者自诉疼痛减轻，可以翻身，下地，大便通畅。效不更方，原方加减，炒苍术 15 g，黄柏 9 g，薏米 30 g，牛膝 9 g，杜仲 20 g，丹参 15 g，狗脊 20 g，桂枝 9 g，茯苓 20 g，桑寄生 15 g，白芍 30 g，甘草 15 g，鸡血藤 20 g，伸筋草 12 g。药 7 副。

再诊：患者自诉基本可以正常活动，为巩固疗效，原方加减治疗半个月，病愈。

戴敏玲经方验案2则

戴敏玲
（北京医景堂疑难病医学研究院）

验案 1：痹症、风寒湿痹

刘某生，男，65 岁。

主诉：腰背部及双下肢疼痛。

现病史：患者自诉 ×× 天出现腰背部及双下肢刺痛，麻木，难以忍受，伴双下肢活动不利，站立不稳，畏寒无发热，舌淡，古苔白腻，脉弦滑。

病因病机：《素问·痹论》云："风寒湿三气杂至，合而为痹也。其风气胜者为行痹，寒气胜者为痛痹，湿气胜者为着痹也。"该患者身体虚弱，正气不足，风寒湿泄气邪入侵肢体，经络闭阻，不通则痛。风寒湿邪侵袭肢节、肌肉、经络之间，抑制气血运行失畅，而为痹症，表现为疼痛、麻木、肢体活动不利。

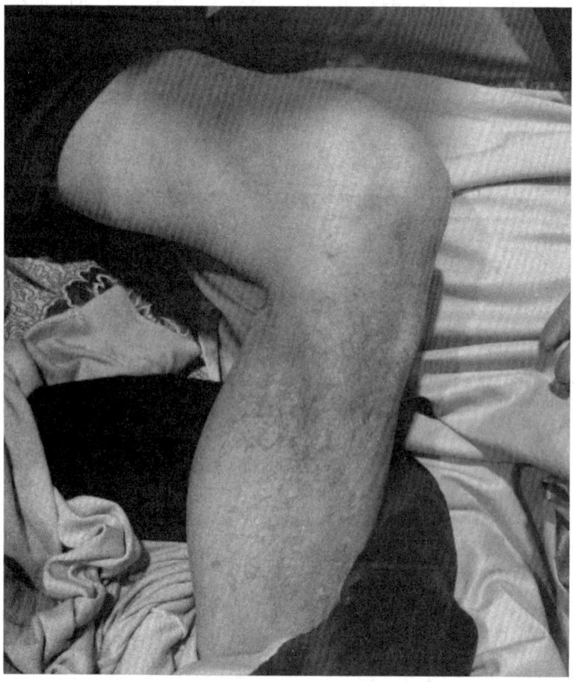

西医诊断：

1. 腰椎管狭窄；
2. 原发性单侧髋关节痛；
3. 手外伤术后。

中医诊断：痹症、风寒湿痹。

治则：祛风散寒，除湿止痛。

方药：柴胡加龙骨牡蛎汤 + 附子：

柴胡 20 g，黄芩 10 g，法半夏 10 g，党参 10 g，桂枝 10 g，茯苓 10 g，龙骨 15 g，牡蛎 15 g，大黄 15 g，干姜 10 g，大枣 15 g，附子 6 g。

按语：本案证属风寒湿痹，因风寒湿邪留着，且日久耗损正气，实中夹虚之候，故从标治，予以祛风散寒，除湿止痛，加附子温阳。

验案 2：口腔溃疡

患者：李某，女，57 岁。

初诊：2018 年 3 月 7 日。

主诉：口腔溃疡反复发作 5 年，加重一个月来诊。患者诉 5 年前即开始出现口舌生疮，反复发作，难以愈合，多次到大医院求诊，都是症状缓解，易复发。经朋友介绍来我诊所就诊，就诊时，患者嘴唇、舌上、口腔都有溃疡，痛苦面容，疼痛难忍。口苦，口干，饮食一般，吃饭腹胀，有时想呕，大便干，几天才能一次大便，怕热，舌红，舌苔黄，脉弦细数，心烦。

治疗：益气和胃，消疼除烦，止呕。

方剂：甘草泻心汤原方原量

方组：生甘草 60 g，干姜 15 g，黄芩 45 g，半夏 60 g，黄连 15 g，大枣 12 枚（撕）。

煎服方法：冷水泡透，2000 mL 水煮到 1200 mL，去滓煮到药液 600 mL，分 3 次温服。

禁忌：生冷、绿豆。

治疗效果：经 1 个月治疗，患者大便通，饮食正常，腹不胀，不吐，口腔溃疡好了，没反复。3 个月后，电话随访没反复。

这位患者对我是满满的信任，送来了锦旗感谢我。同时也祝大姐身体健康，我会努力为每一位患者服务。

芍药甘草汤的临床治验

成家泰

（阳新易杏堂中医研究所）

【摘要】芍药甘草汤出自《伤寒论》，伤寒伤阴，筋脉失濡，腿脚挛急，心烦，微恶寒，肝脾不和，脘腹疼痛。现用于血虚津伤所致的腓肠肌痉挛、肋间神经痛、胃痉挛、胃痛、腹痛、坐骨神经痛、妇科炎性腹痛、痛经，以及十二指肠溃疡、萎缩性胃炎、胃肠神经官能症、急性乳腺炎、颈椎综合征等属阴血亏虚和肝脾失调者。

芍药甘草汤是一剂处方，本方主治津液受损、阴血不足、筋脉失濡所致诸证。方中芍药酸寒，养血敛阴，柔肝止痛；甘草甘温，健脾益气，缓急止痛。二药相伍，酸甘化阴，调和肝脾，有柔筋止痛之效。

现代药理研究：解痉、止痛、抗炎作用。安徽医学院《急腹症资料》1977：74，本方对病变异常兴奋状态有强力的抑制、镇静作用。其中芍药对疼痛中枢和脊髓性反射弓的兴奋有镇静作用，故能治疗中枢性或末梢性的筋系挛急，以及因挛急而引起的疼痛。芍药、甘草中的成分有镇静、镇痛、解热、抗炎、松弛平滑肌的作用，二药合用后，这些作用确能显著增强。

一、小儿腹痛的临床治验

余某，男，10岁。

病史：腹痛两个月，经过几家大医院检查，没有确诊是什么病，多方治疗均无果。患者肚脐周围疼痛，有时呕吐，饮食无味，晚上10点钟经常发生疼痛，但不是特别疼，晚上经常痛醒。父母非常着急。

检查：患者面色萎黄，舌苔白腻，舌苔质鲜红，大便稀烂，小便正常，脉沉紧。

辨证：脾虚食滞，胃肠湿热。

治法：健脾除湿，解痉止痛。

方药：白芍20 g，甘草9 g，白术12 g，枳壳9 g，茯苓12 g，厚朴7 g，法半夏9 g，陈皮7 g，藿香7 g。5副。

医嘱：每服药煎2次，每次水煎50分钟，早晚各服用一次。忌食寒凉、生冷，宜吃易消化的食物。

复诊：5副药服用后，疼痛减轻。效不更方，白芍20 g，甘草9 g，白术12 g，枳壳9 g，茯苓12 g，厚朴7 g，法半夏9 g，陈皮7 g，砂仁6 g，木香6 g。药5副。

再诊：患者腹痛消失，饮食正常，后用四君子汤加减再服10副，以巩固疗效。随访，患者已经恢复正常。

二、胃神经官能症的临床治疗

张某，女，60岁。

病史：患者胃疼10年，中医药服用无数，总是效果不理想，后又增加神经官能症，整日郁郁寡欢，怀疑自己得了不治之症，到处求医。

检查：患者面色苍白，两眼晦涩，说话有气无力，心慌气短，头晕，舌苔淡白，舌质淡白，睡眠不安，易醒，小便清，大便溏，脉象沉细无力。

辨证：脾虚，中气下陷。

治法：健脾，补中益气。

方药：党参20 g，炙黄芪30 g，炒白术15 g，当归15 g，枳壳9 g，升麻6 g，柴胡9 g，陈皮9 g，白芍50 g，炙甘草15 g。7副。

医嘱：每服药煎2次，每次煎1小时以上，煎药时每服加生姜3片，红枣7个。早晚各服用一次。忌食绿豆、寒凉、生冷的食物。

复诊：患者自诉感觉好转，头晕、胸闷、睡眠都改善明显。党参20 g，炙黄芪30 g，炒白术15 g，当归15 g，枳壳9 g，升麻6 g，百合30 g，陈皮9 g，白芍30 g，炙甘草15 g。药7副。

再诊：患者自诉不适感已经消失，唯感觉还有些乏力，不过面色好转。党参20克，炙黄芪30克，炒白术15克，当归15克，枳壳9克，山药30克，茯苓20克，陈皮9克，白芍30克，炙甘草15克。药7副。

后加减上方调理3个月，多年痼疾治愈。

三、面瘫的临床治验

刘某，女，63岁。

病史：大热天吹电扇，突然面部歪斜，嘴角、眼角都歪斜，眼睛看人模糊，牙齿错位，吃饭不方便，有时嘴角流涎，面部麻木。经过多方治疗，效果不显。

检查：患者面部痉挛，麻木，说话不利索。大小便正常，舌苔白腻，舌苔质紫红，脉象弦紧。

辨证：风邪入侵，经络麻痹。

治法：祛风通络，解痉。

方药：白芍50 g，炙甘草20 g，防风20 g，白附片9 g，僵虫12 g。7副。

医嘱：水煎，每服药煎2次，每次煎1小时以上，早晚各服用1次。面部忌风吹，忌食寒凉、发物。

复诊：患者面部歪斜好转，效不更方，白芍50 g，炙甘草20 g，防风20 g，白附片9 g，僵虫12 g，白术15 g，枳壳15 g。药7副。

再诊：患者面部歪斜基本正常，其他不适基本恢复。白芍30 g，炙甘草20 g，防风20 g，白附片9 g，僵虫12 g，白术15 g，枳壳15 g，白芷15 g。药7副。

后经过原方加减调理月余，患者康复。

四、带状疱疹愈后神经痛

李某，男，71岁。

病史：患者头部患带状疱疹经过治疗半个月后，疱疹消失，但遗留下神经痛，每天持续头痛几个小时，服用中西药无效，只能靠止痛片止痛，痛苦不堪。该症状已有半年。

检查：患者面色晦暗，无精打采，说话声怯，舌苔腻厚，舌质紫暗。脉象弦紧。

辨证：热毒入侵，经络阻滞。

治法：祛风解毒，解痉通络止痛。

方药：白芍50 g，甘草15 g，板蓝根15 g，连翘15 g，蜈蚣2 g，虫退9 g，丹皮15 g。5副。

医嘱：水煎服用，每副煎2次，每次煎1小时，早晚分服。忌食发物、海鲜类。

复诊：患者自诉疼痛减轻过半，效不更方，白芍50 g，甘草15 g，板蓝根15 g，连翘15 g，蜈蚣2只，虫退9 g，丹皮15 g。药7副。

再诊：患者自诉只有微痛感，其他基本恢复。白芍30 g，甘草15 g，板蓝根15 g，连翘15 g，僵虫12 g，虫退9 g，丹参15 g，车前子20 g。药7副。

后调理月余，患者康复。

【作者简介】成家泰，1994年生，28岁，中医世家第四代传承人。科普专家，高级特色传统法师，健康管理师，中医传承非遗技师，心理咨询师。阳新易杏堂中医研究所所长。从小从父亲成名学习中医，现临床11年。上海沈氏女科（明朝御医）第19代传人沈绍功教授传承弟子，国医大师唐祖宣传承弟子，中国民族医药学会科普分会理事，中国中医药研究促进会唐祖宣医学工作委员会理事，国学文化传承工作委员会委员，中关村炎黄中医药科技创新联盟中医治未病发展分会理事，中关村炎黄中医药科技创新联盟中医祖庭仲景智库顾问团顾问，北京中西医慢病防治促进会基层医疗健康工作委员会理事，擅长治疗：胃肠道病，心脑血管病、肺病、肝病、肺病、妇科病、皮肤病、风湿骨病及多种慢性病与常见病。多次参加张大宁、郝万山、孙光荣、金世元、唐祖宣等国医名师的学习班，以及大师讲经典学习班，获得国医名师郝万山等6位导师签字结业证书。

藿香正气汤的临床运用

成家泰
（阳新易杏堂中医研究所）

【摘要】藿香正气丸的药物成分：藿香、白芷、茯苓、大腹皮、半夏、甘草、紫苏叶、陈皮、厚朴、白术、桔梗、大枣、生姜。藿香正气执是治疗暑湿感冒、头痛身重、呕吐恶心、泄泻肠鸣、纳谷不香、口中黏腻、胸膈满闷，脘腹胀痛的丸剂中成药，方剂来源于《和剂局方》，原为藿香正气散。方中藿香，芳香化湿，辟秽化浊，解表祛暑，除四时不正之气，为主药，以主药和功能得名。

“藿香，其气芳香，善行胃气，以此调中，治呕吐霍乱，以此快气，除秽恶痞闷。且香能和合五脏，若脾胃不和，用之助胃而进饮食，有醒脾开胃之功。辛能通利九窍，若岚瘴时疫用之，不使外邪内侵，有主持正气之力。凡诸气药，独此体轻性温，大能卫气，专养肺胃。”临床以藿香为主药，可以治疗很多种疾病。下面几个案例供参考。

一、暑湿感冒的临床治疗

肖某，男，60岁。

病史：夏天炎热，贪图凉快，赤膊躺竹床睡一晚，第二天，头昏目眩，四肢无力，鼻塞，头痛。服用感冒药5天无效，1周后症状未减。

检查：患者精神萎靡，一脸倦容，舌苔白腻，舌质淡红，无发热与口渴，脉象细数。

辨证：暑湿表证。

治法：芳香解表除湿。

方药：藿香9 g，茯苓25 g，白芷15 g，桔梗15 g，陈皮9 g，厚朴9 g，法半夏 15 g，黄芩15 g，甘草9 g，紫苏9 g。3副。

医嘱：水煎服用，每副煎30分钟左右，每副煎2次，早晚各服用1次。多喝温开水，忌吹凉风。

复诊：患者服药3副病愈。

二、鼻炎的临床治验

张某，男，10岁。

病史：患鼻炎3年，长期鼻塞、头晕，饮食无味，人形消瘦。多方治疗效果不佳。

检查：面色萎黄，精神萎靡，鼻塞，头昏，舌苔白腻，舌质淡红，脉象沉细。

辨证：肺胃不和，气机不畅。

治法：宣肺和胃，开窍醒脾。

方药：藿香7 g，白芷9 g，茯苓12 g，陈皮6 g，黄芩9 g，桔梗9 g，甘草6 g，法半夏7 g，厚朴6 g，辛夷6 g，白术9 g。5副。

医嘱：水煎服用，每服煎2次，每次煎40分钟，早晚各服用1次。忌食寒凉和发物。

复诊：自诉鼻塞、头晕好转，饮食尚好。藿香7 g，白芷9 g，茯苓10 g，陈皮6 g，黄芩9 g，桔梗9 g，甘草6 g，法半夏7 g，厚朴6 g，辛夷6 g，白术9 g，枳壳7 g。药5副。

再诊：自诉鼻塞全无，头也不晕，饮食正常。后用原方加减10天，病愈。随访，至今未发。

三、湿疹的临床治验

陈某，男，3岁。

病史：小孩半岁时皮肤湿疹发作，头面、手脚湿疹比较严重，经过多方治疗，时好时坏，严重影响孩子发育，父母着急。

检查：小孩湿疹以手脚为多，有黄水渗出，疹子突出皮肤表面，小孩偏瘦，舌苔白腻，舌质淡红。

父母代诉小孩小便正常，大便稀溏。

辨证：脾湿，胃肠积滞。

治法：健脾除湿，消食导滞。

方药：藿香5 g，茯苓6 g，陈皮5 g，甘草5 g，黄芩6 g，白芷5 g，厚朴5 g，法半夏5 g，桔梗6 g，防风5 g，丹皮5 g，神曲5 g，土茯苓5 g。3副。

医嘱：水煎服用，每副煎2次，每次煎30分钟左右，早晚各服用1次。忌食发物。

复诊：患儿湿疹红疹消退，大便正常。效不更方，藿香5 g，茯苓6 g，陈皮5 g，甘草5 g，黄芩6 g，白芷5 g，厚朴5 g，法半夏5 g，桔梗6 g，防风5 g，丹皮5 g，鸡内金6 g。药5副。

再诊：皮疹基本消失，后用四君子汤加减调理7天，病愈。

四、急性胃肠炎的临床治验

余某，女，60岁。

病史：长期胃痛，肠炎腹泻，吃生冷或水果就会发作腹泻、腹痛，多方治疗未果。

检查：因急性肠炎在医院治疗7天效果不显，腹痛、腹泻依然未减，后转诊于我。患者自诉腹痛即药上厕所，t线天至少7次，水泄伴不消化食物。舌苔白腻，舌质淡白，脉象沉细。

辨证：食滞中阻，脾胃不和。

治法：芳香化湿，消导和胃。

方药：藿香9 g，炒苍术12 g，茯苓20 g，法半夏12 g，陈皮9 g，白术15 g，厚朴9 g，黄芩12 g，白芷9 g，白扁豆20 g，甘草6 g，神曲9 g。5副。

医嘱：水煎服用，每副煎2次，每次煎40分钟，早晚各服用1次，宜温服。忌食寒凉生冷。

复诊：患者自诉腹痛腹泻已停止，效不更方，藿香9 g，炒苍术12 g，茯苓20 g，法半夏12 g，陈皮9 g，白术15 g，厚朴9 g，黄芩12 g，白芷9 g，白扁豆20 g，甘草6 g，防风12 g。药5副。

后经香砂六君子丸调理月余，病愈。

按：藿香正气丸临床加减运用可以治疗很多急慢性疾病，如急性胆囊炎、急性肝炎、急性胃肠炎、中暑等。当今人体湿气比较重，若不芳香健脾化湿，针对身体用药，往往效果不理想。

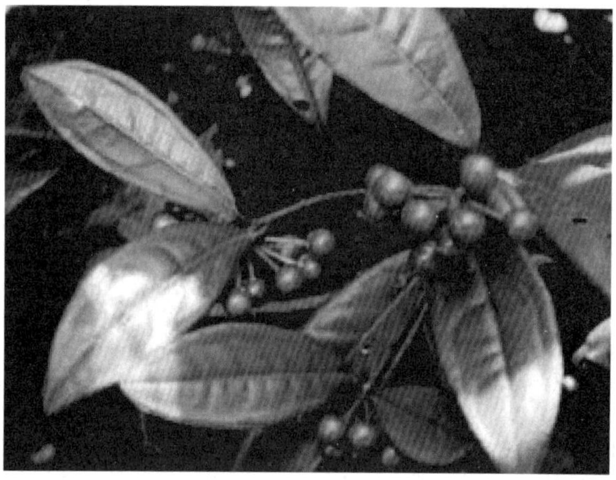

矮地茶

【别名】平地木，老勿大，不出林，叶底珠

【汉语拼音】ǎi dì chá

【植物形态】常绿小灌木，高10～30cm，基部常匍匐状横生，暗红色，有纤细的不定根。茎常单一，圆柱形，表面紫褐色，被短腺毛。叶互生，常3～7片集生茎端叶轮生状；椭圆形或卵形，长3～7cm，宽1.5～3cm，先端短尖，基部楔形，边缘有尖锯齿，两面疏生腺点，下面淡红色，中脉有毛；叶柄密被短腺毛。花序近伞形，腋生或顶生；花萼5裂，有腺点；花冠5裂，白色，有红棕色腺点；雄蕊5，短于花冠裂片，花药背面有腺点。核果球形，熟时红色，有黑色腺点，具宿存花柱和花萼。花期6月—9月，果期8月—12月。

【功能主治】化痰止咳，利湿，活血。用于咳嗽、痰中带血、慢性支气管炎、湿热黄疸、跌扑损伤。

加味青娥丸临床治验

于成基
（河南省邓州市汲滩镇卫生院中医科）

青娥丸出自《太平惠民和剂局方》，由补骨脂、杜仲、核桃仁、大蒜头组成。根据先辈临床治验以及遗留处方，结合自己的临床，现介绍如下：

一、治疗血瘀腰痛

气为血帅，血为气母，气行则血行，气滞则血凝。跌扑损伤，瘀血停滞，脉络瘀阻，可致瘀血。瘀阻日久可致气郁，瘀久血行不畅，气滞与血淤相互影响，气滞可致血淤，血淤可致血滞，此即“久病在络，气血皆室”。疾病失治误治，久病入络形成瘀血，阴寒内胜，血郁而不畅，可致瘀血，即“初病在络，久病在血”。

瘀血腰痛特点，疼如针刺，疼有定处，固定不移，入夜尤甚。脉象沉涩，舌质紫暗并有淤点。《内经》云：“正气存内，邪不可干，邪之所凑，其气必虚。”《景岳全书·腰痛》篇：“腰者肾之府也，转腰不能，肾将惫矣。”治疗血瘀腰痛，应以补肾气，化淤理气，通络止痛为法，方可用加味青娥丸、桃红四物汤和仲景四逆汤加减主之。

验案举例：

胡某某，男，51岁，2018年10月25日初诊，腰膝酸软1年有余，3个月前持重劳作后出现腰痛，不能转侧，且痛有定处，伴形寒肢冷，在当地间断治疗，效差，具体用药不详。为求治疗来我院，行腰椎CT示：未见明确异常，舌淡红，舌下有瘀点，舌苔卜而白，脉滑涩，系为肾阳虚衰，脉络瘀阻所致，致治疗宜补肾化瘀，理气止痛。

处方：补骨脂15 g，杜仲15 g，小茴香12 g，丹参15 g，制川乌10 g，制乳香10 g，细辛3 g，生地12 g，桃仁12 g，红花15 g，赤芍15 g，枳壳15 g，甘草15 g，柴胡15 g，川芎15 g，牛膝15 g，青盐，核桃仁，大蒜引。

2018年11月4日复诊，服药6副后，腰痛明显减轻，腰膝酸软稍改善，因此侧重补肾虚，配合理气化淤止痛，方中加肉苁蓉10 g、人参15 g、巴戟天15 g、山茱萸15 g、鹿角胶12 g为治，上方续6副，两个月后随访，病痊愈，未曾复发。

患者平素腰膝酸软，形寒肢冷，持重劳作后，腰痛如刺，且痛有定处，舌淡红，舌下有瘀点，脉滑涩，此为肾虚，血淤所致，因此，侧重补肾，理气化淤止痛。方用加味青娥丸、桃红四物汤和仲景四逆散，方对病机，故1年沉疴，服药12副而痊愈。

二、治疗阳虚发热

阴阳双方的对立制约都是有一定限度的，如果一方对另一方的对立制约太过或不及都属异常，人体就会发生疾病。又如《内经》所说的“阳胜则阴病中，阴胜则阳病”，《素问·生气通天论》，“阴不胜其阳，阳不胜其阴，则为一方对另一方的制约不足”。阳虚发热，即肾阳亏虚，虚阳外浮为病机，发热伴肾阳衰为特点。肾阳虚衰，失于温煦，故发热伴形寒肢冷，四肢不温，腰膝酸软。虚阳上浮可见颜面潮红之“戴阳症”。舌淡伴有齿痕为阳气衰弱之象，脉浮大而双尺弱为虚阳外越之征，应以温肾补阳，方用加味青娥丸、桂附八味丸加减治之。

病案举例：

姜某某，女59岁，2010年10月20日初诊，患者发热3月有余，近1周加重，体温37.8摄氏度左右，在当地间断治疗，效差，具体用药不详。为求治疗来我院，血常规、CT反应蛋白检查均未见异常，发热，形寒，怯冷，四肢不温，腰膝酸痛，颜面潮红，舌淡伴齿痕，脉络沉细，病属肾阳虚衰日久，虚阳外浮，治宜温阳补肾。

处方：补骨脂15 g，杜仲15 g，附片10 g，肉桂12 g，熟地15 g，山芋肉15 g，泽泻15 g，茯苓15 g，丹皮12 g，山药15 g，炒白术15 g，肉苁蓉15 g。

10月29日复诊，服药6副，症状明显减轻，体温降至37.4摄氏度，形寒肢冷，腰膝酸痛，诸症明显改善。方中加巴戟天、鹿角胶各10g上方续进6副，1个月后随访，未曾复发。

患者发热，形寒肢冷，舌淡伴有齿痕，腰膝酸痛，乃肾阳虚衰。因此着重于温补肾阳，方中加味青娥丸合《医方论》桂附八味丸，为治肾命虚寒之正品，亦导龙归海之妙法，故仅服12副而收获全功。

整体观念，辨证施治是我们祖国医学的基本特点，它贯穿于中医学的方方面面，具有重要的指导意义，腰痛和发热为不同的疾病，在发展过程中出现同一性质的病症，因此而采用同一方法治疗，都可以用温补肾阳的方法治疗，即所说的“异病同治”，在此摘录于道远（爷爷第三代）临床感悟与大家共勉。

诊病是非常细致微妙的事，要求医生全神贯注，必领神悟，不能有一丝一毫之差，否则会事与愿违。

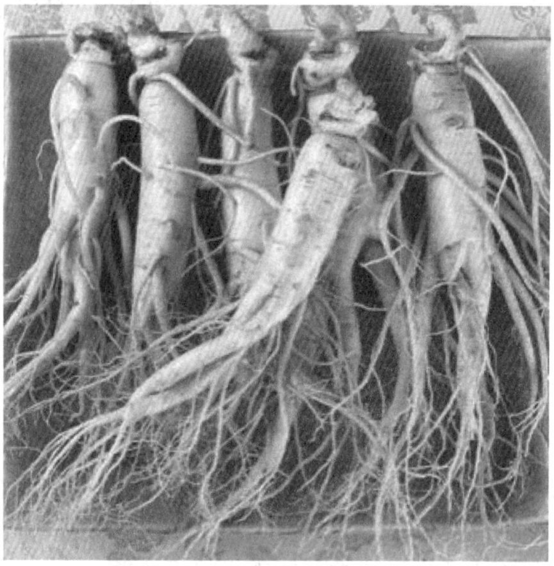

人参芦

【别名】参芦，竹节参

【汉语拼音】rén shēn lú

【植物形态】多年生草本，高30~70cm。根肥大，肉质，圆柱或纺锤形，末端多分歧，外皮淡黄色。叶为掌状复叶，具长柄；轮生叶的数目依生长年限而不同，一般1年生者1片三出复叶，2年复叶，最多可达6片复叶；小叶5，偶有7片，小叶柄长1~3cm；小叶片披针形或卵形，下方2片小叶较小，长2~4cm，宽1~1.5cm，上部3小叶长4.5~15cm，宽2.2~4cm，先端渐尖，基部楔形，边缘具细锯齿，上面绿色，沿叶脉有稀疏细刚毛，下面无毛。伞形花序单一顶生，总花梗长15~25cm，每花序有10~80多朵花，集成圆球形；花小，直径2~3mm；花萼绿色，5齿裂；花瓣5，淡黄绿色，卵形；雄蕊5，花丝甚短；子房下位，花柱2，基部合生，上部分离。果实为核果状浆果，扁球形，直径5~9mm，多数，集成头状，成熟时呈鲜红色，种子2颗，乳白色，直径4~5mm，扁平圆卵形，一侧平截。花期5月—6月，果期6月—9月。

【功能主治】涌吐，升阳。治虚人痰壅胸膈，气陷泄泻。

①《本草蒙筌》：“发吐痰沫。虚羸老弱，痰壅，难服藜芦，用此可代。”

②《本经逢原》：“盐哮用参芦涌吐最妙。”

经方治验分享

朱林圆
（湖北省易杏堂阳新中医研究所）

胃病是当今社会常见病。不同胃炎的临床表现会有所不同，常见的临床表现：上腹痛、腹胀、嗳气、反复出血、食欲不振、反酸、恶心、呕吐、乏力、便秘或腹泻等。多因饮食不洁、不节，或因贪食辛辣滋腻、寒凉之品，或感染寒湿。故治疗上当嘱咐患者注意饮食规律，勿贪食刺激厚味，以免预后不良。本篇以两个治愈医案供参考。

医案一：藿香正气汤加减

陈某，男，35 岁，渔业工人。

病史：患者自述自感纳谷不香，食后脘腹易胀，偶有疼痛，神疲乏力，易倦想睡，大便不爽。前往医院检查为慢性胃炎，口服奥美拉唑肠胃溶片可缓解症状，停药即反复。患者担心长期服用会给身体带来副作用，听亲友介绍求治于门诊。

刻下症：纳谷不香，脘腹胀痛，神疲乏力，大便不爽。查其舌质淡，舌苔白厚，脉沉缓。

诊断：患者因长期在水边工作，身体易染寒湿，以致纳谷不香，脘腹胀痛，神疲乏力，易倦犯困，大便不爽，此一系列皆因湿气而起，症属湿困脾阳。

治则：祛湿健脾，藿香正气汤加减。

处方：

藿香 10 g，白芷 15 g，陈皮 10 g，法夏 15 g，厚朴 10 g，苍术 15 g，甘草 10 g，枳壳 10 g，木香 10 g，山楂 15 g，茯苓 20 g，砂仁 6 g，扁豆 20 g。

水煎服，每剂煎 2 次，早晚各服用 1 次。

服药禁忌：勿食绿豆、辛辣、寒凉、酸腐之类的刺激性食物。

10 剂后，诸症已减轻，查其厚白苔已减轻。

效不更方，上方加白术 15 g 以助健脾之效。再进 10 剂。诸症已好转大半，查其薄白苔。

续服 10 剂。诸症皆除，病愈。

嘱咐患者因长期在水上劳动，当伴食健脾祛寒湿类食物，如山药、薏米、芡实，避免被寒湿之邪入侵。

对于湿困脾阳的患者，可以健脾除湿，方用藿香正气汤加减，主药为藿香、厚朴、陈皮、甘草和健脾除湿的茯苓、扁豆、山楂、木香、砂仁、枳壳，以及燥湿的白术、法夏和散寒的白芷。最后达到湿气除，脾健运，四肢有力，精神抖擞，胃口常开。

医案二：小柴胡汤加黄芪建中汤

何某，男，50 岁。

病史：患者晨起刷牙感觉干呕，后饮食欠佳，食即腹胀，胃部时有疼痛，神疲乏力症状已有数天，后前往当地医院求治，胃镜检查为慢性胃炎。在医院西药治疗半月不见任何好转，后闻讯求诊于门诊。

刻下症：患者工作期间经常饮食无规律，形体偏瘦，面色偏黄，晨起干呕，不思饮食，胃胀时痛，易倦嗜睡，小便清，大便溏软。查其舌淡苔白，脉沉。

诊断：初起晨起干呕，后饮食欠佳，食而腹胀，此应为肝气犯胃，不思饮食，后致脾胃失养，继而神疲乏力，面色萎黄，大便溏软。

症属肝气犯胃，脾虚症。

治则：疏肝健脾。小柴胡汤加黄芪建中汤。

处方：

柴胡 10 g，白术 15 g，白芍 15 g，甘草 10 g，枳壳 10 g，木香 10 g，内金 15 g，公英 15 g，山楂 15 g，元胡 15 g，陈皮 10 g，法夏 15 g，黄芩 15 g。

水煎服，每剂煎2次，早晚各服一次。

服药禁忌：勿食绿豆、辛辣、寒凉、酸腐之类刺激性食物。

嘱其服药期间安心治病，勿做大量工作，注意休息。

10剂后，干呕情况明显好转，未见胃痛情况，饮食和腹胀略有改善，精神已有好转，肢体比较乏力。

上方去元胡，加茯苓、黄芪各20 g。

10剂后，已无干呕情况，饮食及腹胀均好转很多，精神与乏力情况略有些许。

患者身体渐复，当以调养为主。

改方为香砂六君汤加减。

处方：党参15 g，茯苓20 g，白术15 g，炙甘草15 g，陈皮10 g，法夏15 g，木香10 g，砂仁6 g，内金15 g，公英15 g，黄芪30 g，枳壳10 g。

10剂后，症状已消失，后带病友前来诊治。

嘱其备服香砂养胃丸，以巩固疗效。

患者常因饮食不洁、不规律，损失脾胃，或长期劳累，耗损肝脾。患病期间往往因饮食问题，迁延难愈，在治疗上，忌口问题应注重。方中柴胡、枳壳、白术、陈皮、法夏，以疏肝健脾理气降逆；木香、山楂、元胡、白芍、甘草，行气除胀缓急止痛；内金、公英配对治胃炎效药，佐以黄芩。病情好转，后改补气健脾方，以健脾养胃，稳固根本所在，强健体魄，方能抵御外邪侵犯。

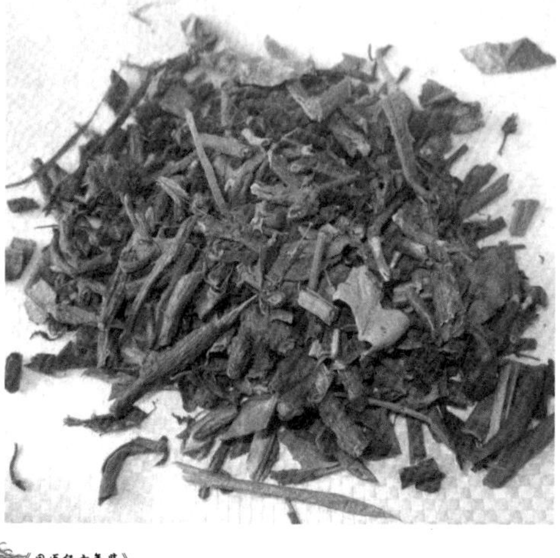

回心草

【别名】茴心草，茴薪草，铁脚一把伞，岩谷伞

【汉语拼音】huí xīn cǎo

【植物形态】红大叶藓

多年生苔藓植物；根茎横走，长5～8厘米，暗红褐色，有多数毛状根；茎直立，红褐色，高2～3.5厘米。茎下部的叶较小，膜质，呈鳞片状贴生；茎顶的叶较大，多数簇生如花苞状，叶片长倒卵形，长5～8毫米，宽2～3毫米，边缘下部全缘，内卷，上部有锯齿，叶中肋单一。蒴柄细，长3～5厘米。孢蒴圆柱状长卵形，长7～8毫米，红黄色，下垂。孢子期夏、秋。

生于潮湿林地、沟边阴湿土坡，或湿润的岩石上及石缝中。分布于云南等地。

【功能主治】安神镇静。治心脏病心慌、心悸，神经衰弱。

①《云南中草药选》："镇静，壮阳。"

②《云南思茅中草药选》："安神镇静。治心慌、心悸、心脏病。"

【作者简介】朱林圆，女，出生于1993年，毕业于湖北高等中医药专科学校。2014年在湖北中医院实习。现在湖北易杏堂阳新中医研究所工作。16岁师从民间国医成名中医师，临证、抓药、抄方。擅长治疗中医妇科，消化内科。参加2014年度国家中医药管理局名老中医学术思想流派传承项目学习班学习；2015年参加第26届全国名老中医药专家沈绍功（上海沈氏女科第19代传人，先祖为明代御医）临床经验高级师承班学习；2015年参加第二届仲景论坛暨国医大师学术经验传承研修班。多次参加石学敏、孙光荣、唐祖宣、金世元、张大宁等国医名师的学习班，并多次参加大型中医药学术交流会。

自组三三汤加味临床治疗小儿咳喘思辨录

肖洪波
（浙江省台州市汇仁德泰中医馆）

【摘要】自组三三汤加味治疗小儿咳喘，由三拗汤、三子养亲汤、焦三仙组合而成，对症加减，效果甚佳，经得起临床检验。

【关键词】小儿咳喘；三三汤；临床加减；辨治思维

案例一：

肖仔，2岁5个月，初诊于2019年11月，霜降时节。其母代言，一周前晚上在小区玩耍汗出受凉后，发热，流涕，稍咳嗽，经服退热药、感冒灵颗粒等热退，流涕止，咳嗽加剧。

经医院检查诊断为支气管炎。服头孢克肟颗粒、易坦静等，效果不佳，遂来我门诊求治。

刻诊：小儿神清，不发热，耳温36.8摄氏度，咳嗽伴痰鸣声，面色白，手欠温，纳谷不香，大便二日未行，舌红苔白略厚稍腻，指纹红达风关。

诊断：小儿咳喘，证属痰浊阻肺，胃失和降。

处方：炙麻黄3 g，苦杏仁6 g，甘草2 g，炒芥子5 g，葶苈子5 g，炒苏子10 g，炒莱菔子10 g，焦三仙各10 g，红花1 g，酒大黄2 g。3剂。另加黄梨1个（削）同煎水服，每次服80~100毫升，日3服。

后告知，1剂后，咳嗽大减，大便通，思饮食；3剂后，偶闻咳嗽一两声，纳佳，活泼好动如初。嘱无须再服药，好转八九分即可，余其自愈。另深秋时节，气温变化大，注意增减衣服。

案例二：

吴妞，5岁，2020年元月初诊，冬至时节。半月前气温狂降15摄氏度，一夜由夏入冬，受凉感冒后，曾输液5天。半月来，不发热，时鼻塞流清涕，唯咳嗽时轻时重反复发作，余可。

刻诊：患儿面白发清，神疲，手凉，不发热，咳嗽痰声漉漉，纳差，大便溏，舌淡苔白润，脉细。

诊断：小儿咳嗽，证属痰湿阻滞，肺脾气虚。

处方：炙麻黄6 g，苦杏仁6 g，甘草3 g，炒芥子10 g，炒苏子10 g，细辛6 g，五味子6 g，白芍10 g，干姜6 g，紫菀10 g，太子参10 g，茯苓10 g，陈皮10 g，姜半夏6 g，辛夷10 g，桔梗10 g，仙鹤草15 g，焦三仙各10 g。

3剂，另加黄梨1个（削）水煎服，日3服。

二诊：咳嗽大减，鼻通涕止，纳谷香，大便可，精神劲恢复。处方：炙麻黄3 g，苦杏仁6 g，甘草3 g，炒芥子6 g，炒苏子10 g，炒莱菔子10 g，太子参10 g，茯苓10 g，陈皮10 g，补骨脂10 g，焦三仙各10 g。3剂。

案例三：

王童，男，4.5岁，初诊于2019年12月，小雪时节。天气不冷反热，冬行夏令，一大批儿童时行感冒，幼儿园、小学停课者甚多。临床症状以高热、咽干咽痛、草莓舌为主。王男童初诊前已在大医院输液5天，高热已退，咽干痛减轻，但咳嗽愈频，服抗菌素、孟鲁司特等效果不佳，遂来求治中医。

查体：体温正常，精神尚可，舌红苔薄黄干，咽暗红，阵发性剧咳，咳甚恶心呕吐，黏痰咳不出，纳差，3日未大便。

诊断：小儿咳嗽，证属邪热郁肺，气阴两伤。

处方：炙麻黄3 g，苦杏仁10 g，甘草3 g，葶苈子10 g，炒莱菔子10 g，白芍10 g，玄参10 g，麦冬10 g，太子参10 g，法半夏3 g，桔梗6 g，连翘10 g，芦根15 g，酒大黄5 g，红花1 g，焦三仙各 10 g。

3 剂。另加黄梨 1 个（削）同煎水服，日 3 服。

二诊：偶咳，神足，纳可，大便通，舌淡红，苔薄润。

处方：炙麻黄 3 g；苦杏仁 6 g，甘草 3 g，炒苏子 10 g，炒莱菔子 10 g，太子参 10 g，茯苓 10 g，陈皮 6 g，炒扁豆 10 g，连翘 10 g，焦三仙各 10 g。2 剂。

咳喘思辨

小儿咳喘临床上主要以咳嗽、呼吸音粗重、有痰不会咳出、纳食减退，甚者咳吐、脸憋气涨红等为特征的一组症状，属慢性支气管炎、支气管哮喘范畴，多由外感治疗不当、邪气入里、郁滞肺胃而成。表现无怪乎咳、喘、痰、炎、热，主要因痰、热致病，而带兼夹，或痰湿、痰热、痰瘀，或耗气、伤阴等。

基本病机是痰浊内郁，肺失宣肃，多有胃失和降，或乳食积滞，或腑气不通，或脾肺气虚，或气阴亏耗等。

体质思辨

其一，小儿纯阳之体，脏腑娇嫩，外邪侵袭，来去迅速。若表证、卫分解之不透、不当，最易引邪入里，肺胃受之。其二，物质丰富，小儿喂养失当，或营养过剩，或不食主食，致肥胖气虚或瘦小体弱，二者为最，皆后天脾胃受损也。其三，条件优越，就医条件和生活条件，特别是抗菌素滥用和雾化吸入，大大降低了小儿自身应有的抗病能力。一有风吹草动，就死灰复燃，反复感冒、咳嗽，临床最是常见。

组方思路

三拗汤宣肃肺气，由麻黄、杏仁、甘草组成，改用炙麻黄止咳平喘第一要药。三子养亲汤祛痰止咳平喘之妙方，寒痰、湿痰选用炒芥子，热痰、黏痰选用葶苈子，痰浊有化热之势，郁闭肺气重者，亦可同时选用，炒苏子兼宽胸降气，炒莱菔子兼降气通便，此四子可根据症状灵活选用。炒麦芽、炒神曲、焦山楂此三味，消食导滞，健脾开胃，鼓舞胃气生长，促进小儿快速康复。

三方合用，痰祛、肺宣、胃降、腑通，使肺胃之气复常，不上逆而咳止。一般小儿咳嗽，炙麻黄 3~6 g，苦杏仁 5~10 g，甘草 1~3 g，炒芥子 5~10 g，葶苈子 5~10 g，炒苏子 10 g，炒莱菔子 10 g，焦三仙各 10 g，两三剂即可。

加味思辨

久咳者加桔梗、仙鹤草、补骨脂、红花以补虚通络，气虚者加太子参、茯苓、陈皮以健脾益气，便闭者加制大黄，重杏仁、莱菔子以通腑降气，偏热者加桑白皮、芦根、连翘以泄热利尿，偏寒者加紫菀、冬花以温肺止咳，咽红苔干者加玄麦甘桔以滋阴润肺，痰热闭阻者加小陷胸以清热祛痰散结，痰饮漉漉者加小青龙以温肺化饮，气阴亏耗者加麦门冬汤以益气滋阴。

临床心得

1. 给邪以出路，透表、通便、利尿三者同用见效快。

2. 少佐活血通络之品，如红花、桃仁、当归、丹参等，剧咳则损肺络，痰必夹瘀是也。

3. 黄梨味甘性凉多汁，既润肺化痰止咳，又可矫药味，喝梨子水小孩好接受，一举多得。

4. 后期巩固要重视，常用六君子加补骨脂、五味子；体虚易汗者用玉屏桂枝加山楂、五味子；以期补火暖土，培土生金，正气存内，邪不可干。

总结思考

小儿咳喘最是常见，每每家长担心、烦心劳心不已。究其原因，看似表证已解，实则邪气郁伏，往往是受凉、伤风，发热，一顿清热解表解毒、抗菌素，猛操作，看似不发热，表证消退，实则引邪入里，侵犯肺胃，相结成痰，胃失和降、肺失宣肃，咳嗽不止，迁延不愈。

自组三三汤加味裁化，恰合病机，效果经得起反复验证。既少了查血、拍片之烦琐，又节省了费用，还能使小儿快速康复。

兔髓汤合柴胡桂枝龙牡汤加味治疗不明原因发红发热

肖洪波

（浙江省台州市汇仁德泰中医馆）

临床医案：

苏某某，女，25岁，台州椒江人。10年前偶然自觉发热，脸颊出现胭脂红色，但很快退去，未引起重视，以为是女孩子青春期表现，3年前大学毕业，走上工作岗位，每遇紧张、压力大时，就自觉脸上发热，红斑出现，且愈来愈重。

2018年开始，每天出现规律性自觉性发热、红斑，但能消退，每到深秋开始加重，持续时间加长。多次到当地几家大医院检查治疗，未查出病因，未给出明确诊断。

2019年入冬以来，病情加重，从单位离职，开始了一整年的求医之路，辗转于杭州、上海各大医院，给了一个“玫瑰斑疹发热”似是而非的诊断，多药轮番治疗，但效果甚微，从上午九点左右发热，慢慢演进到凌晨两三点发热，整晚整晚无法入睡，痛苦不堪，长期服用控抑郁焦虑药物。为了能让她保持清醒，上海大医院教了她这套喷水吹风扇，物理降温之法，度过最热的几个小时，以待自我体温中枢调节。

2020年入冬以来病情更甚，女孩厌世情绪更重，已不与外人言，遂抱着死马当活马医的想法，终于踏进了我这小小的中医门诊。

刻诊：自觉头面发热，双颧绯红对称，以累及目、耳、面。神清，体温正常，不出汗，心烦不安，几乎整晚不眠，白天中午能迷糊个把小时，下午开始自觉发热减轻，颧红减退些，到凌晨一点左右又开始发起来。纳谷不思，二便尚可，月经不定期，量少色淡，来时绵绵作痛，得温可缓。四肢不温，喜热水不多饮，舌质肉红皱裂满布，无苔，脉尺弱，关弦细滑，寸大。

如何诊断、如何辨证、病因是什么、病机是什么、如何开方、怎样开药，上海顶尖的医院也没查出原因，但凡有一丝方法，也不会采用如此之物理降温之策，一个个疑问皱上眉头。推脱吧，又是好友介绍，加之一个刚大学毕业的女孩，花一样的年龄，随时有凋谢的可能。刚好那段时间正在细读《黄元御医集》，此不正合阳失阴根，阳脱证乎？遂拟兔髓汤合柴胡桂枝龙骨牡蛎汤加减，以其能敛阴潜阳、安神定志，水火既济、心肾交通。

处方：玄参45 g，生龙骨30 g，煅牡蛎30 g，五味子15 g，黑附子15 g，法半夏15 g，党参30 g，甘草10 g，柴胡10 g，桂枝15 g，炒枳壳10 g，炒白芍20 g，茯苓30 g，郁金10 g，石菖蒲10 g，制远志10 g，酸枣仁30 g。

3剂，冷水泡1小时，大火烧开，小火慢煎1小时，日3服。

特告知，服药后可能会出现头晕感、大便次数增多、拉黑色稀大便等瞑眩反应，属正常现象，不必担心。3天后再来，如果有效果，病情很快就会有转机；如果没有，再谋他法。

二诊：2020年12月29日，3剂后，晚上能睡三四个小时，两颧发红减轻，头面发热发烫大减，心情舒畅许多，终于有了久违的笑容。舌脉同前。

效果显著，信心大增，前方加干姜10 g，菟丝子15 g，熟地黄30 g，麻黄3 g，鹿角霜15 g。10剂，煎服法同前。

三诊：2021年1月9日，心情已不烦躁，每晚能睡五六个小时，发红发热时间为上午8～10点，吹热空调风加重，已不需要用喷水吹风物理降温法。舌同前，脉左沉细寸弱，右弦细。效不更方，14剂。

四诊：2021年1月23日，发红发热时间为上午9～11点，眠浅多梦，舌淡红裂纹减少变浅，有少许薄白苔，脉左沉细，右弦细。考虑春节将至，新的一年开始，病情已经控制，可调整为每晚服1次，春节几天不服药亦可。

处方：玄参30 g，生龙骨30 g，煅牡蛎30 g，五味子10 g，黑附子15 g，法半夏15 g，党参15 g，甘草10 g，柴胡10 g，桂枝15 g，炒枳壳10 g，炒白芍20 g，茯苓15 g，酸枣仁30 g，菟丝子15 g，熟地黄30 g，麻黄6 g，鹿角霜15 g，川芎10 g，川牛膝15 g。20剂。

2021年3月6日来诊，每天就晨起时有发红发热现象，15分钟左右可缓解，月经也正常了，已准备重新工作。后按前方加减调治两个月余，基本痊愈。

2021年11月20日来诊，担心入冬后天气冷会复发，两颧偶现指甲面大红斑，舌淡红裂纹，舌苔薄白，脉沉缓。给予膏方一料，服用两个月。至今随访如常。

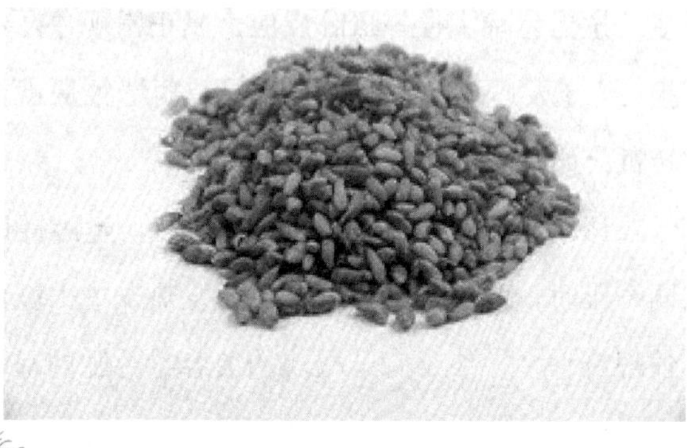

柏子仁

【别名】柏实，柏子，柏仁，侧柏子

【汉语拼音】bǎi zǐ rén

【植物形态】常绿乔木，高达20m，胸径可达1m。树皮薄，浅灰褐色，纵裂成条片。小枝扁平，直展，排成一平面。叶鳞形，交互对生，长1~3mm，先端微钝，位于小枝上下两面之叶露出部分倒卵状菱形或斜方形，两侧的叶折覆着上下之叶的基部两侧，呈龙骨状。叶背中部均有腺槽。雌雄同株；球花单生于短枝顶端；雄球花黄色，卵圆形，长约2mm。球果当年成熟，卵圆形，长1.5~2cm，熟前肉质，蓝绿色，被白粉；熟后木质，张开，红褐色；种鳞4对，扁平，背部近先端有反曲的尖头，中部种鳞各有种子1~2颗。种子卵圆形或长卵形，长4~6mm，灰褐色或紫褐色，无翅或有棱脊，种脐大而明显。花期3月—4月，球果9—11月成熟。

【功能主治】养心安神，润肠通便。治惊悸，失眠，遗精，盗汗，便秘。

①《本经》：“主惊悸，安五藏，益气，除湿痹。”

②《别录》：“疗恍惚，虚损吸吸，历节，腰中重痛，益血止汗。”

③《药性论》：“能治腰肾中冷，膀胱中冷脓宿水，兴阳道，去头风，主小儿惊痫。”

④《日华子本草》：“治风，润皮肤。”

⑤《纲目》：“养心气，润肾燥，益智宁神；烧沥治疥癣。”

⑥《岭南采药录》：“治跌打；以盐渍之，煎服，能治咳嗽。”

⑦《贵州民间方药集》：“治咳止喘，收敛止血，润肺健胃，利尿消炎。”

【作者简介】肖洪波，主治中医师，湖北省阳新易杏堂中医研究所研究员，现供职于浙江省台州市汇仁德泰中医馆。

谢帆经方临床诊疗医案5则

谢　帆
（河南省南阳市宛城区知名中医门诊部）

医案1：大柴胡汤治疗“小儿夜间反复发热”

龚某某，女，4岁。

首诊时间：2022年3月28日。

主诉：夜间反复发热。

现病史：夜间发热，反复数日，自行服用小儿柴桂颗粒不减轻，咳嗽，肚子疼，大便干，舌红苔黄，手纹红滞。经询问得知，患儿发病前一天在幼儿园食用鸡腿后又回家进食过量。

诊断：小儿发热——内有积热，外受风寒。

治则：清热化积，理气运脾。

方药：柴胡12 g，黄芩9 g，白芍6 g，枳实6 g，酒大黄3 g，清半夏6 g，陈皮6 g，神曲9 g，知母12 g，生姜3片。

服用方法及注意事项：3剂，水煎服，每日1剂，每日3次，每次200mL。嘱家长注意监督忌食辛辣、油腻，规律作息。

后未见患者复诊，遂电话回访，家长答：服第1剂当晚，热势即减退，咳嗽、腹痛也减轻，3剂服完，正常上学去了。

病案分析：患儿先有食积，又逢天气凉热不调，后有外感，以致往来寒热、咳嗽、腹痛，故选方须用通里解表之剂，方用大柴胡汤加味。大柴胡汤乃少阳阳明合治之方，往来寒热、热结在里，是邪已内实，因其内实而下解之，乃通以去塞之法也。再加陈皮以理气，与半夏共奏止咳化痰和胃之功；加神曲以消食除满兼解表；加知母以清泄三焦之火并滋阴。此案贵在重视询问病史，能抓住小儿的饮食特点选方，配伍适当，辨证准确，故患儿服药后效果良好。

医案2：柴胡桂枝干姜汤治疗“午后发热”

程某某，女，31岁。

首诊时间：2022年4月2日。

主诉：自觉午后发热，反复数天。

现病史：自诉从3月27日接种新冠疫苗第三针后，乏力倦怠，身热，口微渴，项背疼，饮食可，便溏，体温37.1摄氏度，每天从午后到夜间体温逐渐升高至38.0摄氏度，晨起又恢复正常，反复数日，舌淡，舌苔白，脉虚细数。

诊断：发热（少阳病）。

治则：清热敛阴，和中解表。

方药：党参15 g，炒白术15 g，茯苓10 g，甘草10 g，黄芪50 g，当归10 g，陈皮10 g，柴胡15 g，防风10 g，知母18 g，紫苏15 g，生姜3片。

服用方法及注意事项：3剂，水煎服，每日1剂，每日三次，每次200~250mL。嘱注意忌食辛辣、油腻，规律作息。

二诊：2022年4月6日，服药后乏力好转，每天仍身热，37.4摄氏度，月经来一天。

方药：柴胡20g，桂枝15g，干姜10g，天花粉20g，黄芩15g，牡蛎10g，甘草10g。

3剂，服用方法及注意事项依旧。

三诊：2022年4月9日，体温稳定在36.8摄氏度以下，精神明显好转，月经将尽，二便正常。

方药：桂枝 10 g，肉桂 5 g，白芍 15 g，炙甘草 10 g，生龙骨 15 g，生牡蛎 15 g，生姜 15 g，大枣 30 g。

3 剂，服用方法及注意事项依旧。嘱注意忌食辛辣、油腻，规律作息。如无再发热，服完可停药。

后期随访，体温正常，无复发。

病案分析：患者因接种疫苗引起反复发热症状，首诊考虑其既往身体情况给予补中益气汤加减，益气清热滋阴。二诊患者有缓解，但每日仍往来寒热，遂调整思路，抓住“往来寒热”这一主症，结合“口微渴”“便溏”等症状，改用柴胡桂枝干姜汤加减。刘渡舟教授在其《〈伤寒论〉十四讲》中明确指出，本方“治胆热脾寒，气化不利，津液不滋所致腹胀、大便溏泻、小便不利、口渴、心烦，或胁痛控背、手指发麻、脉弦而缓、舌淡苔白等证”。患者往来寒热、口渴诸证，均为病在少阳，少阳枢机不利，胆热郁于上所致。便溏则是患者脾胃虚寒的表现，是判断太阴病的主要依据。三诊，患者症状大减轻，体温恢复正常，因其月经将尽，体虚初复，改用桂枝汤加生龙骨、生牡蛎，和解固阴。

按：此患者素体虚弱，经常因劳累、月经不调而引发气虚发热、低热等，为我诊室老病号，此次发病，医家首诊根据以往病情判断为“气虚发热”，二诊始知“气虚发热”的判断是先入为主了，改以“少阳发热”而投柴胡剂，效果明显。此病案说明医者切忌先入为主，同一患者、同一病症也要仔细辨证方能找到病机。

医案 3：病案“产后缺乳”治疗经验

庄某某，女，29。

首诊时间：2020 年 3 月 14 日。

主诉：产后 18 天，缺乳。

现病史：产后 18 天，奶水稀少，腹带去掉之后觉气不足，恶露已净，大便头干，舌质暗，舌尖红，苔白厚（微信述病）。小儿大便稀，起眼屎。

诊断：产后缺乳——寒湿内盛，气虚血瘀。

治则：祛寒除湿，活血通乳。

方药：黄芪 15 g，白术 15 g，羌活 10 g，防风 10 g，苍术 10 g，细辛 3 g，川芎 10 g，白芷 10 g，熟地黄 10 g，黄芩 10 g，泽泻 10 g，桂枝 10 g，甘草 6 g，通草 6 g，生姜 3 片。

服用方法及注意事项：6 剂，水煎服，每日 1 剂，每日 3 次，每次 200~250mL。忌食辛辣、油腻。

二诊：2020 年 3 月 22 日，奶水比以前多了，晚上奶水仍不够，小便一天五六次，舌质转红，舌苔薄白。小儿各方面均正常。

方药：党参 30 g，黄芪 30 g，炒白术 15 g，当归 45 g，白芍 15 g，熟地黄 15 g，甘草 10 g，防风 10 g，桂枝 10 g，半夏 10 g，陈皮 10 g，通草 6 g，王不留行 6 g，生姜 5 片。

服用方法及注意事项：6 剂，水煎服，每日 1 剂，每日 3 次，每次 200~250mL。忌食辛辣、油腻。

病案分析：《妇人大全良方》：“凡妇人乳汁或行或不行者，皆由气血虚弱，经络不调所致也。”《三因》论曰：“产妇有二种乳脉不行，有气血盛而壅闭不行者，有血少气弱涩而不行者；虚当补之，盛当疏之。”《傅青主 女科》：“乳乃血所化而成也，无血固不能生乳汁，无气亦不能生乳汁。”又曰：“产后数日，宜其有乳，而两乳胀满作痛，是欲化乳而不可得，非气郁而何？”历代医家论缺乳，皆从气血两端论治，殊不知今人生产，必有打针输液，而后湿滞受寒，以致缺乳，故治当先除湿祛寒，寒湿但去，气血得复，乳汁可生。方药用九味羌活汤合桂枝汤合玉屏风加减，而后再用补血行气之法，佐以通利之药，乳汁自出。

医案4：病案“乳癖（乳腺增生）”治疗经验

杨某，女，40。

首诊时间：2020年8月16日。

主诉：乳腺增生数年，经常疼痛。

现病史：乳腺增生数年，时时疼痛，每因情志而发作，夜卧转侧痛剧，眼睛飞蚊症，月经量少，舌质暗，舌苔白厚，脉沉弦细。

诊断：乳癖——肝郁血虚。

治则：养肝血，理脾气，化郁结。

方药：熟地30 g，当归15 g，白芍15 g，川芎10 g，甘草20 g，荆芥10 g，防风10 g，陈皮60 g，海藻30 g，皂角刺25 g，半夏15 g，苍术15 g，香附30 g，茯苓15 g，神曲10 g，生姜3片。

服用方法及注意事项：12剂，水煎服，每日1剂，每日3次，每次200~250mL。忌食辛辣、油腻。嘱患者保持心情舒畅，规律作息，再有不适再就诊。

患者后又数诊，皆以上方加减，半年后随访，胀疼消失，病愈。

病案分析：《外科正宗》：“乳癖乃乳中结核，形如丸卵，或坠重作痛，或不痛，皮色不变，其核随喜怒消长，多由思虑伤脾，怒恼伤肝，郁结而成也。”清人余听鸿《外证医案汇编》：“乳症，皆云肝脾郁结，则为癖核；胃气壅滞，则为痈疽。”乳房病变，主要由于肝气郁结、胃热壅滞、冲任失调、肝肾不足、痰瘀凝结、乳汁蓄积或外邪侵袭等而导致。患者形体干瘦，面色青黄，月经量少，每因情志而发病，故辨证为肝郁血虚，治疗当养血行血，理气散结。组方用四物汤合陈皮饮子合苍附导痰汤加减，患者服药后效果良好。

医案5：“月经后期、不孕、胎漏”治疗经验

冯某某，女，36。

首诊日期：2020年8月22日。

主诉：月经不至，推迟近2个月。

现病史：月经不至，推迟近2个月，多年欲孕而不孕，头晕，面色萎黄，乏力倦怠，能食与便溏并见，大便不畅，舌红少苔，边有齿印，脉虚涩数。

诊断：月经后期、不孕——气阴两虚。

治则：益气养阴，补血活血。

方药：黄芪60 g，当归15 g，熟地30 g，鸡血藤30 g，党参25 g，荆芥10 g，防风10 g，泽兰15 g，葛根30 g，知母30 g，川牛膝10 g，甘草6 g，生姜3片。

服用方法及注意事项：6剂，水煎服，每日1剂，每日3次，每次200~250mL。忌食辛辣油腻。

二诊：2020年8月31日，经来第三天，量少将尽，舌红少苔，脉虚细数。自诉经常性月经推迟，甚则数月一至，多伴腹痛量少，欲孕多年不能怀孕。

方药：熟地30 g，当归15 g，白芍15 g，川芎10 g，荆芥10 g，防风10 g，半夏10 g，陈皮10 g，葛根30 g，竹茹30 g，知母30 g，鸡血藤15 g，甘草10 g，生姜3片。

服用方法及注意事项：6剂，水煎服，每日1剂，每日3次，每次200~250mL。忌食辛辣油腻。嘱患者留意下次月经时间，经前再来就诊。

三诊：2020年9月23日，但觉小腹下坠，似有经来。问：本月避孕否？答：否。问：早孕试纸测否？答：测过，阴性。眠浅多梦，能食便溏，舌红少苔，脉滑数。

方药：生地黄15 g，熟地黄15 g，当归15 g，白芍15 g，川芎10 g，荆芥10 g，防风10 g，半

夏10 g，陈皮10 g，葛根25 g，知母30 g，甘草10 g，生姜3片。

服用方法及注意事项：6剂，水煎服，每日1剂，每日3次，每次200~250mL。忌食辛辣、油腻。嘱患者卧床静养。

四诊：2020年10月26日，妊娠2个月，4天前见红，量不多，两天前做检查，各项指标均正常，眠差，乏力倦怠，精神欠佳，食欲旺，偶有恶心，舌红苔薄，脉滑虚。

方药：党参25 g，熟地25 g，当归15 g，白芍15 g，川芎10 g，防风10 g，砂仁10 g，紫苏10 g，黑杜仲10 g，苎麻根15 g，甘草10 g，生姜3片，大枣3枚。

服用方法及注意事项：3剂，水煎服，每日1剂，每日3次，每次200~250mL。忌食辛辣、油腻。嘱患者卧床静养。

五诊：2020年10月29日，乏力好转，精神可，能食善饥，伴恶心，舌红，苔薄，脉虚滑。

方药：党参30 g，炒白术10 g，茯苓6 g，熟地15 g，当归15 g，白芍10 g，黄芩15 g，麦冬10 g，紫苏10 g，砂仁10 g，黑杜仲10 g，苎麻根15 g，甘草10 g，生姜3片，大枣3枚。

服用方法及注意事项：6剂，水煎服，每日1剂，每日3次，每次200~250mL。忌食辛辣、油腻。嘱患者静养，减少活动。

经治疗，患者漏止胎安，后又陆续调理数次，足月顺利生产。

病案分析：《女科要旨》云：“妇人无子，皆由经水不调。”“种子之法，即在于调经之中。”女子肾中精气充足，天癸至，冲任充盈，胞宫得养，月事以时下，才能受孕。《医宗金鉴》：“若为三因之邪伤其冲任之脉，则有月经不调，赤白带下，经漏，经崩等病生焉。或因宿血积于胞中，新血不能成孕，或因胞寒胞热，不能摄精成孕，或因体盛痰多，脂膜壅塞胞中而不孕，皆当细审其因，按证调治。”因此治疗不孕首要调经，若由血瘀、血热、宫寒、痰盛等引起的月经不调，应先治其病，病愈而月经自调，受孕则水到渠成。

本案患者形体瘦小，面黄唇淡，生活不规律，经常熬夜，月经量少，常常迟至，甚至两月不至，辨证为血虚气虚并伴阴虚血热，治疗宜先活血调经，后养精种子，方药以益气活血汤为主加减，兼顾滋阴清热。三诊时虽试纸检测为阴性，但不排除怀孕，故用四物汤加减，有孕可安胎，无孕可养血。

至四诊时，患者妊娠两月而落红，《妇人规》，“妊妇经血不固者，谓之胎漏”，时又值经期，《女科切要》，“值经期而见血，每月一至，名曰漏胎，宜服安胎饮”，故治疗选用安胎饮加减，方中四物佐以杜、苎则补血固肾，党参佐以紫苏、砂仁，则补气以健中。五诊时考虑到患者素体气血两虚，气不摄血，故增加益气健脾、益胃生津之品。效果良好。

此病案从调经入手，先治月经后期，再调理不孕，后治胎漏，总结数次用方，均以养血补血为总原则，《妇人大全良方》明确指出“女子以血为本”，血盈而气足，则经调孕成。

【作者简介】谢帆，主治医师，中医妇科专长备案医师，河南省南阳市中医药局首批中医世家，南阳宝芝堂传承人，宛城区知名中医门诊部值诊医师，南阳张仲景传统医药研究会第三届理事，河南省中医药研究促进会会员。出身中医世家，毕业于南阳理工学院张仲景国医国药学院，从医近20年，理论基础扎实，临床经验丰富。

治疗范围：中医妇科、内科、儿科常见病。

擅长运用家传特长调理治疗不孕症、月经不调、痛经、乳腺增生等妇科疾病，以及失眠、头晕、高血压、心脏病、胃肠道疾病、胆囊炎、小儿厌食、夜啼、积滞等内科、儿科疾病。

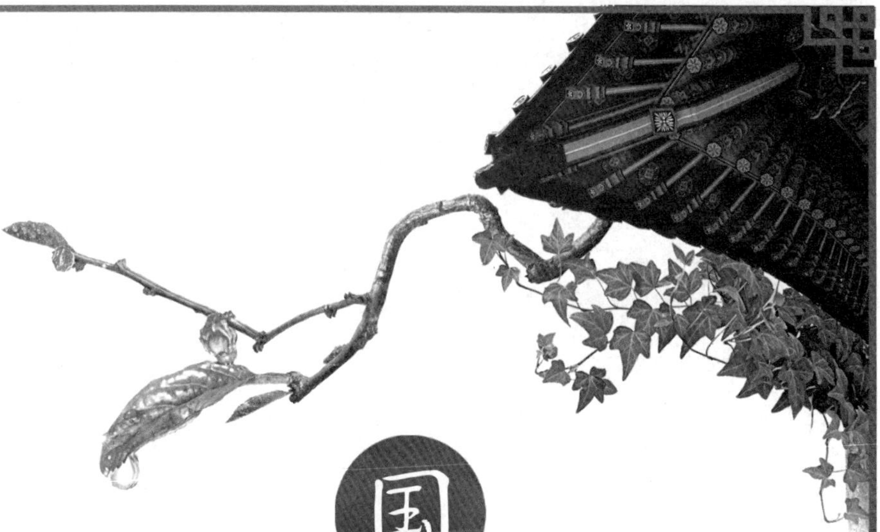

国医经方年鉴 2022

年度成果

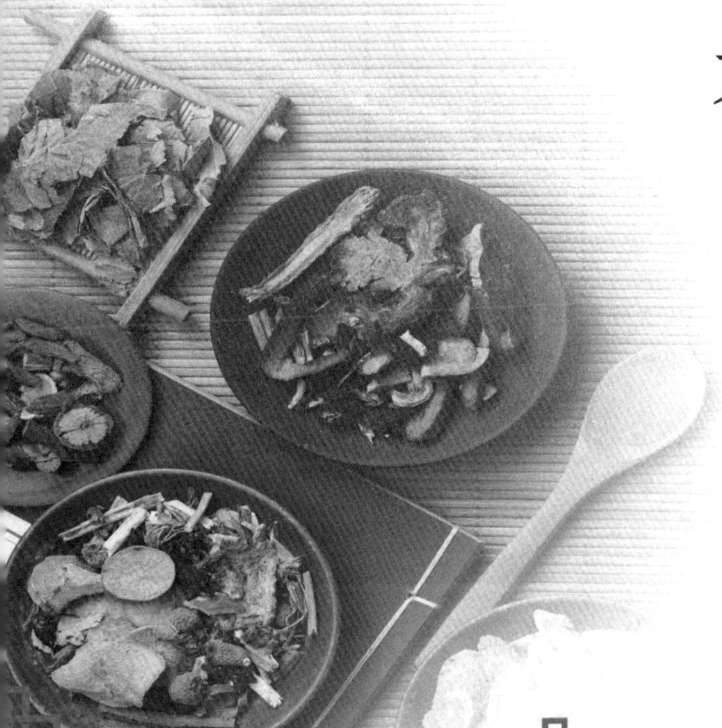

國醫經方年鑒

王平等教授学验选编

1.《黄帝内经》健康标准探析

王 平
湖北中医药大学老年医学研究所，国家中医药管理局内经学重点学科，武汉 430065

摘要：《黄帝内经》是中医学奠基之作，文章就《黄帝内经》关于人体健康标准的条文，归纳出“平人”的普通健康标准内涵是形与神俱、九候若一、阴平阳秘、婉然从物；且《黄帝内经》健康概念还包括“真至圣贤”的高龄长寿模型、“小少壮老”的生命全周期维度，及“女七男八”的特殊生理演变规律；四者之间相互补充促进，共同形成了丰富而独特的《黄帝内经》健康标准。该标准将为“以疾病为中心、以患者为中心”的医学模式转变成“以健康为中心”的“大医学”模式提供健康评判准绳。

关键词：黄帝内经；健康标准

注：本文原载于《中华中医药杂志》2021年第1期。

2.经方辨证依据症状反应

冯世纶
中日友好医院，北京 100029

摘要：中医以“法象”思维认识和治疗疾病，《伤寒论》提出“随证治之”，即属这种思维。这一思维明示了经方的治病方式方法，胡希恕率先明确称为辨证依据症状反应。症状反应，即指患病后出现的症状。经方的理论，即主要是根据症状反应总结的治病规律。经方的辨证施治，辨证依据症状反应，不同于医经、时方的经络脏腑、五行六气、体质、病因等辨证方法。认清这一学术思想，对读懂《伤寒论》将起关键作用，对指导临床治病将起重大作用。

关键词：症状反应；辨证施治；经方；医经；胡希恕；伤寒论

注：本文原载于《中华中医药杂志》2021年第1期。

3.仲景阴阳五行诊疗体系浅论

王德辰 魏 莉 梁玲君 高 飞 李良松
北京中医药大学，北京 100029

摘要：疗效是中医的灵魂，张仲景作《伤寒杂病论》，不仅具备严密的理论体系，且临床屡用不爽，是中医药未来发展过程中传承创新的源头活水。阴阳五行是中医学理论体系构建的核心哲学思维基础。在《伤寒杂病论》中，张仲景应用“阴阳藏府系统”进行诊疗近乎完美地对此进行了诠释，构建了理法方药并存的阴阳五行诊疗体系，古今奉为圭臬。文章选取《伤寒杂病论》几个较佳版本，尝试以阴阳五行思维探求张仲景的诊疗体系，为中医临床与科研提供参考。

关键词：张仲景；中医学；阴阳五行；诊断；治疗；体系；《伤寒杂病论》

注：本文原载于《中华中医药杂志》2021年第1期。

4.药对配伍策略及其内在机制研究述评

顾俊菲[1] 刘 培[2] 陶伟伟[3] 宿树兰[2] 程海波[4] 孙东东[5]
1. 南京中医药大学中医学院·中西医结合学院 南京 210023；江苏省方剂研究重点实验室，南京 210023

2. 江苏省方剂研究重点实验室，南京 210023
3. 南京中医药大学中医学院·中西医结合学院
南京 210023
4. 国家中医药管理局名医验方评价与转化重点研究室，南京 210023
5. 南京中医药大学中医学院·中西医结合学院
南京 210023；江苏省方剂研究重点实验室，南京 210023；国家中医药管理局名医验方评价与转化重点研究室南京 210023

摘要：药对是方剂的最小特色单位，体现了中医遣方用药所蕴含的规律和经验。近年来，围绕药对的功效物质、效应评价及配伍机制等方面开展的现代研究，为中药配伍、方剂应用的内涵阐释以及创制中药健康产品提供了参考和依据。课题组系统梳理药对研究现状与进展，提出药对研究应遵循整体观念，充分结合现代科学技术新方法、新手段，注重学科交叉与协作，聚焦揭示药对配伍、用法的科学性与合理性，为阐明药对使用规律、创新发展中医药配伍理论、指导药对的临床合理应用、促进药对的评价与转化提供基础与支撑。

关键词：中药；药对；配伍；功效物质；效应机制；药性

注：本文原载于《中华中医药杂志》2021 年第 1 期。

5. 基于中医药现代化抗肿瘤中药新药研发策略探讨和思考

姜菊玲　刘　瑞　郑红刚　花宝金
中国中医科学院广安门医院肿瘤科，北京 100053

摘要：中医药在肿瘤防治方面疗效确切，具有知识产权和独创性优势，是兼顾我国肿瘤治疗特色又可发挥创新性的新药来源。潜在的巨大研发市场、临床用药需求的增长与目前抗肿瘤中药制剂较少的现状推动着抗肿瘤中药新药的研发。文章基于中医药现代化发展，从新药研发的角度出发，概述了中医药在肿瘤临床治疗中的应用，初步探讨了抗肿瘤中药新药研发的机遇、挑战和应对措施，分析了研发中存在的问题和难点，提出了未来发展方向和美好愿景，以期为今后的研发提供一定的参考。

关键词：中药新药；肿瘤；中医药现代化；思考

注：本文原载于《中华中医药杂志》2021 年第 1 期。

6. 基于“九宫八风”运行周期探讨加味升降散治疗支气管哮喘思路

弓雪峰[1]　崔红生[2]　陈秋仪[1]　任培中[1]
吕明圣[1]　张诗瑜[1]
1. 北京中医药大学第三附属医院，北京 100029
2. 北京中医药大学，北京 100029

摘要：“九宫八风”运行周期是中医理论体系之中言简意奥的重要篇章，贯穿脏腑经络的生理病理过程，反映了动态变化的时空观。通过研读考古等多领域论著，逐渐探明《灵枢·九宫八风》所阐述的两大运行周期，其一是“太一移日”所形成的大周期，其二为“太一日游”所形成的小周期。支气管哮喘是呼吸系统常见疾病，其中风哮证型日渐凸显。风哮发作时伏痰夙根由外风引动而致气机逆乱，喉中哮鸣。笔者根据“九宫八风”运行大周期，创新性地将风哮的伏痰夙根置于中宫，依上升、下降、四隅过程之治法以择药，从而提出以加味升降散作为主方，并结合兼症，以小周期所对应日数的方位进行加减化裁。

关键词：九宫八风；运行周期；加味升降散；支气管哮喘；风哮；过敏性哮喘；思路

注：本文原载于《中华中医药杂志》2021 年第 1 期。

7. 中药材产地趁鲜加工的可行性及相关建议

洪智慧[1]　杜伟锋[2]　李小宁[3]　洪　浩[1]
朱伟豪[1]　汪力刚[4]　王志安[5]　葛卫红[2]

1. 浙江中医药大学药学院，杭州 310053
2. 浙江中医药大学药学院，杭州 310053；浙江中医药大学中药炮制技术研究中心，杭州 311401；浙江中医药大学中药饮片有限公司，杭州 311401
3. 浙江中医药大学中药炮制技术研究中心，杭州 311401；浙江中医药大学中药饮片有限公司，杭州 311401
4. 浙江中医药大学中药饮片有限公司，杭州 311401
5. 浙江省中药研究所，杭州 310023

摘要：中药材产地趁鲜加工具有减少再加工难度、便利仓储运输、减少重复环节、降低成本、提高饮片质量和工业化生产程度等优势。但目前《中华人民共和国药典》及中药炮制规范中产地趁鲜加工品种少，远不能满足中药饮片的集约化、现代化、工业化生产需求，且许多饮片厂都存在“产切片”现象，增加了药监部门的工作难度。文章针对开展中药材趁鲜加工进行了可行性分析，对如何开展趁鲜加工和药监部门如何监管提出了建议，以期为药监部门对增加产地趁鲜加工品种的决策提供一定依据。

关键词：中药材；产地趁鲜加工；历史沿革；可行性；问题；建议

注：本文原载于《中华中医药杂志》2021 年第 1 期。

8. 中医辨治腹膜炎的新思考

姜　欣[1]　谷晓红[2]

1. 北京中医药大学第三附属医院，北京 100029
2. 北京中医药大学中医学院，北京 100029

摘要：腹膜炎是外科常见的急腹症，中医治疗腹膜炎多以清热解毒、泄热通腑、行气活血等治法为主，疗效有待提高。笔者认为腹膜炎是三焦的病变，病名应为“三焦约”，以毒热、气滞、湿阻、血瘀为主要病理，以三焦气机不畅、气化不利、水谷不通为主要病机。文章对比分析了目前中医治疗腹膜炎临床及实验研究的不同治法，认为开达膜原、分消走泄治法更符合腹膜炎病位的中医治法，为临床治疗腹膜炎提供了新的视角。

关键词：腹膜炎；三焦约；分消走泄；柴胡达原饮

注：本文原载于《中华中医药杂志》2021 年第 1 期。

9. 刘献琳研究《金匮要略》的学术思想初探

姚鹏宇[1]　陶汉华[2]

1. 山东省名老中医药专家陶汉华传承工作室济南 250014；山东省老年医学学会，济南 250012
2. 山东省名老中医药专家陶汉华传承工作室，济南 250014；山东中医药大学，济南 250355

摘要：刘献琳研究《金匮要略》的学术思想主要包括以下 9 个方面：一是《金匮要略》是一本体现中医整体观的临床著作，二是《金匮要略》囊括多种辨证方法，三是脏腑理论是《金匮要略》的核心，张仲景建立了完善的脏腑治法方药体系，四是《金匮要略》提出气血水并调的治法理论，五是《金匮要略》提出病证结合的临床诊疗思维，六是仲景脉法内容丰富，推动了后世脉学理论的发展完善，七是《金匮要略》蕴含丰富“治未病”思想，八是《金匮要略》具有以病机为应用标准的用方思维，九是《金匮要略》“攻所合”的治法思想。

关键词：刘献琳；《金匮要略》；学术思想

注：本文原载于《中华中医药杂志》2021 年第 1 期。

10. 基于五运六气理论建立肺系疾病列线图预测评分体系

徐方易　苏　颖　蔡佳丽　张乐沈
鼻　龙　王利锋
长春中医药大学，长春 130117

摘要： 目的：研究人体出生、受孕时的运气禀赋对肺系疾病发病倾向的影响，探索依据先天运气禀赋预测人体罹患肺系疾病发作风险的列线图模型。方法：建立吉林省中医院 2014 年 1 月 1 日—2018 年 12 月 31 日共 5 年间五脏病日入院患者的疾病资料数据库。其中患肺系疾病患者 1400 例，患非肺系疾病患者 27 447 例，从中随机抽取 1394 例作为对照组。采用逻辑（Logistic）回归方法得到相关危险因素系数，依此建立列线图模型。结果：出生时客气，受孕时主气，受孕时客气为肺系疾病发生的独立影响因素（$P < 0.05$）。结论：建立的列线图模型可以应用在长春地区肺系疾病的预测上，对肺系疾病罹患的风险具有一定预测作用。

关键词： 五运六气；禀赋；肺系疾病；列线图

注：本文原载于《中华中医药杂志》2021 年第 1 期。

11. 试论脑为元神之府及临床意义

周玉萍[1]　王晓旭[2]　田裕豪[1]　张庆祥[1]
1. 山东中医药大学中医学院，济南 250014
2. 山东中医药大学第二附属医院，济南 250001

摘要： 通过对中医文献资料分析总结，发现“脑神说”隶属中医整体观念，是基于中医经络藏象总结提出的理论，在一定程度上丰富了“形神一体观”的理念。脑为元神之府，其生理机能的发挥关键在于心肾二脏，在这一理论基础下“心主神明”实际上作为脏腑机能而成为其核心理论组成部分之一。心、脑之争的根本原因在于脑在中医学中定义解读的不同，而在临床诊疗中，脑神之说亦是通过整体辨证进行施方用药，符合现代心身医学“形神并调”的医学发展规律。

关键词： 心；肾；脑；黄帝内经；元神；整体观念；形神并调

注：本文原载于《中华中医药杂志》2021 年第 1 期。

12. 龙砂医学流派源流与主要学术特色

陶国水[1]　顾植山[2]　黄　煌[2]　陆　曙[1]
1. 无锡市龙砂医学流派研究院，无锡 214071；
南京中医药大学无锡附属医院，无锡 214071
2. 无锡市龙砂医学流派研究院，无锡 214071

摘要： 发源于锡澄地区的龙砂医学，肇起宋元，隆盛于清乾嘉时期，再兴于清末民国至今。龙砂医学历史久远，文化底蕴深厚，学术风格独特，为国家中医药管理局正式确定的全国首批 64 家中医学术流派之一。龙砂医家重视经典研究与应用，重视中医教育与学术传承，临床多有创见，对五运六气学术的实践以及经方、膏滋方的运用独树一帜。

关键词： 龙砂医学；中医学术流派；五运六气；经方；膏滋方

注：本文原载于《中华中医药杂志》2021 年第 1 期。

13. 脑玄府理论体系的构建、传承与创新

王凌雪　王小强　李双阳　杨思进　白　雪
西南医科大学附属中医医院，泸州 646000

摘要： 文章回顾川南玄府学术流派将“玄府学说”用于“脑玄府”理论体系的构建过程，简介该

学术流派“脑玄府”理论体系的主要内容、临床经验与科研方向，并展望玄府学说与脑病学说的融合创新之路，探讨未来的发展与研究方向，以盼为中医药防治脑病的传承、发展与创新提供新思路。

关键词：学术流派；理论体系；脑病；玄府；传承经验

注：本文原载于《中华中医药杂志》2021 年第 1 期。

14. 国医大师洪广祥从肺阳虚辨治慢性肺系疾病经验述要

莫丽莎[1]　朱　伟[2]　兰智慧[3]　张元兵[3]

李少峰[3]　刘良徛[3]

1. 江西中医药大学，南昌 330004
2. 广州中医药大学第二临床医学院，广州 510006
3. 江西中医药大学附属医院肺病科，南昌 330006

摘要：国医大师洪广祥教授诊治慢性肺系疾病经验丰富。洪教授认为慢性肺系疾病患者普遍存在肺阳虚这一病机特点，并提出温法调摄，经多年临床实践逐渐形成了自己独特的理论体系。文章从 4 个方面进行初步剖析，具体如下：①梳理源流，沟通古今认识，探讨肺阳虚的证治规律；②重视肺阳，倡“治肺不远温”，揭示洪老对肺阳虚成因和基本治则的认识；③正本清源，阐释病证关系，即肺阳虚是慢性肺系疾病的内在病理基础；④突出温法，归纳组方用药，包括益气温阳平哮喘，标本同治疗干咳，温中培元治肺胀。

关键词：洪广祥；肺阳虚；慢性肺系疾病；温法；名医经验

注：本文原载于《中华中医药杂志》2021 年第 1 期。

15. 国医大师王琦“主病主方”论治尿频经验

赵蔚波　白明华　王雅琦　申荣旻　张　妍

张潞潞　王艳秋　郑燕飞　王　济

北京中医药大学，北京 100029

摘要：尿频是泌尿科常见的一种症状，可见于泌尿生殖系疾病，如慢性前列腺炎、良性前列腺增生、泌尿系感染、逼尿肌无力等，有时迁延难愈，治疗棘手。王琦教授主张“一病必有主方，一方必有主药”，形成了主病主方的学术思想，并结合现代医学的诊断以及有关认识多元辨病，考虑现代医学理化诊断对中医临床的参考意义，指导临床思维且延伸中医临床思路，佐以对症治疗，以加强选方用药的针对性，对尿频患者的治疗起到了较好的效果。文章主要介绍王琦教授治疗尿频的经验，并附典型病案以明证。

关键词：尿频；主病主方；名医经验；王琦；国医大师

注：本文原载于《中华中医药杂志》2021 年第 1 期。

16. 国医大师张学文治疗疑难病用药特点探微

白海侠　严亚锋　张学文

陕西中医药大学，咸阳 712046

摘要：疑难病的概念在中医领域多用，比较笼统，范围较广，临床各科均有不少疑难病。国医大师张学文教授将疑难病的发病特点概括为：病因交错，病情多变，病机相反，数病相合。故疑难病诊断不易，治疗更难。张教授根据自己多年的临床经验，总结大多数疑难病的主要病机常为肝郁气滞、痰瘀交结，故在治疗用药时具有善用化瘀药、喜用祛痰药、巧用虫类药、妙用理气药等特点，常能达到药到病除、事半功倍的效果。

关键词： 张学文；疑难病；用药特点；化瘀药；祛痰药；虫类药；理气药；国医大师

注： 本文原载于《中华中医药杂志》2021 年第 1 期。

17. 国医大师刘祖贻应用辛味药治疗眩晕病经验

王跃强　刘　芳　刘祖贻
湖南省中医药研究院附属医院，长沙 410006

摘要： 国医大师刘祖贻提出脑系疾病六辨七治体系，认为脑系疾病多由于外邪、痰、瘀、气郁、内风、正虚引起，眩晕是脑系疾病中常见的一种，发作痛苦，常伴有恶心、呕吐等不适症状。刘老结合自身临床经验对于眩晕一病则主张以风、痰、瘀、虚为主，于辨证的基础上根据患者病机增加相关辛味药品可起到事半功倍的效果。

关键词： 眩晕；辛味药；刘祖贻；经验；国医大师

注： 本文原载于《中华中医药杂志》2021 年第 1 期。

18. 国医大师韦贵康手法治疗脊柱源性血糖异常的经验总结

宋永伟[1]　韦贵康[2]
1. 河南省洛阳正骨医院（河南省骨科医院）
洛阳 471000
2. 广西中医药大学，南宁 530000

摘要： 韦贵康教授在脊柱及相关疾病的手法治疗方面具有独到的治疗理念及丰富的治疗经验。文章介绍了韦贵康教授对脊柱源性血糖异常的相关认识，从“脊督一体观”出发认为脊柱与督脉是一个整体，而血糖水平的异常与及督脉密切相关，进而与脊柱的异常（如脊柱失稳错位与局部软组织的病变等）息息相关，故而对于因脊柱异常所导致的血糖水平异常，则须从调整脊柱相关病变出发，如筋骨调手法等以从根本上祛除血糖水平异常的病因。同时附医案 1 则。

关键词： 韦贵康；手法；脊柱源性血糖异常；经验；国医大师

注： 本文原载于《中华中医药杂志》2021 年第 1 期。

19. 国医大师杨春波察舌辨湿热案经验

刘启鸿[1]　柯　晓[2]　骆云丰[2]
1. 福建中医药大学，福州 350122；福建中医药大学附属第二人民医院，福州 350003
2. 福建中医药大学附属第二人民医院，福州 350003；国医大师杨春波传承工作室，福州 350003

摘要： 杨春波教授系全国第三届国医大师、脾胃病名家，临床经验丰富，对脾胃湿热证有较深入的研究。舌诊是中医诊病的特色诊法，文章介绍国医大师杨春波教授察舌辨湿热泄泻验案 1 则，并在此基础上梳理杨春波教授运用舌诊辨治湿热病经验，突出舌诊在湿热病中的优势。文章对其临床运用经验与学术观点进行总结，为湿热病的临床诊断与治疗提供参考与借鉴。

关键词： 杨春波；湿热病；舌诊；经验；国医大师

注： 本文原载于《中华中医药杂志》2021 年第 1 期。

20. 国医大师徐景藩运用开泄法治疗慢性胃炎的经验

马　靖　陆为民

南京中医药大学附属医院，南京 210029

摘要：国医大师徐景藩认为人身气之宣畅流动、津液之输布代谢与肺脾密切相关，上焦宣畅则中焦得通，一气偶愆，即能成病。立“开泄法”治疗慢性胃炎，药用轻苦微辛，苦辛开泄之品，旨在宣畅上焦、通降中焦，临诊据证化裁，疗效显著。

关键词：徐景藩；开泄法；慢性胃炎；名医经验；国医大师

注：本文原载于《中华中医药杂志》2021 年第 1 期。

21. 从经气运行解析麻黄附子细辛汤证的机制与应用

李记泉[1]　孟翔宇[2]　韩知渊[1]　闵冬雨[2]

贾连群[1]　杨关林[3]　王　巍[1]

1. 辽宁中医药大学，沈阳 110847

2. 辽宁中医药大学附属医院，沈阳 110032

3. 辽宁省人民代表大会常务委员会，沈阳 110032

摘要：麻黄附子细辛汤，首见于张仲景《伤寒论》第 301 条：“少阴病，始得之，反发热，脉沉者，麻黄附子细辛汤主之。”本方主治太少两感证，为阳虚外感的代表方，临床应用广泛。经络是人体气血运行的通道，是人体结构的重要组成部分。《伤寒论》六经辨证体系与经络理论关系密切，该理论体系下的组方遣药亦与经气运行密不可分。文章基于《黄帝内经》《难经》，从经气运行角度探析麻黄附子细辛汤的生理基础、组方机制、应用指征、使用范围等，意在触类旁通、灵活辨证，以扩大本方的临床应用。

关键词：麻黄附子细辛汤；经气运行；机制；太少两感；太阳经；少阴经

注：本文原载于《中华中医药杂志》2021 年第 1 期。

22. 汪受传治疗儿童反复呼吸道感染临证经验

陶嘉磊　汪受传　袁　斌

江苏省中医院，南京中医药大学附属医院，南京 210029

摘要：中医药治疗儿童反复呼吸道感染缓解期优势显著。正确判断病因病机、辨清病位对儿童反复呼吸道感染的及时诊治、遣方用药具有重要意义。卫气不固、营卫不和是本阶段的基本病机，在益气固表、调和营卫的基础上，须辨清主要病位予以施治。病在喉核，多痰、瘀，应化痰祛瘀、软坚散结；病在肺者，多风、痰，须祛风化痰、疏利肺气；病在胃肠，多积、热，应消积清热、助运和降；病在肾者，多虚，宜调补肾气。若见兼夹，则须分清病邪、阴阳虚损之主次，辨证治疗。

关键词：儿童反复呼吸道感染；儿科；名医经验；汪受传；病位

注：本文原载于《中华中医药杂志》2021 年第 1 期。

23. 赵进喜辨体质、辨病、辨证“三位一体”诊疗模式治疗感染后咳嗽经验

张耀夫　赵进喜

北京中医药大学东直门医院，北京 100700

摘要：感染后咳嗽是临床常见疾病，目前尚无特效疗法。赵进喜教授认为本病属于中医“风咳”的范畴，根据多年的临床经验，研究发现本病多见

于太阳卫阳不足体质之人，其他体质者亦可发病。治疗当以疏风散邪、利肺止嗽为基本治法，选药重在“轻”字，即药性、药质、药量之轻。以自拟疏风止嗽汤的为基础方，运用辨体质、辨病、辨证“三位一体”的诊疗模式，针对不同体质之人，在疏风止嗽汤基础上合理加减，临床上诊治感染后咳嗽效果显著。

关键词：感染后咳嗽；疏风止嗽汤；赵进喜；风咳；辨体质；辨病；辨证

注：本文原载于《中华中医药杂志》2021 年第 1 期。

24. 严桂珍自拟“鼾症一号方”治疗阻塞性睡眠呼吸暂停低通气综合征经验

李　斌　严桂珍

福建中医药大学附属第二人民医院，福州 350001

摘要：阻塞性睡眠呼吸暂停低通气综合征是一种睡眠中常见的呼吸暂停事件，目前现代医学主要以无创正压通气治疗为主，依从性差是造成其疗效不佳以及难以推广运用的主要原因，近年来中药在治疗该病中逐渐显示出优势。严桂珍教授强调本病病变脏腑在脾，认为该病的病机为脾气亏虚为本，痰湿、瘀血内阻为标，运用益气健脾、豁痰通窍、行气散瘀之法，自拟“鼾症一号方”经验方，从脾辨治该病，并以该方为基础临证加减，疗效卓著，最后附验案予以说明。

关键词：阻塞性睡眠呼吸暂停低通气综合征；严桂珍；经验；鼾症一号方

注：本文原载于《中华中医药杂志》2021 年第 1 期。

25. 浅谈中医药干预肺部结节结癌转化进程

高　伟[1]　武维屏[2]

1. 北京市朝阳区中医医院，北京 100200

2. 北京中医药大学东直门医院，北京 100700

摘要：肺部结节的诊治须端口前移，中西并举。在积极筛查高危人群、动态评估结癌转化风险的基础上，从中医整体视角认识结节，综合结节大小、表现特征及危险因素等情况将结癌转化进程归纳为 3 个阶段。在辨证论治的指导下，灵活运用安和五脏、消痰祛瘀、散结防毒等治法，中医、西医互补，整体、局部结合，身体、心理调整兼顾，共同达到延缓结癌转化进程的目的。

关键词：肺部结节；结癌转化；中医药

注：本文原载于《中华中医药杂志》2021 年第 1 期。

26. 朴炳奎治疗肿瘤学术思想浅析

王常松

福建中医药大学中医学院，福州 350122

摘要：朴炳奎教授把握肿瘤的正虚毒结的基本病机，辨证论治，精准施策。治疗策略上，倡导扶正祛邪，攻补兼施，补伐有度；具体治法上，积极运用补脾益肾、疏肝理气、消痰散结、解毒抗癌等；在药物配伍技巧方面，圆机活法，重视药对的运用，同时配合心理疏导，逐渐形成了一整套中医治疗肿瘤行之有效的理论体系，体现了调整阴阳平衡，恢复机体阴平阳秘的学术思想，反映了其运用中医中药治疗肿瘤的科学性和灵活性。

关键词：肿瘤；名医经验；朴炳奎

注：本文原载于《中华中医药杂志》2021 年第 1 期。

27. 姜良铎从三焦论治多部位结节经验

满 君[1] 张晓梅[2]
1. 北京中医药大学，北京 100029
2. 北京中医药大学东方医院呼吸热病科，北京 100078

摘要：文章简述了姜良铎教授从三焦论治多部位结节。临床中大量肺结节患者多合并有甲状腺结节或乳腺结节，姜教授提出三焦郁滞是多脏腑同病、多部位同病的关键，是多部位结节形成的基本病机，临床表现除肝郁症状外尚有内热外凉、上热下寒、左右不通等三焦不通症状群，治疗以通调三焦为治疗原则，采用四逆散合升降散加减疏利三焦气机、解除三焦郁热，即流通气血，交通表里，通达上下，疗效显著，为临床治疗多部位结节提供了有效治疗方法和更广阔的思路。

关键词：多部位结节；三焦郁滞；通调三焦；四逆散合升降散；姜良铎

注：本文原载于《中华中医药杂志》2021 年第 1 期。

28. 王平从培调元气论治郁证经验撷要

赵嗣程[1] 王 平[2]
1. 湖北中医药大学中医临床学院，武汉 430061
2. 湖北中医药大学老年医学研究所，武汉 430065

摘要：王平教授在中医元气理论的研究和临床应用方面颇有建树。王教授认为，郁证与元气密切相关，主要体现在元气亏虚时，机体对情志病因的耐受能力下降，对气血津液的推动能力与病理产物的清除能力减退，对气血阴阳、脏腑功能的激发作用低下3个方面。文章结合典型案例分析介绍其经验。

关键词：郁证；王平；培调元气；经验

注：本文原载于《中华中医药杂志》2021 年第 1 期。

29. 王庆其治疗情志相关性脾胃病的经验

王少墨[1] 夏梦幻[2] 刘文平[2] 王庆其[2]
1. 上海中医药大学附属龙华医院，上海 200032
2. 上海中医药大学，上海 201203

摘要：现代医学把社会心理因素在消化系统疾病的发生发展中起重要作用的疾病称为“心身消化病”。王庆其将由精神情志因素导致的脾胃病，或由脾胃病引起的情志病症称为“情志相关性脾胃病”。文章介绍了王庆其教授对情志相关性脾胃病的分类、临床表现及辨治经验。

关键词：心身消化病；脾胃病；情志相关性脾胃病；辨证论治；王庆其

注：本文原载于《中华中医药杂志》2021 年第 1 期。

30. 王道坤基于圆运动之天人一气论治“交节病”

王 斑[1] 段永强[1] 巩子汉[1] 马 骏[2]
郭栴子[2] 吴新凤[2]
1. 甘肃中医药大学，兰州 730000；敦煌医学与转化教育部重点实验室，兰州 730000
2. 甘肃中医药大学，兰州 730000

摘要：阳性善动，阴性则静，静则沉，动则浮。由静而动谓之升，由动而静谓之降，升降浮沉一周，则中气升。中气者，生物之生命也。由是人与自然界是一个有机整体，因脏腑之气升降相因，协调平衡为用，五行之气更迭有序，交节和平为顺，故五脏特性外象于五行之性，五行之气内应于五脏之气。气的运动生成变化或节气交替，均会导致人体机能变化，若协调相应失常，从而可致“交节病”。王道坤教授善从中医整体观念出发，倡导“平阴阳，调六气”，重视天人一气论，在临床上解决“交节病”疑难杂症，效果显著。

关键词： 圆运动；天人一气；交节病；王道坤；名医经验

注： 本文原载于《中华中医药杂志》2021 年第 1 期。

31. 唐农从人体阴阳本体结构治疗糖尿病肾病经验

龚胜男[1] 唐 农[1] 黎军宏[2] 梁新梅[1]
陈梓焜[1] 李 婧[1] 马燕渝[1] 莫雪妮[1]

1. 广西中医药大学，南宁 530000
2. 广西中医药大学第一附属医院，南宁 530222

摘要： 糖尿病肾病现已成为全球范围内导致终末期肾病的主要原因，严重威胁到人类生命健康及生活质量。扶阳学派名中医唐农教授，崇尚经典，精于医学、国学，创造性地将国学中体用学说引入中医学体系，形象地阐明了人体“内阳外阴”的本体结构和阴阳二气交感离合的体用关系；并基于“内阳外阴”本体结构及《黄帝内经》“阳化气，阴成形”的理论思想，认为糖尿病肾病病机的总趋势是肾阳虚弱，火不暖土，先后天均失常，阴阳本体结构不同程度偏离本位。相应的总治则是温化内寒，健运脾土，使阳气能正常收藏，恢复“内阳外阴”“阴平阳秘”“阴阳和”的状态。

关键词： 糖尿病肾病；扶阳学派；本体结构；唐农；经验

注： 本文原载于《中华中医药杂志》2021 年第 1 期。

32. 薏苡附子败酱散加味临床应用探析

张 锁 陈 晶

黑龙江中医药大学，哈尔滨 150040

摘要： 薏苡附子败酱散方出自医圣张仲景《金匮要略》，用于治疗肠痈之症；所主证候病机多为阳气不振、热毒内蕴、化腐成脓。朱宗元教授临证善用此方灵活化裁，取其善入下焦、寒热并用、温阳健脾、清热祛湿化瘀的功效，用来治疗带下病，充分体现了“谨守病机，异病同治”的思想，对临床证属湿热下注型带下病的诊治取得了一定的临床疗效，积累了宝贵经验。

关键词： 薏苡附子败酱散；湿热下注；临床应用；带下病；朱宗元

注： 本文原载于《中华中医药杂志》2021 年第 1 期。

33. 清宫正骨流派传承与其特色理筋手法运用探析

殷 京[1] 孙树椿[2] 赵宝力[1] 李俊杰[1]
王 平[2] 张 清[2]

1. 国家电网公司北京电力医院中医骨伤科，北京 100072
2. 中国中医科学院望京医院脊柱二科，北京 100102

摘要： 传统中医正骨理筋学术流派是中医药发展传承至今的重要组成部分，清宫正骨流派是中医骨伤学派的经典流派之一。于清代中后期逐渐兴盛，推动了近现代中医骨伤科事业的形成与发展。清宫正骨流派传承脉络清晰，学术特点鲜明，对于骨伤科常见疾病有独到的见解理论和特色有效的治疗方法。笔者通过查阅文献并结合自身的学习体会，介绍清宫正骨流派传承历史渊源及学术思想理论，描述常见的清宫正骨理筋特色手法操作方式及治疗原理，结合当下清宫正骨手法的创新研究及应用现状，为现代中医骨伤科学术流派的传承发展提供借鉴，以期更好地启发中医骨伤科临床及科研工作者。

关键词： 清宫正骨流派；传承；学术思想；理筋手法；骨伤；学术流派

注： 本文原载于《中华中医药杂志》2021 年第 1 期。

迟显苏等教授学验选编

1. 基于文献考证及物质基准评价探讨中医经典名方现代化开发

迟显苏　赵海军　王　媛　马　柯

山东中医药大学中医学院，济南 250355

摘要：经典名方是中药临床实践经验的结晶，推进临床急需的高效的古代经典名方的研发已刻不容缓。组成中药物关键信息文献考证是经典名方开发的首要工作，物质基准质量控制是经典名方开发的关键，作用机制研究是经典名方开发当下及未来的主要任务，文章归纳了《古代经典名方目录》发布两年来对经典名方中关键药物文献考证、物质基准质量评价、运用中药整合药理学进行的作用机制研究三方面的内容，以期对经典名方的开发有所启发。

关键词：经典名方；药物文献考证；物质基准；质量评价

注：本文原载于《中华中医药杂志》2021 年第 2 期。

2. 基于"以效识性"观点的中药药性再认识

曹　灿[1]　冯　静[1]　李玲玲[1]　崔　瑔[1]　崔　瑛[2]

1. 河南中医药大学，郑州 450046

2. 河南中医药大学，郑州 450046；河南中医药大学呼吸疾病中医药防治省部共建协同创新中心，郑州 450000

摘要：通过对药性形成过程和现代药性认识方式的思考，本课题组提出"以效识性"观点，以此观点为核心，文章从四气、五味、归经 3 个方面，以"有其效而无其气""有其效而无其味"及"有其效而不归其经"为纲对 2020 年版《中华人民共和国药典》一部所载中药中存在"有其效而无其性"现象的中药的药性进行了再认识，并提出了基于"以效识性"观点的中药药性再认识的研究思路。"以效识性"观点为中药药性的再研究奠定了基础，为新发现中药的药性认识提出了科学方法。

关键词：以效识性；药性再认识；四气；五味；归经

注：本文原载于《中华中医药杂志》2021 年第 2 期。

3. 丹参活性成分的药理作用和临床应用研究进展

丁　凡　王拥军　张　岩

上海中医药大学附属龙华医院，教育部筋骨理论与治法重点实验室，上海 200032

摘要：丹参是经典的活血化瘀类中药，在临床实践中有广泛应用。丹参的化学成分主要分为脂溶性成分丹参酮类和水溶性成分丹酚酸类。丹参的药理学研究广泛，主要有抗肿瘤、抗动脉粥样硬化、抗神经炎症、抑制心肌肥大等作用。笔者根据国内外文献报道，总结并综述了丹参的主要活性成分丹参酮类、丹酚酸类的药理作用以及在临床应用的研究进展。

关键词：丹参；药理作用；丹参酮；丹酚酸；临床应用

注：本文原载于《中华中医药杂志》2021 年第 2 期。

4. 中药有效成分调节自噬防治癌症研究进展

赵 倩[1] 黄 维[2] 彭 成[1] 韩 波[2]
1. 成都中医药大学，西南特色中药资源重点实验室，成都 611137；成都中医药大学基础医学院，成都 611137
2. 成都中医药大学，西南特色中药资源重点实验室，成都 611137

摘要：自噬是细胞的保守自我降解方式，是细胞对外界或内部刺激的一种复杂反应，对维持活细胞的动态平衡至关重要。自噬参与细胞的诸多生理病理过程，包括心血管和神经退行性疾病，特别是癌症，调节自噬是预防这类疾病的重要方向。大量实验证明，中药及其有效成分可以通过调节自噬相关信号通路或蛋白来诱导或抑制肿瘤细胞自噬，从而表现出显著的抗肿瘤作用。文章重点介绍了几种中药有效成分作为调节因子影响肿瘤细胞自噬及其作用机制，以期能为中药调控细胞自噬防治癌症提供参考。

关键词：中药；有效成分；自噬；癌症

注：本文原载于《中华中医药杂志》2021 年第 2 期。

5. 五脏苦欲补泻理论在《三因司天方》中的运用

崔亚东 刘晓燕
北京中医药大学中医学院，北京 100029

摘要：五脏苦欲补泻理论主要来源于《黄帝内经》，即运用五味对五脏进行补泻调节治疗。宋代陈无择所撰之《三因司天方》是根据《黄帝内经》五运六气理论而著的临床专著，解决了《黄帝内经》只有运气理论而无方剂的问题。文章运用五脏苦欲补泻理论对《三因司天方》中运气方的组方规律进行分析，发现五脏苦欲补泻理论在《三因司天方》中确实有重要的指导意义。总结出《三因司天方》中运气方应用五脏苦欲补泻理论的组方规律，将五运六气、五脏虚实、五脏苦欲补泻和五味等理论结合了起来，这为今后构架五运六气的运气方组方原则提供了新的思路。

关键词：五脏苦欲补泻；五味；三因司天方；五运六气

注：本文原载于《中华中医药杂志》2021 年第 2 期。

6. 国医大师夏桂成诊治黄体功能不全性不孕症经验

徐 丹[1] 周惠芳[2] 洪艳丽[2] 刘 迎[3]
1. 南京中医药大学附属医院，南京 210029；南京中医药大学附属苏州市中医医院，苏州 215000
2. 南京中医药大学附属医院，南京 210029
3. 南京中医药大学附属苏州市中医医院，苏州 215000

摘要：文章介绍国医大师夏桂成教授对于黄体功能不全性不孕症病因病机的认识及诊治特色。夏桂成教授认为其主要病机是肾虚偏阳，夹有肝郁，在治疗上重视补肾调周、心肾同调及情志疏导，形成了“调周”“调轴”与“调神”相统一的诊疗理论，并创制了专方“补肾助孕汤”，取得了满意的临床疗效，为中西医治疗黄体功能不全性不孕症提供了理论依据和全新思路。

关键词：国医大师；夏桂成；黄体功能不全；不孕症；名医经验

注：本文原载于《中华中医药杂志》2021 年第 2 期。

7. 国医大师晁恩祥调补肺肾法临床运用探析

王辛秋　韩春生　陈　燕　张洪春

中日友好医院，北京 100029

摘要：文章初步介绍了国医大师晁恩祥教授基于中医理论关于调补肺肾法的认识及研究过程。在早期研究慢性支气管治疗的基础上，通过在临床实践中不断深入探讨，明确了疾病的病机认识，确立了临床用药特点，创立了有效方剂，扩充了临床运用范畴，逐步形成了完善的理法方药体系。通过总结晁恩祥教授关于调补肺肾法临床运用的学术经验，初步分析了调补肺肾法的应用乃基于肺系疾病的病机根本，并解析了调补肺肾法的狭义与广义之不同。

关键词：晁恩祥；国医大师；调补肺肾法；临床运用

注：本文原载于《中华中医药杂志》2021 年第 2 期。

8. 国医大师张磊运用涤浊法治疗疑难病的经验

赵文霞

河南中医药大学第一附属医院，郑州 450000

摘要：第三批国医大师张磊教授，悬壶济世 70 余载，医术精湛，学验丰富。他认为很多疑难病病症虽不同，方各有异，但疾病病机要点在“浊”字，方的要点在“涤”字。临证中善用涤浊法治疗浊邪阻滞的肺癌、肝癌、非酒精性脂肪性肝病等疑难病，始终紧扣其浊邪阻滞之病机，尊古方苇茎汤以涤除浊邪，而不拘泥于古方，随证加减变化，疗效卓著。

关键词：张磊；涤浊法；疑难病；经验

注：本文原载于《中华中医药杂志》2021 年第 2 期。

9. 国医大师徐景藩治疗消化道肿瘤经验探要

屈　芸[1]　朱　磊[2]　左武琪[3]　沈　洪[2]

1. 南京中医药大学附属医院，南京 210029

2. 南京中医药大学附属医院，南京 210029；江苏省中医院，南京 210029

3. 南京中医药大学附属中西医结合医院，南京 210028

摘要：消化道肿瘤是目前难治的肿瘤之一，其病机复杂，国医大师徐景藩教授认为其病机主要责之正气不足，气血病理是其发病基础，虚实和寒热相互关联。对于消化道肿瘤患者，尤其是术后患者，素体脏腑功能失调，气血阴阳紊乱，瘀毒存于体内，再次损害机体脏腑，进一步产生瘀血痰浊等其他邪毒。正虚邪实多为此类患者的共同病机特点，应以扶正祛邪、健脾益气为治疗大法。治疗上应注重顾护脾胃后天之本，用药时应强调刚柔结合，适当给予心理疏导，调节情绪，疗效显著。

关键词：国医大师；徐景藩；消化道肿瘤；名医经验

注：本文原载于《中华中医药杂志》2021 年第 2 期。

10. 林毅辨周期与辨证结合治疗乳腺增生病经验

司徒红林　井含光　文灼彬　王志宇

林　毅

广东省中医院，广州 510120

摘要：文章介绍全国名中医林毅运用辨周期与辨证相结合方法论治乳腺增生病的临床经验。林毅认为，乳腺增生病病机以冲任失调为本，肝郁气滞、痰凝血瘀为标。病机复杂，临床表现多样，治疗根据乳房经前充盈、经后疏泄的特点，以中医周期疗法的思路，分期论治。月经前期疏肝活血、消滞散结以治标；月经后期温肾助阳、调摄冲任以治本。同时兼顾发病过程中出现的痰凝、血瘀、阴虚内热、湿热内蕴等症，辨证施治，达到识病为本、辨证为用、病症结合、标本兼治之目的。

关键词：周期疗法；乳腺增生病；中医性轴；辨证论治；林毅

注：本文原载于《中华中医药杂志》2021年第2期。

11. 陈志强治疗特发性膜性肾病经验

马　赟[1]　全新强[2]　马二卫[1]　刘　璇[3]
陈志强[1]

1. 河北省中医院，石家庄 050000
2. 石家庄肾病医院，石家庄 050000
3. 黄骅市中医医院，沧州 061100

摘要：特发性膜性肾病作为引起终末期肾病的重要原因，其治疗方案目前尚有许多争论。陈志强教授通过详细分析特发性膜性肾病的中医病因病机并结合多年临床经验，归纳总结出“脾肾亏虚、风湿瘀痹”的基本病机，进而提出“益气温阳、祛风除湿、活血通络”的治疗原则，在临床中围绕主体病机辨证论治，取得良好疗效。

关键词：特发性膜性肾病；陈志强；中医药治疗；学术经验

注：本文原载于《中华中医药杂志》2021年第2期。

12. 帕金森病便秘的中医辨治思路

涂金燕[1]　罗恩丽[2]

1. 广州中医药大学第二临床医学院，广州 510504
2. 广东省中医院，广州 510145

摘要：便秘是帕金森病最常见的非运动症状之一，甚至比帕金森病的运动症状更早出现，会不同程度地对帕金森病患者的生活质量造成一定影响。中医和西医对此有不同的治疗方法，西医治疗以改善症状为主，可以在短时间内缓解症状，但病程较长后则治疗效果不佳。中医对本病的治疗有着独特优势，除了药物治疗以外还可配合有效的外治法。文章旨在探讨帕金森病便秘的病因病机以及相应的中医治疗方法。

关键词：帕金森病；便秘；中医；颤证

注：本文原载于《中华中医药杂志》2021年第2期。

13. 赵进喜经验方柴胡脊瓜汤之理论溯源与临床应用

周婧雅　赵进喜　倪博然

北京中医药大学东直门医院肾病内分泌科，北京 100700

摘要：柴胡脊瓜汤是赵进喜教授在跟师学习国医大师吕仁和教授的基础上，结合自己多年的临床体悟总结的经验方。柴胡脊瓜汤是在小柴胡汤的基础上加桑寄生、续断、牛膝、狗脊和木瓜组成，主治肝郁气滞、肾精亏虚之证，以急躁易怒、腰膝酸软、腰痛、脱发，伴或不伴双下肢水肿，脉沉、舌红、苔黄腻，舌边有浊沫为临证要点。文章将从柴胡脊瓜汤的理论来源、适应证与临床应用等方面进行初步讨论。

关键词：赵进喜；吕仁和；柴胡脊瓜汤；肾虚肝郁证；伤寒论

注：本文原载于《中华中医药杂志》2021年第2期。

14. 杜惠兰运用经方治疗妇科疾病经验

管凤丽　陈　静　宋亚静　杜惠兰
河北中医学院，石家庄 050200

摘要： 经方被誉为“众法之宗，群方之祖”，其组方严谨，选药精简，效如桴鼓，备受后世医家推崇。杜惠兰教授从医 30 余载，学验俱丰，临证善用经方治疗妇科诸疾，疗效显著。文章介绍了杜惠兰教授秉承辨证论治基本原则及辨病与辨证相结合，灵活化裁运用经方治疗痛经、卵巢囊肿、盆腔炎性疾病以及妇人脏躁的验案。

关键词： 经方；杜惠兰；验案；痛经；卵巢囊肿；盆腔炎性疾病

注：本文原载于《中华中医药杂志》2021 年第 2 期。

15. 樊永平活血化瘀法治疗出血性疾病临床应用

王　昕[1]　康越之[2]　刘盛男[1]　仝延萍[3]
杨　涛[3]　樊永平[3]
1. 北京中医药大学东直门医院，北京 100700
2. 首都医科大学附属天坛医院，北京 100070
3. 首都医科大学附属天坛医院，北京 100070；
北京市中西医结合脑病研究所，北京 100070

摘要： 文章从血瘀证的理论源流出发，梳理了历代医家对血瘀的概念、病因病机、辨证论治及理法方药的发展应用，阐明了活血化瘀法止血的机理，并列举了樊教授活血化瘀法治疗出血性疾病的临床经验，以期拓宽活血化瘀法在临床出血性疾病中的应用。

关键词： 活血化瘀法；出血性疾病；理论源流；名医临床应用经验

注：本文原载于《中华中医药杂志》2021 年第 2 期。

16. 治肺不远温思想在特发性肺间质纤维化治疗中的运用

龚年金[1]　李少峰[2]　刘良徛[2]
1. 恩施土家族苗族自治州中心医院，恩施 445000
2. 江西中医药大学附属医院肺病科，南昌 330006

摘要： 慢性肺病包括慢性支气管炎、慢性阻塞性肺病、间质性肺病等临床常见疾病，可归属于中医的“肺胀”“肺痿”等范畴。历年来对慢性肺病的中医病因病机研究逐渐深入。在对慢性肺病的认识过程中，国医大师洪广祥教授提出了“治肺不远温”的学术思想。我们在这一学术思想的指导下，重新总结了特发性肺间质纤维化（IPF）的中医病机特征，认为 IPF 的基本病机为阳虚寒凝、痰瘀互结，并提出了温阳散寒、化痰消瘀的治疗原则，使用温肺化纤汤治疗 IPF 获得了良好的临床疗效。

关键词： 特发性肺间质纤维化；气阳两虚；痰瘀互结；温阳散寒；洪广祥

注：本文原载于《中华中医药杂志》2021 年第 2 期。

17. 基于中医元气理论浅析老年失眠培元、保元防治策略

黄亮亮　刘　玲　纪　可　王　平
湖北中医药大学，武汉 430065

摘要： 失眠是老年人常见疾病，积极防治对于老年人的健康与生活质量具有重要意义。文章在相关文献研究的基础上，指出元气亏虚是老年失眠的发病关键。未病培元、既病保元的失眠防治策略符合中医元气理论的思想。在中医“元气理论”的指导下，针对老年人元气亏虚，“未病培元”，可采取饮食、起居、运动、体质等多种有效措施，减少元气损耗，预防失眠的发生。针对老年失眠患者，“既病保元”，及时积极治疗，在辨证的基础上，重视保元以防止疾病复杂化。

关键词：老年失眠；中医；元气；培元；保元

注：本文原载于《中华中医药杂志》2021 年第 2 期。

18. 基于状态的阈下抑郁中医药防治思路探讨

李丹阳　李琛峰　吴惠雯　杨朝阳

1. 福建中医药大学，福州 350122
2. 福建中医药大学中医证研究基地，福州 350122
3. 福建省中医健康状态辨识重点实验室（福建中医药大学），福州 350122

摘要：抑郁症的发病率逐年增高，对阈下抑郁患者进行早期预防、诊断与干预，能够有效减少或延缓抑郁症发病。文章从“防、诊、治”3 个方面切入：一是通过体育锻炼、结合气功疗法，调节阴阳偏性，修正人格，加强保健预防；二是进行阈下抑郁中医症状本质及中医相关症状与阈下抑郁发病的相关性研究，进而推进阈下抑郁状态辨识及中医药治疗阈下抑郁疗效评价等研究；三是加强以心理治疗为主，针药联合的阈下抑郁中医药治疗方法的研究。结合“中医状态学”理论，发挥中医“治未病”的优势，以期为阈下抑郁的中医药防治提供新思路。

关键词：中医药；阈下抑郁；防治；状态

注：本文原载于《中华中医药杂志》2021 年第 2 期。

19. 基于《伤寒杂病论》扶阳思想浅析五脏阳虚与抑郁的关系

杨芙蓉[1]　陈家旭[2]　邹小娟[1]　孔明望[1]

1. 湖北中医药大学，武汉 430065
2. 湖北中医药大学，武汉 430065；暨南大学，广州 510632

摘要：扶阳思想是蕴于《伤寒杂病论》中的一个重要的学术观点，这一观点体现在张仲景对疾病的病因病机、治则治法、处方用药等各个方面。阳气是生命存在的基础，人体气血的运行、躯体的运动、疾病的防护等都离不开阳气的温煦、推动和卫外等功能。抑郁以持久的心境低落为主要特点，这也是阳气不足或阳气运行障碍的外在表现之一。五脏之阳气是人体阳气的最主要组成部分，五脏阳气虚衰可直接或间接引发抑郁的相关表现。《伤寒杂病论》中有多种临床症状符合抑郁症的临床诊断标准，综合其治疗方案，张仲景多从扶固阳气着手进行治疗。文章从《伤寒杂病论》的扶阳思想入手，探析五脏阳虚与抑郁之间的关系。

关键词：伤寒杂病论；五脏阳虚；抑郁症；扶阳思想

注：本文原载于《中华中医药杂志》2021 年第 2 期。

20. 以“律”为核心的养生体系初探

俞裕天[1]　姜雪娇[2]　张秋云[2]　姜　敏[1]

1. 首都医科大学附属北京世纪坛医院中医科　北京 100038
2. 首都医科大学中医药学院，北京 100069

摘要：无论在古代，还是在现代，遵循生命的规律都是养生的核心。因此，笔者提出了以“律”为核心的养生体系，并以《黄帝内经》为基础，从节律、音律、戒律 3 个方面初探了“律”在养生中的重要性。节律方面，笔者重点强调了四季、昼夜、日月、年龄的时间节律及其养生规律。在音律方面，笔者论述了音律与脏腑及五音与体质之间的关系。在戒律方面，笔者主要探讨了养生过程中饮食、房事、情志三方面的戒律。同时，笔者提出了这三者的关键是频率。最后，笔者论述了“纪律性”为“天人合一，以人为本”养生思想的根本。

关键词：养生；律；节律；音律；戒律；频率；纪律性；《黄帝内经》

注：本文原载于《中华中医药杂志》2021年第3期。

21. 钱塘杨氏中医传承及杨少山临证与学术思想探析

徐 红 陈坚翱 高灵俊 张志娣 方 伟 管月帆 张 媛

杭州市中医院，杭州 310007

摘要：钱塘杨氏中医起源于清末，始于晚清儒医杨耳山，主要覆盖钱塘区域，历经五代传承，擅治热病、肺系病、脾胃病等，形成了注重脾胃、辨证与辨病相结合等一系列特色学术思想，是钱塘医派的重要组成部分。钱塘杨氏中医第三代代表性传承人杨少山，继承了杨氏中医的学术特色，也形成了个人独特的学术思想。文章主要叙述了钱塘杨氏流派沿袭脉络及杨少山临证学术思想。

关键词：钱塘杨氏；杨少山；学术思想；热病；肺系病；脾胃病；肝病

注：本文原载于《中华中医药杂志》2021年第3期。

22. 余听鸿《诊余集》妇产科临证思路与方药特点分析

张拴成[1] 陈景伟[1] 耿静然[2] 杜惠兰[1]

1. 河北中医学院，石家庄 050200；杜惠兰名中医传承工作室，石家庄 050200

2. 河北中医学院，石家庄 050200

摘要：余听鸿是清末孟河派内外科名医，《诊余集》为其生平临证施治验案之记录，反映了余听鸿丰富的临证经验。书中记载了妇产科病案了19个，主要为胎前病、产后病及少量妇科杂病。文章对书中记载的妇产科医案加以深入研究和归纳总结，认为余听鸿治疗妇产科疾病的处方用药有以下5个特点：①谨守仲景法，活用仲景方；②多种疗法联合应用，用药剂型灵活搭配；③四诊合参，辨病辨证相结合；④方药贵乎中病，补泻根于病情；⑤产后多见虚和瘀，若有他证不拘泥。以切中病机、解除症状为根本思路，是余听鸿在诊治妇产科疾病时的临证大法及处方用药的特点。

关键词：余听鸿；《诊余集》；医案；妇产科；临证思路；处方用药

注：本文原载于《中华中医药杂志》2021年第3期。

23. 从《临证指南医案》探究叶天士治疗肺系病治法特色

吴 凡[1] 李泽庚[2] 董昌武[3] 朱 洁[2] 王小乐[1]

1. 安徽中医药大学中医学院，合肥 230012；安徽省中医药科学院中医呼吸病防治研究所，合肥 230038；安徽省教育厅重点实验室—中医药防治肺系重大疾病重点实验室，合肥 230038

2. 安徽省中医药科学院中医呼吸病防治研究所 合肥 230038；安徽省教育厅重点实验室—中医药防治肺系重大疾病重点实验室，合肥 230038

3. 安徽中医药大学中医学院，合肥 230012

摘要：文章通过梳理《临证指南医案》肺系病相关医案，总结了叶天士治疗肺系病治法特色，归为守病机，以肺为枢，宣、清、养三法择机而施；法阴阳，以平为期，善养阴不离益阳；治喘证，分虚实两端，肺实肾虚为喘证之纲；融三焦，中满分消，水道通畅祛邪有路。对后世医家治疗肺系疾病有一定的指导意义，值得我们深入学习。

关键词：临证指南医案；叶天士；肺系病；治法特色

注：本文原载于《中华中医药杂志》2021年第3期。

24. 从中医膜系论治结缔组织病探讨

姜　欣[1]　谷晓红[2]

1. 北京中医药大学第三附属医院，北京 100029

2. 北京中医药大学中医学院，北京 100029

摘要：中医膜系泛指体腔内外广泛分布的膜层组织，是气水火布散的通道，物质形态上属于现代医学的结缔组织，而结缔组织病是一类发生在结缔组织上的疾病，与膜系的解剖位置相同。前期，笔者团队提出了中医膜系理论，文章在此基础上，进一步从膜系与结缔组织病的关系、生理功能、病因病机、辨证治疗等方面进行了全面的阐释，为结缔组织病的治疗提供了新思路。

关键词：中医膜系理论；结缔组织病；膜原；筋膜

注：本文原载于《中华中医药杂志》2021 年第 3 期。

25. 国医大师王琦治疗勃起功能障碍的经验

赵蔚波　王雅琦　严　云　赵海虹　王　济　郑燕飞

北京中医药大学，北京 100029

摘要：第二届国医大师王琦教授作为我国现代中医男科学奠基人，对男科疾病的治疗有独特的临床经验。对阴茎勃起功能障碍 (ED) 的治疗，提出“阳痿从肝论治”的观点。临床上，遵循“辨体—辨病—辨证”的诊疗模式，注重体质，辨病辨证加减。以“主病主方”的制方方法，灵活运用经方、名方加减化裁。处方为小方，方精药简，慎用温补壮阳之品。效专力宏，辨证准确，可收获满意疗效。

关键词：勃起功能障碍；名医经验；从肝论治

注：本文原载于《中华中医药杂志》2021 年第 3 期。

26. 国医大师徐景藩论治反流性食管炎经验

谭　唱　宁丽琴　徐丹华

江苏省中医院，南京 210046

摘要：食管位于咽与胃之间，质软而薄，凡血瘀、气郁、痰浊等病理因素累积食管，胃腑通降失常，肝胆失疏，逐渐形成噎膈之证。结合其“质软”的生理特点，临床应以“柔”字立法，国医大师徐景藩教授创新性地提出“四柔法”（柔咽化痰、柔管消滞、柔肝解郁、柔中降气）进行治疗，其在辨治反流性食管炎的独到见解和丰富的临床经验值得吾辈学习和推广。

关键词：经验；国医大师；徐景藩；反流性食管炎；四柔法

注：本文原载于《中华中医药杂志》2021 年第 3 期。

27. 国医大师许润三妙用麻黄汤治疗杂病经验

刘宝琴

中日友好医院，北京 100029

摘要：麻黄汤源自张仲景的《伤寒杂病论》，临床多将其运用于风寒郁滞腠理导致的经络不通和肺气失宣等呼吸系统疾病的治疗。国医大师许润三教授从事中医临床 70 余年，总结治学心法，结合自己对中医经典著作、中医基础理论、中药学等的理解和感悟，在经方、古方的运用上常看似不寻常道，却能收获良好的临床疗效。笔者跟随许润三教授门诊多年，兹总结许润三教授将麻黄汤妙用于临床杂病（抑郁症、慢性便秘、失眠）治疗之经验，以供同道参考。

关键词：国医大师；许润三；麻黄汤；抑郁症；慢性便秘；失眠；经验；从肺论治

注：本文原载于《中华中医药杂志》2021 年第 3 期。

28. 国医大师刘志明治疗病态窦房结综合征经验

郭艳琼　常　兴　刘金凤　关宣可　刘如秀

中国中医科学院广安门医院，北京 100053

摘要： 病态窦房结综合征（SSS）是一种难治性心脏疾病，中医药的发展为其治疗提供了新思路。国医大师刘志明从“五脏皆可致悸，辨治心悸从五脏着手”出发，认为五脏病变皆可导致 SSS 的发生，其病机以心肾阳虚为本，痰瘀湿等病理产物为标，总属本虚标实；治疗时强调从整体出发，辨证论治，结合不同脏腑生理病理特点，灵活选方。文章分析和总结刘老治疗 SSS 的临证经验，以临证医案为例，探讨刘老临证治疗思路和辨证特点，以期促进名老中医宝贵经验的传承。

关键词： 国医大师；刘志明；病态窦房结综合征；五脏一体观；经验；心肾阳虚

注： 本文原载于《中华中医药杂志》2021 年第 3 期。

29. 国医大师李士懋治疗干燥综合征经验

孙敬宣　马　凯　张家惠　黄沛森　王四平

河北中医学院基础医学院，石家庄 050200

摘要： 第二届国医大师李士懋教授学术体系以“平脉辨证”为核心。干燥综合征在临床上多以滋阴润燥法治疗，但有时疗效并不显著，李老治疗本病时结合“平脉辨证”，首分虚实，实者有热盛伤津、瘀血阻塞等证，虚者有阴津亏虚、阳气不足等证，还有虚实夹杂如阴虚火旺证，在治疗中并不拘泥于证型，以“平脉辨证”进行系统准确的辨证论治，做到“守绳墨而废绳墨”，对我们学习、临床实践均有重要的指导意义。

关键词： 国医大师；李士懋；平脉辨证；干燥综合征；首分虚实；临证经验

注： 本文原载于《中华中医药杂志》2021 年第 3 期。

30. 国医大师张志远运用石膏的经验

王　淞[1]　潘琳琳[2]　谢　芳[2]　刘桂荣[2]

1. 山东中医药高等专科学校，烟台 264100；山东中医药大学，济南 250355

2. 山东中医药大学，济南 250355

摘要： 石膏是临床常用药物，其药性清凉微寒，有一定的涩性，有清热泻火、祛烦平喘之效。国医大师张志远将其列为伤寒十八罗汉之一，称之为“解肌退热罗汉”。石膏在临床上可以根据“发热、烦躁、哮喘”三大症状合理选用，常用“石膏－麻黄”“石膏—知母”“石膏—青蒿”“石膏—大黄”药对，并提出石膏用量宜大，常用剂量为 20 ～ 100g，内服者为生品，不可研末吞服等注意事项。在外感发热、胃火牙痛、胃溃疡、肺热咳喘等疾病的治疗中运用石膏取得了良好的临床疗效。

关键词： 国医大师；张志远；石膏；用药经验；剂量；注意事项

注： 本文原载于《中华中医药杂志》2021 年第 3 期。

31. 刘燕池治疗失眠经验总结

覃骊兰　郑伟灏　蓝毓营

广西中医药大学，南宁 530200

摘要： 刘燕池教授行医近 50 年，具有丰富的教学和临床经验，其推崇丹溪学说“阳常不足，阴常有余”，善于将中医理论知识同临床实践相结合，对内科、妇科及各种疑难杂症有自己独到的见解与疗法，尤其对失眠的治疗具有显著疗效。笔者有幸侍诊学习于刘燕池教授左右，整理和总结了刘教授治疗失眠的临床经验，遂撰文介绍以滋同道。

关键词：刘燕池；临床经验；失眠；固护阴津；清脏腑之火

注：本文原载于《中华中医药杂志》2021 年第 3 期。

32. 姜莉云补火生土法治疗慢性萎缩性胃炎经验

孔维红[1] 王 画[1] 周 冰[1]
蔡悦青[2] 姜莉云[2]

1. 云南中医药大学第三附属医院，昆明 650000
2. 昆明市中医医院脾胃病科，昆明 650000

摘要：姜莉云教授从事中医临床及研究 30 余年，在治疗脾胃系统疾病及疑难杂症方面有独到的诊治经验，认为慢性萎缩性胃炎脾肾阳虚型者十之八九，“水寒土湿”为慢性萎缩性胃炎致病之根本，气机阻滞、瘀血胃络、痰湿中阻为发病之源，为本虚标实之疾。治疗慢性萎缩性胃炎以补火生土法治其本，配以调畅气机、化瘀通络、燥湿化痰治其标，提倡治本为主兼除其标，主张以扶阳之法治疗慢性萎缩性胃炎。临证予吴萸四逆汤扶阳固本，从而阻断或延缓慢性萎缩性胃炎的发展。

关键词：慢性萎缩性胃炎；水寒土湿；补火生土；吴萸四逆汤

注：本文原载于《中华中医药杂志》2021 年第 3 期。

33. 张之文辨治特发性肺纤维化经验探析

栗林杰 冯全生 郑秀丽 叶 桦

成都中医药大学，成都 611137

摘要：首届全国名中医张之文教授认为，特发性肺纤维化属虚实夹杂、本虚标实疾病。本虚从寒热来看，分虚热与虚寒两类，病位在肺，主要涉及脾、胃、肾等脏腑；标实早期以肺络瘀阻为主，继续发展则表现为痰瘀阻滞症候，晚期出现瘀毒内盛症候；瘀血为患贯穿本病始终，化瘀宜早不宜迟。本病早期可见肺胃两虚兼络脉受损证型，继续发展可见肺脾气虚兼痰瘀互结证型，晚期多见肺肾虚衰兼瘀毒为患证型。文章总结张教授治疗特发性肺纤维化临证经验及用药特色，通过典型病案分析张教授的证治思路。

关键词：特发性肺纤维化；临证经验；用药特色；张之文

注：本文原载于《中华中医药杂志》2021 年第 3 期。

34. 李佩文治疗癌性疼痛的辨治思想及临床经验初探

王媛媛[1] 李佩文[2] 贾立群[2] 刘 猛[2]

1. 北京市和平里医院，北京 100013
2. 中日友好医院中西医结合肿瘤内科，北京 100029

摘要：李佩文教授从事中西医结合肿瘤防治工作近 50 年，在长期的临床实践中逐渐发展并形成了独具特色的治疗癌性疼痛临证思辨理论，通过综合运用温阳散寒、活血通络、行气散结、化痰理气、清热解毒、收敛固涩、宁心安神、扶正补虚、软坚散结法治疗癌性疼痛；李佩文教授精研中药药性及归经理论，结合肿瘤临床实践总结出肿瘤辨病、辨证论治的同时，强调辨部位用药，同时配合引经药，引领诸药直达病所，取得了良好的临床疗效，丰富了中医学对于癌性疼痛的理论知识，发挥了中医药的优势作用。文章系统总结了李佩文教授治疗癌痛的九种治则治法与选方用药，以及引经药物的临床经验。

关键词：癌性疼痛；中医治疗；李佩文；经验；部位引经

注：本文原载于《中华中医药杂志》2021 年第 3 期。

35. 从“脑为元神之府”探讨中风急性期的辨治方略

邓　冬[1]　刘文平[2]　周　爽[3]　贾丽阳[1]
屈　瑶[1] 陈振翼[1]　叶苗青[1]　孙丽华[1]
方邦江[1]

1. 上海中医药大学附属龙华医院，上海 200032
2. 上海中医药大学基础医学院，上海 201203
3. 上海中医药大学针灸推拿学院，上海 201203

摘要：文章主要阐述中风病的辨治方略，提出中风急性期作为急性脑梗死的一种，治疗当从脑论治，并从“脑为元神之府”学说来论证“通府以复元神”的理论依据。笔者认为补气活血法、化瘀通腑法、豁痰开窍法等皆属于“通法”的综合应用，是治疗中风病的最佳选择。从“脑为元神之府”的理论钩玄、中风病因病机及复元醒脑汤组方治疗三方面来阐述中风急性期的中医辨治方略，讨论中风病急性期的治疗，并论证了“通府以复元神”的理论依据，以期为中风病的临床治疗提供参考。

关键词：脑；元神；中风；急性期；辨治方略；通法；复元醒脑汤；脑梗死

注：本文原载于《中华中医药杂志》2021 年第 3 期。

36. 系统性红斑狼疮对卵巢功能的影响及中医辨治思路

刘　艳[1]　赵　婷[2]　梅鲜鲜[1]　孙旗策[1]
谢冠群[2] 范永升[1]

1. 浙江中医药大学第一临床医学院，杭州 310053
2. 浙江中医药大学基础医学院，杭州 310053

摘要：系统性红斑狼疮（SLE）是一种慢性自身免疫性疾病，临床常用糖皮质激素及免疫抑制剂治疗。SLE 疾病本身及部分治疗药物可导致 SLE 患者卵巢功能受损。中医认为，SLE 患者卵巢功能受损病因复杂，临床治疗应以急则治其标、缓则治其本为原则。活动期以西药治疗为主，配合中药清热解毒、活血化瘀以减缓卵巢损伤；缓解期补肾调经为主，兼有血瘀者，配以活血化瘀之品；兼有肝郁者，辅以疏肝解郁之品。

关键词：系统性红斑狼疮；卵巢功能；补肾养血活血；补肾疏肝调经

注：本文原载于《中华中医药杂志》2021 年第 3 期。

37. 从“木郁达之”论治甲状腺结节

杜立娟[1] 谈钰濛[1] 王凡[2] 逄冰[1] 倪青[1]

1. 中国中医科学院广安门医院，北京 100053
2. 中国中医科学院广安门医院南区，北京 102600

摘要：甲状腺结节属于中医“瘿病”“瘿瘤”的范畴，其病机为肝失条达，最终导致气、痰、瘀壅结颈前。其病位主要在肝。患者初起多肝脏实病，多以肝气郁结、肝郁血瘀火、肝郁化火为主，后期多以虚实夹杂多见，可见肝血虚、肝阴虚、肝肾阴虚等。“木郁达之”首见于《黄帝内经》，所谓“木郁”即是木气郁结，从而形成异常的气候变化，进而影响人体发生一系列相关疾病的过程，达之，即使之条达，可分为实则泻之和虚则补之。因此，结合《黄帝内经》及临床实践，对甲状腺结节的治疗应从“治肝”入手，根据病情不同时期的证候选择疏理肝气、疏肝化火、疏肝通络、养血柔肝、养阴敛肝、滋补肝肾等方法。

关键词：甲状腺结节；肝失条达；治肝法；木郁达之；《黄帝内经》；思路方法

注：本文原载于《中华中医药杂志》2021 年第 3 期。

38. 基于脏腑学说探讨心的本质及心脾的主从关系

吕 萍 胡 炜 鲍建敏 牟重临
台州市第一人民医院，台州 318020

摘要：从经典的心主神明、主血脉的概念探讨心的本义。回顾中医脏腑生成说，阐发心是随脾生成后而衍生出来，心是充实与完善了脾的功能；并从神明为五脏所主探讨其源本。认为中医脏腑的核心是在脾，并非在心，脾与心是呈主从关系。展现心脾气血互济，神意相承的密切相关及其临床的运用意义。进一步认识心的本义及心脾相关学说，有利于中医理论研究与临床的发展。

关键词：心；脾；心脾相关；脏腑理论；本质；主从关系

注：本文原载于《中华中医药杂志》2021 年第 3 期。

39. 中医治疗子宫腺肌病的临床研究文献分析

朱心怡[1] 谭 丽[2]
1. 上海中医药大学，上海 201203
2. 上海中医药大学附属岳阳中西医结合医院妇科，上海 200437

摘要：目的：分析并探讨中医在子宫腺肌病临床治疗中的应用以及优势。方法：根据纳入标准及排除标准，依据检索策略在中国知网全文数据库 (CNKI)、维普全文数据库 (CQVIP) 和万方全文数据库进行文献检索，收集 2000 年 1 月 1 日—2020 年 3 月 1 日中医治疗子宫腺肌病的临床研究文献。结果：共纳入合格文献 221 篇，其中中医治法可分为内治法 (66.97％)、外治法 (28.05％) 和综合疗法 (4.98％)，产生的疗效主要有缓解痛经、改善中医症候、调理月经、降低复发率、降低 CA125 水平、减少不良反应、缩小子宫体积、提高生育能力，有效率在 76.92％～100.00％，不同治法的疗效频次也不同。结论：近 20 年来中医治疗子宫腺肌……

关键词：子宫腺肌病；中医治疗；临床研究；文献分析；妇科

注：本文原载于《中华中医药杂志》2021 年第 3 期。

40. 三草油唇膏治疗热毒蕴脾型唇风病的临床疗效观察

郭冬婕 吴闽枫 华 亮 冯心怡 李福伦
上海中医药大学附属岳阳中西医结合医院，上海 200437

摘要：目的：观察三草油唇膏治疗热毒蕴脾型唇风病的临床疗效及停药后患者复发情况。方法：将 96 例唇风病患者随机分为两组：试验组（三草油唇膏，49 例）和对照组（地奈德乳膏，47 例）。治疗 4 周后继续随访 4 周，比较两组患者唇部皮损面积、皮损范围评分、临床表现及程度评分、自觉症状及程度评分、复发率和停药至复发间隔的天数。结果：治疗 4 周后，试验组愈显率为 83.67％ (41/49)，对照组为 80.85％ (38/47)，两组间差异无统计学意义。随访 4 周后，试验组复发率 (21.95％，9/41) 显著低于对照组 (60.53 ％，23/38)($P < 0.05$)。复发间隔天数试验组为 9.00[7.50，11.50]d，对照组为 4.00[2.00，6.00]d，两组比较，差异有统……

关键词：唇风病；中医外治法；疗效观察；复发率；三草油唇膏

注：本文原载于《中华中医药杂志》2021 年第 3 期。

石美琴等教授学验选编

1. 五运六气释阳明三病

石美琴[1]　田合禄[2]

1. 复旦大学附属眼耳鼻喉科医院，上海 200030

2. 北京中医药大学，北京 100029

摘要：文章基于田合禄提出的两套三阴三阳体系，从阳明病生理、病理症候、疾病分类、治则宜忌及向愈和死症解析阳明三病。根据五运六气理论，阳明本气为燥、所主脏器为肺；阳明主表里，易感受温热邪气而多温病，阳明肺失宣降则出现胃家实；阳明按照病邪特点及其对人体的作用分太阳阳明、少阳阳明和正阳阳明，太阳阳明寒燥合邪为病，导致寒邪束表和郁热在内，代表方剂为扶正御邪桂枝汤，解表散寒麻黄汤，热中下利葛根汤，心火内郁栀子豉汤和热中伤脾阴麻子仁丸；少阳阳明火燥合邪为病，可致少阳相火克肺金，代表方剂为清泻肺热白虎汤，少阳热伤肺脾、小便不利猪苓汤，热邪伤阴、不任攻下蜜煎导方；正阳阳明……

关键词：田合禄；《伤寒论》；阳明；两套三阴三阳

注：本文原载于《中华中医药杂志》2021 年第 4 期。

2.《伤寒论》脉诊与腹诊结合运用探讨

王　宁[1]　童　雪[1]　钟玉梅[1]　赵嘉敏[1]　许　桐[1]　廖华君[1]　朱章志[2]

1. 南方医科大学中医药学院，广州 510515

2. 广州中医药大学第一附属医院，广州 510405

摘要：脉诊与腹诊均属于切诊的范畴，为张仲景诊断疾病的重要方法，临床宜将脉诊与腹诊相结合，方能更全面地诊察疾病、判定症候，并有利于鉴别诊断，减少误诊的发生概率。脉诊与腹诊相结合，可进一步明确疾病的轻重（如大结胸证与小结胸证、大承气汤证与小承气汤证），鉴别诊断相类似的疾病（如痞证与结胸证、蓄水证与蓄血证），辨明虚实情况（如阳明腑实兼气血亏虚证），乃至鉴别某一个症状或体征（如腹急痛）。由是可见，张仲景在临床中极其重视运用脉诊与腹诊相结合的方法，以诊断疾病，辨明实质，值得进一步学习与挖掘。

关键词：伤寒论；脉诊；腹诊；结合运用

注：本文原载于《中华中医药杂志》2021 年第 4 期。

3. 国医大师王琦辨湿热体质论治疾病的临床思路

董思颖[2]　孟　翔[1]　鹤王济[1]

1. 北京中医药大学中医学院，北京 100029

2. 国家中医体质与治未病研究院，北京 100029

摘要：国医大师王琦教授创立了九种体质学说，并将自己的特色诊疗经验发展成为“辨体—辨病—辨证”的特色诊疗模式，开创了中医“以人为本”临床诊疗思路的先导，为中医学的现代发展提供了新经验。文章从形成原因、体质特点以及与疾病的相关性 3 个方面对湿热体质进行了介绍，同时从“辨体—辨病—辨证”、治疗原则、调体方药、主病主方论 4 个方面对王琦教授调治湿热体质的相关经验进行了归纳总结，以期为湿热体质的调体与相关疾病的治疗提供借鉴。

关键词：名老中医经验；湿热体质；辨体论治；王琦；临床思路

注：本文原载于《中华中医药杂志》2021 年第 4 期。

4. 南征从“络”论治糖尿病肾脏病

孙 健[1] 南 征[2] 高彦彬[3]

1. 长春中医药大学，长春 130117

2. 长春中医药大学附属医院，长春 130021

3. 首都医科大学中医药学院，北京 100069

摘要：络脉是分布于周身上下、内外、表里，纵横交错，从大到小，如环无端，流注不已的网状系统。肾络是分布于肾脏系统表里内外的络脉的总称。南征教授认为糖尿病肾脏病的病位在肾络，是由于患糖尿病日久，痰、湿、郁、热等病理产物蕴结成毒，毒邪循经入肾，损伤肾络而发病。临床治疗本病当从络论治，选用活血化瘀、虫蚁搜剔、藤类通络等药物，辨病与辨证相结合，紧扣“络病”核心，就能抓住疾病的本质，获得满意的效果。

关键词：络病学说；糖尿病肾脏病；临床经验；南征

注：本文原载于《中华中医药杂志》2021 年第 4 期。

5. 谢春娥治疗功能性消化不良三法

袁亚利[1] 李 峰[1] 谢春娥[2]

1. 北京中医药大学，北京 100029

2. 北京中医药大学东方医院，北京 100078

摘要：功能性消化不良（FD）是消化科常见的功能性胃病，虽无明显器质性病变，但在我国发病率较高，现代医学对其发病机制尚未完全阐明，且临床疗效差。中医药对 FD 的治疗显示出了明显优势，谢春娥教授认为 FD 病位在脾胃，与肝密切相关，中焦斡旋失司为其基本病机。在治疗方面，善于调升降助纳运以复斡旋，用药强调避滋补，并将消积法贯穿治疗始末，以药力助机体恢复正常功能，药物结合积极适当的沟通以改善患者的肝郁症状，缩短病程。

关键词：功能性消化不良；谢春娥；中医；临证经验

注：本文原载于《中华中医药杂志》2021 年第 4 期。

6. 原发性干燥综合征中医治疗经验荟萃

张丽宁[1] 姚传辉[1] 罗 静[2] 陶庆文[2]

1. 北京中医药大学，北京 100029

2. 中日友好医院中医风湿病科，免疫炎性疾病北京市重点实验室，北京 100029

摘要：原发性干燥综合征（pSS）是一种慢性系统性自身免疫病，轻者口眼干，重者多系统受累，影响生活质量。本病目前尚无根治方法，中医药在改善 pSS 症状方面具有一定优势。文章通过检索中国期刊全文数据库、万方和维普数据库，筛选现代中医名家治疗 pSS 经验的文献，总结了各医家的辨证经验、治法和常用方药等。本研究共纳入 22 篇文献，包括 17 位中医名家。现代中医名家治疗 pSS 多以“阴虚”或“虚毒瘀”立论，认为 pSS 最常见症候为阴虚燥热证，还常见气血两虚证和气滞血瘀证，病程中注重痰热瘀毒，治疗以养阴润燥为常法，治法中以养阴法使用最多，活血法次之，益气法和清热法并列第三，补血、化痰、解毒、温阳……

关键词：干燥综合征；中医；名医；经验

注：本文原载于《中华中医药杂志》2021年第5期。

7. 国医大师徐景藩从肺、胃、肝论治反流性食管炎经验

赵旦娅　郁宏文　陆为民

南京中医药大学附属医院，南京 210029

摘要：反流性食管炎为临床常见病、多发病，症状多样，不仅有泛酸、烧心、嗳气等消化系统症状，也有咽喉不利、口鼻干燥、咳嗽等呼吸道症状。国医大师徐景藩教授治疗消化系统疾病有独到之处，将反流性食管炎分为痰气交阻证、气郁证、肝胃郁热证、气滞血瘀证，提纲挈领，涉及脏腑不离肺、胃、肝。文章对徐景藩教授从肺、胃、肝论治反流性食管炎的经验进行总结归纳，分析临床辨证思维与用药配伍规律，以供同道参考。

关键词：反流性食管炎；名医经验；徐景藩；肺；胃；肝

注：本文原载于《中华中医药杂志》2021年第5期。

8. 国医大师张志远治疗慢性炎症验案举隅

张冰玉[1]　张天阳[2]　王玉凤[1]　潘琳琳[1]
宋甜甜[3]　刘桂荣[3]

1. 山东中医药大学中医文献与文化研究院，济南 250355
2. 曲阜中医药学校，曲阜 273100
3. 山东中医药大学中医学院，济南 250355

摘要：国医大师张志远教授治疗慢性炎症时善于把握疾病本质，从整体出发，因人制宜，化裁古方，创制新方，辨证施治，疗效显著。文章介绍了张老用温补、行气活血止痛之法以桂枝附子汤加减治疗虚寒型慢性阑尾炎案；用行气散结、清热解毒、化痰法独立组方治疗痰气郁结型慢性咽炎案；用行气活血、破瘀散结法以三棱、莪术等药物治疗气滞血瘀型慢性盆腔炎案；用祛风散寒、活血止痛兼清热之法以桂枝汤加减治疗风寒湿痹兼有内热型慢性类风湿性关节炎案。本文通过4则医案总结张老治疗慢性炎症的临床经验。

关键词：国医大师；张志远；慢性炎症；病案

注：本文原载于《中华中医药杂志》2021年第5期。

9. 国医大师张琪应用风药治疗眩晕经验

刘　丹[1]　张斯文[2]

1. 黑龙江中医药大学附属第一医院，哈尔滨 150040
2. 黑龙江中医药大学，哈尔滨 150040

摘要：文章总结国医大师张琪教授在治疗眩晕中应用风药的临床经验。张琪教授认为眩晕病机复杂，临床多见夹有风邪致病，无论是肝阳化风所致内风，或是虚邪贼风所致外风，皆会导致清窍被蒙、被扰、失养，故而发为眩晕。文章结合风药特性及分类，总结张琪教授用药特点，善于在肝阳上亢、气血亏虚、瘀血阻窍、痰浊上蒙、肾精不足型眩晕中酌加风药，以期为治疗本病提供更广阔的思路。

关键词：眩晕；张琪；风药；内风；外风

注：本文原载于《中华中医药杂志》2021年第5期。

10. 国医大师夏桂成治疗输卵管性不孕临床经验

钱海晴[1] 赵可宁[2] 王利红[1] 刘音吟[2]
徐文婷[1]

1. 南京中医药大学张家港附属医院，张家港 215600
2. 南京中医药大学附属医院，南京 210029

摘要：输卵管因素是引起女性不孕的主要原因之一。夏桂成教授认为本病病机为本虚标实，本虚者，肾虚为其根本，标实者，血瘀为其关键。临证治疗根据“扶正祛邪，改邪归正“的治疗原则，补肾助孕顾其本，祛瘀通络治其标，强调“求子之道，调经为先”，临床以补肾调周联合祛瘀通络为大法治疗输卵管性不孕，获效颇佳，值得进一步推广。

关键词：夏桂成；输卵管性不孕；补肾调周法；肾虚血瘀；临床经验

注：本文原载于《中华中医药杂志》2021 年第 5 期。

11. 国医大师熊继柏运用胶艾汤加减治疗妇人下血证举隅

朱红梅 何清湖 喻 嵘 谭 婷 郭 麒
肖碧跃

湖南中医药大学，长沙 410208

摘要：国医大师熊继柏教授临床上治疗妇人下血证常以胶艾汤加减治疗。经间期出血、月经先期、月经先后无定期、经期延长等妇人下血证，其共同的主症为阴道不规则流血，舌苔薄白或薄黄，脉细略数等，熊老常运用胶艾汤加减治疗，对于兼夹热邪，常加西洋参、黄芩等药。另根据各自病情分别合用温经汤、香砂六君子汤、三炭饮等方剂。通过对上述案例的分析，总结其运用胶艾汤的临证经验，以示熊老明察病机，异病同治，疗效显著，为临床上应用胶艾汤提供参考。

关键词：国医大师；熊继柏；胶艾汤；下血证

注：本文原载于《中华中医药杂志》2021 年第 5 期。

12. 国医大师张志远治疗不寐经验

韩慧莹[1] 刘桂荣[2]

1. 山东中医药大学中医学院，济南 250014
2. 山东中医药大学中医学院，济南 250300

摘要：国医大师张志远教授从医 70 余年，在治疗不寐方面具有丰富的临床经验。张老喜研经典，善于思考，思维灵活，临床上关注整体，擅长使用经方，获效甚奇，如运用小陷胸汤加味治疗痰火郁结之不寐、运用大承气汤加味治疗热积扰神之不寐等，并注重药食两用的日常保健方法。文章总结了张老常用的药对、药组，介绍了化裁的经验方，如具有清心肝之虚火、滋阴安神作用的缶陶汤，具有养血凉心解郁、益志安神作用的六合回春方等。临床疗效俱佳，值得借鉴。

关键词：不寐；经方；临床经验；张志远；缶陶汤；六合回春方

注：本文原载于《中华中医药杂志》2021 年第 5 期。

13. 丁书文运用当归六黄汤从阴虚火旺论治心房颤动的经验

张永健[1] 陈纪烨[1] 杨金龙[2] 李 晓[2]

1. 山东中医药大学，济南 250014
2. 山东中医药大学附属医院，济南 250014

摘要：心房颤动是临床上常见的持续性心律失常之一，长期的心房颤动会引起血栓栓塞事件。丁书文教授临证50余载，对心房颤动的中医药治疗具有独到见解。丁教授认为，阴虚火旺是心房颤动的主要病机，多汗是辨证为阴虚火旺的关键症状。当归六黄汤是“盗汗之圣药”，多用于治疗阴虚火旺之盗汗，丁书文教授将其引入心房颤动的治疗中，疗效显著。文章总结丁书文教授运用当归六黄汤化裁治疗心房颤动的临证经验以及用药特色，以期为临床治疗心房颤动提供新思路。

关键词：当归六黄汤；阴虚火旺；心房颤动；丁书文；用药特色；临证经验

注：本文原载于《中华中医药杂志》2021年第5期。

14. 许芝银治疗虚证甲状腺功能亢进经验

王　聪　姚　昶

南京中医药大学附属医院，南京 210029

摘要：文章介绍许芝银教授治疗虚证甲状腺功能亢进的经验。许芝银教授认为该病的基本病机为气阴亏虚，阳气亢奋。临床治疗以益气养阴、滋阴衡阳为基本原则。益气旨在益气健脾，调补肾气；养阴旨在滋补肝肺肾阴，滋阴抗阳。用药以益气养阴为主，同时重视行气、活血、镇静。对于甲状腺功能亢进伴有心悸患者病程前期重用黄连清心泻火，镇静安神；后期重用灵芝益气养血，清心安神。许芝银教授自拟经验方，随证治之，临床疗效显著。

关键词：甲状腺功能亢进；经验；许芝银；虚证

注：本文原载于《中华中医药杂志》2021年第5期。

15. 从《痢疾明辨》探析龙砂医家吴士瑛五运六气临证经验

陶国水[1、2]　顾植山[1]　陆　曙[1、2]

1. 无锡市龙砂医学流派研究院，无锡 214071

2. 南京中医药大学无锡附属医院，无锡 214071

摘要：龙砂医家吴士瑛重视五运六气理论临床运用，诊治痢疾以“开阖枢”三阴三阳立论。《痢疾明辨》一书，以六经统论痢疾，列秋燥、邪陷、时疫、滑脱四纲，遵《素问·五常政大论》“必先岁气，无伐天和“之训，结合五运六气论治痢疾，主张“论秋燥亦因岁气盛衰”，据岁运产后痢不禁黄芩、白芍，卓有见地。

关键词：龙砂医学；吴士瑛；《痢疾明辨》；五运六气

注：本文原载于《中华中医药杂志》2021年第5期。

16.《神农本草经》散结药物药性特点及效用分析

张　芯　毛竹君

浙江中医药大学药学院，杭州 310053

摘要：文章对《神农本草经》中104味具有散结作用的药物的分布、药性特点、效用等进行了分析。其三品分布由高至低依次为下品、上品、中品，无毒69味，大毒、有毒、小毒共35味；自然属性中，草部占比最大，其次为虫部，体现了虫类药善活血通络散结的特点；性味最多的是苦寒，其次为辛温，提示散结药以清热散结和行气/活血通阳散结为主，此与结病机以热结居多，结必伴有气滞、血瘀、水停相契合。104味药物涉及16种散结作用；沿用至今的59味常用药，涉及14个现代中药功效分类，前5类分别是清热药、泻下药、化痰药、活血化瘀药、补虚药，表明散结药可进一步分为清热散结药、利水（逐饮）散结药、化痰散结药、活……

关键词：《神农本草经》；散结；药性；效用；中药

注：本文原载于《中华中医药杂志》2021年第5期。

17. 从“和”探讨“阳主阴从”观

杨志敏[1]　张梦若[2]　张晓轩[3]

1. 中医湿证国家重点实验室，广州 510120；广东省中医院，广州 510120
2. 广州中医药大学，广州 510405
3. 广东省中医院，广州 510120

摘要：“阳主阴从”观源于先秦时期的太阳文化，是扶阳流派学术思想的重要原则。文章立足“阳为尊，和为本”的思想，从先哲渊源、文化内涵、医理脉络等角度剖析了阳主阴从理论，厘清气、血、精、津、液的“阳主阴从”之序，论证“阳主阴从”实为阴阳和合之所常，临证切不可片面强调“阳主”而忽视“阴从”。

关键词：阳主阴从；和；气血精津液；扶阳

注：本文原载于《中华中医药杂志》2021年第6期。

18. 从《本草经解要》浅析龙砂医家姚球药物气化理论学术思想

彭　健[1]　陶国水[1、2]　陆　曙[1、2]　陈冰俊[2]
孔令豪[2]

1. 无锡市龙砂医学流派研究院，无锡 214071
2. 无锡市中医医院，无锡 214071

摘要：《本草经解要》为清代龙砂医家姚球所著，书中从药物所禀天地之气出发，阐述了药物的归经、功效特色以及制方配伍之法。文章通过分析全书发现，药物之气生之于天，药物之味生之于地。同时以药物性味与阴阳、归经结合到一起，为药物气化研究、临床辨证制方用药提供重要参考。

关键词：《本草经解要》；气化学说；中药性味；司岁备物

注：本文原载于《中华中医药杂志》2021年第6期。

19. 国医大师刘尚义不孕症诊治经验

李　鑫[1]　游志根[2]　李　黎[2]　刘　信[2]
邹海烽[2]　吴　曦[3]

1. 遵义市播州区妇幼保健院，遵义 563100
2. 贵州中医药大学，贵阳 550025
3. 贵州中医药大学，贵阳 550025；成都中医药大学，成都 610075

摘要：国医大师刘尚义教授临证50余载，有着丰富的临床经验，尤其在诊治不孕症方面独具特色。笔者总结刘尚义教授不孕症证治经验，其特色如下：重视“和合”思想在不孕症辨治中的指导作用，一是男精女血（卵）之和合，二是孕卵与母体胞宫之和合，和合而有子；将“膜病理论”引入不孕症的证治中，重视胞宫内环境与胞膜容受性，重在胞膜之厚薄温润适宜；重视“天癸—冲任—胞宫—肝肾脾胃”生殖轴在不孕症中的主导作用。

关键词：刘尚义；不孕症；和合论；膜病理论；生殖轴

注：本文原载于《中华中医药杂志》2021年第6期。

20. 国医大师李士懋用乌梅丸治围绝经期综合征经验

康素刚　马　凯　师旭亮　王静宇　钟燕春
柯向梅

河北中医学院基础医学院，石家庄 050200

摘要：围绝经期综合征常发生于女性绝经前后，是因卵巢及内分泌功能衰减而出现一系列生理及心理变化的疾病。国医大师李士懋教授临床诊治围绝经期综合征患者，认为因其肝肾不足、肝气虚馁而呈现寒热错杂的诸多病症，多为肝阳虚证。文章从中医病因病机、理法方药探析李老用乌梅丸治肝阳虚证围绝经期综合征经验。李老注重平脉辨证，脉弦按之减可示其寒热错杂之病机，再兼有肝阳虚馁的一二症状的围绝经期综合征患者，即可用乌梅丸治疗。

关键词：李士懋；肝阳虚证；围绝经期；乌梅丸

注：本文原载于《中华中医药杂志》2021 年第 6 期。

21. 国医大师贺普仁癫痫辨治经验

王桂玲　胡俊霞　张　帆　崔莹雪　郭　静
首都医科大学附属北京中医医院针灸中心，针灸神经调控北京市重点实验室，北京 100010

摘要：国医大师贺普仁认为癫痫的发病既有先天肾精不足、脑髓失养，亦有积痰、肝风、郁火、暴受惊恐及头部外伤等后天诱发因素，病位在脑，与肾脏及督任二脉关系密切。急性发作期治其标，全身性发作者以人中、攒竹、合谷、内关穴为主穴，部分性发作者以百会、四神聪、颊车、承浆穴等为主穴，均用捻转泻法；间歇期标本兼治，以大椎、腰奇、肾俞穴为主穴，采用蟒针大椎穴与腰奇穴沿皮对刺并久留针的针刺方法，补虚泻实，根据具体辨证配合刺络放血拔罐或火针。

关键词：国医大师；贺普仁；癫痫；分期论治；针灸

注：本文原载于《中华中医药杂志》2021 年第 6 期。

22. 国医大师韦贵康学术思想及特色手法治疗研究概述

卢　薏　覃　丹　曾思玲　戴　铭
广西中医药大学，南宁 530001

摘要：国医大师韦贵康教授从事中医骨伤的医疗、教学、科研工作已有数十年之久，他综合中西医学的理论，结合实践经验，提出了督—柱学说、“六通”“六不通”等特色理论，开创了韦氏特色手法，对八桂医学以及中医骨伤做出了很大贡献。关于韦贵康教授学术思想和临床经验研究的文献资料很多，文章从学术理论、特色手法以及与之相关的理论探讨及临床经验研究等方面进行简单的梳理。

关键词：中医骨伤；学术思想；临床经验；韦贵康

注：本文原载于《中华中医药杂志》2021 年第 6 期。

23. 基于肠脑轴理论探讨“心与小肠相表里”与耳鸣

石青霞　陈小宁
江苏省中医院，南京 210029

摘要：“心与小肠相表里”是中医经典理论之一，心与小肠无论是生理还是病理方面都有着密不可分的关系。肠脑轴理论认为肠道菌群与中枢神经系统存在复杂的神经、内分泌网络联系。文章通过阐述“心与小肠相表里”与肠脑轴的相关性，探讨耳鸣与心、脾及小肠等脏腑的联系，为耳鸣的治疗探索一条新思路，并为从“心脾”论治耳鸣提供一定的理论支撑。

关键词：肠脑轴；心与小肠相表里；心；小肠；耳鸣

注：本文原载于《中华中医药杂志》2021年第6期。

24.“分消上下”法治疗脾胃湿热证理法探讨

柳红良[1]　董　斐[2]

1. 中国中医科学院广安门医院，北京 100053

2. 北京中医药大学，北京 100029

摘要：脾胃湿热证是中医脾胃病最常见的证型之一，叶天士在《温热论》中完整地提出“分消上下”法治疗气分湿热证。虽然叶天士将湿热的病位定位于三焦，但其重心仍在中焦脾胃。根据脾胃湿热证偏于上焦、中焦和偏于下焦不同的症状体现，以及“湿重于热”“热重于湿”病理性质的差异，进一步将“分消上下”法分为“芳香辛散”“开泄”和“苦泄”三法，为后世指导临床治疗脾胃湿热证提供了法门。

关键词：温热论；分消上下法；脾胃病；脾胃湿热证

注：本文原载于《中华中医药杂志》2021年第6期。

25.尤昭玲运用助卵方治疗卵巢早衰经验

胡金芳　刘慧萍　张楚洁　黄姗姗　李　涵　罗蕾尤　昭　玲

湖南中医药大学，长沙 410208

摘要：文章总结了尤昭玲运用助卵方治疗卵巢早衰的经验，尤老针对卵巢早衰独创“冰山理论”，确立察“形”观“色”辨巢法，可根据患者眼睛、嘴唇、鱼际、人中、舌等来判断女性生殖内分泌功能，并根据40多年的临床及科研经验，认为肾水亏虚是导致卵巢早衰的主要病机，同时与肝、脾、心相互影响，而卵巢早衰的关键病理环节是瘀阻，治疗上自拟助卵方，并提倡药食并补，如自创的“暖巢煲”“养泡煲”“养春粥”等，为卵巢早衰的治疗提出了新的思路和方法。

关键词：卵巢早衰；尤昭玲；名医经验

注：本文原载于《中华中医药杂志》2021年第6期。

26.黄连类方治疗心不藏神不寐刍议

王庆全[1]　徐红霞[2]　张星平[2]　任小娟[3]　陈俊逾[2]　肖春霞[2]

1. 新疆医科大学附属中医医院，乌鲁木齐 830000
河南省中医院，郑州 450002

2. 新疆医科大学附属中医医院，乌鲁木齐 830000

3. 新疆医科大学附属中医医院，乌鲁木齐 830000；乌鲁木齐市中医医院，乌鲁木齐 830000

摘要：黄连入心经，长于清心火、安心神，是治疗心不藏神不寐的引经药物。黄连类方中的黄连阿胶汤、半夏泻心汤、黄连温胆汤、交泰丸、朱砂安神丸、小陷胸汤、乌梅丸、黄连汤及泻心汤均具有安心神作用，主要适用于治疗实证或虚实夹杂之偏于邪实的心不藏神不寐，尤以心火亢盛、痰热扰心、心胃不和等为主要病理因素。由于黄连苦寒伤胃，使用时要注意药物的剂量及服药时间，不可大量久服，应中病即止或减量使用。

关键词：不寐；黄连；类方；心神

注：本文原载于《中华中医药杂志》2021年第6期。

27. 连建伟治疗内伤发热病症验案举隅

汪玲羽

浙江中医药大学附属第三医院，杭州 310005

摘要：内伤发热病因病机较为复杂，连建伟教授治疗内伤发热病症遵从李东垣之法，常从气血阴阳着手，临证结合平脉辨证法常分虚实，认为由气、血、湿等郁结壅遏化热为实，由气、血、阴、阳等亏虚而发热者为虚。施治时连教授常遵古法用古方，凭脉分型辨治，紧扣病机，随证取方，每获良效。

关键词：连建伟；内伤发热；平脉辨证；验案

注：本文原载于《中华中医药杂志》2021 年第 6 期。

28. 刘启泉应用角药治疗慢性萎缩性胃炎经验

李京尧　赵蓓蓓　卫静静　王　盼　刘文静　韩增银　刘启泉

河北中医学院附属医院，石家庄 050011

摘要：角药即 3 种中药的联合使用，角药可相互促进，相互兼治，相互制约，或单独成方，或多组角药协同作战，紧扣病机，临床用之，常获良效。刘启泉教授认为慢性萎缩性胃炎的病机不外乎气机郁滞、湿浊中阻、热毒蕴结、瘀血停滞、阴液亏虚 5 种。文章列举刘教授针对慢性萎缩性胃炎病机常用的 9 组角药，并附病案 1 则，以期为今后临床运用角药治疗萎缩性胃炎提供新思路和新方法。

关键词：刘启泉；慢性萎缩性胃炎；角药；中医药疗法

注：本文原载于《中华中医药杂志》2021 年第 6 期。

29. 张虹治疗胆碱能性荨麻疹经验

李思妤　郎　娟　张　虹

成都中医药大学针灸推拿学院，成都 610075

摘要：胆碱能性荨麻疹是因胆碱能神经传导异常而致的一种荨麻疹特殊类型。张虹教授在治疗皮肤病及过敏性疾病方面有独到见解。张教授认为本病以肺、肝、心、肾为本，肌肤腠理为标，治疗应紧扣“热”这一特点，以泻热祛风、调和营卫为基本原则，配以安神止痒，标本兼顾，方有良效。文章分析总结张虹教授运用针灸综合疗法治疗胆碱能性荨麻疹的临床经验，以期为临床治疗胆碱能性荨麻疹提供参考。

关键词：张虹；针灸；胆碱能性荨麻疹；瘾疹；名医经验

注：本文原载于《中华中医药杂志》2021 年第 6 期。

30. 桂枝汤加味治疗寒冷性荨麻疹体会

杨中阳　徐庆武　姚颖玉

河北中石油中心医院，廊坊 065000

摘要：荨麻疹，中医学称为“瘾疹”，寒冷性荨麻疹是荨麻疹的常见类型，常因受寒或吹冷风而发作，临床治疗较为困难，中医经方治疗具有优势。桂枝汤及其类方在《伤寒论》及《金匮要略》中反复出现达 76 次之多，可见其临床应用之广泛，被誉为“经方第一方”。文章从寒冷性荨麻疹的临床病机出发，浅析胡希恕—冯世纶经方医学理论体系运用桂枝汤加味在治疗寒冷性荨麻疹中的应用体会，以求为临床提供借鉴。

关键词：经方；桂枝汤；寒冷性荨麻疹

注：本文原载于《中华中医药杂志》2021年第6期。

31.《伤寒论》中下利“角药”的配伍分析与临床应用

裴育莹　王雪茜　程发峰　谭　令　王庆国
北京中医药大学，北京 100029

摘要：下利是临床中常见的症状，《伤寒论》中治疗下利的方剂众多，疗效显著，其中所用药物蕴含“角药”的配伍形式。“角药”是在中医药基础理论的指导下，以辨证论治为前提，具有相互作用的3味中药有机组合、系统配伍而成，如三足鼎立，互为犄角。文章通过对《伤寒论》治疗下利方剂中“角药”的系统梳理，在独立成方、作为方剂主要部分及辅助部分3个方面论述了角药的特点与应用，对仲景方剂进行深入探讨，以期对临床治疗下利提供借鉴与探索。

关键词：《伤寒论》；下利；角药；配伍分析；临床应用

注：本文原载于《中华中医药杂志》2021年第6期。

32. 基于“气分为三”广义脏气分类方法的脾阴虚证探讨

张　楠[1]　张金玺[2]　张六通[3]　马作峰[3]
1. 河南中医药大学中医学院，郑州 450046
2. 南阳医学高等专科学校中医系，南阳 473061
3. 湖北中医药大学基础医学院，武汉 430065

摘要：脾阴虚证是客观存在的临床症候，历代医家虽对其有所言及，但缺乏系统全面的论述，亟待研究完善。文章依据“气分为三”广义脏气分类方法，结合文献资料和临床实际，对脾阴虚证的临床表现和遣方用药进行了探讨。认为脾阴虚证以口燥咽干、潮热盗汗、五心烦热、口唇干燥甚或皴裂、起皮、脱屑、渗血、泛红等为临床表现，同时具有舌红少津苔少、脉细数等阴虚证的共有舌脉特点，可以兼见消食善饥、口干、便干等运化太过症状和便血、尿血、肌衄、妇女月经过多等脾不统血症状。临证遣方用药施治，宜遵从《素问·刺法论》“宜甘宜淡”原则，可予芍药甘草汤加黄精、山药、麦冬等化裁。

关键词：脾阴虚证；探讨；气分阴阳；气分为三

注：本文原载于《中华中医药杂志》2021年第7期。

33. 麻黄角药在肾系疾病辨治中的应用

李荣蓉[1]　梁展耀[1]　张迪飞[2]　卢富华[2]
1. 广州中医药大学第二临床医学院，广州 510405
2. 广州中医药大学第二附属医院，广州 510120

摘要：角药是基于中医药性理论，将3味功效相似或相反的药物组合使用的特殊配伍形式，如三足鼎立，互为犄角，具有协同增效、减毒增效等作用。麻黄有发汗解表、宣肺平喘、利水消肿等多重功效，是张仲景治疗风水、肾水之要药。

临证中与附子、细辛，附子、甘草、石膏、生姜，杏仁、甘草等诸药共成角药，广泛应用于肾系疾病的治疗。文章通过对麻黄角药以及其在肾系疾病辨治中的应用进行翔实梳理，将其分为独立成方之麻黄角药和与其他角药联合应用之麻黄角药两个部分进行阐述，以期对肾系诸病之治疗有所裨益。

关键词：麻黄；角药；肾系疾病；中医药治疗

注：本文原载于《中华中医药杂志》2021 年第 7 期。

34. 国医大师刘柏龄治疗类风湿性关节炎经验

李　海[1]　刘玉欢[1]　赵文海[2]

1. 长春中医药大学附属第三临床医院，长春 130000

2. 长春中医药大学附属医院，长春 130000

摘要：类风湿性关节炎属中医“痹病”“历节”“尪痹”范畴，是临床的常见病、多发病。国医大师刘柏龄教授，根据患者临床症状，通过中医辨证论治理论及结合“肾主骨”思想，采用清热利湿、疏风活络治疗类风湿性关节炎，临床上取得显著疗效。文章整理分析其医案，以期对治疗本病有所启示。

关键词：国医大师经验；刘柏龄；骨痹；类风湿性关节炎

注：本文原载于《中华中医药杂志》2021 年第 7 期。

35. 国医大师李士懋应用理阴煎合补中益气汤治疗精气亏虚型发热经验

孙敬宣　马　凯　李雅歌　张家惠　王四平

河北中医学院基础医学院，石家庄 050200

摘要：李士懋教授是第二届国医大师，其学术体系以“平脉辨证”为核心。精气亏虚型发热在临床表现上症状纷纭复杂，且与外感发热的症状有相似之处。李士懋教授应用平脉辨证分析其病因病机，并扩展理阴煎与补中益气汤的应用指征，常以理阴煎合补中益气汤加减对精气亏虚型发热进行治疗，取得了良好的临床疗效。

关键词：李士懋；平脉辨证；精气亏虚；理阴煎补；中益气汤

注：本文原载于《中华中医药杂志》2021 年第 7 期。

36. 国医大师韦贵康辨治交感神经型颈椎病经验

韩　杰[1]　温帅波[2]　韦贵康[1]　徐志为[1]
章晓云[1]　吴钰坤[2]

1. 广西中医药大学附属瑞康医院，南宁 530011

2. 广西中医药大学，南宁 530299

摘要：国医大师韦贵康教授在中医骨伤疾病的临床诊治方面多有建树，对交感神经型颈椎病诊治的见解独到。他将中医经典与现代解剖学结合，提出在“六不通理论”的指导下，治以脊柱三联整治手法、经验方痛安汤加减联合外敷三路烫疗包，以通为用，在临床实践中取得了较好的疗效。

关键词：交感神经型颈椎病；韦贵康；名医经

验；学术思想；手法

注：本文原载于《中华中医药杂志》2021 年第 7 期。

37. 国医大师徐景藩论治胰腺癌术后经验浅析

虞志宝　赵宇栋　徐丹华
南京中医药大学附属医院，南京 210046

摘要：现代医学研究表明胰腺是人体重要的分泌代谢器官，一旦产生癌变，则恶性程度高，且术后并发症难除，治疗棘手。中医认为胰腺位于贲门之右、幽门之左，为通利之所，对于胰腺癌术后的治疗，徐景藩认为临床应以“通”字立法，创新性地提出“五通法”，即通络止痛、通管退黄、通腑散结、通阳解郁、通积养正，疗效显著。其在辨治胰腺癌术后的独到见解和丰富的临床经验值得学习和推广。

关键词：国医大师；名医经验；徐景藩；胰腺癌术后；五通法

注：本文原载于《中华中医药杂志》2021 年第 7 期。

38. 钱英辨治轻微型肝性脑病经验

李晶滢[1]　辛喜艳[1]　杨华升[2]
1. 北京大学第三医院，北京 100191
2. 首都医科大学附属北京佑安医院，北京 100069

摘要：文章主要介绍全国名老中医钱英在轻微型肝性脑病诊治方面的临床经验。钱英教授认为本病基本病机是肝肾不足，痰瘀阻络，肝肾不足贯穿本病的始终，基于多年的临证经验提出辨治轻微型肝性脑病强调“治未病”的思想，治疗以治本为主，兼顾标证。其运用滋补肝肾、豁痰化瘀治疗轻微型肝性脑病取得了良好的疗效，结合医案 1 则进行论述。

关键词：轻微型肝性脑病；钱英；名老中医；地黄饮子

注：本文原载于《中华中医药杂志》2021 年第 7 期。

39. 岭南罗氏妇科治崩三方的临床应用

李茂飞[1]　曾丽华[1]　叶金飞[1]　宋思宇[2]
朱　玲[2]　罗颂平[2]
1. 广州中医药大学，广州 510405
2. 广州中医药大学第一附属医院妇科，广州 510400

摘要：罗氏妇科认为岭南人易受湿、热之邪侵袭，耗气伤阴，伤肾损脾。而崩漏患者以阴道流血多，流血时间长为主症，则导致气阴两虚之症更甚。故其在治疗上始终重视顾护气阴，急性出血阶段罗元恺教授创制二稔汤以补肾健脾、固冲摄血；在出血减缓漏下不止的阶段，用滋阴固气汤以滋阴扶阳、补肾固本；出血停止复旧阶段用补肾调经汤固护冲任、调经复旧，使得塞流、澄源、复旧 3 个环节相互兼顾，环环相扣，重建肾—天癸—冲任—子宫轴，血止经调。

关键词：崩漏；二稔汤；滋阴固气汤；补肾调经汤；岭南罗氏妇科

注：本文原载于《中华中医药杂志》2021 年第 7 期。

40. “肝肾并重，长排同调”法治疗排卵障碍性不孕症经验

管凤丽[1] 曹玉聪[1] 杨玉培[1] 杜惠兰[2]

1. 河北中医学院，石家庄 050200

2. 河北中医学院，石家庄 050200；河北省中西医结合生殖疾病协同创新中心，石家庄 050200；河北省中西医结合肝肾病证研究重点实验室，石家庄 050200

摘要：不孕症发病率逐年升高且病因复杂，辅助生殖技术的不断发展，能很好地解决这一问题，但是在促排卵过程中，依旧存在着患者卵巢反应性低下、卵泡发育成熟障碍，使获得的卵母细胞数量少且质量不佳，而导致受精率和妊娠率降低，且容易产生卵巢过度刺激综合征等并发症。杜惠兰教授依据中医“肾藏精，主生殖、为先天之本”“女子以肝为先天”等理论，临证以“肝肾并重，长排同调”为原则治疗排卵障碍性不孕症，疗效显著。

关键词：排卵障碍性不孕症；杜惠兰；经验

注：本文原载于《中华中医药杂志》2021 年第 7 期。

41. 从“郁”辨治慢性非萎缩性胃炎

王乾皓[1] 谢春娥[2] 袁亚利[1]
李 峰[1] 焦 瑶[1]

1. 北京中医药大学，北京 100029

2. 北京中医药大学东方医院，北京 100078

摘要：受环境、生活方式、饮食习惯等因素影响，慢性胃炎已成为消化内科常见病，其中慢性非萎缩性胃炎发病率及复发率高，西医治疗往往难以奏效，且复发率高，药物不良反应大。中医治疗慢性非萎缩性胃炎具有个体化、标本兼治的优势，还可以改善患者体质，从而达到良好的远期治疗效果。谢春娥教授认为本病的发病主要是邪气郁滞中焦导致胃失和降所致，并以开解郁滞、疏通气机为基本治疗原则，随症状改变灵活加减用药，具有良好的临床疗效。文章总结谢春娥教授治疗慢性非萎缩性胃炎的临床经验，并附验案 4 则，以资佐证。

关键词：谢春娥；慢性非萎缩性胃炎；临床经验；疏通气机

注：本文原载于《中华中医药杂志》2021 年第 7 期。

42. 内科痛症中医外治法验案举隅

张小琼[1] 陶丝雨[2] 王 燕[3] 邵明晶[3]
杜金行[3]

1. 北京中医药大学，北京 100029；中日友好医院，北京 100029

2. 中国中医科学院西苑医院，北京 100091

3. 中日友好医院，北京 100029

摘要：某些内科病，尤其是痛症，中医外治法具有使药效直达病所、直接作用于局部、不须内服药物、不良反应小、可随时撤药、胃肠刺激少、避免首过效应等优点；无论虚证、实证或者虚实夹杂证，均可应用，也可作为内治法的补充治疗手段。杜金行教授应用穴位贴敷治疗内科痛症以“通”为法，处方简单，疗效显著。文章介绍杜金行教授以中医外治法治疗内科痛症验案 3 则，并讨论中医穴位贴敷法的应用现状，以期为内科痛症提供更多治疗选择。

关键词：中医外治法；内科疾病；痛症；穴位贴敷；验案

注：本文原载于《中华中医药杂志》2021 年第 7 期。

张敏等教授学验选编

1. 从心脾相生与脑肠互动的相关性论睡眠

张　敏　黄俊山　张　娅　张　瑜　张一帆
福建省中医药科学院，黄俊山福建省名老中医药专家传承工作室，福建省中医睡眠医学重点实验室，福州 350003

摘要：文章从中医脏腑五行角度切入，采用取象比类法，从整体上认识心脾与脑肠在功能上的统一性。同时，运用普遍联系思维，对睡眠活动中气血生成、循行与脑肠神经递质传递的内涵进行微观层面的探究。睡眠活动由心神所主宰，心脾在五行上属于母子相生的关系，脾气健旺则气血化生有源，脾以藏意，神有所归。肠道菌群是脑肠互动的核心，它所产生和调控的单胺类神经递质能影响睡眠活动。中医学心脾相生的五行关系以气血的生成与循行为基础，现代医学的脑肠互动以神经递质的传递为基础。因此，在睡眠活动中，心脾相生与脑肠互动内涵相关、功能统一。

关键词：睡眠；心藏神；脾藏意；脑肠互动；气血神经

注：本文原载于《中华中医药杂志》2021 年第 9 期。

2. 国医大师韦贵康阴阳五行手法特点与临床应用举隅

陆　延　周红海　秦明芳　韦　坚　韦贵康
广西中医药大学，南宁 530001

摘要：文章介绍国医大师韦贵康教授阴阳五行手法的特点和临床应用经验。阴阳五行手法是韦贵康教授在长达 50 多年的临床经验中，结合中医学阴阳五行学说整理并提出的一套独特手法体系，是韦教授的特色手法之一。韦教授认为人体疾病有阴阳，手法也有阴阳，人体的病症有五行属性的变化，手法也有五行属性和生克制化的关系，运用阴阳五行手法治病，就是针对人体阴阳的变化和五行之间的关系，运用手法调整阴阳，平衡五行关系，以达到“调节阴阳，以平为期；生克制化，调和脏腑；重视肝肾，通督扶阳”的目的。

关键词：国医大师；韦贵康；阴阳五行手法；特点；临床应用

注：本文原载于《中华中医药杂志》2021 年第 9 期。

3. 国医大师伍炳彩运用丹栀逍遥散异病同治经验

兰智慧[1]　黄春燕[2]　孙礼强[1]　曹云胜[3]
伍建光[1]
1. 江西中医药大学附属医院，南昌 330006
2. 江西中医药大学研究生院，南昌 330004
3. 江西省中西医结合医院，南昌 330006

摘要：国医大师伍炳彩杏林济世 50 余载，崇尚经典，善用经方治疗疑难沉疴。文章剖析了伍教授运用丹栀逍遥散加减治疗血小板减少症、指甲异常、更年期综合征、慢性疲劳综合征及慢性胃炎 5 则典型案例，五案患者均属肝郁化火、肝强脾弱的病机特点，均从疏肝泄热、健脾养血论治，再结合疾病本身的特点以丹栀逍遥散化裁治疗，效如桴鼓。进一步让读者了解临证过程中准确应用丹栀逍遥散的辨证要点，体会丹栀逍遥散异病同治的精妙，为临证选方提供借鉴。

关键词：伍炳彩；丹栀逍遥散；肝郁化火；异病同治

注：本文原载于《中华中医药杂志》2021年第9期。

4. 国医大师班秀文运用壮医药治疗妇科疾病学术经验

唐振宇　戴　铭　张璐砾　李永亮

广西中医药大学，南宁 530200

摘要：国医大师班秀文从医60余年，不仅擅长运用中医治疗内科、妇科、儿科等疾病，还致力于壮医药的收集整理与研究，是壮医药学的创建者、实践者之一。班教授推崇壮族医药，善用毒虚理论指导妇科疾病的治疗；在诊断上采用四诊合参，并辅以壮医望诊、甲诊和指诊；治疗上主张内治与外治结合，治法融汇变通；组方中灵活运用壮药，拓宽用药思路；他还强调药食同源，在预防和治疗中善用壮族食疗。班教授运用壮医药治疗妇科疾病效果显著，对当代妇科疾病的临证治疗有重要的借鉴意义。

关键词：国医大师；班秀文；壮医药；妇科疾病

注：本文原载于《中华中医药杂志》2021年第9期。

5. 王道坤从“风血相关”论治慢性荨麻疹经验探析

王　斑　段永强　齐　菁　章天明　陈　旭

蔺健春

甘肃中医药大学，兰州 730000

敦煌医学与转化教育部重点实验室，兰州 730000

摘要：慢性荨麻疹病因不明，病程缠绵难愈，中医认为多因机体禀赋特异、卫外不固，致使风邪乘气血之虚袭于肌表，怫郁于皮毛血脉之中，内不得清、外不得散，从而抟结成疹。王道坤教授倡导“血荣则风灭”理论，善从“风血相关”论治荨麻疹，重视辨体质与辨证相结合，在临床上治疗慢性荨麻疹等棘手病症，效果显著。

关键词：风血相关；慢性荨麻疹；王道坤；名医经验

注：本文原载于《中华中医药杂志》2021年第9期。

6. 虞坚尔柔肝健脾法治疗小儿慢性胃炎经验

白　莉[1]　李利清[1]　薛　征[1]　宋辰斐[2]

王佳妮[1]　虞坚尔[1]

1. 上海中医药大学附属市中医医院，上海 200071；虞坚尔名中医工作室，上海 200071；上海市中医药研究院中医儿科研究所，上海 200071

2. 上海中医药大学附属市中医医院，上海 200071

摘要：文章介绍虞坚尔教授柔肝健脾法治疗小儿慢性胃炎的临证经验。虞坚尔教授认为肝脾不和这一病机特点在小儿慢性胃炎中较为常见，与木横侮土、土虚木乘而致肝失疏泄、脾失健运、气血阻滞密切相关。其治疗小儿慢性胃炎，从肝脾不和的症候特点入手，以柔肝健脾为基本治疗原则，以自拟柔肝健脾方为基础方随证加减，柔肝健脾并用，平调寒热，调和气血，且时时顾护脾胃，不伐生生之气。倡导三因制宜、防治养一体的整体治疗观。

关键词：小儿慢性胃炎；名医经验；虞坚尔；柔肝健脾

注：本文原载于《中华中医药杂志》2021年第9期。

7. 试论从重视脾胃“给邪以出路”调治感冒后诸症

王　宝　闫小光　李　怡
北京医院中医科，国家老年医学中心，中国医学科学院老年医学研究院，北京 100730

摘要：感冒后诸症是临床常见病症，包括感冒后遗留症状和感冒后继发症状；目前文献多见感冒后咳嗽为主的研究，其他情况涉及较少。文章基于临床，补充了感冒后味觉消失、感冒后失音的情况；针对感冒后诸症，提出了从重视脾胃“给邪以出路”论治的观点，最后结合病案，援引古籍文献，对其进行了阐释。

关键词：脾胃；给邪以出路；感冒后诸症；味觉消失；失音；咳嗽

注：本文原载于《中华中医药杂志》2021 年第 9 期。

8. 调理脾胃灸法改善脾肾阳虚证血透患者排便情况的理论和实践探讨

李奇阳[1]　邱模炎[2]　何　流[3]　王绍华[2]
栾　洁[2]　刘　鹏[2]　闫二萍[2]　柯应水[4]
姚晨思[4]　邹　浩[5]

1. 北京市化工职业病防治院，北京 100093
2. 中国中医科学院望京医院，北京 100102
3. 北京市昌平区医院，北京 102200
4. 中国中医科学院研究生院，北京 100700
5. 北京中医药大学，北京 100029

摘要：维持性血液透析患者常因肠道功能失调而出现便秘或泄泻，中医认为其基本病机为脾气亏虚、肾阳虚衰。近年来血透工作者逐渐重视中医外治法在血透领域发挥的作用，灸疗显示出一定的优势，调理脾胃灸法在既往研究中已被证实可改善维持性血透患者营养状况、虚弱症状及生存质量。然笔者在为血透患者施行灸疗的过程中发现调理脾胃灸法亦可改善脾肾阳虚证患者的排便情况。文章通过探讨脾肾阳虚证血透患者并发便秘或泄泻的病因病机，论述调理脾胃灸法特点及其近年来在血透领域的研究和应用，试探索调理脾胃灸法改善脾肾阳虚证血透患者排便情况的理论依据，为调理脾胃灸法在血透领域的临床和科研思……

关键词：艾灸疗法；血液透析；脾肾阳虚证；便秘泄泻

注：本文原载于《中华中医药杂志》2021 年第 9 期。

9. 李光荣治疗围绝经期综合征经验

马媛媛　李光荣　王　宁　王　洪
安阳市中医院，河南安阳 455000

摘要：文章总结李光荣治疗围绝经期综合征临床经验。李光荣主任认为围绝经期综合征病因以肾阴虚为本，心肝火旺为标，即心肾不交，总责于冲任亏虚，病久则脾肾阳虚。治疗上，以滋肾清心为主，不忘顾护脾胃，病变日久，重视温补脾肾，上清下温，予自拟中药方加减治疗。同时重视情志，强调心理疏导。

关键词：心肾不交；脾肾阳虚；滋肾清心；围绝经期综合征；名医经验

注：本文原载于《中华中医药杂志》2021 年第 9 期。

10. 浅谈宣氏儿科流派治疗小儿感冒后咳嗽经验

徐诗辉[1] 陈　诺[1] 叶淳璐[1] 陈　健[1]
宣桂琪[2]

1. 浙江中医药大学第一临床医学院，杭州 310053

2. 浙江省中医院，杭州 310006

摘要：文章总结杭州宣氏儿科对小儿感冒后咳嗽病因病机的认识及中医临床辨证论治经验。宣氏儿科临床上认为，感冒后咳嗽，病机主要为外有风邪郁遏在表，内夹痰湿、内火、肝风、食积，病位主要在肺，但可伴有心、肝、脾胃脏腑功能失调。治法以疏风解表、宣肺利咽为主，同时重视兼夹症治疗。最后，应根据患儿不同体质进行预后调理，瘥后防复。文末附上病案分析 1 则。

关键词：感冒后咳嗽；宣氏儿科；中医药疗法；学术经验；验案

注：本文原载于《中华中医药杂志》2021 年第 9 期。

11. 功能性消化不良的中医辨治思路与对策

王龙华[1] 王凤磊[1] 李　静[1] 张福文[1]
田德禄[1] 丁　霞[2]

1. 北京中医药大学东直门医院，北京 100700

2. 北京中医药大学，北京 100029

摘要：功能性消化不良 (FD) 是临床上最常见的一种功能性胃肠病，中医药治疗 FD 具有明显的优势及鲜明的特色。文章从 FD 病因病机等方面的研究入手，对中医药治疗 FD 提出从胃论治、以通为要、以降为和、从肝论治、以调为顺、气血通调，从脾论治、以升为健、权衡虚实的辨治思路与对策，以期进一步提高中医药治疗 FD 的临床疗效。

关键词：动能性消化不良；辨治思路；对策；中医

注：本文原载于《中华中医药杂志》2021 年第 9 期。

12. 基于“态靶因果”探讨 2 型糖尿病用药策略

徐坤元　姚晨思　李　敏

中国中医科学院广安门医院，北京 100053

摘要：从消渴病到 2 型糖尿病的认识转变，对中医的临床用药策略提出了新要求。文章从现代药理文献中筛选出 49 味已经明确降糖靶点的中药，对比历代消渴病治疗的用药特点，找出二者的共同点；依据传统功效和现代药理两个方面找出降糖中药在改善胰岛素抵抗和修复胰岛 β 细胞中的分布规律；基于仝小林院士的“态靶因果”理论，归纳出 2 型糖尿病“郁、热、虚、损”各个阶段具有态靶同调降糖功效的药物，探讨 2 型糖尿病中药治疗的用药策略。

关键词：2 型糖尿病；态靶因果；用药策略

注：本文原载于《中华中医药杂志》2021 年第 9 期。

13. 基于《黄帝内经》“阴阳观”解构张仲景临证处方策略

李　敏[1] 何庆勇[1] 李安琪[2]

1. 中国中医科学院广安门医院，北京 100053

2. 中国中医科学院广安门医院，北京 100053；北京中医药大学，北京 100029

摘要：《黄帝内经》的“阴阳观”理论对后世经方的形成和发展产生了深远影响。文章通过分析《黄帝内经》“阴阳观”的医学内涵，从生理、病理、治疗等方面揭示了在其影响下张仲景《伤寒杂病论》中“阴阳观”形成的理论渊源，进一步探究了“阴阳观”理论影响下《伤寒杂病论》的健康观、诊疗观及遣方用药规则，发现《伤寒杂病论》将“阴阳观”理论运用于诸多疾病，并确立相应方药，如黄芪桂枝五物汤、酸枣仁汤、麻黄附子甘草汤等。此举既是对《黄帝内经》“阴阳观”理论的成功传承，也进一步丰富了“阴阳观”理论，对临床实践具有重要指导意义。

关键词：《黄帝内经》；阴阳观；张仲景；伤寒论；金匮要略

注：本文原载于《中华中医药杂志》2021 年第 10 期。

14. 基于痰毒理论探讨肿瘤发病规律及其病证特点

徐楚韵[1]　黄建波[2]　张光霁[2]

1. 浙江中医药大学附属第一医院，杭州 310006

2. 浙江中医药大学，杭州 310053

摘要：痰毒理论认为肿瘤的发病与痰毒密切相关，痰浊结聚，日久酿成毒邪，毒邪又与痰浊胶结，形成痰毒导致肿瘤。痰毒由痰邪结合毒邪发展而来，其致病特点兼具痰和毒两者的特性，痰邪致病，往往迁延难愈；毒邪致病，总是缠绵难解；同时，痰毒又具有转移性强的致病特性，所致肿瘤，往往易转移。文章总结归纳了痰毒理论的基本概念与内容，探讨了痰毒导致肿瘤的发病规律及其病证特点，丰富了肿瘤病因研究的理论基础，提出了肿瘤临床治疗辨证施治新思路。

关键词：痰毒；肿瘤；发病规律；病证特点

注：本文原载于《中华中医药杂志》2021 年第 10 期。

15. 国医大师郭诚杰从肝论治乳腺病学术思想探析

曹　雪[1]　张卫华[2]　郭新荣[3]　唐浩程[3]

1. 咸阳市中心医院，咸阳 712000

2. 陕西中医药大学第二附属医院，咸阳 712000

3. 陕西中医药大学，咸阳 712046

摘要：国医大师郭诚杰教授临证近 70 载，在汲取先辈临床经验的基础上，不断探索，勇于实践和创新，不仅在针灸临床常见疾病方面积累了丰富的治疗经验，更为重要的是在诊治乳腺病方面具有独特的见解和认识，其主要学术思想为“乳腺疾病多肝郁”“肝郁是乳块形成的最先要素和关键所在”，诊断上西医辨病与中医辨证结合，治疗上始终应以“疏肝为要”施针、遣方加减用药，并配合心理疏导，疗效显著。

关键词：国医大师；郭诚杰；学术思想；乳腺病；从肝论治

注：本文原载于《中华中医药杂志》2021 年第 10 期。

16. 基于三焦辨证探讨国医大师王烈治疗小儿哮喘病临证经验

郭　磊[1]　王　烈[2]　孔一卜[2]　孙丽平[2]

1. 长春中医药大学，长春 130117

2. 长春中医药大学附属医院，长春 130021

摘要：支气管哮喘为儿科常见的慢性呼吸系统疾病之一，缠绵反复，难以治愈，严重影响患儿的身体健康。国医大师王烈教授毕生从事小儿呼吸系统疾病的临床研究，提出小儿哮喘三期分治的创新性理论，即哮喘辨治要分发作期、缓解期、稳定期。虽然小儿哮喘不同时期的病机变化不同，但不同时期的病位、治则、治法与温病学中三焦辨证学说具有明显相关性。兹从三焦辨证学说探讨国医大师王烈分期治疗小儿哮喘病的临证经验，以飨同道。

关键词：三焦辨证；国医大师；王烈；哮喘病；儿科

注：本文原载于《中华中医药杂志》2021 年第 10 期。

17. 范永升“三维一体”理论在系统性红斑狼疮治疗中的运用

吴德鸿　李正富　何兆春　杨科朋　王新昌

浙江中医药大学附属第二医院，杭州 310005

摘要：系统性红斑狼疮（SLE）属于难治性自身免疫性疾病，糖皮质激素是临床上治疗 SLE 的关键和基础药物，但长期或较大剂量使用糖皮质激素可引起许多不良反应，如何在有效治疗 SLE 的前提下减少其用量和不良反应是临床亟须解决的问题。范永升教授针对这一问题，在前期探索和实践的基础上提出“三维一体”理论，即以辨证施治为核心，结合糖皮质激素不同剂量阶段、不同不良反应表现，制定了行之有效的中医治疗策略。现通过对临床实例的整理，反映这一理论在临床中的运用。

关键词：范永升；“三维一体”理论；系统性红斑狼疮；糖皮质激素

注：本文原载于《中华中医药杂志》2021 年第 10 期。

18. 自拟定痫散结合动态辨证治疗小儿癫痫经验

樊惠子　汪受传

南京中医药大学附属医院，南京 210029

摘要：文章介绍汪受传教授自拟定痫散结合动态辨证治疗小儿癫痫的经验。汪教授提出癫痫病机不离风、惊、痰、瘀、虚，病机虚实错杂，可分期论治。发作期息风镇惊、豁痰化瘀以定痫；缓解期健脾化痰、平肝益肾以断痫。汪教授按照小儿癫痫以风、惊、痰为主，或有瘀滞，久发易转为虚证的病机特点，提出息风、镇惊、豁痰，兼以化瘀、补虚的治疗法则，立定痫散为基础方，动态辨证，整体综合诊治，临床收效良好，不良反应少，值得推广。

关键词：小儿癫痫；自拟定痫散；动态辨证；名医经验；汪受传

注：本文原载于《中华中医药杂志》2021 年第 10 期。

19. “通补奇经、补脾益肾”两步法治疗复发性流产经验举隅

管凤丽[1]　杜惠兰[2]

1. 河北中医学院，石家庄 050200

2. 河北中医学院，石家庄 050200；河北省中西医结合生殖疾病协同创新中心，石家庄 050200；河北省中西医结合肝肾病证研究重点实验室，石家庄 050200

摘要：复发性流产是一种常见的妊娠病，也是世界性的疑难病症。复发性流产病因复杂，临床疗效不佳，严重影响育龄妇女的身心健康及其家庭和谐。杜惠兰教授依据“女子肾藏系于胎”“八脉属于肾”“凡胎孕不固，无非气血损伤之病”等理论，认为本病病机为脾肾亏虚，带脉不固，冲任气血不足为其本，治疗采用未孕时通补冲任、温阳壮督以调经，孕后固带升提，补脾益肾以系胎两步法治疗，防微杜渐，预培其损，颇有效验。

关键词：复发性流产；奇经八脉；杜惠兰；名医经验

注：本文原载于《中华中医药杂志》2021年第10期。

20. 李晶从痰论治失眠症临证经验举隅

赵　勇[1]　张文华[2]　王梓炜[3]

1. 山西中医药大学健康服务与管理学院，晋中 030619

2. 山西中医药大学第二临床学院，太原 030024

3. 山西中医药大学基础医学院，晋中 030619

摘要：历代医家对失眠症认识虽有不同，但总以阴阳失交、营卫失和、脏腑失衡为病机而发挥。李晶教授认为，本病总以痰气交阻为发病的核心病机，临证多从痰立论，强调痰在疾病发生、发展及治疗中的关键作用。在治疗该病时，善于抓主症、辨主因、守病机，以经方半夏厚朴汤随症加减化裁，取得满意的疗效。文章就李晶教授对失眠症的病因病机认识、诊治经验做一介绍，以供同道借鉴。

关键词：李晶；失眠；痰；半夏厚朴汤；名老中医经验

注：本文原载于《中华中医药杂志》2021年第10期。

21. 武维屏治疗肺系病从痰论治述要

任传云

北京中医药大学东直门医院，北京 100700

摘要：武维屏教授认为，“咳”和“痰”是肺系病最重要的症状，且二者密不可分。武经屏教授结合自己50余年的临床经验，在临床中抓住咯痰量、色、质、味的变化，详细观察和总结了痰的特征和伴随症状的特点，总结了肺系病临床常见的10种证候，即寒痰、热痰、燥痰、湿痰、风痰、郁痰、食痰、饮痰、瘀痰、顽痰，据此分类进行辨证治疗，取得了良好的疗效。

关键词：武维屏；痰；肺病；辨证论治

注：本文原载于《中华中医药杂志》2021年第10期。

22. 江杨清治疗汗证经验

弓　敏　丁　琳　刘雅凝　王　伟

张家港广和中西结合医院，张家港 215633

摘要：江杨清教授认为汗证的病因病机总属阴阳营卫失调，治疗大法总为调和阴阳。首辨阴阳虚实，次辨脏腑病位，四诊合参，综合判断汗出的病机根源。用药应权衡矛盾，选方必须兼顾，既不能见汗止汗，亦不可为“阳虚自汗，阴虚盗汗”之说所囿。敛汗药的使用为治标，应当贯穿于辨治过程的始终，其品类甚多，要集中归纳，根据药性恰当用药。同时冬桑叶、糯稻根、穞豆衣等品为江老临证特色用药。

关键词：汗证；自汗；盗汗；名医经验；江杨清

注：本文原载于《中华中医药杂志》2021年第10期。

23. 麦门冬汤治疗阴虚湿热咳嗽探析

陈佳慧[1]　张立山[2]　成柳杨[1]　孔维鑫[1]
陈申达[1]　蔡　松[1]

1. 北京中医药大学，北京 100029；北京中医药大学东直门医院，北京 100700

2. 北京中医药大学东直门医院，北京 100700

摘要：咳嗽是呼吸系统常见病证，病因病机复杂多变，临床常见阴虚湿热咳嗽，但治疗效果并不显著。麦门冬汤具有甘润养阴、培土生金、润燥相济的方药配伍特点，常用于治疗肺胃阴伤、虚火上炎之咳喘，张立山教授将其拓展应用于治疗阴虚湿热咳嗽，取得了较好的疗效。文章通过分析阴虚湿热咳嗽的病因病机、临床表现及麦门冬汤的药物配伍，利用验案探析麦门冬汤治疗阴虚湿热咳嗽的机理，以期为临床治疗提供思路。

关键词：麦门冬汤；阴虚湿热；咳嗽；金匮要略

注：本文原载于《中华中医药杂志》2021年第10期。

24. 梁晓春益肾疏肝、除痰化瘀法治疗多囊卵巢综合征经验

吴群励　杨　丹

中国医学科学院，北京协和医学院，北京协和医院中医科，北京 100730

摘要：梁晓春教授认为多囊卵巢综合征的病机主要是以肾虚为主导的肾、肝、脾三脏功能失调，病位还涉及冲任及胞宫，气滞、痰湿、瘀血与本病的发生密切相关，临床多为虚实夹杂之证。治疗上，梁教授认为补肾是根本，强调不必拘泥肾虚症状之多少，都应以补肾为主，以五子衍宗丸作为基础方；疏肝为关键，主张不论肝郁症状之多少，均在经前1周应用疏肝活血法以调经，以柴胡疏肝散为基础方；除痰化瘀要贯穿始终，除痰基础方可选用二陈汤，化瘀基础方可用桃红四物汤。临证做到因人制宜、分期论治和综合施治，疗效显著。

关键词：多囊卵巢综合征；益肾疏肝；除痰化瘀；梁晓春；名医经验

注：本文原载于《中华中医药杂志》2021年第10期。

25. 基于证素辨证原理的微观指标中医辨证意义探究策略

李明珠[1]　陈启亮[1]　陈谦峰[2]　李灿东[3]

1. 广州中医药大学基础医学院，广州 510006

2. 江西中医药大学中医学院，南昌 330004；福建中医药大学中医证研究基地，福州 350122；福建中医药大学福建省中医健康状态辨识重点实验室，福州 350122；福建省2011中医健康管理协同创新中心，福州 350122

3. 广州中医药大学基础医学院，广州 510006；福建中医药大学中医证研究基地，福州 350122；福建中医药大学福建省中医健康状态辨识重点实验室，福州 350122；福建省2011中医健康管理协同创新中心，福州 350122

摘要：中医微观辨证研究是发展中医现代化的重要课题，如何赋予微观指标中医内涵是当前科研的难点所在。文章通过梳理微观指标中医内涵研究发展源流，分析目前研究存在的局限，提出从理论、方法、临床3个方面建立微观指标临床辨证意义研究的基本框架，指出在整体观念为核心的中医思维指导下，运用证素分类、数据+智慧驱动的实证分析的方法，赋予微观指标中医辨证意义，为推动微观辨证发展及完善状态辨识体系提供思路。

关键词：整体观念；微观；辨证；证素

注：本文原载于《中华中医药杂志》2021年第11期。

26. 从"经脉穴"反思针灸临床局部施针用穴规律

龚　萌　林　栋　齐诗仪　章思佳

福建中医药大学针灸学院，福州 350122

摘要："经脉穴"作为一种古老的穴位记载方式，窥其可见针灸医学形成之初穴位的模样。具有非点状的线或面结构特征的"经脉穴"，在一定程度上，

是偶刺、齐刺、扬刺等不同针灸局部施针布局产生的决定因素之一。然而，现代受到标准经穴的桎梏，在针灸施针时难以跳出选择腧穴的思维惯性，缺乏对局部施针用穴的整体布局思考。故笔者欲基于已有的研究事实，从厘清“经脉穴”的本义入手，进一步反思“经脉穴”对现今针灸临床施针布局的启发与指导。

关键词：经脉穴；施针用穴；施针布局；针刺

注：本文原载于《中华中医药杂志》2021 年第 11 期。

27. 以五脏病证为例探讨中医学辨病论治体系

白　龙　任慧霞　朱　珂　朱晓晓　王常海
河南中医药大学中医学院（仲景学院），郑州 450046

摘要：本文应用文献研究方法，以定性分析中的逻辑分析和系统分析对五脏病辨病论治体系进行相关研究。五脏病辨病论治体系以五脏生、长、化、收、藏的特性将疾病分为 5 类，并以五脏的特性对病名进行病位、病机的限制，进而使得病名具有特异性，指导临床辨病论治的应用。在五行学说的指导下，五脏病病机的变化具有规律可循。五脏病的诊断通过望、闻、问、切四诊分别获得五色、五音、五味、五脉的信息而确定病在何脏，再依五脏五行脉法和虚实证候的不同，判定五脏病的虚实。五脏病的治疗以《素问·藏气法时论》中所述五脏补泻所需药味为准则，选取适当的药物。五脏病辨病论治体系具有成熟的理论和诊疗……

关键词：五脏病；辨病论治体系；五行学说；病机

注：本文原载于《中华中医药杂志》2021 年第 11 期。

28. 特发性肺纤维化中医药研究策略的思考

臧凝子[1]　李　品[1]　庞立健[1]　吕晓东[2]
1. 辽宁中医药大学附属医院，沈阳 110032
2. 辽宁中医药大学，沈阳 110847

摘要：特发性肺纤维化（IPF）发病率逐年升高，患者因生活质量差、预后不良、治疗成本高导致经济负担沉重。研发疗效确切、机制清楚、安全可靠的中医药治疗药物、康复技术，减轻 IPF 患者症状、改善肺功能、提高生活质量、延长生存期、减轻患者经济负担是 IPF 中医药研究的根本任务和目标所在，而通过多学科交叉融合、采用科学先进的科研方法开展 IPF“因—证—机—治”的客观化研究是 IPF 中医药研究成果走向世界的必经之路。文章就目前 IPF 研究中的瓶颈问题进行了思考并提出研究策略，以期对未来 IPF 研究工作有所启迪。

关键词：特发性肺纤维化；中医；病证结合；研究策略

注：本文原载于《中华中医药杂志》2021 年第 11 期。

29. 代谢相关脂肪性肝病的中医认识及辨治

周　强　陶　琳　张声生
首都医科大学附属北京中医医院消化中心，北京 100010

摘要：国际脂肪肝命名小组将“非酒精性脂肪性肝病”更名为“代谢相关脂肪性肝病”（MAFLD），并明确提出了诊断标准，使得本病的诊断更加明确化、具体化。张声生教授根据“瘅”和“肝瘅”在古籍中的意义，以及“瘅”与代谢相关性疾病的关系，建议将 MAFLD 命名为中医的“肝瘅”，并提出饮食不节、安逸过度、情志失调、痰湿体质、年老体衰是本病的主要病因，而其病位在肝，与脾、肾关系密切。“郁”“膏”“热”“虚”“瘀”是其核心病机；“疏”“消”“清”“散”“补”是其主要治法；肝郁气滞证、膏浊壅肝证、肝胃郁热证、肝络瘀阻证、肝肾阴虚证是本病的主要证型，可选择四逆散、茵陈蒿汤、大柴胡汤、膈下逐瘀汤、一贯煎等为……

关键词：代谢相关脂肪性肝病；肝痺；病名；病因；辨治

注：本文原载于《中华中医药杂志》2021 年第 11 期。

30. 国医大师夏桂成调理月经周期从心论治崩漏

王进进[1]　谈　勇[2]　花海兵[1]　高　娟[1]
夏亚芳[1]　华彩凤[1]　甘　谨[1]
1. 南京中医药大学江阴附属医院，江阴 214400
2. 南京中医药大学，南京 210029

摘要：国医大师夏桂成教授认为子宫的藏泻与心肾相关。子宫之藏，实乃肾之封藏；子宫之泻，实乃心气之动。崩漏虽表现为胞宫藏泄失度，经血非时而下，实则为心主血脉、心藏神的功能失职，导致心肾失交，心—肾胞宫轴的运行失常，血海盈泄失于控制。故治疗崩漏时，夏老在调理月经周期的基础上强调从心论治，采用“清心、养心、镇心、舒心”四法调心安神，一方面恢复其月经周期节律，另一方面恢复心—肾—胞宫轴的正常运行，使子宫开阖有度，实现“调周”与“调轴”的统一。

关键词：夏桂成；调理月经周期；从心论治；崩漏

注：本文原载于《中华中医药杂志》2021 年第 11 期。

31. 国医大师朱南孙滋水涵木法治疗围绝经期干眼症

李　娟　陈　静　李永恒
朱　莺　胡国华
上海中医药大学附属市中医医院，上海 200071

摘要：国医大师朱南孙教授临床主张运用滋水涵木法治疗干眼症。中医病机多因年逾七七、任冲脉虚、天癸竭、肝肾不足、目失所养所致，当以补益肝肾、生津润目为治则。自拟验方朱氏润目更年汤，方中以枸杞子、菊花、熟地黄为君药，佐以增液汤以求滋水涵木，并结合五轮学说中的“白睛属肺”，加入肺经药以求白睛润泽能视。考虑到该年龄段的特殊性，在服用中药期间更应重视心理治疗的重要性，应酌情增加疏肝理气之药，畅情志以条达气机。

关键词：围绝经期干眼症；朱南孙；滋水涵木；润目更年汤

注：本文原载于《中华中医药杂志》2021 年第 11 期。

32. 海派朱氏妇科治疗妇科痛证经验举隅

黄宏丽[1]　王怡青[2]　董　莉[1]
1. 上海中医药大学附属岳阳中西医结合医院，上海 200437
2. 上海市浦东新区中医医院，上海 201200

摘要：海派朱氏妇科传承五代，发展于国医大师朱南孙教授，悬壶沪上百年有余，享誉杏林。朱氏妇科善治妇科痛证，认为其证型可分为寒凝血瘀证、气滞血瘀证、湿热瘀结证、气血虚弱证、肝肾虚损证，治疗可提炼为“温、化、清、和、补”五法，并总结经验方——加味没竭汤，临床疗效显著。文章旨在介绍朱氏妇科治疗妇科痛证的临床经验与特色，以期更好地推广应用，服务于广大女性患者。

关键词：海派朱氏妇科；妇科痛证；经验；加味没竭汤；流派

注：本文原载于《中华中医药杂志》2021 年第 11 期。

33. 基于“质态再平衡”的陈永灿运用升陷汤临证经验

范天田[1]　马凤岐[2]　许　琳[2]　白　钰[2]
陈永灿[2]
1. 浙江中医药大学，杭州 310053
2. 广西中医药大学，南宁 530200；
浙江省立同德医院，杭州 310007

摘要：陈永灿教授深悟中医阴阳平衡之理，结合现代医学物质代谢和功能状态的概念，提出“质态再平衡”的学术观点，认为人体阴阳平衡是一个自有的动态过程，分为生理性自我修复（阴阳失和—自我修复—阴阳再平衡）和病理性干预调控（阴阳失衡—干预调控—阴阳再平衡）两个环节。以张锡纯的“胸中大气”说为切入点，指出质态再平衡是阴阳再平衡在气化层面的具体表现形式。文章以 4 则医案为例，基于“质态再平衡”观点，介绍陈永灿运用升陷汤的临证经验。

关键词：升陷汤；质态再平衡；临证经验；医案；陈永灿

注：本文原载于《中华中医药杂志》2021 年第 11 期。

34.《黄帝内经》“因时制宜”思想探析

王　兵[1]　杨雪慧[2]　陈　斌[1]　姜德友[1]
刘春红[1]　韩海伟[1]
1. 黑龙江中医药大学，哈尔滨 150040
2. 黑龙江省第二医院，哈尔滨 150010

摘要：“因时制宜”思想在医学上的应用源于《黄帝内经》，文章撷取《黄帝内经》“因时制宜”思想的相关内容做系统梳理，阐析了“天人相参”是“因时制宜”思想产生的自然基础，提出时间因素与临床各类疾病的“病—证—疗—养”存在密切关联，重点从因时养生、因时诊断、因时施治、因时判断预后 4 个方面探讨了“因时制宜”思想在临床中的运用。以期充分解析并深入挖掘“因时制宜”的思想内涵，探索其临床应用，对培养中医诊疗思维模式与提高临床疗效，甚至养生防病能力均具有重要价值与意义。

关键词：《黄帝内经》；因时制宜；时间医学；临床运用

注：本文原载于《中华中医药杂志》2021 年第 11 期。

35. 基于《黄帝内经》对谷物精微转化的阐述探究糖尿病的病机

王艳梅　张久亮
中日友好医院，北京 100029

摘要：文章以《黄帝内经》对谷物精微转化的阐述为线索，探究糖尿病的病机。分析得知，谷物精微通过“脉”的运送和“三焦膜理”的交汇、往来，进入脏腑后转化为卫气、营血、宗气及“精（包括形）”。多种原因引起的脾的阳旺阴虚，使脾的“阴藏”能力下降（脾不藏精），即谷物精微向“精”的转化出现异常；导致以葡萄糖为主要成分的谷物精微在经脉、三焦腠理中过多、过久地滞留，即血糖升高。进一步的分析还发现“脾不藏精”贯穿于糖尿病发生、发展的全过程，是糖尿病病机中的核心；而“脾不藏精”及谷物精微（血糖）过多、过久滞留于经脉，三焦腠理对脏腑、气血的损伤，构成了糖尿病临床各复杂证型病机中的主要部分。

关键词：脾不藏精；谷物精微；《黄帝内经》；糖尿病病机

注：本文原载于《中华中医药杂志》2021 年第 12 期。

36.《脾胃论》“清燥汤”探微及后世阐发运用

陶文娟[1]　吕忠宽[2]　李亚明[2]　李灿东[3]

1. 福建中医药大学中医证研究基地，福州 350122
2. 复旦大学附属华东医院，上海 200040
3. 福建中医药大学中医证研究基地，福州 350122
福建省 2011 中医健康管理协同创新中心
福州 350122
福建省中医健康状态辨识重点实验室（福建中医药大学），福州 350122

摘要：《脾胃论》所载“清燥汤”是治疗湿热成痿之名方。结合中医理论和李杲“脾胃内伤，百病由生”的学术思想，文章对“湿热成痿”之病因病机、证候表现、治则治法以及清燥汤方药组成、配伍进行了剖析。温故而知新，后世历代医家运用东垣清燥汤所治病证面广且效佳（如痿证、痹证、燥证、疫病等），对当今一些符合（脾虚）湿热病机的疑难杂病之治疗仍有可鉴之处。

关键词：李东垣；清燥汤；湿热成痿；脾虚湿热；临床运用

注：本文原载于《中华中医药杂志》2021 年第 12 期。

37. 基于“肠道菌群—肠—脑”轴探讨围绝经期失眠心肾不交证的本质内涵

杜彩凤[1]　赵　勇[2]　刘宏奇[3]　王梓炜[1]
钟佳颖[3]

1. 山西中医药大学基础医学院，晋中 030619
2. 山西中医药大学健康服务与管理学院，晋中 030619
3. 山西中医药大学附属医院妇产科，太原 030024

摘要：失眠是影响围绝经期女性的重要问题，中医辨证论治优势突出，临证尤以心肾不交者最为多见，但具体机制尚未完全阐明。肠道菌群通过肠—脑轴的双向调节系统，影响宿主的神经内分泌调节，在睡眠—觉醒周期中扮演着重要角色。笔者在回顾心肾不交证的理论内涵及其与围绝经期失眠关系的基础上，基于肠道菌群在肠—脑轴之间双向调节的媒介作用，从影响雌激素、褪黑素的分泌，神经递质的活性和含量等方面探讨围绝经期失眠心肾不交证的本质内涵。

关键词：围绝经期；失眠；心肾不交；肠道菌群；肠—脑轴

注：本文原载于《中华中医药杂志》2021 年第 12 期。

38. 基于固有免疫—适应性免疫交互作用探讨从风论治过敏性疾病

吕明圣[1]　崔红生[2]　毕伟博[2]　弓雪峰[1]
侯　丹[1]

1. 北京中医药大学第三附属医院，北京 100029；
北京中医药大学，北京 100029
2. 北京中医药大学第三附属医院，北京 100029

摘要：固有免疫—适应性免疫交互作用异常是过敏性疾病重要的发病机制，风邪致病符合过敏性疾病发作的基本病机特点，从风论治可有效调节固有免疫—适应性免疫交互作用失衡。治风之法总以透邪外达为要，扶正祛邪为纲，宣肺透邪散风、清热除湿息风、扶土抑木消风、脱敏调体御风等皆为常用治法，诸法并举，使邪去正安，气机通利，气血和畅，阴阳和调，则免疫复平，过敏不起。

关键词：固有免疫；适应性免疫；风邪；过敏性疾病；脱敏调体

注：本文原载于《中华中医药杂志》2021 年第 12 期。

39. 国医大师李士懋脉学思想之“重脉象而非至数”

熊志刚[1]　郭虹君[2]　李雅歌[3]　王晓伟[4]
童煜峰[4]　王四平[3]

1. 河北中医学院，石家庄 050200；廊坊市大厂回族自治县疾病预防控制中心，廊坊 065300
2. 张家口市第五医院，张家口 075000
3. 河北中医学院，石家庄 050200
4. 河北省中医院，石家庄 050011

摘要：国医大师李士懋以脉诊为中心，认为气血的运行变化是形成不同脉象的根本，临床应重在体会指下脉的形象，而不以至数为中心，强调应整体感知脉象特征，抓住病机本质，方可精准辨治；应以脉象特征为依据，辨析弦、缓、迟、数、虚、散、紧脉等脉象的判断标准；创造性地提出“痉脉”主寒凝证，“躁脉”主火郁证等临床新见，丰富了脉诊的内容、提高了脉诊的实用价值。李老倚重脉诊，强调切脉应“重脉象而非至数”，突出诊脉之要是把握脉象特征，指出了中医诊断疾病的精髓，值得认真研习。

关键词：李士懋；脉象；至数；平脉辨证；脉学

注：本文原载于《中华中医药杂志》2021 年第 12 期。

40. 国医大师韦贵康基于“六通论”诊治椎动脉型颈椎病经验

邵　敏　沈遨飞
广州中医药大学第三附属医院，广州 510240

摘要：国医大师韦贵康教授临证经验丰富，认为椎动脉型颈椎病的发病基础是“六不通”，即“不正不通、不顺不通、不松不通、不动不通、不调不通、不荣不通”，围绕此观点，在临证治疗上应该遵循“正则通、顺则通、松则通、柔则通、调则通、荣则通”的“六通论”。此外，韦教授在临床实践中常使用痛安汤、脊柱平衡手法治疗椎动脉型颈椎病，收效明显。文章主要基于“六通论”及“脊柱平衡手法”总结韦教授治疗椎动脉型颈椎病的临证经验，以期为此类疾病的临床治疗提供参考。

关键词：椎动脉型颈椎病；六通论；脊柱平衡手法；名医经验

注：本文原载于《中华中医药杂志》2021 年第 12 期。

41. 国医大师张磊治疗自身免疫性肝病经验探析

刘　洋[1]　张勤生[2]　党中勤[2]　孙晓娜[2]
1. 河南中医药大学，郑州 450046
2. 河南省中医院，郑州 450002

摘要：自身免疫性肝病病机糅杂，变化多端，临床较难甄别，疗效不够理想，根据其临床症状可归属中医黄疸、胁痛、积聚、臌胀等疾病范围。国医大师张磊重视人体先天之资，以“扶正祛邪”为纲贯穿该病诊疗终始，谨守肝病治疗宜“养肝之体，助肝之用”，顾护正气，逐邪扶正，确立“清肝瘀、养肝阴、活肝血、助脾运”的治疗大法，研制出系列经验效方，为自身免疫性肝病的治疗提供了新思路。

关键词：自身免疫性肝病；中医治疗；张磊；国医大师；临床经验

注：本文原载于《中华中医药杂志》2021年第12期。

42. 国医大师梅国强临证合方经验探微

张智华　张　倩

湖北中医药大学，武汉 430065

摘要：国医大师、全国知名伤寒学家梅国强教授从事中医教学、科研、临床工作近60载，临证经验丰富，遣方用药严谨，临床疗效显著。梅老处方常采取合方的形式，其合方思路和经验值得借鉴。文章从合方原则、合方形式、合方思路3个方面总结了国医大师梅国强教授的临证合方经验。合方原则依据上下病情歧异、脏腑病变不同、兼病兼证明显、表里寒热不一；合方形式有经方合经方、经方合时方、经方合经验方、时方合时方、时方合经验方；合方思路须关注病因病机演变、重视治疗方法相应、把握主方主药关键。

关键词：梅国强；方剂；合方；临床运用；名医经验

注：本文原载于《中华中医药杂志》2021年第12期。

43. 马融从“少火生气”论治婴儿痉挛症经验

王星辰　马　融

天津中医药大学第一附属医院，天津 300381

摘要：马融教授提出癫痫多为本虚标实之证，婴儿痉挛症作为一种年龄依赖性癫痫，其“本虚”之证尤为明显。马教授合小儿特有的生理特点，以及本病常可夹风、夹痰、夹瘀的病理因素，极易造成小儿精神运动发育迟滞或减退等临床症状，提出应用“少火生气”的理论解释并治疗此病，即息风通络以止痉痫，清心豁痰以利开窍，温补少火以固元气，自拟附子细辛汤在临床上取得较好疗效。文章将马教授治疗此病的理论及经验加以总结，以期给今后的临床治疗提供思路和方法。

关键词：婴儿痉挛症；少火生气；马融；经验

注：本文原载于《中华中医药杂志》2021年第12期。

44. 基于男子以肾为本理论浅述从肾论治男科疾病

王　晨[1]　王祖龙[2]　华　众[1]　陈如兵[2]　赵盼盼[1]

1. 河南中医药大学，郑州 450008

2. 河南中医药大学第一附属医院，郑州 450000

摘要：文章总结了王祖龙教授从肾论治男科疾病的经验。王祖龙教授认为男子以肾为本，男性疾病的发生与中医中“肾”的功能关系密切。他从肾入手，提出了“温肾壮阳”“滋阴养肾”“补肾固精”“补肾填精”“疏肝益肾”“滋养肝肾”“滋肾降火”“活血补肾”“健脾益肾”“交通心肾”十法治疗男性疾病，立意独到，组方善用药对把握病机，增强方剂疗效，丰富了中医对“肾藏精主生殖、肾主水、司二便”理论的认识，为临床治疗男性疾病提供了新的思路。

关键词：以肾为本；治肾十法；性功能；男性不育

注：本文原载于《中华中医药杂志》2021年第12期。

45. 张杰治疗慢性萎缩性胃炎药对浅析

洪 靖[1] 王 鹏[2] 李秋慧[2]
席俊羽[3] 张 杰[2]

1. 海军军医大学（第二军医大学）中医系，上海 200433；安徽中医药大学国医堂张杰名老中医工作室，合肥 230031

2. 安徽中医药大学国医堂张杰名老中医工作室，合肥 230031

3. 安徽中医药大学国医堂张杰名老中医工作室，合肥 230031；中国中医科学院中医临床基础医学研究所，北京 100700

摘要：张杰教授治疗慢性萎缩性胃炎，善用药对，强调药性专长，获得了较好的临床效果。临证从“虚、毒、瘀”详审本病病机，常用扶助正气、解毒化瘀药对。中焦之病，尤须注意升降失常，胃病日久，从气分深入血分，致使血流不畅而凝滞，当重视运用活血化瘀药对，脾胃一阴一阳，最易寒热错杂，还应运用寒温并调药对，脾胃纳运功能有赖于肝胆疏泄正常，肝脾建中药对亦不可少，同时不忘配伍消食导滞药对，以顾护胃气。

关键词：名医经验；慢性萎缩性胃炎；药对；活血化瘀；寒温并用

注：本文原载于《中华中医药杂志》2021 年第 12 期。

46. 朱仁康辨治白屑风经验初探

高云逸 宋 坪

中国中医科学院广安门医院，北京 100053

摘要：白屑风是一种好发于头面部位的皮肤病，具有病程较长、容易反复、可急性发作等特点。朱仁康老先生认为，风邪贯穿于白屑风发生、发展的过程之中，因此治疗应从“风”入手，临床上采用局部皮损辨证和整体辨证相结合的方法进行分证论治，常采用凉血消风散、利湿清热方、滋阴除湿汤及当归饮子等治疗本病，取得了较为满意的临床疗效。文章对朱仁康老先生治疗白屑风的学术思想和临床经验进行了梳理总结，旨在为临床治疗白屑风提供思路。

关键词：白屑风；名医经验；朱仁康；风邪

注：本文原载于《中华中医药杂志》2021 年第 12 期。

47. “风药开玄”在糖尿病治疗中的应用

马晶晶[1] 杨辰华[2] 张社峰[2] 朱翠翠[2]
黄风玲[1] 尚智涛[2]

1. 河南中医药大学，郑州 450046

2. 河南省中医药研究院附属医院，郑州 450004

摘要：糖尿病属中医“消渴病”范畴，依据玄府理论，因玄府密闭、郁塞不通，致气、血、津、液的升降出入障碍、水液不布是糖尿病发生、发展的关键所在。文章试从玄府气郁、水瘀、血瘀、亏虚方面阐述糖尿病发病与玄府的相关性，利用风药“升浮、发散、透达、走窜、胜湿”的性能，提出理气开玄、利水开玄、活血开玄、补虚开玄的治疗方法，丰富玄府理论在糖尿病诊治中的理论体系，以期更好地指导临床。

关键词：糖尿病；玄府；风药；消渴

注：本文原载于《中华中医药杂志》2021 年第 12 期。

韩喜桃等教授学验选编

1. 不同加工方法的“杀酶保苷”作用及对黄芩片质量的影响

韩喜桃[1] 唐雅楠[1] 刘子琴[1] 王宏月[1]
包丽媛[1] 李 飞[1] 毛 民[2] 杜 红[1]
1. 北京中医药大学中药学院，北京 102488
2. 北京同仁堂科技发展股份有限公司制药厂，北京 100079

摘要：目的：优选黄芩的产地加工方法，研究不同加工方法的“杀酶保苷”作用及对黄芩片质量的影响。方法：采用不同加工方法加工黄芩片，考查各黄芩片外观性状、色度、水分、酶灭活情况及黄芩苷的含量，综合评价各产地加工方法对黄芩片质量的影响及“杀酶保苷”效果。结果：先烘（100℃）后切、先蒸后切的饮片外观性状较好，黄芩苷含量较高，且能达到“杀酶保苷”的目的；先切后烘的饮片外观性状较差，饮片挂火色，黄芩苷含量较低，且无法保证“杀酶保苷”的效果。结论：黄芩产地加工方法以先烘（100℃）后切、先蒸后切为宜。

关键词：黄芩；产地加工；黄芩片；杀酶保苷外观性状黄芩苷

注：本文原载于《中华中医药杂志》2022 年第 1 期。

2. 从“肺肠合治”探讨国医大师徐景藩治疗肺气郁闭型便秘经验

卢海霞 陆为民
南京中医药大学附属医院，南京 210029

摘要：随着当今社会人类生活习惯和饮食结构的改变，便秘已成为常见的消化系统疾病之一。国医大师徐景藩认为肺气不利、升降失司是便秘的一个重要病机，临证须细察病机，对于便秘证属肺气郁闭者当先从肺论治，“釜上揭盖”以宣利肺气，再酌情佐以润肠腑、清肺热、滋肺阴、补肺气四法，肺肠合治，兼顾全局，方可效如桴鼓。

关键词：便秘；肺肠合治；釜上揭盖；徐景藩；经验；肺气郁闭；国医大师

注：本文原载于《中华中医药杂志》2022 年第 1 期。

3. 国医大师周学文对胃溃疡活动期“毒热”病因释义

庞立健[1] 吕晓东[2] 王琳琳[1] 车艳娇[2]
王铭钧[2] 张耀艺[2] 史雁南[2]
1. 辽宁中医药大学附属医院，沈阳 110032
2. 辽宁中医药大学，沈阳 110847

摘要：胃溃疡活动期“毒热”病因是国医大师周学文的重要学术思想之一，是对中医理论的创新和发展，对胃溃疡活动期的临床诊疗具有重要的指导意义。笔者深入诠释了毒热病机的科学基础，对其定义、内涵、外延、致病特点进行了详细界定。同时从胃毒热病机现代医学认识、胃毒热病机与消化道溃疡、毒热病机论治胃溃疡的辨证论治体系 3 个方面加以阐述，针对胃溃疡活动期“毒热”病因理论，“以痈论治”的治疗法则，以及以清热解毒、消痈生肌为论治胃溃疡活动期“胃毒热证”的基本原则进行重点释义，为治疗胃溃疡活动期奠定了理论基础。

关键词：国医大师；周学文；毒病因热；胃溃

疡活动期；以痈论治；毒热；经验

注：本文原载于《中华中医药杂志》2022年第1期。

4. 国医大师路志正从脾论治雷诺综合征经验

罗成贵　姜　泉　张华东

中国中医科学院广安门医院风湿病科，北京 100053

摘要：首届国医大师路志正教授幼承家学，渊源深厚，熟稔经典，学崇《脾胃论》《慎斋遗书》《临证指南医案》等著作，融会贯通，形成了“持中央，运四旁，怡情志，调升降，顾润燥，纳化常”的调理脾胃18字心法要诀。路老在风湿病诊治方面造诣颇深，特别是运用五脏动态相关、调理脾胃为核心的学术思想指导辨治疑难风湿病，具有独特的经验，故文章总结路老从脾论治雷诺综合征经验，并附病案1则，以飨同道。

关键词：国医大师；路志正；风湿病；疑难病症；经验；雷诺综合征；从脾论治

注：本文原载于《中华中医药杂志》2022年第1期。

5. 中医时间医学在消化系统疾病的应用

罗　晔[1]　张声生[2]

1. 北京中医药大学，北京 100029；首都医科大学附属北京中医医院，北京 100010

2. 首都医科大学附属北京中医医院，北京 100010

摘要：中医时间医学最早追溯至《黄帝内经》，在此基础上日趋完善，是以中医理论为基础，研究人体疾病与自然界时间节律之间对应关系的学科，并被运用于疾病诊断、治疗及养生预防等方面。消化系统疾病是临床的常见病，基于时间医学的基础，文章从阴阳消长节律、脏腑主时节律以及营卫运行节律方面探讨消化系统的时间节律，有助于更加全面地认识消化系统疾病，从而指导临床的治疗及预防。

关键词：时间医学；时间节律；消化系统疾病；阴阳消长节律；脏腑主时节律；营卫运行节律

注：本文原载于《中华中医药杂志》2022年第1期。

6. 国医大师徐景藩论治胆汁反流性胃炎经验

谭　唱　赵宇栋　徐丹华

江苏省中医院，南京中医药大学附属医院，南京 210046

摘要：胆囊炎、胆结石，或胆囊切除后，胆道功能障碍，伴有胆汁反流入胃者甚为多见，此乃引起胃炎之重要因素。胆腑宜疏宜通，临床以“疏”字立法，治疗应从疏降入手，疏即疏泄肝胆，调畅气机；降即理气和胃，降其气逆。徐景藩创新性地提出“四疏法”（疏胆泄浊、疏管降逆、疏肝通络、疏中消痞）进行治疗，其在辨治胆汁反流性胃炎方面的独到见解和丰富的临床经验值得学习和推广。

关键词：国医大师；经验；徐景藩；胆汁反流性胃炎；四疏法

注：本文原载于《中华中医药杂志》2022年第1期。

7. 毫针补泻疗法治疗失眠症

刘素琴[1]　陈允章[2]

1. 常州市金坛区人民医院，常州 213200

2. 常州市金坛天荣贸易有限公司，常州 213200

摘要：中医针灸循经补泻法治疗失眠症有独到的疗效。对于失眠症，西医有西医的治法，中医有中医的疗法。但目前没有特别好的治疗方法来缩短病程以及减轻患者的痛苦。文章运用《黄帝内经》中提到的针灸补泻法治疗失眠症，并循经“迎而泻之，随而补之”，泻实补虚，调和阴阳。毫针循经迎随补泻法通过循经调理经脉和脏腑而治本，对于治疗失眠症效果显著。通过分析针灸补泻法治疗失眠症，从天地人统一整体探析毫针循经补泻法治疗失眠症的临床应用，以求从古人的针灸方法中寻求治疗失眠症的方法创新，并提供参考和借鉴。

关键词：毫针；泻实补虚；失眠症；补泻疗法；《黄帝内经》；申脉穴；照海穴

注：本文原载于《中华中医药杂志》2022 年第 1 期。

8. 蝉蜕、芡实对药治疗糖尿病肾脏病经验

张耀夫　洑晓哲　蒋　里　张　卓

张　华　赵进喜

北京中医药大学东直门医院，北京 100700

摘要：蝉蜕、芡实对药是赵进喜教授临床治疗糖尿病肾脏病（DKD）常用对药。文章通过对赵进喜教授应用此对药的经验及中医古代文献进行梳理，探讨蝉蜕、芡实对药治疗 DKD 的配伍特点和临床应用，认为其具有祛风除邪、内外同治、上下同治的功效，切中 DKD“微型症瘕”基本病机及“肾络伏风”这一重要病理环节，是赵进喜教授治疗 DKD“从风论治”思想，以及“三维护肾”理论的具体体现，能够提高中医药治疗 DKD 的临床疗效。

关键词：蝉蜕；芡实；对药；糖尿病肾脏病；赵进喜；经验；从风论治；三维护肾

注：本文原载于《中华中医药杂志》2022 年第 1 期。

9. 金妙文辨治糖尿病经验浅析

张林落　金妙文　曾晓菡

南京中医药大学第一临床医学院，南京 210029

摘要：金妙文教授认为，糖尿病（DM）的基本病机为气阴两虚，燥热、痰瘀互结；气阴两虚为本，燥热、痰瘀为标，本虚标实，虚实夹杂；病理因素主要有虚、燥、热、痰、瘀，病位主要涉及肺、脾、胃、肾，以脾、胃和肾为主；以益气养阴、清热润燥、活血化痰、健脾补肾为基本治法，临证依标本主次和具体证型，灵活施治。金教授在前人的基础上，结合自身临床实践，总结出降糖基本方，并随症灵活加减。病证结合，复法制方，重视脾肾，气（阳）阴兼顾，多法调治，以平为期。

关键词：糖尿病；燥热；气阴两虚；痰瘀阻络；以平为期；金妙文；经验

注：本文原载于《中华中医药杂志》2022 年第 1 期。

10. 陈达灿“中土为枢，从脾论治”疑难皮肤病学术思想

林　颖

广东省中医院皮肤科，广州 510120

广东省中医皮肤临床医学研究中心，广州 510120

摘要：陈达灿教授从事皮肤病临床工作 30 余年，总结了“中土为枢，从脾论治”疑难皮肤病

的学术思想，在临床上取得了良好疗效。他认为脾与皮肤病的发病关系密切，是防病治病的核心，岭南地区皮肤病突出脾病为主要矛盾；提出了治疗上祛湿不忘调脾、调理多个脏腑从脾入手，疑难重症慢性皮肤病须补脾，升降失常、寒热错杂之证求之于脾，儿童尤须固护脾胃等从脾论治皮肤病的基本思路，并介绍了治疗的常用方剂和中药。

关键词：脾；疑难皮肤病；中医药治疗；陈达灿；中土为枢；从脾论治；经验

注：本文原载于《中华中医药杂志》2022 年第 1 期。

11. 基于“玄府—腠理—三焦”理论辨治胆碱能性荨麻疹

宋　玮[1]　周水涵[2]　冯全生[3]　肖　敏[2]
陈明岭[2]　沈　涛[3]

1. 成都中医药大学，成都 610075；成都中医药大学附属医院，成都 610072
2. 成都中医药大学附属医院，成都 610072
3. 成都中医药大学，成都 610075

摘要：玄府是遍布人体、网络全身、沟通内外的孔道状微观结构，以通为用，构成人体气血津液升降出入、流行运转的微观结构；腠理，即肌肉和皮肤的纹理，是渗泄体液、流通气血的门户，有抗御外邪内侵的功能；三焦亦被称为水道，是人体水液运行的主要通道。“玄府—腠理—三焦”相互贯通，彼此相接，气液流行其中，形成一个相对连贯的水循环系统。胆碱能性荨麻疹是一种特殊荨麻疹亚型，是皮肤黏膜由于暂时性血管通透性增加而发生的局限性水肿。文章遵循“玄府—腠理—三焦”理论，运用麻黄连翘赤小豆汤合五皮饮加减治以开宣玄府、疏泄腠理、畅达三焦，可获良效，并附验案 1 则。

关键词：三焦；腠理；玄府；胆碱能性荨麻疹；麻黄连翘赤小豆汤；五皮饮；经验

注：本文原载于《中华中医药杂志》2022 年第 1 期。

12. 龙江韩氏妇科调气化瘀治疗子宫内膜异位症痛经

韩延华[1]　汪　鸽[1]　韩　晗[2]

1. 黑龙江中医药大学，哈尔滨 150040
2. 哈尔滨医科大学附属第一医院，哈尔滨 150001

摘要：子宫内膜异位症（EM）最典型的症状为继发性痛经并伴进行性加重，其发病机制尚未完全明确，目前主要认为与子宫内膜种植学说、上皮化生学说、诱导学说等有关。西医主要采用非甾体止痛药、口服避孕药和促性腺激素释放激素激动剂（GnRH-a）进行治疗，中医将其归属于“经行腹痛”范畴。龙江韩氏妇科认为气为血之帅，血随气生，亦赖气行，而人体郁、寒、热、虚皆犯于气，致气机受阻，血行不畅，血脉瘀阻不通，不通则痛，发生 EM 痛经。血瘀为发病之标，而气的失常贯穿致瘀的始终，为发病之本。从郁、寒、热、虚终致血瘀而痛的四点病因切入，并运用调气化瘀法论治，临床上屡获良效。文章附临床医案 1 则，以供同道探讨。

关键词：龙江韩氏妇科；调气化瘀；子宫内膜异位症；痛经；经验；气；学术流派

注：本文原载于《中华中医药杂志》2022 年第 1 期。

13. 从《黄帝内经》“心”“神”关系看先秦黄老道家对中医学的影响

李曌华　文　磊

厦门大学，厦门 361102

摘要：《黄帝内经》中有关“心”“神”关系的论述受先秦黄老道家思想的影响，认为“心”只是“神”的居所，既不能产生“神”，也不可能主宰和支配“神”；“心”只有保持虚静无为，“神”才能舍“心”，“心”才具备正确的认知功能；如果心受到欲望的干扰，“神”就不能舍“心”，或者离“心”散去。

关键词：心；神；黄老道家；《黄帝内经》；中医学

注：本文原载于《中华中医药杂志》2022 年第 2 期。

14. 国医大师洪广祥辨治哮喘过敏体质经验

章　程　徐　超　张元兵

江西中医药大学附属医院，南昌 330006

摘要：过敏体质是支气管哮喘产生及反复发作的重要原因。国医大师洪广祥根据长期的临床实践提出：口唇红艳如胭、舌质红暗是哮喘患者过敏体质的特征性表现；血分瘀热是哮喘过敏体质的病机特征；临证以丹赤紫草汤、麻黄连翘赤小豆汤为主，辨证加减治疗，取得较满意的疗效。

关键词：洪广祥；支气管哮喘；过敏体质；临床经验

注：本文原载于《中华中医药杂志》2022 年第 2 期。

15. 国医大师韦贵康以“脊督一体”整体观论治腰椎间盘突出症经验

陈龙豪　周红海　李永亮　田君明

陆　延　韦贵康

广西中医药大学，南宁 530001

摘要：腰椎间盘突出症是骨伤科常见病和多发病，属中医“腰痛病”的范畴，与脊柱和督脉有着密切联系。文章基于韦贵康教授提出的“脊督一体”论，从整体观念探析腰椎间盘突出症的诊治思路，以期能总结国医大师韦贵康教授治疗腰椎间盘突出症的手法特点和用药思路，积极传承和探索传统中医正骨手法结合中药对治疗腰椎间盘突出症的优势。

关键词：韦贵康；腰椎间盘突出症；脊督一体；脊柱督脉

注：本文原载于《中华中医药杂志》2022 年第 2 期。

16. 国医大师段亚亭从湿论治盆腔炎性疾病后遗症经验

肖战说[1]　邹建华[2]

1. 中国中医科学院广安门医院，北京 100053

2. 中国中医科学院西苑医院，北京 100091

摘要：盆腔炎性疾病后遗症是妇科常见的炎症性疾病，文章介绍了国医大师段亚亭教授从湿论治此病的临床经验。段亚亭教授认为重庆地区患者患盆腔炎性疾病后遗症的核心病机为湿邪盘踞盆腔，常兼夹寒、湿、热、瘀等邪，胶结缠绵，反复难愈。

故治疗以除湿为大法，并在此基础上灵活予以健脾、温经、清热、活血等法以提高疗效。

关键词：盆腔炎性疾病后遗症；治疗经验；国医大师；段亚亭

注：本文原载于《中华中医药杂志》2022 年第 2 期。

17. 国医大师李佃贵基于浊毒论治胃息肉的经验撷菁

陈贵婧[1] 孙建慧[2] 王 蕊[2] 张婷婷[2]
张 纨[3]
1. 河北省中医院，石家庄 050011
2. 河北中医学院第一附属医院，石家庄 050011
3. 河北省中医院，石家庄 050011；中国人民大学医院，北京 100872

摘要：文章总结了国医大师李佃贵教授基于浊毒理从既病防变和愈后防复的层面治疗内镜下摘除的胃息肉（GP）的经验。李佃贵教授认为浊毒伏匿是 GP 患者息肉不断发展、术后容易复发的核心矛盾。从动态病机演变规律来看，湿、痰、浊、热、毒、瘀、虚分别为浊毒致病进程不同阶段的主要矛盾，治疗中在化浊解毒法则下，或重在醒脾运脾，或治以解毒败火，或治在消痰活血，或治当固本清源，以降低 GP 的复发率及癌变率。

关键词：浊毒；病机；李佃贵；名医经验；胃息肉

注：本文原载于《中华中医药杂志》2022 年第 2 期。

18. 二型九证法诊治系统性红斑狼疮医案举隅

李正富[1] 吴德鸿[1] 王新昌[1] 王伟杰[1]
孙旗策[1] 何兆春[1] 范永升[2]
1. 浙江中医药大学附属第二医院，杭州 310005
2. 浙江中医药大学，杭州 310053

摘要：文章对范永升教授运用二型九证法诊治系统性红斑狼疮（SLE）的 9 种证型相关的临床医案进行了梳理分析，列举医案充分体现了二型九证法诊治 SLE 具有较好的临床适用性，同时对临床应用二型九证法的注意事项进行了说明。范永升教授提出的二型九证法为临床诊治 SLE 提供了良好的范式，值得应用和推广。

关键词：系统性红斑狼疮；二型九证法；范永升；医案；名老中医经验；中医临床

注：本文原载于《中华中医药杂志》2022 年第 2 期。

19. 从大气下陷论治多系统萎缩

杨 妮[1] 齐向华[2]
1. 山东中医药大学中医学院，济南 250014
2. 山东中医药大学附属医院脑病二科，济南 250014

摘要：多系统萎缩是一组具有特征性临床表现的神经系统变性病，在临床诊疗中通过脉诊气机辨识发现大气下陷是该病大多数患者的共同特点。文章从大气下陷角度出发，探讨其与多系统萎缩的病机关联，分析多系统萎缩大气下陷证患者的临床表现、诊断依据，并参考脉象信息揭示其所代表的机体状态的内涵，总结证治经验，以期为临床辨证论治提供新的思路和方法。

关键词：多系统萎缩；大气下陷；系统辨证脉学；辨证论治；益气升阳举陷

注：本文原载于《中华中医药杂志》2022 年第 2 期。

20. 李盛华基于“肾虚邪侵”辨治膝骨关节炎撷菁

王 雷[1] 周明旺[2] 王晓萍[2] 吉 星[2]

1. 甘肃中医药大学，兰州 730000

2. 甘肃省中医院，兰州 730050

摘要：膝骨关节炎（KOA）是骨伤科的常见病、多发病，发病率逐年提高且随年龄的增长快速上升。甘肃省中医院李盛华教授基于多年临证经验，指出肾虚是发病之本，风、寒、湿三邪及瘀血作为主要因素参与其中，病机为“本虚标实”“本虚标痹”之证。文章撷李教授学术思想之精华，阐述“肾虚邪侵”对 KOA 的影响，以期为中医药治疗 KOA 提供新思路。

关键词：膝骨关节炎；肾虚邪侵；寒湿；湿热；瘀血

注：本文原载于《中华中医药杂志》2022 年第 2 期。

21. 从“心主神明”探讨郭维琴治疗冠状动脉粥样硬化性心脏病经验

侯艾琳 戴雁彦 张秀文 杨昊昕

辛 玉 王 锴

北京中医药大学东直门医院心血管内科，北京 100700

摘要：郭维琴教授是著名的中医治疗心血管疾病的专家，对于冠状动脉粥样硬化性心脏病（简称冠心病）有独到见解，文章从心主神明角度就郭维琴教授治疗冠心病的经验做简要介绍。郭教授认为冠心病的病因病机为气虚血瘀，老年患者居多，且病程迁延，忧思无度易致心神失养，或患病日久，肝气郁结，气机闭塞而不行，易形成郁病，故郭教授在临证中善于从心血管和心理两方面进行治疗，通过调达血脉、调畅气机和调养心神进行药物治疗，并结合运动和心理疏导的方式辅助治疗，构建“五位一体，形神同治”系统诊疗方案，临床效果显著，值得推广。

关键词：郭维琴；名医经验；心主神明；冠状动脉粥样硬化性心脏病

注：本文原载于《中华中医药杂志》2022 年第 2 期。

22. 长桑君脉法脉息术理论指导运用大柴胡汤加减治疗糖尿病便秘的经验

张 园[1] 黄皓月[1] 陈淑玲[2] 魏 华[1]

1. 广州中医药大学第二临床医学院，广州 510120

2. 河南秋子生殖健康医院，新乡 453099

摘要：糖尿病便秘是糖尿病常见的并发症。大柴胡汤常被用于治疗消渴病的胆胃郁热证，但临床上其使用剂量常难以把握，大柴胡汤过用易导致脾胃受损，量少则难达清泻胆胃郁热之功。长桑君脉法脉息术理论根据不同人的体质及证候特点，对大柴胡汤的用法用量进行适当调整，对属于“脉躁”型糖尿病便秘的治疗有重要意义。

关键词：糖尿病便秘；大柴胡汤；体质特点；长桑君脉法；脉息比值

注：本文原载于《中华中医药杂志》2022 年第 2 期。

23. 中和思想下张仲景之”和”探赜

卢雯湉　周惠芳

南京中医药大学附属医院，南京 210029

摘要：中和思想是华夏数千年来所形成的一种民族精神，渗透于哲学、伦理、政治、文学、艺术乃至科学技术等一切领域。中医系“中和之医”，得中和则仁寿康宁，失中和则百病始生。“中和”乃核心理论之滥觞，是健康原则之本与生命追求之极。张仲景宗奉《黄帝内经》“和为圣度”之理论，将其升华并实现于医疗实践之中。文章通过探微中国传统哲学视域下的中医学理，从本末源流、养生诊疾、医德伦理等多维度挖掘张仲景“和”之辨治精神的内涵，丰富了中医学的哲学基础和思想内涵，成为中医学之核心准则。吾不揣愚陋，愿启后学之思。

关键词：中医哲学；中和思想；张仲景；和法；《黄帝内经》；《伤寒杂病论》；天人合一；三才

注：本文原载于《中华中医药杂志》2022 年第 5 期。

24. 论《黄帝内经》“天人合一”思想下的时序发病观

孙瑶瑶　鞠宝兆

辽宁中医药大学，沈阳 110847

摘要：《黄帝内经》（以下简称《内经》）中蕴含丰富的时间医学思想和发病学观点，其是在中医“时序”观以及“天人合一”思想的指导下，从整体层面上研究宇宙与人体生命活动的周期性及其关联性。文章整理总结《内经》中时序发病观的相关内容，从时序的概念与内涵、失于时序与发病的关系、时序与《内经》不同发病观之间的联系、时序发病观的临床应用 4 个方面论述《内经》“天人合一”思想下的时序发病观，以期能够更好地理解中医经典中的理论内涵，探索生命现象的节律性，为临床诊疗以及养生防病提供指导价值。

关键词：《黄帝内经》；时序；发病观；时间医学；天人合一；中医经典理论；节律

注：本文原载于《中华中医药杂志》2022 年第 5 期。

25. 国医大师梅国强从肝辨治高血压病临证思路发微

赵开政　刘松林　岳滢滢　周　贤　林云崖　柳　琳　许乐思

湖北中医药大学，武汉 430065

摘要：国医大师梅国强教授善治心脑血管疾病，文章旨在探析梅国强教授辨治高血压病的临证思路。文章认为梅国强教授治疗高血压病注重“调肝”，常用佐金平木、培土达木、滋水涵木等法以调肝；治法以“通”为主，“通”具体包括通血脉、通经脉、通二便；临证注重根据肝的生理功能和生理特性灵活选用药物，包括据肝体为阴而善用凉药、肝用为阳而巧用温药、肝气为风而活用风药等。并举验案以彰显梅国强教授从肝辨治高血压病的临证思路和用药特色。

关键词：国医大师；梅国强；从肝辨治；高血压病；头痛；眩晕；临证经验

注：本文原载于《中华中医药杂志》2022 年第 5 期。

高山凤等教授学验选编

1. 蔡连香运用补肾健脾、理气化痰法治疗亚临床甲状腺功能减退不孕经验

高山凤　方庆霞　黄欲晓
朱馥丽　谢京红
中国中医科学院西苑医院，北京市海淀区西苑操场1号，100091

摘要：文章总结蔡连香治疗亚临床甲状腺功能减退不孕的临证特点，认为亚临床甲状腺功能减退不孕的病因病机以肾脾两虚为本，气滞、痰瘀互阻为标，属本虚标实、虚实夹杂之证。治疗以补肾健脾、疏肝理气、化痰祛瘀为大法，临证常用自拟方调经助孕汤、扶正消症汤辨证加减治疗，同时注重辨病与辨证相结合、注重生活调摄。

关键词：亚临床甲状腺功能减退；不孕；补肾健脾；疏肝理气；化痰祛瘀；名医经验；蔡连香

注：本文原载于《中医杂志》2021年第1期。

2. 清代御医王九峰久咳医案处方用药规律探析

程　茜　瞿　融　周丽萍
南京中医药大学，南京 210023

摘要：目的：探讨清代御医王九峰辨治久咳处方的用药规律。方法：选取久咳医案147诊次，对医案中涉及的病位、病性、症状、药物进行频次统计、关联规则与复杂网络分析。结果：①频次统计：病位涉及肺、肾、脾、胃、肝、心、胆；正虚病性以阴虚、气虚为主，邪实病性主要是痰和内热。主要症状有纳呆、痰多、痰嗽、咽喉肿痛、呛咳、神疲等。治咳核心药物是茯苓、甘草、橘皮、杏仁、半夏。②关联规则：得到呛咳、干咳、咳夜甚、痰嗽、咽喉肿痛、咽痒等25个症状的药症规则。③复杂网络：划分为两个证素—症状—药物社团，得到包括六君子汤、补中益气汤、杏苏二陈汤、外台茯苓饮、金水六君煎、六味地黄丸、猪肤甘……

关键词：王九峰；医案；咳嗽；复杂网络；关联规则；配伍规律

注：本文原载于《中华中医药学刊》2021年第2期。

3. 从《黄帝内经》"聚胃关肺"理论谈咳病方药筛选

郭　静[1]　鞠宝兆[1]　王爱红[2]
1. 辽宁中医药大学，沈阳 110847
2. 辽宁中医药大学附属第二医院，沈阳 110034

摘要：《内经》设立专篇论述咳病，提出咳病皆"聚于胃，关于肺"，为后世医家从肺胃两脏论治咳喘病提供了理论基础。总结《内经》各时期注家对"聚胃关肺"的注释，探讨"聚于胃，关于肺"文义。吴昆、张志聪、姚止庵、滑寿等认为"聚胃关肺"是针对"三焦咳"而言，张介宾、高士宗、马莳、汪昂、丹波元简等则认为"聚胃关肺"承接上文，是概括五脏六腑之咳而言。多数注家都强调了肺胃两脏腑在人体生理活动与病变过程中发挥重要作用。在肺与胃的关系上，《黄帝内经》原文多处论述肺胃经脉相连、生化相关，从解剖学上看，肺胃道路相通，从中医基础理论的气机升降、五行生克制化上也关系密切，从而病理上相互影响，导……

关键词：《黄帝内经》；咳；聚胃关肺；《伤寒杂病论》；经方

注：本文原载于《中华中医药学刊》2021年第2期。

4.《圣济总录》中药汤液外用疗法应用分析

季 强 杨金萍

山东中医药大学中医文献与文化研究院，山东省济南市长清区大学路 4655 号，250355

摘要：《圣济总录》中收录的 355 首中药汤液外用方不仅包含前人重用单味药的简易经验方，还有以辨证配伍的多味药成方。为便于临证使用，在应用上提出根据不同治疗时间、治疗目的、病症而有目的地对药物使用不同炮制法。依病位分，人体浅层皮肤急性瘙痒疼痛疾病选淋洗法，如治疗脚气；人体深层疾病、虚证或慢性疾病选浸法，适合脾胃虚弱者或老人、幼儿。依特色分，有专治丹毒的溻渍法，还有针对人体孔窍疾病的滴灌法。中药汤液外用疗法能加强内服药的作用，当病位特殊或急性病及病势凶险时更适合单独使用。

关键词：《圣济总录》；外治疗法；淋洗法；浸法；溻渍法；滴灌法

注：本文原载于《中医杂志》2021 年第 2 期。

5. 张志远临证运用甘草经验

韩慧莹 刘桂荣

山东中医药大学中医学院，山东省济南市历下区经十路 16369 号，250014

摘要：张志远教授善用经方调治疾病，对经方中常用药物甘草的制备、功效及应用有独到见解。他提出《伤寒杂病论》中的炙甘草应为水炙甘草，而不是现今的蜜炙甘草。甘草不仅可作为使药助臣药发挥作用，亦可调和诸药、扶正祛邪，在方中也能占据重要地位，常取其清热解毒、养心复脉、甘温缓急的功效，广泛应用在各类疾病中，但应用亦须有度。

关键词：甘草；经方；名医经验；张志远

注：本文原载于《中医杂志》2021 年第 2 期。

6. 张作舟从“瘀毒”辨治银屑病经验

代 丹[1] 王新苗[2] 何春燕[1]

吴浩然[1] 宋 坪[2]

1. 北京中医药大学，北京市朝阳区北三环东路 11 号，100029

2. 中国中医科学院广安门医院，北京市西城区 100053

摘要：文章介绍张作舟教授从“瘀毒”论治银屑病的临证经验。他提出“瘀毒热结”是银屑病进行期的核心病机，立清热解毒、活血化瘀为法。在治疗上秉持“一方治一病”理念，自拟解毒活血汤为核心方，随证加减，灵活用药，强调慎用虫药；祛邪不忘扶正，时时关注对脾胃及阴液的顾护；改革外用药剂型，提倡采用霜剂代替传统油膏剂。

关键词：银屑病；瘀毒；解毒活血汤；名医经验；张作舟

注：本文原载于《中医杂志》2021 年第 2 期。

7. 宣白承气汤联合西医常规疗法治疗急性肺损伤／急性呼吸窘迫综合征的系统评价

贾元萍[1] 李玉娟[1] 窦 丹[1] 张洪春[2]

1. 北京中医药大学，北京市朝阳区北三环东路 11 号，100029

2. 中日友好医院呼吸中心，北京市朝阳区 100029

摘要：目的：系统评价宣白承气汤联合西医常规疗法治疗急性肺损伤（ALI）／急性呼吸窘迫综合征（ARDS）的有效性和安全性。方法：检索中国知识资源总库、中国学术期刊数据库、中文科技期刊数据库、中国生物医学文献数据库、中国中医药期刊文献数据库、PubMed、Embase、Cochrane Library、中国临床试验注册中心和美国临床试验注册中：年 1 月 31 日。筛选宣白承气汤或原方加减治疗 ALI/

ARDS的随机对照试验（RCT），采用Cochrane协作网风险偏倚评估工具进行文献方法学质量评价，使用RevMan5.3软件对结局指标［有效率、病死率、氧合指数、白细胞介素6(IL-6)、白细胞介素10(……

关键词：急性肺损伤；急性呼吸窘迫综合征；宣白承气汤；Meta分析；GRADE评价

注：本文原载于《中医杂志》2021年第2期。

8. 梅国强辨治扩张型心肌病经验

周　贤[1]　刘松林[1]　樊　讯[1]
明　浩[2]　陈海洋[3]

1. 湖北中医药大学，湖北省武汉市武昌区昙华林188号，430061
2. 江汉大学，湖北武汉经济技术开发区三角湖路8号，430056；
3. 上海中医药大学，上海市浦东新区蔡伦路，1200号 201203

摘要：文章总结梅国强教授辨治扩张型心肌病的临证经验。他认为扩张型心肌病核心病机为虚实两端，实者，或痰或瘀，阻滞气机，痹阻心脉；虚者，关乎心之气血阴阳虚损，临证务必全面收集四诊资料，详辨其虚实病机。同时坚持辨证与辨病相结合，谨守病机，立法选方，如常见之痰瘀互结证、气滞血瘀证、气阴亏虚证、少阴阳虚水泛证，宜分别选用小陷胸汤、血府逐瘀汤、黄芪生脉饮、真武汤方进行随症加减治疗；用药方面，强调久病入络，善用虫类、藤类及通络散结之品以除络脉之邪。

关键词：扩张型心肌病；胸痹；名医经验；梅国强

注：本文原载于《中医杂志》2021年第4期。

9. 张志远应用柴胡经验

李　崧[1]　刘桂荣[1]　高文勇[2]

1. 山东中医药大学，山东省济南市长清大学科技园，250355
2. 青岛市市北区四方街道人民路社区卫生服务站，青岛市市北区人民路与昌化路交汇处南，266000

摘要：总结张志远应用柴胡的临证经验。其对柴胡的认识，以历代医家之言为基，以自身临证经验为据，推陈出新，从药性、功效、选用三个方面分别提出柴胡“升降论”“退热降温论”“选药论”，并对经方小柴胡汤、四逆散的运用加以发挥，同时强调注重药量、配伍的变化。

关键词：柴胡；名医经验；张志远

注：本文原载于《中医杂志》2021年第5期。

10. 李士懋运用附子角药配伍规律探析

康伟聪[1]　焦云意[1]　国文浩[1]　杨　阳[2]

1. 河北中医学院基础医学院，河北省石家庄市鹿泉区杏苑路3号，050200
2. 河北中医学院基础医学院，河北省石家庄市鹿泉区杏苑路3号，050200；河北省心脑血管病中医药防治研究重点实验室，050200

摘要：李士懋教授以脉按之无力或弦紧，症见寒象或虚阳外浮为运用附子的临床指征，通过分析其运用附子角药的临床经验阐释其配伍规律。临证以附子—麻黄—桂枝角药温通玄府；附子—半夏—干姜角药温肺化饮；附子—熟地黄—当归角药甘温除热；附子—黄芩—黄连角药温清湿热；附子—干姜—肉桂角药温阳安神。

关键词：附子；角药；名医经验；李士懋

注：本文原载于《中医杂志》2021年第5期。

11. 路志正调理脾肾法治疗高血压病学术思想

牛露娜[1]　荆　鲁[1]　杨凤珍[2]　逯　俭[3]

1. 中国中医科学院眼科医院，北京市石景山区鲁谷路33号，100040

2. 中国中医科学院广安门医院，北京市西城区 100053
3. 北京中医药大学东直门医院，北京市东城区 100029

摘要：文章总结路志正教授运用调理脾肾法治疗高血压病的学术思想。他认为高血压病的病因与生活方式、饮食结构变化有关，其发生发展的关键因素在于脾肾亏虚，湿、浊、痰、瘀为其标，宜以调理脾肾为法，具体治疗方法包括健脾助运、化痰行气，滋肾潜阳、平肝熄风，温补脾肾、蠲饮通络。组方用药以动静相合、升降相因为特点，古今并用，针药结合，杂合以治，综合治疗高血压病。

关键词：高血压病；眩晕；调理脾肾；名医经验；路志正

注：本文原载于《中医杂志》2021 年第 6 期。

12. 基于玄府气液学说探讨还魂汤类方治疗心系疾病的机理

夏泽鲁　崔文澜　徐荣佳　吴深涛

天津中医药大学第一附属医院，天津市西青区昌凌路 88 号，300381

摘要：还魂汤首载于《金匮要略》，其后在《小品方》《备急千金要方》等著作中均有其“救卒死，客忤死”的记载，但后世医家对其功效多持怀疑态度。通过考据麻黄的用药史和功效，认为“还魂”之名的由来既有原始崇拜的历史因素，也因其具有无处不到、交通心肾、开通玄府的药用价值。将麻黄应用于厥证、心悸、痴呆等心系疾病的治疗，古今有之，其机理与还魂汤一脉相承，皆因玄府闭塞不通，神机运转不利，而刘完素开创的玄府气液学说以开通玄府为原则治疗心系疾病，为临床提供了思路。

关键词：还魂汤；心系疾病；玄府气液学说；麻黄；刘完素

注：本文原载于《中医杂志》2021 年第 6 期。

13. 燕京赵氏皮科流派“甘草油调中药散”的临床应用

曹　洋　李伯华　周　涛　张　苍
曲剑华　蔡念宁　周冬梅

首都医科大学附属北京中医医院，北京市东城区美术馆后街 23 号，100010

摘要：赵炳南先生强调皮肤病的外治须辨明病性的阴阳、病位的深浅、病势的缓急，创新诸多中药外治制剂，其中以甘草油作为赋形剂、不同功效的中药散剂作为溶质调配出的“油调剂”，是代表性方药之一。从调配性、附着性、涂展性以及减轻刺激、减少耐药的角度，“甘草油调中药散”都具有独特的优势，特别适用于糜烂渗出、水疱脓疱等，能最大限度地符合皮损实际情况进行治疗。作为燕京赵氏皮科流派传承的特色制剂，“甘草油调中药散”应加以继承及发展，助推皮肤疾病中药外治法的发展。

关键词：燕京赵氏皮科流派；赵炳南；中药外治；甘草油

注：本文原载于《中医杂志》2021 年第 6 期。

14. 从“风邪致病”论治慢性咳嗽高敏感性

师艺航　孙增涛

天津中医药大学，天津市静海区团泊新城西区鄱阳湖路 10 号，301617

摘要：风邪是产生慢性咳嗽高敏感性的根本原因，“风邪留恋，风气内动，脏气不平”是导致慢性咳嗽敏感性增高的共同病机，其病因为“外风”与“内风”的共同作用。外风主要责于风邪袭肺，内风产生的病机主要包括五脏伏风、肝风内动、气机失调。解决慢性咳嗽高敏感性应从“风”论治，主张内外同治，外疏风散邪，内息脏腑伏风，同时恢复肝肺宣肃之司，使脏气升降有常，则咳嗽自止。

关键词：慢性咳嗽；咳嗽高敏感性；风咳；风邪致病

注：本文原载于《中医杂志》2021 年第 7 期。

15. 班秀文治疗输卵管阻塞经验

王志威[1]　艾　军[2]　陈莎莎[2]
唐子西[2]　杨继峰[2]

1. 广西国际壮医医院，广西壮族自治区南宁市良庆区秋月路 8 号，530201
2. 广西中医药大学仙葫校区，广西南宁市五合大道 13 号，530200

摘要：文章总结班秀文教授论治输卵管阻塞的临证经验。他认为胞脉瘀阻不通为本病的基本病机，常见致病因素有虚则不充、瘀则阻滞两个方面。虚则不充为气虚血亏，胞宫失养，胞脉不充而阻塞；瘀则阻滞是指寒凝、湿热、气郁、痰阻、瘀血等病理因素导致胞宫瘀而不畅，胞脉阻滞不通。治疗上倡导疏中有养、补中寓行，辛开温运、苦降通行，三脏同补、佐以通行，湿邪瘀滞、宜通宜行，药食同疗、辨证施膳。

关键词：输卵管阻塞；名医经验；班秀文

注：本文原载于《中医杂志》2021 年第 8 期。

16. 李庆海治疗肥厚型心肌病经验

高帅飞[1]　杨　丽[1]　毛竹青[1]
王雪臣[2]　张志国[2]

1. 河南中医药大学针灸推拿学院，河南省郑州市东明路 63 号，450008
2. 河南中医药大学第三附属医院，郑州 450018

摘要：文章介绍李庆海教授治疗肥厚型心肌病（心积）的经验。他认为本病多因先天禀赋不足、后天失于调摄，导致心脾肾亏虚，尤以心的气阴两虚为本，气虚运血无力，滞而成瘀，阴津失布，聚而成痰，心失所养，痰瘀相互胶结，积于心体，充斥其间，逐渐形成心肌肥厚。治疗上提倡中西医结合，协同增效；益气阴，补脾肾，以补为先；痰瘀共治，有所侧重。同时善用虫药逐瘀散结，通经活络，自制四味虫方贯穿治疗始终，从而改善心室壁重构，阻断或逆转肥厚型心肌病。

关键词：肥厚型心肌病；心积；名医经验；李庆海

注：本文原载于《中医杂志》2021 年第 8 期。

17. 健脾补肾、疏肝理气治疗肾病综合征

申正日[1]　刘　鹏[1]　严美花[2]　李　平[2]

1. 北京中医医院顺义医院，北京市顺义区站前东街 5 号，101300
2. 中日友好医院，北京朝阳区 100029

摘要：文章介绍运用健脾补肾、疏肝理气法治疗肾病综合征的临床体会。他认为其病位在肝、脾、肾三脏，脾肾两虚、肝气郁滞、三焦水道不利是关键病机，临床治疗以健脾补肾、疏肝理气为主，并在辨证论治的基础上，选用水蛭、蜈蚣等虫类药搜剔通络以及雷公藤、鸡血藤等藤类药祛风除湿、活血通络。

关键词：肾病综合征；脾肾两虚；肝气郁滞；健脾补肾；疏肝理气

注：本文原载于《中医杂志》2021 年第 8 期。

18. 薛伯寿治疗冠心病的学术经验

李　军　薛燕星

中国中医科学院广安门医院，北京市西城区北线阁 5 号，100053

摘要：文章总结薛伯寿教授治疗冠心病的学术

经验。针对冠心病病情缓急不同，遵循“急则治标，缓则治本”的原则；辨证论治过程强调明确病因，审因论治，方能抓住根本，提高疗效；重视中医症候与西医病理，临证时坚持病证结合，运用中药干预病理过程；处方时遵循“损其心者，调其营卫”的治疗原则；冠心病瘀血证常见，强调见瘀求因，辨证施治。

关键词：冠心病；名医经验；薛伯寿

注：本文原载于《中医杂志》2021 年第 10 期。

19. 基于“舌上白胎”试论小柴胡线

李　敏　何庆勇

中国中医科学院广安门医院，北京市西城区北线阁 5 号，100053

摘要：舌面两侧出现的细长黏腻的白色唾液线是临床常见的一种特殊舌象，多将其命名为“舌边白涎”“舌缨线”等。依据历代文献并结合临床实践，对其致病机理和诊治特点进行探析和总结，认为《伤寒论》中的“舌上白胎”与现代医家提倡的“舌边白涎”颇为相似，属于少阳证，处方给予小柴胡汤，并命名其为“小柴胡线”。“小柴胡线”概念进一步为《伤寒论》应用于临床提供了新思路。

关键词：舌边白涎；舌上白胎；小柴胡线；《伤寒论》；舌诊

注：本文原载于《中医杂志》2021 年第 10 期。

20. 冯宪章运用卫气营血截断法治疗银屑病血热证经验

许孟月[1]　王子雯[1]　李建伟[2]　宋群先[2]　沈萃萃[2]　刘学伟[2]

1. 河南中医药大学，河南省郑州市郑东新区金水东路 156 号，450046

2. 河南中医药大学第一附属医院，河南郑州 450052

摘要：文章总结冯宪章教授治疗银屑病血热证的经验。他认为银屑病血热证与温病病因相通，传变规律相似，具有血热内郁、血瘀津伤的病机特点和发病急、传变快的传变特点，提出“卫气营血截断法”辨证治疗银屑病血热证的思路，强调未病先防，先证而治，邪正合治，偏重而治。临证时合用银翘散、白虎汤、清营汤、犀角地黄汤作为银屑病血热证的基础方，并根据皮损表现和症状判断卫分、气分、营分、血分的差异性随症加减，以达截断病势、辨证治疗之效。

关键词：银屑病；血热证；卫气营血辨证；截断法；名医经验；冯宪章

注：本文原载于《中医杂志》2021 年第 11 期。

21. 李士懋运用新加升降散治疗火郁型心悸经验

马　凯[1]　王四平[1]　孙敬宣[1]　师旭亮[2]

1. 河北中医学院基础医学院，河北省石家庄市鹿泉区杏苑路 3 号，050200

2. 河北中医学院针灸推拿学院，石家庄 050200

摘要：文章总结李士懋教授运用新加升降散治疗火郁型心悸的经验。在平脉辨证思辨体系的指导下，认为火郁型心悸（心肌炎）的病因病机为气机郁滞，火郁不发；火郁型心悸的临床表现当是内呈热象、外呈寒象，诊断火郁型心悸的诸多因素中当以脉沉而躁数为主；火郁型心悸治疗宜清透郁热，临床常以新加升降散为基础方随证加减。

关键词：心悸；火郁；清透郁热；新加升降散；名医经验；李士懋

注：本文原载于《中医杂志》2021 年第 12 期。

22. 肖承悰”补化源而兼通利”治疗产后缺乳经验

闫清雅[1]　王春梅[1]　张彩霞[2]　汤　玲[1]

1. 北京中医药大学东直门医院，北京市东城区海运仓 5 号，100007

2. 北京市通州区中西医结合医院，北京市通州区 100001

摘要：本文总结肖承悰教授治疗产后缺乳的临

证经验及用药特色。他认为脾胃虚弱、气血亏虚、肝郁气滞为产后缺乳的主要病机，“虚”与“郁”常相兼并见；临证治疗重视脾、胃、肝三脏，以“补化源而兼通利”为主要治则，以加味谷神增乳汤为基础方，随症化裁。

关键词：产后缺乳；气血亏虚；肝郁气滞；加味谷神增乳汤；名医经验；肖承悰

注：本文原载于《中医杂志》2021 年第 12 期。

23. 杨春波治疗慢性便秘经验

何友成[1]　骆云丰[1]　杨永升[2]
胡光宏[1]　黄铭涵[1]

1. 福建中医药大学附属第二人民医院，福建省福州市五四路 282 号，350003
2. 福建省中医药研究院，福州 350003

摘要：文章总结杨春波教授治疗慢性便秘的临证经验。他认为辨治慢性便秘要重视“三因制宜”，环境、时令、体质、饮食、情志等是本病发生的重要病因，而由此所导致的以脾胃、肺、肝、肾为主的脏腑功能失调和气血津液盈亏通滞，则是慢性便秘发生发展的主要环节。临证倡“脾胃湿热”理论，重视察舌脉，善以“虚实寒热、体质脏腑”为纲目辨证施治。

关键词：慢性便秘；脾胃湿热；名医经验；杨春波

注：本文原载于《中医杂志》2021 年第 13 期。

24. 程丑夫从少阳论治胸痹经验

刘慧慧[1]　刘建和[2]

1. 湖南中医药大学，湖南省长沙市岳麓区含浦科教学士路 300 号，410208
2. 湖南中医药大学第一附属医院，长沙 410208

摘要：文章总结程丑夫教授从少阳论治胸痹的经验。他认为胸痹作为一种阵发性疾病，与少阳病的发病特点相似，且少阳经络、少阳脏腑均与心有密切关系。胸痹之病理因素痰、瘀的形成也与少阳枢机不利有关，因此可从少阳论治胸痹。临证以小柴胡汤为基础方和解少阳、疏肝理气以行气滞，兼有痰热，常选用柴胡陷胸汤清热化痰、宽胸散结以消痰热；兼有瘀血，选用柴胡丹参饮活血化瘀、行气止痛以散瘀血；若同时兼有痰热、瘀血，多选用柴陷丹参饮或柴胡加龙骨牡蛎汤加减。

关键词：胸痹；少阳；小柴胡汤；名医经验；程丑夫

注：本文原载于《中医杂志》2021 年第 14 期。

25. 张磊从“痰核”论治胃息肉经验

杨可斌[1]　殷志禹[1]　王　悬[1]　孙玉信[2]

1. 河南中医药大学，河南省郑州市金水区金水东路 156 号，450046
2. 河南中医药大学第三附属医院，郑州 450046

摘要：文章介绍张磊教授从“痰核”论治胃息肉的经验。他认为胃息肉在病症特点、基本病机等方面与中医学中“痰核”相符，胃生痰核，发为息肉为胃息肉的病症特点；痰湿结聚，痰凝为核为胃息肉的基本病机。以化痰散结为治则，治疗上据气滞、血瘀偏重的不同以及积聚的轻重，选用理气化痰、活血化痰、软坚散结等方法治疗 GP。理气化痰，解郁和胃，开郁结，疏壅滞，常选用越鞠丸化裁；活血化痰，涤浊消症，以加味二陈汤化裁；软坚化痰，散结平胬，选用攻坚破积之品，以济生乌梅丸化裁。

关键词：胃息肉；痰核；化痰散结；名医经验；张磊

注：本文原载于《中医杂志》2021 年第 15 期。

26. 韦贵康运用手法配合中药内服外用治疗早中期股骨头缺血性坏死经验

陈龙豪　周红海　张　璇　陆　延　田君明

广西中医药大学骨伤学院，广西壮族自治区南宁市西乡塘区明秀东路 179 号，530001

摘要： 文章总结韦贵康教授治疗早中期股骨头缺血性坏死的手法特点和用药特点。股骨头缺血性坏死呈渐进病理过程，临证时须结合患者的症候特点和病理发展进程，遵循“顺生理、反病理”的治则，以“通”为用为治疗根本，手法与中药内服外用相结合，内外兼顾，筋骨并重。手法治疗以“理筋、调骨、对症”三联疗法为基础。内服中药注重分期辨证，早期湿热多见，以清热祛湿、活血通脉为主；中期多痰瘀互结，加之久病肝肾亏虚，筋骨失养，治以化痰祛瘀、补益肝肾。同时采用具有舒筋活络、活血止痛功效的中药煎汤湿敷。

关键词： 股骨头缺血性坏死；手法治疗；活血通脉；化痰祛瘀；名医经验；韦贵康

注：本文原载于《中医杂志》2021 年第 15 期。

27. 郭志强论治盆腔炎性疾病后遗慢性盆腔痛经验

朱玉莹　薛晓鸥　李军　徐信　宗春晓

北京中医药大学东直门医院，北京市东城区海运仓 5 号，100700

摘要： 文章总结郭志强教授“以通立法”论治盆腔炎性疾病后遗慢性盆腔痛的经验。他认为该病属实证居多，主要病机为气滞、寒湿、瘀血积聚胞宫，导致胞脉闭阻，不通则痛。临证“以通立法”，标本同治，以行气调肝、温经通络、活血化瘀为基本治法，通过中药内服及自创化瘀宁坤灌肠液灌肠，内外合治，使气血通畅，通则不痛。

关键词： 盆腔炎；慢性盆腔痛；温经通络；活血化瘀；名医经验；郭志强

注：本文原载于《中医杂志》2021 年第 15 期。

28. 梅国强“一方多法”学术观点及临证运用举隅

林云崖　周　贤　陈　雨　岳滢滢　许乐思　柳　琳　陈妙琪　刘　昊　刘松林

湖北中医药大学，湖北省武汉市洪山区黄家湖西路 16 号，430065

摘要： “一方多法”是灵活运用经方时方，据证加减变化的用方思想；是指临证运用经方或时方时，谨守疾病主要病机，根据次要病机、病邪不同、部位差异而灵活临证加减，可演化成多种治法，进而用以治疗多种疾病。文章总结梅国强教授“一方多法”思想，即本经典原文，注重拓展；分病机主次，合用他方；辨病邪兼夹，灵活加减。以小陷胸汤、二妙汤、胶艾汤三方为代表，列举陷胸理气法、活血法、宣肺法、二妙止痛法、止痒法、解毒法、胶艾养血法、益气法、滋阴法、止血法的临证运用，以拓展临床灵活运用经方的思路。

关键词： 一方多法；小陷胸汤；二妙汤；胶艾汤；名医经验；梅国强

注：本文原载于《中医杂志》2021 年第 16 期。

29. 朴炳奎治疗肿瘤常用药组探析

张孝刚　胡帅航　田培裕　侯　炜

中国中医科学院广安门医院，北京市西城区北线阁 5 号，100053

摘要： 文章总结朴炳奎教授治疗肿瘤的常用药组，探讨其临证思路及学术观点。认为肿瘤核心病机为虚实两端，正气虚是肿瘤发病基础，临证强调扶正培本在肿瘤中医治疗中的核心地位，从而形成黄芪、当归、女贞子、枸杞子扶正培本药组，陈皮、炒山楂、炒神曲、炒麦芽护胃运脾药组；并充分考虑肿瘤特性及各脏腑生理特点，针对不同部位的肿瘤亦形成药组，如沙参、桔梗、麦冬、苦杏仁为治疗肺癌药组，急性子、白花蛇舌草、土茯苓、莪术为治疗食管癌药组，白术、山药、枳壳、益智仁为治疗胃癌、结直肠癌药组，北柴胡、白芍、枳壳、甘草为治疗卵巢癌、乳腺癌药组，威灵仙、续断、牛膝、骨碎补治疗骨肿瘤药组……

关键词：肿瘤；药组；名医经验；朴炳奎

注：本文原载于《中医杂志》2021 年第 16 期。

30. 路志正脾胃理论在妇科临床中的应用

赵瑞华

中国中医科学院广安门医院，北京市西城区北线阁 5 号，100053

摘要：路志正教授调理脾胃十八字诀“持中央，运四旁，怡情志，调升降，顾润燥，纳化常”，对妇科临床有很好的指导作用。他认为妇女的生理特点是气有余而血不足，多虚、多郁、多瘀为妇女的病理特点，故调理脾胃化生气血为妇科常用之法，并附验案 1 则予以了佐证。

关键词：脾胃理论；妇科；路志正

注：本文原载于《中医杂志》2021 年第 16 期。

31. 从阴虚湿热论治干燥综合征

姜 雯 唐晓颇 徐浩东 姜 泉

中国中医科学院广安门医院，北京市西城区北线阁 5 号，100053

摘要：文章介绍从阴虚湿热论治干燥综合征的经验。干燥综合征阴虚湿热证具有脾胃失调、阴血乏源、燥毒生变、阴虚邪恋等病机特点，容易引起多种并发症。据路志正“顾护脾胃”的学术思想，基于燥湿理论，根据疾病不同时期阴虚与湿热的病机特点，治疗本证重视健运脾胃、利湿，使津血生化有源、运行无碍；多选用甘凉清润之品养阴清热以解燥毒，以养阴不助湿、清热不伤阳、祛湿不伤阴，扶正祛邪，燥湿同调，同时“兼运四旁”，理气通络，宣达布津。

关键词：干燥综合征；燥痹；湿热；燥湿；膜原；伏邪

注：本文原载于《中医杂志》2021 年第 16 期。

32. 李佃贵运用化浊解毒法从脾胃论治干燥综合征经验

刘小发[1] 郭 洁[1] 娄莹莹[1]
张金丽[1] 贾苏杰[2]

1. 河北省中医院，河北省石家庄市长安区中山东路 389 号，050011
2. 河北中医学院研究生院，石家庄 050000

摘要：文章介绍李佃贵教授运用化浊解毒法从脾胃论治干燥综合征的经验。他认为干燥综合征由浊毒之邪壅遏胃脘，影响脾胃功能，导致气、血、津等物质受损，以气滞、血瘀、津亏为标，浊毒致病为本，虚实夹杂。治疗上应治病求本、清其源头，以化浊解毒法为基本治疗法则，从化浊、理气、活血、清热解毒着手治疗。

关键词：干燥综合征；化浊解毒法；脾胃虚弱；名医经验；李佃贵

注：本文原载于《中医杂志》2021 年第 17 期。

33. 闫慧敏从痈论治腹型过敏性紫癜经验

赵 骞[1] 何 强[1] 郝 静[1]
何松蔚[1] 申慧贞[2]

1. 国家儿童医学中心 / 首都医科大学附属北京儿童医院，北京市西城区南礼士路 56 号，100045
2. 北京儿童医院顺义妇儿医院，北京市顺义区 100006

摘要：结合腹型过敏性紫癜的临床症状及消化

内镜下表现，闫慧敏教授认为其与中医内痈“红、肿、热、痛”的特点高度相似，其气血壅滞、血败肉腐的病机特点也与内痈相符，故可归入“内痈”范畴论治。急性期清热祛湿理气、凉血祛瘀通络，恢复期养血活络、健脾祛湿，并结合其胃镜下表现进行局部微观辨证，内镜下见胃肠黏膜充血肿胀明显者应注意清热消痈，黏膜见多发糜烂、溃疡者，须祛瘀通络、敛疮生肌，镜下见胆汁反流或黏液池浑浊，则需增强清利湿热之功。

关键词：腹型过敏性紫癜；内痈；腹痛；名医经验；闫慧敏

注：本文原载于《中医杂志》2021 年第 17 期。

34. 吕仁和分期治疗 2 型糖尿病药对应用经验

孙瑞茜[1]　肖永华[2]　傅　强[2]
石晓琪[2]　赵进喜[2]

1. 北京中医药大学，北京市朝阳区北三环东路 11 号，100029
2. 北京中医药大学东直门医院，北京市东城区海运仓 5 号，100700

摘要：文章总结吕仁和教授分期治疗 2 型糖尿病药对应用经验。他主张将消渴病分为脾瘅期、消渴期、消瘅期三期论治，临证常用益气养阴、活血化瘀、燥湿化痰等治法，常用理气药对香橼—佛手、乌药－香附，活血化瘀药对桃仁—红花、牡丹皮—丹参，补肾药对续断—狗脊，益气活血药对灵芝—红景天，养阴药对玄参—生地黄，燥湿化痰药对半夏—陈皮；并分别从各药对的药物功效及现代药理学研究结果分析其用药特点及规律。

关键词：2 型糖尿病；脾瘅期；消渴期；消瘅期；药对；名医经验；吕仁和

注：本文原载于《中医杂志》2021 年第 18 期。

35. 方药中运用辨证论治“五步法”治疗原发性癫痫经验

龚燕冰[1]　李鸿涛[2]　马晓北[3]

1. 北京中医药大学东直门医院，北京市东城区海运仓 5 号，100700
2. 中国中医科学院中医药信息研究所，北京市东城区 100029
3. 中国中医科学院研究生院，北京市东城区 100029

摘要：文章介绍方药中教授运用辨证论治“五步法”治疗原发性癫痫的经验。他提出据原发性癫痫主要临床表现可将其分为原发在肝（胆），原发在心，以及原发在肝、心三类，且主要病机均为气阴两虚。以震颤、抽搐为主者原发在肝，可导致脾侮肺乘；以神昏、情志感觉失常等精神症状为主者原发在心，可发生肺侮肾乘；原发在肝、心者可导致五脏失调，病候齐发，症状错综复杂。主张在五脏一体观指导下，治病求本，治其原发，同时兼顾失调脏（腑）的所胜与所不胜之脏（腑），处方以十味温胆汤和补心丹为主。

关键词：原发性癫痫；五步法；十味温胆汤；补心丹；名医经验；方药中

注：本文原载于《中医杂志》2021 年第 18 期。

36. 唐祖宣运用乌肝汤化裁治疗玻璃体混浊经验

吕沛宛　王赛男

河南省中医院，河南省郑州市东风路 6 号，450002

摘要：文章总结唐祖宣教授运用乌肝汤化裁治疗玻璃体混浊的经验。他认为玻璃体混浊病机关键在于坎阳不足，肝木失于温润，故以温升坎阳、培补中气、疏肝养血为治则，临证辨病和辨证结合，采用《四圣心源》中乌肝汤化裁治疗，并根据具体病症变化进行加减应用。

关键词：玻璃体混浊；目盲；乌肝汤；名医经验；唐祖宣

注：本文原载于《中医杂志》2021 年第 19 期。

37. 从“辛味治风”角度探析孙思邈用续命汤及其类方治疗中风的理论基础

陈 耀[1] 张效科[1] 张 欢[1]
丁纪茹[2] 王 倩[1]

1. 陕西中医药大学，陕西省西咸新区世纪大道中段 1 号，712046
2. 成都中医药大学附属医院，成都市十二桥路 37 号，610075

摘要：孙思邈所著《备急千金要方》中续命汤及小续命汤、大续命汤、大续命散、续命煮散、西州续命汤等续命汤类方，皆以“辛味治风”为特色。辛味药具有行散润养、升阳开窍之效，总结其在治疗中风的续命汤及其类方中发挥作用的理论基础为：辛者，发汗散风，以辛之走散开窍，开鬼门以散风邪；通达表里，标本兼顾，走表发汗以散邪治标，入里以破症坚积聚顾里；散邪荡瘀，益气养血，以辛之行散，行气散瘀，荡涤瘀滞，润养气血，扶助正气。续命汤及其类方中诸辛味药合用，既辛散宣通、涤荡瘀滞，又益气养血、活血化瘀，对中风之表里、寒热、虚实之证皆适用。

关键词：中风；续命汤；辛味治风；《备急千金要方》；孙思邈

注：本文原载于《中医杂志》2021 年第 19 期。

38. 黄元御《四圣心源》桂枝运用特点探析

宋广越 戴 铭

广西中医药大学，广西壮族自治区南宁市五合大道 13 号，530200

摘要：清代名医黄元御承前贤之学，辨证立法严谨，用药精简得当，其对桂枝的应用尤为精妙。在《四圣心源》137 首方剂中含有桂枝的方剂即有 72 首，黄元御对桂枝的应用特色在其中有充分体现，具体可总结为舒肝气而实生气、化阴滞而滋生气、达肝气而调脾郁，同时外用以温通透达 4 个方面。

关键词：桂枝；《四圣心源》；《长沙药解》；黄元御

注：本文原载于《中医杂志》2021 年第 19 期。

39. 张伯礼临床诊疗思维举隅

昝树杰[1] 王 凯[2] 黄 明[3] 熊 可[3]
高 丹[3] 江 丰[3] 李 霖[3] 张 晗[3]

1. 天津中医药大学第一附属医院 / 国家中医针灸临床医学研究中心，天津市西青区昌凌路 88 号，300380
2. 天津中医药大学第二附属医院，天津 300380
3. 天津中医药大学，天津市西青区昌凌路 88 号，300380

摘要：文章总结张伯礼教授的临床诊疗思维。临床运用中西医思维综合考虑疾病，强调中西医并重，对于实验室检查结果参考而不盲从。治疗策略以患者为中心，注重将“治其所苦”与察病辨证相结合，标本兼治以体现中医人文关怀，彰显中医临床疗效。且擅长使用专病专方，处方行为规范，用药层次彰明，随证加减灵活机动。

关键词：诊疗思维；专病专方；名医经验；张伯礼

注：本文原载于《中医杂志》2021 年第 20 期。

40. 李士懋从湿热论治中风经验

张雅雯 冯瑞雪 张紫微 赵 蕊 张再康

河北中医学院，河北省石家庄市新石南路 326 号，050091

摘要：文章总结李士懋教授从湿热论治中风的

临证经验。他认为中风多与各种因素导致的脾胃湿热内蕴有关，提出从脾胃湿热内蕴论治中风的观点。脾胃湿热内蕴为中风的常见始动因素，湿热内蕴、脉络阻滞、肝风内动为湿热中风的主要病机，并且脾胃湿热常贯穿于中风病程的始终。在辨证诊治中强调化痰、解表、补虚，临证选用“薛氏4号方”化裁治疗湿热中风效果显著。

关键词：中风；湿热；名医经验；李士懋

注：本文原载于《中医杂志》2021年第21期。

41. 杜武勋运用五脏生克制化辨证模式论治心律失常经验

陈金红[1] 刘志超[1] 邓芳隽[1] 樊博雅[1]
梁嘉钰[1] 丛紫东[2] 李晓凤[2]

1. 天津中医药大学，天津市静海区团泊新城西区鄱阳湖路10号，301617
2. 天津中医药大学第二附属医院，天津市静海区团泊新城西区鄱阳湖路10号，301617

摘要：文章总结杜武勋教授运用五脏生克制化辨证模式论治心律失常的经验。他认为本病病机为中气虚衰、心肾不交，以上火中湿为主，伴水寒木郁。治疗遵循谨守病机核心、五脏和合的整体调衡理念，即以脾胃枢轴为根，清泻心火，引火归元，同时疏肝达木，引水上济，并以此为法自拟连桂宁心汤，以达气机和利、五脏安和之效。

关键词：心律失常；五脏生克制化；连桂宁心汤；名医经验；杜武勋

注：本文原载于《中医杂志》2021年第21期。

42 晁恩祥运用养阴益气法治疗肺癌发热经验

贾元萍[1] 张洪春[2] 田传玺[1] 窦 丹[1]
王辛秋[2] 李 颖[2]

1. 北京中医药大学，北京市朝阳区北三环东路11号，100029
2. 中日友好医院，北京市朝阳区100029

摘要：文章总结晁恩祥教授运用养阴益气法治疗肺癌发热的经验。他认为气阴两虚、气机不畅和热毒蕴结是肺癌发热的核心病机，临床宜采用益气养阴、调畅气机和清热解毒散结的治法。以气阴两虚为本，确定主方为生脉散，根据脏腑气机状态选用调理气机药物，根据毒瘀程度和热势特征配伍清解药物，使热得清、毒得解、结得散。

关键词：肺癌；癌性发热；养阴益气；名医经验；晁恩祥

注：本文原载于《中医杂志》2021年第22期。

43. 姜良铎从通从毒论治肺结节

胡家蕊[1] 张晓梅[2] 李梦乾[1] 车丽坤[1]
李 瑞[1] 于小林[1]

1. 北京中医药大学，北京市朝阳区北三环东路11号，100029
2. 北京中医药大学东方医院，北京市丰台区100078

摘要：文章总结姜良铎教授从通从毒论治肺结节的临床经验。他认为肺结节属正虚气滞湿阻，痰瘀毒邪郁滞，局部积聚造成“不通”状态而成，“从通从毒论治”肺结节，是消除肺结节、抑制结节化毒癌变的有效方法。凡通调首先注重理气，一方面调畅胸中气机，另一方面疏解肝气、复肝疏泄之性，人体气机条畅，方能津液流通不滞，血行通畅；其次，亦重视扶正补虚，尤应侧重补肺、肾、脾三脏；最后，加强利湿化痰祛浊，活血散瘀，配以搜剔性强、通利经络的药物以通络散结，消除积聚。肺结节之解毒化积，常配以清热解毒化湿中药，其具有较强的抑毒散结的作用。

关键词：肺结节；从通从毒论治；名医经验；姜良铎

注：本文原载于《中医杂志》2021年第22期。

44. 白长川从“络瘀”论治胆汁淤积性肝病经验

赵　亮　朱　英　程秋骆　尚　东　关　溪
大连医科大学附属第一医院，辽宁省大连市西岗区中山路222号，116011

摘要：文章总结白长川教授从“络瘀”论治胆汁淤积性肝病的经验。基于叶桂络病学说，认为毛细胆管和络脉类似，胆汁淤积与瘀血相关，提出胆汁淤积性肝病从“络瘀”论治，分期辨治。以通络为要，早期重在祛瘀通络、清热利湿，善用虫药搜络，配伍辛润入肝通络；中期利湿化浊通络，注重顾护阳气，或温阳，或通阳；后期补虚通络，认为气畅则胆汁畅，善用血肉有情之品滋补通络。

关键词：胆汁淤积性肝病；瘀血；络脉；名医经验；白长川

注：本文原载于《中医杂志》2021年第23期。

45. 杨文明运用疏风豁痰、化瘀通络法治疗偏头痛经验

肖许珍
安徽中医药大学研究生院，安徽省合肥市新站区前江路1号，230012

摘要：文章总结杨文明教授运用疏风豁痰、化瘀通络法治疗偏头痛的临证经验。认为风、痰、瘀是偏头痛的主要致病因素，风、痰、瘀上壅清窍，络脉不通为本病痛机，据此立法创制舒天止痛汤；指出瘀血贯穿于偏头痛病程始终，善用虫类药活血逐瘀，通络止痛；强调调畅情志，合理饮食，忌食肥甘、刺激之品以免偏头痛反复发作。

关键词：偏头痛；疏风豁痰；化瘀通络；名医经验；杨文明

注：本文原载于《中医杂志》2021年第23期。

46. 徐景藩运用调肝法治疗脾胃病经验

赵旦娅　郁宏文　宋昌娟　龚晓燕　陆为民
南京中医药大学附属医院，江苏省南京市秦淮区汉中路155号，210023

摘要：文章总结徐景藩教授运用调肝法治疗脾胃病的经验。他临证重视情志因素在脾胃病中的关键作用，注重疏肝理气，据证选用疏肝和胃、泄肝和胃、抑肝扶脾、柔肝疏养四法。肝郁气滞克犯中焦者，治以疏肝和胃；日久郁而化火者，遵以泄肝清热；肝郁脾虚者，方以抑肝扶脾；肝血不足者，法以柔肝疏养。

关键词：脾胃病；调肝法；疏肝和胃；名医经验；徐景藩

注：本文原载于《中医杂志》2021年第24期。

47. 王素梅运用扶土抑木法治疗儿童抽动障碍经验

刘　芳
辽宁中医药大学附属医院，辽宁省沈阳市皇姑区北陵大街33号，110032

摘要：文章总结王素梅教授治疗儿童抽动障碍的经验。他认为风痰为儿童抽动障碍的标证，而脾虚既是痰液生成之本，也是肝木化风的重要因素之一，故提出儿童抽动障碍的主要病机为风痰上扰，流窜经络，外风和内风应同样重视，有形和无形之痰需要兼顾。主张从肝脾论治、采用扶土抑木法治疗儿童抽动障碍。强调健脾与运脾相结合；脾胃之气阴兼顾，润燥相兼；注重脾胃气机的调理；抑木与扶土并重，自拟健脾止动汤治疗本病。

关键词：儿童抽动障碍；脾虚肝旺；扶土抑木；名医经验；王素梅

注：本文原载于《中医杂志》2021年第24期。

柯诗文等教授学验选编

1. 洪广祥运用温肺煎合银翘马勃散治疗咳嗽变异性哮喘经验

柯诗文　徐　磊　李少峰　张元兵
兰智慧　刘良徛
江西中医药大学附属医院，江西省南昌市八一大道445号，330006

摘要：本文总结了洪广祥教授治疗咳嗽变异性哮喘的经验。他将咳嗽变异性哮喘归类为慢性干咳之寒邪客肺证，认为阳气不足、寒邪客肺为其基本病机。临证以“治肺不远温”为指导，以具有温散、温化之效的自拟经验方温肺煎治疗；同时强调肺咽兼顾，配合咽喉诊察，咽后壁充血、滤泡者加用银翘马勃散疗效更佳。两方合用，经验方与古方融合，具有“温清并用、兼顾肺咽、标本同治”的配伍意义。

关键词：咳嗽变异性哮喘；温肺煎；银翘马勃散；名医经验；洪广祥

注：本文原载于《中医杂志》2022年第1期。

2. 贾英杰运用黜浊五法论治肿瘤经验

肖　贤　王晓群　赵林林　孙彬栩
宋彦奇　李小江
天津中医药大学第一附属医院，天津市西青区昌陵路88号，300381

摘要：本文总结了贾英杰教授论治肿瘤的临床经验。他从浊邪致病角度提出癌浊理论，认为癌浊氤氲于癌前时期，贯穿于癌瘤始末，具有伏藏性、胶结性、恶耗性、流注性四大特点；依据癌浊不同的病理特点，以截浊来路、给浊出路为罢黜癌浊的基本思想，从芳香化浊、解毒清浊、化瘀散浊、通腑泄浊、淡渗利浊5个方面探讨了罢黜癌浊法在肿瘤防治中的具体应用。

关键词：肿瘤；癌浊；名医经验；贾英杰

注：本文原载于《中医杂志》2022年第2期。

3. 张志远运用葛根经验

朱　京　刘桂荣
山东中医药大学中医文献与文化研究院，山东省济南市长清区大学路4655号，250355

摘要：本文总结了张志远教授临证运用葛根的经验。葛根归阳明，擅解肌以给邪出路；属风药，性上行而升阳通络，此为其起效机制；并化裁经方推陈出新，对葛根汤、葛根黄芩黄连汤进行加减运用，强调配伍不同，用量殊异，则主治有别。葛根解肌须大剂投用，升阳取少量有功，对于颈椎病、痢疾、高血压亦有较好疗效。

关键词：葛根；名医经验；张志远

注：本文原载于《中医杂志》2022年第2期。

4. 林兰从风论治糖尿病性非酮症偏侧舞蹈症经验

陈　岩[1]　包银兰[2]　庞　博[1]　倪　青[1]
1. 中国中医科学院广安门医院，北京市西城区北线阁5号，100053
2. 中国中医科学院望京医院，北京市朝阳区100012

摘要：本文总结了林兰教授从风论治糖尿病性非酮症偏侧舞蹈症的经验。林兰教授认为本病病机以肝肾阴虚为本，肝风内动为标，兼有血瘀、痰湿、火（热）等病理因素。治疗当在益气养阴基础上，注重镇肝息风，同时结合活血通络、健脾化痰及清热之法。临床辨证施治时，擅用全蝎、蜈蚣、蝉蜕等性善走窜的虫类药物搜风通络，同时配合糖尿病“三型辨证”理论，积极控制血糖。

关键词：糖尿病性非酮症偏侧舞蹈症；颤证；镇肝息风；名医经验；林兰

注：本文原载于《中医杂志》2022 年第 2 期。

5. 姜良铎应用桂枝加厚朴杏子汤治疗喘证经验

李　磊[1]　刘姝伶[1]　张冬梅[2]　丁　鹏[2]
丁　霞[1]　康　雷[2]

1. 北京中医药大学，北京市朝阳区北三环东路11号，100029

2. 北京中医药大学东直门医院，　北京市东城区 100007

摘要：本文总结了姜良铎教授应用桂枝加厚朴杏子汤治疗喘证的临证经验。从多维度、多层次进行分析，明确喘证的主导病机、初始病机及潜在病机，整体把握患者当前状态，从状态论治喘证。临证运用桂枝加厚朴杏子汤加减以祛邪通补平喘，同时强调外感以内伤为基础，擅用角药或对药平补通补，兼以调平脏腑功能关系，收效颇佳。

关键词：桂枝加厚朴杏子汤；喘证；名医经验；姜良铎

注：本文原载于《中医杂志》2022 年第 3 期。

6. 米子良运用“治未病”思想分期论治良性卵巢囊肿经验

张志芳　师建平　史圣华

内蒙古医科大学，内蒙古自治区呼和浩特市金山开发区，010010

摘要：本文总结了米子良教授运用“治未病”思想从已病、瘥后、未病三期论治良性卵巢囊肿的临证经验。他认为已病则须精准施治破顽疾，良性卵巢囊肿以脾虚不运，肝气有余为本，血水为病，痰瘀互结为标；辨证施治分主次，既病防变，首辨气血，再审他证；活用桂枝茯苓丸加减行气活血，同时注意治血病防病水，灵活配伍四妙散。瘥后巧用逍遥散，将息慎养，瘥后防复，以巩固疗效。未病先防，谨养慎调，嘱患者注意调畅情志，合理膳食，月经期及产后调护，以防复发。

关键词：良性卵巢囊肿；治未病；分期论治；名医经验；米子良

注：本文原载于《中医杂志》2022 年第 3 期。

7. 雷忠义运用痰瘀相关理论治疗冠心病经验

李翠娟　巩振东　胡　勇　佟雅婧

陕西中医药大学，陕西省西咸新区西咸大道，712046

摘要：本文总结了雷忠义教授从痰瘀相关理论论治冠心病的临证经验。他认为痰浊、瘀血常相兼为病，提出痰浊说与瘀血说融为一体的痰瘀互结说，并根据冠心病患者临床具体表现进行辨证施治。临证需痰瘀并治者，法以化痰宣痹、活血化瘀为主，予舒心片治疗；需痰瘀虚并治者，法以益气养阴、活血化瘀、祛痰通络为主，予养心活血汤；需痰瘀毒并治者，法以涤痰化浊、活血化瘀、清热解毒为主，予丹曲饮治疗；需痰瘀毒风并治者，法以补益气阴、祛风宣痹或化痰行瘀、息风定悸为主，方以养心活血汤加祛风之品。

关键词：冠心病；痰瘀相关；化痰宣痹；活血化瘀；名医经验；雷忠义

注：本文原载于《中医杂志》2022 年第 4 期。

8. 王庆国应用柴胡桂枝汤加减治疗郁病经验

张晓乐[1] 程发峰[1] 刘姝伶[1] 裴育莹[1] 刘海霞[2]
倪文超[1] 王雪茜[1]

1. 北京中医药大学，北京市房山区阳光南大街与白杨东路交叉口东北角，102488
2. 中国中医科学院中医基础理论研究所，北京市朝阳区 100019

摘要：本文总结了王庆国教授应用柴胡桂枝汤治疗郁病的临证经验。他认为郁病之发，起于气郁，郁久及枢，终至营卫淤滞。郁病之治，当和畅枢机，理气活血，主旨在“和”，包括和枢机、和气血、和营卫。临证应用柴胡桂枝汤和枢机、调理气血阴阳，和营卫、调畅三焦脾胃，并强调对患者给予人文关怀。

关键词：郁病；柴胡桂枝汤；名医经验；王庆国

注：本文原载于《中医杂志》2022 年第 4 期。

9. 吕仁和分期辨治糖尿病经验阐介

薛泰骑[1] 王世东[2] 陈小愚[1] 苏冠旬[1]
李佳玥[2] 魏金艳[1] 陈 宇[1] 赵进喜[2]
肖永华[2] 张 华[2]

1. 北京中医药大学第一临床医学院，北京市东城区海运仓 5 号，1007002
2. 北京中医药大学东直门医院，北京市朝阳区 100019

摘要：本文总结吕了仁和教授辨治糖尿病的学术观点，旨在明析其关于消渴病脾瘅期、消渴期、消瘅期分期辨治的学术思想和抓主症、审病机、辨病位综合论治的诊治经验。临证重视将《黄帝内经》理论与现代医学相结合，对糖尿病进行分期辨证论治，认为脾瘅期核心症状为肥胖，消渴期应注重“除陈气”，微型症瘕形成是导致消渴期向消瘅期发展的关键，以及消瘅期的主要辨证方法是脏腑辨证和经络辨证，同时要注重辨病位。

关键词：糖尿病；脾瘅；消渴；名医经验；吕仁和

注：本文原载于《中医杂志》2022 年第 5 期。

10. 陈达灿从脾胃论治脂溢性皮炎经验

王艳沛[1] 莫秀梅[2] 林 颖[2] 刘俊峰[2]

1. 广州中医药大学，广东省广州市白云区机场路 12 号，510403
2. 广州中医药大学第二附属医院，广州 510401

摘要：本文结合临床验案总结了陈达灿教授从脾胃论治脂溢性皮炎的诊疗思路和用药经验。在总结前人经验的基础上，结合岭南地区独特的地理及人文环境，提出治疗脂溢性皮炎应以“脾土为枢”，临证中具体为“健脾土，运化水湿”“调脾胃，燮理升降”“补后天，滋养肝肾”，同时配合饮食起居、心理调摄等综合治疗，常获良效。

关键词：脂溢性皮炎；脾胃升降；健脾；滋养肝肾；名医经验；陈达灿

注：本文原载于《中医杂志》2022 年第 5 期。

11. 路志正从阴火论治干燥综合征经验

程增玉 徐浩东 庞枫韬 唐晓颇

中国中医科学院广安门医院，北京市西城区北线阁 5 号，100053

摘要：本文总结了路志正教授从阴火论治干燥综合征的临证经验。干燥综合征属中医学“燥痹”范畴，《脾胃论》中所述阴火与燥痹之病机、病症相类似，病机均源于脾肾不足、瘀血内停，在发病中又有“火盛化燥伤阴蕴毒”之特点，虚、燥、瘀、毒四者之间相互影响，互为因果，终成虚实夹杂之证。在《脾胃论》的基础上，承其治疗阴火之法，根据燥痹之特性，临证采用“持中健脾、顾护肾精，滋阴养血、生津润燥，行气通络、消瘀解毒”之法，对燥痹辨证施治。

关键词：干燥综合征；燥痹；阴火；名医经验；路志正

注：本文原载于《中医杂志》2022 年第 6 期。

12. 朱宗元扶阳八法及其临床运用

张明锐[1]　李鸿涛[2]

1. 内蒙古医科大学中医学院，内蒙古自治区呼和浩特市金山开发区，010110
2. 中国中医科学院中医药信息研究所，北京市西城区 100008

摘要：本文总结了朱宗元教授运用扶阳法的临床经验。临证重视经典名方与经验药组的组合应用，强调中医理法对于处方用药的指导，其扶阳八法包括温宣、温通、温运、温壮、温化、温升、温行、温疏，且辨证地选用佐治或佐助法，达到相反相成或相辅相成的功效，用以调理人体气血以及升降、出入等脏腑气化功能。

关键词：扶阳法；名医经验；朱宗元

注：本文原载于《中医杂志》2022 年第 6 期。

13. 张志远运用大黄治疗神志病经验

刘朴霖[1]　阎兆君[2]　刘建民[2]　徐宝林[1]

1. 山东中医药大学，山东省济南市历下区经十路 16369 号，250014
2. 山东中医药大学附属医院，济南市长清区大学科技园大学路 4655 号，250355

摘要：本文总结了张志远教授运用大黄治疗神志病的临证经验。将其治疗神志病功用概括如下：实邪内结所致癫狂，多以大黄为君，有通腑破结、攻邪安神之功，用量可达 15 ～ 60g；气郁化火、气火搏结所致烦躁、失眠等，一般用大黄 3 ～ 15g，取其泻火破气、除烦定意之效；肝阳上亢、火热上冲，或气机不畅所致呃逆、呕吐等症，一般少佐大黄 1 ～ 6g，取其降气平冲、顺呃止逆之功；对于妇科疾病合并神志病辨证属瘀血证者，一般加大黄 3～15g，用以逐瘀通经、调畅解郁。并结合临床经验，化裁古方，创立“小承气龙牡汤”“大解丹”“加味大承气汤”“顺呃汤”等治疗神志病，收效良好。

关键词：神志病；精神疾病；大黄；名医经验；张志远

注：本文原载于《中医杂志》2022 年第 8 期。

14. 赵玉庸运用“通肾络八法”治疗慢性肾脏病经验

邵建彬[1]　张玉倩[1]　刘孟瑞[1]　袁梦华[2]
孙　鑫[1]　张永辉[1]　丁英钧[1]　潘　莉[1]

1. 河北中医学院，河北省石家庄市桥西区新石南路 326 号，050091
2. 北京中医药大学第三附属医院，北京市朝阳区 100029

摘要：本文总结了赵玉庸教授运用“通肾络八法”治疗慢性肾脏病的临证经验。他认为肾络瘀阻是慢性肾脏病的病变核心，治疗以疏通肾络为关键。慢性肾脏病不同时期病因、病机表现不一，根据其不同阶段的症状表现，综合运用活血化瘀通肾络法、祛风胜湿通肾络法、祛湿泄浊通肾络法、清热解毒通肾络法、气阴双补通肾络法、温阳补气通肾络法、消症散结通肾络法、虫类搜剔通肾络法八法，以减轻患者症状，延缓病情发展。

关键词：慢性肾脏病；肾络瘀阻；通肾络八法；名医经验；赵玉庸

注：本文原载于《中医杂志》2022 年第 8 期。

15. 张磊对黄芩清热特点的认识及临证应用经验

丁雪颖[1]　黄岩杰[2]　侯改灵[1]　高　青[3]
彭超群[1]　陈召起[4]　孙玉信[3]

1. 河南中医药大学，郑州，450046
2. 河南中医药大学第一附属医院，郑州，450099
3. 河南中医药大学第三附属医院，郑州，450003
4. 河南省人民医院，郑州，463599

摘要：本文系统整理了张磊教授的临床病案，从黄芩的性味、归经、功效、治疗病证及方药配伍等方面阐释黄芩的清热特点和临证应用经验。黄芩清少阳半表半里之热，配伍升清之品引邪外出，以和解三阳；黄芩清厥阴郁热，治疗厥阴病寒热错杂证，配伍天麻、钩藤、龙骨、牡蛎等沉降之品以消风火，并联合运脾温阳之品以平衡寒热；同时运用黄芩善解一身气机郁滞之热的特点，联合化瘀涤浊法治疗疑难杂症。

关键词：黄芩；少阳；厥阴；清热；名医经验；张磊

注：本文原载于《中医杂志》2022 年第 9 期。

16. 王行宽运用圣愈联珠汤辨治风湿性心脏病经验

何 涛[1] 刘建和[2] 张 艳[3]

1. 湖南中医药大学，长沙 4102082
2. 湖南中医药大学第一附属医院，长沙 410208
3. 辽宁中医药大学第一附属医院，沈阳 110033

摘要：本文总结了王行宽教授运用圣愈联珠汤辨治风湿性心脏病的临证经验。他认为本病的发生发展与感受风寒湿热之邪、心之气营亏虚以及痰饮、瘀血、水饮阻滞等因素相关，治疗侧重“损其心者，调其营卫”。临证除运用祛风散寒、化湿清热等基本治法外，还兼顾调营和卫、补气养血或利水化痰、活血祛瘀之法，并列举运用圣愈联珠汤治疗风湿性心脏病案例，为本病的治疗提供临床思路。

关键词：风湿性心脏病；圣愈联珠汤；名医经验；王行宽

注：本文原载于《中医杂志》2022 年第 9 期。

17. 郑绍周运用痰核理论治疗脑胶质瘤经验

高莺平[1] 赵 铎[2]

1. 河南中医药大学第一临床医学院，河南省郑州市金水区人民路 19 号，450099
2. 河南中医药大学第一附属医院，郑州 450018

摘要：本文总结了郑绍周教授运用痰核理论治疗脑胶质瘤的经验。他认为痰核是脑胶质瘤形成的关键所在，正气不足、痰核阻于脑络为基本病因病机，以补益脾肾、化痰散结为治法，根据患者是否已行手术进行分类辨治。未行手术者多属本虚标实，以脾虚为本，痰结血瘀为标，治疗以健脾化痰、活血散结为法；术后患者多以本虚为主，治疗以补肾益气为主，消散痰浊为辅。同时指出化痰散结既要散痰结也要散气结，治疗时注重相关并发症的产生，以达既病防变之效，强调调畅情志以事半功倍。

关键词：脑胶质瘤；痰核理论；名医经验；郑绍周

注：本文原载于《中医杂志》2022 年第 10 期。

18. 王沛论治膀胱癌经验

王 杰[1] 商建伟[2] 李诗梦[1] 刘 菡[1]
卢冬冬[1] 郭喜平[1] 武艺超[1] 付月婉[1]
张耀圣[2]

1. 北京中医药大学，北京市朝阳区北三环东路 11 号，100029
2. 北京中医药大学东直门医院，北京市东城区 100029

摘要：本文总结了王沛教授论治膀胱癌的经验。他认为膀胱癌病机以肾之气阴亏虚为本、湿热瘀毒互结为标，确立以益气养阴为主、清热利湿活血为辅的治疗原则，强调分消走泄湿热邪气，补脾肾以扶助正气，固摄以防癌毒扩散，用虫类药松透病根，取得了较好的临床疗效。

关键词：膀胱癌；益气养阴；分消走泄；名医经验；王沛

注：本文原载于《中医杂志》2022 年第 12 期。

林跃辉等教授学验选编

1. 固本清浊汤治疗 2 型糖尿病合并慢性肾功能不全随机对照研究

林跃辉[1]　许丽娟[2]　杨顺生[1]　钟增源[1]

1. 福建中医药大学附属龙岩中医院内分泌科，龙岩 364000

2. 福建中医药大学，福州 350122

摘要：目的：探讨固本清浊汤加减治疗 2 型糖尿病合并慢性肾功能不全的临床效果。方法：选择 100 例 2017 年 5 月—2019 年 5 月收治的 2 型糖尿病合并慢性肾功能不全患者。采用随机数字表法分组，对照组采取西药治疗，中医组则采取西药合用固本清浊汤加减治疗。比较两组患者的临床疗效、血糖控制的达标时间、住院治疗时间、治疗前后患者肾功能以及血糖监测指标与不良作用。结果：与对照组比较，中医组临床治疗效果更佳，$P < 0.05$；与对照组比较，治疗后中医组肾功能以及血糖监测指标变化幅度更大，$P < 0.05$；与对照组比较，中医组血糖控制达标时间、住院时间有优势，$P < 0.05$；中医组和对照组不良作用相似，$P > 0.05$。……

关键词：固本清浊汤；2 型糖尿病；慢性肾功能不全；随机对照

注：本文原载于《光明中医》杂志 2021 年第 1 期。

2. 半夏天麻白术汤加味联合头针对颈性眩晕患者基底动脉血流的影响

耿月银

新乡市中医院中风科（内二科），新乡 453000

摘要：目的：探讨半夏天麻白术汤加味联合头针对颈性眩晕患者基底动脉血流的影响。方法：以 2017 年 12 月—2019 年 4 月治疗的 110 例眩晕患者为研究对象，采用随机数字表法分为观察组和对照组，观察组采用口服自拟醒脑豁痰方中药汤剂联合头针治疗方案，对照组采用口服盐酸氟桂利嗪胶囊治疗方案，两组均连续治疗 4 周。患者分别于治疗前和治疗 4 周后采用中文版眩晕症状量表（VSS-C）对临床症状程度进行评估，并通过经颅多普勒（TCD）对血液流变学指标进行观察。结果：治疗前观察组 55 例患者中血流增快 27 例，血流减慢 28 例；对照组 55 例患者中血流增快 26 例，血流减慢 29 例，血流异常特点差异无统计学意义（$P > 0.05$）。治疗后 2……

关键词：眩晕；颈性眩晕；中医综合疗法；头针疗法

注：本文原载于《光明中医》杂志 2021 年第 1 期。

3. 孙西庆教授治疗脾胃湿热型失眠的经验

刘嘉慧[1]　孙西庆[2]

1. 山东中医药大学中医学院，济南 250014

2. 山东中医药大学附属医院脑病科，济南 250011

摘要：孙西庆教授通过长期临床发现，脾胃湿热是失眠的常见分型，认为脾胃湿热型失眠以脾胃内伤、运化失常为发病基础，情志过极、饮食不节为常见病因，病机关键为湿热扰神。孙西庆教授以分解湿热、治湿为重为治疗原则，综合运用疏利三焦、宣畅气机、调理中州、安神定志、兼夹同治等治疗方法，并注重择时服药，调摄身心，临床疗效显著，为中医治疗失眠提供新的思路。

关键词：脾胃湿热；失眠；孙西庆；名中医经验

注：本文原载于《光明中医》杂志2021年第1期。

4. 基于少阴热化证浅析水热互结型狼疮肾炎

张 西[1] 周明爱[2]

1. 山东中医药大学，济南 250355

2. 临沂市中医医院风湿免疫科，临沂 276002

摘要：对于本文所述水热互结型狼疮肾炎，是以普遍认可的《金匮要略》中的“阳毒”为基础的一种分型，既往中医与本文所述相关疾病有很多，如“肾痹”“赤丹”等，但少有人从六经辨证的角度去分析该病。现代中医对于狼疮肾炎有多种辨证方法。其中脏腑辨证多认为该病根源在肾，气血津液辨证多认为由热毒侵入血分所致，八纲辨证多认为该病以阴虚为主。而本文以现代中医对于该病的总体认识为基础，辨证方向更加系统且有针对性，少阴热化证与肾、心相关，同样包括血分证、阴虚证等，因此本文是对该病更清晰的一个辨证分类。

关键词：水热互结；狼疮肾炎；少阴热化证

注：本文原载于《光明中医》杂志2021年第1期。

5. 糖尿病肾病的中医辨治

孙佳丽[1] 张金梅[2] 罗欣宇[1]

1. 山东中医药大学，济南 250355

2. 潍坊市中医院内分泌科，潍坊 261041

摘要：糖尿病肾病具有发病率高、预后差的特点，现代医学治疗该病效果不佳，中医治疗效果好，且近年来积累了丰富的经验。但切入点均较分散，对其治疗思路进行总结，主要包括本虚标实、气机失调、体质学说三方面。另外，多种措施并用可取得更好的效果，现介绍治疗糖尿病肾病常用的外治法。

关键词：糖尿病肾病；中医药疗法；辨证论治；肾淆水肿

注：本文原载于《光明中医》杂志2021年第1期。

6. 玉屏风散合知柏地黄汤治疗成人肾病综合征临床观察

张亚琦

常州市武进中医医院肾病科，常州 213161

摘要：目的：探讨玉屏风散合知柏地黄汤加减治疗成人肾病综合征的临床效果及安全性。方法：选取2017年1月—2019年1月收治的74例肾病综合征患者，按随机数字表法分为对照组（37例，激素治疗）和观察组（37例，玉屏风散合知柏地黄汤加减治疗），分别比较两组患者的治疗效果、复发情况、肾功能、24h尿蛋白定量、肝功能、不良反应发生情况。结果：观察组的治疗效果优于对照组；观察组的复发率2.70%低于对照组的24.32%；两组治疗后尿素氮（BUN）、血肌酐（Scr）、24h尿蛋白定量（24hUTP）均低于治疗前，且观察组比对照组明显更低，以上差异均有统计学意义（$P < 0.05$）；观察组和对照组治疗后血浆白蛋白（ALB）、丙氨……

关键词：玉屏风散；知柏地黄汤；中医药疗法；成人肾病综合征

注：本文原载于《光明中医》杂志2021年第1期。

7. 酸枣仁汤治疗不安腿综合征临床观察

李亦文

潍坊市中医院脑病五科，潍坊 261041

摘要：目的：探讨酸枣仁汤治疗不安腿综合征

的效果。方法：选择2016年7月—2019年7月收治的不安腿综合征患者80例作为研究对象，随机分为对照组（40例）和观察组（40例）。对照组采用常规治疗，观察组采用酸枣仁汤治疗，治疗后对患者效果进行评估，比较两组患者治疗后的生活质量以及两组患者治疗发展情况。结果：治疗后观察组的不安腿综合生活质量问卷（RLSQoL）评分高于对照组，国际不安腿综合征量表（IRLS）评分低于对照组，差异有统计学意义（$P<0.05$）；观察组总有效率高于对照组，差异有统计学意义（$P<0.05$）。结论：酸枣仁汤在不安腿综合征的治疗过程中，不仅可以提升患者的治疗总有效率，同时也能有效提升患者的……

关键词：酸枣仁汤；不安腿综合征；生活质量；中医药疗法

注：本文原载于《光明中医》杂志2021年第1期。

8. 栀子甘草豉汤加味对反流性食管炎患者胃肠功能的影响

高日富

天镇县中医医院药剂科，天镇 038200

摘要：目的：探讨栀子甘草豉汤加味治疗反流性食管炎（RE）的效果及对患者胃肠功能的影响。方法：选取2017年1月—2018年1月就诊的110例RE患者为研究对象，随机分为观察组（55例）与对照组（55例）。对照组给予常规治疗，观察组在对照组的基础上联合栀子甘草豉汤加味治疗，两组连续治疗八周。统计两组患者治疗前后中医症候积分及内镜检查积分；检测并比较两组患者治疗前后胃肠道激素水平。结果：治疗后两组患者反酸、烧心、胸骨后灼痛等各项中医症候积分、内镜检查积分、立位反流时间、卧位反流时间、立位酸清除时间所占总监测时间百分比显著低于治疗前，且观察组显著低于对照组（$P<0.05$或$P<0.01$）。治疗后2……

关键词：反流性食管炎；栀子甘草豉汤；中医药疗法；胃肠功能；经方

注：本文原载于《光明中医》杂志2021年第2期。

9. 何世东教授补益脾肾法治疗恶性肿瘤之经验拾萃

谢洁芸　吴意红　侯淑芳　赖海峰　何世东

东莞市中医院何世东名老中医工作室，东莞 523000

摘要：恶性肿瘤的中医治疗越来越受到关注，疗效越来越受到肯定，探索恶性肿瘤的中医治疗是肿瘤治疗的重要工作之一。何世东教授从事中医临床工作48载，潜心研究肿瘤的中医病因病机及治疗原则，认为脾肾不足是肿瘤发病的内在原因，故提出补益脾肾贯穿肿瘤治疗全程的原则，临床上得到肯定的疗效，受到肿瘤患者的认可。

关键词：何世东；恶性肿瘤；补益脾肾；食疗

注：本文原载于《光明中医》杂志2021年第2期。

10. 姜敏教授中医体质调理治疗恶性肿瘤经验

任　静[1]　姜　敏[2]

1. 首都医科大学附属北京世纪坛医院，北京 100038

2. 首都医科大学附属北京世纪坛医院中医科，北京 100038

摘要：姜敏教授师从国医大师王琦教授，从事中医临床30余年，擅长在中医体质学的基础上运用中医药治疗各种恶性肿瘤及其并发症。姜敏教授认为恶性肿瘤的发生是一种体质性变化，强调从整体和本质上把握疾病，根据肿瘤患者的体质特征，寻找恶性肿瘤的发病规律，注意要以“人”为背景，“辨体—辨病—辨证相结合”治疗疾病。

关键词：中医体质调理；恶性肿瘤；临证经验；姜敏

注：本文原载于《光明中医》杂志2021年第2期。

11. 温阳利水方治疗脾肾阳虚型肾病综合征临床观察

张　铎
沈阳市骨科医院承基医院术后监护病房，沈阳 110000

摘要：目的：探讨温阳利水方治疗脾肾阳虚型肾病综合征的临床效果。方法：选取2019年1月—2020年3月在沈阳市骨科医院承基医院的90例脾肾阳虚型肾病综合征患者，按照信封法随机分组，对照组45例患者采用临床传统常规西医方法治疗；试验组45例在对照组基础上采取温阳利水方治疗，比较两组患者治疗后24h尿蛋白、肌酐、尿素氮的情况。结果：试验组患者治疗后的24h尿蛋白、肌酐、尿素氮的情况好于对照组患者，差异有统计学意义（$P < 0.05$）。结论：对脾肾阳虚型肾病综合征患者来说，温阳利水方可以有效地改善患者的肾功能和24h蛋白尿，改善临床症状，值得推广。

关键词：虚劳；脾肾阳虚；肾病综合征；温阳利水方；中医药疗法

注：本文原载于《光明中医》杂志2021年第2期。

12. 加味温胆汤治疗痰瘀阻络型中风恢复期临床观察

刘建吉
濮阳市人民医院中医科，濮阳 457000

摘要：目的：探讨加味温胆汤治疗痰瘀阻络型中风恢复期的效果。方法：使用随机划分的方法将86例于2017年11月—2019年11月接受治疗的痰瘀阻络型中风恢复期患者分成对照组和观察组各43例。对照组患者采用常规西药治疗，观察组在常规西药治疗的基础上增加加味温胆汤治疗，对比两组患者的临床疗效，明确加味温胆汤方案的临床应用价值。结果：观察组和对照组治疗的总有效率分别为90.70%和74.42%，两组比较差异显著，$P < 0.05$；治疗后两组患者的NIHSS评分和ADL评分均有所改善，且观察组改善更加明显，与对照组比较，差异有统计学意义，$P < 0.05$。结论：对痰瘀阻络型中风恢复期患者采用加味温胆汤进行治疗，效……

关键词：加味温胆汤；痰瘀阻络证；中风恢复期；中医药疗法

注：本文原载于《光明中医》杂志2021年第2期。

13. 排气汤对剖宫产术后胃肠功能恢复的影响

苑晓杰
泰安市中医医院妇产科，泰安 271000

摘要：目的：分析排气汤促进剖宫产术后胃肠功能恢复的作用。方法：采用随机数字表法将2018年1月—2019年1月收治的120例剖宫产术产妇分为对照组（60例）、观察组（60例）。对照组产妇采用优质护理模式，观察组在对照组基础上结合中医排气汤治疗，对比两组产妇术后肠胃功能恢复效果以及术后12h的腹胀、恶心呕吐、发热的症状积分。结果：术后72h，观察组产妇腹胀、恶心呕吐、发热等症状积分均低于对照组，差异有统计学意义（$P < 0.05$）；观察组产妇术后首次排气时间、肠鸣音恢复时间、首次排便时间较对照组短，差异有统

计学意义（$P < 0.05$）。结论：对剖宫产产妇术后施以排气汤可有效降低其肠胃功能症状，促……

关键词：排气汤；剖宫产术；胃肠功能恢复；术后症状；中医药疗法

注：本文原载于《光明中医》杂志2021年第2期。

14. 清热利胆方治疗胆热犯胃型胆汁反流性胃炎临床观察

柏崇新

沈阳市骨科医院承基医院术后监护病房，沈阳 110000

摘要：目的：探讨对胆热犯胃型胆汁反流性胃炎患者采取清热利胆方治疗的临床效果。方法：选取2018年12月—2020年2月在沈阳市骨科医院承基医院的100例胆热犯胃型胆汁反流性胃炎患者，随机分组，对照组50例采用传统常规方法干预治疗；试验组50例在对照组的基础上采取清热利胆方治疗，比较两组患者中医症候改善情况，包括：上腹部灼痛、胀痛、食欲不振、恶心呕吐以及消瘦。结果：试验组患者治疗后上腹部灼痛、胀痛、食欲不振、恶心呕吐、消瘦均优于对照组，差异有统计学意义（$P < 0.05$）。结论：对胆热犯胃型胆汁反流性胃炎患者来说，采取清热利胆方治疗可以有效改善临床症状，提高生活质量，值得推广。

关键词：胃脘痛；胆热犯胃证；胆汁反流性胃炎；清热利胆方；中医症候

注：本文原载于《光明中医》杂志2021年第3期。

15. 胃溃疡中医证治探析

张　敏　冯泓源　余王琴

浙江中医药大学第一临床医学院，杭州 310051

摘要：胃溃疡是临床常见的疾病之一，已成为一个重要的社会公共卫生问题，发病率高，病程缠绵且病情易反复。因此对其证治的探析具有重要的现实意义。目前现代医学以四联疗法为主，虽有一定疗效，但也存在不足。中医治疗胃溃疡有优势和特色，古今医家多以健脾益胃、疏肝理气、活血通络、清解郁热等法治疗。本文从病因病机、治则治法、验案举隅、讨论与展望等方面进一步探讨其证治规律，为临床治疗胃溃疡提供新思路。

关键词：胃溃疡；中医药；病因病机；治则治法

注：本文原载于《光明中医》杂志2021年第3期。

16. 柴胡桂枝干姜汤治疗老年功能性消化不良的临床研究

洪金潭[1]　吴圆周[2]

1. 厦门市第五医院消化内科，厦门 361101

2. 厦门市第五医院药剂科，厦门 361101

摘要：目的：探讨柴胡桂枝干姜汤加减治疗老年功能性消化不良患者的效果。方法：选取老年功能性消化不良患者60例，将其分为对照组（30例）和观察组（30例）。对照组口服枸橼酸莫沙必利片，观察组口服枸橼酸莫沙必利片和柴胡桂枝干姜汤。对比两组的临床疗效，治疗前后临床症状评分及不良反应发生率。结果：观察组与对照组的临床总有效率分别为90.00%、66.67%，对照组较观察组降低；治疗后，两组患者的临床症状均好转，且观察组明显高于对照组（均$P < 0.05$）；观察组与对照组的不良反应总发生率分别是6.67%、13.33%，两组患者的不良反应经对比差异无统计学意义（$P > 0.05$）。结论：柴胡桂枝干姜汤可有效改善老年功能性消化不良。

关键词：胃脘痛；功能性消化不良；柴胡桂枝干姜汤；枸橼酸莫沙必利片；中医药疗法；经方

注：本文原载于《光明中医》杂志2021年第3期。

17. 半夏泻心汤辨证加减治疗脾虚湿热型慢性胃炎临床观察

沈家松

连城县医院中医科，连城 366200

摘要：目的：探讨半夏泻心汤辨证加减治疗脾虚湿热型慢性胃炎的效果。方法：将2017年6月—2019年6月收治的126例慢性胃炎患者作为研究对象，采用区组随机化法将其分为对照组63例及观察组63例，对照组患者给予常规治疗，观察组患者在此基础上给予半夏泻心汤辨证加减治疗，对比两组患者治疗前后的中医证候积分、免疫功能水平及疗效。结果：治疗后，两组患者的4个项目中医症候积分均有所下降，但观察组患者的中医症候积分显著低于对照组（$P<0.05$）；观察组患者的$CD3^+$、$CD4^+$及$CD4^+/CD8^+$显著高于对照组，$CD8^+$显著低于对照组（$P<0.05$）；观察组患者治疗总有效率为96.83%，显著高于对照组……

关键词：半夏泻心汤；脾虚湿热；慢性胃炎；中医药疗法；胃黏膜修复

注：本文原载于《光明中医》杂志2021年第4期。

18. 自拟结肠灵汤治疗肝郁气滞型功能性消化不良临床观察

韩 飞

南阳医学高等专科学校第二附属医院中医科，南阳 473000

摘要：目的：分析自拟结肠灵汤治疗肝郁气滞型功能性消化不良的作用效果。方法：随机抽取2018年12月—2019年12月治疗的肝郁气滞型功能性消化不良患者200例，对照组应用西药治疗，试验组在对照组的治疗方案上加入自拟结肠灵汤治疗，对比各组患者的治疗效果和相关症状评分值。结果：试验组患者的治疗效果明显好于对照组（$P<0.05$），且治疗有效率和治疗后评分值较好，数据差异具有统计学意义（$P<0.05$）。结论：结肠灵汤治疗肝郁气滞型功能性消化不良拥有很好的疗效，临床应用价值显著。

关键词：纳呆；结肠灵汤；肝郁气滞证；功能性消化不良；中医药疗法

注：本文原载于《光明中医》杂志2021年第4期。

19. 中药汤剂联合中医康复治疗缺血性脑卒中临床观察

李文兰

大同市新荣区人民医院内科，大同 037002

摘要：目的：探讨中药汤剂联合中医康复对改善缺血性脑卒中患者运动功能及生活质量的作用。方法：选取2019年1月—2019年12月就诊的缺血性脑卒中患者150例，随机分为观察组和对照组，每组75例。对照组给予常规治疗，观察组在对照组基础上增加中药汤剂及中医针刺、按摩康复治疗，对比两组患者的总有效率、肢体运动功能和生活质量的情况。结果：观察组治疗的总有效率、治疗后运动功能评分、生活质量评分均明显优于对照组，差异具有统计学意义（$P<0.05$）。结论：中药汤剂联合中医康复治疗有助于改善脑卒中患者的肢体运动功能，能提高生活质量，值得推广应用。

关键词：中风；脑卒中；中医康复；血府逐瘀汤；针刺疗法；穴位按摩

注：本文原载于《光明中医》杂志2021年第4期。

20. 高世毅名中医治疗脑卒中后便秘经验

胡文龙 高世毅

马鞍山市中医院康复四科，马鞍山 243000

摘要：便秘是脑卒中后常见并发症之一，严重影响患者的生活质量，严重者可导致患者情绪激动，引起肠梗阻，使 血压增高，诱发脑血管疾病。中医药治疗便秘和脑卒中的历史源远流长，经验众多，高世毅作为安徽省名中医之一，学贯中西，临床上具有治疗脑卒中后便秘的丰富经验，主张“急则治标、缓则治本”，辨证选方，结合病症，灵活运用“平常”方药，在药物的选择上，尤其善用药对，临床疗效颇佳，现将高世毅医师的临床治疗便秘30年经验进行归纳与总结。

关键词：高世毅；脑卒中；便秘；经验

注：本文原载于《光明中医》杂志2021年第4期。

21. 升清益胃汤及穴位敷贴治疗老年消化性溃疡临床观察

陈香莲

长乐区中医院内科，福州 350200

摘要：目的：探讨升清益胃汤及穴位敷贴联合四联疗法治疗胃阴不足型Hp阳性老年人消化性溃疡的临床疗效及最优治疗时间。方法：选取2017年4月—2019年2月收治的50例胃阴不足型Hp阳性老年人消化性溃疡患者，随机分为对照组和观察组，各25例。对照组行常规四联疗法，观察组在对照组基础上服用升降益胃汤配合穴位敷贴，比较2组总疗效、临床症状总积分及复发率、Hp转阳率，并初步探讨升清益胃汤及穴位敷贴改善症状的最优治疗时间。结果：观察组总有效率（84.0%）明显高于对照组（44.0%）（$P < 0.05$）；观察组治疗后临床症状总积分低于对照组（$P < 0.05$）；观察组治疗后4周和治疗后6周症状总积分比较……

关键词：胃脘痛；幽门螺杆菌；老年消化性溃疡；胃阴不足；中医综合疗法；最优治疗时间

注：本文原载于《光明中医》杂志2021年第4期。

22. 中医综合康复疗法治疗中风偏瘫痉挛状态临床观察

张 伟 柳程林 蒿成亚 程爱军

济宁市中医院康复科，济宁 272000

摘要：目的：探讨中医综合康复疗法在中医偏瘫痉挛状态患者中的临床应用效果。方法：随机选取2019年2月—2019年11月收治的中风偏瘫痉挛状态患者80例，随机均分为对照组（现代康复训练）与观察组（现代康复训练＋中医综合康复疗法），对比两组的临床疗效。结果：观察组治疗总有效率高于对照组，Fugl-Meyer量表评分、Barthel量表评分明显高于对照组，差异有统计学意义（$P < 0.05$）。结论：将中医综合康复疗法应用于中风偏瘫痉挛状态患者的治疗中，能够有效提升患者的临床疗效，改善肢体运动功能及患者的日常生活能力，值得在临床应用中推广。

关键词：中风偏瘫；痉挛；康复疗法；中医

注：本文原载于《光明中医》杂志2021年第4期。

23. 小续命汤配合针灸阴阳平衡疗法治疗中风偏瘫临床观察

林 国[1] 陈晓生[2] 王映璇[3]

1. 康美医院中医科，普宁 515300

2. 康美医院内二科，普宁 515300

3. 康美医院门诊内科，普宁 515300

摘要：目的：研究中风偏瘫患者应用小续命汤加减配合针灸阴阳平衡疗法的临床效果。方法：选择治疗的86例中风偏瘫患者，随机分为两组。对照组（43例）采用西医常规治疗，观察组（43例）在此基础上给予小续命汤加减配合针灸阴阳平衡疗法治疗，观察治疗前后两组中医症候积分变化，比较两组的临床效果。结果：两组治疗前各项中医症候评分比较，无统计学差异（$P > 0.05$）。2组治疗后均较治疗前明显下降，且观察组下降幅度较对照组更明显（$P < 0.05$）。观察组治疗总有效率较对照组明显更高（$P < 0.05$）。结论：基于西医常规用药，配合小续命汤加减和针灸阴阳平衡疗法治疗中风偏瘫，可加快临床症状缓解速度，促进患者恢复，改善患者预后。

关键词：小续命汤；针灸疗法；阴阳平衡疗法；中风；偏瘫；口僻

注：本文原载于《光明中医》杂志2021年第4期。

24. 任南新教授治疗脾胃病经验

郑文静

镇江市中医院六病区，镇江 212000

摘要：任南新教授，第六批全国老中医药学术继承工作指导教师，南京中医药大学教授，50余年来长期从事中医内科的教学和医疗工作，擅长治疗各种内科疾病，尤其是消化系统疾病，临床经验丰富。笔者有幸师从任南新教授，受益匪浅，将任教授治疗脾胃病的临床经验概述如下。

关键词：任南新；脾胃病；临床经验

注：本文原载于《光明中医》杂志2021年第5期。

25. 刘沈林教授辨治慢性泄泻经验

崔　洋[1]　刘沈林[2]

1. 南京中医药大学，南京 210029

2. 南京中医药大学附属医院名医堂，南京 210029

摘要：慢性泄泻临床十分常见，诸如功能性消化不良、肠易激综合征、慢性结直肠炎、克罗恩病、胆囊切除术后以及胃肠道肿瘤化疗后都会有腹泻的临床表现。刘沈林教授长期从事消化病及消化道肿瘤的临床诊疗工作，学验俱丰，精于辨证，擅用古方化裁，在泄泻的寒热虚实辨治中提出“久泻脾必虚”的病机特点，临证多从脾、肝、肾三脏论治，治法多为健脾祛湿、酸甘敛阴、升阳降浊、疏肝祛风、温补脾肾、涩肠止泻、寒温并治等，组方用药严谨细腻，贴合病证，临床疗效显著。

关键词：久泄；慢性泄泻；刘沈林；名医经验

注：本文原载于《光明中医》杂志2021年第5期。

26. 叶松教授辨治肝郁气滞型便秘的经验

王梦雅[1]　叶　松[2]

1. 湖北中医药大学，武汉 430061

2. 湖北中医药大学，武汉 430061

摘要：本文旨在介绍叶松教授治疗肝郁气滞型便秘的临床诊疗经验。叶松教授认为此病以肝脾气滞为发病之本，大肠腑气不通为发病之标，治疗上根据标本兼治的原则，重视调畅肝脾气机并兼顾滋阴润肠，以麻子仁丸合柴胡疏肝散为基础方加减治疗，临床疗效显著。

关键词：脾约；便秘；肝郁气滞；叶松

注：本文原载于《光明中医》杂志2021年第5期。

27. 通腹逐瘀汤治疗胸腰椎骨折合并胃肠功能紊乱临床观察

王一帆　朱学启　杨绍文　邓　颖　杨　磊
谭云鹏

文山州中医医院骨一科，文山 663099

摘要：目的：研究通腹逐瘀汤治疗胸腰椎骨折合并胃肠功能紊乱临床价值。方法：纳入2017年8月—2020年5月接诊符合纳入排除标准患者，采用随机数字表法随机分为对照组（21例）、试验组（26例），患者均严格卧床，伤处垫薄枕，嘱高纤维膳食，适当增加饮水，予吴茱萸中药热奄包热熨治疗，试验组加用通腹逐瘀汤口服。记录患者治疗后首次肛门自主排气、排便时间，肠鸣音恢复时间，治疗3天后进行腰痛VAS评分及胃肠功能恢复评价。结果：试验组和对照组患者肠鸣音恢复时间相当（$P>0.05$），试验组首次肛门自主排气、排便时间早于对照组（$P<0.05$）；治疗3天后所有患者腰痛VAS评分较前均有所改善（$P<0.05$），试验组VAS评分……

关键词：通腹逐瘀汤；胸腰椎骨折；胃肠功能；疼痛；中医药疗法

注：本文原载于《光明中医》杂志2021年第5期。

28. 邵氏诊疗法治疗膝痹病临床观察

李长河　邵华磊

郑州市颈肩腰腿痛医院关节科，郑州 450052

摘要：目的：观察邵氏诊疗法在膝痹病中的临床疗效。方法：将70例膝痹病患者采用信封随机分组法随机分为两组，治疗组35例应用邵氏诊疗法（邵氏诊断法和邵氏无痛治疗法），对照组35例应用针灸方法（取穴：阿是穴、膝眼、梁丘、阳陵泉、血海、大杼）进行治疗。两组均以10天为一个疗程，治疗2.5个疗程后判定疗效。结果：治疗组治愈30例，有效5例，无效0例，总有效率为100.00%；对照组治愈12例，有效15例，无效8例，总有效率为77.14%。两组总有效率对比，差别有统计学意义（$P<0.05$）。结论：应用邵氏诊疗法治疗膝痹病疗效确切。

关键词：邵氏诊疗法；中医药疗法；膝痹病热敷疗法；推拿疗法；牵引疗法

注：本文原载于《光明中医》杂志2021年第5期。

29. 捏脊疗法联合蒙脱石散治疗小儿腹泻临床观察

胡营杰　孙凤平　韩　雪

郑州大学附属儿童医院中医科，郑州 450018

摘要：目的：探究捏脊疗法联合蒙脱石散治疗小儿腹泻的治疗效果。方法：选择近年接受治疗的120例小儿腹泻患儿，随机分为两组各60例。对照组予以蒙脱石散治疗，观察组联合中医捏脊疗法治疗，对比两组疗效、康复情况、中医症候积分变化。结果：观察组治疗效果显著优于对照组（$P<0.05$）。观察组治疗后的大便频率少于对照组（$P<0.05$），且其大便性状好转时间、止泻时间均短于对照组（$P<0.05$）。观察组治疗后的中医证候积分低于对照组（$P<0.05$）。结论：对腹泻患儿予蒙脱石散治疗期间辅以捏脊疗法治疗，能进一步提高治疗效果，促进患儿病情康复，改善中医证候积分。

关键词：捏脊疗法；蒙脱石散；小儿腹泻

注：本文原载于《光明中医》杂志2021年第6期。

30. 柴胡龙骨牡蛎汤加减治疗肝郁型更年期睡眠障碍临床观察

沈晓英　陈　菊　华张力

常州市中医院脑病科，常州 213003

摘要：目的：观察柴胡龙骨牡蛎汤加减治疗肝郁型更年期睡眠障碍临床疗效。方法：本研究围绕2018年5月—2020年4月收治的121例肝郁型更年期睡眠障碍患者展开，对患者资料进行调查查证，发现其中61例患者使用西药艾司唑仑治疗，将其纳入参照组，60例使用柴胡龙骨牡蛎汤加减治疗，纳入研究组，对比两组的睡眠质量、疗效、主要症状积分改善情况以及不良反应。结果：两组睡眠质量对比，治疗前无统计学差异，$P > 0.05$；治疗后研究组睡眠时间高于参照组，PSQI评分低于参照组，$P < 0.05$。研究组治疗总有效率91.67%高于参照组75.41%，$P < 0.05$。证研究组各症状积分指标均低于参照组，$P < 0.05$。研究组不良反应率5.00%低…

关键词：不寐；柴胡龙骨牡蛎汤；肝郁证；更年期；睡眠障碍；中医药疗法

注：本文原载于《光明中医》杂志2021年第6期。

31. 补阳还五汤配合针刺治疗脑中风后遗症临床观察

高立志
垣曲县中医医院内科，垣曲 043700

摘要：目的：探讨补阳还五汤配合针刺治疗脑中风后遗症的效果。方法：将2017年11月—2019年12月治疗的110例脑中风后遗症患者随机分为两组，对照组使用常规西医治疗，在此基础上观察组使用补阳还五汤配合针刺治疗，对比两组的疗效、中医症候积分、NIHSS评分、Barthel指数及FMA评分变化。结果：观察组治疗总有效率为94.55%，明显高于对照组的74.55%（$P < 0.05$）；观察组治疗后偏瘫、偏身感觉异常、口眼歪斜、神志昏蒙、语言謇涩等中医证候积分明显低于对照组（$P < 0.05$）；观察组治疗后NIHSS评分明显低于对照组，BI指数、FMA评分明显高于对照组（$P < 0.05$）。结论：补阳还五汤配合针刺治疗脑中风后遗……

关键词：脑中风后遗症；补阳还五汤；针刺疗法；中医综合疗法

注：本文原载于《光明中医》杂志2021年第6期。

32. 许寿仁中医治学方法述要

欧阳昕[1]　肖爱娇[2]
江西中医药大学岐黄国医书院，南昌 330004
江西中医药大学中医学院，南昌 330004

摘要：本文从一个新的角度，全面系统地叙述了许寿仁中医治学的方法。其具体内容主要有3个方面：①巧读精研中医名著，不仅要把握阅读“三要”（即阅读要有选择，要有广度，要有恒心），而且要深入理解文意；②倡导汇通中西医学，并在学术、教育、临床、中药制剂等方面付诸实践；③讲究临床实践方法，既要灵活运用书本知识，又要推崇践行医德医风。深入领会这些方法，将给人有益的启示和借鉴。

关键词：中医学家；许寿仁；方法论

注：本文原载于《光明中医》杂志2021年第6期。

33. 清肠开胃汤治疗太阴阳明证小儿厌食病临床观察

卢雪琴[1]　袁旺新[1]　陈伟彬[1]　章浩军[2]
1. 福建中医药大学，福州 350122
2. 龙岩市中医院脾胃病科，龙岩 364000

摘要：目的：探讨清肠开胃汤治疗太阴阳明证小儿厌食病的临床疗效。方法：选取福建省龙岩市中医院2019年8月—2020年6月门诊治疗的60例太阴阳明证厌食病患儿作为研究对象，根据随机平行对照原则，采用Doll's临床病例随机表法分成试验组和对照组，每组30例。对照组给予健胃消食片治疗，试验组给予清肠开胃汤治疗，比较两组临床疗效、中医症候积分。结果：试验组总有效率为90%，高于对照组的73.33%，差异有统计学意义（$P<0.05$）。两组治疗后中医症候积分均优于治疗前，且试验组优于对照组，差异有统计学意义（$P<0.05$）。结论：清肠开胃汤能有效改善小儿肠道积热的体质，增加其进食量，促进其对饮食物的消化吸收，从……

关键词：清肠开胃汤；太阴阳明证；小儿厌食；中医药疗法

注：本文原载于《光明中医》杂志2021年第6期。

34. 神阙穴隔姜灸治疗慢性疲劳综合征临床观察

段　霞　朱栋华　笪妮丽

句容市人民医院针灸科，句容 212400

摘要：目的：对比分析右归丸、神阙穴隔姜灸治疗慢性疲劳综合征（CFS）脾肾阳虚证的临床效果。方法：经随机方式把64例患者归入对照组、治疗组，前者行右归丸疗法，后者行神阙穴隔姜灸疗法。经过30天治疗，对比分析治疗前 后中医证候评分、疲劳量表，同时对两组临床疗效展开对比。结果：在临床总有效率方面，对照组、治疗组各为84.37%、96.88%，后者显著偏高（$P<0.05$）；待完成治疗，在症状积分、疲劳量表积分下降程度方面，相比对照组，治疗组皆表现出显著优势（$P<0.05$）。结论：神阙穴隔姜灸治疗慢性疲劳综合征脾肾阳虚证比右归丸治疗效果更明显，有一定的临床应用价值。

关键词：神阙穴；隔姜灸；慢性疲劳综合征

注：本文原载于《光明中医》杂志2021年第6期。

35. 子午流注针法联合健脾疏肝汤治疗功能性消化不良脾虚气滞证临床观察

杨佳昕　孟庆一　马　欣　刘楠楠

沈阳市第四人民医院中医科病房，沈阳 110031

摘要：目的：观察子午流注针法联合健脾疏肝汤对功能性消化不良脾虚气滞证的疗效。方法：在沈阳市第四人民医院中医科病房选取功能性消化不良患者60例，经中医辨证分型为脾虚气滞证患者，选取的时间段为2018年12月—2019年12月，按照随机数字表法分组。对照组30例采取常规治疗，试验组30例采取子午流注针法联合健脾疏肝汤治疗。对比两组患者治疗后症状积分，即上腹胀、上腹痛、上腹烧灼感以及早饱评分。结果：治疗后，试验组患者上腹胀、上腹痛、上腹烧灼感以及早饱评分低于对照组患者，差异有统计学意义（$P<0.05$）。结论：对功能性消化不良脾虚气滞证患者予子午流注针法联合健脾疏肝汤治疗有效。

关键词：功能性消化不良；脾虚气滞证；子午流注针法；健脾疏肝汤；中医综合疗法

注：本文原载于《光明中医》杂志2021年第6期。

36. 半夏泻心汤治疗2型糖尿病脾虚胃滞证临床观察

徐　明

社旗县人民医院普通内科，河南 社旗 473300

摘要：目的：分析2型糖尿病脾虚胃滞证患者接受半夏泻心汤治疗的临床疗效。方法：选取2019年3月—2020年2月收治的2型糖尿病脾虚胃滞证患者84例，依据临床治疗方案分组，接受常规药物治疗的42例患者纳入对照组，增加使用半夏泻心汤加减治疗的42例患者纳入观察组，对比分析2组患者临床疗效与血糖指标。结果：观察组患者治疗总有效率97.62%，较之对照组80.95%，组间数据差异有统计学意义（$P<0.05$）。治疗前，观察组患者不同时段OGTT指标较之对照组，组间数据差异无统计学意义（$P>0.05$）；治疗后，观察组患者不同时段OGTT指标（1min、30min、60min、120min）较之对照组更低（$P<0.05$）。治疗前，观察组……

关键词：半夏泻心汤；2型糖尿病；脾虚胃滞证；中医药疗法；安全性

注：本文原载于《光明中医》杂志2021年第6期。

37. 加味小建中汤联合神阙灸治疗小儿脾虚泄泻临床观察

王　静[1]　杜　渊[2]　冉志玲[2]

1. 西南医科大学中西医结合学院，四川 泸州 646000

2. 西南医科大学附属中医医院儿科，四川 泸州 646000

摘要：目的：探讨加味小建中汤联合神阙灸治疗小儿脾虚型泄泻的临床疗效。方法：将90例脾虚泄泻患儿随机分为2组各45例，治疗组予以口服加味小建中汤联合神阙灸，对照组予以西医常规治疗，治疗10d后观察疗效。结果：治疗组疾病总有效率为91.1%，中医证候总有效率为95.6%；对照组疾病总有效率为73.3%，中医证候总有效率为71.1%，治疗组疾病及中医证候疗效显著优于对照组，差异具有统计学意义（$P<0.05$）。治疗后，治疗组各项中医证候积分、总积分明显低于治疗前，差异具有统计学意义（$P<0.05$），而对照组治疗前后大便残渣、自汗、面色改变差异无统计学意义（$P>0.05$）；治疗后，治疗组各项中医证候积分、总积分明……

关键词：中医儿科学；脾虚泄泻；小建中汤；神阙灸；中医综合疗法

注：本文原载于《光明中医》杂志2021年第6期。

38. 茯苓桂枝白术甘草汤治疗脾阳虚型肝硬化腹水临床观察

荀　蕾　杨云静　李峻瑶　连媛媛

本溪市第六人民医院中西医结合病房，辽宁 本溪 117000

摘要：目的：探讨以茯苓桂枝白术甘草汤为底方加减治疗脾阳虚型肝硬化腹水的效果。方法：选取2019年1月—2020年6月本溪市第六人民医院中西医结合病房50例肝硬化腹水患者，经中医辨证为脾阳虚型，按照随机数字表法分组，对照组（25例）采用临床传统西医治疗，试验组（25例）采用临床传统西医治疗的基础上采取以茯苓桂枝白术甘草汤为底方加减治疗，比较2组患者治疗后肝纤维化指标变化以及腹围变化情况。结果：试验组患者治疗后血清中HA、LN、PCIII以及c-IV浓度低于对照组患者，差异有统计学意义（$P<0.05$）。试验组腹围优于对照组，差异有统计学意义（$P<0.05$）。结论：对脾阳虚型肝硬化腹水患者，采取以茯苓桂……

关键词：茯苓桂枝白术甘草汤；脾阳虚型肝硬化腹水；中医药疗法

注：本文原载于《光明中医》杂志2021年第6期。

吕沛宛等教授学验选编

1. 唐祖宣应用四君子汤、黄芽汤、理中汤的经验

吕沛宛[1] 李一鹏[2] 唐祖宣[3]

1. 河南省中医院 / 河南中医药大学第二附属医院治未病科，河南 郑州 450000

2. 汝阳县人民医院治未病科，河南 汝阳 4712000

3. 邓州市中医院，南阳 邓州 474150

摘要：四君子汤、黄芽汤、理中汤皆为健脾益气的名方，且其组成皆为4味药物，3首方剂之间也仅有一味药物之差。临床常根据症状独用其中一方或两方叠用，那么三首方剂间到底有何差异，临床如何鉴别应用，此文从方剂源流、药味特点、主治症状、差异分析等讨论了三方的应用特点，以期更好地指导临床辨证施方。

关键词：四君子汤；黄芽汤；理中汤；健脾益气；唐祖宣

注：本文原载于《光明中医》杂志2021年第7期。

2. 秦建黎教授从脾胃论治复发性口腔溃疡经验

周 冰 史晓娜 刘嘉燕

浩 杰 田树杰

山西医科大学第二医院中医科，山西 太原 030001

摘要：复发性口腔溃疡是最常见的口腔黏膜疾病，发病率居口腔黏膜病的首位，容易反复发作，迁延不愈，严重影响患者的生活质量。秦建黎教授根据多年临床经验，从中焦脾胃入手，认为复发性口腔溃疡主要是脾胃气虚、气火失调、痰火循经上扰咽喉，入于口舌所致病变，自拟健脾除湿散火汤加减治疗复发性口腔溃疡，详辨虚实标本兼顾，配合升阳、清化、解郁、温阳、降浊诸法，病症结合，灵活施治，配伍精当，效如桴鼓，为复发性口腔溃疡的进一步研究提供了新的思路。

关键词：复发性口腔溃疡；口疮；名医经验，秦建黎

注：本文原载于《光明中医》杂志2021年第7期。

3. 翟兴红教授治疗慢性萎缩性胃炎及胃癌前病变经验

徐咏梅[1] 翟兴红[2] 尹成晨[3]

1. 北京市朝阳区六里屯社区卫生服务中心，北京 100026

2. 首都医科大学附属北京中医医院消化科，北京 100010

3. 北京市朝阳区平房社区卫生服务中心，北京 100123

摘要：翟兴红教授积累30年临床经验，以“平衡学说”为总指导原则，治疗慢性萎缩性胃炎（CAG）及胃癌前病变（胃黏膜肠上皮化生及异型增生）。认为正气亏虚为本，常因脾虚毒瘀导致，采用益气养阴、健脾益肾、清热和血法为主。通过保持气血阴阳的平衡状态，提高胃黏膜免疫和抗癌能力，治疗CAG及逆转胃癌前病变疗效显著。

关键词：翟兴红；痞满；慢性萎缩性胃炎；胃癌前病变；平衡学说；脾虚毒瘀

注：本文原载于《光明中医》杂志2021年第7期。

4. 育阴利水膏治疗乙肝肝硬化腹水临床观察

朱沪敏[1]　刘旭东[2]　吴铁雄[1]
李品桦[1]　黄　露[1]
1. 广西中医药大学，广西　南宁 530001
2. 广西中医药大学附属瑞康医院肝病科，
广西　南宁 530001

摘要：目的：观察育阴利水膏治疗乙型肝炎肝硬化腹水（肝肾阴虚水停证）的临床疗效以及对肝功能、腹腔积液深度、腹围、体质量的影响。方法：选择 2018 年 10 月—2020 年 6 月住院治疗的乙型肝炎肝硬化腹水患者 60 例，分为对照组与治疗组各 30 例，其中对照组常规西医治疗（如口服呋塞米片、螺内酯片等）；治疗组在对照组基础上服用育阴利水膏，疗程均为 4 周。对比观察 2 组患者治疗前后临床疗效、肝功能、腹腔积液深度、腹围、体质量变化。结果：对照组临床总有效率为 83.33%，治疗组临床总有效率为 93.33%，治疗组疗效优于对照组（$P < 0.05$）；2 组治疗后肝功能、腹腔积液深度、腹围、体质量均较治疗前改善（$P < 0.05$）……

关键词：膨胀；育阴利水膏；肝硬化腹水；中医药疗法

注：本文原载于《光明中医》杂志 2021 年第 7 期。

5. 半夏泻心汤治疗脾胃湿热型慢性萎缩性胃炎临床观察

曹雨佳
天津市红桥区西沽街社区卫生服务中心中医科，
天津 300000

摘要：目的：观察半夏泻心汤治疗脾胃湿热型慢性萎缩性胃炎（CAG）的临床疗效，为临床脾胃湿热型 CAG 患者治疗方案的选择提供参考。方法：筛选 2018 年 7 月—2019 年 7 月收治的 CAG 患者，取其中属脾胃湿热型患者 60 例作为研究对象。采用随机数字表法分为对照组和观察组，每组 30 例。2 组患者均采用常规西药治疗，合并 Hp 阳性患者给予四联疗法，连续用药 14d。观察组患者在常规治疗的基础上合用半夏泻心汤。给予 2 组患者健康生活指导，连续治疗 8 周。比较 2 组患者治疗前后中医证候积分、胃镜和病理疗效、Hp 清除率、不良反应发生情况。结果：连续治疗 8 周后，2 组患者在中医证候积分与胃镜和病理疗效方面都较治疗前……

关键词：胃痞；慢性萎缩性胃炎；脾胃湿热证；半夏泻心汤；中医药疗法

注：本文原载于《光明中医》杂志 2021 年第 7 期。

6. 醒脾养儿颗粒联合妈咪爱治疗婴幼儿厌食症临床观察

曾奕敏[1]　曾　荣[2]
1. 定南县岭北镇中心卫生院中医内科，
江西　定南 341900
2. 解放军总医院京东医疗区台湖门诊部，北京 101100

摘要：目的：观察并分析醒脾养儿颗粒联合妈咪爱治疗婴幼儿厌食症临床疗效。方法：选取 2018 年 1 月—2019 年 12 月接收的 80 例婴幼儿厌食症门诊患儿为研究对象，按照随机数字表法分为 2 组，对照组给予醒脾养儿颗粒治疗，观察组给予醒脾养儿颗粒联合妈咪爱治疗。观察 2 组临床疗效。结果：观察组临床疗效显著优于对照组（$P < 0.05$），差异具有统计学意义。治疗后，观察组食物喜好、食物响应、饱腹响应、进食缓慢、渴望饮料、情绪性暴食、情绪性进食减少、挑食指标显著低于对照组（$P < 0.05$）；治疗后，观察组患儿主症、次症证候积分均显著低于对照组，差异有统计学意义（$P < 0.05$）。结论：醒脾养儿颗粒联合妈咪爱治疗婴幼儿……

关键词：醒脾养儿颗粒；妈咪爱；婴幼儿；厌食症；中成药疗法

注：本文原载于《光明中医》杂志 2021 年第 7 期。

7. 自拟中药复方益气除痞汤治疗消化不良临床观察

孟子惠[1]　周禹辰[2]

1. 辽宁中医药大学附属医院脾胃科，辽宁 沈阳 110032

2. 大连市中医医院内五病房，辽宁 大连 116000

摘要：目的：系统性评价自拟中药复方益气除痞汤治疗消化不良的临床效果。方法：选取2019年1月—2020年1月接受治疗的功能性消化不良患者共计60例，采用电脑随机分组。其中对照组（30例）采用莫沙必利联合兰索拉唑口服，试验组（30例）在对照组基础上应用益气除痞汤加减治疗，观察2组患者的中医证候积分及治疗有效率。结果：试验组治疗后中医证候积分和总有效率均优于对照组，差异具有统计学意义（$P < 0.05$）。结论：自拟中药复方益气除痞汤治疗功能性消化不良可以改善患者中医证候群，提高西药治疗的有效率，安全有效，值得广泛推广应用。

关键词：益气除痞汤；痞满；功能性消化不良；中医证候积分；中医药疗法

注：本文原载于《光明中医》杂志2021年第8期。

8. 玉屏风散治疗老年2型糖尿病多汗症临床观察

常芳芳　蒿　蕊　都艳玲

胡振波　李俊龙

中国人民解放军联勤保障部队第988医院干部病房，河南 郑州 450000

摘要：目的：分析加味玉屏风散汤剂治疗老年2型糖尿病多汗症的效果。方法：本次研究回顾性选取2018年8月—2020年8月接受治疗的老年2型糖尿病多汗症患者56例，分为常规组和干预组各28例。常规组给予常规药物治疗，干预组在常规治疗的基础上加入加味玉屏风散汤剂进行治疗。对比2组患者的血糖水平、中医证候积分、生活质量评分和治疗效果。结果：治疗前，2组的血糖水平指标无差别（$P > 0.05$）；治疗后，2组的空腹血糖水平和餐后2h血糖水平均有所下降，干预组的血糖水平更低于常规组（$P < 0.05$）。治疗前，2组的中医证候积分无差别（$P > 0.05$）；治疗后，2组出汗、恶风、乏力症状积分均有所下降，干预组的中医证候积分低……

关键词：消渴；汗证；玉屏风散；老年2型糖尿病；多汗症；中医药疗法

注：本文原载于《光明中医》杂志2021年第8期。

9. 补元聪脑汤联合针刺治疗老年痴呆（肾虚痰瘀型）临床观察

李莲英　李爱民

阳江市中医医院内三科，广东 阳江 529500

摘要：目的：探究补元聪脑汤联合针刺治疗老年痴呆（肾虚痰瘀型）的临床效果。方法：前瞻性选择2017年8月—2020年8月收治的80例老年痴呆（肾虚痰瘀型）患者为研究对象，采用随机数字表法将其分为对照组（40例）与观察组（40例）。对照组采用常规西医治疗，观察组采用补元聪脑汤联合针刺治疗。治疗4周后评价临床治疗效果、中医症状积分、认知功能及痴呆严重程度、日常生活能力。结果：观察组治疗总有效率高于对照组，中医症状评分低于对照组，定向力、语言能力、注意力与计算力、记忆力评分高于对照组，日常生活能力量表（ADL）评分高于对照组，差异有统计学意义（$P < 0.05$）。结论：补元聪脑汤联合针刺治疗老年痴呆……

关键词：补元聪脑汤；针刺疗法；老年痴呆；肾虚痰瘀证

注：本文原载于《光明中医》杂志2021年第8期。

10. 基于数据挖掘探析李东垣治疗脾胃病用药思路

祁 勇

泰安市中医医院脾胃病科，山东 泰安 271000

摘要：目的：探寻《脾胃论》《内外伤辨惑论》中药物组方规律，旨在为临床用药提供参考。方法：应用 Office 2010 对《脾胃论》《内外伤辨惑论》药物进行频数统计，应用 SPSS Statistics 22.0 进行聚类分析，对《脾胃论》《内外伤辨惑论》的用药规律进行研究。结果：《脾胃论》中高频中药有人参、陈皮、升麻、当归、白术；《内外伤辨惑论》中高频中药有白术、陈皮、炙甘草、人参、枳实。根据聚类分析结果，分析出几组常用药物组合，两书中方剂的使用与其治疗特色相符合。结论：将数据挖掘技术应用到挖掘《脾胃论》《内外伤辨惑论》用药规律研究中，为脾胃病的治疗提供了思路与方法。

关键词：数据挖掘；《脾胃论》；《内外伤辨惑论》；脾胃病用药规律

注：本文原载于《光明中医》杂志 2021 年第 9 期。

11. 通肝生乳汤配合乳房按摩治疗产后乳房胀痛临床观察

尚海霞

民权县中医院门诊中医治疗室，河南 民权 476899

摘要：目的：探讨通肝生乳汤配合乳房按摩对于改善产妇产后乳房胀痛的影响。方法：将 96 例产后乳房胀痛的产妇分为观察组（通肝生乳汤配合乳房按摩）和对照组（常规产后护理）各 48 例，对比 2 组产妇的治疗恢复情况。结果：与对照组相比，观察组产妇的初乳分泌时间 [(11.73±1.12)h ＜ (15.64±1.29) h，t=15.857] 相对更短（P ＜ 0.05），护理后的疼痛 VAS 评分 [(1.75±0.45) 分 ＜ (2.46±0.67) 分，t=6.095]、焦虑自评量表 (SAS) 评分 [(38.21±4.23) 分 ＜ (46.08±4.72) 分，t=8.603] 相对更低（P ＜ 0.05），产妇的满意度 (93.75％ ＞ 79.17％，x2=4.360) 以及产后 24h 泌乳量 [(39.14±8.19) mL ＞ (21.39±8.46)mL，t=10.444]、产后 48 h 泌乳量……

关键词：通肝生乳汤；乳房按摩；产后乳房胀痛；中医综合疗法

注：本文原载于《光明中医》杂志 2021 年第 9 期。

12. 从脾胃功能失调论治消渴

黄 伟[1] 李艳芬[2]

1. 天津中医药大学，天津 301617

2. 天津中医药大学第二附属医院心血管科，天津 300250

摘要：糖尿病属中医消渴范围，以“三多一少”为其主要表现，基本病机为阴虚燥热，古代医家对消渴病因病机及治疗的认识呈现多元化，从肺胃肾肝皆有论治。脾胃乃后天之本，是水谷精微代谢中枢，脾胃功能失调，则机体转输功能异常而出现水液及精微的代谢紊乱状态，文章立足中医理论，结合消渴病常见症状，从脾胃角度论治消渴。

关键词：脾胃功能失调；消渴；病机；论治

注：本文原载于《光明中医》杂志 2021 年第 9 期。

13. 喻斌教授柴胡药对治疗脾胃病的经验浅析

宁状状[1] 喻 斌[2]

1. 湖南中医药大学，湖南 长沙 410208

2. 湖南中医药大学第一附属医院脾胃病科，湖南 长沙 410007

摘要：喻斌教授认为脾胃及肝同居中焦，在生理及病理上联系密切，主张从肝论治脾胃病，临床常运用含柴胡药对以疏肝理气而达安脾胃之目的。笔者跟随喻斌教授门诊学习，试探讨喻斌教授使用含柴胡药对治疗脾胃病的经验。

关键词：从肝论治；柴胡；药对；脾胃病；喻斌

注：本文原载于《光明中医》杂志2021年第9期。

14. 彭建中教授辨治肾病十八法

耿贤华[1]　彭　越[2]　彭建中[3]

1. 德城耿贤华中西医诊所中西医结合科，山东 德州 253000

2. 九五堂医疗康复中心针灸科，加拿大

3. 北京中医药大学人文系，北京 100029

摘要：慢性肾病包括现代医学认为各种原因导致的肾脏系统的多种疾病，属世界难治性疾病，现代医学尚无特效疗法。彭建中教授继承了绍琴教授老的学术观点，认为慢性肾病是由伏邪化火导致热郁血分、络脉瘀阻，或由湿热郁结日久致湿热伤血、络脉瘀阻，进而蕴积生毒，阻滞三焦。制定了以凉血化瘀为主大法，以疏风胜湿、疏调三焦、通腑排毒、分消利湿为辅，结合其他肾病治法，配合饮食调摄、运动锻炼的综合治疗方法，取得了理想疗效。对彭建中教授治疗肾病的经验进行分析，总结出18种治疗法则，临证灵活选用，取得良好疗效。

关键词：慢性肾病；尿毒症；彭建中；中医药疗法

注：本文原载于《光明中医》杂志2021年第9期。

15. 黄芪四君子汤联合心理护理治疗妊娠期糖尿病临床观察

赵彩云

五台县第二人民医院妇产科，山西 五台 035503

摘要：目的：研究黄芪四君子汤加减联合心理护理对妊娠期糖尿病患者不良情绪及血清CRP、IL-6、IL-8水平的影响。方法：选取2017年9月—2020年2月收治的妊娠期糖尿病患者80例，以随机数字表法将其分为试验组（40例）和对照组（40例）。对照组给予胰岛素注射液治疗，试验组在对照组的基础上加用黄芪四君子汤加减方治疗。7d为一个疗程，2组均连续治疗3个疗程，2组均在治疗期间给予心理护理干预。比较治疗前后2组患者血糖水平、不良情绪及血清CRP、IL-6、IL-8水平。结果：与治疗前相比，治疗后2组血清HbA1c、2hPG、FPG、CRP、IL-6、IL-8水平及SAS、SCL-90、SDS评分均降低，且试验组低于对照组（均$P < 0.05$……

关键词：消渴；妊娠期糖尿病；黄芪四君子汤；心理护理；中医药疗法

注：本文原载于《光明中医》杂志2021年第9期。

16. 加味益气聪明汤联合针刺治疗颈性眩晕临床观察

王子龙

周口市淮阳区中医院脑病科，河南 周口 466700

摘要：目的：探究加味益气聪明汤联合针刺在颈性眩晕治疗中的疗效。方法：选择2018年8月—2020年3月进行治疗的颈性眩晕患者86例，按随机数字表法分为2组，各43例。对照组仅采用针刺治疗，研究组在对照组基础上联合加味益气聪明汤治疗。对比2组临床疗效、治疗前后椎—基底动脉血流速度及实验室指标水平。结果：研究组治疗总有效率高于对照组，差异有统计学意义（$P < 0.05$）；治疗后，研究组右椎动脉、左椎动脉及基底动脉血流速度均快于对照组，FIB、TC水平低于对照组，差异有统计学意义（$P < 0.05$）。结论：加味益气聪明汤联合针刺治疗颈性眩晕可有效改善椎—基底动脉血流速度，改善FIB、TC水平，疗效确切。

关键词：项痹；颈性眩晕；针刺疗法；益气聪明汤；椎-基底动脉血流速度；实验室指标

注：本文原载于《光明中医》杂志2021年第9期。

17. 穴位埋线结合中药对痛经患者疼痛程度的影响

孙宪莹[1] 孙国梁[2] 吴军瑞[3] 杨傲然[1]

1. 首都医科大学附属北京康复医院中医康复中心，北京 100144

2. 北京市海淀区青龙桥卫生服务中心，北京 100091

3. 北京世针联中医微创针法研究院，北京 100020

摘要：目的：探究中医穴位埋线结合中药对痛经患者疼痛程度的影响。方法：选取 2016 年 9 月—2019 年 8 月收治的 100 例痛经患者作为研究对象，使用随机数字表法将 100 例患者分为试验组与对照组，每组 50 例患者。对照组使用常规针刺治疗，试验组则使用穴位埋线疗法配合中药口服进行治疗，治疗时间持续 3 个月。观察 2 组患者治疗完成后的 COX 痛经症状评分量表（CMSS）、疼痛持续时间、疼痛视觉评分（VAS 评分）、中医症状评分、治疗完成后的治疗疗效以及治疗满意度并进行评价。结果：治疗后，试验组的 CMSS 评分、疼痛持续时间、VAS 评分、中医症状评分均明显低于对照组，差异具有统计学意义（$P < 0.05$）。其中，试验组……

关键词：经行腹痛；痛经；穴位埋线；中药疼痛；视觉评分

注：本文原载于《光明中医》杂志 2021 年第 9 期。

18. 黄芪建中汤治疗脾胃虚寒型消化道溃疡临床观察

宋艳敏[1] 张承红[2] 宋承杰[1]

1. 灵石县中医院中医科，山西 灵石 031300

2. 晋中市中医院肛肠科，山西 晋中 030600

摘要：目的：探讨黄芪建中汤对脾胃虚寒型消化道溃疡的疗效，归纳部分作用机制。方法：选取 2018 年 3 月—2020 年 5 月辨证为脾胃虚寒型消化道溃疡患者 108 例，对照组（54 例）予常规西药治疗，研究组（54 例）加用黄芪建中汤治疗，均治疗 4 周。观察治疗前、完成治疗后炎症因子、症状积分、免疫指标变化并比较，完成治疗后观察疗效。结果：2 组治疗前白细胞介素 17(IL-17)、转化生长因子 β（TGF-β）、表皮生长因子（EGF）、一氧化氮（NO）、胃泌素比较，差异无统计学意义（$P > 0.05$）；完成治疗后 2 组 TGF-β、EGF 较治疗前均显著升高，NO、胃泌素、IL-17 较治疗前均显著下降（$P < 0.05$），且研究组以上指标均显著优于对照组（$P < 0.05$）……

关键词：嘈杂；黄芪建中汤；脾胃虚寒证消化道溃疡；中医药疗法

注：本文原载于《光明中医》杂志 2021 年第 10 期。

19. 基于肠道菌群从脾肾论治多囊卵巢综合征

赵文慧[1] 刘静君[2]

1. 山东中医药大学，山东 济南 250000

2. 山东中医药大学附属医院中医妇科，山东 济南 250000

摘要：现代研究表明，肠道菌群紊乱是多囊卵巢综合征的重要发病机制，以肠道菌群为靶点成为治疗 PCOS 的重要研究方向之一。中医学认为，多囊卵巢综合征的关键病机为脾肾亏虚、痰湿阻滞，多从脾肾论治，补肾健脾类中药可促进益生菌增殖，抑制有害菌过度繁殖，起到调节肠道菌群失衡的作用，这为多囊卵巢综合征从脾肾论治提供了依据。此文就三者之间关系进行探讨，以期为多囊卵巢综合征从脾肾论治提供借鉴。

关键词：肠道菌群；多囊卵巢综合征；从脾肾论治；中医药疗法

注：本文原载于《光明中医》杂志 2021 年第 10 期。

20. 小青龙汤联合穴位贴敷治疗寒性咳嗽临床研究

曹芬芬　冯林香　刘亚茹　向　琴　王　静
黄钦清　江　久
景德镇市中医医院呼吸科，江西 景德镇 333000

摘要：目的：评价小青龙汤联合穴位贴敷治疗寒性咳嗽的效果。方法：从景德镇市中医医院呼吸科门诊、住院患者中选取 2018 年 12 月—2019 年 12 月寒性咳嗽患者 90 例，随机分为对照组和观察组，各 45 例。对照组患者接受一般西医治疗，观察组在对照组基础上使用小青龙汤联合穴位贴敷，对比治疗结果。结果：观察组总有效率高于对照组（$P < 0.05$）；观察组咳嗽症状积分、咳嗽程度积分下降幅度大于对照组（$P < 0.05$），差异有统计学意义。结论：小青龙汤联合穴位贴敷治疗寒性咳嗽效果确切明显，有助于提高疗效、睡眠质量，减轻咳嗽对日常生活影响、减轻咳嗽程度，适合临床推广和使用。

关键词：寒证；咳嗽；青龙汤；穴位贴敷疗法；中医综合疗法

注：本文原载于《光明中医》杂志 2021 年第 10 期。

21. 六君子汤治疗脾虚气滞型功能性消化不良临床观察

田同儒
北京中医药大学东直门医院通州院区脾胃病科，北京 101100

摘要：目的：研究六君子汤加减治疗脾虚气滞型功能性消化不良的临床效果。方法：选取 2018 年 11 月—2019 年 11 月收治的 104 例功能性消化不良患者，按随机数字表法分为对照组（52 例）和试验组（52 例）。对照组患者接受奥美拉唑肠溶片联合多潘立酮片治疗，试验组患者在对照组基础上联合六君子汤加减治疗，2 组均以 7d 为一个疗程，均连续治疗 2 个疗程。比较 2 组患者治疗后临床疗效、治疗期间不良反应以及治疗前后中医证候积分。结果：试验组和对照组患者总有效率分别为 96.15%、76.92%，试验组高于对照组；试验组和对照组患者不良反应的总发生率分别为 13.46% 和 25.00%，试验组低于对照组；与治疗前相比，治疗后 2……

关键词：功能性消化不良；脾虚气滞证；六君子汤；中医药疗法

注：本文原载于《光明中医》杂志 2021 年第 10 期。

22. 赵振发主任治疗老年失眠临床经验总结

陈　川　赵振发
天津市武清区中医医院心血管二科，天津 301700

摘要：失眠是严重困扰人们正常生活的一类疾病。老年失眠多为气血亏虚，阴阳失调，继发寒、热、痰、湿的本虚标实证。治疗应顺应自然，调和阴阳，结合辨证论治，提倡分时而治、分方而治，日间“开窍醒神”，夜间“宁心安神”为治疗大法，以达阴阳调和、安然入睡的目的。此文总结了跟随赵振发主任学习治疗失眠的心得体会，总结如下，仅供参考学习。

关键词：失眠；老年；分时而治；分方而治

注：本文原载于《光明中医》杂志 2021 年第 11 期。

23. 加味吴茱萸散脐疗从肾论治老年性失眠的临床研究

陈　瑾[1]　肖碧银[1]　邱小雅[1]
孙　曌[2]　刘英莲[2]
1. 深圳市龙岗中心医院营养门诊，广东 深圳 518000
2. 海南医学院，海南 海口 570000

摘要：目的：探讨加味吴茱萸散脐疗从肾论治老年性失眠的临床疗效。方法：将 96 例心肾不交型老年性失眠患者随机分为治疗组和对照组，治疗组采取自制中药组方加味吴茱萸散穴位贴敷神阙穴，对照组采用常规西医治疗。对比治疗后 2 组的疗效，并采用匹兹堡睡眠质量指数量表评估各组患者的睡眠时间、睡眠效率、功能障碍等情况。结果：脐疗敷贴与西药治疗对老年性失眠均有显著疗效，治疗组的治疗有效率高于对照组（P＜0.05）。观察2组匹兹堡睡眠质量量表各项指标，发现治疗后对照组在改善入睡时间、睡眠时间、睡眠效率方面优于治疗组，但治疗组患者的睡眠质量、睡眠障碍、日间功能指数评分及总评分与对照……

关键词：吴茱萸散；老年性失眠；匹兹堡睡眠质量指数；脐疗法

注：本文原载于《光明中医》杂志2021年第11期。

24. 津液在健脾补肾中的作用

李振钰[1]　王松楠[2]　单德红[2]
1. 辽宁中医药大学，辽宁 沈阳 110847
2. 辽宁中医药大学中西医结合学院生理与心理教研室，辽宁 沈阳 110847

摘要：此文分析了津液理论、脾肾在先天与后天关系和脾胃的相互关系，探讨津液在健脾补肾中的作用。依据津液理论，提出津液生成在胃肠，输布初始在脾；梳理脾肾相关理论的历史发展，提出脾肾互济是生命的基础；依据脾胃的特性和功能，指出脾胃通过纳运相合、升降相因和燥湿相济而完成津液的生成和初始转输。因此，提出健脾可以通过促进津液生成和初始转输而补肾。

关键词：津液；健脾补肾；胃气；脾主运化；肾藏精

注：本文原载于《光明中医》杂志2021年第12期。

25. 健脾活血方治疗萎缩性胃炎伴肠上皮化生临床观察

刘小英[1]　阮时宝[2]　秦　茵[1]
1. 中国人民解放军联勤保障部队第900医院中医理疗科，福建 福州 350025
2. 福建中医药大学中医学院，福建 福州 350122

摘要：目的：观察健脾活血方治疗慢性萎缩性胃炎（CAG）伴肠上皮化生（IM）的临床疗效。方法：收集56例CAG伴IM患者随机分为试验组和对照组各28例。试验组采用健脾活血方治疗，对照组采用胃复春治疗。比较2组治疗后临床疗效、症状积分、胃镜病理积分。结果：试验组临床总有效率为89.29%，优于对照组的78.57%，且治疗后试验组胃脘痞满、嗳气、纳差等症状积分均较对照组改善明显（$P < 0.05$）。结论：健脾活血方对于防治慢性萎缩性胃炎伴肠化恶变有着较为积极的作用，可改善胃黏膜病理情况，提高临床疗效。

关键词：胃脘痛；慢性萎缩性胃炎；肠上皮化生；健脾活血方；中医药疗法

注：本文原载于《光明中医》杂志2021年第12期。

26. 刺络药物罐联合乌麻膏治疗膝骨性关节炎临床观察

卞彩茹[1]　唐　梦[2]　谢苑芳[1]　金远林[1]
1. 深圳市宝安区中医院康复科，广东 深圳 518133
2. 深圳市妇幼保健院中医科，广东 深圳 518028

摘要：目的：观察刺络药物罐联合乌麻膏治疗膝骨性关节炎的临床疗效。方法：将膝骨性关节炎患者共72例随机分为治疗组和对照组各36例。对照组采用常规电针治疗，治疗组采用刺络药物罐联合乌麻膏治疗。比较2组治疗前后血清肿瘤坏死因子-α（TNF-α）、基质金属蛋白酶-3（MMP-3）和基质金属蛋白酶-13（MMP-13）水平，并比较2组治疗前后情绪评分（ES评分）、现有疼痛强度（PPI）和中医症状与体征分级量化表评分。结果：治疗后，2组的血清TNF-α、MMP-3和MMP-13水平以及ES评分、PPI和中医症状与体征分级量化表评分与同组治疗前比较，差异均具有统计学意义（P＜0.01）。组间比较，2组治疗后的血清TNF-α、MM……

关键词：骨痹；膝骨性关节炎；刺络药物罐；乌麻膏；电针疗法

注：本文原载于《光明中医》杂志2021年第12期。

彭红萍等教授学验选编

1. 复肾散外用治疗脾肾阳虚型原发性肾病综合征临床观察

彭红萍

泰安市中医医院肾病科，山东 泰安 271000

摘要：目的：探讨复肾散外用治疗脾肾阳虚型原发性肾病综合征的疗效。方法：将100例符合纳入标准的患者随机分为试验组、对照组各50例，对照组给予基础治疗，试验组给予复肾散外用＋基础治疗。以上2组患者治疗14d为一个疗程，观察患者的症状、体征、24h尿蛋白定量、血浆白蛋白和血脂治疗前后的组间疗效对比，共观察2个疗程。结果：试验组、对照组总有效率分别为90.0％、76.0％，组间临床疗效比较，差异具有统计学意义（$P<0.05$）；试验组、对照组不良反应及病情复发情况比较，差异均具有统计学意义（$P<0.05$）。结论：复肾散外用治疗脾肾阳虚型原发性肾病综合征可以避免胃肠道不良反应，明显减轻患者的……

关键词：复肾散；穴位贴敷；隔药灸；脾肾阳虚；原发性肾病综合征

注：本文原载于《光明中医》杂志2021年第13期。

2. 健脾化痰汤治疗肥胖2型糖尿病临床观察

程波敏　吴海滨　宋晓容　林基伟　王　慧　朱艳萍　刘卓超

深圳市中医院治未病中心，广东 深圳 518000

摘要：目的：分析对肥胖2型糖尿病患者行健脾化痰汤治疗的临床疗效及对BMI、FBG的影响。方法：选择2018年5月—2019年8月收治的64例肥胖2型糖尿病患者作为研究对象，并分为治疗组（32例，接受健脾化痰汤合盐酸二甲双胍片治疗方式）和对照组（32例，接受盐酸二甲双胍片治疗方式）。结果：对比2组患者治疗前后各指标检测数据、中医症状评分及Hcy检测值、整体治疗效果，与对照组相对比，治疗组患者治疗后各指标检测数据更佳，中医症状评分及Hcy检测值更低，治疗总有效率更高，差异均有统计学意义（$P<0.05$）。结论：对肥胖2型糖尿病患者行健脾化痰汤治疗方式，可降其“内热”，改善其脾胃功能，控制其血糖变化。

关键词：肥胖2型糖尿病；健脾化痰汤；中医药疗法

注：本文原载于《光明中医》杂志2021年第13期。

3. 益肾除瘀汤治疗多囊卵巢综合征临床观察

王春环

佳木斯市中医院妇科，黑龙江 佳木斯 154002

摘要：目的：探讨益肾除瘀汤对多囊卵巢综合征患者性激素水平及血清TNF-α、IGF-1、CRP水平的影响。方法：选取2018年7月—2020年1月收治的多囊卵巢综合征患者88例，按用药不同将其分为2组。对照组应用达英-35、克罗米芬治疗，研究组应用益肾除瘀汤治疗。比较2组各项指标状况、临床疗效、血清TNF-α、IGF-1、CRP水平、性激素。结果：研究组包含促黄体生成素、睾酮、胰岛素均低于对照组（$P<0.05$），雌二醇、促卵泡刺激素高于对照组（$P<0.05$）；研究组患者临床疗效好于对照组（$P<0.05$）；研究组血清TNF-α、IGF-1、CRP水平均低于对照组（$P<0.05$）；研究组E2高于对照组（$P<0.05$），T、LH、P、PRL、FSH均……

关键词：多囊卵巢综合征；益肾除瘀汤；睾酮；性激素水平；中医药疗法

注：本文原载于《光明中医》杂志 2021 年第 13 期。

4. 通腑清胰汤对重症胰腺炎肠道功能及炎性因子的影响

王晨光
乌兰察布市中心医院中医科，内蒙古 乌兰察布 012000

摘要：目的：研究通腑清胰汤对重症胰腺炎肠道功能及炎性因子的影响。方法：选取 90 例 2014 年 3 月—2020 年 3 月在内蒙古乌兰察布市中心医院就诊的重症胰腺炎患者，根据随机数字表法分为对照组（45 例）和试验组（45 例）。对照组患者给予连续性血液净化治疗，试验组患者在此基础上联合通腑清胰汤治疗，2 周为一个疗程，2 组患者均治疗 2 个疗程。比较治疗前后 2 组中医症状评分、肠道功能指标内毒素、D- 乳酸、DAO 水平及血清 TNF-α、IL-6、IL-8 水平。结果：与治疗前相比，治疗后 2 组患者腹胀、腹痛、恶心呕吐症状评分、肠道功能指标内毒素、D- 乳酸、DAO 水平、血清 TNF-α、IL-6、IL-8 水平均降低，且试验组低于对照组（均 P……

关键词：胁痛；重症胰腺炎；通腑清胰汤；连续性血液净化；肠道功能；中医药疗法

注：本文原载于《光明中医》杂志 2021 年第 13 期。

5. 中医综合疗法治疗糖尿病胃轻瘫 42 例

赵明权
巩义市中医院内四科，河南 巩义 451200

摘要：目的：观察中医综合疗法治疗糖尿病胃轻瘫的临床疗效。方法：选择 84 例巩义市中医院收治的糖尿病胃轻瘫患者，随机按 1 ∶ 1 的比例分为 2 组。对照组给予西药治疗，治疗组给予中医综合疗法（包括口服健脾和胃消痞冲剂、热奄包穴位热敷、针刺治疗）。2 组均以治疗 1 个月为一个疗程，每组均治疗 1 个疗程，停药 1 周后判定疗效。结果：治疗组显效 18 例，有效 22 例，无效 2 例，总有效率 95.2%；对照组显效 10 例，有效 19 例，无效 13 例，总有效率 69.0%。2 组对比，差异有统计学意义（$P < 0.01$）。结论：中医综合疗法治疗糖尿病胃轻瘫疗效可靠。

关键词：痞证；糖尿病胃轻瘫；脾胃虚弱证；中医综合疗法；热奄包针刺疗法

注：本文原载于《光明中医》杂志 2021 年第 13 期。

6. 基于六经辨证探讨乌梅丸治疗腹痛、畏寒验案 2 则

韩文静
山东中医药大学中医学院，山东 济南 250000

摘要：乌梅丸首见于《伤寒论》，原治蛔厥及久泻久利之证，因其寒热刚柔同用，被历代医家作为厥阴病主方，广泛应用于临床多种疾病。此文基于六经辨证探讨乌梅丸治疗腹痛、畏寒验案 2 则并分析其病因病机，以期为乌梅丸的临床应用提供新的方向和思路。

关键词：六经辨证；乌梅丸；厥阴病；验案；腹痛畏寒

注：本文原载于《光明中医》杂志 2021 年第 13 期。

7. 郝百鸣教授论治消渴病的学术思想初探

翟宏伟[1] 包玉娥[2] 宋 彬[2]
1. 泰安市中医二院预防保健科，山东 泰安 271000
2. 泰安市中医二院内三科，山东 泰安 271000

摘要：消渴病是以口渴、多饮、多食、多尿或

伴消瘦等为主要临床特点的一类疾病，近年来其发病率有明显增长趋势。郝百鸣教授临床工作近50年，学术经验丰富。临床中强调首先辨病，病证结合，临证时尤其重视正气，在治疗上特别注重保护和恢复人体正气，注重调理肝、脾、胃功能。在处方用药方面，十分强调中药配伍。认为配伍的核心是君臣佐使，但君臣佐使的核心是药力的大小，而药力的大小取决于药物剂量，形成了具有个人特色的消渴病诊治模式。现将其临证经验予以总结，供同道学习参考。

关键词：消渴病；中医药疗法；郝百鸣；学术思想

注：本文原载于《光明中医》杂志 2021 年第 14 期。

8. 李慧臻主任中医治疗胃溃疡经验初探

扈丽萍

天津中医药大学第二附属医院内分泌科，天津 300250

摘要：现代医学对于胃溃疡尚缺乏有效的治疗方法，而中医治疗效果显著。李慧臻主任对于消化系统疾病的治疗造诣极高，李主任认为本病发病源于脾胃气机升降失常，根于脾阳不足，涉及脾阴，瘀血贯穿其始终，肝肾机能对病情发展具有重要作用。对其治疗首宜治脾而非治胃，以调节中焦枢纽、振奋脾阳为要，同时顾护脾阴，并重视补肾气在本病中的作用。此文总结李慧臻主任对此病的认识，并举例探讨之。

关键词：李慧臻；胃溃疡；中医药疗法

注：本文原载于《光明中医》杂志 2021 年第 14 期。

9. 脐针十二地支全息进针法配合耳穴压磁珠治疗失眠症的临床研究

兰 蕾[1] 朱露露[2] 农雅萍[2] 陈思雨[2]
廖文彦[1] 莫巧明[1] 梁树勇[1]

1. 广西国际壮医医院针灸推拿科，广西 南宁 530201

2. 广西中医药大学，广西 南宁 530001

摘要：目的：运用十二地支全息进针法观察脐针配合耳穴压磁珠治疗失眠症的临床疗效。方法：将 2019 年 1 月—2020 年 12 月广西国际壮医医院就诊的 100 例失眠症患者随机分为治疗组和对照组。治疗组运用脐针十二地支全息进针法配合耳穴压磁珠治疗，对照组仅运用耳穴压磁珠治疗。2 组均治疗 8 周。比较 2 组患者的睡眠质量［匹兹堡睡眠质量指数量表（PSQI）评分］及临床疗效。结果：治疗后，2 组患者 PSQI 评分均低于治疗前，且治疗组低于对照组，差异有统计学意义（$P < 0.05$）。治疗组总有效率为 92.00%，高于对照组的 72.00%，2 组疗效相比差异无统计学意义（$P < 0.05$）。安全性评价无不良事件。结论：脐针十二地支全息进针法配合耳……

关键词：失眠症；脐针；十二地支全息；耳穴压磁珠；中医综合疗法

注：本文原载于《光明中医》杂志 2021 年第 14 期。

10. 中医辨证论治合耳穴贴敷法治疗更年期综合征的临床研究

甘维梅 魏 珍 彭 婧

南昌市洪都中医院妇科，江西 南昌 330000

摘要：目的：探究中医辨证论治合耳穴贴敷法在更年期综合征治疗中的应用价值。方法：将接受治疗的更年期综合征患者作为研究对象，将其分为对照组和观察组。对照组给予西药谷维素治疗，观察组则给予中医辨证论治合耳穴贴敷法治疗。比较 2 组患者的治疗总有效率及安全性。结果：观察组患者治疗总有效率高于对照组，差异有统计学意义

（$P < 0.05$）；2组不良反应率差异无统计学意义（$P > 0.05$）；观察组治疗满意度高于对照组，差异有统计学意义（$P < 0.05$）。结论：在更年期综合征治疗中，中医辨证论治合耳穴贴敷法能够有效改善患者临床症状，保障患者治疗安全性，值得推广应用。

关键词：中医辨证论治；耳穴贴敷疗法；更年期综合征

注：本文原载于《光明中医》杂志2021年第15期。

11. 枳实导滞丸联合针刺治疗糖尿病胃轻瘫临床观察

姚 凯

延津县中医院内科，河南 延津 453200

摘要：目的：分析枳实导滞丸加减联合针刺治疗糖尿病胃轻瘫（DGP）的效果。方法：选取2019年8月—2020年8月接收的DGP患者96例，以随机数字表法分为西医组、中西医组，各48例。西医组接受枸橼酸莫沙必利治疗，中西医组基于西医组加用枳实导滞丸加减联合针刺治疗，比较2组疗效、不良反应及治疗前后中医证候积分、胃肠激素水平［胃泌素（GAS）、胃动素（MTL）］。结果：中西医组总有效率为87.50%（42/48），高于西医组的70.83%（34/48，$P < 0.05$）；治疗后2组中医证候积分低于治疗前，中西医组低于西医组（$P < 0.05$）；治疗后中西医组血浆GAS、MTL水平低于西医组（$P < 0.05$）；与西医组27.08%（13/48）对比，中西医组不良……

关键词：痞满；枳实导滞丸；针刺疗法；糖尿病胃轻瘫；胃肠激素；中医综合疗法

注：本文原载于《光明中医》杂志2021年第15期。

12. 名老中医付义治疗头痛的处方分析总结

王 莹 熊志强 付 义

九江市中医医院（北院）五十五病区，江西 九江 332000

摘要：目的：运用中医传承辅助系统软件对名老中医付义治疗头痛的用药规律进行系统分析，总结其用药经验。方法：将2019年1月—2020年7月就诊于名老中医付义国医馆门诊头痛患者处方资料录入中医传承辅助系统中，采用无监督数据挖掘方法如复杂系统聚类等，对名老中医付义治疗头痛用药规律进行系统分析。结果：通过中医传承辅助系统筛查出的120张头痛处方，经过分析药物之间的关联规则及使用频次，得出4个新方和10个药物核心组合。结论：名老中医付义治疗头痛多用活血化瘀、平肝息风之品。运用中医传承辅助平台从中探索名老中医付义治疗头痛的临床用药规律，为总结名老中医经验开辟新的方法。

关键词：付义；头痛；用药规律；中医药疗法

注：本文原载于《光明中医》杂志2021年第16期。

13. 益气愈溃汤治疗溃疡性结肠炎临床观察

杨相杰 李 敏

威海市中医院肛肠科，山东 威海 264200

摘要：目的：探究益气愈溃汤对溃疡性结肠炎患者的治疗效果。方法：128例研究对象均从收治的溃疡性结肠炎患者中选取，采用随机数字表法，将其分为对照组和试验组，每组64例，选例时间控制在2018年2月—2020年2月，对照组给予奥硝唑氯化钠注射液治疗，试验组联合益气愈溃汤治疗，7d为一个疗程，2组患者均连续治疗21d。比较治疗后2组临床疗效；治疗前后肠道菌群EMB、BL、Lc及血浆PLT、FIB、D-D水平。结果：治疗后试验组患者临床总有效率为84.38%，高于对照组的64.06%；治疗后2组患者肠道菌群EMB含量及血浆PLT、FIB、D-D水平较对照组低，BL、Lc含量较对照组高（均$P < 0.05$）。结论：益气愈溃汤可有效……

关键词：泄泻；肠风；溃疡性结肠炎；中医药疗法

注：本文原载于《光明中医》杂志2021年第16期。

何江艳等教授学验选编

1. 川芎汤治疗月经不调临床观察

何江艳[1] 秦 芸[2]

1. 抚州市东乡区疾病预防控制中心，江西 抚州 331800

2. 抚州市东乡区中医院妇产科，江西 抚州 331800

摘要：目的：分析川芎汤对月经不调的治疗作用。方法：选取 2019 年 1 月—2019 年 12 月收治的月经不调患者共 70 例，随机分组，对照组的患者采用西医进行治疗，观察组给予川芎汤。比较 2 组月经量恢复正常的时间、月经周期恢复正常的时间、治疗前后患者疾病证候评分、生活质量、月经不调治疗总有效率、不良反应。结果：观察组月经量恢复正常的时间、月经周期恢复正常的时间短于对照组，治疗后患者疾病证候评分、生活质量、月经不调治疗总有效率均优于对照组（$P < 0.05$）。2 组的不良反应比较差异无统计学意义（$P > 0.05$）。结论：川芎汤对月经不调的治疗作用确切，可有效改善月经失调和患者的生存质量，值得推广。

关键词：川芎汤；月经不调；中医药疗法

注：本文原载于《光明中医》杂志 2021 年第 17 期。

2. 刮痧配合中药治疗慢性疲劳综合征 30 例

叶煜婉 方园园

武汉市中医医院台北院区针灸科，湖北 武汉 430000

摘要：目的：观察刮痧配合中药治疗慢性疲劳综合征的治疗效果。方法：选取慢性疲劳综合征患者 60 例，按入院顺序进行编号抽签均分为治疗组和参照组，各 30 例。参照组实施口服逍遥散，治疗组在参照组的治疗基础上加用刮痧疗法治疗，周期维持 30d。比较治疗前后疲劳量表 -14 评分，免疫球蛋白水平以及治疗效果。结果：治疗组的总有效率（96.67%）高于参照组（66.67%）；治疗组治疗后疲劳症状缓解情况以及免疫球蛋白水平均优于参照组，差异存在统计学意义（$P < 0.05$）。结论：：在临床上运用口服逍遥散联合刮痧疗法治疗能够明显缓解患者的疲劳状态，提高免疫球蛋白的水平，增强其免疫力，应用效果好。

关键词：刮痧疗法；逍遥散；中医综合疗法；慢性疲劳综合征；虚劳

注：本文原载于《光明中医》杂志 2021 年第 17 期。

3. 针刺联合温脾汤对老年慢性功能性便秘患者炎症因子、胃肠激素及生活质量的影响

段亚平

许昌市中医院内三科，河南 许昌 461000

摘要：目的：探讨针刺联合温脾汤对老年慢性功能性便秘患者炎症因子、胃肠激素及生活质量的影响。方法：选择 2018 年 3 月—2020 年 4 月治疗的 110 例老年慢性功能性便秘患者为研究对象，按照计算机随机数字表法分为对照组（55 例）和观察

组（55例），对照组给予温脾汤治疗，观察组给予针刺联合温脾汤治疗。4周后比较2组患者的临床疗效和临床症状、血清肿瘤坏死因子-α（TNF-α）、白介素-6(IL-6)和γ干扰素(IFN-γ)等炎症因子水平，胃动素(MTL)、血管活性肠肽(VIP)和生长抑素(SS)等胃肠激素水平，生活质量量表(QLS)评价生活质量。结果：观察组患者的总有效率为94.55％显著高于对照组的72.73％（$P<0.05$）。……

关键词：功能性便秘；针刺疗法；温脾汤；中医综合疗法

注：本文原载于《光明中医》杂志2021年第18期。

4.知柏地黄汤治疗2型糖尿病临床观察

秦书彦　杨文娟

南京中医药大学附属盐城市中医院内分泌科，江苏 盐城 224000

摘要：目的：探究知柏地黄汤加减治疗2型糖尿病的效果。方法：选取2018年10月—2019年7月收治的68例2型糖尿病患者，按照随机数字表法分为试验组（36例）、对照组（32例），试验组予以知柏地黄汤加减治疗，对照组予以西药治疗，观察不同方案治疗效果。结果：试验组治疗总有效率为94.44％，高于对照组的81.25％，差异存在统计学意义($P<0.05$)；治疗后，2组空腹血糖浓度、餐后2h血糖浓度、糖化血红蛋白浓度等血糖水平比较，差异具备统计学意义($P<0.05$)；治疗后，2组中医症状总积分比较，差异具备统计学意义($P<0.05$)。结论：对2型糖尿病患者予以知柏地黄汤加减治疗，能显著降低患者血糖水平，改善患者症状，治疗效果显著……

关键词：消渴病；2型糖尿病；知柏地黄汤；血糖水平；中医药疗法

注：本文原载于《光明中医》杂志2021年第18期。

5.柴胡疏肝散联合西药治疗老年消化性溃疡临床观察

张汇升

郑州仁济医院内科，河南 郑州 450000

摘要：目的：分析柴胡疏肝散联合西药治疗老年消化性溃疡(PUD)的效果及对血清炎症因子的影响。方法：选取2018年2月—2020年2月收治的112例老年PUD患者，随机均分为2组。参照组采纳奥美拉唑治疗，试验组联合柴胡疏肝散治疗，对比2组疗效。结果：试验组临床总有效率(96.43％)显著高于参照组(76.79％)($P<0.05$)。试验组呕吐、胃脘部烧灼感、恶心、腹痛症状消失时间均显著短于参照组（$P<0.05$）。试验组治疗血清CRP、IL-6、TNF-α因子均显著低于比参照组($P<0.05$)。结论：奥美拉唑+柴胡疏肝散可有效改善老年PUD患者病情，减轻炎症反应，且不增加不良反应情况。

关键词：胃脘痛；柴胡疏肝散；老年消化性溃疡；中医药疗法

注：本文原载于《光明中医》杂志2021年第19期。

6.葛根芩连汤合四苓散治疗轮状病毒肠炎临床观察

高　亮　陈　瑞　邱　爽　孙志华

驻马店市中心医院儿童重症医学科，河南 驻马店 463000

摘要：目的：探讨葛根芩连汤合四苓散治疗轮状病毒肠炎（RVE）的效果。方法：选取 RVE 患儿 95 例（2018 年 1 月—2020 年 7 月），按照治疗方案不同分组，对照组（47 例）采用西药常规治疗，研究组（48 例）在对照组基础上给予葛根芩连汤合四苓散治疗。比较 2 组疗效、治疗前后中医证候积分、免疫功能 [T 淋巴细胞亚群（$CD4^+$、$CD3^+$、$CD8^+$）]、血清炎性因子 [可溶性白细胞介素 -2 受体（SIL-2R）、白介素 -2（IL-2）、肿瘤坏死因子 - α（TNF- α）]、不良反应。结果：研究组总有效率为 97.92%，高于对照组的 80.85%（$P < 0.05$）；治疗后，研究组中医证候积分低于对照组（$P < 0.05$）；研究组治疗后 $CD4^+$、$CD3^+$ 水平高于对照组，$CD8^+$ 水平低于对照组（$P <$……

关键词：泄泻；轮状病毒肠炎；葛根芩连汤；四苓散；中医药疗法；经方

注：本文原载于《光明中医》杂志 2021 年第 19 期。

7. 基于数据挖掘迟莉丽教授治疗功能性胃肠病用药规律研究

王　帅

山东中医药大学附属医院脾胃病科，
山东 济南 250014

摘要：目的：利用中医传承辅助平台软件，探索迟莉丽教授治疗功能性胃肠病的用药规律。方法：临证收集迟莉丽教授治疗功能性胃肠病验案，录入中医传承辅助平台软件，利用软件“方剂分析”“用药模式”等功能，对迟莉丽教授治疗功能性胃肠病的用药规律进行数据挖掘。结果：纳入处方 158 首，用药频次前 10 位药物分别是茯苓、炙甘草、麦芽、半夏、白术、白芍、柴胡、薏苡仁、香附、党参；基于改进的互信息法的药物关联分析得出关联系数＞ 0.06 的药对有 28 对；基于复杂系统熵聚类的核心药物组合分析得出核心药物组合 6 组、新方 3 首。结论：迟莉丽教授治疗功能性胃肠病以健脾和胃为根本，同时重视情志致病，善于以心、肝……

关键词：功能性胃肠病；中医传承辅助平台；迟莉丽；用药规律

注：本文原载于《光明中医》杂志 2021 年第 19 期。

8. 基于古今医案云平台分析中药治疗小儿肠系膜淋巴结炎用药规律

颜佳佳[1]　阮为勇[2]

1. 南京中医药大学，江苏 南京 210023
2. 南京中医药大学附属中西医结合医院儿科，
江苏 南京 210028

摘要：目的：基于古今医案云平台（V2.1）分析中医药治疗小儿肠系膜淋巴结炎的处方用药规律。方法：通过中国知网、万方、维普数据库收集建库至 2020 年 10 月中医药治疗小儿肠系膜淋巴结炎的相关文献，严格按照纳入标准及排除标准筛选文献，通过应用 Note Express 软件进行文献管理，建立符合小儿肠系膜淋巴结炎的数据库，从而建立 Excel 数据表，将相关数据导入古今医案云平台软件，并进行分析中药处方中各种中药的使用频次、性味、归经以及药物之间的关联规则等。结果：共筛选出 154 首处方，涉及中药 172 味，其中使用频次≥ 30 的中药为高频药物，主要为甘草、白芍、延胡索、陈皮、木香、半夏等，药味以苦为主……

关键词：肠系膜淋巴结炎；儿科学；中医药疗法；用药规律；数据挖掘

注：本文原载于《光明中医》杂志 2021 年第 19 期。

9. 黄芪建中汤联合艾灸治疗脾胃虚寒型胃溃疡30例

胡文海　叶　欣　汤国敏

惠东县人民医院一门诊，广东 惠东 516300

摘要：目的：探究黄芪建中汤联合艾灸治疗脾胃虚寒型胃溃疡的临床效果。方法：前瞻性选取惠东县人民医院2018年6月—2020年9月收治的脾胃虚寒型胃溃疡患者60例为研究对象。采用随机数字表法分为对照组（30例）与观察组（30例），对照组采用常规西医治疗，观察组采用黄芪建中汤联合艾灸治疗，疗程均为4周。比较2组临床治疗效果，治疗前后中医证候积分、胃黏膜组织学评分、炎症因子指标改善情况及Hp检测结果。结果：观察组临床治疗总有效率为96.67％（29/30），高于对照组的80.00%(24/30)，差异有统计学意义（$P<0.05$）；治疗后2组中医证候积分、胃黏膜厚度评分、炎症活动性评分、炎性细胞浸润评分、IL-6水平、IL-……

关键词：黄芪建中汤；艾灸；脾胃虚寒型；胃溃疡；中医综合疗法

注：本文原载于《光明中医》杂志2021年第19期。

10. 自拟补肾疏肝宁心汤治疗围绝经期失眠40例

张茶英　郭建辉　郑文通

龙岩市第二医院中医科，福建 龙岩 364000

摘要：目的：探讨自拟补肾疏肝宁心汤治疗肾虚肝郁型围绝经期失眠的临床疗效。方法：选取围绝经期失眠患者80例，随机分为试验组（40例）、对照组（40例）。试验组予补肾疏肝宁心汤治疗；对照组予艾司唑仑片治疗。连服1个月后观察2组临床疗效。结果：2组治疗后PSQI评分值均下降，差异有统计学意义（$P<0.05$）；试验组总有效率为90.0％，对照组总有效率为70.0％，2组比较差异统计学意义（$P<0.05$）。结论：补肾疏肝宁心汤能明显改善围绝经期失眠患者的临床症状，提高患者的睡眠质量。

关键词：不寐；补肾疏肝宁心汤；围绝经期失眠；肾虚肝郁型；中医药疗法

注：本文原载于《光明中医》杂志2021年第19期。

11. 穴位贴敷联合热敏灸对慢性阻塞性肺疾病患者肺功能及生活质量的影响

唐长凤　黄　梅　廖桂香

新余市中医院内二科，江西 新余 338000

摘要：目的：探讨穴位贴敷联合热敏灸对慢性阻塞性肺疾病（COPD）患者肺功能与生活质量的影响。方法：选取2018年12月—2020年11月就诊于新余市中医院的88例COPD患者，按随机数字表法分为2组，各44例。对照组给予常规护理，观察组在常规护理基础上实施穴位贴敷联合热敏灸干预。对比2组肺功能与生活质量。结果：干预前，2组肺功能、生活质量比较，差异无统计学意义（$P>0.05$）；干预4周后，观察组第1秒用力呼气容积（FEV1）、用力肺活量（FVC）、FEV1/FVC占比分别为（1.93±0.14）L、（2.92±0.23）L、（65.19±4.07）％，高于对照组的（1.70±0.21）L、（2.65±0.19）L、（58.78±6.28）％；干预4周后，观察组活动……

关键词：喘证；慢性阻塞性肺疾病；穴位贴敷；热敏灸；肺功能；生活质量；中医综合疗法

注：本文原载于《光明中医》杂志2021年第19期。

12. 复方黄柏液联合京万红软膏治疗湿热毒盛型糖尿病足溃疡临床观察

陆艳红

赣州市人民医院中医科，江西 赣州 341000

摘要：目的：探讨复方黄柏液与京万红软膏联合治疗湿热盛型糖尿病足溃疡的临床效果。方法：选取2018年7月—2020年6月赣州市人民医院收治的湿热盛型糖尿病足溃疡患者120例，按随机数字表法将其分为A、B、C、D 4组，每组患者例数均为30例。A组患者采用常规治疗＋复方黄柏液联合京万红软膏治疗；B组采用常规治疗＋复方黄柏液治疗；C组采用常规治疗＋京万红软膏治疗；D组采用常规治疗。比较4组患者治疗后总有效率、生活质量水平、创面肉芽形态评分、疼痛评分、瘙痒评分以及用药后不良反应发生情况等。结果：A组患者治疗后总有效率显著高于B、C、D组，A组患者生活质量评分显著高于B、C、D组，A……

关键词：消渴；脱疽；糖尿病足溃疡；复方黄柏液；京万红软膏

注：本文原载于《光明中医》杂志2021年第20期。

13. 中医三联疗法治疗痛风临床观察

贺志力　熊　燕

南昌市洪都中医院内一科，江西 南昌 330008

摘要：目的：探讨痛风灵合剂联合委中放血、金黄膏外敷治疗痛风的疗效与安全性。方法：选择2016年1月—2018年6月就诊的湿热痹阻型痛风患者共120例，随机分为观察组和对照组，每组60例。观察组痛风性关节炎急性发作期给予痛风灵合剂内服联合金黄膏外敷、委中放血治疗，缓解期给予痛风灵合剂内服；对照组痛风性关节炎急性发作期给予新癀片，缓解期给予非布司他片，共治疗24周，比较2组患者治疗前后尿酸、治疗前后急性痛风性关节炎发作频率以及急性痛风性关节炎症状缓解时间，并对治疗期间肝肾功能、血常规及不良反应等进行定期评估及记录。结果：治疗24周后，2组患者尿酸均明显下降，差异具有统计……

关键词：浊瘀痹；痛风灵合剂；金黄膏；委中穴位放血；痛风

注：本文原载于《光明中医》杂志2021年第20期。

14. 独活寄生汤配合椎间孔镜治疗腰椎间盘突出临床观察

王德华

柘城中医院骨伤科，河南 柘城 476200

摘要：目的：探讨独活寄生汤加减配合椎间孔镜治疗腰椎间盘突出（LDH）疗效。方法：选取2018年8月—2020年7月收诊的102例LDH患者，采用机械取样法分为观察组（51例，独活寄生汤加减疗法配合椎间孔镜手术）与对照组（51例，单纯椎间孔镜手术）。比较组间LDH患者的McGill评分、QOL评分、ODI评分及并发症发生率。结果：观察组LDH患者的QOL评分（69.79±7.38）分诊治后，较对照组高（$P<0.05$）；其McGill评分（31.38±4.28）分、ODI评分（12.47±2.27）分，以及神经症状、椎旁血肿等并发症的发生率（5.88%）诊治后，较对照组低（$P<0.05$）。结论：独活寄生汤加减配合椎间孔镜手术方法能提高疗效，减少LDH患者的并发……

关键词：腰椎间盘突出症；椎间孔镜；独活寄生汤；中医药疗法

注：本文原载于《光明中医》杂志2021年第20期。

15. 刘红权教授干姜黄芩黄连人参汤临证经验

陆语迪[1] 龚 杰[1] 刘红权[2]

1. 南京中医药大学，江苏 南京 210023

2. 江苏省中医药研究院神经内科，江苏 南京 210028

摘要： 干姜黄芩黄连人参汤出自《伤寒论》，原方用于治疗上热下寒、寒热格拒之证。刘红权教授古方新用，将其用于不寐、眩晕病、痿病、痹病等中医脑病及神经内科相关的中医杂病，效果显著。

关键词： 干姜黄芩黄连人参汤；中医脑病；名医经验；刘红权；经方

注： 本文原载于《光明中医》杂志 2021 年第 20 期。

16. 中医三联疗法治疗肥胖 2 型糖尿病临床观察

贺志力 熊 燕

南昌市洪都中医院内一科，江西 南昌 330008

摘要： 目的：探讨益气泄浊通络汤联合耳穴埋针、穴位埋线治疗肥胖 2 型糖尿病的疗效与安全性。方法：选择 2017 年 1 月—2020 年 7 月在南昌市洪都中医院内一科门诊及住院的初诊肥胖 2 型糖尿病患者共 108 例，随机分为观察组和对照组，每组 54 例。对照组在饮食及运动指导的基础上给予盐酸二甲双胍片治疗，观察组在对照组基础上给予益气泄浊通络汤联合耳穴埋针、穴位埋线治疗，疗程 12 周，比较 2 组患者治疗前后糖化血红蛋白、胰岛素抵抗指数、体质量指数、空腹血糖、早餐后 2h 血糖等。结果：2 组患者治疗后糖化血红蛋白等观察指标均较治疗前明显改善，且观察组治疗后糖化血红蛋白、体质量指数、空腹血糖、早……

关键词： 益气泄浊通络汤；肥胖；耳穴埋针；穴位埋线；2 型糖尿病

注： 本文原载于《光明中医》杂志 2021 年第 21 期。

17. 自拟调中健脾饮辅助治疗儿童功能性消化不良临床观察

李淑霞 褚付英 王启民

枣庄市中医医院儿科，山东 枣庄 277000

摘要： 目的：评价功能性消化不良（FD）患儿采用自拟调中健脾饮的治疗效果，以及对胃肠激素和胃肠动力学指标的影响。方法：将收治的 95 例 FD 患儿掷币法分为 2 组，对照组（47 例）接受西医多潘立酮片治疗，观察组（48 例）在对照组治疗基础上加用中医自拟调中健脾饮治疗。2 组均持续治疗 1 个月，对比 2 组患者胃肠激素水平、治疗效果以及胃动力学指标。结果：2 组胃肠激素水平比较，观察组 GAS、MLT 及 SP 均明显高于对照组（$P < 0.05$）；2 组胃电图指标比较，观察组正常胃电节律百分比高于对照组，胃电节律过缓百分比低于对照组（$P < 0.05$）；2 组中医证候积分比较，观察组明显低于对照组，观察组总有效率高于对照组（$P < 0.05$）。结论……

关键词： 痞满；功能性消化不良；儿童；调中健脾饮；中医药疗法

注： 本文原载于《光明中医》杂志 2021 年第 21 期。

18. 温针灸联合小建中汤治疗脾胃虚寒型消化性溃疡临床观察

张红林[1] 王晓玲[2]

1. 泾川县中医医院康复科，甘肃 泾川 744300

2. 泾川县中医医院中医科，甘肃 泾川 744300

摘要：目的：探讨温针灸联合小建中汤治疗脾胃虚寒型消化性溃疡的临床疗效。方法：选取2020年1月—2021年1月收治的脾胃虚寒型消化性溃疡患者参与研究，并抽取其中的200例按照随机数字表法分为对照组和观察组，均为100例。其中选择小建中汤加减治疗的设为对照组，而选择小建中汤+温针灸治疗的设为观察组，分析其临床效果。结果：治疗前，2组生活质量评分差异无统计学意义（$P>0.05$）；治疗后，观察组的生活质量指标评分皆高于对照组（$P<0.05$），差异有统计学意义。治疗前，2组相关水平值差异无统计学意义（$P>0.05$）；治疗后，观察组的血清、胃液EGF和胃黏膜EGFR水平值均高于对照组，观察组的溃疡面积小于对照组……

关键词：胃脘痛；消化性溃疡；脾胃虚寒证；温针灸；小建中汤；中医综合疗法

注：本文原载于《光明中医》杂志2021年第22期。

19. 温经疏肝化瘀通络汤治疗原发性痛经临床观察

吕玉玲

临清市中医院妇科，山东 临清 252600

摘要：目的：研究温经疏肝化瘀通络汤对原发性痛经患者疼痛程度及血清PG、β-EP水平的影响。方法：此次100例研究对象均从2018年6月—2020年6月收治的原发性痛经患者中选取，依据随机数字表法分组，将其分为对照组（50例）和试验组（50例）。对照组接受益母草冲剂口服治疗，试验组接受温经疏肝化瘀通络汤口服治疗。2组均以3个月经周期为1个疗程，均治疗1个疗程。比较2组治疗后临床疗效、治疗前后的疼痛程度与血清PG、β-EP水平。结果：治疗后，试验组和对照组总有效率分别为90.00％和72.00％，试验组高于对照组；与治疗前相比，治疗后4周、8周2组疼痛症状积分均降低，试验组均低于对照组，且试验组疼……

关键词：原发性痛经；温经疏肝化瘀通络汤；中医药疗法

注：本文原载于《光明中医》杂志2021年第22期。

20. 赵振昌教授中医药治疗糖尿病肾病经验撷萃

赵虹纬　张守琳

长春中医药大学，吉林 长春 130000

摘要：糖尿病肾病又称糖尿病肾小球硬化症，是糖尿病主要的慢性微血管并发症之一，起病隐匿、病情凶险，是全世界终末期肾病的重要致病因素，是临床上常见而且难以防治的疾病。赵振昌教授是国内著名中医肾病科专家和学者，从医60余年，是长春中医药大学附属医院肾病科创始人之一，对糖尿病肾病有丰富的临床经验。赵振昌教授根据多年临床经验总结出气阴两虚是导致糖尿病肾病进展的重要因素，治疗方法当以益气养阴、固肾涩精为主，并自创“消渴固精汤”等经验方，在临床上取得了极好的疗效。本人有幸跟随赵教授学习，现将其治疗糖尿病肾病的临床经验与各位同人分享。

关键词：关格；糖尿病肾病；益气养阴；固肾涩精；消渴固精汤；赵振昌；临证经验

注：本文原载于《光明中医》杂志2021年第22期。

21. 参柏双术健脾祛湿散外洗治疗小儿湿疹临床观察

崔艳霞[1] 董加利[2] 杨文超[1]
赵文倩[1] 孙通华[1]

1. 寿光市人民医院皮肤科，山东 寿光 262700
2. 寿光市妇幼保健院中医科，山东 寿光 262700

摘要：目的：观察参柏双术健脾祛湿散外洗治疗脾虚湿蕴型小儿湿疹的临床疗效。方法：选取诊断明确、符合纳入标准的小儿湿疹患者 80 例，每组 40 例。对照组口服西替利嗪糖浆，外用糠酸莫米松软膏和维生素 E 乳；观察组口服西替利嗪糖浆，参柏双术健脾祛湿散外洗，外用维生素 E 乳。比较 2 周后瘙痒程度评分和 EASI 评分的改善情况，判断临床疗效，观察停药 4 周后的复发率。结果：治疗前与治疗后比较，2 组患者的瘙痒程度评分、EASI 评分均明显下降，差异具有统计学意义（$P<0.01$）；治疗后，观察组的瘙痒程度评分、EASI 评分均低于对照组，差异具有统计学（$P<0.01$）；观察组的总有效率高于对照组（89.47％ vs 70％），差异具有统……

关键词：中药外洗；脾虚湿蕴；小儿湿疹；参柏双术健脾祛湿散

注：本文原载于《光明中医》杂志 2021 年第 22 期。

22. 四君子汤合失笑散治疗慢性萎缩性胃炎临床观察

赵劲枝 周玉梁

云南师范大学医院内科，云南 昆明 650500

摘要：目的：探讨四君子汤合失笑散加减治疗慢性萎缩性胃炎的临床疗效及对胃蛋白酶原 Ⅰ（PG Ⅰ）、胃蛋白酶原 Ⅱ（PG Ⅱ）、PG Ⅰ与 PG Ⅱ比值（PGR）的影响。方法：选取云南师范大学医院 2019 年 8 月—2020 年 11 月收治的 42 例慢性萎缩性胃炎患者，随机分为对照组和观察组，各 21 例。对照组采用常规治疗，观察组在对照组基础上联合四君子汤合失笑散加减治疗，2 组均治疗 4 周。观察 2 组治疗前后症状积分的变化情况，比较 2 组临床疗效及治疗前后的 PG Ⅰ、PG Ⅱ、PGR 水平。结果：治疗后，2 组上腹饱胀、上腹疼痛、食欲不振、反酸嗳气及乏力积分均较治疗前降低（$P<0.05$），且观察组均低于对照组（$P<0.05$）。观察组治疗总有……

关键词：四君子汤；失笑散；慢性萎缩性胃炎；中医药疗法

注：本文原载于《光明中医》杂志 2021 年第 22 期。

23. 王孟清教授应用生石膏治疗小儿肺系、脾系疾病的经验总结

曾 敏[1] 王孟清[2]

1. 湖南中医药大学，湖南 长沙 410007
2. 湖南中医药大学第一附属医院儿科，湖南 长沙 410007

摘要：生石膏入肺、胃经，具有清热泻火、除烦止渴功效，王孟清教授在临床常配伍使用，治疗小儿外感发热、肺炎喘嗽、哮喘、口疮、便秘、积滞疾病，具有良好的临床效果。附医案 6 则，以资验证。

关键词：生石膏；肺系疾病；脾系疾病；儿科学；王孟清；临证经验

注：本文原载于《光明中医》杂志 2021 年第 23 期。

24. 自拟滋阴养胃汤治疗胃阴亏虚型慢性萎缩性胃炎临床观察

彭 芃 任 玲

大连市第五人民医院中医科，辽宁 大连 116021

摘要：目的：分析自拟滋阴养胃汤治疗胃阴亏虚型慢性萎缩性胃炎的临床疗效。方法：回顾分析2019年4月—2020年6月收治的胃阴亏虚型慢性萎缩性胃炎患者60例，按治疗方式分组，其中30例接受胃舒胶囊治疗（对照组），另30例接受自拟滋阴养胃汤治疗（观察组），比较治疗效果，如疗效、症状积分、胃肠功能指标等。结果：观察组治疗总有效率（96.67%）高于对照组（66.67%），差异有统计学意义（$P < 0.05$）。治疗前，2组症状积分比较，差异无统计学意义（$P > 0.05$）；治疗后，观察组食少、乏力、胃脘疼痛、胃脘痞满积分低于对照组，差异有统计学意义（$P < 0.05$）。治疗前，2组GAS、MOT、IL-6、NF-KBp65指标比较，差异无统计学意义（P >……

关键词：慢性萎缩性胃炎；胃阴亏虚；滋阴养胃汤；胃舒胶囊；症状积分

注：本文原载于《光明中医》杂志2021年第23期。

25. 自血疗法联合柴胡桂枝干姜汤治疗痤疮临床观察

李文洁 秦小永 孙洋洋 熊冠宇

开封市中医院针灸科，河南 开封 475000

摘要：目的：观察自血疗法联合柴胡桂枝干姜汤加味治疗胆热脾寒型痤疮的临床效果。方法：选取开封市中医院针灸科门诊诊治的180例痤疮患者，随机分为对照组和治疗组，每组90例。对照组给予异维A酸胶丸口服及阿达帕林凝胶外用治疗，治疗组给予自血疗法配合柴胡桂枝干姜汤加味治疗，治疗2个月后对2组患者的临床疗效和不良反应进行比较，并随访3个月，统计复发率。结果：治疗后对照组疗效评价总有效率为77.78%（70/90），治疗组疗效评价总有效率为88.89%（80/90），2组总有效率之间差异存在统计学意义（$P < 0.05$）；治疗后2个月、3个月，对照组患者的复发率明显高于治疗组，差异均存在统计学意义（$P < 0.05$）；治疗……

关键词：痤疮；胆热脾寒证；自血疗法；柴胡桂枝干姜汤；中医药疗法

注：本文原载于《光明中医》杂志2021年第24期。

26. 清热止咳糖浆治疗小儿风热及痰热咳嗽临床观察

邵 罡[1] 陶黎梅[1] 陆美华[1] 张 鹮[2]

1. 常熟市中医院儿科，江苏 常熟 215500

2. 常熟市海虞卫生院儿科，江苏 常熟 215500

摘要：目的：通过观察清热止咳糖浆治疗小儿风热、痰热咳嗽的疗效，明确其更适用于哪种咳嗽。方法：选取符合中西医诊断标准的风热犯肺证、痰热壅肺证咳嗽患儿各50例，口服清热止咳糖浆，7d为一个疗程。1个疗程后统计疗效。结果：风热组总有效率为94%，高于痰热组的78%，差异有统计学意义（$P < 0.05$）；与治疗前比较，2组患儿中医主次症证候积分均显著降低，差异有统计学意义（$P < 0.01$），且风热组下降更显著（主症积分$P < 0.01$，次症积分$P < 0.05$）；风热组咳嗽、咳痰、发热、肺部啰音消失时间均显著短于痰热组，差异有统计学意义（$P < 0.01$）。结论：清热止咳糖浆更适用于风热咳嗽患儿。

关键词：咳嗽；风热犯肺证；痰热壅肺证；清热止咳糖浆；儿科学

注：本文原载于《光明中医》杂志2021年第24期。

李静静等教授学验选编

1. 半夏泻心汤治疗脾虚胃热型慢性胃炎临床观察

李静静
巩义市人民医院中药调剂室，河南 巩义 451200

摘要：目的：分析脾虚胃热型慢性胃炎患者应用半夏泻心汤加减治疗的效果。方法：将88例脾虚胃热型慢性胃炎患者按照随机数字表法分为2组，每组44例。对照组口服奥美拉唑+铝碳酸镁治疗，观察组采用半夏泻心汤加减治疗。比较2组中医证候积分、临床疗效、炎症因子水平[白细胞介素-6(IL-6)、肿瘤坏死因子-α(TNF-α)]、胃肠激素水平[胃动素(MTL)和胃泌素(GAS)]、不良反应及复发情况。结果：观察组治疗4周后胃脘痞闷(0.27±0.10)分、胃痛(0.33±0.12)分、反酸(0.28±0.11)分、身体困重(0.27±0.10)分、少食纳呆(0.24±0.09)分，低于对照组的(0.62±0.21)分、(0.82±0.33)分、(0.77±0.31)分、(0.69±0.18……

关键词：慢性胃炎；脾虚胃热证；半夏泻心汤；炎症因子；胃肠激素水平；中医药疗法

注：本文原载于《光明中医》杂志2022年第2期。

2. 国医大师李佃贵诊治脾胃病经验

王 晶[1] 刘小发[2] 刘梦凡[3]
董慧杰[1] 李佃贵[2]
1. 银川市中医医院内科，宁夏 银川 750001
2. 河北省中医院消化科，河北 石家庄 050017
3. 宁夏职业技术学院健康管理与社会服务系，宁夏 银川 750001

摘要：目的：介绍李佃贵诊治脾胃病的特色及经验。方法：在诊治疾病时强调四诊合参，中西汇通，辨病与辨证相结合，审证求因，浊毒为病，谨守病机，祛邪为先，将化浊解毒法贯穿疾病始终，根据浊毒致病的轻重、部位不同，因势利导，依据治病求本的原则，注重脾胃功能的恢复，癌前病变善用虫类药，解毒化瘀。结果：在药物的加减方面，强调辨证用药，无论病情新久轻重，查色辨脉，先别表里阴阳，在脏在腑，分辨标本缓急，寒热虚实，辨别病因病机，施以方药。结论：在诊治脾胃病方面积累了丰富的临床经验，形成了以“浊毒”为中心的中医诊疗体系，有效指导内科临床实践，取得了显著疗效。

关键词：脾胃病；名医经验；李佃贵

注：本文原载于《光明中医》杂志2022年第2期。

3. 四君子汤治疗脾胃气虚型胃溃疡合并功能性消化不良临床观察

王献林
安阳县第三人民医院中医科，河南 安阳 455133

摘要：目的：研究对脾胃气虚型胃溃疡合并功能性消化不良患者实施四君子汤治疗的临床价值。方法：遵从“平衡序贯法”分组，将安阳县第三人民医院2020年1月—2021年1月内收治的70例脾胃气虚型胃溃疡合并功能性消化不良患者分为对照组(33例，常规西药治疗)和观察组(37例，加用四君子汤治疗)，观察临床疗效。结果：临床疗效：观察组总有效率高达97.3%，明显比对照组的78.8%高($P<0.05$)；经药物治疗后观察组患者早饱、上腹痛等各症状消失用时明显比对照组短($P<0.05$)；治疗后观察组胃溃疡面积减小，胃排空率明显升高，血小板计数和纤维蛋白原水 平升高，胃泌素、胃动素水平明显降低($P<0.05$)。结论：对脾胃气……

关键词：四君子汤；脾胃气虚证；胃溃疡；功能性消化不良；多潘立酮混悬液；中医药疗法

注：本文原载于《光明中医》杂志2022年第2期。

4. 自拟胃平方治疗慢性萎缩性胃炎临床观察

院 博

开封市中医院肝胆脾胃科，河南 开封 475000

摘要：目的：通过对慢性萎缩性胃炎患者在常规治疗的基础上应用自拟胃平方，观察其对患者的临床疗效以及安全性。方法：研究对象选择开封市中医院诊治的80例慢性萎缩性胃炎患者，按照治疗方法的不同将其分为对照组和观察组，每组40例。对照组应用奥美拉唑治疗，观察组在此基础上应用自拟胃平方治疗。连续治疗4周后评价疗效，探讨治疗前后2组患者胃肠激素和炎症因子水平的变化，并对不良反应进行统计。结果：治疗后，对照组中医证候疗效评价总有效率为80.0%（32/40），观察组为95.0%（38/40），2组之间差异存在统计学意义（$P < 0.05$）；治疗前，2组患者的血清胃泌素、血浆胃动素以及炎症因子TNF-α、IL-6水平之……

关键词：痞满；慢性萎缩性胃炎；胃平方；中医药疗法

注：本文原载于《光明中医》杂志2022年第2期。

5. 扶阳通便汤合调气扶阳腹针治疗老年性便秘临床观察

朱智宇 袁阁林 许国城 陈志鹏 林 晔 雷 辉 魏良宝 孙建英

福建中医药大学附属南平人民医院肛肠科，福建 南平 353000

摘要：目的：通过对比扶阳通便汤联合调气扶阳腹针治疗老年性便秘和单纯口服麻仁丸胶囊治疗老年性便秘的临床疗效，为老年性便秘的诊疗开拓新思路。方法：选取符合纳入标准的老年性便秘患者160例，依照顺序随机分为2组，其中研究组80例，对照组80例。研究组以扶阳通便汤联合调气扶阳腹针方法治疗，对照组采用麻仁丸胶囊口服。结果：2组总有效率比较，研究组总有效率为95%，对照组为82.5%，差异有统计学意义（$P < 0.05$）；研究组在结肠传输实验结果方面优于对照组，差异有统计学意义（$P < 0.05$）。结论：较单纯口服麻仁丸胶囊，扶阳通便汤合调气扶阳腹针治疗老年性便秘，可有效改善老年便秘患者症状，促进胃肠排空。

关键词：扶阳通便汤；腹针疗法；老年性便秘；中医综合疗法

注：本文原载于《光明中医》杂志2022年第2期。

6. 扶阳起痿汤治疗肾阳虚型阳痿临床观察

贾胜利[1] 孙文功[2] 陈知絮[1] 陈 玥[1] 陈建设[1]

1. 河南中医药大学第二附属医院生殖男科，河南 郑州 450003

2. 解放军第988医院泌尿外科，河南 郑州 450003

摘要：目的：观察扶阳起痿汤治疗肾阳虚型阳痿的临床疗效。方法：将126例符合纳入标准的患者随机分为治疗组和对照组（各63例），分别给予扶阳起痿汤和右归胶囊治疗4周。将2组治疗后的总有效率、IIEF-5积分和EQS积分纳入分析。结果：治疗后，治疗组的总有效率为91.67%，对照组的总有效率为77.97%，差异具有统计学意义（$P < 0.05$）。2组治疗后IIEF-5积分和EQS积分对比，差异均具有统计学意义（$P < 0.05$）。结论：扶阳起痿汤治疗肾阳虚型阳痿具有较好的临床疗效，可临床借鉴。

关键词：扶阳起痿汤；阳痿；勃起功能障碍；肾阳虚证

注：本文原载于《光明中医》杂志2022年第3期。

7. 活血化瘀药物在骨折早期治疗中的应用

那姝美

沈阳市第九人民医院药剂科，辽宁 沈阳 110000

摘要：目的：分析骨折病患早期治疗中活血化

瘀药物的应用效果。方法：选择沈阳市第九人民医院骨折病患共100例，以随机数字表法分为2组，每组50例。西医组病患给予常规西药治疗，中西医组在该基础上增加活血化瘀药物。比较2组骨折部位疼痛持续时间、骨折肢肿胀现象持续日数、骨折线消失时间、治疗前后病患血液生化检验指标、总有效率、不良反应。结果：中西医组骨折部位疼痛持续时间、骨折肢肿胀现象持续日数、骨折线消失时间短于西医组，治疗后病患血液生化检验指标低于西医组，总有效率高于西医组（$P < 0.05$）。2组均未出现不良反应（$P > 0.05$）。结论：常规西药联合活血化瘀药物对于骨折的治疗效果确切，可更……

关键词：骨折；活血化瘀法；中医药疗法

注：本文原载于《光明中医》杂志2022年第3期。

8. 孙玉信教授麻黄连翘赤小豆汤临证经验

张晓娜[1]　袁利梅[2]

1. 郑州市郑东新区白沙镇卫生院中医科，河南 郑州 451464
2. 河南中医药大学第三附属医院心血管科，河南 郑州 450000

摘要：总结孙玉信教授麻黄连翘赤小豆汤临证经验。回顾性分析2016年3月—2019年8月孙玉信教授收治的银屑病、荨麻疹、水肿、痤疮病患各1例，均以麻黄连翘赤小豆汤为基本方随症加减、辨证施治。银屑病患经治疗后全身皮肤瘙痒症状消失、皮疹基本消退；水肿病患治疗后诸症减轻，面部水肿、皮疹、皮肤瘙痒症状明显减轻，纳眠改善，二便调；荨麻疹病患治疗后皮肤红疹、瘙痒痊愈；痤疮病患治愈，纳眠可，二便调。麻黄连翘赤小豆汤善清热渗湿、宣肺利水、解表散邪，孙教授临证运用灵活、随症加减，为临床工作的开展提供了有利参考。

关键词：麻黄连翘赤小豆汤；荨麻疹；银屑病；水肿；痤疮；孙玉信；名医经验

注：本文原载于《光明中医》杂志2022年第3期。

9. 杨运高教授运用《伤寒杂病论》温法临床经验

张　静　邹小虎　郑泽娜　王子威
张均倡　杨运高

南方医科大学深圳医院中医科，广东 深圳 518100

摘要：介绍杨运高教授运用《伤寒杂病论》温法的临床经验。杨师认为温法在《伤寒杂病论》中占有非常重要的位置，张仲景所强调的“扶阳气”精神贯通全书，温法就是其具体体现。《伤寒杂病论》温法包括回阳救逆法、温阳化水法、温通心阳法、温中散寒法、温肺化饮法、温阳解表法等主要内容，文中附有病案5例。

关键词：《伤寒杂病论》；温法；名医经验；杨运高

注：本文原载于《光明中医》杂志2022年第3期。

10. 黄连温胆汤合血府逐瘀丸治疗失眠验案2则

鲁周汝[1]　高宇飞[2]　严　茜[1]

1. 湖北中医药大学，湖北 武汉 430065
2. 湖北中医药大学针灸骨伤学院，湖北 武汉 430065

摘要：失眠（Insomnia）指的是患者对于睡眠的时间或者睡眠质量不满足，并且影响白天正常工作、学习等社会活动的一种主观体验。西医认为失眠的主要病因有心理、生理、环境、药物、生活行为方式等因素，主要治疗药物有苯二氮卓受体激动剂（如艾司唑仑、阿普唑仑、地西泮等）、食欲素受体拮抗剂（如Belsomra）、褪黑素受体激动剂（如阿戈美拉汀）以及具有催眠效应的抗抑郁药物（如米氮平、曲唑酮等），但长期服用易产生抗药性及依赖性，部分药物会产生过度镇静、宿睡、步态不稳等不良作用。中医药治疗失眠的疗效可靠、不良作用小，且可根据患者的不同症状随症加减，一人一方，具有个体性。将黄连温胆汤……

关键词：失眠；痰瘀互结；黄连温胆汤；血府逐瘀丸医案

注：本文原载于《光明中医》杂志2022年第3期。

11. 柴胡理中汤结合针刺治疗卒中后心脾两虚失眠临床研究

范丽娜[1] 张鹏鹏[2] 王娟娟[2]
王晓成[3] 张永康[2]
1. 山西中医药大学第三临床学院，山西 晋中 030619
2. 山西省人民医院中医科，山西 太原 030012
3. 山西省人民医院病案统计科，山西 太原 030012

摘要：目的：观察柴胡理中汤结合针刺治疗卒中后心脾两虚失眠患者的临床疗效。方法：将59例心脾两虚证失眠患者按数字表法随机分成治疗组（30例）和对照组（29例）。对照组针刺印堂、四神聪、安眠、神门、照海、申脉、心俞、脾俞。每天1次，每周针刺6d，停刺1d，1周为一个疗程，共治疗4个疗程。治疗组在对照组针刺的基础上，加用口服柴胡理中汤，每2d一剂，服用4周。疗程结束后进行中医证候积分、SRSS及PSQI评分比较。结果：治疗组临床疗效总有效率为86.67%，对照组为62.07%，治疗组明显优于对照组（$P<0.05$）。治疗组在改善中医各证候积分方面均优于对照组，差异有统计学意义（$P<0.05$）。2组患者治疗后SRSS及PSQI……

关键词：中风；不寐；柴胡理中汤；脑卒中；心脾两虚证；失眠

注：本文原载于《光明中医》杂志2022年第3期。

12. 补阳还五汤结合针刺治疗气虚血瘀型中风恢复期临床观察

卢锦华 李锡行 傅晓芸 汤瑞珠 梁婉桂
东莞市人民医院中医科，广东 东莞 523000

摘要：目的：分析补阳还五汤结合针刺对气虚血瘀型中风恢复期患者肢体功能及血脂水平的影响。方法：选取2015年12月—2020年6月东莞市人民医院收治的气虚血瘀型中风恢复期患者68例，按随机数字表法分为观察组（34例）和对照组（34例）。对照组给予吡拉西坦片、氯吡格雷片、阿司匹林肠溶片治疗，观察组在对照组基础上给予补阳还五汤结合针刺治疗，2组均以14d为1个疗程，1个疗程后停2d，均治疗4个疗程。对比2组治疗后疗效，治疗前后MAS、FMA评分及总胆固醇（TC）、三酰甘油（TG）水平变化。结果：观察组治疗后总有效率（91.18%）与对照组（76.47%）相比差异无统计学意义（$P>0.05$）。治疗后，2组MAS、FM……

关键词：针刺疗法；补阳还五汤；中风气虚；血瘀证

注：本文原载于《光明中医》杂志2022年第3期。

13. 黄芪建中汤合良附丸治疗慢性萎缩性胃炎临床观察

尚杰云
河南省传染病医院中医科，河南 郑州 450000

摘要：目的：探究黄芪建中汤合良附丸对慢性萎缩性胃炎患者胃黏膜血流量及氧化应激反应的影响。方法：选取2018年8月—2020年8月河南省传染病医院收治的83例慢性萎缩性胃炎患者，将其按随机数字表法分为对照组和观察组。其中对照组（41例）接受常规西药治疗，观察组（42例）在常规西药治疗的基础上给予黄芪建中汤合良附丸治疗。2组均连续治疗4周，比较2组患者治疗后临床疗效、治疗前后胃黏膜血流量和氧化应激反应。结果：观察组患者治疗后总有效率（90.48%）明显比对照组（73.17%）高（$P<0.05$）；2组患者治疗后血清GSH-Px、SOD水平与胃黏膜血流量均较治疗前升高，且对照组比观察组低（$P<0.05$）；2……

关键词：慢性萎缩性胃炎；黄芪建中汤；良附丸；胃黏膜血流量；氧化应激；中医药疗法

注：本文原载于《光明中医》杂志2022年第3期。

14. 针刺联合补肾益肝汤治疗多囊卵巢综合征临床观察

乔丽平
中牟县中医院中医妇科，河南 中牟 451450

摘要：目的：分析针刺联合补肾益肝汤治疗

多囊卵巢综合征（PCOS）患者的效果。方法：选取中牟县中医院2018年8月—2021年1月PCOS患者127例，以随机数字表法分为观察组（64例）、对照组（63例）。对照组给予常规西药治疗，观察组在对照组基础上给予针刺联合补肾益肝汤，比较2组治疗效果、治疗前后卵巢体积、性激素水平［睾酮（T）、卵泡刺激素（FSH）、促黄体生成素（LH）］、血清生长因子［表皮生长因子受体（EGFR）、转化生长因子-β_1（TGF-β_1）、胰岛素样生长因子-1（IGF-1）］、不良反应。结果：观察组总有效率为95.31%（61/64）、较对照组的84.13%（53/63）高（$P<0.05$）；治疗后2组卵巢体积均小于治疗前，且观察组小……

关键词：症瘕；多囊卵巢综合征；补肾益肝汤；针刺疗法；中西医结合疗法；中医综合疗法

注：本文原载于《光明中医》杂志2022年第3期。

15. 旋覆代赭汤治疗胃食管反流病临床观察

王盼盼　费鲜晓　杨　慧　陈凯楠

郑州市中医院/汝河东路社区卫生服务中心，河南 郑州 450000

摘要：目的：观察旋覆代赭汤加味治疗胃食管反流病对食管动力的影响。方法：选取2017年6月—2019年8月郑州市中医院收治的136例胃食管反流病患者为研究对象，随机分为对照组和研究组，各68例。对照组给予常规治疗，研究组在此基础上加用旋覆代赭汤加味，2组均连续治疗3个月。统计2组治疗后临床疗效；比较2组患者治疗前后食管动力学指标。结果：治疗后研究组总有效率为82.35%，显著高于对照组的66.18%（$P<0.05$）；与治疗前比，治疗后2组患者血清中GAS、UES、LES水平及研究组患者MLT水平均显著升高，且研究组患者上述指标水平显著高于对照组（$P<0.05$或$P<0.01$）；治疗后研究组湿咽成功率显著高于对照组……

关键词：胃食管反流病；旋覆代赭汤；中医药疗法；食管动力

注：本文原载于《光明中医》杂志2022年第4期。

16. 补脾益心汤辅助治疗老年慢性心律失常临床观察

彭书玲

郑州人民医院中医科，河南 郑州 450000

摘要：目的：分析补脾益心汤辅助治疗老年慢性心律失常的效果。方法：选择2019年2月—2020年3月郑州人民医院收治的116例老年慢性心律失常患者作为研究对象，采用随机数字表法将其分为对照组和观察组，每组58例。对照组采用常规抗心律失常药物治疗，观察组在对照组的基础上采用补脾益心汤辅助治疗。对比2组患者治疗前后心功能指标（心率、PR间期、QT间期）、治疗总有效率、并发症发生情况（心动过缓、血压过低、恶心）。结果：治疗后，2组患者的心率、PR间期、QT间期均明显改善，且观察组显著优于对照组（$P<0.05$）。观察组患者的治疗总有效率明显高于对照组（$P<0.05$）。观察组患者的并发症总发生率明……

关键词：怔忡；补脾益心汤；老年慢性心律失常；心功能指标

注：本文原载于《光明中医》杂志2022年第4期。

17. 温补心肾、活血利水方治疗心肾阳虚型慢性心衰临床观察

宋芳芳　符红军

河南中医药大学附属洛阳市中医院心血管三病区，河南 洛阳 471000

摘要：目的：探究自拟中药温补心肾、活血利水方治疗心肾阳虚型慢性心衰（CHF）的效果。方法：前瞻性选取洛阳市中医院114例CHF心肾阳虚型患者（2020年1月—2021年1月），按随机数字表法分成中西医组（57例）、西医组（57例）。西医组接受常规西药治疗，中西医组于西医组基础上予以自拟中药温补心肾、活血利水方治疗。对比2组总有效率、治疗前、治疗28d心功能［左室舒张末期内径（LVEDD）、左室收缩末期内径（LVESD）、左室

射血分数（LVEF）]、血清半乳糖凝集素-3（GAL-3）、N末端脑钠肽元（NT-proBNP）、白细胞介素-6（IL-6）、肿瘤坏死因子-α（TNF-α）水平。结果：中西医组总有效率为94.74%（54/57），较西医组……

关键词：胸痹；慢性心衰；温补心肾法；活血利水法；心肾阳虚证；中医药疗法

注：本文原载于《光明中医》杂志2022年第4期。

18. 健脾消胀方脐敷治疗脓毒症胃肠功能障碍脾气虚证临床研究

张亚利　张丽葳　项志兵　张莉芬　孝玲玲

上海中医药大学附属第七人民医院急诊科，上海 200437

摘要：目的：观察中药健脾消胀方脐敷治疗脾气虚型脓毒症胃肠功能障碍的临床疗效。方法：采用随机双盲法将50例脾气虚型脓毒症胃肠功能障碍患者分对照组（共25例患者）、治疗组（共25例患者）。对照组应用西医常规治疗，而治疗组应用健脾消胀方脐敷（处于西医常规性治疗的前提下）。2组均连续治疗7d，对比胃肠功能障碍评分、肠鸣音评分、腹围、APACHE Ⅱ、SOFA评分、中医证候积分及实验室相关指标[白细胞（WBC）、动脉乳酸（LAC）、降钙素原（PCT）]变化情况、随访28 d病死率。结果：治疗后，2组的胃肠功能障碍评分、肠鸣音评分、腹围显著降低（$P < 0.05$）；组间比较，治疗后治疗组胃肠功能障碍评分、肠鸣音评分……

关键词：脓毒症；胃肠功能障碍；脾气虚证；健脾消胀方；脐敷疗法

注：本文原载于《光明中医》杂志2022年第4期。

19. 龙胆泻肝汤联合大黄通便贴治疗混合痔术后便秘临床观察

韩方歧

永城市人民医院普通外科，河南 永城 476600

摘要：目的：探讨混合痔术后便秘应用中药联合大黄通便贴的治疗效果。方法：将80例混合痔术后便秘患者作为本次研究对象，按照电脑盲选法将其分为参照组（采用西医治疗）与试验组（采用中药联合大黄通便贴治疗），每组40例，所有患者均于2019年5月—2020年5月永城市人民医院收治，对比2组治疗效果。结果：试验组治疗总有效率（95.00%）高于参照组（80.00%）（$P < 0.05$）；在生活质量综合评定量表（GQOLI）评分对比中，试验组高于参照组，相关便秘评分均低于参照组（$P < 0.05$）。结论：混合痔术后便秘患者应用中药联合大黄通便贴治疗效果显著，能够改善患者便秘症状，提高临床治疗效果与生活质量，值得推广。

关键词：混合痔术后；便秘；龙胆泻肝汤；大黄通便贴；中医综合疗法

注：本文原载于《光明中医》杂志2022年第4期。

20. 柴胡加龙骨牡蛎汤治疗心因性失眠临床研究

冯而标　方慧结　李莲英　邓梅兰　苏　敏

阳江市中医医院睡眠障碍专科门诊，广东 阳江 529500

摘要：目的：探究柴胡加龙骨牡蛎汤治疗心因性失眠的临床效果。方法：选择2017—2019年阳江市中医医院睡眠障碍专科门诊收治的180例心因性失眠患者，采用抽签法分为西医组与中医组（每组90例）。西医组睡前口服艾司唑仑1mg，中医组采用柴胡加龙骨牡蛎汤治疗，均治疗2个疗程。2个疗程结束后比较2组疗效，比较2组治疗前后中医证候评分、睡眠质量，记录2组治疗期间不良反应发生情况。结果：中医组疗效总有效率高于西医组（$P < 0.05$）；治疗后中医组中医证候评分低于西医组及治疗前（$P < 0.05$）；治疗后中医组匹兹堡睡眠质量指数量表（PSQI）评分低于西医组及治疗前（$P < 0.05$）；中医组不良反应总发生率低于西医组（P……

关键词：不寐；柴胡加龙骨牡蛎汤；心因性失眠；中医证候

注：本文原载于《光明中医》杂志2022年第4期。

张娅等教授学验选编

1. 国医大师夏桂成教授治疗多囊卵巢综合征经验撷萃

张　娅[1]　胡荣魁[2]
1. 南京中医药大学，江苏　南京 210004
2. 南京中医药大学附属医院妇科，江苏　南京 210004

摘要：夏桂成教授创立“心（脑）—肾—子宫轴”理论，结合自身多年临床经验审因施治，认为多囊卵巢综合征的病理本质为心（脑）—肾—子宫轴失衡，病机关键是心肾失济－肾虚痰瘀、肾虚为本，心肾失济为病机枢纽，痰浊、瘀血为标，本虚标实相兼为病。夏桂成教授指出此病证的主要证型为心肾失济—肾虚痰瘀证，且证型多为主证型下的兼夹证型，也就是临床持续在主证型为心肾失济—肾虚痰瘀的证型下，有偏阴虚型、偏阳虚型、偏心肝郁火型、偏肝经湿热、偏痰湿蕴阻型之不同。治疗上提出交通心肾、燮理阴阳是治疗关键，运用补肾调周法，结合动静升降观，着重于经后期论治，同时分证论治，重建月经周期，并注重心理疏导与生活规律……

关键词：崩漏；心肾失济；肾虚痰瘀；临证经验；夏桂成

注：本文原载于《光明中医》杂志 2022 年第 7 期。

2. 夏军权运用调气小方治疗胃脘痛的经验

戴松珊　夏军权
南京中医药大学附属中西医结合医院消化科，江苏　南京 210028

摘要：夏军权主任从事中医脾胃病学工作 30 余年，擅长运用中医基础理论治疗脾胃多发病、常见病，用药精练、严谨，其中对于经方尤其是简洁短小的经典方剂的应用颇具经验。笔者师从于夏主任，现将夏主任关于经典调气小方治疗胃脘痛的部分经验整理如下，以使同道歆享。常用方：百合乌药汤、良附丸、四君子汤、芍药甘草汤、金铃子散、丹参饮等。

关键词：经方；消化系统；夏军权；胃脘痛

注：本文原载于《光明中医》杂志 2022 年第 7 期。

3. 助孕通络方治疗输卵管阻塞性不孕症临床观察

何　菲[1]　凌　娜[2]
1. 辽宁中医药大学，辽宁　沈阳 110000
2. 辽宁中医药大学附属医院妇产科，辽宁　沈阳 110000

摘要：目的：评估助孕通络方治疗输卵管阻塞性不孕症的临床疗效及安全性。方法：选取 60 例输卵管性不孕患者作为研究对象，按照随机分法分为中药治疗组以及空白对照组（均 30 例）。中药治疗组患者使用口服中药方法，在月经干净 3d 后，进行 3 个月经周期持续治疗。空白对照组设置为自然受孕，无药物服用。试验结束后患者随访 6 个月，记录宫内妊娠数、输卵管通畅情况、总有效率，并记录 2 组患者不良反应。结果：中药治疗组与空白对照组相比，可提高宫内妊娠率、改善输卵管功能、改善中医临床症状及体征等。结论：助孕通络方能提高宫内妊娠率及改善输卵管通畅情况，在治疗输卵管阻塞性不孕症上具有较好的效果，且安全系数……

关键词：癥瘕；助孕通络方；输卵管阻塞性不孕症；中医药疗法

注：本文原载于《光明中医》杂志 2022 年第 7 期。

4. 理气消痞汤治疗腹部肿瘤手术后胃瘫综合征临床观察

李天传　陈乃杰　陈云莺　张劭琴

福建医科大学附属肿瘤医院中西医结合科，福建 福州 350014

摘要：目的：研究理气消痞汤治疗腹部肿瘤手术后胃瘫综合征的疗效。方法：选取 2018 年 10 月—2020 年 10 月收治腹部肿瘤手术后胃瘫综合征患者 56 例，按随机数字表法分为 2 组。对照组给予常规治疗，包括胃肠减压、营养支持、口服消化道动力药莫沙必利；治疗组在对照组治疗基础上给予理气消痞汤口服。主要观察指标：临床总有效率。次要观察指标：胃液引流量变化，恢复经口进食时间，治疗前后胃泌素、胃动素变化。结果：治疗组与对照组总有效率比较，差异有统计学意义（$P < 0.05$）；治疗组与对照组治疗前胃液引流量比较，差异无统计学意义（$P > 0.05$）；治疗组治疗后 3d、7d、11d、14d 胃液引流量显著低于对照组，差异有……

关键词：理气消痞汤；痞满；胃瘫综合征；中医药疗法

注：本文原载于《光明中医》杂志 2022 年第 7 期。

5. 黄芪建中汤联合艾灸治疗原发性胆汁反流性胃炎（脾胃虚寒证）临床观察

饶　娟　曾育琳　黄　勇　陈　莉

新余市中医院质控科，江西 新余 338000

摘要：目的：探讨在原发性胆汁反流性胃炎（PBRG）（脾胃虚寒证）患者中应用黄芪建中汤加减联合艾灸治疗的临床疗效。方法：选取 2018 年 10 月—2020 年 10 月新余市中医院收治的 60 例 PBRG 患者，采用随机数字表法分为 2 组，每组 30 例。对照组予以常规西药治疗，治疗组加用黄芪建中汤加减联合艾灸治疗，均连续治疗 1 个月。对比 2 组临床疗效、中医证候积分、24h 胆汁反流情况、不良反应及复发率。结果：治疗后，治疗组临床总有效率高于对照组，中医证候积分及反流总时间百分比、胆汁反流持续＞ 5min 次数、胆汁反流次数、复发率均低于对照组，胆汁反流最长持续时间短于对照组，差异有统计学意义（$P < 0.05$）；2 组治疗期……

关键词：原发性胆汁反流性胃炎；脾胃虚寒证；黄芪建中汤；艾灸疗法；胆汁反流

注：本文原载于《光明中医》杂志 2022 年第 7 期。

6. 芍药汤合葛根芩连汤治疗溃疡性结肠炎肠腑湿热证临床观察

余林德　陈占利

广东省第二中医院黄埔医院急诊科，广东 黄埔 510400

摘要：目的：探究芍药汤合葛根芩连汤治疗溃疡性结肠炎（UC）肠腑湿热证的临床疗效。方法：将 2020 年 7 月—2021 年 4 月规划为研究总时区，并以该时区中收治的 53 例溃疡性结肠炎患者设为研究样本患者。基于随机抽签规则分为对照组（26 例）及观察组（27 例）。对照组予常规西药治疗，观察组则予芍药汤合葛根芩连汤治疗。连续治疗 1 个月后比对 2 组症状消失时间以及治疗总有效率情况。结果：观察组患者腹痛、腹泻及血便症状缓解消失时间均显著短于对照组，3 项比对结果差异均有统计学意义（$P < 0.001$）；且该组患者治疗总有

效率显著高于对照组，比对结果差异有统计学意义。结论：较西药柳氮磺吡啶治疗，芍药汤合葛根芩连汤……

关键词：肠澼；溃疡性结肠炎；肠腑湿热证；芍药汤；葛根芩连汤；中医药疗法

注：本文原载于《光明中医》杂志 2022 年第 7 期。

7. 南药热奄包联合推拿治疗腰椎间盘突出症临床观察

叶红玉[1]　刘洪波[2]　张擎天[1]　张　琦[1]
尹雪娇[1]　赵喻敬[1]

1. 海南医学院中医学院，海南　海口 570000

2. 海南医学院中医学院，海南　海口 570000

摘要：目的：探讨推拿联合南药热奄包对腰椎间盘突出症（肝肾亏虚型）的疗效。方法：选取总计 80 例符合标准的腰椎间盘突出症患者，随机分为 2 组：对照组（给予推拿治疗）和观察组（加敷南药热奄包）。比较 2 组治疗前后视觉度量疼痛评分（VAS 评分）及日本骨科协会评估治疗分数（JOA 评分），收集 JOA 评分数据，通过计算得出治疗改善率以此进行疗效评价。结果：治疗后，观察组显效例数有 17 例，总有效例数为 33 例，总有效率达到 82.5%，与对照组（12，22，55.0%）比较，差异有统计学意义（$P < 0.05$）。结论：采用常规推拿疗法配合南药热奄包，对腰突症的临床症状有改善，效果较为良好，且安全可靠。

关键词：肝肾亏虚证；腰椎间盘突出症；中药热敷疗法；推拿疗法

注：本文原载于《光明中医》杂志 2022 年第 7 期。

8. 桃核承气汤联合循证干预对重症急性胰腺炎患者术后炎症反应的影响

杨明真

南阳医学高等专科学校第一附属医院普外科，河南　南阳 473001

摘要：目的：研究桃核承气汤联合循证干预对重症急性胰腺炎患者术后炎症反应的影响。方法：此次的 100 例研究对象（对照组 50 例和观察组 50 例，采用随机数字表法）均于南阳医学高等专科学校第一附属医院接受医治的重症急性胰腺炎患者中选取，选例时间为 2020 年 1 月—2021 年 1 月。对照组患者采用常规治疗联合早期多部位穿刺置管引流术，术后接受循证干预；观察组患者在对照组基础上给予桃核承气汤治疗，治疗周期均为 10d，并随访 3 个月。比较 2 组患者治疗后临床症状、生化指标改善时间、临床疗效及治疗前后的炎症反应。结果：治疗后，观察组患者的总有效率、住院总费用高于对照组；治疗后观察组患者的腹痛腹……

关键词：泄泻；腹痛；急性胰腺炎；桃核承气汤；穿刺置管引流术；中医药疗法

注：本文原载于《光明中医》杂志 2022 年第 8 期。

9. 中和医派思想指导下益气温阳补肾汤治疗肾病综合征机制探讨

张瑞方

山西省中医院肾病三科，山西　太原 030012

摘要：目的：探讨中和医派思想指导下应用益气温阳补肾汤治疗肾病综合征患者的作用机制。方法：选取 2018 年 1 月—2021 年 1 月山西省中医院收治的 100 例肾病综合征患者，采用随机数字表法分组，分为对照组（50 例）和观察组（50 例）。对照组采用常规西医治疗，观察组在对照组基础上联合益气温阳补肾汤。比较 2 组治疗前后中医证候积分、症状相关指标、免疫功能、炎性因子水平。结果：与治疗前比，2 组治疗后各项中医证候积分、尿液 24h Pro、血清 IL-8、IL-13、TNF-α、CD^{8+} 水平均降低，且观察组低于对照组；血清 AIb、IgA、

CD^{4+}、CD^{4+}/CD^{8+} 水平均升高，且观察组高于对照组（$P<0.05$）。结论：中和医派思想指导下……

关键词：肾病综合征；益气温阳补肾汤；中和医派；中医药疗法

注：本文原载于《光明中医》杂志 2022 年第 8 期。

10. 补脾益肠汤治疗溃疡性结肠炎临床观察

罗志强

铅山县中医院内二科，江西 铅山 334500

摘要：目的：研究补脾益肠汤治疗溃疡性结肠炎的临床效果。方法：选取 2018 年 2 月—2020 年 2 月收治的 70 例溃疡性结肠炎患者作为主要研究对象，按随机数字表法分组，将 70 例患者分为对照组与观察组，每组 35 例，对照组进行常规西药治疗，观察组在对照组的基础上使用补脾益肠汤辅助治疗，分别对 2 组患者的治疗总有效率、临床症状消失时间、不良反应发生率以及治疗前后的白介素 -10（IL-10）、C 反应蛋白（CRP）、血清肿瘤坏死因子 -α（TNF-α）水平进行比较。结果：治疗前，2 组患者的 IL-10、CRP、TNF-α 水平差异无统计学意义（$P>0.05$）；治疗后，观察组患者的 IL-10、CRP、TNF-α 水平以及不良反应发生率明显低……

关键词：补脾益肠汤；溃疡性结肠炎；中医药疗法

注：本文原载于《光明中医》杂志 2022 年第 8 期。

11. 薛钜夫教授辨汗治疗糖尿病

刘　晶　薛钜夫

北京杏园金方国医医院中医内科，北京 101300

摘要：糖尿病是一种代谢失常疾病，由于检测手段的进步与降糖药物的干预，糖尿病患者往往不具有“三多一少”的临床症状，从而干扰了中医的辨证治疗。汗出异常是糖尿病的常见症状之一。通过对异常出汗的时间及部位的辨别，有助于判定糖尿病患者的阴阳及气血盛衰，进而指导中医处方用药。辨汗弥补了缺少“三多一少”典型症状糖尿病患者无症可辨的弊端，为糖尿病中医治疗提供了辨证标准。

关键词：糖尿病；消渴；辨汗；名医经验

注：本文原载于《光明中医》杂志 2022 年第 8 期。

12. 子午流注穴位敷贴在便秘中的应用现状

唐涛[1]　钱凤娥[2]　沈云霞[3]　张桂兰[4]

李仁会[5]　张　宇[5]　陈珂奕[1]

1. 云南中医药大学，云南 昆明 650500
2. 云南中医药大学护理学院中医护理教研室，云南 昆明 650500
3. 云南中医药大学第三附属医院肺病科，云南 昆明 650599
4. 云南中医药大学第三附属医院护理部，云南 昆明 650599
5. 云南中医药大学，云南 昆明 650500

摘要：子午流注穴位敷贴是中医外治法之一，其以子午流注理论为基础，根据疾病的治疗需要，将时间、穴位、药物三者有机地结合起来，从而能发挥调和气血、疏通经络、内理脏腑气机的作用。通过文献检索发现，近年来子午流注穴位敷贴在预防及治疗便秘的报道逐渐增多。为此，此文对该法在便秘中的应用进行总结和分析，提出目前存在的问题，为进一步的研究提供思路和方向。

关键词：子午流注理论；穴位敷贴；便秘综述

注：本文原载于《光明中医》杂志 2022 年第 8 期。

高凯等教授学验选编

1. 孙六合教授治疗面瘫临证经验总结

高 凯 周艳丽

河南中医药大学，河南 郑州 450046

摘要：第三届全国名老中医学术继承工作导师孙六合教授，擅于应用传统中医疗法结合现代手段治疗多科疑难杂症，注重理论创新。在治疗面瘫时倡导中西医结合，贯通中西理论，针药并用；又注重依据脉象，精准预防“倒错”，并能根据脉象强弱及脉温的不同，运用巨刺法调燮阴阳。独创新穴“口内三针”，对于顽固难愈者收效良好，运用割治法于面瘫患者口腔内“割治”阳性反应点，并结合解剖定位运用多种刺法及特色疗法，大大减轻患者痛苦，从而缩短疗程，充分体现其针灸治疗面瘫的临床特色。

关键词：孙六合；面瘫；名医经验；辨证论治；针药结合

注：本文原载于《光明中医》杂志 2022 年第 9 期。

2. 李正胜教授升清通腑法治疗慢性肾衰竭经验总结

何 娜[1] 李正胜[1] 黄海平[2]

1. 贵州中医药大学，贵州 贵阳 550002
2. 贵州中医药大学第二附属医院肾内科，贵州 贵阳 550002

摘要：李正胜教授认为慢性肾衰竭的病机关键为脾肾气虚、湿浊瘀毒积聚。治疗上以“升清通腑”为立法，临证经验有：初期以健脾升阳，少佐风药为要；中期重视益气温阳化湿，运脾调精；晚期以升清通腑，畅调枢机为法；平日更加强预防调摄、平衡阴阳，防止急性加重，以延缓慢性肾衰竭病程进展。此文主要从病因病机、理论渊源、临证经验等几个方面探讨李正胜教授治疗慢性肾衰竭的学术观点及经验总结。

关键词：虚劳；关格；慢性肾衰竭；李正胜；升清通腑；名医经验

注：本文原载于《光明中医》杂志 2022 年第 9 期。

3. 基于治未病理论探讨三伏贴的临床应用

李 桐[1] 马战平[2]

1. 陕西中医药大学，陕西 咸阳 712046
2. 陕西省中医医院肺病科，陕西 西安 710003

摘要：“治未病”理论为冬病夏治三伏贴疗法的理论基础来源，于疾病未发之时，采取措施早期干预，防病于未发，愈病于萌芽，重病后调养，三伏贴为在三伏天施行穴位贴敷用以防治虚寒性疾病的一种中医外治法。即借助自然之阳，结合药性、穴性，通过药物对特定穴位的刺激以达温阳散寒、祛邪扶正之功。临床应用以肺系疾病（咳嗽、感冒、肺胀、哮病、喘证、鼻渊）、骨科疾病（各型痹证）、妇科疾病（痛经、带下病、产后身痛、经行泄泻、不孕症）、脾胃系疾病（胃脘痛、泄泻、腹痛）等各科疾病为主。

关键词：治未病；冬病夏治；三伏贴

注：本文原载于《光明中医》杂志 2022 年第 9 期。

4. 王小娟教授治疗老年功能性便秘经验

汤文娟[1] 王小娟[2] 刘富林[3]

1. 湖南中医药大学，湖南 长沙 410208
2. 湖南中医药大学第一附属医院脾胃病科，湖南 长沙 410021
3. 湖南中医药大学中西医学院党委，湖南 长沙 410208

摘要：功能性便秘是老年人常见的消化系统疾病，临床表现为排便费力、排便次数减少、粪便干结，具有病程长、反复发作的特点。王小娟教授经过多年的临床实践，总结了中医药治疗老年功能性便秘的经验，认为脾虚肝郁、津亏肠燥是老年功能性便秘的基本病机，据此提出健脾疏肝、养阴润肠的治疗法则，并创立了经验方补气润肠方，临床上运用该方治疗老年功能性便秘，疗效确切，对于治疗老年功能性便秘具有很好的借鉴作用。

关键词：老年功能性便秘；健脾疏肝；养阴润肠；名医经验；王小娟

注：本文原载于《光明中医》杂志 2022 年第 9 期。

5. 首乌润肠片治疗慢性功能性便秘肺脾气虚证的临床研究

欧阳润程[1] 叶志刚[2]

1. 梅州市中医医院药学部，广东 梅州 514000
2. 梅州市中医医院四内科，广东 梅州 514000

摘要：目的：分析首乌润肠片治疗慢性功能性便秘肺脾气虚证的效果。方法：选取梅州市中医医院 2020 年 1 月—2021 年 3 月收治的慢性功能性便秘肺脾气虚证患者 80 例，并以随机数字表法将患者分为莫沙必利组及首乌润肠片组，每组 40 例。莫沙必利组接受莫沙必利片治疗，首乌润肠片组接受首乌润肠片治疗，2 组均接受 4 周治疗，分析 2 组治疗过程中功能性便秘症状分级量表评分及便秘生活质量评分（PAC-QOL）变化情况，2 组治疗总有效率及不良反应发生率。结果：2 组治疗前功能性便秘症状分级量表各项评分及 PAC-QOL 评分差异无统计学意义（$P > 0.05$）；治疗 4 周过程中，2 组功能性便秘症状分级量表各项评分及 PAC-QOL 评分……

关键词：首乌润肠片；慢性功能性便秘；脾肺气虚证；中成药疗法

注：本文原载于《光明中医》杂志 2022 年第 9 期。

6. 补肾健脾通络法治疗慢性肾脏病 107 例

段海涛 莫姚欣 非云鹏 付 梅

成都中医药大学国医馆中医内科，四川 成都 610000

摘要：2019 年 11 月—2021 年 5 月，笔者采用补肾健脾通络法在辨病与辨证施治基础上对多型各类慢性肾脏病采取中医药系统治疗，显效率为 34.6%，有效率为 62.6%，总有效率为 97.2%。补肾健脾通络法治疗慢性肾脏疾病的思路可概括为“补”“健”“活”。所谓，补即补肾固精，重在固精，防止尿蛋白丢失；健即健脾醒脾，重在醒脾，促进脾气健运，以后天补先天之本；活即活血化瘀，通络化瘀，重在通络，防止肾细胞进一步纤维化，提高肾脏的滤过率。现总结于后，以飨后学。

关键词：腰痛；补肾；健脾；通络；慢性肾脏病；中医药疗法

注：本文原载于《光明中医》杂志 2022 年第 10 期。

7. 赵荣春名老中医治疗糖尿病肾病经验

钟黎黎[1]　赵荣春[2]

1. 海城市中医院内六科，辽宁 海城 114200

2. 海城市中医院名老中医专家诊室，辽宁 海城 114200

摘要：目的：研究赵荣春名老中医从补肾祛浊入手，通过审病求因，辨证论治，观察糖尿病肾病患者的疗效及其不良反应情况。方法：将60例住院及门诊患者按就诊顺序号方法随机分为2组。对照组予以西医基础治疗，包括糖尿病健康教育，低盐低脂优质蛋白糖尿病饮食，定时、定量进餐，戒烟酒、浓茶及咖啡，适当运动，药物控制血糖（包括口服降糖药物及注射胰岛素），管理血压等。治疗组在西医治疗基础上予以补肾祛浊为主，常用药物有黄芪、熟地黄、红参、山药、大黄、牡蛎等。再根据气血阴阳辨证、瘀痰湿浊病理特点，随证调整药物剂量及加减，并中医生活调摄。观察12周，观察患者症状并记录相关数据做对比分析。结果：治疗组总有效率……

关键词：赵荣春；糖尿病肾病；中医药疗法；名医经验

注：本文原载于《光明中医》杂志2022年第10期。

8. 舒兰教授从湿论治小儿厌食经验

谢　薇[1]　舒　兰[2]

1. 湖南中医药大学，湖南 长沙 410208

2. 湖南中医药大学第一附属医院儿科，湖南 长沙 410007

摘要：此文介绍舒兰教授从湿论治小儿厌食经验。舒兰教授认为外感、内生之湿已成为小儿厌食的主要病因，治疗当重视辨证论治，可分别采取清热燥湿、散寒祛湿、温阳化湿、健脾渗湿4法，用药重视芳香类药物的运用，以使脾气气机舒展，恢复其转运之机，同时强调日常护理的重要性。后附舒兰教授医案1则，以资验证。

关键词：食积；小儿厌食；湿困脾胃；名医经验；舒兰医案

注：本文原载于《光明中医》杂志2022年第10期。

9. 乌药散合葱白散治疗寒凝气滞型妇人腹痛临床观察

李文清　冯占荣　董其虎　耿　悦　耿开仪

南京中医药大学沭阳附属医院妇产科，江苏 沭阳 223600

摘要：目的：通过观察乌药散联合葱白散治疗寒凝气滞型妇人腹痛的疗效观察，研究中药治疗妇人腹痛的治疗效果，为寒凝气滞型妇人腹痛的治疗提供一个更加有效的治疗方法。方法：拟选取寒凝气滞型妇人腹痛患者，结合患者意愿和随机数字分为中药组与西药组。中药组予乌药散合葱白散加减水煎服，每日1剂，分2次温服，1周为一个疗程，连服2个疗程。西药组予氧氟沙星，每日2次，连用14d。观察妇人腹痛的症状及体征评分。结果：中药组中盆腔炎症状及体征均得到明显改善，差异具有统计学意义（$P < 0.05$）。结论：乌药散合葱白散加减治疗寒凝气滞型妇人腹痛疗效显著，可以明显改善患者慢性盆腔炎症状，长期治疗效果优于单纯西药组。

关键词：乌药散；葱白散；寒凝气滞证；妇人腹痛

注：本文原载于《光明中医》杂志2022年第10期。

10. 补阳还五汤联合针刺治疗中风偏瘫临床观察

吴 铭 郑志娟 袁芳英 尧德根 王彦华
抚州市临川区第一人民医院中医科，
江西 抚州 344100

摘要：目的：评价分析补阳还五汤联合针刺对中风偏瘫患者 Hcy、CRP 和神经功能及日常生活能力的影响。方法：择取 2020 年 4 月—2021 年 3 月接收的中风偏瘫患者 66 例为研究对象，通过抽签法分为参照组（33 例）施以常规西医治疗，联合组（33 例）在参照组基础上施以补阳还五汤加减联合针刺治疗。对比 2 组治疗前和治疗 1、2、3 个月后血清同型半胱氨酸 (Hcy) 和 C- 反应蛋白 (CRP) 水平、神经功能、日常生活能力和中医证候积分改善情况以及总体疗效。结果：2 组治疗前 Hcy 和 CRP 水平、NIHSS 和 ADL 评分及中医证候积分等对比（$P > 0.05$），治疗 1、2、3 个月后，联合组 Hcy 和 CPR 水平、NIHSS 评分及中医证候积分均明显低于参……

关键词：补阳还五汤；针刺疗法；中风；偏瘫

注：本文原载于《光明中医》杂志 2022 年第 10 期。

11. 针刺联合醒神开窍活血汤治疗中风足内翻临床观察

李剑峰[1] 付金秀[1] 罗红英[1] 刘辉祉[1]
林永生[1] 徐尤升[1] 蒋旭皎[2]
1. 云南中医药大学第二附属医院康复科，
云南 昆明 650041
2. 云南中医药大学第二附属医院血栓一科，
云南 昆明 650041

摘要：目的：探讨分析在脑卒中急性期后患者出现足内翻临床治疗中，采用针灸联合醒神开窍活血汤针药同治中风足内翻的临床疗效。方法：选取 60 例脑卒中足内翻患者作为此次研究对象，按照治疗方法不同分为联合治疗组（针灸联合自拟醒神开窍活血汤加减针药同治中风足内翻组）与常规治疗组（单纯使用醒神开窍活血汤中药治疗组），2 组各 30 例。治疗完成后，对比 2 组患者临床治疗效果与生活自理情况。结果：治疗完成后，针药联合治疗组患者治疗总有效率明显优于常规治疗组，组间差异有统计学意义 ($P < 0.05$)；2 组 Ashworth 分级、日常生活能力 (ADL) 评定得分、Berg 平衡评分方面，针药联合治疗组患者 Ashworth 分……

关键词：脑卒中；足内翻；针刺疗法；醒神开窍活血汤；中医综合疗法

注：本文原载于《光明中医》杂志 2022 年第 10 期。

12. 桂枝桃仁汤联合温经通络汤治疗输卵管阻塞性不孕症临床观察

苏 敏[1] 雷 娜[2] 宋晓霞[2] 张喜红[1]
1. 郑州人民医院妇科，河南 郑州 450000
2. 郑州人民医院妇产科，河南 郑州 450000

摘要：目的：探究桂枝桃仁汤联合温经通络法治疗输卵管阻塞性不孕症 (FTOI) 的临床疗效。方法：选取 2019 年 2 月—2020 年 6 月郑州人民医院 132 例输卵管阻塞性不孕症患者作为研究对象，采用随机数表法，分为研究组和对照组，各 66 例。对照组给予温经通络汤治疗，研究组在对照组基础上给予桂枝桃仁汤治疗。观察 2 组患者输卵管通畅率、中医证候评分、炎症指标水平。结果：治疗后，研究组输卵管通畅率为 93.94%，明显高于对照组的 81.82% ($P < 0.05$)；治疗后，2 组患者中医证候评分均明显降低，且研究组低于对照组 ($P < 0.05$)；2 组患者治疗后血清超敏 C- 反应蛋白 (Hs-CRP) 和

白细胞（WBC）水平均明显降低，且研究组低于对照组……

关键词：桂枝桃仁汤；温经通络汤；输卵管阻塞性不孕；中医药疗法

注：本文原载于《光明中医》杂志 2022 年第 11 期。

13. 国家级名中医蔡淦教授治疗酸相关性消化病经验

丛 军 凌江红 蔡 淦
上海中医药大学附属曙光医院消化科，上海 200021

摘要：胃酸过多相关性疾病是消化科门诊常见的一类上消化道疾病。西医常用质子泵抑制剂、H_2受体拮抗剂或胃黏膜保护剂等具有抑制胃酸或中和胃酸作用的药物治疗，药物使用的不合理及长期应用导致治疗存在一定风险。首届全国名中医蔡淦教授长期从事中医防治脾胃病的研究，采用中医辨证治疗胃酸过多相关性疾病颇有心得，并能实现西药的逐渐减停。

关键词：蔡淦；酸相关疾病；名医经验

注：本文原载于《光明中医》杂志 2022 年第 11 期。

14. 国家级名中医邱健行教授解毒清肝方治疗湿热蕴结型肝病经验

吴积壬 李雨静
广州市增城区人民医院内科，广东 广州 511300

摘要：慢性乙型肝炎是中国感染率最高的肝炎类型，具有病程久、病情拖延难愈的特点。此文总结邱健行教授治疗湿热蕴结型肝病经验。邱健行教授认为岭南地区肝病患者常以湿热邪毒偏盛为特点，根本在脾胃虚弱，治疗则须重视辨病与辨证相结合。根据三因制宜，紧抓岭南地区气候及当地饮食结构特点辨证施治。邱健行教授自拟解毒清肝方以清热祛湿解毒、活血去瘀退黄，临床诊疗效果显著。

关键词：邱健行；胁痛；湿热蕴结证；解毒清肝方；名医经验

注：本文原载于《光明中医》杂志 2022 年第 11 期。

15. 麻杏石甘汤与银翘散在小儿肺炎喘嗽风热闭肺证的应用

王 晓
涡阳县涡阳中医院儿科，安徽 涡阳 233600

摘要：目的：探讨麻杏石甘汤联合银翘散对肺炎喘嗽风热闭肺证患儿 FEV1、PEF 水平的影响。方法：选取涡阳县涡阳中医院 2020 年 3 月—2021 年 3 月收治的 62 例肺炎喘嗽风热闭肺证患儿，按随机数字表法分为对照组（31 例）和观察组（31 例）。对照组患儿使用盐酸头孢甲肟、头孢哌酮治疗，观察组患儿在对照组基础上使用麻杏石甘汤联合银翘散治疗。2 组均连续治疗 7d。比较 2 组患儿治疗后中医证候积分、主要症状改善时间、不良反应发生情况及治疗前后肺功能改善情况。结果：治疗后，观察组患儿发热、气喘、咳痰、肺部湿啰音积分、不良反应发生率（6.45%）较对照组（25.81%）处于更低水平；发热、气喘、咳痰、肺部湿……

关键词：小儿肺炎喘嗽；风热闭肺证；麻杏石甘汤；银翘散

注：本文原载于《光明中医》杂志 2022 年第 11 期。

16. 桂枝附子汤联合盘龙灸治疗肾虚寒凝型类风湿性关节炎临床观察

王英坤
淇县人民医院康复医学科，河南 淇县 456750

摘要：目的：观察类风湿性关节炎（肾虚寒凝

证）患者联用桂枝附子汤加味和盘龙灸进行治疗的效果。方法：采用随机数字表法将2017年6月—2020年11月在淇县人民医院就诊的90例类风湿性关节炎（肾虚寒凝证）患者分为试验组和对照组，每组中分别纳入45例患者。其中对照组患者采用常规治疗方案，试验组患者则在常规治疗方案的基础上联用桂枝附子汤加味和盘龙灸。此研究将通过对2组研究对象的治疗效果、不良反应发生情况和治疗后关节疼痛（VAS）评分、关节肿胀个数、晨僵时间、血清类风湿因子（RF）、C反应蛋白（CRP）、免疫球蛋白水平差异进行比较，验证桂枝附子汤加味和盘龙灸在类风湿性关节炎（肾虚……

关键词：桂枝附子汤；盘龙灸；肾虚寒凝证；类风湿性关节炎

注：本文原载于《光明中医》杂志2022年第11期。

17. 针刺联合中医康复训练治疗脑卒中吞咽障碍临床观察

刘 淼

大连市友谊医院康复科，辽宁 大连 116001

摘要：目的：研究针刺联合中医康复训练治疗脑卒中吞咽障碍的效果。方法：在大连市友谊医院2019年8月—2020年10月收诊的脑卒中后吞咽障碍患者中选出147例为研究对象，以随机数字表法分组。对照组（73例）患者给予中医康复训练治疗，观察组（74例）在此基础上给予针刺治疗，对比2组患者的吞咽功能评分、生活质量评分等。结果：观察组的总有效率（95.95%），高于对照组的总有效率（83.56%）（$P < 0.05$）；观察组治疗6周后的SSA评分和SWAL-QOL评分均低于对照组（$P < 0.05$）；观察组治疗6周后的中医症候积分低于对照组（$P < 0.05$）。结论：针刺疗法与中医康复训练联合用于脑卒中吞咽障碍患者的康复治疗中效果确切，有助于患者……

关键词：脑卒中吞咽障碍；中医康复训练；针刺疗法

注：本文原载于《光明中医》杂志2022年第11期。

18. 健脾消积颗粒治疗脾胃湿热型功能性消化不良临床观察

卢晓庆

东港市中心医院中医1诊室，辽宁 东港 118300

摘要：目的：观察健脾消积颗粒治疗脾胃湿热型功能性消化不良（FD）的效果。方法：在东港市中心医院2019年4月—2020年12月收诊的脾胃湿热型功能性消化不良患者中随机抽取179例为研究对象，根据随机数字表法分组。对照组（90例）给予常规西药治疗，观察组（89例）在西药的基础上给予健脾消积颗粒治疗。对比2组总有效率、中医证候积分、胃肠激素水平等。结果：治疗4周后，观察组总有效率高于对照组（$P < 0.05$）；且观察组治疗后中医证候积分、血管活性肽、胆囊收缩素水平均低于对照组（$P < 0.05$）；观察组治疗后促胃泌素和胃动素水平均高于对照组（$P < 0.05$）；观察组不良反应发生率与对照组比较，差异无统计学意义（$P > 0.05$）……

关键词：胃痞；功能性消化不良；脾胃湿热证；健脾消积颗粒；中成药疗法

注：本文原载于《光明中医》杂志2022年第12期。

19. 黄芪建中汤联合中药穴位贴敷疗法治疗脾胃虚寒型慢性胃炎临床观察

刘 磊

济南市中西医结合医院脾胃病科，山东 济南 271100

摘要：目的：探讨对脾胃虚寒型慢性胃炎患者

采用黄芪建中汤 + 中药穴位贴敷方法治疗的临床效果。方法：选取 2018 年 1 月 1 日—2020 年 12 月 31 日收治的 100 例脾胃虚寒型慢性胃炎患者进行治疗研究，随机分为参照组和试验组，各 50 例。比较 2 组患者治疗总有效率、疾病复发率、各项中医症状评分以及胃功能指标。结果：试验组治疗总有效率高于参照组（$P < 0.05$）；试验组疾病复发率低于参照组；治疗前，试验组上腹不适评分、胃脘疼痛评分、饥不欲食评分以及恶心呕吐评分同参照组比较，差异无统计学意义（$P < 0.05$）；治疗后，试验组上腹不适评分、胃脘疼痛评分、饥不欲食评分以及恶心呕吐评分均低于参照组（$P < 0.05$）；治疗前……

关键词： 脾胃虚寒证；慢性胃炎；黄芪建中汤；穴位贴敷疗法

注：本文原载于《光明中医》杂志 2022 年第 12 期。

20. 消积止咳口服液联合推拿治疗食积气滞型小儿食积咳嗽临床观察

郭东红

方城县中医院儿科，河南 方城 473200

摘要： 目的：评价消积止咳口服液联合推拿治疗食积气滞型小儿食积咳嗽的临床疗效。方法：选取 2018 年 6 月—2020 年 12 月至方城县中医院就诊食积气滞型食积咳嗽患儿 96 例，随机分为 2 组，每组 48 例。对照组予消积止咳口服液口服治疗，试验组予消积止咳口服液联合推拿治疗，治疗周期为 1 周。结果：试验组总有效率明显优于对照组，差异具有统计学意义（$P < 0.05$）。治疗后，2 组中医四诊证候评分、TNF-α、IL-6、ICAM-1、EOS 水平与同组治疗前比较，差异有统计学意义（$P < 0.05$）；治疗后试验组中医四诊证候评分、TNF-α、IL-6、ICAM-1、EOS 水平与对照组比较，差异均有统计学意义（$P < 0.05$）。结论：消积止咳口服液联合推……

关键词： 消积止咳口服液；推拿疗法；食积气滞证；食积咳嗽；儿科学；中医药疗法

注：本文原载于《光明中医》杂志 2022 年第 12 期。

21. 归脾丸联合神阙贴敷治疗心脾两虚型失眠

许月球

广州市中西医结合医院急诊科病区，广东 广州 510800

摘要： 目的：观察归脾丸内服联合神阙穴贴敷治疗心脾两虚型失眠的临床效果。方法：将严格筛选入组的 50 例心脾两虚型失眠患者用 Excel 软件随机分组功能分成对照组和研究组，2 组均 25 例。对照组给予归脾丸口服治疗，研究组给予归脾丸口服联合神阙穴贴敷治疗，持续治疗 4 周并比较 2 组治疗效果。结果：研究组失眠改善率（92.00%）高于对照组（68.00%）（$P < 0.05$）。治疗 4 周后，2 组“多梦易醒”“心悸健忘”“肢体倦怠”中医症状评分和匹兹堡睡眠质量量表（PSQI）评分均明显下降（$P < 0.05$），且研究组上述评分均低于对照组（$P < 0.05$）。结论：归脾丸内服联合神阙穴贴敷能充分缓解心脾两虚型失眠中医症状，提高失眠改善率和睡眠质量……

关键词： 不寐；心脾两虚证；归脾丸；中成药疗法

注：本文原载于《光明中医》杂志 2022 年第 12 期。

任爽等教授学验选编

1."水、湿、痰、饮"实质及治疗原则探析

任　爽　刘妍彤　张　杰
中国医科大学附属第一医院，辽宁 沈阳 110001

摘要： 水、湿、痰、饮本属一类，均为脏腑失和、代谢失常、水液运化障碍形成的病理产物，四者之间同源而异流，相互影响\相互转化，兼夹出现，常难以区分界定并影响临床诊疗。本文通过对中医古籍及文献进行归纳分析，从性质、形质、成因、分类、病位、症状诸方面探讨水、湿、痰、饮的特点及性质，揭示水、湿、痰、饮的实质特征。并基于水、湿、痰、饮的实质特征，提出其共性治疗原则，即治病求本、治本用温及助气行水。同时辨析各自特点阐述个性治则，即水病辨阴阳标本论治，湿病辨表里三焦论治，痰病辨寒热部位论治，饮病辨饮停部位论治，以期加深对水、湿、痰、饮内涵的理解，掌握四者之间的界定及相关性……

关键词： 水；湿；痰；饮；实质；治疗

注： 本文原载于《中国中医基础医学杂志》2021年第1期。

2.论痰瘀虚为慢病之根

王加豪[1]　张　伟[2]
1. 山东中医药大学第一临床医学院，山东 济南 250014
2. 山东中医药大学附属医院肺病科，山东 济南 250014

摘要： 本文从中医学角度出发，发现痰浊、瘀血、虚损三者病理特性既符合慢性病病种繁多、病程迁延、易复难治的特点，又常是慢性病发生的普遍病因以及病变进展必然要经历的病理结局。根据叶天士"久发频发之恙，必伤及络"的理论，发现络病具有"久、瘀、顽、杂"的特性，亦与慢性病特点不谋而合，因此总结慢性诸病传变途径总不离"由浅入深，由经入络，由气入血"，病机总属虚实夹杂、络脉不通，而又以正虚、血瘀、痰阻为核心共性，三者相互影响、胶着一体，呈三角之势，既是疾病发生的病因，又为其进展的必然结局，贯穿疾病发生发展的始终，成为众多慢性疾病共有之夙根。临床治疗慢性病亦当着眼于此，从痰瘀……

关键词： 痰浊；瘀血；虚损；慢性病

注： 本文原载于《中国中医基础医学杂志》2021年第1期。

3.浅论厥阴病之实质

薛卡明　范　恒
华中科技大学同济医学院附属协和医院，
湖北 武汉 430022

摘要： 厥阴病证候复杂多变，诸多医家对厥阴病实质一直争论不休。笔者在多年的教学过程中，认识到厥阴病实质在于肝失疏泄、阳气郁闭，并据此在文中详细分析了厥阴病提纲、主证和主方。第326条作为厥阴病提纲，能够充分反映厥阴病实质。厥阴病主证属上热下寒、寒热错杂之证，证候表现为厥、利、呕、哕、厥热胜复、痉、神志昏厥等，主方为乌梅丸，诸多类似证都是围绕着上热下寒、厥在展开。《伤寒论》厥阴病独立成篇，其主线清晰、内容完整，与他篇无异。

关键词：《伤寒论》；厥阴病；实质；肝失疏泄；阳气郁闭

注： 本文原载于《中国中医基础医学杂志》2021年第1期。

4.“耳胀”“耳闭”病名考证

古豫蕾[1] 申 琪[2]

1. 河南中医药大学，河南 郑州 450000
2. 河南中医药大学第一附属医院，河南 郑州 450000

摘要：耳胀耳闭是以耳内胀闷堵塞感及听力下降为主要症状的中耳疾病，教材和相关指南认为西医学的分泌性中耳炎属于此范畴。“耳胀耳闭”是以2个名词排列形成的一个疾病名称，因此并不符合疾病的命名原则。为寻找更为规范的命名，本文通过梳理古现代文献中关于“耳胀”“耳闭”的记载，发现“耳胀”“耳闭”作为名词在古代文献中分开记载，多被描述为疾病的症状。此外，与“耳胀”“耳闭”描述相似甚或相同的疾病病名有“风聋”“暴聋”“卒聋”“气闭耳聋”以及现代的“急、慢耳痹”。通过考证，“风聋”“暴聋”“卒聋”“气闭耳聋”均不能够取代“耳胀耳闭”，“急、慢耳痹”为新命名疾病且影响面较小有待进一步考辨，另期待广大同人能……

关键词：耳胀耳闭；病名；考证

注：本文原载于《中国中医基础医学杂志》2021年第1期。

5. 中医眼科玄府理论源流探析

向圣锦[1] 路雪婧[2] 张富文[2] 段俊国[2]

1. 成都中医药大学眼科学院，四川 成都 610075；温州医科大学附属眼视光医院，浙江 温州 325027
2. 成都中医药大学眼科学院，四川 成都 610075

摘要：玄府学说源于《黄帝内经》，金代刘完素创新和拓展了玄府的内涵并建立了玄府学说，确立了“目之玄府郁闭”而导致目昧不明的病机观，使眼科玄府理论基本形成。明清医家特别是眼科医家发展了玄府理论，对玄府郁闭所致目病的病机、治法、方药进行了深入拓展和发挥，并提出了“目之玄府郁闭”“通光脉道瘀滞”“通明空窍闭塞”等观点，引领内障眼病的理论创新，完成了内障眼病治疗由补向通的思路转变，使中医眼科玄府理论得到快速发展。近代医家陈达夫、庞赞襄、韦文贵等进一步完善了眼科玄府理论，提出了“六经玄府”“目病多郁论”等观点，开创了开玄明目、解郁开玄、疏通玄府等治法；当地医家王明杰、唐由之……

关键词：玄府；中医眼科；刘完素

注：本文原载于《中国中医基础医学杂志》2021年第1期。

6. 张仲景痰饮眩晕证治探析

刘 萍[1] 邱朝阳[2] 霍 青[3]

1. 山东省妇幼保健院，山东 济南 2500142
2. 潍坊医学院，山东 潍坊 2610533
3. 山东中医药大学附属医院脑病科，山东 济南 250011

摘要：张仲景于《伤寒杂病论》中首倡从痰饮辨治眩晕，认为眩晕的病因与肺、脾、肾、三焦气化功能失常及外邪侵袭密切相关，病机有饮停上焦、饮停中焦、饮停下焦、饮停三焦及风湿外邪的不同，阳气虚弱与阴凝饮聚常相兼存在。治疗上应辨明病变部位及寒热虚实，据其不同病机分别采用宣肺化饮、温肺化饮、健脾利水、和胃降逆、清热利湿、温肾利水、降气平冲、淡渗利水、化气利水、祛风除湿散寒等方法。张仲景重视脾肾的运化作用，其遣方用药遵循“病痰饮者，当以温药和之”的原则，温阳化饮法贯穿其中，谨慎运用汗下之法，中病即止。本文以《伤寒杂病论》原文为基础，着重从条文主治症中分析其确切病机……

关键词：《伤寒杂病论》；痰饮；眩晕；张仲景

注：本文原载于《中国中医基础医学杂志》2021年第1期。

7.《孙文垣医案》治疗咳嗽经验抉微

许 霞[1] 孙广瀚[2] 孙 朗[2] 欧阳增[2]

1. 安徽中医药大学中医学院，安徽 合肥 230012
2. 安徽中医药大学研究生院，安徽 合肥 230038

摘要：新安医家孙一奎在《孙文垣医案》中详细记载了患者的发病缘由、症状、舌脉以及临证处方，其中对咳嗽的辨治别出心裁。本文试从孙一奎辨治咳嗽的病因病机、辨证经验、用药特色等方面系统阐述其治疗咳嗽的经验。并总结出其论治咳嗽的临床经验主要体现在肾阴亏虚证重滋阴、肝火犯肺证重健脾、痰湿蕴肺证重运脾、妊娠咳嗽重保胎等，而且善用对药陈皮—茯苓、桑白皮—地骨皮、贝母—知母、黄芩—紫苏梗，治疗每多验效，具有很高的临床价值。

关键词：新安医家；《孙文垣医案》；咳嗽

注：本文原载于《中国中医基础医学杂志》2021 年第 1 期。

8. 叶天士虚劳辨治特色

赵 鑫[1] 吕翠霞[2]

1. 山东中医药大学，山东 济南 250011；
山东中医药大学附属医院，山东 济南 250355；
2. 山东中医药大学，山东 济南 250011

摘要：虚劳首见于《金匮要略》，叶天士在继承张仲景虚劳辨治基础上又多有发挥。研究《增补临证指南医案·虚劳》医案发现，叶天士对虚劳病因认识全面，如四诊合参，重视观察患者的行动、肌肉、饮食增减；精于脉诊，常左右对举以辨阴阳；注重天人一体，因时而治，认为“交节病加”，辨治方面，偏阴虚者主张用药贵纯、重在调摄，阴阳两虚者主张柔阳守阴、忌投刚燥，病至脾胃过中不治，无论阴虚阳虚均以甘温建中为法。

关键词：虚劳；临证指南医案；辨治特色；叶天士

注：本文原载于《中国中医基础医学杂志》2021 年第 1 期。

9. 中药治疗不孕症方剂核心药组挖掘及其分子作用机制研究

孙占东 刘 嘉 曾庆琪

江苏卫生健康职业学院，江办 南京 211800

摘要：目的：基于数据挖掘及网络药理学方法，探究中药治疗不孕症方剂的核心药组，分析其治疗不孕症的分子作用机制。方法：将收集到的不孕症方剂录入中医传承辅助系统（V2.5）获得核心药组，应用中药系统药理数据库和分析平台（TCMSP）获取核心药组的化学成分，根据 ADME 性质进行有效化学成分筛选并得到相应的靶点蛋白；以 UniProt 数据库为依据，获取靶点蛋白的基因名，对核心药组全部基因集进行 GO、Kegg 富集分析，构建核心药组关键靶基因集的蛋白互作网络，并对该网络基因集进行蛋白组织表达鉴定。结果：当归、香附、川芎等 9 味中药构成不孕症方剂核心药组，其靶基因主要参与信号传导、药物反应、细……

关键词：不孕症；用药规律；中医传承辅助平台；数据挖掘；分子机制；网络药理学

注：本文原载于《中国中医基础医学杂志》2021 年第 1 期。

10. 朱章志运用扶正祛邪法论治糖尿病经验

曾绘域[1] 朱章志[2] 周 海[3]
陈 珺[3] 张文婧[3]

1. 深圳市中西医结合医院，广东 深圳 518104
2. 广州中医药大学第一附属医院，广东 广州 510405
3. 广州中医药大学，广东 广州 510405

摘要：糖尿病属于中医学“消渴病”范畴，以往医家多认为其病机为阴虚燥热，治疗以滋阴清热为法。朱章志教授通过长期的临床观察与实践，立足于张仲景“保胃气，扶阳气”的理论，认为糖尿病的病机为正虚邪滞，即太阴虚损、阳气不足、收敛不及，寒、水、湿之邪阻滞阳气运行通道。治疗上不囿陈法，以扶正祛邪为大法，通过固护太阴、扶助阳气、收敛阳气，祛除寒水湿之邪，恢复阳气运行之通畅，使阳气功能复常、运行有序，为糖尿病的治疗提供临床新思路。

关键词：扶正祛邪；糖尿病；朱章志

注：本文原载于《中国中医基础医学杂志》2021年第1期。

11. 少阳病三焦不利临证探析

肖海威[1]　林锋敏[1]　徐国峰[2]

1. 广州中医药大学，广东 广州 510405

2. 广东省中医院，广东 广州 510105

摘要：少阳病为六经病之一，历代医家对少阳病病机论述不一而足且未能翔实具体。本文旨在探讨少阳病三焦不利的具体病机，从“少阳病欲解时”出发，从少阳之义探究少阳病基础病机，一为火气内郁，一为水饮上逆；继而基于《伤寒论》少阳病篇7个“或然证”及第230条所述，结合少阳病水火之变分述少阳病的三大病机即上焦火郁、中焦胃虚、下焦饮逆。通过对《伤寒论》少阳病篇的深入学习及临证体悟，认为少阳病的具体病机为胃虚而水火兼见，为临床运用少阳理法治疗杂病拓宽思路。

关键词：《伤寒论》；少阳；少阳病；三焦不利；病机

注：本文原载于《中国中医基础医学杂志》2021年第1期。

12. 从《伤寒论》水痞探讨胃下垂辨治思路

王　汉[1]　刘铁军[2]

1. 长春中医药大学中医学院，吉林 长春 130117

2. 长春中医药大学附属医院，吉林 长春 130021

摘要：胃下垂为临床常见的消化道疾病，症状以脘腹痞满、嗳气不舒、胃脘疼痛、漉漉有声为主，属于中医学“痞证”“胃脘痛”“胃缓”范畴，病机多责之于脾胃而鲜有论及水饮。笔者在《伤寒论》痞证相关条文启发下，发现其对“水痞”症状的描述与胃下垂患者临床表现极为相似，试以水痞分析胃下垂的病因病机并采取相应的治则治法取得较好的临床疗效。水饮所致胃下垂，其致病隐匿不易察觉，其病机虽以脾胃虚弱为本，但要注意饮邪兼夹及程度，正邪之间相互对比等，治疗上张仲景有“温药和之”之法，但究其病位在脾胃，在温的同时还要协调脾胃气机升降，做到气化饮消，饮消则痞除。

关键词：水痞；痰饮；胃下垂；中焦脾胃；《伤寒论》

注：本文原载于《中国中医基础医学杂志》2021年第1期。

13. 从肝脾探析功能性消化不良与情志的关系

段智璇[1]　翟立武[2]　谢有良[2]　杜　渐[3]

1. 郑州西区中医院，河南 郑州 450001

2. 河南中医药大学，河南 郑州 450000

3. 中国中医科学院中医临床基础医学研究所，北京 100700

摘要：功能性消化不良(Functional Dyspepsia，FD)是指具有慢性消化不良症状，但其临床表现不能用器质性、系统性或代谢性疾病等解释的一类疾病，中医认为病机以脾虚气滞、胃失和降为主，与情志因素关系密切。FD 发病可责之于肝脾协同作用失调。“怒伤肝”“思伤脾”，抑郁多思、郁怒焦虑会引起肝气郁结、脾气受损，脾气不升、胃气不降则气机结滞郁于中焦，则见胃脘痞胀、食积腹胀等，气机郁滞于中焦，也易出现情志不舒等心理症状。若郁怒焦虑则肝气横逆，易乘脾土，多见嘈杂反酸、胸满、噎膈等；若所愿不遂、抑郁多思则肝气郁结、脾土凝滞、运化失司，多见腹脘胀满、纳呆食少等。医者在治疗该病时要重视……

关键词：功能性消化不良；情志致病；肝郁脾虚

注：本文原载于《中国中医基础医学杂志》2021 年第 2 期。

14. 叶天士《临证指南医案》伏邪理论探析

姚鹏宇[1] 程广清[2]

1. 山东省老年医学学会，山东 济南 250012；
山东省陶汉华名老中医药专家传承工作室，山东 济南 250014
2. 山东第一医科大学第一附属医院中医科，山东 济南 250014；
李长生全国名老中医工作室，山东 济南 250014

摘要：叶天士对伏邪理论见解独到，其存世著作《临证指南医案》有着丰富论述。强调清晰鉴别、明确辨析新感与伏邪之不同，重视伏邪时间节律性、病位特异性等特点，从正邪两方面认识伏邪的发生与发展。根据邪气性质特点，灵活选择卫气营血辨证等不同辨证方法，将伏邪分为发作期与潜伏期分期论治，结合伏邪邪气潜伏的病理状态，创立搜法为伏邪治疗的特色疗法。

关键词：伏邪理论；《临证指南医案》；叶天士

注：本文原载于《中国中医基础医学杂志》2021 年第 2 期。

15. 芳香药物治疗脾胃系统疾病探析

王 纳[1] 王玉莲[2] 熊 磊[2]
解宇环[2] 陈 晓[1]

1. 上海中医药大学基础医学院，上海 201203
2. 云南中医药大学，云南 昆明 650500

摘要：本文通过梳理芳香中药的定义、归经，探讨其在脾胃系统疾病中的应用。芳香中药辛温香燥，循脾之所喜，去脾之所恶，行中焦之正气，宣壅滞之湿浊，可健脾、理脾、醒脾、暖脾，临证脾胃有恙者均可灵活加减用之。现代药理研究发现，其具有抗溃疡及促进胃肠蠕动等药理活性。本文重点从原理、适应证、临床应用等方面介绍芳香中药化湿健脾、行气宽中、醒脾开胃、暖脾温中的功效，并通过总结医家经验详细阐释芳香药物治疗脾胃系统疾病的作用原理，以期为中医药治疗脾胃系统疾病提供有益的思路与方法。

关键词：芳香药物；脾胃；化湿健脾；行气宽中；醒脾开胃

注：本文原载于《中国中医基础医学杂志》2021 年第 2 期。

16. 从“阴火”论析半夏泻心汤

韩 冰[1] 丁瑞丛[2] 李 鲜[3]

1. 河南中医药大学第二临床医学院，河南 郑州 450046
2. 河南中医药大学第二临床医学院，河南 郑州 450046；
河南中医药大学第二附属医院，河南 郑州 450000
3. 河南中医药大学第二附属医院，河南 郑州 450000

摘要：从《脾胃论》中“阴火”理论入手，结合《黄帝内经》《伤寒论》中的相关论述，探讨半夏泻心汤的作用机理。半夏泻心汤最初见于张仲景的《伤寒论》，被用来治疗寒热互结之“痞证”。笔者认为半夏泻心汤证乃是小柴胡汤证误下后，脾胃虚弱、谷气下流、阴火乘袭土位所致的上热下寒证。通过对其方证分析，指出凡因中阳所伤、阴火上乘所致的下焦虚寒、上焦热盛证均可运用半夏泻心汤治疗。

关键词：阴火；上热下寒证；半夏泻心汤

注：本文原载于《中国中医基础医学杂志》2021年第2期。

17. 王秀霞治疗肾虚血瘀型癥瘕的经验分析

沈　影[1]　韩凤娟[2]

1. 黑龙江中医药大学，黑龙江 哈尔滨 150040

2. 黑龙江中医药大学附属第一医院，黑龙江 哈尔滨 150040

摘要：本文主要介绍王秀霞教授治疗肾虚血瘀型症瘕的经验。肾阳虚衰而阳化气不足是阴凝成形的根结所在，表现为血瘀于胞宫积聚成癥瘕。针对该病，需要灵活运用“温煦肾阳，搜剔胞络瘀滞”治疗法则，根据女性月经周期的阴阳消长因时制宜、制定治法。一般以月经期微温微攻、经后期中温中攻、经间期强温强攻、经前期中温中攻为遣方用药之策。对于患者预后应继续调整脏腑功能和人体阴阳气血平衡，并辅以人文关怀，舒缓患者情绪。

关键词：癥瘕；肾虚血瘀；名医经验；王秀霞

注：本文原载于《中国中医基础医学杂志》2021年第2期。

18. 麻黄细辛附子汤加味治疗顽固性咳嗽体会

李本林[1]　王　健[1]　骆敬超[2]

1. 德州市第二人民医院中医科，山东 德州 253000

2. 山东省商河县中医医院，山东 商河 251600

摘要：顽固性咳嗽是呼吸道疾病的一种常见临床症状，严重影响患者的身心健康，临床治疗非常棘手。顽固性咳嗽分外感和内伤两大类：外感久咳多为在表的太阳经和在里的少阴经同时发病，即所谓的两感；内伤久咳多为久病及肾，肾失摄纳，气不归元，肺气上逆，即肺肾同病。笔者认为，治疗顽咳重在温肾散寒、肺肾同调、表里同治，张仲景所创的麻黄细辛附子汤具有温经散寒的功效，为阳虚兼外感而设，正切中顽固性咳嗽的病机，所以临床治疗效果满意。

关键词：麻黄细辛附子汤加味；顽固性咳嗽；体会

注：本文原载于《中国中医基础医学杂志》2021年第2期。

19. 益气及活血化瘀类中药复方抗缺氧损伤作用机制的研究

成新平[1]　安方玉[2]　李晓英[3]　颜春鲁[2]　靳安顺[1]　牛彦强[1]　骆亚莉[2]　李婷婷[1]　汪永锋[1]

1. 甘肃中医药大学，甘肃 兰州 730000

2. 甘肃中医药大学，甘肃 兰州 730000；敦煌医学与转化教育部重点实验室，甘肃 兰州 730000

3. 兰州市第二人民医院，甘肃 兰州 730000

摘要：缺氧是指因组织供氧不足或用氧障碍而引起心、脑、肺等重要脏器功能失常的病理过程，其机制可能涉及氧化应激损伤、凋亡调控蛋白表达异常、Ca^{2+}超载等多个方面，明确其发病机制及有效防治缺氧损伤成为目前关注的焦点。中药复方以其低毒、高效、安全的优势在抗缺氧损伤的机制研究中发挥着举足轻重的作用，而益气及活血化瘀类中药复方抗缺氧损伤的作用机制已成为近年来的研究热点，研究发现其具有清除自由基、增强免疫力、抑制细胞凋亡、调节钙离子代谢及抗氧化等作用。本文依据中医对缺氧的治法，进一步对“益气活血类、益气健脾类和活血化瘀类”中药复方抗缺氧损伤的作用机制做一总结……

关键词：中药复方；缺氧；自由基；钙超载；细胞凋亡

注：本文原载于《中国中医基础医学杂志》2021年第2期。

20. 益气活血中药防治动脉粥样硬化的研究

潘　杨[1]　周明学[2]　郭家娟[3]

1. 长春中医药大学，吉林 长春 130117
2. 北京市中医研究所，北京 100010
3. 长春中医药大学附属医院，吉林 长春 130021

摘要：动脉粥样硬化是冠心病最主要的病理基础，中医认为气虚血瘀是冠心病的基本病机，临床多采用益气活血中药治疗。益气药多见黄芪、人参及其有效成分的提取物，活血药多围绕丹参、三七、红花、当归和川芎等进行研究。笔者通过查阅近10年的文献发现，益气活血中药及其有效成分都表现出较好的抗动脉粥样硬化作用，益气加活血中药配伍效果强于单纯益气或单纯活血中药，其机制主要表现在调节血脂、保护内皮功能以及抑制炎症反应等方面。由于中药复方配伍化学成分复杂，有些药物有效成分含量低不易提取以及多成分协同发挥作用机制尚不明确等一系列问题，其抗动脉粥样硬化的具体干预环节与分子……

关键词：动脉粥样硬化；益气活血；中药；机制研究

注：本文原载于《中国中医基础医学杂志》2021年第2期。

21. 张仲景运用附子配伍白术治湿思想探讨

李宇欣[1]　朱惠鉴[2]　张晓轩[3]
李　芳[3]　杨志敏[3]

1. 广东省第二中医院，广东 广州 5100952
2. 广州中医药大学，广东 广州 5104053
3. 广州中医药大学第二附属医院，广东 广州 510120

摘要：湿邪可分内生与外感且内生者多。《伤寒杂病论》中治湿方法疗效显著，附子配伍白术为其代表药对。本文结合历代本草之注解，归纳分析二药之特性，总结提出附子配伍白术尤擅于治疗脾肾阳虚之风寒湿痹。张仲景使用附子配伍白术临证主要分两种情况：一者为风湿相搏、郁于肌表，代表方剂为白术附子汤、甘草附子汤和桂枝芍药知母汤；一者为寒湿内盛、流注肢节，代表方剂为真武汤和附子汤，此药对配伍巧妙，可为临床治湿提供参考。

关键词：附子；白术；寒湿；痹证；张仲景

注：本文原载于《中国中医基础医学杂志》2021年第3期。

22. 朱丹溪痿证诊疗思路探微

金子开　郭子为　孙　萌　金小鄂
牛淑平　唐　巍

安徽中医药大学，安徽 合肥 230038

摘要：朱丹溪力辟时医“风痿混同”之弊，从内伤角度论治痿证。在《黄帝内经》痿证责于肺热的基础上补充了脾肾二脏致痿，并结合其“阳常有余，阴常不足”之养阴学说，着重发挥肾水不济二火的病机，在“治痿独取阳明”的基础治法上，根据《难经》“实则泄其子，虚则补其母”的治疗原则，提出泻南补北治疗大法治疗痿证，灵活运用黄柏、苍术的经典药对清热燥湿、脾肾同治，顾护真阴。且其以湿热为纲，辨证论治，细分了痿证湿痰、气虚、血虚、瘀血等多个证型，分别以二陈汤、四君子汤、四物汤加减治之。朱丹溪之处方用药贯彻儒家“王道”精神，攻补兼施，非独滋阴，亦重降火；剂型方面重用丸剂缓治，延长药效之余顾护中州。汇理入医……

关键词： 痿证；病因病机；诊疗；治痿独取阳明；朱丹溪

注： 本文原载于《中国中医基础医学杂志》2021 年第 3 期。

23. 王肯堂《医学穷源集》医学思想及用药特点探析

张 乐 苏 颖

长春中医药大学，吉林 长春 130117

摘要：《医学穷源集》乃明代医家王肯堂所著，该著作以五运六气理论指导临床运用为特色，以 112 则医案为示范详解五运六气变化与疾病的密切关系，提出了太虚阴阳为万物之源、万物之生皆由真水化源、人之气血与天同度、运气变化分为三元等重要学术观点，在诊法上创立了神时理究四诊脉法及天地人三部轩岐脉法，临证辨治谨遵五运六气病机，组方用药不离五行生克制化之理。本文以五运六气视角，从 5 个方面对《医学穷源集》的医学思想及临证用药特点予以梳理研究，深入分析了王肯堂医学思想形成的文化背景及医学基础，总结了临证用药规律及医案特征，对于临床运用及启发后学具有重要的指导意义。

关键词： 医学穷源集；医学思想；用药特点；王肯堂

注： 本文原载于《中国中医基础医学杂志》2021 年第 3 期。

24. 张锡纯辨治血证学术思想探析

莫雅婷[1] 梁毓娴[2] 马 琴[3]

李丹玉[1] 杨 薇[4]

1. 中国中医科学院，北京 100700

2. 广州中医药大学，广东 广州 510405

3. 醴陵市中医院，湖南 株洲 412200

4. 中国中医科学院眼科医院，北京 100040

摘要： 张锡纯为民国时期名医，《医学衷中参西录》为其一生学术思想与临床经验的总结，其中对于血证的论治颇具特色。张锡纯对血证病因病机的认识源于《黄帝内经》和《伤寒杂病论》，提出血证总与气机升降失调相关，并结合西医生理病理提出脑充血证实属中医血证范畴，重视通过双手各部脉象审察一身气机升降。治疗上反对见血止血，审慎使用炭类药，主张以理气为主，在上部出血证中常用生代赭石、半夏、牛膝等降逆气药物，在下部出血证的急症中适时选用生黄芪、升麻、人参等升提药物，形成了较为完整的血证论治思想，为后世提供了实用经验。

关键词： 张锡纯；血证；咳血；吐血；脑出血；血崩

注： 本文原载于《中国中医基础医学杂志》2021 年第 3 期。

25. 从中医“肺脾肾”三脏探讨“瘀”与骨恶性肿瘤的关系

丁聚贤[1] 谢兴文[2] 许 伟[3] 李 宁[4]
赵志伟[4] 苏积亮[4] 宋学文[4]
曹盼举[4] 柳 博[4]

1. 甘肃中医药大学，甘肃 兰州 730000；
西北民族大学附属医院，甘肃 兰州 730000
2. 西北民族大学附属医院，甘肃 兰州 730000
3. 甘肃省中医院，甘肃 兰州 730050
4. 甘肃中医药大学，甘肃 兰州 730000

摘要：骨恶性肿瘤是发生于骨及其附属组织的恶性疾病，多以肾精不足为内因，劳倦、七情、六淫等外因夹杂伤其气血及精，毒瘀凑骨而发病，病变多及肺脾。肺脾失司，痰凝气滞，瘀血内停，形成了以虚为本，癌毒、瘀等邪实为标的病理变化。现代研究证明“瘀证”与骨恶性肿瘤发生发展密切相关。本文基于肺脾肾三脏探讨瘀与骨恶性肿瘤发病的关系及从肺脾肾着手辅助治疗骨恶性肿瘤的作用机理，以期为中医药理论在骨肿瘤治疗中的应用提供依据。

关键词：骨恶性肿瘤；肺脾肾；关系

注：本文原载于《中国中医基础医学杂志》2021 年第 3 期。

26.《神农本草经》与宋本《伤寒论》茱萸类药考辨

杨金萍[1] 李怀芝[2] 冯诗瑶[3]

1. 山东中医药大学中医文献与文化研究院，山东 济南 250355
2. 山东中医药大学中医基础学院，山东 济南 250355
3. 山东中医药大学，山东 济南 250355

摘要：汉代茱萸类药有茱萸、藙、山茱萸，通行本《神农本草经》（简称《本经》）与宋本《伤寒论》《金匮要略》 茱萸类药存在错简及名实混淆情况。原始《本经》“茱萸”被后人改为“吴茱萸”：汉代及汉以前无“吴茱萸”的称谓，晋唐方书“茱萸”与“吴茱萸”之称并见，唐代《新修本草》始将《本经》“茱萸”条改作“吴茱萸”条，并列“吴茱萸”“食茱萸”“山茱萸”3条作为药物正品收录，《本经》“吴茱萸”称谓为晋唐时人所改。通行本《本经》将藙作为吴茱萸的异名而混淆二者品类关系，如藙乃先秦两汉称谓，为后来的食茱萸，与吴茱萸同类异种，通行本《本经》将山茱萸功效错简为“藙”（食茱萸）功效。宋本《伤寒论》《金匮要略》……

关键词：《神农本草经》；宋本；《伤寒论》；茱萸；吴茱萸；考辨

注：本文原载于《中国中医基础医学杂志》2021 年第 3 期。

27. 基于“一气周流”学说探析《金匮要略》温经汤

周艳艳[1] 刘阳阳[2] 任静雯[2]
付佳琳[2] 徐江雁[2]

1. 河南省中医院，河南 郑州 450002；
河南中医药大学第二临床医学院，河南 郑州 450002
2. 河南中医药大学，河南 郑州 450004

摘要：温经汤源于张仲景《金匮要略》，为医家治疗妇科诸证的常用方剂，但是历来不少医者对温经汤方证病机存疑。本文基于黄元御的“一气周流”学说进行分析探讨，认为温经汤的本质在于中焦脾升胃降失常无序，阴气不得上升，阳气不得下降，其组方遣药可参考“麦门冬汤”“吴茱萸汤”“桂枝汤”“四物汤”四方，麦门冬汤敛肺降胃，吴茱萸汤舒肝升阳，桂枝汤调和阴阳，四物汤养血生血，共同恢复中气的枢转。临证时凡中土不用、升降失职、水火分离之证，均可考虑应用本方治疗。

关键词：一气周流；温经汤；《金匮要略》

注：本文原载于《中国中医基础医学杂志》2021年第3期。

28. 芍药甘草附子汤临证探讨

郭小舟[1] 刘慧敏[2]

1. 北京市昌平区中西医结合医院，北京 102208
2. 中国中医科学院广安门医院，北京 100053

摘要：芍药甘草附子汤是《伤寒论》中存在争议的方药之一，王叔和疑此方非张仲景方。芍药甘草附子汤所治病机为患者素体营血亏损，若以辛温发汗法解表，汗伤营血阳气。误汗后肝阴亏损、阴损及阳、肾阳虚衰，在肝营血不足，在肾阳气虚衰。芍药甘草附子汤中附子和白芍二药一阴一阳，附子温肾阳，白芍补肝阴，甘草甘平安中，取调和之意，附子、甘草辛甘化阳以益卫，阴阳两补，芍药甘草酸甘益阴、养营补虚，三药相合共奏扶阳益阴之效，其方证以症见恶寒伴有拘挛急迫为主。

关键词：《伤寒论》；芍药甘草附子汤；芍药甘草汤；病机；治则

注：本文原载于《中国中医基础医学杂志》2021年第3期。

29. 从《伤寒论》水痞探讨胃下垂辨治思路

王 汉[1] 刘铁军[2]

1. 长春中医药大学中医学院，吉林 长春 130117
2. 长春中医药大学附属医院，吉林 长春 130021

摘要：胃下垂为临床常见的消化道疾病，症状以脘腹痞满、嗳气不舒、胃脘疼痛、漉漉有声为主，属于中医学“痞证”“胃脘痛”“胃缓”范畴，病机多责之于脾胃而鲜有论及水饮。笔者在《伤寒论》痞证相关条文启发下，发现其对“水痞”症状的描述与胃下垂患者临床表现极为相似，试以水痞分析胃下垂的病因病机并采取相应的治则治法取得较好的临床疗效。水饮所致胃下垂，其致病隐匿不易察觉，其病机虽以脾胃虚弱为本，但要注意饮邪兼夹及程度、正邪之间相互对比等，治疗上张仲景有“温药和之”之法，但究其病位在脾胃，在温的同时还要协调脾胃气机升降，做到气化饮消、饮消则痞除。

关键词：水痞；痰饮；胃下垂；中焦脾胃；《伤寒论》

注：本文原载于《中国中医基础医学杂志》2021年第3期。

30. 罗增刚“调和阴阳”法治疗甲亢经验

李 琨[1] 刘佳妮[2] 李南南[2] 罗增刚[3]

1. 北京开放大学，北京 100081
2. 中国中医科学院西苑医院，北京 100091
3. 北京市中医管理局，北京 100053

摘要：甲状腺功能亢进是临床常见病，罗增刚主任医师应用调和阴阳法治疗甲亢，通过调理气机、调和气血、滋阴清热等具体手段，并根据阴阳消长遣方用药将西医理论纳入治疗体系中，以中西医结合方法调整阴阳，可明显改善患者症状，取得了良好的临床效果。

关键词：调和阴阳法；甲亢经验；罗增刚

注：本文原载于《中国中医基础医学杂志》2021年第3期。

程引等教授学验选编

1.“脾实”与“泻脾”探讨

程　引　张治国

中国中医科学院中医基础理论研究所，北京　100700

摘要：中医脾藏象理论是一个十分完整的体系，但在传承的过程中多数医家对“脾虚”概念进行了充分的阐述发挥，鲜少提及“脾实”，而近来多项研究表明“脾实”与多种代谢性疾病的发病相关。本文即通过梳理相关文献，系统探讨了“脾实”和“泻脾”的内涵以及相应方药。“脾实”即指生理性脾气充盛或病理性实邪壅脾，后者与代谢性疾病的发生密切相关；“泻脾”之法可分为祛脾湿、泻脾火和泻脾气三大类，泻脾之方药除前述三类外尚有专属“泻脾”“攻脾”之品。明确“脾实”与“泻脾”的内涵，有助于丰富脾藏象理论及相关疾病的辨证论治，对于中医临床具有重要现实意义。

关键词：脾实；泻脾；文献方药；代谢性疾病

注：本文原载于《中国中医基础医学杂志》2021 年第 4 期。

2. 论方肇勤对中医辨证论治学术的探索

潘志强　方肇勤

上海中医药大学基础医学院，上海　201203

摘要：本文介绍方肇勤在中医辨证论治理论方面的学术成果。从辨证论治理论研究及其计算机程序化模拟研究、辨证论治动物实验方法学研究、肝癌同病异证证候特征及其物质基础研究、中药复方及其拆方后不同治法的研究予以简要梳理。方肇勤在学术上的突出成就体现在辨证中提出了“新值”“潜值”和“显值”等概念，创建了大鼠/小鼠辨证论治实验方法学，率先提出与践行按照不同治法拆方的思路研究复方药效，领先开展大规模临床病例的证候流行病学调查研究，同步从神经内分泌免疫组织基因表达谱全方位探索证候物质基础，所取得的研究成果丰富与发展了当代中医基础理论。

关键词：中医基础理论；辨证论治；证候；物质基础；同病异证；方肇勤

注：本文原载于《中国中医基础医学杂志》2021 年第 4 期。

3. 针刺联合加味半夏白术天麻汤改善良性阵发性眩晕的机制研究

吴淑君　王宝爱　符文雄

海口市中医医院，　海南 海口　570203

摘要：目的：观察针刺联合加味半夏白术天麻汤对良性阵发性位置性眩晕（BPPV）患者单胺类神经递质水平的影响，探讨其可能的作用机制。方法　收集 2017 年 6 月至 2019 年 3 月我院眩晕疾病科门诊及住院部收治的 BPPV 患者 68 例，随机分为观察组和对照组（各 34 例）。对照组以加味半夏白术天麻汤治疗，观察组以针刺联合加味半夏白术天麻汤，疗程 2 周。评价 2 组患者治疗前后眩晕障碍量表（Dizziness Handicap Inventory，DHI）、视觉模拟评分（Visuo-Analogic Scale，VAS）、眩晕病临床证候积分表，并比较 2 组疗效；检测患者血清

5-羟色胺(5-Hydroxytryptophan，5-HT)、多巴胺(Dopamine，DA)、去甲肾上腺素(Noradrenalin，NE)……

关键词：针刺；加味半夏白术天麻汤；单胺类神经递质；良性阵发性位置性眩晕

注：本文原载于《中国中医基础医学杂志》2021年第4期。

4. 薛汉荣治疗哮喘的学术经验与临证思路

余　涛[1]　丁　明[2]　喻强强[3]　叶　超[3]
孙　朋[3]　薛汉荣[3]

1. 江西中医药大学，江西 南昌 330004
2. 江西中医药大学岐黄国医书院，江西 南昌 330025
3. 江西中医药大学附属医院，江西 南昌 330006

摘要：薛汉荣从事肺系疾病临床工作已达20余年，在治疗哮喘方面积累了丰富的临床经验。本文对其学术经验做了初步概括，主要体现在以重视气阳虚弱为哮喘发病的重要内因，初期常为肺卫气阳虚弱渐及脾气、脾阳，终必伤及肾气和肾阳，认为风寒为诱发哮喘发作的主要外因，提倡痰瘀伏肺为久喘之宿根，并阐释了三因素之间的相关性，强调气阳虚弱、风寒外感、痰瘀伏肺三因素之间相互影响、相互为患。基于以上哮喘发病的三因素观，认为气阳虚弱当温补，风寒之邪当辛温宣散，痰瘀久伏当温化温通，临证时常用益气温阳护卫汤温补气阳，小青龙汤解表散寒，蠲哮汤疏利气机、涤痰行瘀，体现其善用“全程温法”以及“治痰”……

关键词：哮喘；学术经验；临证思路；薛汉荣

注：本文原载于《中国中医基础医学杂志》2021年第4期。

5. 基于“通阳不在温”论治慢性萎缩性胃炎之胃凉的思考

郑晓佳[1]　张乃霖[1]　石　芳[1]　李京尧[1]
赵蓓蓓[1]　卫静静[1]　刘启泉[2]

1. 河北中医学院研究生院，河北 石家庄 050200
2. 河北中医学院研究生院，河北 石家庄 050200；河北中医学院附属医院，河北 石家庄 050011

摘要：慢性萎缩性胃炎(Chronic Atrophic Gastritis，CAG)是慢性胃炎的一种，临床常见症状为胃痛、嗳气、胃凉等症状，部分患者以胃凉为就诊的主诉。慢性萎缩性胃炎之胃凉由湿、热、气、瘀而致，胃阳被郁、郁而不达、阻遏阳气之运行。基于叶天士“通阳不在温”的理论，从治疗外感湿热病延伸至治疗慢性萎缩性胃炎之胃凉，因其有着共同的病机湿阻阳郁不达。运用清热化湿、理气开郁、活血祛瘀、利小便等法使阳气通，以恢复阳气的运行。通阳之法虽然主要是针对外感湿热病而设，但其适用范围绝不限于此，叶天士“通阳不在温”的理论是通阳不在温而在祛湿，我们认为祛湿是通阳之手段，而通阳才是根本目的。笔者通过……

关键词：通阳不在温；慢性萎缩性胃炎；胃凉

注：本文原载于《中国中医基础医学杂志》2021年第4期。

6. 原晓风三焦辨治小儿过敏性紫癜临床经验

崔洪涛[1]　原晓风[2]

1. 重庆市中医院，重庆 400021；重庆医科大学，重庆 400016；长春中医药大学，吉林 长春 130117
2. 长春中医药大学，吉林 长春 130117；长春中医药大学附属医院，吉林 长春 130021

摘要：本文总结原晓风三焦辨证治疗小儿过敏

性紫癜临床经验。阐述皮肤型过敏性紫癜可以上焦辨证，分为风热伤络证与血热妄行证，辨治重在调治上焦气血；腹型过敏性紫癜可从中焦辨治，分为外感湿热困脾证、阳明血热证和气不摄血证，辨治重在调治中焦脾胃气血；肾型过敏性紫癜及紫癜性肾炎等病症可从下焦辨治，主要有阴虚火旺证和肾阳不足证，以祛邪为标、扶正为本，辨治重在益髓填精保护肾脏。顾护脾胃之气与预防并及早治疗过敏性紫癜导致的肾损害，是三焦辨治小儿过敏性紫癜的核心所在，体现中医治未病学术思想。

关键词：三焦辨证；小儿过敏性紫癜；临床经验；原晓风

注：本文原载于《中国中医基础医学杂志》2021 年第 4 期。

7. 中医药治疗多囊卵巢综合征高雄激素血症研究进展

沈文娟[1]　金　宝[2]　李浦媛[3]　潘瑜佳[2]
尤天娇[2]　黄玲玲[2]　李　欣[2]　王　颖[1]
张　杨[1]

1. 黑龙江中医药大学附属第一医院，黑龙江 哈尔滨 150040
2. 黑龙江中医药大学，黑龙江 哈尔滨 150040
3. 哈尔滨二四二医院，黑龙江 哈尔滨 150060

摘要：多囊卵巢综合征 (Polycystic Ovary Syndrome，PCOS) 是妇科常见的生殖功能障碍与内分泌异常并存的疾病，其以高雄激素血症 (Hyperandrogenism，HA)、慢性无排卵、胰岛素抵抗和多囊卵巢为特征。HA 作为 PCOS 的诊断要点亦被认为是 PCOS 发病的核心病理环节。中医认为多囊卵巢综合征高雄激素血症 (PCOS-HA) 的发生与肾、肝、脾及冲任二脉关系密切，多由肾虚血瘀、肝失疏泄、脾虚痰湿所致，瘀血、痰饮、水湿互结引发一系列临床症状。近年来使用中医药疗法治疗 PCOS-HA 的研究日益增多，其在降雄、调节月经、改善生殖功能等方面展现出较好优势，临床疗效显著。本文概述了 PCOS-HA 的中医病因……

关键词：多囊卵巢综合征；高雄激素血症；中医药研究进展

注：本文原载于《中国中医基础医学杂志》2021 年第 4 期。

8.《伤寒论》“协热利”概念及阴阳传变法要阐幽

徐静波　裘宗华　叶海勇

浙江中医药大学，杭州 310053

摘要：本文基于对伤寒“协热利”相关原文旨意的研究，明确“协热利”的定义为“下利兼有表证的发热”，将“表证发热”的概念拓展为“在表层面的发热”，依据疾病发展规律将其分为卫郁发热、卫郁化热、里热上炎 3 个层次，并提出新的概念统筹《伤寒论》中关于“协热利”的相关条文和方剂，对第 258 条等原文进行逻辑自洽，在前人以葛根芩连汤和桂枝人参汤为阴阳对立解释“协热利”的基础上，加入笔者依据新的概念选择的“协热利”相关汤剂，大致形成以“太阳表病误下后传太阴阳明”为框架的阴阳传变体系。

关键词：《伤寒论》；协热利；阴阳传变；表证发热；外证；表里同病

注：本文原载于《中国中医基础医学杂志》2021 年第 5 期。

9.“暑邪直中”的源流探析

李晓英[1]　张绍良[2]　卢大为[2]　陈少东[2]
沈翠蓉[3]　李鹏程[2]　赖鹏华[2]

1. 厦门大学医学院，福建 厦门 361102；凉山彝族自治州第一人民医院，福建 西昌 615099
2. 厦门大学医学院，福建 厦门 361102
3. 中国人民解放军陆军厦门特勤疗养中心疗养五科，福建 厦门 361002

摘要：“暑邪直中”在《黄帝内经》中已有相关论述，但受《伤寒论》影响，其后很长一段时期以“直中为寒”观点占据主导，而“暑邪直中”论述只见零星记载。至明清时期，随着温病理论的发展，“暑邪直中”理论才随之发展。在明代，受《黄帝内经》“心应夏”思想的影响，以“暑邪直入于心”论述为主。到明末张凤逵提出“不拘表里，不以渐次，不论脏腑”的观点，“暑邪直中”理论臻于完善。到清代温病学派发展达到鼎盛，温病学家进一步阐述了暑邪直入各脏腑的理论，明确提出五脏皆可见暑邪直中证。此时，对暑邪直入于肺的论述逐渐增多，对暑邪直入心营的认识趋于完整且为多数医家认可，夏暑发自阳明常被用以说明暑邪为病即见里证的发……

关键词：直中；暑邪；源流

注：本文原载于《中国中医基础医学杂志》2021 年第 5 期。

10.基于隐结构结合灰色关联探讨中医古籍咳嗽病辨治规律

陈丽平[1]　李建生[2]　白云苹[2]　卞　华[3]

1. 南阳理工学院 / 河南省张仲景方药与免疫调节重点实验室，河南 南阳 473004；河南中医药大学 / 呼吸疾病中医药防治省部共建协同创新中心，河南 郑州 450046
2. 河南中医药大学 / 呼吸疾病中医药防治省部共建协同创新中心，河南 郑州 450046
3. 南阳理工学院 / 河南省张仲景方药与免疫调节重点实验室，河南 南阳 473004

摘要：目的：探究中医古籍医案中辨治咳嗽的证候分布和用药规律。方法：以古籍中医肺病数据库中 9323 例咳嗽医案为数据源，采用 Lantern4.3 构建症状隐结构模型，再根据诠释结果提取证候进而结合灰色关联挖掘证药规律，最后对挖掘结果进行分析讨论。结果：频次＞100 的症状有 70 种 303 味中药，咳嗽伴发症状有气喘、咯痰、胸闷、气逆、气促，症状隐结构模型得到 30 个隐变量，含 63 个隐类，提取 6 类证型和每类证型的主症，结合灰色关联得到 6 组常用药组。结论：咳嗽常见证型有风燥犯肺、风寒犯肺、脾胃虚弱、痰湿阻肺、痰热壅肺、肺气阴两虚证，6 类证型中常用中药有沙参、桂枝、杏仁、半夏、浙贝母、人参，对应方剂……

关键词：咳嗽；隐结构模型；灰色关联；古籍医案；辨治规律

注：本文原载于《中国中医基础医学杂志》2021 年第 5 期。

11.基于中医“四季脾旺不受邪”理论探讨老年慢性阻塞性肺疾病的用药规律

狄冠麟　朱振刚　郑延龙

天津中医药大学第一附属医院呼吸科，天津 300380

摘要：目的：探讨基于中医“四季脾旺不受邪”理论在老年慢性阻塞性肺疾病（COPD）的用药规律。方法：选择老年 COPD 患者常用药物处方 300 张，分析其用药规律，指导临床患者用药，并对结果进行分析与总结。同时基于中医“四季脾旺不受邪”理论，分析老年 COPD 的用药规律并完成树状图的绘制，用药规律分析时主要针对药物使用频率相对较高的药物进行合理分类。结果：300张处方涉及中药165味1805频次，使用频数＞15次药物合计42味。将使用频数较高的药物分为四类：第一类主要以黄精、麦冬、五味子、白术、黄芪、山萸肉、紫河车为主，第二类主要以贝母、杏仁、大黄、知母、牛蒡子、枳壳、苏子、苏梗为主……

关键词：中医“四季脾旺不受邪”理论；老年慢性阻塞性肺疾病；用药规律；临床经验

注：本文原载于《中国中医基础医学杂志》2021年第5期。

12. 关于吴茱萸汤临床应用与开发利用的思考

周 莎[1] 罗秋月[2] 吉萌萌[3] 武红莉[1] 荆志伟[1]

1. 中国中医科学院，北京 100700
2. 成都中医药大学临床医学院，四川 成都 610072
3. 宁夏大学生命科学学院，宁夏 银川 750021

摘要：《伤寒杂病论》分别在阳明、少阴、厥阴病三篇中提出吴茱萸汤证，然而症状前后不一，其深意为历代学者所惑。笔者认为三者存在统一的病机，即肝寒犯胃、浊阴上逆。通过探索辨证论治依据，提出当牢牢锁住病机，围绕呕吐、下利、头痛三大主证，把握标志性兼证的思路。总结吴茱萸汤临床运用规律，发现其长于治疗以呕吐、下利为主症的消化系统疾病，以头痛、眩晕为主症的心脑血管疾病，以局部疼痛为主症的疾病，以痛经、不孕不育为主症的泌尿生殖系统疾病，以失眠、烦躁为主症的精神情志疾病，并且创新剂型和使用方式均获良效，具有深入开发的价值。然而在基源、剂量、剂型、制备方法等方面仍待进一……

关键词：吴茱萸汤；辨证论治；开发与利用

注：本文原载于《中国中医基础医学杂志》2021年第5期。

13. 中药多糖定性鉴别与糖谱的研究进展

万晓莹 刘振丽 宋志前 彭诗涛 梁东蕊 宁张弛 王 淳

中国中医科学院中医基础理论研究所，北京 100700

摘要：中医复方疗效与中药质量密切相关，采用科学方法评价中药质量十分必要。定性鉴别与指纹图谱是评价中药质量的主要指标。中药多糖多为不同分子量分布范围的混合物，其生物活性与其单糖组成、分子量大小与分布等结构因素密切相关。目前《中华人民共和国药典》仅采用理化鉴别法对中药中的多糖进行定性鉴别，未收载中药多糖的糖谱分析方法，无法体现各中药多糖的真实状态。本文通过系统查阅文献，归纳国内外中药多糖定性鉴别与糖谱的最新研究内容，主要从多糖分子量分布和多糖的单糖组成两方面开展研究。其中，依据多糖分子量分布的定性鉴别主要采用高效凝胶渗透色谱法（High Performance Gel）……

关键词：多糖；质量；定性鉴别；糖谱；分子量分布；单糖组成

注：本文原载于《中国中医基础医学杂志》2021年第5期。

14. 中医古籍文献中“阴虚”之内涵探析

覃 康[1] 施庆武[1] 战丽彬[2] 张华敏[3] 吴承艳[1]

1. 南京中医药大学中医药文献研究所，江苏 南京 210023
2. 南京中医药大学中医学院·中西医结合学院，江苏 南京 210023
3. 中国中医科学院中药研究所，北京 100700

摘要：“阴虚”作为中医学基本概念之一，其内涵在中医文献中并不仅限于精血津液之亏虚。为进一步加深对“阴虚”的认识与研究，本文通过对中医古籍中与“阴虚”相关的文献进行探析，认为“阴虚”在人体生命物质、脏腑、脉学、病位4个方面都有着不同的内涵。在人体生命物质方面，“阴虚”可指精血津液的亏虚、真阴虚（包括阴虚、阳虚）；在脏腑方面，“阴虚”可指肝肾精血虚、脾胃气虚、肺脾气虚、肾阳虚等脏腑功能的减退，同时也涉及与脏腑相关生命物质的不足；在脉学方面，“阴虚”主要指脉按之无力，或见于尺脉或六部中某一部脉，亦见于脉沉取时；在病位方面，“阴虚”可指里虚、下虚，总之“阴虚”在中医古代文献中内涵丰富……

关键词：阴虚；内涵；概念

注：本文原载于《中国中医基础医学杂志》2021年第6期。

15. 中医学寒湿病因内涵探赜

王晓梅[1]　姜秀新[2]　丁　宁[1]　李　媛[1]
徐世杰[1]

1. 中国中医科学院中医基础理论研究所，北京 100700

2. 中国中医科学院，北京 100700

摘要：外感病因在中医病因学理论中有非常重要的地位，内容也相当丰富。本文系统回顾了中医古籍中“寒湿”理论的相关内容，并指出作为气候环境的寒湿可以降低机体的免疫力，增加对病原体的易感性，从而导致外感病的发生；而作为病因的“寒湿”兼邪是以湿邪为本兼具寒邪的性质，侵袭人体导致的是湿病；寒湿兼邪可以“冒、伤、中”的方式侵袭人体，“冒”乃触冒之意，病势往往比较轻浅，寒湿以“伤”的方式侵袭人体则比较容易发生不同病位的传变，“中”则为外邪直中于里，病势一般比较重，而寒湿致病病情往往比二者单独致病更为复杂。由于寒湿均为阴邪，因而寒湿致病主要以伤阳气为主，往往只在气分传变，只有在发生……

关键词：寒湿；病因；病证

注：本文原载于《中国中医基础医学杂志》2021年第6期。

16. 先秦“天六地五”分类法与运气学说的发生

孟庆岩　杨　柳　刘圆圆　菅广峰　王诗源

山东中医药大学，山东 济南 250355

摘要：“天六地五”分类法是先秦时期人们对自然界事物进行归类的分类法，是先哲的普遍认识，该分类法也伴随着中医理论体系的构建渗透入中医学中。五运六气学说将天地气运分为五运和六气也是受到“天六地五”分类法的影响。本文详细探讨了“天六地五”分类法的历史渊源及其在运气学说中的应用，并将之与“天五地六”对比分析，阐述了二者的本质区别，混淆二者将造成运气理论研究的本质性错误。研究“天六地五”分类法对运气学说发生的影响，有助于分析现阶段运气理论研究中存在的错误，探讨运气学说形成过程中主要的、本质的、必然的因素，以深化运气理论内涵，对运气学说的学习及理论研究具有重要的指导意义。

关键词：天六地五；五运六气；发生学；传统文化；中医基础理论

注：本文原载于《中国中医基础医学杂志》2021年第6期。

17. 河间学说与仲景思想关系探析

王东琪　梁尚华

上海中医药大学，上海 201203

摘要：河间学说自金元时期形成以来，便对《伤寒论》等传统理论形成巨大冲击，学界逐渐出现“寒温对立”的局势。笔者通过比较刘河间与张仲景的学术观点，深入辨析二者之间的内在联系，认为河间学说与张仲景思想并非水火不容。寒温之争看似激烈的原因在于刘河间依《黄帝内经》理论构建自身学术体系，并以《黄帝内经》思想阐释《伤寒论》中外感热病的内容，而据后世学者考证，《黄帝内经》与张仲景伤寒非出同源，有较为明显的差异，这就使得后世在理解相关理论时产生误读与困惑。然深究两位先贤的临证思想则会发现，河间学说中的遣方用药仍沿袭张仲景经验，河间学说并非对伤寒理论的推翻重建，而是对《……

关键词：《伤寒论》；火热论；刘完素；刘河间

注：本文原载于《中国中医基础医学杂志》2021 年第 6 期。

18.“风邪”与艾滋病的相关性探析

马秀霞[1] 邱 荃[2] 孟鹏飞[1] 宋夕元[3]
丁 雪[3] 李亮平[3] 司扬扬[2] 张逍显[2]
郭娅娅[2] 徐立然[1]

1. 河南中医药大学，河南 郑州 450046；河南中医药大学第一附属医院，河南 郑州 450000；河南省病毒性疾病中医药防治重点实验室，河南 郑州 450000

2. 河南中医药大学，河南 郑州 450046

3. 河南中医药大学第一附属医院，河南 郑州 450000；

河南省病毒性疾病中医药防治重点实验室，河南 郑州 450000

摘要：由于受艾滋病病毒的影响，艾滋病患者易发生影响其生存质量或生命的各种机会性感染或肿瘤。前期研究表明，中医药治疗在艾滋病的防治中取得了显著疗效，但现代医家多从“补虚”而很少从“祛邪”角度探讨其治疗。“风为百病之长”，“风邪”在艾滋病的发生发展及转归过程中起着至关重要的作用，体现在艾滋病的传播过程中，艾滋病合并皮肤病、神经系统疾病、心脏病、肾脏病、肿瘤等各种并发症的发生或治疗等均与其有关。本文通过探析“风邪”的理论内涵，强调“风邪”与艾滋病的传播及各种并发病、并发症的联系，不仅丰富了中医学对艾滋病的认识，更为中医药治疗艾滋病提供了崭新的思路。

关键词：风；风邪；风为百病之长；艾滋病

注：本文原载于《中国中医基础医学杂志》2021 年第 6 期。

19. 基于“络病理论”探讨儿童哮喘发病机制及论治

吴浩然 陈迪 李建保

成都中医药大学附属医院，四川 成都 610072

摘要：支气管哮喘是儿童期最常见的慢性呼吸道疾病，而现代研究表明气道重塑是导致儿童哮喘的重要发病机制。本文从“络病理论”出发，结合现代研究成果，提出中医学“络病”可类似西医学中组织器官内部微环境病变，故凡属于西医学组织器官内部微环境病变均可从中医学“络病”视角下进行论治。并由此基于“络病”视角下对儿童哮喘发病机制进行探讨，认为防治儿童哮喘的关键环节在于干预儿童哮喘气道重塑的形成。而儿童哮喘气道重塑是以络脉空虚为本、肺络不通为机痰饮瘀血为标形成的复杂机体状态，肺络不通是儿童哮喘气道重塑形成的核心病理环节，故治疗上应以“宣闭通络”为纲，认为“宣闭通络”是治疗儿……

关键词：络病；儿童哮喘；气道重塑；宣闭通络

注：本文原载于《中国中医基础医学杂志》2021年第6期。

20. 谭新华从大气下陷论治乳腺癌癌因性疲乏经验

范洪桥　刘丽芳　周　亮　谭新华
湖南中医药大学第一附属医院，湖南 长沙 410007

摘要：总结介绍全国名老中医谭新华教授治疗乳腺癌癌因性疲乏的经验。谭新华基于大气学说认为，乳腺癌癌因性疲乏的重要病机为大气下陷，大气下陷包含心肺功能病变的宗气下陷与脾胃中焦病变的中气下陷，是全身气虚下陷的概括。主张以益气升陷法治疗，以激发大气促进全身气血津液运行与推动人体各种生理活动的功能。同时指出临证时须审详病程阶段、证候虚实，辨证综合运用益气升陷解郁、益气升陷化痰、益气升陷活血、益气升陷解毒、益气升陷温阳等法，方可收到满意的疗效，并附以临床验案以飨同道。

关键词：大气下陷；乳腺癌；癌因性疲乏；名老中医经验；谭新华

注：本文原载于《中国中医基础医学杂志》2021年第6期。

21. 从湿热瘀毒论治糖尿病

郭小舟[1]　陶夏平[2]　王　斌[2]
1. 北京市昌平区中西医结合医院，北京 102208
2. 中国中医科学院广安门医院，北京 100053

摘要：糖尿病的病因病机比较复杂，传统的“三消”论治观点不切合当下的临床实际。从糖尿病的病因病机分析，发现湿热因素是糖尿病发病的首要因素，瘀血因素是糖尿病的关键致病因素，毒邪因素是糖尿病发生发展的重要因素，故应从湿热瘀毒论治糖尿病，清热化湿是糖尿病的首要治法，活血化瘀法是防治糖尿病的关键法则，解毒法是糖尿病的重要治法，从湿热瘀毒论治糖尿病为临床治疗糖尿病提供有效的方法和思路。

关键词：糖尿病；消渴；湿热；瘀血；毒邪

注：本文原载于《中国中医基础医学杂志》2021年第6期。

22. 从肺论治郁证经验探析

刘　超[1]　董　宁[2]　刘　江[3]　王兴臣[2]
1. 山东中医药大学，山东 济南 250355
2. 山东中医药大学第二附属医院，山东 济南 250001
3. 山东中医药大学附属医院，山东 济南 250011

摘要：凡郁病必先气病，肺作为气之大主，诸气愤郁皆属于肺，故治郁先理肺，肺气畅达则一身之气畅达，郁证自除。翻阅典籍、文献，从古至今从肺论治郁证的理论探讨并不鲜见，但秉持从肺论治郁证原则，针对不同辨证阶段归纳出行之有效的治则治法及方剂者寥寥无几。本文从肝与肺的关系、肺的生理功能出发论证了肺郁的病因病机及从肺论治郁证的必要性，并总结导师王兴臣教授从肺论治郁证的辨证论治经验，根据患者寒热虚实及病情所处阶段辨证论治，肺气素虚、气机宣降失常者，治宜补肺汤加减；肺气郁闭、瘀热阻滞者，治宜上焦宣痹汤合麻黄连翘赤小豆汤加减；气郁日久、肺气阴耗伤者，治宜百合固金汤加减，分……

关键词：郁证治肺；肝肺关系；补肺汤；上焦宣痹汤；百合固金汤

注：本文原载于《中国中医基础医学杂志》2021年第6期。

23. 从体用观解析五脏“以藏为本、以通为用”

刘文平[1]　夏梦幻[2]　王　晔[3]　卢　嫣[3]
戴彦成[4]　王庆其[5]
1. 成都中医药大学基础医学院，四川 成都 611137

2. 浙江中医药大学基础医学院，浙江 杭州 310053
3. 上海中医药大学附属岳阳中西医结合医院，上海 200437
4. 上海中医药大学附属上海市中西医结合医院，上海 200082；
5. 上海中医药大学基础医学院，上海 201203

摘要：中医藏象理论是研究人体各个脏腑生理功能、病理变化及其相互关系的学说，藏象理论的本体论预设和方法论规则无不受到哲学体用观的渗透。王庆其教授深研中医藏象理论并提出五脏“以藏为本、以通为用”的学术观点，以体用观析之，五脏所藏精气（气血精神魂魄）为体，血肉五脏、经络腑腧、四肢百骸为用，五脏皆有体用，以藏为本体，以通为表现。肝以藏血为本，以疏泄为用；心以藏神为本，以通利血脉为用；脾以藏营为本，以运化为用；肺以藏气为本，以通调水道为用；肾以藏精为本，以气化为用。

关键词：体用观；藏象理论；天人合一；以通为用

注：本文原载于《中国中医基础医学杂志》2021年第7期。

24.《伤寒论》与《黄帝内经》六经之辨

潘龙康[1] 钱屠萧萧[2] 潘鹏康[1] 杨改琴[2]
1. 陕西中医药大学，陕西 咸阳 712046
2. 陕西省中医医院，陕西 西安 710003

摘要：本文从源流、证候、治则治法、传变方面探讨《伤寒论》与《黄帝内经》六经之异同。张仲景著《伤寒杂病论》非如序言中所列书目为参考，而是在《汤液经》的基础上论广发挥而成，2个六经来源非为一脉相承，其本质亦非完全等同；伤寒六经证候范围更广，是包括病位、病性及病势的整体病理过程，是概把一切疾病的证候类分为6种类型论述，而《黄帝内经》六经证候描述以经脉循行及脏腑络属所病为主；治则治法方面，《黄帝内经》六经三阳病以汗法为主，三阴病以下法为主，伤寒六经中除太阳病以解表发汗为法外，阳明、少阳皆非正法，三阴病更无可下之说；病邪传经方面，《素问·热论》篇所述之“日传一经”传……

关键词：《伤寒论》；《黄帝内经》；六经；张仲景

注：本文原载于《中国中医基础医学杂志》2021年第7期。

25.《伤寒论》“下厥上竭”证治探讨

任高灿 张 业
河南中医药大学，河南 郑州 450046

摘要：《伤寒论》第294条中少阴病误汗造成的“下厥上竭”之危重证候，张仲景只说为难治，并未指出是何厥证，也未给出具体方药，历代医家对于此条的理解不尽相同。本文总结前贤之论述，分析各阶段的病机，认为此证为少阴病强汗动血的变证，“厥”应从属于少阴寒化证。“下厥上竭”是由于元阳不足、阳不敛血，导致阳气衰于下、阴血出于上。针对此症状及病机，创新性地提出适合用张仲景黄土汤加龙骨牡蛎干姜治疗。全方以温阳止血为旨，在温阳健脾、养血止血的同时，通过加味增强温补元阳之力，突出敛阳止血之功，既救其竭阴又挽其危阳。

关键词：《伤寒论》；《金匮要略》；下厥上竭；黄土汤

注：本文原载于《中国中医基础医学杂志》2021年第7期。

26. 汪文绮《杂症会心录》疫病辨治特色探析

陈雨露　黄　辉

安徽中医药大学中医学院，安徽 合肥 230031

摘要： 清代新安医家汪文绮晚年著作《杂症会心录》汇集了汪氏数十年的临证经验，书中对于疾病的辨证析因细致并列医方、医案于后。通过与吴又可、叶天士等医家观点方法的比较，发现汪文绮对疫病的论述颇具特色。其在《杂症会心录》中深入探讨并发挥了“邪从口鼻而入”之论，在继承基础上阐明了“邪陷三阴”的疫病病机，注重辨明正气虚实，针对疫邪热毒伤阴的特点创立救阴结合解疫毒的治疫大法，创制有乾一老人汤、新制救疫汤两首治疫代表方剂，善用豆类与甘草之类配伍扶正解毒，用药具有“平正轻简”的特点，其解疫毒的同时重视固护阴液、变通活法而不拘泥于古的思想，对现代疫病理论的完善和临床治……

关键词：《杂症会心录》；疫病；邪陷三阴；救阴解毒；汪文绮

注： 本文原载于《中国中医基础医学杂志》2021 年第 7 期。

27.《素问·骨空论》篇膝痹取穴的探讨

杨　涛[1]　侯春光[2]

1. 天津市北辰中医医院，天津 300400

2. 天津市中医药研究院附属医院，天津 300120

摘要： 历年来临床学者多从经筋理论出发治疗膝痹。《素问·骨空论》篇已详尽记载了治疗部位但未详细列穴。笔者参考诸多相关著作及注解详析其取穴，如行走困难、膝强直不能屈时可取髀关、伏兔等穴，膝痛连及足拇趾治在委中，坐而膝痛腘后异物感取承扶，膝痛不可屈伸可取筋缩、大杼等。《骨空论篇》中的治疗多以局部取穴及循经取穴为主，但又因病证不同而辨证论之。现临床医者在其基础上施以不同手法，如震颤催气手法、电针、扬刺、弹拨等疗效卓著。但《骨空论篇》中也不乏取穴与现今临床穴义不同之处，如足三里、上下巨虚等，其治疗膝痹的作用可否尚待进一步临床验证。笔者仅就《骨空论篇》膝痹取……

关键词： 膝痹穴位；《素问》；《骨空论》

注： 本文原载于《中国中医基础医学杂志》2021 年第 7 期。

28. 神庭穴临证探讨

陈子琴　陈　松　王　华　吴　松
梁凤霞　陈茜　刘溪泉　马　珑
李　佳　唐宏图

湖北中医药大学针灸骨伤学院，湖北 武汉 430061

摘要： 神庭穴别名发际，出自《针灸甲乙经》，为督脉、足太阳经、足阳明经交会穴，主神之变化，司气之开合。本文从神庭穴义和定位探讨神庭穴与精、气、血、神及“心”的联系，拓展其局部取穴的治疗范围。强调神庭能养神安神，调治脑部诸疾；强调神庭能疏通头部及胸中气机，通利关节；强调元神与精血之间的密切联系，调神即可通经活血；强调神庭作为元神之府，对五脏神的统领作用，能作为主穴治疗各脏腑及三焦病症；强调神庭之“神”与心经心血的联系，进而调治目系、女科及皮肤疾患。

关键词： 神庭；神；心；脑；临证

注： 本文原载于《中国中医基础医学杂志》2021 年第 7 期。

29. 基于古籍文献探析朱丹溪小温中丸在湿热病证中的运用

王晓翠[1] 张思超[1] 牛 阳[2]

1. 山东中医药大学中医学院，山东 济南 250300
2. 宁夏医科大学中医学院，银川 750004；
宁夏医科大学回医药现代化省部共建教育部重点实验室，宁夏 银川 750004

摘要：清代温病大家叶天士擅治湿病，《临证指南医案》集其临证经验之大成，其中运用朱丹溪小温中丸治疗湿热病证者占全部湿热病证医案的1/10之多，但本方却不为今人所熟知。通过参阅前贤与其相关的论述和医案，从方剂组成、配伍特点、功用主治、类方鉴别、临证运用5个方面探析本方内涵。本方原由朱丹溪所创，遵循湿热不离中焦的理论认识，以六君子汤健运中州，配伍去宛陈莝之香附、神曲，清热燥湿之苦参、黄连以及平肝和中之针砂、醋，整体用药攻补兼顾、辛开苦降、寒温同施，着眼于恢复中焦脾胃和平之气，适用于治疗中焦虚弱、湿热内蕴之证，与常见清解湿热方剂甘露消毒丹、黄连温胆汤、三仁汤……

关键词：小温中丸；湿热病；病机；临床应用；朱丹溪

注：本文原载于《中国中医基础医学杂志》2021年第7期。

30. 半夏泻心汤加减治疗食管相关疾病的研究

刘洪武[1] 龚潇坤[2] 岑前丽[2] 宋庆增[2]
罗贞艺[2] 余 良[2] 谢宜春[2] 谭金晶[2]
黄晓燕[2] 谢 胜[2]

1. 广东省中山市陈星海医院，广东 中山 528400
2. 广西中医药大学研究生院，广西 南宁 530001

摘要：半夏泻心汤由张仲景所创并首载于《伤寒杂病论》，为中医临床常用经方之一。近年来，反流性食管炎、巴雷特食管、食管癌等食管相关疾病的发病率逐年攀升，严重影响患者的生活质量和生命健康。回顾文献资料，发现半夏泻心汤加减治疗上述食管相关疾病的临床及机制研究均取得较大成果，但缺乏对相关文献的整理，导致该方治疗上述疾病的价值未能及时被进一步挖掘和利用。因此，本文从半夏泻心汤及加减方治疗上述食管相关疾病的理论基础、临床及机制研究等方面对近年来相关文献进行总结，以期为该方治疗上述疾病提供有力的文献支持。

关键词：半夏泻心汤；食管相关疾病；综述

注：本文原载于《中国中医基础医学杂志》2021年第7期。

31. 败毒散在肺癌治疗中的应用

李要远 花宝金 郑红刚

中国中医科学院广安门医院，北京 100053

摘要：败毒散为治疗气虚外感的常用方剂，但其主治作用广泛，集畅达气机、祛湿化痰、活血化瘀、祛风升阳、益气培本于一体，临床应用时多有拓展。肺癌的主要病机为正气亏虚，气郁痰瘀，虚实夹杂，本虚标实，与败毒散的主治作用相吻合。败毒散在治疗肺癌的具体应用中以扶正培本作为治疗的根本，理气化痰活血等消瘤控瘤之法作为治疗的核心。同时具有疏散外风和平息内风的作用，兼顾恶性肿瘤患者“内风暗旋、肝风内动”的病理机制，是对扶正祛邪作用的必要补充，三者相辅相成、协同作用，扶正不留邪，祛邪不伤正，顾及肺癌病机的各个方面，临床疗效确切，因此可以将败毒散作为辨病论治的一个基础方，加减应用于肺……

关键词：败毒散；肺癌；扶正祛邪祛风

注：本文原载于《中国中医基础医学杂志》2021年第7期。

远佳瑶等教授学验选编

1. 基于"脾—陈气—脉积"探讨糖尿病早期动脉粥样硬化病因病机

远佳瑶[1] 符 宇[2] 冯志海[2] 李蕾蕾[1]

1. 河南中医药大学，河南 郑州 450000

2. 河南中医药大学第一附属医院，河南 郑州 450000

摘要：大血管病变是糖尿病主要致死原因之一，动脉粥样硬化是其病理基础。中医药治疗糖尿病动脉粥样硬化疗效显著，但缺乏深入系统的病机阐述。根据"症瘕积聚"理论，本课题组前期提出了"脉积"学说，本文着眼病变早期，认为脾不散精是始动环节，陈气是病理产物和致病因素，陈气聚而不散，损伤血脉形成脉积。治疗上强调早期干预是延缓或逆转病情进展的关键，健脾除陈为基本治则，痰瘀同治应贯穿全程。本文基于"脾—陈气—脉积"病机观，阐释糖尿病早期动脉粥样硬化的中医理论内涵和现代医学外延，为本病的中医药防治提供新思路。

关键词：糖尿病；动脉粥样硬化；脉积；陈气；脾不散精

注：本文原载于《中国中医基础医学杂志》2021年第8期。

2. 基于数据挖掘的《妇人大全良方》"调经门"用药规律及学术特色研究

田雨青[1] 任宏丽[1] 肖震炜[2] 梁尚华[1] 段逸山[1]

1. 上海中医药大学科技人文研究院，上海 201203

2. 上海中医药大学对外联络处，上海 201203

摘要：目的：探讨《妇人大全良方》"调经门"用药规律及陈自明论治月经病学术特色。方法：收集"调经门"中所包含的中药复方，对药物组成进行数据整理及规范化处理，录入Microsoft Excel 2010建立相应数据库，应用Gephi软件构建复杂网络，分析"调经门"复方中的高频药物及配伍规律。结果：中药复方117首中涉及中药共计228味，通过调整药物出现度值（度值＞50次）得到19味药物，形成3个聚类；高频中药（中药频率≥10次）为当归、肉桂、赤芍等。结论："调经门"药物多以补虚药、温里药、清热药、收涩药、活血化瘀药为主，体现陈自明主张的"妇人调气血"，认为月经病多虚多寒，重视冲任二脉的调理及固护脾胃……

关键词：《妇人大全良方》；数据挖掘；调经门；月经病；用药规律

注：本文原载于《中国中医基础医学杂志》2021年第8期。

3. 基于中医古籍的女性产后起居养生思想探析

韩 桢[1] 张岑炜[1] 杜 松[1] 刘红梅[2] 刘寨华[1]

1. 中国中医科学院中医基础理论研究所，北京 100700

2. 青岛市妇女儿童医院，山东 青岛 266011

摘要：女性产后调养是中医养生的重要内容之一，产后调养一直备受历代医家所重视。中医古籍中关于产后养生的理论内容十分丰富，其中产后日常起居与产妇生活息息相关，对产后恢复尤为重要。故基于对中医古籍中养生理论的系统梳理，着重探讨其中蕴含的女性产后起居养生思想。认为女性产后应谨慎调养，遵循寒温适宜、劳逸结合、清洁卫生、房事应忌、情志舒畅等原则，利于产妇身体早日恢复，减少和避免产后疾病的发生，提高产妇生活质量。

关键词：产后养生；日常起居；中医理论；中医古籍

注：本文原载于《中国中医基础医学杂志》2021年第8期。

4. 五音疗法与五脏调养理论探析

徐旻灏　龚卓之　杜炎远

北京中医药大学，北京 100029

摘要：五音疗法是以五行为基础，通过宫、商、角、徵、羽5种民族调式音乐的特性与五脏五行关系治疗疾病的一种特殊疗法。目前关于五音疗法的研究鲜有从音乐维度对五音进行阐释者。本文试从音乐和中医两个角度切入介绍五音及五音疗法，以期能将两个领域关于五音的内容更好地融合。本文从音乐理论基础来理解中医五音，以《黄帝内经》经典理论为基础阐释五音疗法对五脏调养的机理，进而对五音疗法治疗五脏疾病理论进行初步探索，以期能为五音疗法的临床应用与医学研究提供借鉴。

关键词：五音；五音疗法；五脏调养；黄帝内经

注：本文原载于《中国中医基础医学杂志》2021年第8期。

5. 张锡纯运用乳香、没药经验

余　玮[1]　李　苗[2]　张聪伟[2]

1. 陕西中医药大学第二附属医院，陕西 咸阳 712000

2. 陕西中医药大学，陕西 咸阳 712000

摘要：张锡纯所著《医学衷中参西录》载方近200余首，其中与乳香、没药相关方药多达22首，可见其对乳香、没药的运用确有其独到见解。张锡纯认为乳香味淡、气香、味窜，善于透窍理气，没药味辛、微酸、气味淡薄，擅长化瘀理血，两者性皆微温，并用则可达到宣通脏腑、流通经络的功效，故凡是胁腹、心胃、关节、肢体诸痛皆可治。对于乳香、没药多以生用为主，配伍比例多以1∶1为主，广泛涉及内、外、妇、儿等科及寒热虚实诸证。本文旨在进一步整理总结张锡纯运用乳香、没药药对的临床经验，以便为临床提供更多更广的用药思路。

关键词：《医学衷中参西录》；乳香；没药；张锡纯

注：本文原载于《中国中医基础医学杂志》2021年第8期。

6. 血塞通对急性胰腺炎瘀毒互结证患者的炎症、微循环以及肠屏障功能的影响

宋　杰　银艳桃　王建超　廖健思　徐粤娟　邓　鑫　雷力民

广西中医药大学附属瑞康医院，广西 南宁 530000

摘要：目的：观察血塞通对急性胰腺炎瘀毒互结证患者的疗效及机制。方法：选取2017年6月至2019年6月在广西中医药大学附属瑞康医院脾胃科收治的急性胰腺炎瘀毒互结证患者80例分为对照组和观察组各40例，对照组采用常规治疗，观察组在对照组治疗基础上加用血塞通治疗，疗程为7d。在治疗前、治疗3d、治疗7d检测血常规、炎症因子、血液流变学、胰酶、肠黏膜屏障功能指标，评价中医单项症状积分及临床疗效。结果：治疗7d后观察组总有效率（92.50%），显著高于对照组总有效率（75.00%），差异有统计学意义（$P<0.05$）；观察组中医单项症状积分显著低于对照组，差异有统计学意义（$P<0.05$）。与治疗前比较，2组患……

关键词：血塞通；急性胰腺炎；炎症；微循环；肠黏膜屏障功能

注：本文原载于《中国中医基础医学杂志》2021年第8期。

7. 慢性咳嗽的中医诊治策略分析

朱金凤 洪玲玲 侯海慧 石薇薇
南京中医药大学南通附属医院呼吸内科，江苏 南通 226001

摘要：慢性咳嗽中医病因病机复杂，易诊断不清，治疗效果欠佳。外感六淫邪气深重或正虚邪气久留，均可转变为慢性咳嗽，尤须重视风邪留伏，治疗须根据六淫邪气不同和涉及相关脏腑的差异平衡扶正与祛邪；内伤久咳与肺脾肝肾密切相关，关键在于辨明病位后精准施治；慢性咳嗽外感邪气特征不是特别明显，可结合辨运气格局和六经病位；久咳病程长、常规治疗疗效差时，运用顾植山“三阴三阳开阖枢”理论和陈无择三因司天方调节天人关系，恢复人体六经正常气化的功能，常取得意想不到的疗效。故重视整体观念和局部痰瘀阻滞须贯穿慢性咳嗽诊治过程，准确把握病因病机并精准用药，看似难治的慢性咳嗽可收奇效。

关键词：慢性咳嗽；诊治策略

注：本文原载于《中国中医基础医学杂志》2021 年第 8 期。

8. 论“邪伏阴分”思想在内伤病诊疗中的应用

孔柄坛[1] 朱晓云[2] 黄毅君[3] 王程娜[3] 刘喜明[2]
1. 中国中医科学院广安门医院，北京 100053；北京中医药大学，北京 100029
2. 中国中医科学院广安门医院，北京 100053
3. 北京中医药大学，北京 100029

摘要：“邪伏阴分”作为温病后期正虚邪恋的典型证型为医者所知，然而其病机特点和临床运用并不仅限于温病，其在内伤病中亦可被灵活应用。内伤病中，邪伏阴分之邪不止温邪，还包括内热、瘀血、气滞等；邪伏阴分之邪是深藏的，常与正气胶结难解；邪伏阴分之阴分也不止营血分还在三阴，重在三阴之阴；邪伏阴分的内伤病证型常见有心肝肾阴虚热伏、肝阴虚气滞火伏、厥阴血络瘀结、下焦蓄热伏阴；邪伏阴分的内伤病治法为清伏邪补阴液兼疏气机。

关键词：邪伏阴分；内伤病；温病；阴分

注：本文原载于《中国中医基础医学杂志》2021 年第 8 期。

9. 梅国强“宁络”辨治思想及临证经验撮要

周 贤 刘松林 曾祥法 樊 讯 岳滢滢 许乐思 梅国强
湖北中医药大学，湖北 武汉 430061

摘要：论述梅国强教授运用“宁络”思想治疗因络脉不宁出现的各种出血、紫斑、顽固性疼痛等病证的辨治经验。从络脉不宁的病因入手论述其病机及治则，并结合其验案分析辨治经验，总结其学术特色，如宁络求本、执简驭繁，辨证统一、缓急从权，力除扰络之邪、以孤络瘀之势，病久入络善用虫类、藤类药等。同时摘要论述其宁络止血、宁络消斑、宁络止痛的辨治经验，以传承其宁络的辨治思想，拓展学者的辨证思维。

关键词：宁络；辨证论治；临证经验；梅国强

注：本文原载于《中国中医基础医学杂志》2021 年第 8 期。

10. 从脾肾论治慢性心力衰竭肌少症之机理探讨

邓 斌[1] 刘温华[2] 宋银枝[1] 褚庆民[3]
1. 广州中医药大学附属深圳市宝安区中医院心血管病科，广东 深圳 518000
2. 广州中医药大学第一临床医学院，广东 广州

510000
3. 广州中医药大学第一附属医院心血管病科，广东 广州 510000

摘要：心力衰竭相关肌少症因治疗手段缺乏及难治性引起越来越多心血管临床医师的关注与研究，而中医认为“脾气亏虚、肾阳虚衰”是心力衰竭相关肌少症的核心病机，根据“虚者补之，损者益之”之旨，当以补脾益气、温补肾阳为治疗大法。因此在治疗肌少症时首先当从心衰病因论治，其次则从调理脾肾入手，着重益气健脾、温阳补肾以化生气血、布散精微，为肌肉提供能量。方药多采用大补脾胃之气、促进气血化生的药物，如大剂量黄芪、五指毛桃、附子、仙茅、淫羊藿等药物。此治法对大部分心力衰竭肌少症患者有明显疗效，表现为肌肉量增加，肌肉握力改善，且活动气促、疲劳、乏力等症状缓解也比较明显。

关键词：心力衰竭；肌少症；脾；肾；机理探讨

注：本文原载于《中国中医基础医学杂志》2021 年第 8 期。

11. 余瀛鳌运用通治方治疗不孕不育经验

李鸿涛[1]　谢　琪[2]　武晓冬[3]　岳广欣[4]
1. 中国中医科学院中医药信息研究所，北京 100700
2. 中国中医科学院学术处，北京 100700
3. 中国中医科学院针灸研究所，北京 100700
4. 中国中医科学院中医基础理论研究所，北京 100700

摘要：介绍著名中医学家余瀛鳌教授临证擅用通治方治疗不孕不育经验。余瀛鳌教授认为，不孕不育属于现代生殖障碍疾病，其病程长、治疗周期长，中医药治疗具有一定优势，因此在辨病论治与辨证论治相结合的基础上，拟定治疗不孕不育的通治方，并根据患者的表现加减化裁。具体而言，不孕症多是由于冲任气血亏虚、胞宫寒冷，治宜升补气血、调畅冲任、益肾通络，拟方暖宫促孕方治疗。男子不育，少精或精子质量不高，多是命门火衰、精室寒冷、生化不足造成，治宜温补命门、滋肾益精、生精促育，拟方生精促育方治疗。

关键词：不孕不育；冲任虚寒；命门火衰；暖宫促孕；生精促育；余瀛鳌

注：本文原载于《中国中医基础医学杂志》2021 年第 8 期。

12. 王彦刚从“火郁发之”论治非糜烂性反流病

许妙婵[1]　王彦刚[2]　杨泽祺[1]　刘少伟[1]
张世雄[1]　吕静静[3]
1. 河北中医学院研究生学院，河北石家庄 050091
2. 北京中医药大学第三附属医院，北京 100029
3. 河北中医学院第一附属医院，河北 石家庄 050011

摘要：非糜烂性反流病（Non-erosive Reflux Diseases）存在与反流相关的不适症状，但内镜下无食管黏膜破损，以症状作为主要诊断依据，其发病机制尚不明确，西医主要使用抑酸类药物治疗，但效果不尽如人意。该病属于中医学“吐酸”“呕苦”“嘈杂”等疾病范畴，王彦刚教授认为本病核心病机为“郁火”，乃气机升降失司、热郁遏于内所致，与 NERD 关系最为密切的为“胃中郁火”“肝中郁火”与“肺中郁火”。针对核心病机采用“火郁发之”的经典治则，通过因势利导给予内蕴于里的火热邪气以出路，从而使郁热得清、升降有序。并结合脏腑不同特点提出特色治则，强调“胃中郁火”宜降宜透散，“肝中郁火”宜疏宜泄，“肺中郁火”宜清宜通……

关键词：火郁发之；非糜烂性反流病；中医经验；王彦刚

注：本文原载于《中国中医基础医学杂志》2021 年第 8 期。

13. 基于伏邪病机理论探讨带状疱疹诊疗思路

邓　鑫[1]　冯全生[1]　王　倩[1]　文愈龙[2]
1. 成都中医药大学附属医院，四川 成都 610075
2. 成都中医药大学，四川 成都 611137

摘要：带状疱疹是常见的皮肤科疾病之一，其久积而发、乘虚而发、迁延难愈的临床特点与中医伏邪发病特点相似。目前就该病伏邪病因的研究已较为丰富，但对于伏邪病因致病的特点、病位反应层次与状态、治疗干预与愈后转归判断3个方面，少见较为翔实、系统的总结与归纳。笔者以伏邪立论，在综合文献研究材料与临床资料数据分析的基础上，从带状疱疹的病变特点以及疹前期、出疹期、疹后期的临床变化出发，提出少阴（精原不藏）—肌腠（伏毒外发）—膜原（邪退伏中）的病位病理变化过程，为带状疱疹的中医临床辨证诊治提供新的思路。

关键词：带状疱疹；伏邪；少阴；肌腠；膜原

注：本文原载于《中国中医基础医学杂志》2021年第8期。

14. 论中医整体观的基本特性

陈震霖[1]　张　硕[2]　张景明[1]　王　苗[3]　王红艳[3]
1. 陕西中医药大学，陕西 咸阳 712046
2. 北京中医药大学，北京 100029
3. 陕西中医药大学第二附属医院，陕西 咸阳 712000

摘要：整体观是中医学独特的世界观，是中医思维的立足点和出发点，也是其归宿所在。中医学的整体观以气为本原，借助气的恒动性、弥散性、透达性、贯通性搭建了一个主次分明、层次清楚、网状交织的时空宇宙模型，是对人体自身完整性以及人与自然、人与社会统一性的认识。中医整体观认为，整个宇宙世界以气为中介、以人为核心、以时空为轴线，构建了“自然—人—社会”协调为用的宏观统一整体，通过气的升降出入、阴阳的消长转化、五行的生克制化等规律调控着整体的协调平衡。在宏观整体的调控下，人体、自然、社会又分别依照自身规律不断运动变化着。中医学在认识人体生理病理以及进行疾病防治时……

关键词：整体观；物质性；系统性；恒动性

注：本文原载于《中国中医基础医学杂志》2021年第9期。

15.《金匮要略》当归芍药散主症“（疞）痛”辨析

陈兆兴　王照迪　江　泳
成都中医药大学，四川　成都 610075

摘要：“当归芍药散”出自《金匮要略·妇人妊娠病脉证并治第二十》以治疗妊娠妇女腹痛，原文“妇人怀娠，腹中（疞）痛，当归芍药散主之”，后世医家广泛运用效果显著，但其文简义奥、年代久远且各医家对方义理解和临床体会不尽相同，因而“（疞）痛”的性质颇有争议。通过研究，笔者认为“（疞）痛”当指急痛，主要依据：一是各家争鸣认可“（疞）痛”为急痛者众多；二是文字溯源，更支持“（疞）痛”为急痛；三是妊期诸疾伴腹痛者多为急痛；四是剂型选择，张仲景选用散剂多针对急症；五是方药详解，尤重芍、芎，以酒为引，符合急痛病机；六是现代临床，当归芍药散亦常用于妊娠急痛症。明晰“（疞）痛”的性质为急痛，可为当归芍药散的临床应用以……

关键词：当归芍药散；《金匮要略》；（疞）痛；张仲景

注：本文原载于《中国中医基础医学杂志》2021年第9期。

16. 唐容川与张锡纯论治吐衄证思想比较

杨志刚[1]　王泽颖[2]

1. 山东中医药大学，山东 潍坊 261041

2. 潍坊市中医院，山东 潍坊 261041

摘要：唐容川与张锡纯对于吐衄证的论治均具有独到而系统的理论架构及治法方药，都十分重视冲胃气逆，强调调理气机尤其是降气法，善于运用治血四法构建系统的辨证分型体系。唐容川将吐衄证分门别类，治血四法基本依照止血、消瘀、宁血、补血的顺序进行，善用外治法和分经论治法，遣方以张仲景经方为主，是运用各家方药论治吐衄证的集大成者，同时善用大黄，止血常仅用凉药及炭药，常用独参汤治疗气随血脱证。张锡纯将吐血、衄血一同论之，并将“降胃镇冲”确立为治疗大法及通法，治血四法的运用不拘泥于先后顺序，创立了众多专门治疗吐衄证的方剂，在当今临床应用广泛并取得较为理想的疗效，善用生赭石……

关键词：吐衄证；血证；唐容川；张锡纯

注：本文原载于《中国中医基础医学杂志》2021年第9期。

17. 孟河四大医家用方思想剖析

吴承艳　张　蕾　吴承玉　任威铭

南京中医药大学，江苏 南京 210023

摘要：《孟河四家医集》是由张元凯、时雨苍等学者历时数年，经过广征博采整理而成的一部大型医籍。它总结了江苏孟河主要著名医家费伯雄、费绳甫、马培之、巢崇山、巢渭芳、丁甘仁的学术理论和临床经验，体现了孟河医派的主要学术思想和用方经验。本文基于该书，通过对孟河医派四大医家相关方剂信息的系统整理，剖析四大医家养生调摄、治疗内伤杂病及外感疫病的治疗思想。医家们在预防调摄时善用药膳，注重药食并补；治疗内伤杂病注重治病求本，强调补益为先；治疗外感时疫遵循三因制宜；具体遣方用药时以和缓、轻灵、简便为要，创制无名方，善用外治，活用鲜药，快捷廉验使方。

关键词：孟河医家；用方思想；剖析

注：本文原载于《中国中医基础医学杂志》2021年第9期。

18. 从《七家诊治伏邪方案》谈晚清吴门医派伏暑诊治特色

陆珍琦[1]　朱　平[2]　孙　钢[3]　杨　进[2]

1. 昆山市中西医结合医院，江苏 昆山 215300

2. 南京中医药大学温病教研室，江苏 南京 210023

3. 南京中医药大学苏州附属医院，江苏 苏州 215009

摘要：吴门医派为中医发展史上一个重要的学术流派，温病学说即形成、兴盛于此。历代吴门医家通过医疗实践，从病因病机到辨证施治，不断丰富温病学说的理论体系，为中医学的发展做出了重要贡献，而反映其学术理论的主要载体即是医案。《七家诊治伏邪方案》作为清末吴中名医会诊伏暑的病案实录，集中展现了晚清吴门医派温病诊疗的最高水平，蕴藏了丰富的理论经验，具有较高的学术价值。本文试从该方案入手，分析伏暑夹湿为患、发病似疟、变证多端等发病特点，并总结了晚清吴门医派诊治伏暑的经验特色，如注重扶正达邪、提倡清运中焦、病后注重养阴苏胃等。书中诸家方案思路清晰、脉证详备、立法严谨，用……

关键词：《七家诊治伏邪方案》；伏暑；吴门医派；诊治特色

注：本文原载于《中国中医基础医学杂志》2021年第9期。

19. 肠道湿热证泄泻小鼠模型的研制及葛根芩连汤疗效

惠华英　何云山　吴　仪　罗成宇
薛天悦　谭周进
湖南中医药大学，湖南 长沙 410208

摘要：目的：建立肠道湿热证泄泻小鼠模型并观察葛根芩连汤疗效。方法：采用“高糖高脂＋高温高湿＋白酒＋冰水”复合因素法建立肠道湿热证泄泻小鼠模型并灌胃葛根芩连汤治疗，观察小鼠症状及肠道切片进行P物质（SP）含量和血生化检测。结果：与正常组比较，模型动物出现了泻下急迫、黄褐色稀便、肛门污秽、肛温升高、体质量增长缓慢、懒动等症状，肠道发生炎性病变，SP含量显著升高（t=-2.790，P=0.01），甘油三酯（TG）和高密度脂蛋白胆固醇（HDL-C）含量降低，且TG降低显著（t=-2.488，P=0.038），总胆固醇（TC）和空腹血糖水平（GLU）升高。使用葛根芩连汤治疗后，治疗组小鼠恢复正常状态，SP、TG和GLU含量明显回归……

关键词：肠道湿热证泄泻；小鼠模型；葛根芩连汤

注：本文原载于《中国中医基础医学杂志》2021年第9期。

20.《伤寒论》之煎服法探析

岳瑞珍[1]　李素领[2]
1. 河南中医药大学，河南 郑州 450000
2. 河南中医药大学第一附属医院，河南 郑州 450000

摘要：合适的药物煎服方法可以促进药物有效成分的析出，增强疗效，减轻毒性，缓解副作用，影响疾病预后，是治疗的关键环节和取得效果的重要保证，对治疗疾病十分重要。《伤寒论》不仅理法方药具备，而且重视药物的煎服方法，对其做详尽的说明，为后世提供学习的典范。本文主要通过对《伤寒论》中水、酒、蜜等煎药溶媒的选择，先煎、后下、煎汤代水、去滓再煎、麻沸汤渍药、煎煮丸散等特殊的药物煎煮方式，药物的煎煮时间，患者的服药时间、服药量、服药频次，以及服药后的将息法等方面进行归纳梳理，为临床提供参考。

关键词：《伤寒论》；药物煎服法；疗效；探析

注：本文原载于《中国中医基础医学杂志》2021年第9期。

21.“芳香开窍”理论探析

王　纳[1]　熊　磊[2]　吴忻晨[2]　王丁越[2]
秦冬冬[2]　陈　晓[1]
1. 复旦大学中西医结合研究院，上海 200040
2. 云南中医药大学，云南 昆明 650500

摘要：人体孔窍遍布周身，循于经络，连于脏腑，维持生命活动。芳香中药辛香走窜，理气行血，散壅滞郁结，喜走空窍。窍疾喜用芳香，治窍以通为先。芳香中药散表邪、行卫气、宣鼻窍、开毛窍，善走窜、入心经，化痰瘀，通心窍，入鼻通脑，复原神志，恢复神机，醒脑窍，芳香祛湿，温阳化气，宣上启下，通下窍。本文旨在解析芳香开窍的理论与效用，丰富芳香开窍的内涵和外延，为芳香中药治法理论提供参考借鉴。

关键词：芳香开窍；鼻窍；心窍；脑窍；理论

注：本文原载于《中国中医基础医学杂志》2021年第9期。

22. 张鸣鹤治疗结节性红斑经验

王　钰[1]　姜　萍[2]　郭祖正[3]　李仓廪[3]
刘　英[2]
1. 山东中医药大学，山东 济南 250355；青岛西海岸新区中医医院，山东 青岛 266035
2. 山东中医药大学，山东 济南 250355；山东中医

药大学附属医院，山东 济南 250011
3. 山东中医药大学，山东 济南 250355

摘要：结节性红斑是一种以双下肢疼痛性红斑为主要临床表现的炎症性疾病，好发于小腿伸侧，多发生皮下脂肪小叶间隔病变，并伴有自身免疫性病变，其病程长、易复发。结节性红斑的病因病机较复杂，张鸣鹤教授结合多年临床实践经验认为，外感湿热、内生火热、内外合邪、热盛酿毒、热毒入血、炼液成痰、凝血成瘀、传结腠理为其主要病机，血热有余、湿热不除为反复不愈的重要原因。热毒为其主要病理因素，当在热毒致病的基础上辨病施治，以清热凉血解毒、软坚活血散结为主线，自拟辨病主方如白花蛇舌草、半枝莲、连翘、丹皮、赤芍、生地榆、山慈菇、漏芦、桃仁、红花、莪术、荜澄茄，同时提出应根据患……

关键词：结节性红斑；名医经验；热毒痰瘀；张鸣鹤

注：本文原载于《中国中医基础医学杂志》2021 年第 9 期。

23. 曹式丽“从阴引阳”防治肾脏纤维化临床思维探讨

尚懿纯[1] 窦一田[2]

1. 天津中医药大学中医学院，天津 301617
2. 天津中医药大学第一附属医院肾病科，天津 300381

摘要：慢性肾脏病（CKD）已成为全球性公共卫生问题，肾脏纤维化（RF）作为 CKD 终末阶段的共同病理基础，早期干预对延缓 CKD 进展具有重要意义。曹式丽教授认为 RF 病机乃风、湿、瘀毒胶痼少阴肾络，故仿张仲景《金匮要略》治疗疟母的鳖甲煎丸之法，结合吴鞠通《温病条辨》青蒿鳖甲汤条文的“先入后出”之论，提出“从阴引阳”治则并形成特色中医临床思维。临证仿张仲景虫药用法，以动态之虫蚁领药搜剔肾络，辅驱邪补益之品，疏络逐邪，从阴达阳，给邪出路，以使风毒自少阳转枢而达表、瘀毒借阳明谷道而下行、湿毒从少阳三焦而分消。本文从治则治法角度探讨曹式丽教授治疗肾脏纤维化的临床思维，以期为开展其诊疗……

关键词：肾脏纤维化；从阴引阳；临床思维；曹式丽

注：本文原载于《中国中医基础医学杂志》2021 年第 9 期。

24.“肝主疏泄”内涵演变

霍 磊[1] 张欢润[2] 詹向红[1] 梁 媛[2]

1. 河南中医药大学／河南省中西医结合防治脑认知疾病工程技术研究中心／郑州市中西医结合防治脑认知疾病重点实验室，河南 郑州 450046
2. 中国中医科学院中医基础理论研究所，北京 100700

摘要：肝主疏泄是肝主要的生理功能之一，是中医肝藏象学说的重要内容。从《黄帝内经》（简称《内经》）“土疏泄”到朱丹溪“肝司疏泄”、喻嘉言“肝喜疏泄”、陈梦雷“肝主疏泄”及至全国统编第 3 版中基教材明确将“肝主疏泄”作为肝的核心功能，形成了完整的“肝主疏泄”理论，其内涵也在不断完善扩展。一是张锡纯将“主疏泄”与“肝郁”联系起来，首次提出肝主疏泄、调畅情志的思想；二是《内经》对“土疏泄”的论述是“肝主疏泄”促进脾升胃降的理论源泉；三是中西汇通医家受西医学影响将疏泄胆汁作为“肝主疏泄”的重要内容；四是张锡纯将肝的疏泄功能扩展至对气机的疏泄；五是张志聪、唐容川将肝的疏泄功能推及……

关键词：疏泄；肝；内涵

注：本文原载于《中国中医基础医学杂志》2021 年第 10 期。

25.“意志”的内涵与调治思路探讨

王文炎[1]　陈　瑞[2]　梁凤霞[3]

1. 武汉市中医医院，湖北 武汉 430014；湖北中医药大学针灸骨伤学院，湖北 武汉 430061
2. 华中科技大学同济医学院附属协和医院中西医结合科，湖北 武汉 430022
3. 湖北中医药大学针灸骨伤学院，湖北 武汉 430061

摘要：意志的内涵丰富并具有调控生命活动的重要作用。笔者根据《黄帝内经》及其文献关于意志的论述与认识，通过总结分析意志的内涵，如意志之本为“神”，其舍为脾肾，其用为调控生命活动，其稳态为“和”，认为临床实践过程中，从治“神”、调形、形神同治3个方面着手调治：注重治神，充分发挥意志的调控作用；强调调形，为意志活动提供良好的脏腑生理基础；形神同治，重在“和”意志。如此使意志达到“和”态，充分发挥其调控生命活动的重要作用，并将其调控作用应用于预防、治疗及其管理精神心理疾病和生活方式相关疾病，有助于降低其发病率，促进健康事业的发展，并为临床预防、治疗及管理这些疾病提供新的思路。

关键词：意志；和；精神；心理疾病；生活方式相关疾病；中医基础理论

注：本文原载于《中国中医基础医学杂志》2021年第10期。

26. 女性闭经病脉象特点探析

黄兰英[1]　艾　静[1]　余小萍[1]　窦丹波[1]　孙卓君[2]

1. 上海中医药大学附属曙光医院，上海 201203；上海市中医药研究院特色诊疗技术研究所，上海 201203
2. 上海中医药大学附属曙光医院，上海 201203

摘要：通过查阅历代文献梳理分析女性闭经病的脉象特点，从心脾病、肾虚、气滞血瘀、气血亏虚、痰湿阻滞5种类型进行总结，心脾病而致闭经者关伏寸浮或左寸沉结，肾虚闭经者尺脉微涩、尺脉微迟、尺中不至、两尺全无气、左手关后尺内脉浮，气滞血瘀闭经者肝脉沉细、肝脉紧涩、脉来状如琴弦、脉沉迟、脉尺滑有断绝、脉滑数，气血亏虚闭经者脉虚、脉散大浮芤、脉微、脉涩，痰湿阻滞胞宫闭经者脉滑而三五不调有断绝、脉形浊或脉沉伏涩，还分析了闭经病脉与孕脉的区分要点主要在滑脉上，孕脉滑而和匀，闭经脉滑而不和或弦或疾或断绝。同时总结了古代室女、寡妇、师姑、尼僧4种特殊女性特有的闭经……

关键词：闭经；脉象；特点；古代文献

注：本文原载于《中国中医基础医学杂志》2021年第10期。

27.《张仲景伤寒原文点精》学术特点评述

李若笛　徐江雁

河南中医药大学，河南 郑州 450000

摘要：《张仲景伤寒原文点精》为清代医家孟承意所著，该书从方剂的角度将张仲景《伤寒论》条文分类解析，是以方类证派的典型代表，现被收录进国家级课题成果《中华医藏》中。此书博采各家，取其精华，敢于质疑，其学术特点以六经为纲，重视阴阳理论，分各经不同脉证特点归纳方证；运用五运六气学说创制手掌年脉不应图，将天干地支与不应脉位绘于手掌之中，方便学习与临床应用；善于通过反证来断证选方，分析为何不使用其他方剂来证明方证的对应。全书以方类证，相近条文归类合解，语言简练、逻辑清晰、层次分明，对伤寒学的研究具有重要的价值，值得深入挖掘和研究。

关键词：伤寒学；辨证论治；以方类证；孟承意

注：本文原载于《中国中医基础医学杂志》2021年第10期。

28.《运气商》五运六气医学思想及方药特点探析

徐艺连　付　琨　徐方易　苏　颖　王利锋
长春中医药大学，吉林 长春 130117

摘要：《运气商》乃明末医家徐亦稚所著。该书以《黄帝内经》五运六气理论指导临床运用为特色，以太极阴阳五行八卦为纲，阐释五运六气变化与疾病的密切关系，提出了阴阳交感运动化生五行、岁运起于大寒、甲己土运为南政、淫胜郁复乃病机之要等重要医学观点，创新性地提出了司天只主三之气、各气中客气先至主气随后、四间气应地之分野及灾害之说。临证辨治谨遵亢害承制之理，组方用药因势利导以调五郁之机，并附运气医案12则以示运用。本文基于五运六气视角，从4个方面对《运气商》的五运六气医学思想及医案的用药特点予以阐述，分析了徐亦稚五运六气思想及观点形成的文化背景，总结了临证……

关键词：运气商；五运六气；医学思想；方药特点；徐亦稚

注：本文原载于《中国中医基础医学杂志》2021年第10期。

29. 叶天士辨治痿证思路探析

金子开　孙　萌　李　凯　郭子为　乙春梅
范孝磊　牛淑平　唐　巍
安徽中医药大学，安徽 合肥 230038

摘要：清代著名温病大家叶天士在痿证论治过程中多有造诣。笔者通过研读《临证指南医案》中所载其辨治痿证相关医案，总结出叶氏辨治痿证模式多元化，有在经在络、卫气营血、奇经八脉之别。此外，辨痿必先知痹，提出由痹及痿的观点，治痹在先，未病先防，可祛痿邪。不论从何种辨治体系治痿均不离“通”的基础治法，用“通”之一法总不离“养”之一用，整体贯彻“通养相济”的论治思路。以“通”为用，针对病之浅者贵乎“宣通”，针对病之深者贵乎“扫通”。“养”以缓养为图，温温存之，缓慢养之，始终以顾护人体正气为根本。叶天士辨治痿证时上宗先贤理论，下立多元化辨治体系，诸法合参，用药巧思，治痿屡获良效，其辨治特色对指导当今……

关键词：痿证；辨治；通养相济；《临证指南医案》；叶天士

注：本文原载于《中国中医基础医学杂志》2021年第10期。

30. 越南医家黎有卓治疗伤寒三法

高　雅　肖永芝
中国中医科学院中国医史文献研究所，北京 100700

摘要：黎有卓根据越南的气候和地域特点将寒邪分为中寒、感寒与伤寒，并指出越南之人多伤寒挟虚，并确立“伤寒三法”：先辨病因分内外，感受风寒暑湿燥火等六淫之邪多为外伤寒，宜用张仲景之法散外邪、调荣卫；饮食不当、起居不调、七情所伤多致内伤寒，当用“接补”之法调补阴阳。再以形脉虚实辨治，形脉皆实实者泻之，形脉已虚虚者补之。最后落到具体治疗，见发热、恶寒、汗出等表证即在表，若脉象有力、身体壮实可急散表邪，若脉象无力以救里助阳为主，补益气血；不见表证，若脉象有力为里实之邪，可峻下里实，若脉象无力为里虚之症，可温阳散邪。黎有卓提倡用“接补”法贯穿伤寒治疗，指出久虚、大虚之人急用补法……

关键词：越南；伤寒；三法；接补；黎有卓

注：本文原载于《中国中医基础医学杂志》2021年第10期。

31. 从“气血津液—癥瘕积聚—脉积”探讨糖尿病合并冠心病防治思路

李蕾蕾[1] 符 宇[2] 邵明义[2] 张 众[3]
远佳瑶[1] 杜冰婴[2]
1. 河南中医药大学，河南 郑州 450000
2. 河南中医药大学第一附属医院，河南 郑州 450000
3. 商丘市中医院，河南 商丘 476000

摘要：冠心病是糖尿病患者首要致死原因之一，中医药防治其疗效确切，但缺乏深入、系统的理论认识。癥积瘕聚本质为气血津液运化异常的产物，脉积是血脉症瘕聚散消长变化失衡的结果，气血津液、症积瘕聚、脉积三者间的相关性为“脉积”学说的发端。该学说强调正虚为本，气血津液运化异常是始动环节与核心病机，痰瘀浊毒是关键病理产物和致病因素，癥瘕积聚聚散消长、邪正对立是脉积发病的过程，提出治疗应以调治气血津液、以致和平为目标，以早期健脾益气、中期痰瘀同治、晚期消积补虚为主要治则，分阶段动态辨治，同时兼顾病机的复杂性。文章以中医癥瘕积聚、气血津液理论为切入点，深化“脉积”学说内涵……

关键词：糖尿病合并冠心病；气血津液；癥瘕聚散；脉积

注：本文原载于《中国中医基础医学杂志》2021年第10期。

32. 基于玄府理论探析慢性荨麻疹的治疗

孙明新[1] 赵 鑫[1] 石 芳[1] 王艳君[2]
薛维华[2]
1. 河北中医学院附属医院，河北 石家庄 050011
2. 河北中医学院附属医院，河北 石家庄 050011；
河北省中医院，河北 石家庄 050011

摘要：慢性荨麻疹是一种常见皮肤病，其发病机制复杂，病因难明。西药治疗存在药物副作用及复发率较高等问题，而中医在减轻症状、降低复发率等方面具有一定优势。慢性荨麻疹属于中医学“瘾疹”范畴，其病因病机与玄府理论密切相关。玄府理论起源于《黄帝内经》中汗孔概念，后经刘完素等医家不断完善发展而形成特色的中医理论。而风药最早见于张元素《医学起源》一书，其质轻而气盛，具有发散祛邪、升阳补虚、畅气调肝、活血通络、通窍启闭等多种功用。本文从玄府理论与慢性荨麻疹之间的相关关系出发，认为玄府开合失司为慢性荨麻疹发病的核心病机，治疗当以风药为主，从补虚固玄、祛风通玄、清热开玄……

关键词：玄府；慢性荨麻疹；固玄府；通玄府；风药

注：本文原载于《中国中医基础医学杂志》2021年第10期。

33. 带脉循行浅议

林依梦[1] 张小蕾[1] 向丽莉[1] 薛艺璇[1]
刘珍珍[1] 杨琪琪[1] 黄 伟[2]
1. 湖北中医药大学／针灸治未病湖北省协同创新中心，湖北 武汉 430061
2. 湖北中医药大学／针灸治未病湖北省协同创新中心，湖北 武汉 430061；
湖北省中医院针灸科，河北 武汉 430061

摘要：带脉作为奇经八脉中的一条，是全身各循行经脉中唯一明确的一条横向循行于腰腹部的经脉，起着制约调和十二经脉、奇经八脉和脏腑，调畅周身气血运行，维持人体正常生理状态的重要作用。本文通过查阅相关书籍、文献并结合临床实际，总结5种目前为大多医家认同的循行路线：①经十四椎成水平环状；②开始于季肋如系带状横行腰间；③十四椎、带脉、五枢、维道和神阙等诸穴的连线；④双“个”字形；⑤起于季肋下、斜行向下到带脉、五枢和维道穴，绕身1周。同时在此基础上对带脉的循行路线进行延伸思考，对其循行回身1周宽度的上下界线有所猜想。本文意在通过对带脉循行的更多推测与发现，引起医者们对……

关键词：带脉；循行；带脉穴位；病候；奇经八脉

注：本文原载于《中国中医基础医学杂志》2021 年第 10 期。

34. 严世芸基于五脏病传理论治疗慢性心衰的学术思想及经验总结

朱思行[1]　秦　嫣[2]　严世芸[1]　陈丽云[1]

1. 上海中医药大学科技人文研究院，上海 201203
2. 上海中医药大学附属市中医医院，上海 200071

摘要：严世芸教授根据《黄帝内经》五脏病传理论，认为慢性心衰具有病本在心、五脏病传的病机特点，明确心与四脏之间的生理基础及心肺同病、心肾不交、心脾不合、心肝不顺的心衰五脏病理关系，以圆机活法、法无常法为治则，包括协调阴阳、和于术数，扶正祛邪、通补兼施，以及症情复杂、方不嫌杂 3 个方面。以心衰调治兼顾五脏为治法，具体体现为心衰调治兼顾补中、益肾、理肺、调肝，并以心肾阳衰为临床常见证型而创制以温补心肾之阳为主、兼顾利水消肿的严氏强心饮作为心衰调治的基本方和经验方，又承丁氏内科善用丸药相配合使用的优良传统，同时注重调节睡眠，其理法方药兼备，特色鲜明，临床……

关键词：五脏病传；慢性心衰；严氏强心饮；学术思想；严世芸

注：本文原载于《中国中医基础医学杂志》2021 年第 10 期。

35. 张迎春活血化瘀法安胎理论及临床应用

姚国晋　张　花　张迎春

湖北省妇幼保健院，湖北 武汉 430070

摘要：先兆流产为妇科常见病，属于中医学“胎漏”“胎动不安”“滑胎”等范畴，其辨证分型主要有肾虚、血热、气血虚弱及血瘀等证，其中血瘀证是导致现代女性流产不容忽视的重要因素，张迎春教授为第六批全国老中医药学术继承工作指导老师，认为孕后瘀血的成因包括阴虚内热血瘀、气滞血瘀及寒凝血瘀等，同时结合现代检测技术，对孕后 B 超子宫动脉 RI 值进行监测。并在辨证论治的基础上治疗“血瘀证”胎漏、胎动不安及滑胎，审证求因，给予以清热凉血、滋阴养血及暖宫散寒等安胎的同时，灵活变通，适当应用活血化瘀药如当归、川芎、丹参、三七、桃仁等，使得瘀祛脉络通，胎有所养则胎自安，从而提高临床治愈率。

关键词：血瘀证；活血化瘀药；先兆流产；张迎春

注：本文原载于《中国中医基础医学杂志》2021 年第 10 期。

36. 从“肝藏魂”论治失眠症

陈　松[1]　王昆秀[1]　罗志辉[1]　徐荣鹏[2]
闫　鹏[2]　田玲玲[2]　徐驰成[2]　陈柏霖[2]
许辛寅[1]

1. 湖北中医药大学，湖北 武汉 430061
2. 湖北省荆州市第二人民医院，湖北 荆州 434000

摘要：健康睡眠以肝魂正常的生理功能为基本保障，魂居肝内，属阳主动，受肝血濡养而助肝用。五脏功能失调均可导致失眠，但尤与肝藏关系最为密切，这与肝魂的正常生理功能有关。本文基于“肝藏魂”藏象理论分析当代医家治疗失眠的医理方法，从以下 3 个主要方面深入剖析其“治不离魂”的内涵本质，即气血为魂之肇基、经络通魂之出入、情志映魂之变化，并结合临床经验所得简要介绍这一思路的具体应用，临床治疗虽有针药之别，但理法总不离养肝安魂之要旨。目前从肝魂论治失眠已被众多医家所认可，并通过理论与实践的双重考验，在临床上有一定的指导意义。

关键词：肝藏魂；失眠；藏象学说

注：本文原载于《中国中医基础医学杂志》2021 年第 10 期。

赵文等教授学验选编

1. 中医辨证的内涵与外延

赵 文[1] 林雪娟[1] 周常恩[2] 李灿东[2]
福建中医药大学中医学院，福建 福州 350122
福建省中医健康状态辨识重点实验室，福建 福州 350122

摘要：中医辨证独具中医特色，不仅是对“证”的辨析，还蕴含深厚的中医思维，同时增加了学习与理解中医的难度。文章追溯至中医辨证的起源，层层剖析，发现中医辨证潜藏象思维和辩证逻辑思维的双重思维，其内涵实为整体、动态、个性化地辨析机体状态。外延体现在以探求主要矛盾为目的的八纲辨证、病机辨证、气血津液辨证、病因辨证，以空间为主要视角的脏腑辨证、经络辨证，以时间为主要视角的六经辨证、卫气营血辨证、三焦辨证，以及以微观辨证、态靶辨证、证素辨证、数字化辨证等为代表的新一代中医辨证应用。

关键词：中医辨证；中医思维；整体；动态；个性化

注：本文原载于《中国中医基础医学杂志》2021 年第 11 期。

2. “苦—火”与相关脏腑探析

郜环宇
陕西中医药大学基础医学院，陕西 咸阳 712046

摘要：苦乃心之味，口苦为临床常见症状，口苦的发生不仅与心火上炎相关，还可见于肝胆疾病、脾胃疾病乃至肾病、肺病等，引起口苦的病机既可以为实火，也可由虚证寒证导致。通过对相关文献的研究发现，口苦总病机为火气致病，若病位在心实则为心火上炎，虚则可见心肺阴虚，抑或由血瘀脉络而致口苦者；脾胃之阳与心火相火密切相关，三焦相火旺，实火上泛，症见口苦、相火虚衰，无论在气在血均可出现“伏火”内生，阴火趁虚上乘导致口苦；在肝胆病中，胆火上炎为实，胆虚生寒为虚，肝阴血虚、郁火上泛者亦可见口苦；肾病口苦多责之于肾阳虚、心火上逆且与情志因素相关。总之，口苦的病因病机复杂多变，临床应详审病机……

关键词：苦；口苦；火；脏腑；中医

注：本文原载于《中国中医基础医学杂志》2021 年第 11 期。

3. 壮医养生“中和”思想探析

蓝绍航 李娜娜 张青槐 庞宇舟
广西中医药大学，广西 南宁 530001

摘要：“中和”思想蕴含着极为深刻的哲学内涵，是中国传统文化的核心思想之一。壮医学根植于中国传统文化的沃土，从中汲取了丰富的智慧养料，目前学界尚未有学者探析和提出壮医学与“中和”思想之间的关系。故本文从“三气同步，内外合一”“两路通畅，气血均衡”“调摄谷道，饮食有节”“节欲啬精，御而有度”等壮医养生法则方面入手，深入挖掘和分析壮医养生“中和”思想的学术内涵，探讨其应用，明确提出壮医养生理论与“中和”思想具有紧密的联系，“中和”思想贯穿于壮医养生理论内涵的始终。

关键词：壮医；养生；中和思想

注：本文原载于《中国中医基础医学杂志》2021 年第 11 期。

4. 从"一源二歧"探讨《太极图说》对朱丹溪、张景岳阴阳思想的影响

张　帆[1]　刘　华[2]　王　慈[1]　王斯曼[1]
胡紫腾[1]　袁卫玲[1]

1. 天津中医药大学，天津 301617
2. 河北省沧州中西医结合医院，河北 沧州 061001

摘要：宋明理学继承和发扬了易道儒释文化，对当时及以后的中医学思想产生了重要影响。本文通过研究周敦颐《太极图说》对朱丹溪、张景岳阴阳思想产生了何种影响，得出朱丹溪以太极之理悟滋阴之道，张景岳从宇宙演化感阴阳之机，探究二者相悖之因，在于二人所在时代的行医风气不同及自身对理学的认知偏差。但寻根求源二人皆谓阴阳俱重，朱丹溪从阴阳相对立论，以言阴气之易亏；张景岳从阴阳互根立论，以言阳气之宜护，明确理学对二者阴阳思想的影响，有助于提高医者以中国古代哲学原理分析人体生理病理现象的能力，以加强临床诊断与治疗。

关键词：《太极图说》；阴阳思想；朱丹溪；张景岳；周敦颐

注：本文原载于《中国中医基础医学杂志》2021 年第 11 期。

5. 宋校《金匮要略》方剂异文的研究价值

李　楠[1]　曾　凤[2]

1. 中国中医科学院研究生院，北京 100700
2. 北京中医药大学，北京 100029

摘要：通过考察宋校《金匮要略》与《千金要方》《千金翼方》《伤寒论》等书文本中相应方剂的异文，结合宋人校书特点提出：第一，对于《伤寒论》《金匮要略》《千金要方》等传世名著方剂的运用需要进行文献考订、医理推敲，不可盲从；第二，有必要汇集宋校医书方剂文献异文建立动态语料库及数据库应用系统，综合运用文献学、传统语言学、中医学等知识，对异文材料展开共时性、历时性两个维度全面考释辨别，补正各书文本的讹脱衍倒，最大限度地增加其完整性与正确性；第三，深入挖掘宋校医书方剂异文的学术价值，把握辨证要点，为方剂的临床应用提供更多参考。

关键词：《金匮要略》；版本；文字辨析

注：本文原载于《中国中医基础医学杂志》2021 年第 11 期。

6. 吴中朝灸治衰老病证经验

周劲草[1]　陈仲杰[1]　姜　楠[2]　王　兵[1]
焦　玥[3]

1. 中国中医科学院针灸研究所，北京 100700
2. 安定门中医院，北京 100009
3. 清华大学医院，北京 100084

摘要：吴中朝在艾灸抗衰老领域进行研究近 40 年，基于中医基本理论，结合多年来临床经验提出了衰老病证正虚以阳虚为本，又以肾阳虚最为关键，病邪以瘀血为标、痰湿次之。本文系统总结了吴中朝对衰老相关病证的病机认识、实验室研究概况以及艾灸治疗的基本经验，将其归纳为"五步一本"。五步即病证药结合，重视艾灸质量，重视艾灸细节，精准选穴，舒适环境、身心同治；一本即"以人为本"。在文后附艾灸辅助治疗动脉硬化验案一则供同道参考。

关键词：艾灸；衰老；病机；经验；吴中朝

注：本文原载于《中国中医基础医学杂志》2021 年第 11 期。

7.《伤寒杂病论》瘥后方方证探索

马玉杰　陈彦静　张治国

中国中医科学院中医基础理论研究所，北京 100700

摘要：本文整理了《伤寒杂病论》中与瘥后相关的条文，围绕6个瘥后方分析其用药规律和方证。通过统计瘥后方的用药频次和规律发现，瘥后方的核心药物组合为人参、甘草、半夏、生姜、大枣。通过分析核心药物组合及其复合药证推导出瘥后方的核心方证为“心下痞，呕吐，不欲饮食”，各瘥后方以瘥后核心方证为基础，再随证加减治疗非核心症状。研究结果丰富了《伤寒杂病论》瘥后病机的认识方法，以此认识方法为基础进一步推知麦门冬汤也可用于瘥后病证的治疗，同时强调瘥后方证有虚有实，须随证治之，不可滥用补益，如《伤寒杂病论》牡蛎泽泻散的应用。

关键词：《伤寒杂病论》；瘥后方；方证；药证

注：本文原载于《中国中医基础医学杂志》2021年第11期。

8. 升降散源流考辨及临床运用

刘福贵[1]　丁瑞丛[2]　彭超群[3]　刘　玲[4]
纪　可[1]

1. 湖北中医药大学，湖北 武汉 430065
2. 河南中医药大学第二临床医学院，河南 郑州 450000
3. 河南中医药大学第一临床医学院，河南 郑州 450000
4. 湖北中医药大学，湖北 武汉 430065；湖北省中医院，湖北 武汉 430065

摘要：升降散因其疗效卓然被古今医家广泛应用，但本方文献记载混乱，目前溯源最早可到龚廷贤《万病回春》。结合查阅的相关史料，认为升降散演变的源头可追溯至唐代孙思邈所著《备急千金要方》，发展于金代张子和《儒门事亲》，成方于明代龚廷贤《万病回春》，完名于清代杨璿的《伤寒瘟疫条辨》。临床应用从最初的治热疫到杨璿将其广泛用于治疗温病之后，该方的应用范围不断得到扩充，其药味升降共伍，不仅可以枢转少阳、调畅气机，而且可以泄浊解毒、宣热通络。目前该方被广泛用于外感、内伤、传染病和急慢性普通疾病，既为温病之要方也是治郁热之总方。本文对其源流及临床应用演变进行梳理，以期为该方的……

关键词：升降散；溯源；《万病回春》；《备急千金要方》

注：本文原载于《中国中医基础医学杂志》2021年第11期。

9. 路志正健脾养血通络法诊治局限性硬皮病经验

罗成贵　姜　泉　唐晓颇

中国中医科学院广安门医院，北京 100053

摘要：局限性硬皮病是一种难治性结缔组织病，国医大师路志正总结该病中医病名为皮痹或血痹。他认为本病主要核心病机为脾虚血弱，痰瘀阻络，并根据核心病机制定了以健脾养血、化痰通络为主的治疗大法。治疗时根据现代医学分肿胀期、硬化期、萎缩期三期论治。根据患者分期及临床情况，肿胀期以疏风祛湿散寒、清解郁热、健脾益气为主，硬化期以健脾养血、化痰通络为主，萎缩期以培补气血、滋补肝肾为主。临证善用生黄芪、炒白术、山药等健脾益气，并加用当归、川芎、赤白芍、鸡血藤养血通络，络石藤、忍冬藤、路路通等疏风活络，酌情加用蜂房、炮山甲、地龙等虫蚁之品搜风剔络，标本兼顾，取得了……

关键词：健脾养血通络；局限性硬皮病；临证经验；路志正

注：本文原载于《中国中医基础医学杂志》2021年第11期。

10. 胡荫奇治疗系统性硬化经验

王宏莉　赵　敏

中国中医科学院望京医院，北京 100102

摘要： 系统性硬化(Systemic Sclerosis)是一种临床罕见的自身免疫性疾病，胡荫奇教授认为此病属于中医学“皮痹”范畴，病机以外感六淫为标，正气亏虚为本，病邪留滞经络导致肌肤失养、痰瘀内生、痰瘀痹阻贯穿疾病始终，久病可累及肺脾肾三脏导致功能失调而产生相应的症状。临床皮肤表现分为水肿期、硬化期及萎缩期，对应此三期给予相应治疗，早期祛邪为主，中期以化痰散结通络为主，后期以扶正为主，且后期久病及久用辛温药物易伤阴液，可酌加清热养阴之品。并总结其临证常用方药及经验药对，另附验案一则以验证。

关键词： 名中医经验；系统性硬化；胡荫奇

注：本文原载于《中国中医基础医学杂志》2021年第11期。

11. 黄尧洲运用镇心安神法治疗瘙痒性皮肤病临床经验

迟慧彦[1]　郎　娜[1]　陈少君[1]　刘青云[1]

曲　韵[1]　李云峰[1]　陶以诚[1]　杨彦杰[1]

毛超一[2]

1. 中国中医科学院西苑医院，北京 100091

2. 中国中医科学院，北京 100700

摘要： 瘙痒性皮肤病是皮肤科最常见的一类病症，其病因病机比较复杂，尤其是顽固性皮肤瘙痒病情容易反复，治疗棘手。黄尧洲教授临床善用纯中药治疗瘙痒性皮肤病，结合多年临证经验并总结古代医学典籍，认为皮肤瘙痒与心神不安、睡眠障碍密切相关，并可互为因果形成恶性循环。因此，结合“诸痛痒疮，皆属于心”，提出瘙痒性皮肤病的基本病机可统归为心神不宁，采用镇心安神法治疗，并创立龙牡汤为基础方加减治疗瘙痒性皮肤病及其相关病症，只要符合心神不宁这一病机，多可获得良好疗效。

关键词： 瘙痒性皮肤病；心神失调；镇心安神法龙牡汤黄尧洲

注：本文原载于《中国中医基础医学杂志》2021年第11期。

12. 宫丽鸿治疗心房颤动经验总结

吴启华[1]　宫丽鸿[2]　肖福龙[2]

1. 辽宁中医药大学，辽宁 沈阳 110032

2. 辽宁中医药大学附属医院，辽宁 沈阳 110032

摘要： 心房颤动是由于心房不协调电活动导致的机械功能恶化，为常见房性心律失常之一。心房颤动属于中医学“心悸”“惊悸”“怔忡”等范畴，宫丽鸿教授对心房颤动的中医辨证治疗经验独特，并后附医案以进一步阐述其验方的临床应用。她强调房颤属虚实夹杂之证，心阳不足是其发病基础，病理因素包括风瘀痰火并重视七情对病机的影响。临证时当以虚实为纲，将温阳定悸之法贯穿始终，再辨之病邪性质所属，分别给予息风、活血、降火及清化痰浊之法。并以经方为立方之根本，根据次症不同灵活加减用药，且随病证演变及时调整，制定阶段性的治疗策略。

关键词： 心房颤动；辨证论治；温阳定悸；宫丽鸿

注：本文原载于《中国中医基础医学杂志》2021年第11期。

13. 郭维琴从肝脾论治心悸经验

高瑜倩[1] 朱海燕[2] 张洪嘉[1] 窦晋芳[1]
胡超群[1] 彭嘉冉[1] 王志淼[1] 黑穆荣[1]
任晓霞[1]

1. 北京中医药大学东直门医院，北京 100700
2. 北京中医药大学东直门医院，北京 100700；北京中医药大学心血管病研究所，北京 100700

摘要：心悸是中医内科常见的心系疾病，以患者自觉心中跳动难安，常伴有胸闷、憋气甚或晕厥为主要临床表现。临床无器质性病变的心悸较为多见，西医对此类疾病治疗效果不甚理想。郭维琴教授结合当今社会发展特点及临床经验，认为内伤七情和药食劳逸不当是此类心悸的主要病因，提出其主要病位在心，责之肝、脾，肝失疏泄、脾失健运及两者同时发生都可导致心血亏虚、心脉失养。本文主要总结其对此类心悸发生发展的中医理论认识，详述从肝脾论治此类疾病的临床用药经验并附医案一则。

关键词：肝脾同治；心悸；经验总结；郭维琴

注：本文原载于《中国中医基础医学杂志》2021年第11期。

14. 陈瑞雪治疗人工流产后继发性不孕的临床经验

方庆霞[1] 车 蕊[2] 隋 娟[3] 陈瑞雪[3]

1. 中国中医科学院西苑医院，北京 100091
2. 北京市昌平区中医医院，北京 102200
3. 中国中医科学院广安门医院，北京 100053

摘要：介绍陈瑞雪教授治疗人工流产后继发性不孕的临床经验。目前人工流产术作为非意愿妊娠和避孕失败的补救措施之一，在临床并不少见，由此带来的继发性不孕成为生殖医学领域的难点之一。她认为其基本病机不外乎瘀血内停、外邪入里、冲任损伤、气血亏虚，在治疗方面分为调经、种子、安胎3个阶段进行全程管理，且因其备孕需求，提倡用药纯和，不可滥用峻烈之品，着重肝脾肾三脏扶正祛邪同用，灵活应用补益气血、滋肾益精、活血祛瘀等法，并重视疏导情绪，缓解患者焦虑状态和抑郁心理。

关键词：人工流产；继发性不孕；临床经验；陈瑞雪

注：本文原载于《中国中医基础医学杂志》2021年第11期。

15. 论厥阴病及其临床意义

林武红[1] 梁仁久[2] 黄贵华[3] 刘熙荣[3]
林华胜[3] 彭玲玲[2]

1. 湖南中医药大学中医学院，湖南 长沙 410208
2. 广西中医药大学研究生学院，广西 南宁 530299
3. 广西中医药大学第一附属医院，广西 南宁 530022

摘要：从《伤寒论》厥阴病提纲证、病机要点及转归，乌梅丸的组方意义及厥阴病的其他证治等方面认识厥阴病，认为厥阴病的提纲证可归纳为上焦有热、中焦寒热交阻、下焦有寒，并对其提纲证的症状进行拓展；厥阴病的病机要点是寒热虚实错杂，寒多热少、虚多实少，病在厥阴，涉及多经，乌梅丸是其主方。厥阴病的病机转归取决于阳气恢复程度，在阴阳交争过程中可出现多种与厥阴病症状或病机相似的病证，临证当谨守病机进行鉴别与治疗。

关键词：厥阴病；乌梅丸；临床意义；鉴别；治疗

注：本文原载于《中国中医基础医学杂志》2021年第12期。

16.“疏五过论”“征四失论”对临床肿瘤诊疗的指导意义

王宪贝[1]　杨宇飞[2]

1. 北京中医药大学研究生院，北京 100029；
中国中医科学院西苑医院，北京 100091
2. 中国中医科学院西苑医院，北京 100091

摘要：恶性肿瘤病因难明，病症变化多端，预后不佳，在《黄帝内经》中属于奇病范畴。笔者在导师杨宇飞教授门诊学习过程中，曾多次听她强调肿瘤医生除了要医术高明外，仍须知天文地理，通晓人事，将治疗模式由治病转变为治人，培养高尚医德，奉行端正医道，以道驭术，让患者达到肿瘤康复的三回归，即回归个人、回归家庭、回归社会。她对“疏五过论”“征四失论”极为推崇，两论批评了临床医生因不精通医术、不通晓人事之理在诊疗过程所犯的5种过错，批判了庸医医德缺失、医术不精而又贪图功名的4种过失，进而引出诊之三常、医者四德及十全之法，在诊疗技巧与原则、临床思维的养成及行医态度方面进行了规范，其……

关键词：疏五过论；征四失论；恶性肿瘤；诊疗原则；医德；医道；医术

注：本文原载于《中国中医基础医学杂志》2021年第12期。

17. 基于“聚于胃，关于肺”的思想论张仲景对咳喘的治疗

李丹妮　马作峰

湖北中医药大学，湖北 武汉 430065

摘要：《黄帝内经》中咳皆“聚于胃，关于肺”的思想被后世医家广泛讨论，张仲景虽未对此做专门论述，但从《伤寒杂病论》中所载的方剂 中可以看出，其对咳喘的认识深受“聚于胃，关于肺”思想的影响。张仲景认为水饮聚于肺胃是引发咳证的重要因素，治疗当肺胃并重，常用辛散药化肺胃水饮，辅以降逆药降肺胃逆气，以达到饮邪去而咳自平的效果。他还认为，“聚于胃，关于肺”的思想亦适用于喘证，通过祛胃中或膈间实邪的方式平喘止咳，体现出其对此思想的深刻理解。对于浊邪壅肺而致咳喘者，张仲景则主张急清肺中实邪，同时佐胃药培土生金。此外，对于肾虚导致水液无制、上射肺胃所引发的咳喘，他又采用补肾行水、调养……

关键词：“聚于胃关于肺”；咳喘治疗；张仲景

注：本文原载于《中国中医基础医学杂志》2021年第12期。

18.《外科证治全生集》内科杂证治疗特色辨析

张　震[1]　曹金凤[2]　刘剑锋[3]　王柳青[3]

1. 中国中医科学院西苑医院，北京 100091
2. 中国中医科学院医学实验中心，北京 100700
3. 中国中医科学院中国医史文献研究所，北京 100700

摘要：通过学习经典古籍《外科证治全生集》，总结归纳清代名家王维德内科杂证治疗特色及非药物疗法使用经验。综合分析原文认为共含有56首内科杂证验方，王维德治疗特色有四：善用酒剂起到活血止痛、引血归经、活血祛风、活血生肌以及活血消症的作用；精于炮制，熟谙汤方、丸散、膏药、茶、酒各种中药剂型及制备技术；倡导药食同源，将常见食物运用于慢性疾病的康复治疗，同时注重其口感；内病外治的非药物疗法主要包括贴敷法、灸法和滴眼法。王维德内科杂证治疗特色与其外科思想相互补充，有利于完善其学术思想体系的整体认识，也可启发内科医生的临床思路。

关键词：外科证治全生集；内科；杂证；治疗思路；名医经验；非药物疗法；王维德

注：本文原载于《中国中医基础医学杂志》2021年第12期。

19. 论《辅行诀》用虚体实辨证治疗模式

张怡婧[1]　黄智斌[2]　陈　延[3]

1. 广州中医药大学第二临床医学院，广东 广州 510407

2. 广州中医药大学第二附属医院名医工作室，广东　广州 510120

3. 广州中医药大学第二附属医院芳村医院消化科，广东　广州 510370

摘要：“体”和“用”是中国古代哲学重要的组成部分，“体”代表物质基础，“用”体现功能作用。梁之陶弘景在《黄帝内经》《神农本草经》和《汤液经法》等理论指导下，立足于“守真一”的宗旨，从“体、用、化”三方面建立了新的五脏补泻之法，并提出了“用虚体实”的辨证治疗模式，丰富了五脏理论及临床治法。本文试从五脏“所欲”“所苦”与“体用”的关系入手，探讨“用虚体实”的辨证治疗模式，加之临床举隅强调运用五味调节五脏形质和功用之间的失衡，以达到“正气存内，邪不可干”的目的。

关键词：五脏；所欲；所苦；体用；五味；“用虚体实”辨证治疗模式

注：本文原载于《中国中医基础医学杂志》2021 年第 12 期。

20. 基于“半表半里”论述“透热转气”与“和解少阳”的异曲同工之妙

代思雨[1]　宋　丹[1]　宋纯东[2]　张　博[2]　丁　樱[1]

1. 河南中医药大学，河南 郑州 450046

2. 河南中医药大学第一附属医院，河南 郑州 450000

摘要：通过对温病与伤寒两个辨证论治体系中营分证与少阳证的重要治疗原则“透热转气”与“和解少阳”的内容进行研究，分别从营分与少阳的病位、功能、症状方面及“透热转气”与“和解少阳”的来源、意义进行分析，探讨伤寒与温病体系有关半表半里证治法思想的异同。病位方面，太阳属表，阳明属里，少阳于阳明与太阳之间，属半表半里，营分则有属表之“营”（气）与属里之“营”（血）之分，且根据“膜原”定位及“皮脉肉筋骨”的层次论，脉处皮里内外夹层之中，营行脉中，属半表半里；功能方面，少阳为阴阳之枢，营分为气血之枢且均为气机升降之枢，关联人体表里阴阳，属半表半里；症状方面，太阳表寒，阳明里热，少阳寒热往来，属半……

关键词：半表半里；透热转气；和解；少阳；营分；气机

注：本文原载于《中国中医基础医学杂志》2021 年第 12 期。

21. “四泄法”与湿热病的三焦传变探析

夏豪天[1]　章一凡[1]　吴元建[1]　丁　婷[2]

1. 南京中医药大学附属苏州市中医医院，江苏苏州 215009

2. 苏州市工业园区星湖医院，江苏苏州 215121

摘要：本文通过文献探讨及方药分析，对温病学派治疗湿热病的常用四法——“开泄法”“涌泄法”“走泄法”和“苦泄法”的病机病位及传变趋势做了总结，认为“开泄法”用于上中焦湿热弥散的病证，“苦泄法”用于中焦湿热蕴结欲入阳明的病证，“涌泄法”用于上中焦湿热蕴结欲蒙手厥阴的病证，“走泄法”用于中焦湿热弥散而侵扰胆腑的病证，其四法所治疗湿热病的病位及趋势均有不同，临床适应证也有明显差异，但“开泄法”与“涌泄法”、“涌泄法”与“苦泄法”之间常可传变，“开泄法”和“走泄法”则常常兼用。

关键词：湿热病；开泄法；涌泄法；苦泄法；走泄法

注：本文原载于《中国中医基础医学杂志》2021 年第 12 期。

22. 曹炳章瘟痧学术经验探析

李 煜 陈仁寿 钱佳晖 莫夏敏

南京中医药大学中医药文献研究所，江苏 南京 210023

摘要：目的：探析曹炳章瘟痧相关学术思想。方法：首先明确瘟与痧的概念，继从学术观点、诊查特点、治疗与防护 4 个方面对曹炳章瘟痧相关学术思想做以探讨。结果：其学术观点包括瘟痧病因病位不同、瘟痧传变有别，瘟痧诊断均以察舌辨脉为要点，在此基础上诊断痧胀更须审痧毒、验赤发、探痧邪。对于瘟痧的治疗重视焠刮、针刺等外治法，强调内服方药宜疏利而不宜补滞的治疗原则，瘟痧的防护注重未病先防与既病防变。结论：本书记载的治疗与防护手段，对于现代临床治疗中恶、中暑等危急重症具有借鉴意义。

关键词：瘟疫；痧胀；学术经验；曹炳章

注：本文原载于《中国中医基础医学杂志》2021 年第 12 期。

23. 吴鞠通辨治妇产科疾病学术思想探析

孙帅玲[1] 马晓北[2]

1. 中国中医科学院中医基础理论研究所，北京 100700

2. 中国中医科学院研究生院，北京 100700

摘要：吴鞠通博通诸科尤擅温病，对妇产科疾病的辨治独具一格。本文通过对其临床诊治妇产科疾病的思想进行探析，发现他对于妇产科疾病的诊疗坚持以中医整体观、辨证论治为基本原则。月经病推崇“调经先以胃气为要”“通补奇经以调经”，谨守病机辨证调经；产后之病根本在于亡血伤津，产后瘀血当论虚实；产后虚实宜补宜泻；产后虚证辨其寒热，随证治之，做到“勿拘于产后，勿忘于产后”；保胎安胎论从中下二焦。治疗方面，遣方用药究其药性，反对滥用当归、川芎之类，善用“血肉有情”之品滋补下焦，巧用“汤、丸、膏”等剂型辨病论治，主张治养结合，其论治妇科疾病的思想对于现代临床诊治具有广泛的指导意义。

关键词：妇产科；调经；产后；保胎；药物；吴鞠通

注：本文原载于《中国中医基础医学杂志》2021 年第 12 期。

24.《针灸大成》歌赋之对穴配伍规律研究

张天生[1] 李书雅[2] 刘 娇[2] 刘昌云[2] 郝重耀[1]

1. 山西中医学院第三中医院，山西 太原 030000

2. 山西中医药大学研究生学院，山西 太原 030000

摘要：对穴在临床中应用广泛，通过人工查阅整理《针灸大成》中有关对穴的条文构建“《针灸大成》对穴处方”数据库，从不同歌赋、不同系统疾病、选穴方法、配穴方法、腧穴、经脉、穴性等方面进行整理总结并探讨其配伍规律，发现《针灸大成》共纳入对穴处方 271 则，以《百症赋》涉及对穴最多，对穴在头面五官系统疾病中应用最广泛；选穴以远端选穴为主；配穴方法以本经配穴 + 双特配穴的方法出现的频次最高；对穴以五腧穴 + 五腧穴为主，且合穴 + 合穴的使用频次最高；经脉以膀胱经为主，且膀胱经＋膀胱经的配穴方法最多见；特定穴以五腧穴为主，且合谷的使用频次最高。通过此次研究找到了不同系统疾病常用的……

关键词：《针灸大成》；歌赋；对穴处方；配伍规律

注：本文原载于《中国中医基础医学杂志》2021年第12期。

25. 基于“诸厥固泄，皆属于下”探讨胃癌术后胃肠功能障碍从肾论治

税　宁[1]　王新苗[2]　李　杰[2]

1. 陕西中医药大学，陕西　西安 712046；中国中医科学院广安门医院肿瘤科，北京 100053

2. 中国中医科学院广安门医院肿瘤科，北京 100053

摘要：胃肠功能障碍是胃癌术后常见的并发症，主要表现为便秘与腹泻。本文基于病机十九条“诸厥固泄，皆属于下”探讨胃癌术后胃肠功能障碍从肾论治。胃癌手术、放化疗伤及脏腑元气，使脾胃衰弱难以恢复进而损及于肾。同时脾胃虚弱无力运化精微以滋养肾，肾气虚则大肠传导乏力，糟粕内结于里，当补肾气以通达肠道，然脾肾相互滋养，补肾亦当补脾；肾主水司二便，肾阴亏虚、津液无法正常运行生化，以致肠道津枯，大便艰涩难下，当滋肾阴以濡润肠腑；肾阳衰微，火不暖土，可致脾胃虚寒，湿浊下注于大肠泄泻不止，当益命门以涩肠止泻使胃肠功能恢复正常。本文按病机在肾、治亦在肾辨证论治，为临床胃癌术后治疗提供新的思路。

关键词：病机十九条；胃癌；胃肠功能障碍；从肾论治

注：本文原载于《中国中医基础医学杂志》2021年第12期。

26. 庞宇舟论壮医气血理论及其临床经验

李仁锋[1]　庞宇舟[2]

1. 广西中医药大学第一附属医院壮医针灸科，广西　南宁 530023

2. 广西中医药大学，广西　南宁 530001

摘要：气与血是构成人体和涵养生命的最基本物质。气对于血具有主导作用，血得天地之气而化生，赖天地之气以运行。气血保持均衡是维系人体健康的基本条件之一，两者密切配合、相辅相成，才能共同维持人体正常的生理状态。壮医平衡气血原则是壮医重要的治疗原则，是壮医气血理论的核心内容之一，对指导临床实践具有重要价值。本文就壮医气血理论的概念内涵、壮医气血的生理功能、壮医对气血失常的认识等方面进行探讨。庞宇舟教授根据壮医气血理论，针对气血失衡病机，提出了“祛毒补虚、平衡气血”的治疗原则，临证善于治疗疑难杂症如各种不明原因的痛证等，其医理透彻详明，诊病切中肯綮；以壮医毒病理论……

关键词：壮医；气血理论；临床经验；庞宇舟

注：本文原载于《中国中医基础医学杂志》2021年第12期。

27. 从“伏痰致瘀”论治儿童闭塞性细支气管炎

张玉丹[1]　刘　晓[2]　陈文霞[3]

1. 河南中医药大学，河南　郑州 450000

2. 成都中医药大学，四川　成都 610072

3. 河南中医药大学第一附属医院，河南　郑州 450000

摘要：儿童闭塞性细支气管炎是一种少见的慢

性阻塞性肺疾病，其发病机制复杂，预后较差，现代医学尚无公认的有效方法。陈文霞教授从伏邪致病理论出发，认为该病主要病机为痰瘀阻络，肺气郁闭，外感邪气，伏于肺络，暗耗正气，化痰成瘀，痰瘀交结，积于肺脉，痹阻气道，可出现反复咳嗽、喘息发作。本病主要病位在肺，可涉及肝、脾、肾等脏，属本虚标实之证，伏痰致瘀既是其病理产物又属于其病机演变过程，故提出当以化痰通络法为其贯穿始终的治法且分期论治，重视搜剔伏邪、祛邪扶正治疗该病，取得了良好的效果。

关键词：伏邪致病；儿童闭塞性细支气管炎；伏痰致瘀；陈文霞

注：本文原载于《中国中医基础医学杂志》2021 年第 12 期。

28. 腹泻型肠易激综合征中医病证结合动物模型研究

杨清瑞[1] 胡泽玉[1] 杜晓泉[2] 周 铖[2] 刘海涛[2]

1. 陕西中医药大学，陕西 咸阳 712046
2. 陕西中医药大学附属医院，陕西 咸阳 712000

摘要：中医证候动物模型的建立在现代医学研究疾病发展及转归、评价药物作用疗效上具有重要意义。目前，诸多学者基于“病证结合”理念建立了多种腹泻型肠易激综合征中医病证结合动物模型，但是这些病证结合模型仍存在一些问题，如对中医证候评价指标过于主观，缺乏充足的实验定量证据；不同的中医证型使用相同的造模方法容易造成脏腑兼病证候的混淆，甚至有的模型存在有重病轻证或有病无证的嫌疑等。本文旨在对现有的腹泻型肠易激综合征中医病证结合动物模型进行研究，提出当前存在的普遍问题并总结出切实可行的复制方法，改善和创新中医病证结合动物模型的构建思路，从而更好地阐明中医药治疗……

关键词：肠易激综合征；中医证候；病证结合；动物模型

注：本文原载于《中国中医基础医学杂志》2021 年第 12 期。

29. 半夏泻心汤治疗胃癌研究

董俊刚 刘喜平 崔国宁 李沛清 朱中博 张志轩

甘肃中医药大学，甘肃 兰州 730000

摘要：胃癌是临床最常见的消化道肿瘤，其临床表现多为胃脘灼痛、口苦吞酸、胃部嘈杂等，其病机多为脾虚为本，痰瘀阻滞化热、气机升降失调为标。西医临床治疗多以放化疗为主，病人耐受性不佳。而半夏泻心汤具有辛开苦降、寒热平调、攻补兼施的配伍特点，广泛应用于气机升降失常、寒热错杂、虚实夹杂等病证的治疗中。且半夏泻心汤在胃癌癌前病变的治疗、胃癌微环境的调节、胃癌的转移复发、术后或放化疗后消化道不良反应的改善等方面具有显著疗效。基于此，本文从半夏泻心汤逆转或阻止胃黏膜的癌前病变调节胃癌微环境，抑制胃癌的生长增殖和腹膜转移等方面进行述评，以期为半夏泻心汤防治胃癌……

关键词：胃癌；半夏泻心汤；消化道肿瘤

注：本文原载于《中国中医基础医学杂志》2021 年第 12 期。

王永炎等教授学验选编

1. 加强中医基础理论研究推动中医药事业发展

王永炎

中国中医科学院，北京 100700

摘要：中医基础理论研究是中医药事业发展的根本与泉源。重塑回归象思维、创新国学原理之精要，是中医药理论体系发展的重要举措，深化医学人学的中医理论研究是再创中医临床优势的先声。中医中药学界必须认识自己学科的优势，吸纳古今中外先进文明与技术充实中医学科，我们必须扬其所长进而寻踪国学原理汇总各学派精粹擢升基础理论。

关键词：中医基础理论；中医药；国学；象思维

注：本文原载于《中国中医基础医学杂志》2022年第1期。

2. 中医阴阳学说探析

张宇鹏

中国中医科学院中医基础理论研究所， 北京 100700

摘要：阴阳学说贯穿于中医学理论体系的各个层面，是中医学的基本指导思想与重要理论工具，涉及藏象、经络、病机、治疗、方药、针灸、养生等中医学主要理论范畴的内容。对于阴阳的概念，应理清阴阳与矛盾的关系，并区分哲学阴阳与医学阴阳的不同。医学阴阳有其特定的医学内容，可直接用于具体指导临床实践，主要包括：①是无形之气与有形之质的抽象表述；②代表了事物不同的特性；③对形神关系的代称；④通过“四时”的概念与五行联系在一起。此外，阴阳还是中医象思维方式的重要体现，参与中医学理论体系的构建。

关键词：中医学；阴阳学说；矛盾；象思维

注：本文原载于《中国中医基础医学杂志》2022年第1期。

3. 肺系疫病的概念、理论演进及诊疗要点

郑　齐　杜　松　杨　威　于　峥

中国中医科学院中医基础理论研究所， 北京 100700

摘要：肺系疫病是以肺系为主要感染部位与传染途径的疫病，是疫病中发病率、传染性及流行性较高的一类疾病。在不断与新发疫病作斗争的临床实践中，中医肺系疫病诊疗理论经历了在伤寒理论范畴内的孕育、从伤寒理论体系逐渐分化、病机治法理论在宋金元时期的进一步发展、伴随明清温病理论体系的发展以及西学东渐至中华人民共和国成立后的发展5个阶段。在梳理肺系疫病诊疗理论演进过程基础上，本文从病因、病位、辨治原则、预防对其诊疗理论要点进行了阐述，以期为防治新发肺系疫病带来启示，为临床预防新发肺系疫病提供新的思路与方法。

关键词：疫病；肺系疫病；诊疗理论；理论发展

注：本文原载于《中国中医基础医学杂志》2022年第1期。

4.《黄帝内经》骨的理论框架探析

刘 斌 张向东 苏晓川 赵明宇

河南省洛阳正骨医院（河南省骨科医院）郑州院区，河南 郑州 450000

摘要：当前中医骨伤科学的发展亟待成体系化的基础理论知识做支撑和指导。经检索发现，《黄帝内经》对人体骨的论述内容全面广泛且相互承启，可总结为骨为五体之一，又属奇恒之腑，在结构上与髓、筋、谿谷、少阴脉关系密切，在五行归属中与肾、冬季、北方、黑色、咸味等事物关系紧密。该书把骨本身的特征及其与其他组织之间的联系有机地结合并共同纳入认识体系，从而形成了中医对人体结构内外广泛联系的独特观念。《黄帝内经》中的人体骨理论可以贯彻到中医诊断治疗的各个环节，对于针灸、骨伤等相关学科的临床经验总结和现代研究具有重要的启迪意义，因此值得持续深入挖掘整理，并借助现代技术…

关键词：骨；中医基础理论；理论研究；黄帝内经

注：本文原载于《中国中医基础医学杂志》2022 年第 1 期。

5.唐以前产后中风病机及证治方药探析

黄诗雅[1] 王天麟[1] 陈思婷[1] 张晓轩[2] 杨志敏[2] 许家栋[2]

1. 广州中医药大学第二临床医学院，广东 广州 510405

2. 广东省中医院，广东 广州 510120

摘要：本文以唐以前的医学典籍为研究对象，探讨产后中风的概念、病机及证治方药。《黄帝内经》首次提出产后被风邪所伤的病理状态，《伤寒论》则明确提出产后中风一名，指出其病机为产后津血亏虚的基础上感受风邪，同时列举了阳旦汤和竹叶汤两首方剂，提示产后中风须在顾护营血基础上进行解表的治疗原则；至隋唐时期，《诸病源候论》拓展了产后中风的范畴并延伸出一系列疾病传变情况，《备急千金要方》和《外台秘要》则记载了相关治疗处方，并可与《诸病源候论》中的病传分类相对应，对当今妇产科疾病治疗具有重要的借鉴意义。

关键词：产后中风；病机；病传；证治方药

注：本文原载于《中国中医基础医学杂志》2022 年第 1 期。

6.两宋伤寒学派快速发展之成因探析

孟 玺 季 强 杨金萍

山东中医药大学中医文献与文化研究院，山东 济南 250355

摘要：两宋时期有关《伤寒论》的医家医著较前代增长迅速，伤寒学派也得到快速发展。北宋治平年间，校正医书局校勘的《伤寒论》成为定本，但校勘者对于《伤寒论》内容的取舍未说明缘由，使伤寒理论出现不同观点；雕版印刷术的普及使其更加迅速地传播，且政府重视医学的推广，促进了《伤寒论》及其理论被更多人阅读和研究；加之部分士人阶层开始习医，医生开始习儒，使医生的文化素质得到提高；宋代医家不断对《伤寒论》进行阐发，医家之间互相推崇也促进了伤寒学派的发展；两宋时期伤寒疾病流行受到医家重视，促进了伤寒理论的发展。正是以上多种原因相结合，共同促进伤寒学派在两宋时期得到迅速发展。

关键词：伤寒学派；校正医书局；《伤寒论》

注：本文原载于《中国中医基础医学杂志》2022 年第 1 期。

7. 泄泻湿证患者肠道菌群特征分析

李　琪　孙　悦　丁成华　潘华平　齐城成
石国栋　董艳玉　李石林　袁丽霞
江西中医药大学，江西 南昌 330004

摘要：目的：利用高通量测序技术探究肠道湿热证和寒湿困脾证泄泻患者肠道菌群特征。方法：选取 2018 年 4 月至 2019 年 5 月在江西中医药大学附属医院就诊、符合筛选标准的肠道湿热证和寒湿困脾证泄泻患者及健康志愿者各 12 例，提取 3 组人员的粪便样本 DNA，采用 Illumina Miseq 测序平台进行 16S rRNA 高通量测序，并采用生物信息学方法对测序结果进行处理与分析。结果：肠道湿热证泄泻患者、寒湿困脾证泄泻患者及健康人群的肠道菌群存在明显差异，其中肠道湿热证泄泻患者肠菌中变形菌门下的埃希氏志贺杆菌属、放线菌门下的双歧杆菌属及厚壁菌门下的毛螺菌科和丹毒丝菌属显著升高，寒湿困脾证泄泻患……

关键词：肠道湿热证；寒湿困脾证；泄泻；肠道菌群

注：本文原载于《中国中医基础医学杂志》2022 年第 1 期。

8. 贺松其基于“岭南湿热理”治疗胆石症经验探讨

杨雪梅[1]　孙海涛[1]　陈炜聪[1]　孙嘉玲[1]
招文婷[1]　吕志平[1]　贺松其[2]
1. 南方医科大学中医药学院，广东 广州 510515
2. 南方医科大学中医药学院，广东 广州 510515；南方医科大学附属中西医结合医院，广东 广州 510315

摘要：贺松其教授基于“岭南湿热理论”治疗胆石症，认识到“岭南湿热”病因在岭南地域胆石症疾病发生及演变过程中的重要作用，提出胆石症的发生发展存在湿热外侵内蕴、肝病传脾、由实转虚至虚实夹杂的证候演变规律，进一步深化岭南地域胆石症病因病机及病理认识。临证强调病证结合，分阶段论治，重视对“湿、热、瘀”的干预。治疗上提出宏观与微观辨证相结合，重视实脾土以防肝乘、清湿热以利胆腑的胆石症治疗观点，方药上重视运用岭南特色中草药，以此指导临床治疗且疗效显著。

关键词：胆石症；岭南湿热；肝病传脾；病证结合

注：本文原载于《中国中医基础医学杂志》2022 年第 1 期。

9. 陈瑞雪应用温胆汤治疗复发性流产的临床经验

隋　娟[1]　徐　慧[2]　陈瑞雪[1]　侯梓桐[1]
周天一[1]　孟云霄[1]　秦瑜玲[1]　王娜娜[1]
1. 中国中医科学院广安门医院，北京 100053
2. 眉山市中医医院，四川 眉山 620000

摘要：温胆汤为祛湿化痰的重要代表方剂，临床应用广泛，多用于心悸、胸闷、呕吐、恶心、眩晕、头痛、不寐等痰湿中阻或痰热扰神的内科疾病。根据“异病同治”理论，温胆汤亦可用于许多妇科疾病的治疗。复发性流产是妇科常见病及多发病，且病因复杂，中医药治疗不明原因的复发性流产具有独特优势。陈瑞雪教授在治疗痰湿中阻、气血不足型复发性流产时擅用温胆汤加减，辨病与辨证相结合，重视调理脾胃、畅达情志、分期治疗及内外同治，取得了显著的临床疗效，提高了复发性流产患者再妊娠成功率。本文从病因病机、治法、方剂、治疗特点等方面阐述其治疗复发性流产的经验，并结合典型病案展示其具体诊断……

关键词：温胆汤加减；复发性流产；异病同治；

名医经验；陈瑞雪

注：本文原载于《中国中医基础医学杂志》2022年第1期。

10. 升清降浊法治疗脾土亏虚型黄褐斑的临床经验

胡炜圣[1] 靖 媛[2]

1. 福建中医药大学中医学院，福建 福州 350122
2. 福建中医药大学针灸学院，福建 福州 350122

摘要：中医理论认为肝肾不足、气滞血瘀为黄褐斑的主要病机，历代医家多从疏肝解郁、滋阴补肾角度论治。然脾为后天之本，脾土斡旋一身之气机运转，与胃互为表里为气机升降之枢纽，脾土亏虚亦可导致黄褐斑的发生。故笔者提出脾土亏虚所致之清浊反作是黄褐斑的内在病理机制，脾虚血瘀、脾虚湿阻是黄褐斑的直接诱因，可从调理脾胃、恢复脾胃升清降浊功能的角度论治黄褐斑。临床可采用升清降浊法并结合“治斑不离血”的思路，运用补中益气汤等方以补中益气、摄血调经，调理脾胃升降之枢机，使中州运化归于权衡，对脾土亏虚型黄褐斑多行之有效，从而将升清降浊法的应用范围延伸至损美性疾病治疗领域，为……

关键词：升清降浊法；脾土亏虚型黄褐斑；补中益气汤

注：本文原载于《中国中医基础医学杂志》2022年第1期。

11. 香附在《陈素庵妇科补解》中的运用分析

吕 霄[1] 张建伟[2]

1. 山东中医药大学中医学院，山东 济南 250011
2. 山东中医药大学附属医院，山东 济南 250011

摘要：香附为妇科常用之品，临床多用于疏肝解郁、调经止痛。《陈素庵妇科补解》对于香附的运用见解独到，颇具特色，并将其广泛用于调经、安胎、胎前、临产、产后众疾。本文从配伍、炮制、用量3个方面探讨《陈素庵妇科补解》中香附的运用特点，总结其规律为：配伍补血药养肝血、行瘀滞，配伍补气药补脾气、助运化，配伍理气药疏肝气、解郁结，配伍化湿药利水气、化痰湿，配伍祛寒药逐寒邪、温经血，配伍安胎药顺胎气、固胎元，用之散寒化积时药量宜大多为四至六两，用之行气化痰时药量宜轻常低于二钱，善用炮制并独创八制香附法。该著作拓展了香附在妇科临床的应用，为后世所推崇。

关键词：《陈素庵妇科补解》；香附；配伍；炮制；用量

注：本文原载于《中国中医基础医学杂志》2022年第1期。

12. “目运于肺”探析

陈 莹[1] 郑永征[2] 潘铭东[2] 刘光辉[2]

1. 福建中医药大学第一临床医学院，福建 福州 350122
2. 福建中医药大学附属人民医院，福建 福州 350004；福建中医药大学中西医结合眼科研究所，福建 福州 350004

摘要：“目运于肺”一说首见于明代王肯堂所著《证治准绳》，是对肺、目关系的高度概括和归纳总结，其中涉及目窍的结构、视觉及保护能力。“目运于肺”提示目窍在发挥视觉生理功能的过程中，要凭借肺脏所主之气及其功能。如肺为气之本，目之精血得气推动，经玄府营养、通利目窍使目能精辨五色、明析万物；肺朝百脉，载血上注于目，眼目得血所养而能视；肺为水源，肺津上乘目珠，方能使目得其濡润；肺主皮毛，输卫气于眼周，使目得护卫而安。文章从上述角度结合中医典籍及现代临床医学研究，探讨“目运于肺”的内涵及临床意义。

关键词：目；肺；关系

注：本文原载于《中国中医基础医学杂志》2022 年第 2 期。

13. 再论“病痰饮者，当以温药和之”

余　涛[1]　丁　明[2]　喻强强[3]　薛汉荣[3]

1. 江西中医药大学临床医学院，江西　南昌　330004
2. 江西中医药大学岐黄国医书院，江西　南昌　330025
3. 江西中医药大学附属医院，江西　南昌　330006

摘要：“病痰饮者，当以温药和之”是痰饮病的治疗法则，后世医家对痰饮实质、广义与狭义痰饮、“温药和之”等内容存在不同见解。笔者追根溯源力求原意，张仲景所论之痰饮实为饮邪，“温药和之”针对广义痰饮。饮为阴邪，多由脏腑阳气不足、水液停聚导致，证属本虚标实当以温药治之，但须遵循“和之”的总体目标和原则。应当根据邪正之盛衰、病势之缓急、部位之浅深、寒热之属性等常与变的情况，合理运用温阳化饮之常法及辛温发汗祛饮、温利水饮、泻水逐饮等变法，使机体恢复和谐之态。而后世所论之痰饮乃痰与饮的合称，痰与饮皆为阴邪，凡痰、饮、水、湿等阴邪为患者皆可遵循“病痰饮者，当以温药和之”的根本大法。

关键词：痰饮；温药和之；理论研究

注：本文原载于《中国中医基础医学杂志》2022 年第 2 期。

14.《三合集》辨治血证特色探析

谢珊珊　苏　鑫

长春中医药大学，吉林　长春　130117

摘要：《三合集》为明代儒医张继科所撰医案医论类书籍，其中医案多引经据典阐述医理精深并常有发明，其论证独到，被誉为医案中精品。本文通过对书中血证的相关医案进行整理与分析，从病因病机、治则治法及用药特色等方面探析其辨治血证的学术思想与特色经验，其治血证秉承人体脏腑气血的整体观，辨治脏腑以阴阳为纲目、肝肾为根本，重视肝肾阴阳之平衡，又以周易五行为遵循、心血为本源，善于调心而治血。辨治气血以平为期，周全气血相互关系，强调气血统筹治疗，并重视治病求本，提出从药物、饮食、情志等多方面调摄正气，其于血证治疗用药平缓，同时又善用人参急救缓图。

关键词：《三合集》；血证；辨治特色

注：本文原载于《中国中医基础医学杂志》2022 年第 2 期。

15. 岭南医家吕安卿医疗经验述略

林振坤[1]　宋文集[2]　李乙根[1]

1. 广州医科大学附属中医医院，广东　广州　510130
2. 广州中医药大学第三附属医院，广东　广州　510360

摘要：吕安卿是近现代岭南医学流派早期代表性医家之一，对岭南医派之形成有着重要的影响，其临证风格特色鲜明，尤擅妇儿科，立“松、通、清”法辨治温病传里、邪困心包及温病、杂病郁热内伏之证，为叶天士、吴温病学术在岭南本地化的体现，于岭南医林中独树一帜。于妇科疾病重视调气理血，对妇科血病、调经有着独到与丰富的经验；于幼科倡导小儿外感四证理论，重视风、热、痰、滞在小儿外感病中的辨治，对小儿外感病之诊治有提纲挈领的指导作用。同时吕安卿用药颇具个人风格，深入融合岭南经验与经典方药，展示出成熟、深厚的岭南本土用药经验与药物学知识之积淀。

关键词：医疗经验；岭南医学流派；吕安卿

注：本文原载于《中国中医基础医学杂志》2022 年第 2 期。

16. 疫病发生与五运六气的关系探析

徐倩霞　张洪钧

北京中医药大学东直门医院，北京 100700

摘要：目的：基于中国古今文献中的疫病记录，探索疫病的发生与五运六气的关系。方法：依现有疫病文献收集整理中国古今发生的疫病资料，选取范围从公元184年至1983年，分别从大司天与岁运的角度进行常规频数统计、名次比较以及构成比加和之比较，综合分析找出最易致疫的各运气因素。结果：大司天分析中（将大司天60年分为大司天30年及大在泉30年）最易致疫的是阳明大司天，其次是阳明大在泉、厥阴大在泉、少阴大在泉、太阳大司天，最不易致疫的是太阳大在泉；岁运中最易致疫的是少木、太木，其次是太金、少土，最不易致疫的是少水、太水，其次是太土、少金。结论：疫气的总特性首先是郁木之阴金性，其次……

关键词：疫病；五运六气；大司天；岁运

注：本文原载于《中国中医基础医学杂志》2022年第2期。

17. 温病学派汁药应用探讨

柳凯文　张雪亮

中国中医科学院中国医史文献研究所，北京 100700

摘要：温病学派四大家善于使用汁药治疗疾病，尤其是温病、消耗性疾病。叶天士重视保护和滋养津液，薛生白善用清香理气的香药汁，吴鞠通重点放在愈后调理并总结汁药的功效及用法，王孟英集温病之大成利用汁药轻清、清淡之功注重胃气条达。通过分析叶天士、薛生白、吴鞠通、王孟英临床用药特点，发现汁药能够保留鲜药的清香之气为轻清之品，具有养阴育液、固护胃阴等功效。同时汁药多为药食同源如梨汁、荸荠汁、薄荷汁、甘蔗汁等，为养生保健提供新思路。

关键词：汁药；温病学派；姜汁；苇根汁

注：本文原载于《中国中医基础医学杂志》2022年第2期。

18. 温胆汤在明清时期类方的衍化发展

张岑炜　于　峥　刘寨华　韩　桢

郑　齐　杜　松

中国中医科学院中医基础理论研究所，北京 100700

摘要：温胆汤作为一首经典名方因广泛的临床应用和确实可靠的临床疗效广受关注。明清时期，随着“百病兼痰”理论的发展，温胆汤的功用不断向清热化痰方向衍化。本文在考察明清时期中医学著作的基础上，挖掘温胆汤及衍生方的源流，研究影响其衍化的痰证理论与衍化过程中功效的变化。同时以温胆汤代表性衍生方如黄连温胆汤、涤痰汤、蒿芩清胆汤等为切入点，展开对明清时期温胆汤衍生方衍化特点的分析，以期为临床应用和实验研究提供理论支撑与参考。

关键词：温胆汤；明清；衍生方；黄连温胆汤；涤痰汤；蒿芩清胆汤

注：本文原载于《中国中医基础医学杂志》2022年第2期。

19.《伤寒论》大黄炮制方法及应用探析

谢　君[1]　符德玉[2]　芦　波[2]　姚　磊[2]

李建华[2]　桂明泰[2]　胡盼盼[3]　赵凌艳[3]

石亚楠[2]　史鑫鑫[2]

1. 上海中医药大学，上海 201203

2. 上海中医药大学附属岳阳中西医结合医院，

上海 200437
3. 上海市虹口区广中路街道社区卫生服务中心，上海 200047

摘要：炮制中药的使用是中医临床用药的特色之一。《伤寒论》作为中医经典学习的基础，不仅在对理法方药的分析方面具有深刻的启示作用，同时对于临床炮制药物的应用也具有重要的指导意义。大黄为《伤寒论》收载方剂中最常用的药物之一，《伤寒论》收载了酒洗、去皮、生用及麻沸汤渍之 4 种大黄的炮制方法。药物的炮制方法与其临床疗效密切相关，酒洗多用于伴有上焦神志改变的阳明热结证及瘀血重证，去皮多用于气分病证及制成丸剂，生用多用于不伴神志改变的热证和积证，麻沸汤渍之多用于清中焦无形邪热。本文从《伤寒论》涉及大黄的 15 首方剂的主治病机、配伍药物及药物炮制的关系切入，探讨大……

关键词：《伤寒论》；大黄；酒洗；去皮；生用；麻沸汤渍之

注：本文原载于《中国中医基础医学杂志》2022 年第 2 期。

20. 六味地黄丸“三泻”药辨疑

张慧康　于　淼　周计春

河北中医学院基础医学院，河北 石家庄 050200

摘要：六味地黄丸中茯苓、泽泻、丹皮三药的作用存在争议，结合方源从肾之“体阴用阳”进行解释较为明晰。此方源于《金匮要略》之肾气丸，所治 5 种病证均有水液代谢不利。方中地黄、山茱萸、山药三药用量较大，为主药，功在补肾体之阴；桂枝、附子少量使用，温阳化气；茯苓、泽泻、丹皮利水渗湿、祛除水邪以助肾之用，属“佐助药”，全方补肾化气利水，八药均从利水着想。宋代钱乙去掉方中桂、附用于小儿以发育迟缓为表现的肾虚证，并无水液代谢不利的症状，但保留了茯苓、泽泻、丹皮三味利水药，后世因袭成为滋阴补肾之名方，对其配伍多以“三补三泻”为解，将“三泻”药误解为防补太过的“反佐药”，临床中但欲补阴益肾……

关键词：六味地黄丸；三补三泻

注：本文原载于《中国中医基础医学杂志》2022 年第 2 期。

21. 韩氏妇科诊治先兆流产合并子宫内血肿经验

韩延华[1]　康针珍[1]　耿甜甜[1]　韩　晗[2]

1. 黑龙江中医药大学，黑龙江 哈尔滨 150040
2. 哈尔滨医科大学附属第一医院，黑龙江 哈尔滨 150001

摘要：先兆流产是常见的妊娠合并症，子宫内血肿是先兆流产的并发症之一，是导致流产的高危因素，研究发现子宫内血肿会使流产、早产、宫内生长受限、胎盘早剥、低出生体质量、新生儿窒息等不良妊娠结局的风险增高。先兆流产合并子宫内血肿临床并不少见，也是对母婴造成很大危害的妇产科常见病，随着工作压力的逐渐增大、生活饮食习惯的改变及三胎生育政策的开放，本病的发生有着逐年上升的趋势，目前其发病因素及形成机制尚不完全明确，且国内外尚无统一治疗规范及指南。韩氏认为其中医病机在于肾气不固、瘀血内阻于冲任胞宫、胎元失养失固所致，治疗当补肾安胎为主，活血祛瘀为辅，方用韩氏滋肾汤……

关键词：先兆流产；子宫内血肿；经验；韩氏妇科

注：本文原载于《中国中医基础医学杂志》2022 年第 2 期。

22. 从“热伏营血，毒瘀骨髓”辨治化疗后血小板减少症

赵伟鹏[1] 李 鹤[2] 姜 欣[3] 黄金昶[3]

1. 河北医科大学第四医院，河北 石家庄 050000

2. 石家庄市中医院，河北 石家庄 050000

3. 北京中医药大学第三附属医院，北京 100029

摘要：化疗后血小板降低（CIT）是临床常见病，严重影响患者规范治疗。目前中医学者多从“血虚”“虚劳”论治，治以温补脾肾、补气养血等方剂。我们临床观察发现，部分CIT患者辨证属于“热伏营血，毒瘀骨髓”，病因与化疗药的寒热属性、患者体质、病程等因素有关。CIT因为经常引起出血应归于中医“血证”范畴而非“虚劳”“血虚”，“血证”之病因中火邪居多，化疗药物热毒直中骨髓，热邪自内而发，向外侵及血分导致出血。治法应为“透热转气，凉血散血”，组方多以“升降散”“栀子豉汤”“犀角地黄汤”“化斑汤”等为主，并随证加减，最后附以典型医案进行论述。

关键词：化疗后血小板减少；热伏营血；中医辨治

注：本文原载于《中国中医基础医学杂志》2022年第2期。

23. 基于《黄帝内经》“胞”的记载谈“阴火”认识

李 波[1] 张天翼[2] 邓晋超[2] 王广建[1] 申玉行[2]

1. 河北省中医院，河北 石家庄 050011

2. 河北中医学院，河北 石家庄 050091

摘要：《黄帝内经》记载胞系于肾内藏精气，胞中之气在脾胃元气不足、湿气下流、肾间经络闭塞的情况下可化生阴火。阴火起于下焦胞络，肾水的盈亏影响阴火的发生和潜降。胞脉属心而络胞中，下焦胞络阴火可循胞脉上行衍变为心火，所谓心火、阴火、相火和下焦包络之火是同一事件的不同阶段。胞通过冲脉联系脾胃，下焦胞络阴火循冲脉乘其土位，耗伤脾胃元气，火与元气不两立，阴火与胃气处于动态消长之中。冲、任、督脉皆起于胞中，胞脉络于胞中，阴火可以循以上经脉和膀胱经传变。

关键词：胞；阴火；冲脉；肾；脾胃

注：本文原载于《中国中医基础医学杂志》2022年第2期。

24. 基于《黄帝内经》原文探析三焦实质与功能

范继东 谷 松

辽宁中医药大学，辽宁 沈阳 110847

摘要：三焦一词出自《黄帝内经》，为探究其实质及功能，笔者将《黄帝内经》中有关三焦的经文进行了整理和分析，并结合其他学者的研究成果进行探究，认为《黄帝内经》中三焦的概念有名有形，其含义有二：早期三焦为下腹部的一个器官，主司渗注尿液于膀胱；晚期三焦在早期三焦的基础之上，增加了与胃上口、胃中的连接部分，为卫气、营气及津液从胃中而出的通路，三焦的实质为腹膜脏层与腹腔脏器之外的组织包裹而成的组织。

关键词：《黄帝内经》；三焦；实质与功能

注：本文原载于《中国中医基础医学杂志》2022年第2期。

25. 《黄帝内经》中积、聚、结含义探析

周禄荣 鞠宝兆

辽宁中医药大学，辽宁 沈阳 110032

摘要：近年来，临床中肺结节、乳腺结节、甲

状腺结节等疾病逐年增多，为更深入认识这些疾病的本质以便为其治疗提供理论依据，本文对《黄帝内经》中“积”“聚”“结”原文进行了疏理与辨析，总结“积”“聚”“结”的内涵。作为动词，“聚”“结”“积”意义相近但程度不同，“聚气可布”“结而不通”“宿昔而成积”；“结”为可见的有形包块；“积”“聚”为难治性疾病，“聚”可发展成“积”；“结”“聚”“积”有一个共同的“结”病机，都是由气血痰水等邪气交结而成，现代的肺结节、甲状腺结节、乳腺结节、胃肠息肉等属于“积聚”范畴，无论是良性、恶性、是否为癌前病变，都可以通过“结”病机进行干预治疗。

关键词：《黄帝内经》；积聚结

注：本文原载于《中国中医基础医学杂志》2022 年第 3 期。

26. 论《金匮要略》辨证体系中的明线与暗线

孙肇阳　马铭泽　孟静岩
天津中医药大学中医学院，天津　301617

摘要：文章依据《金匮要略》原文，归纳书中疾病辨证体系明暗两线，从疾病部位的角度构建的脏腑经络辨证体系为明，包括经络传于脏腑、经络脏腑同病、脏腑相传、脏腑传于经络 4 种形式；从物质病理改变角度构建的气津液血辨证体系为暗，包括辨治外感温热病的卫气营血传变和辨治内伤杂病的气水血传变两种形式。《金匮要略》中的明暗两线是后世辨证体系的中心脉络，众多医家从病变部位和物质病理改变两个方面丰富和补充了《金匮要略》脏腑经络辨证体系和气津液血辨证体系。把握《金匮要略》辨证体系的明暗两线，对于临床诊疗具有重要指导意义。

关键词：辨证体系；脏腑经络；气津液血

注：本文原载于《中国中医基础医学杂志》2022 年第 3 期。

27. 李东垣“胃气喜升浮”论探析

宋文鑫　张雪亮
中国中医科学院中国医史文献研究所，北京　100700

摘要：探讨李东垣“脾胃学说”中易被忽略的“胃气主升”思想，阐发李东垣“胃气喜升浮”的观点，认为“胃虚”是内伤百病的病理基础，脾与胃在生理功能上的关系是“胃主脾从”，从而创立了“升阳补气”以治疗脾胃内伤疾病之法，开创了“脾胃内伤学说”辨治体系。同时探讨了“胃气喜升”与“胃气喜降”理论差异的原因，指出李东垣“胃气喜升”是从脾胃主消化吸收的生理功能角度立论，而后世“胃气喜降”是从胃为六腑之一的角度立论，其理论之“胃”与后世理论之“胃”名同而内涵实异，提示在研究医家学术思想时应首先把握其立论的理论基础与角度，如此方能还原医家学术思想的本义。

关键词：脾胃学说；胃气主升；胃虚；胃主脾从；李东垣

注：本文原载于《中国中医基础医学杂志》2022 年第 3 期。

28. 调节脾胃阳气在“治未病”中的核心作用及其具体应用探讨

姚　渊[1]　马晓北[2]
1. 中国中医科学院中医临床基础医学研究所
北京　100700；
天津中医药大学，天津　301617
2. 中国中医科学院研究生院，北京　100700

摘要：脾胃是后天之本，化生气血养五脏，位处中焦通达上下，为全身气机升降之枢纽，脾胃之阳气对人体各脏腑正常运行起到重要作用。通过梳理文献中涉及脾胃阳气的相关理论，论述脾胃阳气在“治未病”中的作用以及具体应用，强调脾胃阳气在“治未病”中的重要作用，并且脾胃之阳在“治未病”中应处于核心地位，“治未病”的核心要点是通过“护、疏、助”3个方面调节脾胃之阳气。并通过调理脾胃阳气使脾胃健而阳气足、气机畅而脏腑和、气血旺而百病消、身体健而益延年。

关键词：治未病；核心要点；脾胃阳气；应用

注：本文原载于《中国中医基础医学杂志》2022年第3期。

29.《瘟疫发源》瘟疫治疗特色探析

高　宇　高　玲　胡亚男

长春中医药大学，吉林 长春 130117

摘要：清代医家马印麟所著《瘟疫发源》是一部运用五运六气理论论述瘟疫辨治的专著。本文通过对《瘟疫发源》中瘟疫的发病、症状、治法、方药进行分析发现马印麟对瘟疫论述颇具特色。他认为，瘟疫发生的原因为气候异常之外因与人体正虚之内因共同作用而成，瘟疫症状以热证为主，初中后期症状逐期加重，对于瘟疫的治疗提倡分期论治首推下法，慎用寒凉，针对瘟疫的选方主要以清热为主，并根据不同的五运六气特点、时行瘟疫、五郁致疫选方各异，故深入阐释了中医五运六气理论与瘟疫疾病的防治规律，通过对其瘟疫治疗特色的整理，以期对临床瘟疫类疾病的防治起到重要指导作用。

关键词：《瘟疫发源》；瘟疫；五运六气；治法方药

注：本文原载于《中国中医基础医学杂志》2022年第3期。

30. 气郁质“淡红舌、薄白苔”舌象特征新认识

杨珺涵[1]　咸楠星[1]　依秋霞[2]　李玉锋[2]　尹　妮[2]　李相泽[3]　王思佳[1]　段佳荞[1]　杨关林[1]　张　哲[1]

1. 辽宁中医药大学，辽宁 沈阳 110847

2. 辽宁中医药大学附属医院，辽宁 沈阳 110032

3. 东北大学计算机科学与工程学院，辽宁 沈阳 110169

摘要：目的：在普遍认为气郁质舌象特征为“淡红舌，薄白苔”的基础上，应用图像处理技术定量化以及专家诊断定性化相结合的方法，探究气郁质的舌象特征。方法：通过体质问卷调查500例大学生随机分为气郁质组、平和质组各50例。采集其舌图片运用全卷积神经网络模型分割舌图像后，采用图像处理技术分析记录100例大学生舌象HSV(Hue，Saturation，Value)色度空间特征数据，并由专家进行舌象诊断，通过对比气郁质组与平和质组舌象特征差异探讨气郁质舌象新特征。结果：舌色特征方面，气郁质组与平和质组舌色所占比例最高者均为淡红舌，气郁质组淡紫舌所占比例较平和质组高($P < 0.05$)；舌形特征方面，气郁质组……

关键词：舌象特征；气郁质；平和质；舌诊；舌图像处理技术

注：本文原载于《中国中医基础医学杂志》2022年第3期。

31. 基于《黄帝内经》五运六气理论对先天运气禀赋与心系疾病罹患相关性研究

付 琨 蔡佳丽 金正浩 苏 颖 王 焱
长春中医药大学，吉林 长春 130117

摘要：目的：基于《黄帝内经》五运六气理论分析出生时的先天运气禀赋与心系疾病罹患相关性的研究。方法：选取2014年7月至2019年7月吉林省珲春市新安社区卫生服务中心中医科共5年逐日门诊病例资料，运用SPSS22.0软件，首先用描述性统计分析各系疾病罹患数量在岁运太过不及时段内是否有差异，其次选取罹患数最高的心系疾病数据，将心系疾病患者出生日期根据五运六气时段变化进行先天运气禀赋转换后再进行Logistic回归分析。结果：女性罹患心系疾病的风险高于男性，女性患者中出生时间在水运不及之年、客气和司天在太阳寒水时段罹患心系疾病的风险高于男性。结论：心系疾病的罹患与先天运气禀赋相关。

关键词：五运六气；先天运气禀赋；心系疾病

注：本文原载于《中国中医基础医学杂志》2022年第3期。

32. 甘草粉蜜汤考

朱石兵 沈澍农
南京中医药大学，江苏 南京 210023

摘要：《金匮要略方·趺蹶手指臂胫转筋狐疝蛔虫病脉证并治》篇蛔虫病条载有甘草粉蜜汤一方，临床医家应用此方时，对于其组成中未明确标明种类的“粉”有很大争议，主要有两种观点：一为“铅粉”，一为“米粉”。本文主要从文献学角度如版本、异文等，以及该方的解释是否符合中医学理论等方面去考证此方。笔者认为，甘草粉蜜汤非杀蛔方，而是用于毒药杀虫未果后症状不止，具有和里缓急功效的补救方。其方剂组成中的“粉”当为“米粉”，“米粉”不固定指何种，可以是“稻米粉”“黍米粉”“粱米粉”等具有益气和中、健脾胃的一类谷物米粉。

关键词：《金匮要略》；甘草粉蜜汤；粉

注：本文原载于《中国中医基础医学杂志》2022年第3期。

33.《温病条辨》运用麦冬撷菁

钱琳琳[1] 马晓北[2]
1. 中国中医科学院中医基础理论研究所，北京 100700
2. 中国中医科学院研究生院，北京 100700

摘要：《温病条辨》全书206方有30首方运用麦冬占14.6%，另有方后加减5处。吴鞠通认为“麦冬主治心腹结气，伤中伤饱，胃络脉绝，羸瘦短气，亦系能补能润能通之品”，将其广泛用于治疗三焦温热病证中。如配伍人参、五味子能补气养阴，配伍沙参、桑叶能润肺胃、清燥热，配伍生地、玄参增水行舟能通便。除此之外，还将其用于清法的治疗之中，如配伍犀角、竹叶以清心热益心阴，并对麦冬的入药部位有独到见解，遵古而不泥古。认为麦冬应连心而用，若独用麦冬心则善清心热、益气阴。同时对运用麦冬剂量把握独到，认为大剂量配伍应用能增液生津、甘苦化阴，中剂量配伍应用则能清热养阴，少剂量配伍应用则能益气养阴。

关键词：麦冬；《温病条辨》；药性；临床运用；吴鞠通

注：本文原载于《中国中医基础医学杂志》2022年第3期。

34. 基于数据挖掘的明清温病预防及非典型传变证治中芳香药应用规律研究

师小茜[1] 牛 阳[2]

1. 山东中医药大学，山东 济南 250000；
宁夏医科大学，宁夏 银川 750001
2. 宁夏医科大学，宁夏 银川 750001

摘要：目的：探讨芳香药在明清时期温病预防及非典型传变证治中的应用规律，以期提高防治疗效和促进温病理论发展。方法：以明清时期温病学著作为研究对象，通过筛选含有芳香药物的方剂并建立数据库，利用中医传承辅助平台 v2.5 的统计报表和数据分析两大模块进行数据汇总分析，挖掘其中用药规律。结果：筛选后的方剂分为温病预防类、卫气同病证、卫营同病证、气营两燔证、气血两燔证 5 种类型，共计方剂 86 首涉及 252 味中药。温病预防用药以辛温芳香药物为主，卫气营血非典型传变 4 种类型用药以寒凉为主，其中所含芳香药物以温热为主，药味以辛、苦、甘为主，演化出核心组合共 48 个新处方 24 个。结论：明清时期……

关键词：芳香药；中医传承辅助平台；用药规律；非典型传变

注：本文原载于《中国中医基础医学杂志》2022 年第 3 期。

35.“治湿辅以活血”刍议

魏稚力 简胜男 沈 涛

成都中医药大学基础医学院，四川 成都 611137

摘要：湿邪致病缠绵易发、复杂多变，历代医家对其治法探讨颇丰。基于湿邪自身特性以及其与脾胃、气血津液之间的密切关系分析湿邪致瘀病机，以此探讨“治湿辅以活血”治法思路。“治湿辅以活血”含义有三：湿易致瘀，治湿应有活血之考虑；湿病日久易具生瘀之患，适时酌情辅以活血，体现“既病防变”思想；治湿“辅”以活血，从瘀治湿是湿邪治法的组成部分。在此基础上，举隅分析历代医家“治湿辅以活血”方剂，如桂枝芍药知母汤、黄连汤、木香荜澄茄丸等。文末以典型病案一则探讨该治法临证体会，以供同道参考。

关键词：湿邪；活血；治法

注：本文原载于《中国中医基础医学杂志》2022 年第 3 期。

36. 张仲景临床试探性诊疗特色探微

朱晨阳[1] 童 雪[1] 于天赫[1] 廖华君[1]
朱章志[2]

1. 南方医科大学中医药学院，广东 广州 510515
2. 广州中医药大学第一附属医院，广东 广州 510405

摘要：张仲景遣方用药之精妙、临床配伍之严谨，其卓越之处不仅在于对药性及功用的深刻认识，更在于其对辨证论治、随证治之原则的精准把握。然人体五脏六腑、经络气血玄妙幽微，阴阳表里、寒热虚实错综复杂，若于脉证变化难极之际贸然用药，恐引邪深入，贻误病情。张仲景秉承客观理性的诊病态度，在病情疑似难辨、治疗难以决断时应用试探性诊疗，以辨病邪、病位、病性及病势，其试探性诊疗方法手段丰富，体现了其顾护脾胃之气、以和解法为贵、待时机而遣方、用药谨慎精简的思想，在明确诊断、优选用药及判断预后方面具有重要的临床意义。

关键词：试探性诊疗；《伤寒论》；《金匮要略》；张仲景

注：本文原载于《中国中医基础医学杂志》2022 年第 3 期。

韩颖等教授学验选编

1. 基于《伤寒论》“反”字条文的辨证策略研究

韩　颖[1]　刘　刃[1]　霍　金[1]　王拓然[1]
王莹莹[1]　刘宇桐[2]　杨金洪[2]
1. 中国中医科学院针灸研究所，北京 100700
2. 南京中医药大学第三临床医学院，江苏 南京 210028

摘要：目的：总结《伤寒论》通过“反”字强调的辨证策略。方法：通过阅读原文与文献确定 32 条相关条文，统计“反”字所纠正的证候诊断，明确“反”字后内容类型、“反”字前后内容的关系，分析疾病信息在该条文的价值。结果：“反”字后的内容指导虚实、寒热的鉴别与血瘀、水湿证的辨析，可归类为寒热与汗、大小便、脉、饮食、情绪、头身、胸腹、治疗过程、舌象。“反”字前后内容存在几种情况：前者为某证的典型证候，后者为该证相左的证候；或前者为两证的共性证候，后者为两证的鉴别要点；前者为无效的治法或误治，后者为治疗的不良反应，后者增加了前者辨证诊断的细节。在疾病核心病机的指导下，张仲景整合“反”字前……

关键词：《伤寒论》；辨证策略；“反”字

注：本文原载于《中国中医基础医学杂志》2022 年第 4 期。

2.《金匮要略》之黄汗、历节合考

殷　鸣　张　琦
成都中医药大学，四川 成都 610075

摘要：黄汗、历节是《金匮要略》中的病名，黄汗以汗出黏衣、色黄如柏汁为特征，而历节以关节剧烈疼痛、变形为主症，二者临床表现大异但同得之于汗出入水，其病机、治法有相通之处。在卫表空虚的情况下，水湿得以侵入机体深层。黄汗为营分之郁热，为水湿与脾胃之热相合；历节为营血之瘀滞，为水湿与肝肾之虚相并。《金匮要略》以两胫发热作为黄汗、历节的区别，黄汗、历节病位深浅不同，两胫发热是水湿侵入下焦筋骨的特征性症状。在治法上张仲景治疗黄汗并不着眼于既成的湿热，而是注重汗出入水的病因，以补卫和营为法；治疗历节不局限在新感的寒湿而注重卫表空虚的病机，以助卫托邪为法，体现了《金匮要略》……

关键词：《金匮要略》；汗出入水；黄汗；历节；助卫托邪

注：本文原载于《中国中医基础医学杂志》2022 年第 4 期。

3. 论“带脉主司带下”理论的形成

周苗苗　魏　盛　耿希文　吴建林　马月香
山东中医药大学中医学院，山东 济南 250355

摘要：带脉属奇经八脉之一，乃先天之根，后天之本，主司人体生长壮老已生命过程。其下系胞宫，尤与女子经、带、胎、产密切相关。就带脉而言，素有“带脉主司女子带下”之论，究其理论的形成，笔者以“带”字命名为切入点，综带下广义狭义之分，结合带脉“横、环、垂”的生理特点、“牵引、约束”的作用及带下病的病因病机，对“带脉主司带下”理论的形成进行深入探讨，继而揭示该理论所蕴含的中医思维方式及诊疗思想，以期更好地服务临床。

关键词：带脉主司带下；形成；病因病机；哲学思维

注：本文原载于《中国中医基础医学杂志》2022年第4期。

4. 王好古六合汤治疗妊妇伤寒、内伤病的方药经验探讨

刘舒悦　李　媛　焦　媛　张若诗　徐世杰

中国中医科学院中医基础理论研究所，北京 100700

摘要：本文使用文献研究法，通过对王好古六合汤治疗妊妇伤寒、内伤病的组方用药经验，发现其以《黄帝内经》《伤寒论》为本，承张元素、李东垣之法立内外一统论之说，并以六经辨证为纲创制六合汤系列方论治妊妇伤寒、内伤病。研究发现在遣方用药方面，王好古重视因时制宜和药物的归经作用且四季用药各有侧重，用药善取药性之长，亦善用张仲景方中的药物组成药对，针对六经病证准确用药。王好古创造性地从六经辨治妊妇内伤杂病，其所创六合汤用药灵活变通、执简驭繁，对现今临床实践具有重要的参考意义。

关键词：六合汤；妊娠；伤寒病；内伤病

注：本文原载于《中国中医基础医学杂志》2022年第4期。

5. 柳宝诒治疗妇人病特色

焦　媛　张若诗　李志更

中国中医科学院中医基础理论研究所，北京 100700

摘要：晚清医家柳宝诒在妇人病的治法及用药上都很有特色，并从以下4个方面加以总结。其一，善用清法、透法、养法等温病常见治法治疗妇人疾病；其二，首倡疏瘀法治疗妇人寒凝血瘀、热结血瘀、气滞血瘀证等，对血瘀日久者兼用丸药缓攻；其三，治妇人病尤重肝脾两脏，不仅运用清肝、泄肝、疏肝、养肝、柔肝等多种方法治肝，而且多从脾和奇经论治带下；其四，在中药炮制上有所发挥，常以药制药，引药归经，增加功用和药效且活用炭药。

关键词：《惜余医案》；妇人病；柳宝诒

注：本文原载于《中国中医基础医学杂志》2022年第4期。

6. 叶天士《幼科要略》吐泻证治探析

邱文然[1]　柳凯文[2]　焦薇薇[1]　许莉莉[3]
李　怡[3]　国　华[3]

1. 中国中医科学院西苑医院，北京 100091
2. 中国中医科学院中国医史文献研究所，北京 100700
3. 中国中医科学院研究生院，北京 100700

摘要：《临证指南医案·幼科要略》为叶天士幼科证治之概述，其中吐泻篇反映了叶天士治疗幼科吐泻方面的独特经验。叶天士认为感受邪气、伤于饮食、蛔虫动扰、疲药失治等为幼科吐泻的主要致病因素，脾胃所伤是幼科吐泻的核心病机。在临证中注重顾护脾胃，兼顾小儿“年弱质怯”之体，主张用药轻灵精简，究心病情变化注重既病防变思维。旁参张仲景、钱乙、李东垣等名家之论化裁成方古法，对儿科吐泻的学术思想、辨治体系及临证用药具有重要启发意义，值得进一步挖掘整理。

关键词：《幼科要略》；吐泻；学术思想；叶天士

注：本文原载于《中国中医基础医学杂志》2022年第4期。

7. 刘英锋论“六经提纲”活用之法

贾冬冬　黄　波　刘英锋

江西中医药大学，江西 南昌 330026

摘要：针对《伤寒论》困惑古今的“六经提纲”

意义之争，刘英锋教授秉承先师姚荷生伤寒学疾病分类的学术思想，提出基于正确认定六经生理实质与各经病证常变分类的基础上，对六经提纲分别进行大义解析，以求准确理解条文本义，并剖析各经疑惑所在，建立既知守常之法又懂通变之例的辩证思维观念，对太阳、厥阴二经的变证进行示范性重点举例论述，达到举一反三的目的，以期拓展辨证视野，丰富诊治思路，发挥并拓展六经提纲在指导临床辨证中的实际作用。

关键词：《伤寒论》；六经提纲；证候分类

注：本文原载于《中国中医基础医学杂志》2022 年第 4 期。

8. 基于医案数据挖掘探讨《金匮要略》乌头汤的应用规律

吴挺超[1]　岳仁宋[1]　何茗莨[1]　吴绍祺[2]

1. 成都中医药大学附属医院，四川 成都 61007

2. 宁夏医科大学，宁夏 银川 750004

摘要：目的：探讨现代医家运用乌头汤治疗杂病的思路。方法：检索中国知网、万方数据知识服务平台、维普数据库和中国生物医学文献数据库，获取应用乌头汤的医案并建立数据库，并用 SPSS Statistics 软件对医案数据进行挖掘。结果：共检索到乌头汤医案 165 个，疾病诊断涉及诸多慢性病种，其中绝大部分为经络肢体病证。证候诊断中寒湿阻滞证占比最多，四诊统计结果显示多数患者的主诉与疼痛相关，淡白舌、薄白苔和弦脉是出现频次最多的舌脉记录。乌头汤原方中最常被删减的药物是蜂蜜，高频辅助用药共有 20 种，聚类分析发现高频辅助药物中的 6 个潜在药对组合，相关分析发现川乌和白芍的剂量可能会影响川乌先……

关键词：乌头汤；医案；数据挖掘；应用规律

注：本文原载于《中国中医基础医学杂志》2022 年第 4 期。

9. 刘雁峰从“三元不足”论治复发性流产经验撷菁

奚　婷[1]　刘雁峰[2]　史亚婷[2]

1. 重庆市中医院，重庆 400021

2. 北京中医药大学东直门医院，北京 100700

摘要：复发性流产病因复杂，发病率逐年增加，是妇产科的常见病和疑难病。刘雁峰教授多年致力于复发性流产研究和诊疗，认为肾元、脾元、胎元“三元不足”是复发性流产的主要病机，以培元补肾、益气安胎为基本治法。治疗时注重孕前调补脾元、肾元，预培其损，孕后以“培元补肾安胎方”为基础方，培补三元进行安胎治疗，随证加减注重阴阳、升降平衡；善用补气药，巧用炭类药，慎用活血药，衷中参西，同时注重情志疏导，临床疗效显著提高。

关键词：复发性流产；三元不足；经验撷菁

注：本文原载于《中国中医基础医学杂志》2022 年第 4 期。

10.《黄帝内经》“中气”理论的渊源与构建

彭　鑫　杜　松　于　峥　张治国

中国中医科学院中医基础理论研究所，北京 100700

摘要：“中气”理论是中医学理论的重要组成部分，对于中医基础理论的构建、发展、演变、应用具有重要意义。其学术思想最初来源于古代哲学“土居中央，调控四方”的“重中”思想和“左升右降，左旋运动”的升降理念，并在《黄帝内经》中初步构建成形。《黄帝内经》虽首先提出“中气”一词，却没有明确定义和集中的阐述，关于“中气”理论的论述分散在不同篇章之中。本文对《黄帝内经》“中气”理论的渊源与构建进行系统整理，以期对中医理论、临床及科研工作有所助益。

关键词：《黄帝内经》；中医基础理论；中气；“重中”思想；气机升降

注：本文原载于《中国中医基础医学杂志》2022年第5期。

11. 试论《伤寒论》中桂枝剂的腹诊依据及其临床应用

李盼飞[1]　高星晨[2]　谭天阳[3]　王　艳[4]
苏庆民[5]

1. 中国科学院大学，北京 100049
2. 中国科学院自然科学史研究所，北京 100090
3. 首都医科大学附属北京胸科医院，北京 101149
4. 北京中医药大学，北京 100029
5. 中国中医科学院中医药发展研究中心，北京 100700

摘要：从《伤寒论》的“心下悸”“脐下悸”“奔豚”“气上冲胸”等可以总结出腹主动脉搏动亢进（简称：腹动亢进）的腹诊操作。腹动亢进属于里寒证，桂枝是解决里寒证的首选药物。《伤寒论》中桂枝甘草汤、茯苓桂枝甘草大枣汤、桂枝汤、桂枝加桂汤、小建中汤明确涉及腹动亢进的腹诊操作，可知大多数桂枝剂的使用与腹动亢进密切相关。根据《伤寒论》省笔、伏笔、补笔的写作风格以及桂枝剂的组方机理分析，大多数桂枝剂都有腹动亢进的诊断，因此可以将腹动亢进作为桂枝剂的腹诊依据，为临床桂枝剂的诊断、辨证以及应用提供了客观的诊断依据。腹动亢进不仅可以指导《伤寒论》中桂枝剂的诊断应用，而且在三……

关键词：《伤寒论》；奔豚；桂枝剂；腹诊；腹动亢进；三部六病

注：本文原载于《中国中医基础医学杂志》2022年第5期。

12.《金匮要略》下瘀血汤证探析

桑红灵　赵　敏

湖北中医药大学中医临床学院，湖北 武汉 430061

摘要：张仲景创立了干血病病名。干血病属于特殊的瘀血病，其病机核心是瘀热互结、热灼血干，产后若瘀阻化热易形成干血病，其诊断须及时、准确。故从《金匮要略》原文出发，结合后世医家论述，从下瘀血汤方名、方义、煎服法等对干血病的治疗进行了重点论述，认为下瘀血汤为干血病的治疗专方，其方名可能为后人所加，其煎服法为制蜜丸酒煎顿服，下瘀血汤还可治疗经水不利病，可作为矾石丸证对应的内服方。

关键词：《金匮要略》；下瘀血汤；干血病

注：本文原载于《中国中医基础医学杂志》2022年第5期。

13. 国医大师阮士怡育心保脉理论辨治冠心病临证经验

漆仲文[1]　严志鹏[1]　施　琦[1]　李　萌[1]
周　欢[2]　杨潇雅[3]　冀　楠[3]　王玥瑶[3]
张军平[1]

1. 天津中医药大学第一附属医院/国家中医针灸临床医学研究中心，天津 300381
2. 南开大学附属医院，天津 300140
3. 天津中医药大学，天津 301617

摘要：缺血性心脏病非单一机制发病，有效的心肌血流灌注决定其预后。国医大师阮士怡在“治病必求于本”理念指导下，创新性地提出育心保脉理论，结合冠心病不同时期病变特点，提出了斑块形成期益肾健脾、斑块易损期软坚散结、心脏康复期益气养阴为核心的辨治体系，最终达到护心之本、祛心之邪、强心之体的目的，以期为冠心病的预防、治疗、康复提供序贯性方案，通过临床随证施方疗效显著。

关键词：冠心病；益肾健脾；序贯治疗；育心保脉；临证经验；阮士怡

注：本文原载于《中国中医基础医学杂志》2022 年第 5 期。

14. 张怀亮眩晕病中医诊治精要

范晓飞　刘飞祥　徐　进　林子璇
杨克勤　张怀亮

河南中医药大学第一附属医院，河南 郑州 450000

摘要：眩晕病是临床多学科的常见病、多发病。张怀亮教授一直致力于眩晕病的研究，积累了丰富的经验，形成了比较系统的诊治方案。认为眩晕病位在脑，涉及肝、脾、肾三脏，与风、火、痰、虚、瘀密切相关；辨证时注重区分眩晕病的虚实，并根据眩晕发作特征和兼症要点细分其临床亚型；治疗时治本求源，肝脾肾三脏同调而各有侧重，注重情志调节，同时坚持长期治疗理念，多守方而勿频更方；用药善用柴胡类方，注重顾护肝阴，常佐以风药轻清而上行头目，对于久病入络者尤重治痰通络类药物的使用。

关键词：眩晕；中医；辨证论治

注：本文原载于《中国中医基础医学杂志》2022 年第 5 期。

15. 陈扬荣运用虫类药从“络”论治慢性肾衰竭

范丽妃[1]　吴　竞[1]　陈扬荣[2]

1. 福建中医药大学附属人民医院，福建 福州 350004

2. 福建中医药大学附属人民医院全国名老中医药专家陈扬荣传承工作室，福建 福州 350004

摘要：介绍陈扬荣教授基于络脉理论运用虫类药论治慢性肾衰竭经验。慢性肾衰竭乃沉疴痼疾，久病则邪入“肾络”易入而难出，非虫类药不可攻之，当以血肉有情之虫类药搜风逐邪、利湿除瘀、解毒攻毒、破血逐瘀，方可深入病灶。文章介绍了其选用虫类药经验并阐述了注意事项，认为在应用虫类药治疗时要注意辨证用药，合理掌握用药剂量及配伍，中病即止。

关键词：慢性肾衰竭；虫类药；肾络；陈扬荣

注：本文原载于《中国中医基础医学杂志》2022 年第 5 期。

16. 糖尿病肝脾失和病机与四逆散现代新用

吴　倩　倪　青

中国中医科学院广安门医院，北京 100053

摘要：糖尿病属于中医学“消渴”范畴，肝脾功能的失常与其发病及进展密切相关，肝失疏泄、肝郁气滞、中焦脾胃不和而致的肝脾不和是其重要病机之一，在脏腑失和基础上，气血不和、阴阳不和又产生各种病理产物。四逆散是《伤寒论》经方，为调和肝脾祖方，其药性药效、升降配伍之精妙皆在于“和”。基于消渴肝脾不和的病机，结合现代药理及临床研究，四逆散可发挥和肝脾、和气血、和阴阳的作用，在糖尿病及其并发症治疗中发挥重要作用，临床注重病证结合，活变活用以达到治疗疾病、预防进展的目的。

关键词：四逆散；糖尿病；糖尿病并发症；肝脾不和；中医；治疗学

注：本文原载于《中国中医基础医学杂志》2022 年第 5 期。

17. 艾滋病咳嗽中医诊疗方案的临床验证

贾皇超[1] 许前磊[1、2] 金艳涛[2] 李鹏宇[2]
姜 琦[1] 郭会军[2]

1. 河南中医药大学，河南 郑州 450006
2. 河南中医药大学，河南 郑州 450006

摘要：目的：对艾滋病咳嗽风寒袭肺证和痰热壅肺证的中医诊疗方案进行临床验证。方法：采用随机、对照、双盲的前瞻性随机对照试验，选取风寒袭肺证和痰热壅肺证各 128 例。风寒袭肺证治疗组选用参苏饮加减颗粒剂，痰热壅肺证治疗组选用苇茎汤合麻杏石甘汤加减颗粒剂，对照组使用安慰剂疗程 2 周，观察其治疗前后症状、体征、中医证候改善、24h 咳嗽症状计分、莱塞斯特咳嗽生命质量问卷、胸部 X 线等疗效指标及血常规、尿常规、肝肾功等安全性指标。结果：风寒袭肺证和痰热壅肺证 2 组在 24h 咳嗽积分方面、中医证候方面及莱赛斯特咳嗽生命质量问卷方面治疗组疗效均优于对照组，差异有统计学意义（$P < 0.05$）……

关键词：艾滋病；咳嗽；临床验证；麻杏石甘汤；参苏饮

注：本文原载于《中国中医基础医学杂志》2022 年第 5 期。

18. 黄芪建中汤“补气加半夏”新释

付进杰[1] 高 宁[2] 令国兴[3] 郝 征[4]

1. 天津中医药大学，天津 301617
2. 天津中医药大学第一附属医院，天津 300193
3. 国家中医针灸临床医学研究中心，天津 300193
4. 天津中医药大学研究生院，天津 301617

摘要：对于《金匮要略》黄芪建中汤方后注“补气加半夏”，历代医家持不同见解。笔者从半夏的本草功效记载、肺虚损与虚劳的密切关系，以及黄芪建中汤加减配伍入手探讨了“补气加半夏”的内涵。张仲景突出强调“疗肺虚损不足，补气加半夏三两”，旨在明示医者，肺乃主气之脏，补气者除运用补气药之外，还当加半夏顺应肺气，以降为和，引阳入阴，调和阴阳，已达到疗“肺虚损”“诸不足”之功效。“补气加半夏”在张仲景其他诸方中也有例证，后世继承发展多有效验。

关键词：黄芪建中汤；补气；半夏；《金匮要略》

注：本文原载于《中国中医基础医学杂志》2022 年第 5 期。

19. 从芍药的“去”与“留”谈其在经方中的应用

郭 静[1] 鞠宝兆[2] 刘明阳[2]

1. 辽宁中医药大学，辽宁 沈阳 110847
2. 辽宁中医药大学附属第二医院，辽宁 沈阳 110034

摘要：芍药首载于《神农本草经》。张仲景对药物的应用多与《本经》所载功效主治符合。搜集《伤寒论》与《金匮要略》两书中明确提及芍药“去”“减”与“加”变化的条文并进行分析，结合注家观点与现代医家研究得出张仲景应用芍药几点法则：首先，芍药应用病位在“腹”不在“胸”，主症在“痛”不在“满”。其次，芍药影响排便。大便下利、脾胃虚弱者，芍药减量；大便下利，脾胃虚寒者，当去芍药。经验与药理亦证实，芍药有通利大便的作用。最后，芍药能够通利小便。治疗水气病病位在膀胱、在里、在下，用桂枝汤去桂留芍加茯苓白术，走里、下行，导水从小便而走；病位在表、在上者，桂枝汤去芍留桂加麻辛附子，取发汗散水之法。

关键词：芍药；中医；经方；《伤寒论》；《金匮要略》；桂枝汤；《神农本草经》

注：本文原载于《中国中医基础医学杂志》2022 年第 5 期。

20. 王振亮经方治疗不宁腿综合征经验

王润兮　王振亮　张　楠
河南中医药大学中医学院（仲景学院），
河南 郑州 450046

摘要：不宁腿综合征又称为不安腿综合征，是一种感觉神经功能障碍，表现为夜间双腿烦躁不安，分为原发性和继发性2种类型，为临床常见疾病，其确切病因不明，这为治疗带来一定难度。中医学认为不宁腿综合征属于“痹证”“痉病”等范畴。王振亮教授临床运用经方治疗不宁腿综合征疗效显著，认为其病机主要为本虚标实，本虚表现为先天不足、禀赋虚弱，或后天失养、精气消耗，导致肝肾阴虚或阴阳不足；标实表现为情志不遂、肝气郁滞、气郁化火，或气滞不畅、血液瘀滞，或脾虚不运、湿邪内壅，或感受湿邪、湿邪结滞、日久湿郁化热而湿热下注，临床将其归纳为虚热扰神证、肝肾阴虚证、阴阳两虚证、湿热下注证及瘀……

关键词：名医经验；不宁腿综合征；痹证；经方

注：本文原载于《中国中医基础医学杂志》2022年第5期。

21.《金匮要略》相反相成配伍法及其临床运用初探

杨　军[1]　屈　杰[1]　陈丽名[1]　张小君[2]
1. 陕西中医药大学，陕西 西安 712046
2. 咸阳市中心医院，陕西 咸阳 712000

摘要：总结张仲景《金匮要略》中对相反相成配伍法的论述，梳理相反相成的具体配伍方式，并将其归纳概括为6个方面，即攻补兼施法（包括散补并行、清补同用、消补共用、攻邪护正、散敛共用）、燥润互济法（包括燥润并重、以燥佐润）、寒热并行法（包括上下寒热并用、解表清里、寒热反佐）、阴阳平调法、数法兼备、升降相因法。这些配伍方法对于临床中复杂病机的治疗具有重要的指导意义，掌握其配伍之法对于提高临床辨识、诊断、治疗疾病的作用，具有重要的指导意义。

关键词：《金匮要略》；相反相成法；配伍

注：本文原载于《中国中医基础医学杂志》2022年第6期。

22.《临证指南医案》虚劳证治探析

叶卫东　方向明
安徽中医药大学，安徽 合肥 230000

摘要：叶天士辨治虚劳的思路集中体现在《临证指南医案》的“虚劳篇”，以阴阳造偏、四时运气、上中下见症、先后天转归等思路辨证，主张甘凉补肺胃之阴津、柔润养心脾之营液治上损，甘温建中宫之营卫治中损，填精补气、滋阴潜阳治下损，柔通升阳、静摄守阴治八脉兼症。

关键词：《临证指南医案》；虚劳；辨证论治；叶天士

注：本文原载于《中国中医基础医学杂志》2022年第6期。

23. 叶天士药用四气理论辨治外感热病规律探析

郭永胜[1]　李良松[2]　黄书婷[3]　张思超[4]
1. 北京中医药大学，北京 100029；
贵州中医药大学，贵州 贵阳 550025
2. 北京中医药大学，北京 100029
3. 贵州中医药大学，贵州 贵阳 550025
4. 山东中医药大学，山东 济南 250355

摘要：叶天士为一代医学巨擘，在辨治外感热病方面具有丰富的临床经验与系统的理论体系。基于其药用四气理论的角度，探析辨治外感热病的规律：依于所感病邪的寒热性质，察其机体阴阳的盛衰偏颇，辨别邪正虚实的矛盾主次，斟酌体质禀赋的差异，细究具体所属脏腑病位，参合三焦轻重缓急与卫气营血浅深层次，从而将四气理论灵活运用于临证之中。并着重分析四气理论在卫气营血辨证体系中的运用规律，指出在卫气营血不同层次其药用四气理论迥异。通过四气理论的视角研究叶天士辨治外感热病的规律，从而探析其辨治外感热病的理论体系，以为当今临证治疗外感热病提供思路。

关键词：四气；外感热病；卫气营血；伤寒；温病；叶天士

注：本文原载于《中国中医基础医学杂志》2022 年第 6 期。

24. 论王孟英“夹痰温病”的治疗思想

夏新意　张　晶　王一婷　冯全生

成都中医药大学，四川 成都 610075

摘要：小陷胸汤作为经方用于治疗痰热互结于心下之证，王孟英则对小陷胸汤证的病因病机、治法、病后调养等方面做了进一步发挥，通过对小陷胸汤化裁应用的研究，可窥见温病学中“夹痰温病”这一病证的治疗思想。并总结为病因上不局限于外邪入里化热，强调温热类邪气与他医误治的原因；治法上痰热在肺，且在涤痰宽胸清热的基础上，注重痰邪的祛除，重视全身气机的流通，以“轻可去实”理论为核心，重在恢复肺气的功能；邪入胃则用攻下，强调给邪以出路；病情进展期及病后调养期，时时注重阴液的耗伤与恢复。

关键词：温病；痰病；辨证论治；王孟英

注：本文原载于《中国中医基础医学杂志》2022 年第 6 期。

25. 丁元庆中风病机理论阐释与临证经验总结

陈　哲[1]　赵　哲[1]　丁玉洁[1]
赵丽丽[1]　丁元庆[2]

1. 日照市中医医院，山东 日照 276800

2. 山东中医药大学附属医院，山东 济南 250355

摘要：总结丁元庆教授中风理论建树与临证经验，强调阳气变动失宜是中风乃至脑病发病的关键因素，火热致中、痰热致中是中风实证、急性期常见病机，提出营卫理论在防治中风过程中具有重要指导作用，构建了营卫失常、正虚邪结、血脉受损、气机逆乱、生风动脑的中风病机理论，强调营卫失常是其基本病机环节，心主血脉失常是病理基础。治疗方面以经方为基础，提出了通调营卫是中风防治基本法则，“邪实治肝胃”与“正虚补脾肾”是中风证治规律，总结了中风痰热证、火热证、阴虚证等证治要点及用药心得。

关键词：中风；阳气；营卫理论；心主血脉；丁元庆

注：本文原载于《中国中医基础医学杂志》2022 年第 6 期。

26. 基于名老中医经验的肺痿病证候辨证规则量化研究

刘方方[1]　许玉龙[1]　段　涛[1]　焦晓敏[1]
马锦地[2]　吕雅丽[1]

1. 河南中医药大学信息技术学院，河南 郑州 450046

2. 河南中医药大学基础医学院，河南 郑州 450046

摘要：目的：挖掘名老中医对肺痿病的辨证经验并量化展示，以期更好地继承发扬名老中医的学术经验。方法：基于已建立的《现代名老中医肺病数据库》和《期刊中医肺病数据库》，获取名老中医对肺痿进行辨证的症状与证候数据共412例，涉及88个症状25种证候，采用统计分析、改进贝叶斯统计进行分析挖掘。结果：对症状、证候进行统计分析得到符合条件的63个症状和16种证候，使用改进贝叶斯统计求出16个证候阈值、相应症状分值，得到定量化辨证经验规则。以表虚证规则为例，其阈值为10，症状分值从高至低依次为自汗10、神疲5.89、头痛4.77、恶寒3.4、乏力2.46、纳呆2.34、盗汗2.17等。对所有规则进行测试……

关键词：名老中医；贝叶斯统计；肺痿；证候；量化辨证规则

注：本文原载于《中国中医基础医学杂志》2022年第6期。

27. 麻杏石甘汤治疗慢性阻塞性肺疾病急性加重期的文献分析及试验序贯分析

谢铱子[1]　纪树亮[1]　詹少锋[2]　庄轰发[2]
黄慧婷[2]　杨柳柳[2]　刘小虹[2]
1. 广州中医药大学第一临床医学院，广东 广州 510405
2. 广州中医药大学第一附属医院，广东 广州 510405

摘要：目的：评价麻杏石甘汤治疗慢性阻塞性肺疾病急性加重期（Acute Exacerbation Of Chronic Obstructive Pulmonary Disease，AECOPD）的有效性及安全性。方法：在中英文数据库中检索麻杏石甘汤联合西药对比单纯西药治疗AECOPD的随机对照试验（Randomized Controlled Trial，RCT）。根据Cochrane评价手册5.1对纳入文献进行质量评价，并使用Stata14.0软件对有效率、肺功能、单项中医证候积分、炎症指标、动脉氧分压、不良反应进行分析，并对有效率进行漏斗图及剪补法分析，利用TSA v0.9软件对有效率指标进行试验序贯分析。结果：共纳入14篇文献，Meta分析得出麻杏石甘汤联合西药治疗AECOPD在……

关键词：麻杏石甘汤；慢性阻塞性肺疾病；急性加重期；Meta分析；试验序贯分析

注：本文原载于《中国中医基础医学杂志》2022年第6期。

28. 柴胡疏肝散合四君子汤加减方治疗慢性萎缩性胃炎的文献分析

麦聪英[1]　樊巧玲[2]　李　星[2]　吴　丹[2]
1. 庆阳市西峰区人民医院，甘肃 庆阳 745000
2. 南京中医药大学，江苏 南京 210023

摘要：目的：系统评价柴胡疏肝散合四君子汤加减方治疗慢性萎缩性胃炎（Chronic Atrophic Gastritis，CAG）的临床效果。方法：电子计算机检索中国知网（CNKI）、万方数据库（WANFANG DATA）、中国生物医学文献数据库（CBM）、中国科技期刊全文数据库（VIP）、Cochrane Library、Pubmed、Embase数据库，检索时间限定为建库至2020年8月17日，纳入所有柴胡疏肝散合四君子汤加减方治疗CAG的随机对照试验（Randomized Controlled Trial，RCT），并运用RevMan5.3软件进行Meta分析。结果：最终纳入7项研究共606例CAG患者，Meta分析结果显示与对照组常规西药治疗方案比较，柴胡疏肝散合四君子汤加减……

关键词：柴胡疏肝散；四君子汤；慢性萎缩性胃炎；随机对照试验；Meta分析

注：本文原载于《中国中医基础医学杂志》2022年第6期。

29. 升阳益胃汤治疗腹泻型肠易激综合征的文献分析

杨锐锋 侯靖萱 刘惠平 谢雅颖 许洪彬 黄楚瑶 綦向军 修宗昌

广州中医药大学，广东 广州 510006

摘要：目的：对升阳益胃汤治疗腹泻型肠易激综合征（Diarrheal Irritable Bowel Syndrome，IBS-D）的疗效及安全性进行文献分析。方法：全面检索中国期刊全文数据库（CNKI）、中国生物医学文献数据库（CBM）、中国学术期刊数据库（Wanfang Data）、中文期刊数据库（VIP）、PubMed、The Cochrane Library、Embase 数据库，检索时间自建库起至 2020 年 8 月，收集升阳益胃汤治疗腹泻型肠易激综合征的临床随机对照试验，同时手动检索纳入文献的参考文献，筛选文献、评价纳入研究的质量和提取资料后，用 RevMan5.3 和 Stata15.1 软件进行 Meta 分析。结果：共纳入 14 个研究总计 1128 例腹泻型肠易激综合征患者，升……

关键词：升阳益胃汤；腹泻型肠易激综合征；Meta 分析

注：本文原载于《中国中医基础医学杂志》2022 年第 6 期。

30.《伤寒杂病论》“白术”应用探微

程 程 黄亚双 谢 丽 曾跃琴 词松

成都中医药大学，四川 成都 611137

摘要：《伤寒杂病论》有 29 首方剂应用到白术，张仲景应用白术主要是利小便和补脾气。张仲景治疗痰饮水湿病证有“发汗、利小便、逐水”三大治疗原则，以白术利尿是对这些原则的灵活应用。张仲景通常采用白术配茯苓以消胸腹痰水，白术配麻黄以逐皮间水湿，白术配附子以疗风寒湿痹。张仲景以白术补脾气见于理中丸、薯蓣丸等经典方剂的配伍中，常以白术配人参以补中气，白术配当归、川芎以调气血。认识白术利小便和补脾气的两大功效，对于指导相关疾病的临证用药当有裨益。

关键词：《伤寒杂病论》；白术；张仲景

注：本文原载于《中国中医基础医学杂志》2022 年第 6 期。

31. 经方中的知母配伍应用探析

唐尊昊 王一迪 曲 夷

山东中医药大学，山东 济南 250355

摘要：从用量用法、主治症状、配伍应用 3 个方面考据《伤寒杂病论》中 7 首含知母的经方，提出知母制备可用鲜品；知母取大量与石膏配伍适用于以“渴”“烦”“汗出”为主要特点的实热证，取小量与百合、酸枣仁合用适用于以“虚烦不得眠”“身形如和，其脉微数”为主要特点的虚热证，知母与桂枝配伍用于治疗痛证，风寒湿邪日久化热者须配伍附子、麻黄等温热药，郁热痹阻重用知母、石膏。知母在经方中的功效与《神农本草经》中的记载相似度较高，结合《神农本草经》能更好地理解知母在经方中的应用。

关键词：知母；经方；配伍；《伤寒杂病论》；《神农本草经》

注：本文原载于《中国中医基础医学杂志》2022 年第 6 期。

32. 论四逆汤与封髓丹在阳虚阴寒证辨证运用之异

庄　灿　刘少会　谢荣苑

柳州市柳铁中心医院康复科，广西 柳州 545007

摘要： 四逆汤出自《伤寒论》少阴篇，可回阳救逆，主要用于阳虚阴寒证；封髓丹首见于元代《御药院方》，可“降心火，益肾水”，演化到明清时则成为主要用于遗泄病证的主方。笔者在阅读文献时发现郑钦安在其著作中，一些以阳虚阴盛、虚火上炎为特点的病证，在辨证论治时两方同时出现。通过文献整理发现，四逆汤长于破寒温通，而封髓丹长于收敛虚火。

关键词： 四逆汤；封髓丹；阳虚阴寒证

注： 本文原载于《中国中医基础医学杂志》2022 年第 6 期。

33. 早泄之“心—肝—肾”调治观

赵　凡[1]　张春和[2]　孙　迪[3]　黄子彦[4]

1. 南通大学附属医院，江苏 南通 226001
2. 云南省中医医院 / 云南中医药大学第一附属医院，云南 昆明 650021
3. 重庆大学附属三峡医院 / 重庆三峡中心医院；重庆 404000
4. 广西中医药大学，广西 南宁 530001

摘要： 从中医生理而言，“心—肝—肾”共司泄精，在男性射精全程起到重要的调控作用，并与该过程中的“欲—动—泄”密切相关；从中医脏腑病机而言，若“心—肝—肾”失司，出现心神不宁、肝郁不疏、肾气不固则会导致“欲—动—泄”各环节失常，表现为精液施泄过早甚或精关不固即为早泄。治疗方面，主张以“宁心—疏肝—固肾”为基本治法，推荐临床中可化裁调治早泄的宁心安神、疏肝解郁、益肾固精经典方剂，并提出了“心—肝—肾”同治思路及介绍了自拟方交泰固精汤。基于“宁心—疏肝—固肾”并治理念，文中附交泰固精汤化裁治疗早泄验案一则，认为该法值得推广和进一步研究。

关键词： 早泄；心—肝—肾；欲—动—泄；宁心—疏肝—固肾；交泰固精汤；临证经验

注： 本文原载于《中国中医基础医学杂志》2022 年第 6 期。

34. 基于“湿、热、瘀”论治胆汁淤积性肝病的研究

杨家越[1]　杨　恒[1]　代　耀[1]　曾进浩[1]
谭　颖[1]　马　骁[2]

1. 成都中医药大学附属医院，四川 成都 611137
2. 成都中医药大学药学院 / 中药材标准化教育部重点实验室，四川 成都 611137

摘要： 胆汁瘀积性肝病（Cholestasis Liver Disease，CSLD）是因胆汁生成、分泌及排泄障碍导致肝内外胆汁瘀积的临床常见疾病，中医药基于“湿、热、瘀”的病因病机干预CSLD具有特色及优势。故本文回顾古今医家关于 CSLD“湿、热、瘀”病因病机特点的论述，结合 CSLD 现代医学特征与分子生物学研究，发现从“湿、热、瘀”论治 CSLD 可调控胆汁酸 代谢的关键靶点，通过激活法尼酯衍生物 X 受体（Farnesoid X Receptor，FXR），下调牛磺胆酸钠共转运多肽（Sodium Taurocholate Co-transport Polypeptide，NTCP）、诱导胆盐输出泵（Bile Salt Output Pump，BSEP），并激活 G 蛋白偶联胆汁酸受体 5（G-protein Coupled-Recept……

关键词： 胆汁瘀积性肝病；黄疸；湿热瘀；清湿祛瘀法

注： 本文原载于《中国中医基础医学杂志》2022 年第 6 期。

胡婕等教授学验选编

1. 黄芩汤加减结合美沙拉嗪对溃疡性结肠炎（活动期）肠黏膜组织炎症因子的影响

胡　婕[1]　郭修田[1]　周大成[1]　姜东萍[1]
金文琪[1]　李小嘉[1]　杨　巍[2]
1. 上海中医药大学附属市中医医院，上海 200071
2. 上海中医药大学附属曙光医院，上海 201203

摘要：目的：观察黄芩汤加减结合美沙拉嗪对溃疡性结肠炎（活动期）患者肠黏膜组织炎症因子的影响。方法：选择 2017 年 6 月—2019 年 7 月医院收治的溃疡性结肠炎患者 116 例，依据随机对照法将患者分为研究组和对照组，每组 58 例。对照组患者口服美沙拉嗪颗粒治疗，4g/d，分 3 ～ 4 次服用。研究组在对照组治疗的基础上，口服黄芩汤加减治疗。两组均治疗 2 个月。比较两组治疗前后中医症候积分和临床疗效，比较两组治疗前后改善 Mayo 评分和肠黏膜组织 TNF-α 、IL-5、IL-6 和 IL-10 水平。结果：研究组治疗总有效率为 91.38%（53/58），对照组治疗总有效率为 77.59%（45/58），研究组治疗总有效率高于对照组（$P < 0.05$）；研究组治疗……

关键词：黄芩汤加减；美沙拉嗪；溃疡性结肠炎；活动期肠黏膜组织；影响

注：本文原载于《中华中医药学刊》2021 年第 1 期。

2. 何建成教授从肝肾论治帕金森病

张　蕾　何建成
上海中医药大学，上海 201203

摘要：帕金森病是严重危害中老年人健康的神经退行性疾病，何建成教授基于肝肾同源的基本理论，提出肝肾不足为疾病基本病机，治疗以滋补肝肾为主，创立复方地黄方经验方，并通过研究揭示了复方地黄方改善帕金森病症状，减轻西药不良反应，发挥增效减毒的作用机制。

关键词：帕金森病；肝肾同源；复方地黄方

注：本文原载于《中华中医药学刊》2021 年第 2 期。

3. 雷公藤多苷治疗慢性肾病的研究进展

高　攀　王幼平
河南中医药大学第一临床医学院，河南 郑州 450000

摘要：雷公藤为卫矛科植物雷公藤根的木质部，具有祛风除湿、消肿止痛、清热解毒、杀虫止痒的功效。雷公藤多苷（Tripterygium Glycosides）是从雷公藤内提取精制的主要活性物质，现代药理研究证明其具有抗炎、抗肿瘤和治疗免疫系统疾病等方面的作用。这表示其可用于多种临床疾病的治疗，如类风湿性疾病、肾病、顽固性疼痛、白塞综合征、红斑性狼疮等皮肤性疾病。本文就雷公藤多苷在治疗慢性肾病方面的研究进展做一综述。

关键词：雷公藤多苷；慢性肾病；炎症；蛋白尿

注：本文原载于《中华中医药学刊》2021 年第 2 期。

4. 基于网络药理学方法的芍药甘草汤治疗神经性疼痛作用机制探讨

王春柳[1] 雷 斌[2] 张 红[1] 李 晔[1]
1. 陕西省中医药研究院，陕西 西安 710003
2. 陕西省中医医院，陕西 西安 710003

摘要：目的：基于网络药理学方法探讨芍药甘草汤治疗神经性疼痛的作用机制。方法：基于TCMSP、DrugBank、TTD数据库分别建立了芍药甘草汤的化学成分－靶点网络和疾病靶点网络，基于Cytoscape 3.7.0软件建立了芍药甘草汤的活性成分－作用靶点网络并进行网络拓扑分析；利用DAVID数据库对核心作用靶点进行基因本体（GO）功能富集分析和基因组百科全书（KEGG）通路富集分析。结果：构建了包含46个节点、2070条边的活性成分－作用靶点网络；核心靶点GO功能注释得到24条富集结果，其中生物过程13条，分子功能4条，细胞组成7条；富集得到10条核心的KEGG通路，包含神经组织交互通路、钙信号通路、唾……

关键词：芍药甘草汤；网络药理学；神经性疼痛；信号通路

注：本文原载于《中华中医药学刊》2021年第2期。

5. 黄芪对溃疡性结肠炎的研究进展

刘佳丽[1] 孙平良[2] 李忠海[1] 陈怒戈[1]
肖团有[1] 王 荣[1]
1. 珠海市中西医结合医院，广东 珠海 519000
2. 广西中医药大学第一附属医院，广西 南宁 530000

摘要：溃疡性结肠炎（Ulcerative Colitis，UC）是常见的慢性肠道炎性疾病，其主要特点是病程长和病情易反复发作，并易增加患结肠癌的风险。目前仍缺乏有效的治疗方法，其发生主要与免疫紊乱、肠道炎症及自由基损伤等有关。黄芪作为补益中草药之一，具有补气、补血和托毒生肌等功效，其成分在保护肠黏膜、抗炎、免疫调节中起到重要的作用。本文对近年来黄芪及其有效成分治疗溃疡性结肠炎的机制做一综述，有针对性地为UC治疗和实验提供充分参考。

关键词：黄芪；溃疡性结肠炎；肠道黏膜；作用机制

注：本文原载于《中华中医药学刊》2021年第3期。

6. 加味当归补血汤治疗2型糖尿病肾病对机体微炎症状态、肾脏功能的影响

王爱媛 韩晓东 张 婷 唐文君 刘庆贤
张雅中
唐山市工人医院，河北唐山 063000

摘要：目的：观察加味当归补血汤治疗2型糖尿病肾病对机体微炎症状态、肾脏功能的影响，为临床治疗提供参考。方法：选取医院2016年11月—2019年6月收治的2型糖尿病肾病患者116例，根据治疗方法分为两组，每组58例。常规组给予常规对症治疗，中药组在常规组基础上给予加味当归补血汤治疗。记录两组治疗前后炎症因子、转化生长因子－β1（TGF－β1）、结缔组织生长因子（CTGF）、血管内皮生长因子（VE GF）、24h尿蛋白定量（24hpro）、尿清蛋白排泄率（UAER）水平变化，并统计两组临床治疗总有效率和治疗期间不良反应情况。结果：治疗后，中药组总有效率（84.48％，49/58）高于常规组（68.97％，40/58），不良反应率（8.62%……

关键词：加味当归补血汤；2型糖尿病肾病；微炎症状态；肾脏功能；不良反应

注：本文原载于《中华中医药学刊》2021年第4期。

7. 益气解毒消银汤治疗寻常型银屑病疗效及对免疫机制的影响

雒映宏 刘岁元 房 莉 邵发林
天水市第一人民医院，甘肃 天水 741000

摘要：目的：探讨益气解毒消银汤对寻常型银

屑病的治疗效果及对免疫机制的影响。方法：依据随机对照法将2016年11月—2019年11月来医院治疗的寻常型银屑病患者120例分为研究组和参照组，每组60例。参照组采用复方氟米松软膏治疗，研究组在参照组治疗的基础上，口服益气解毒消银汤治疗。两组均治疗8周。比较两组治疗前后血清中IL-17、IL-22、IL-23细胞因子含量，比较两组治疗前后外周血嗜酸性粒细胞P物质和NK1R水平，比较两组治疗前后临床评分变化情况，制定疗效判定标准。研究组治疗后外周血嗜酸性粒细胞P物质和NK1R水平低于参照组（$P<0.05$）。结论：益气解毒消银汤可有效改善患者的临床症状，降低PASI评分指数，调节患者体内的免疫炎症反应，降低血清嗜酸性粒细胞P物质及NK1R水平，和复方氟米松软膏联合应用，具有协同增效的作用，值得进一步研究探讨。

关键词： 益气解毒消银汤；复方氟米松软膏；寻常型银屑病；血热证；机制；PASI评分；P物质；NK1R水平

注：本文原载于《中华中医药学刊》2021年第4期。

8. 桂枝温肺化痰汤对呼吸道感染后咳嗽及气道炎症和免疫功能的影响

项 艳 胡 珍 孙 亮 刘 峰

丽水市中医院，浙江丽水 323000

摘要： 目的：观察桂枝温肺化痰汤对呼吸道感染后咳嗽气道炎症和免疫功能的影响。方法：将2016年12月—2019年12月医院收治的呼吸道感染后咳嗽患者86例分为观察组和对照组，每组43例。对照组口服复方甲氧那明胶囊，2片/次，3次/d。观察组在对照组的基础上，口服桂枝温肺化痰汤治疗。两组均治疗2周。比较两组咳嗽消失时间、咳痰消失时间和气急消失时间；比较痰标本中炎症介质TNF-α、SP、IL-8和sIgA水平；比较治疗前后CD^{3+}、CD^{4+}、CD^{8+}和CD^{4+}/CD^{8+}水平和治疗疗效。结果：研究组治疗总有效率为90.70%（39/43）高于对照组治疗总有效率的74.42%（32/43）（$P<0.05$）；观察组治疗后咳嗽、咳痰、咽痒和……

关键词： 桂枝温肺化痰汤；呼吸道感染；咳嗽；复方甲氧那明胶囊；气道炎症；免疫功能；影响

注：本文原载于《中华中医药学刊》2021年第4期。

9. 基于"心受气于脾"理论探讨"从脾论治"心病的疗效机制

王佳楠[1] 刘仕利[2] 英哲铭[1] 徐宁阳[1]
李 航[1] 王琪格[1] 张 哲[1] 杨关林[1]
刘 悦[2]

1. 辽宁中医药大学，辽宁 沈阳 110847
2. 辽宁中医药大学附属医院，辽宁 沈阳 110032

摘要： 目的：基于"心受气于脾"理论探讨"从脾论治"心病的疗效机制。方法：SPF级SD大鼠30只随机分为正常组、模型组和中药治疗组，每组10只。采用劳倦过度法联合饮食失节法建立脾气虚大鼠动物型，中药治疗组给予四君子汤灌胃，正常组和模型组给予生理盐水。通过大鼠的证候学特征和进食量、前肢抓力进行模型评价；采用酶联免疫吸附试验法（ELISA）检测大鼠脾细胞和心肌细胞complexV活性；利用RT-PCR法检测大鼠脾细胞和心肌细胞Na-K-ATP酶活性；通过HE染色观察脾脏组织和心脏组织的结构变化。结果：脾气虚大鼠进食量、前肢抓力显著低于正常组（$P<0.01$），中药治疗组进食量、前肢抓力显著高于脾气虚大鼠（……

关键词： 脾气虚；线粒体；四君子汤；健脾益气；心

注：本文原载于《中华中医药学刊》2021年第6期。

10. 葛根芩连汤加味结合针刺治疗急性胃肠炎疗效及对便轮状病毒转阴情况、炎症因子的变化

林 海 许青青 林孔万

海南省中医院，海南 海口 570203

摘要： 目的：对葛根芩连汤加味结合针刺对急

性胃肠炎患者的疗效及患者便轮状病毒转阴情况、炎症因子的变化进行探讨。方法：收集医院在2017年6月—2019年12月期间收治的急性胃肠炎患者136例为研究对象，依据治疗方法的不同分为研究组与对照组。其中对照组68例采用常规的治疗方法，研究组68例则在对照组基础上采用葛根芩连汤加味结合针刺的治疗方法，对两组患者治疗后临床疗效进行比较分析。结果：经过治疗后，研究组总有效率、粪便镜检白细胞复常率［分别为92.65%(63/68)，100.00%(68/68)］均高于对照组［分别为80.88% (55/68)，94.12% (64/68)］，差异具有统计学意义（P＜0.05）。研究组治疗3、5……

关键词：葛根芩连汤；针刺；急性胃肠炎；便轮状病毒；炎症因子

注：本文原载于《中华中医药学刊》2021年第9期。

11. 麻杏石甘汤联合阿奇霉素治疗小儿肺炎支原体肺炎的临床观察

李桂凌　郑婷婷　李立佳

海南医学院第一附属医院，海南　海口 570100

摘要：目的：观察麻杏石甘汤联合阿奇霉素治疗小儿肺炎支原体肺炎的临床疗效。方法：随机将医院2017年10月—2019年10月诊治100例小儿肺炎支原体肺炎患儿分为对照组和治疗组，每组各50例。对照组给予阿奇霉素进行治疗，治疗组在对照组的基础上联用麻杏石甘汤治疗，两组患儿连续治疗2周。观察两组患儿治疗前后临床疗效、临床症状改善情况、血清炎症因子水平、肺功能、支原体转阴率及不良反应情况。结果：治疗后，治疗组总有效率为94.00%(47/50)，对照组总有效率为78.00%(39/50)，治疗组显著高于对照组（P＜0.05)；治疗组患儿的退热情况、气喘改善情况、咳嗽改善情况、肺部湿啰音改善情况均优于治疗前（P……

关键词：麻杏石甘汤；阿奇霉素；小儿支原体肺炎；肺功能；临床观察

注：本文原载于《中华中医药学刊》2021年第9期。

12. 针灸联合半夏白术天麻汤治疗中风病的临床疗效观察

王　虎[1]　陈顺喜[1]　陈益丹[2]

1. 杭州市中医院，浙江　杭州 310007

2. 浙江医院，浙江　杭州 310013

摘要：目的：观察针灸联合半夏白术天麻汤治疗中风病的临床疗效。方法：60例中风患者按随机数字表法均分为观察组与对照组，每组30例；对照组给予针灸治疗，观察组联合半夏白术天麻汤，疗程8周；比较两组临床疗效、炎症因子水平、血脂、脑灌注指标、预后指标，并统计不良反应发生率。结果：两组疗效等级差异无统计学意义（P＞0.05)，观察组总有效率略高于对照组，但差异无统计学意义（P＞0.05)；治疗后两组肿瘤坏死因子-α(TNF-α)、C-反应蛋白(cRP)、白细胞介素-6(IL-6)均显著下降，且观察组低于对照组（P＜0.05)；治疗后总胆固醇(TC)、三酰甘油(TG)、低密度脂蛋白胆固醇(LDL-C)均显著下降，且观察组低于……

关键词：针灸；半夏白术天麻汤；中风

注：本文原载于《中华中医药学刊》2021年第11期。

13. 经方桂枝汤及其类方治疗心力衰竭的研究进展

吴晓博[1]　李　军[2]　陈恒文[2]　谭雨晴[1]

1. 中国中医科学院广安门医院，北京 100053；北京中医药大学，北京 100029

2. 中国中医科学院广安门医院，北京 100053

摘要：张仲景在《伤寒论》中有41方用到桂枝，其中桂枝类方21方，可见桂枝汤类方之地位。桂枝汤作为《伤寒杂病论》开篇第一方，为仲景群方之魁，已被广泛应用于心血管系统疾病的临床治疗，在治疗心力衰竭中也取得了显著疗效。本文收集近10年文献资料，就桂枝汤及其类方在心力衰竭中的基础研究和临床应用进行了总结，旨在探索经方治疗心力衰竭的作用机制，拓展其临床应用范围，为心力衰竭的研究和防治提供指导理论和思路。

关键词：经方；桂枝汤类方；心力衰竭；研究进展

注：本文原载于《中华中医药学刊》2021年第11期。

14. 真武汤治疗心力衰竭的理论与应用思考

李小茜　何建成

上海中医药大学，上海 201203

摘要：从理论、实验以及临床全方位阐释真武汤治疗心力衰竭的研究结果，提出独特的思路探索。真武汤证的核心痛机为少阴阳虚水气内停、水气泛滥。真武汤与其他经方相合及真武汤的加减方，可有效改善心力衰竭患者临床症状，提高生活质量，且安全性较好，疗效确切。真武汤治疗心力衰竭的作用机制与抑制神经内分泌系统的激活、抑制细胞凋亡，最终改善心肌重构有关。在病证结合原则指导下，以证候研究为突破口，可望为揭示真武汤的综合疗效机制以及精准把握其临床应用保驾护航。

关键词：真武汤；心力衰竭；理论研究；实验研究；临床应用

注：本文原载于《中华中医药学刊》2021年第12期。

15. 清代御医王九峰久咳医案处方用药规律探析

程　茜　瞿　融　周丽萍

南京中医药大学，江苏 南京 210023

摘要：目的：探讨清代御医王九峰辨治久咳处方用药规律。方法：选取久咳医案147诊次，对医案中涉及病位、病性、症状、药物进行频次统计、关联规则与复杂网络分析。结果：①频次统计：病位涉及肺、肾、脾、胃、肝、心、胆；正虚病性以阴虚、气虚为主，邪实病性主要是痰和内热。主要症状有纳呆、痰多、痰嗽、咽喉肿痛、呛咳、神疲等。治咳核心药物是茯苓、甘草、橘皮、杏仁、半夏。②关联规则：得到呛咳、干咳、咳夜甚、痰嗽、咽喉肿痛、咽痒等25个症状的药症规则。③复杂网络：划分为2个证素—症状—药物社团，得到包括六君子汤、补中益气汤、杏苏二陈汤、外台茯苓饮、金水六君煎、六味地黄丸、猪肤甘……

关键词：王九峰；医案；咳嗽；复杂网络；关联规则；配伍规律

注：本文原载于《中华中医药学刊》2022年第2期。

16. 从《黄帝内经》“聚胃关肺”理论谈咳病方药筛选

郭　静[1]　鞠宝兆[1]　王爱红[2]

1. 辽宁中医药大学，辽宁 沈阳 110847

2. 辽宁中医药大学附属第二医院，辽宁 沈阳 110034

摘要：《内经》设立专篇论述咳病，提出咳病皆“聚于胃，关于肺”，为后世医家从肺胃两脏论治咳喘病提供了理论基础。总结《内经》各时期注家对“聚胃关肺”注释，探讨“聚于胃，关于肺”文义。吴昆、张志聪、姚止庵、滑寿等认为“聚胃关肺”是针对“三焦咳”而言，张介宾、高士宗、马莳、汪昂、丹波元简等则认为“聚胃关肺”承接上文，是概括五脏六腑之咳而言，多数注家都强调了肺胃两脏腑在人体生理活动与病变过程中发挥重要作用。在肺与胃的关系上，《黄帝内经》原文多处论述肺胃经脉相连、生化相关，从解剖学上看，肺胃道路相通，从中医基础理论的气机升降、五行生克制化上也关系密切，从而病理上相互影响，导……

关键词：黄帝内经；咳；聚胃关肺；伤寒杂病论；经方

注：本文原载于《中华中医药学刊》2022年第2期。

吕勇等教授学验选编

1. 国医大师邹燕勤“肾病治肺”分期辨治原发性肾小球疾病经验

吕　勇[1]　易　岚[2]

1. 安徽中医药大学第一附属医院，安徽　合肥 230031

2. 南京中医药大学附属医院 / 邹燕勤国医大师传承工作室，江苏　南京 210029

摘要：肺与肾密切相关，国医大师邹燕勤教授运用“肾病治肺”法分期辨证治疗原发性肾小球疾病。急性期祛邪治标，以清咽宣肺为先，疏风宣肺以消风水；缓解期标本兼治，以补肺清利为重，安正以祛伏邪；恢复期扶正治本，以益气固卫为护，滋养肺肾以固根本。

关键词：肾病治肺；分期辨治；原发性肾小球疾病；邹燕勤；名医经验

注：本文原载于《南京中医药大学学报》2021 年第 1 期。

2. 从“瘀热”论治放射性损伤

杨文娟[1]　李文婷[2]　杨　菊[1]　吴勉华[2]

1. 南京中医药大学昆山附属医院，江苏　昆山 215300

2. 南京中医药大学第一临床医学院 / 江苏省中医药防治肿瘤协同创新中心 / 国家中医药管理局岐黄学者吴勉华工作室，江苏　南京　210023

摘要：吴勉华教授从“瘀热”理论对放射性损伤进行辨治，认为放射性损伤病因病机多为热毒互结，瘀热相搏，气阴两伤。以清热解毒、凉血散瘀、益气养阴、润燥生津为主要治法，标本兼顾；不忘后天之本，顾护脾胃贯穿治疗始终；辨证与辨病相结合，按主症特点施治。放射治疗开始配合中药治疗，可有效防治恶性肿瘤放疗患者的放射性损伤，提高生活质量。

关键词：“瘀热”理论；放射治疗；放射性损伤

注：本文原载于《南京中医药大学学报》2021 年第 1 期。

3. 柴胡和白芍醋炙前后组方四逆散对抑郁大鼠粪便代谢组学的比较

莫子晴[1]　蔡　皓[1]　段　煜[1]
裴　科[2]　张雅婷[1]　钮敏洁[1]
王梦晴[1]　于　慧[1]

1. 南京中医药大学药学院 / 国家教育部中药炮制规范化及标准化工程研究中心，江苏　南京　210023

2. 山西中医药大学制药与食品工程学院，山西太原　030024

摘要：目的：应用 1H-NMR 代谢组学技术探究慢性不可预知温和应激（CUMS）抑郁大鼠粪便代谢组学的变化，评价柴胡和白芍醋炙前后组方四逆散的抗抑郁作用，并探讨四逆散中君药柴胡和臣药白芍醋炙的增效机制及炮制内涵。方法：利用 CUMS 程序建立大鼠抑郁模型，以 1H-NMR 为技术手段研究不同给药情况下抑郁大鼠粪便代谢组学的变化。结果：CUMS 抑郁大鼠模型复制成功。代谢组学结果表明，与空白组比较，模型组大鼠中共有 17 种代谢物水平发生变化。与模型组比较，四逆散组及柴胡和白芍醋炙后组方的四逆散组干预后的抑郁大鼠代谢发生显著变化。与四逆散组比较，柴胡和白芍醋炙后组方的四逆散组干预的抑郁……

关键词：柴胡；白芍；醋炙；四逆散；抑郁症；代谢组学

注：本文原载于《南京中医药大学学报》2021年第2期。

4. 国医大师周仲瑛从络病论治骨关节炎经验

管玉洁[1]　何晓瑾[1]　周学平[2]　王　磊[1]
胡雨峰[2]　程　淼[1]　肖思奇[1]

1. 南京中医药大学附属医院 / 江苏省中医院，江苏 南京 210029

2. 南京中医药大学第一临床医学院，江苏 南京 210023

摘要：周仲瑛教授基于叶天士的络病理论探讨骨关节炎的发病机制，认为肾虚血亏、络脉空虚为发病基础，络脉痹阻为致病关键，病理性质属本虚标实，提出补虚充络、散滞通络的治疗原则，以补虚充络、辛味通络、虫蚁搜风通络三法论治，并自拟骨痹方，取得了较好的临床疗效。

关键词：周仲瑛；叶天士；络病；骨关节炎；名医经验

注：本文原载于《南京中医药大学学报》2021年第2期。

5. 从“热、痰、惊、风”辨治小儿热性惊厥

陈　慧　汪受传

南京中医药大学附属医院，江苏 南京 210029

摘要：热性惊厥是儿科临床常见的一种急重病，防治小儿热性惊厥，应当遵循病证结合、既病防惊、未病防病的原则。急性发作期以止痉为先，辨热、痰、惊、风四证，以清热、豁痰、镇惊、息风为基本治法；起病初始尽早采用解热、镇惊药物如羚珠散等，防止热甚生惊；发作间期调整患儿体质，自拟金屏汤补肺固表、养心平肝，从而达到未病防病，预防外感发热，减少、减轻惊厥发生之目的。

关键词：热性惊厥；儿科；名医经验；汪受传

注：本文原载于《南京中医药大学学报》2021年第2期。

6. 吴旭教授通督温阳针法治疗间质性膀胱炎经验

唐萍萍[1]　李建兵[1]　许砚之[2]　鲍　超[1]

1. 南京中医药大学附属医院，江苏 南京 210029

2. 南京中医药大学针灸推拿学院·养生康复学院，江苏 南京 210023

摘要：介绍名老中医吴旭教授以通督温阳针法治疗间质性膀胱炎的临证经验。吴教授以通督温阳理论，针对间质性膀胱炎的病因病机特点，提出通督谐振、鼓荡温阳，督任呼应、带脉促通，佐调肝经、行气活血的治则治法；同时御气调气，针刺穴位直达病所，产生针感；并强调舒畅情志，察神守机，在针刺过程中注重对患者的心理疏导，从而疏通督脉及诸阳经经气，调和气血，缓解症状，恢复膀胱生理机能。

关键词：吴旭；通督温阳针法；间质性膀胱炎；名医经验

注：本文原载于《南京中医药大学学报》2021年第3期。

7. 潘立群教授以升阳举陷法治疗食管癌术后腹泻经验

周国威[1]　吴蓓蓓[2]　郭　顺[1]　李　铭[1]

1. 南京中医药大学附属医院，江苏 南京 210029

2. 南京中医药大学第一临床医学院，江苏 南京 210023

摘要：潘立群教授以升阳举陷法治疗食管癌术后腹泻并发症，认为其病因病机多为手术所伤，脾胃虚弱，中气下陷；患病日久，命门火衰，脾肾阳虚；虚实夹杂之证亦常见，以脾胃虚弱为本，外感六淫、饮食情志所伤为标。脾虚气陷、脾失健运是致病关键，治疗以升阳举陷为立法之本，以升陷汤为基础方随证加减，从而升发脾阳，使脾胃升降协调，脾运得复，腹泻即止。

关键词：食管癌术后腹泻；升阳举陷法；名医经验

注：本文原载于《南京中医药大学学报》2021年第3期。

8. 酸苦调敛法辨治糖尿病心脏自主神经病变

孙雪梅[1]　张　蒙[1]　毛晨晗[1]
董其美[2]　王新东[3]

1. 南京中医药大学第三临床医学院，江苏 南京 210028

2. 南京中医药大学附属中西医结合医院，江苏 南京 210028

3. 南京中医药大学第三临床医学院，江苏 南京 210028；南京中医药大学附属中西医结合医院，江苏 南京 210028

摘要：总结全国老中医药专家学术经验继承工作指导老师董其美对糖尿病心脏自主神经病变(DCAN)的辨治经验，认为其核心病机为心火内炽、胃强脾弱、营卫失和、心神扰动，提出以调为基、以味统方、酸苦调敛的治则治法，并在这一学术思想指导下运用连梅汤、黄芪桂枝五物汤化裁进行治疗，取得较好的临床疗效。

关键词：糖尿病心脏自主神经病变；酸苦调敛；心悸；连梅汤；黄芪桂枝五物汤

注：本文原载于《南京中医药大学学报》2021年第4期。

9. 国医大师夏桂成运用“阳化气、阴成形”理论防治子宫内膜息肉经验

郭红玉　任青玲　胡荣魁　赵玉芹
夏　云　王海丹

南京中医药大学附属医院，江苏 南京 210029

摘要：子宫内膜息肉是临床常见病和多发病，国医大师夏桂成教授基于《黄帝内经》“阳化气、阴成形”理论，认为子宫内膜息肉属本虚标实证，病机为心肾阳虚，气化失常，瘀滞胞宫，治以温阳化气法，结合补肾调周法，并创立温阳化气方，于经前期阳长之时，采用温肾助阳，化气消症之法，以期“六阳”到位，实现重阳转阴，恢复子宫功能，促进行经期子宫内膜瘀浊及水液排净，减少子宫内膜息肉的复发。

关键词：夏桂成；阳化气；阴成形；子宫内膜息肉；中医证治

注：本文原载于《南京中医药大学学报》2021年第4期。

10. 刘沈林教授治疗喉癌术后咽瘘并发症经验

彭丽蓉　彭海燕

南京中医药大学附属医院，江苏 南京 210029

摘要：全国名中医刘沈林教授基于“肺气通于喉”“肺属金为子，脾属土为母”等中医藏象学理论，总结喉癌术后出现咽瘘并发症的病因病机为局部器官缺失，肺气受损，金破不鸣。病程演变特点为子病及母，肺病及脾，正虚无力驱邪外出，癌毒内留。主张应从整体观念出发，重视脏腑之间的相互关系，虚则补其母，遵循标本兼顾的原则，确立了清肺解毒、祛邪消肿，培土生金、脾胃兼养，随证加减、内外同治的治法治则，以促进气血化生，修复肌肉组织，消散局部炎症，加速咽瘘愈合。

关键词：喉癌；术后并发症；咽瘘治法；刘沈林

注：本文原载于《南京中医药大学学报》2021年第4期。

11. 从病机辨证探析国医大师周仲瑛复法组方辨治肿瘤的经验

李　柳　程海波　叶　放　吴勉华

南京中医药大学第一临床医学院，江苏 南京 210023

摘要：国医大师周仲瑛教授力倡中医病机辨证论治的新体系，提出疑难病证的基本病机特征是复合病机，并指出复法组方是治疗肿瘤等疑难病证的基本策略。紧紧围绕病机辨证，从复法组方的理论基础、基本思路、不同肿瘤复法组方的异同3个方面，总结周仲瑛辨治恶性肿瘤的立法遣方经验，以期进一步拓展肿瘤等疑难病证的临床辨治及组方思路。

关键词：病机辨证；复法组方；肿瘤；周仲瑛

注：本文原载于《南京中医药大学学报》2021年第5期。

12. 加味宣白承气汤治疗重症肺炎合并急性胃肠损伤的临床研究

何金波　毛峥嵘　宋鹏阳

河南中医药大学第一附属医院，河南 郑州 450000

摘要：目的：评价加味宣白承气汤治疗重症肺炎合并急性胃肠损伤（Acute Gastrointestinal Injury，AGI）的临床疗效。方法：采用随机对照研究，将76例重症肺炎合并AGI住院患者随机分成对照组和治疗组各38例。对照组给予西医常规治疗，包括积极治疗原发病和合并疾病、尽早给予肠内营养、胃肠动力药等；治疗组在对照组治疗基础上联用加味宣白承气汤鼻饲给药，疗程均为7d。治疗前及治疗7d评估2组患者临床疗效；治疗前及治疗3d、治疗7d检测胃肠功能指标变化[胃肠功能衰竭（Gastrointestinal Failure，GIF）评分、肠内营养日喂养量和腹内压力（Intraabdominal Pressure，IAP）]，ELISA法检测患者血清胃动素（Motilin…

关键词：重症肺炎；急性胃肠损伤；加味宣白承气汤；胃动素；二胺氧化酶

注：本文原载于《南京中医药大学学报》2022年第2期。

13. 温阳止涕汤治疗肺气虚寒型慢性鼻窦炎的临床研究

徐鑫铭[1]　蔡纪堂[2]　李静波[2]　王俊杰[2]　吴紫陆[1]

1. 河南中医药大学第二临床医学院，河南 郑州 450002

2. 河南省中医院耳鼻喉科，河南 郑州 450002

摘要：目的：探讨温阳止涕汤治疗肺气虚寒型慢性鼻窦炎的临床疗效及其可能机制。方法：160

例肺气虚寒型慢性鼻窦炎患者随机分为对照组和治疗组各80例。对照组给予桉柠蒎肠溶软胶囊和糠酸莫米松鼻喷雾剂，治疗组给予温阳止涕汤局部透药，疗程均为28d。治疗前后评估2组患者临床疗效、VAS评分、中医证候积分、Lund-Mackay评分、鼻黏膜纤毛清除速度及清除率，ELISA法检测血清炎性因子（IL-17、IL-33、IL-37）及血清免疫调节因子（sTim1、sTim3、sTim4）变化，观察不良反应发生率。结果：治疗后，治疗组有效率显著高于对照组（$P < 0.01$）；2组患者中医证候积分、VAS评分、鼻窦CT Lund-Mackay评分均明……

关键词：温阳止涕汤；慢性鼻窦炎；肺气虚寒

注：本文原载于《南京中医药大学学报》2022年第2期。

14. 葛根芩连汤治疗湿热瘀毒型肝细胞癌TACE术后栓塞综合征的临床观察

周 玟[1] 申书华[2] 程 晔[2] 李伟兵[2]
余雅素[2] 陈 妍[2]

1. 江苏省肿瘤医院中西医结合科，江苏 南京 210009；
南京中医药大学中医学院·中西医结合学院，江苏 南京 210023
2. 江苏省肿瘤医院中西医结合科，江苏 南京 210009

摘要：目的：观察葛根芩连汤对湿热瘀毒型肝细胞癌（Hepatocellular Carcinoma，HCC）患者经导管肝动脉栓塞化疗（Transcatheter Hepatic Arterial Chemoembolization，TACE）术后栓塞综合征的疗效。方法：选取2019年1月至2021年12月江苏省肿瘤医院100例湿热瘀毒型HCC门诊及住院患者，随机分为对照组50例、治疗组50例（脱落3例），2组均接受TACE治疗，术后对照组予常规西药对症治疗，治疗组在对照组治疗基础上予葛根芩连汤颗粒剂口服治疗，2组疗程均为2周。记录2组患者治疗期间出现TACE术后栓塞综合征主要症状的分级情况及持续时间，评估2组患者治疗前后中医证候积分变化情况，检测2组患者治疗前……

关键词：葛根芩连汤；湿热瘀毒型；肝细胞癌；栓塞综合征

注：本文原载于《南京中医药大学学报》2022年第5期。

15. 经典名方厚朴麻黄汤古代文献研究

周丽萍 孙宇博 范欣生
南京中医药大学中医学院·中西医结合医学院，江苏 南京 210023

摘要：厚朴麻黄汤出自《金匮要略》，为《古代经典名方目录（第一批）》收录的经典名方之一，对该方组成药物等关键信息进行梳理分析具有重要意义。本文通过对古代含厚朴麻黄汤的医籍进行收集整理，分析其功用主治、药物用量及煎服法，对方中分别用衡器、量器以及拟物用量的药物进行考证，为临床应用及成方制剂开发提供参考。

关键词：经典名方；厚朴麻黄汤；剂量用法

注：本文原载于《南京中医药大学学报》2022年第6期。

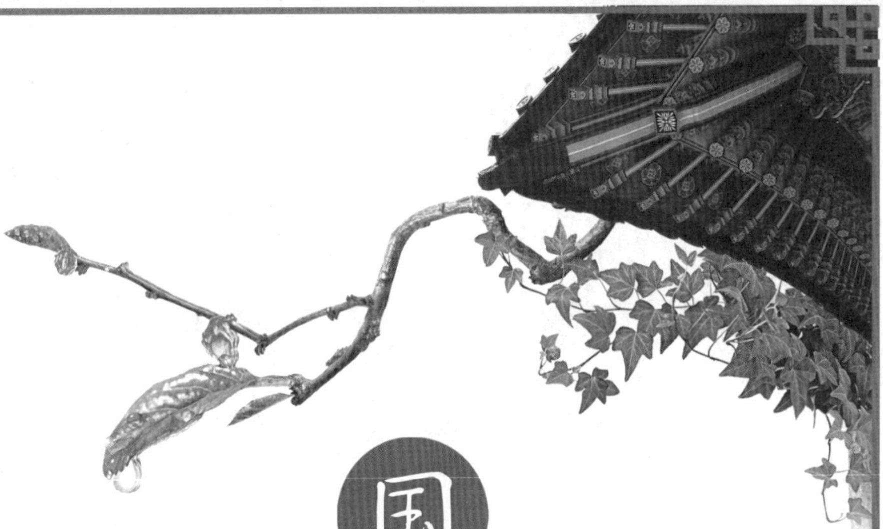

国医经方年鉴 2022

经验交流

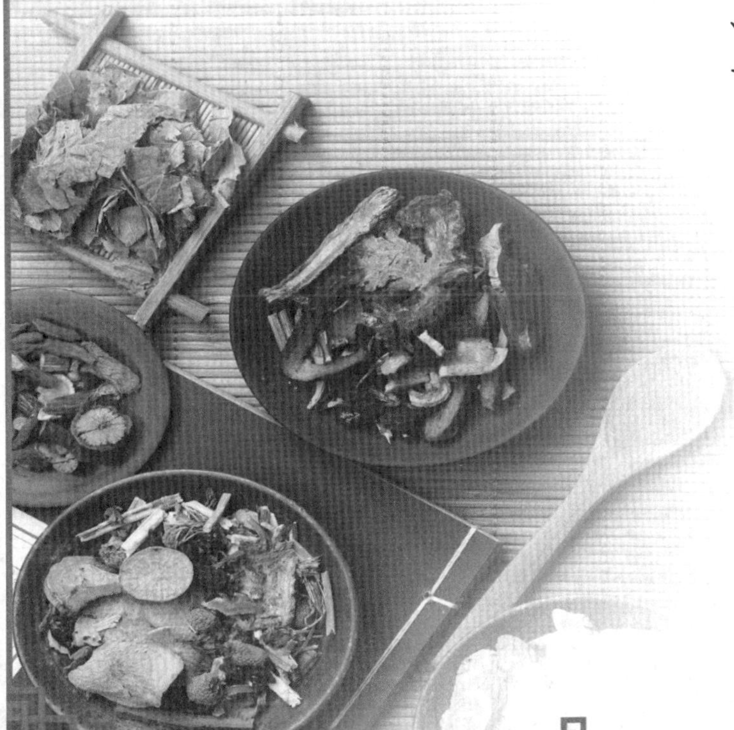

王付教授暨前进中的河南经方医药研究院

王 付
河南经方医药研究院

全国著名经方大师、河南经方医药研究院院长、王付教授/主任医师不仅在研究出版《伤寒杂病论》及经方著作在数量方面居全国历代研究者之首位，而且在门诊诊治病人量于河南省预约挂号服务平台“中原名医榜”“最受患者信赖的河南百佳医生排名榜”及门诊预约量在600余家省级、市级、县级等医院医生中排名均居河南省之首位，特别在培养中医药经方高级临床实用精英人才方面开创门诊抄方与课堂点拨门诊处方用药相结合的教学模式，对培养中医药高级实用人才，特别是培养中医药经方尖端临床高级实用精英人才起到领先领导和垂范作用，对全国高等中医药院校及科研机构培养中医药高级实用人才起到重要的示范和引导作用。

一、王付教授学术地位

（一）在全国中医药学界拥有七个第一（首位）

1. 出版研究《伤寒杂病论》著作居全国历代研究者之首位（数据源于国家图书馆）。

2. 出版研究经方著作居全国历代研究者之首位（数据源于国家图书馆）。

3. 出版独著著作居全国中医学界之首位（数据源于国家图书馆）。

4. 发表独著学术论文居全国中医学界之首位（数据源于中国知网）。

5. 公开视频课《学好用活经方》教学视频54集在数量方面居全国经方学界之首位（数据源于相关各大网站）。

6. 精品资源共享课程《方剂学》教学视频92集在数量方面居全国方剂学界之首位（数据源于相关各大网站）。

7. 王付教授门诊经方处方大数据库在数量质量方面位居全国中医药学界之首位（数据源于王付门诊处方大数据 http://www.wfjfdsj.com/）。

另外，王付教授诊治病人于河南省预约挂号服务平台“中原名医榜”“最受患者信赖的河南百佳医生排 名榜”及门诊预约量在600余家省级、市级、县级等医院医生中排名位居河南省3个首位（第一）。

（二）研究成果填补中医药研究领域三项空白

1. 王付教授编著《〈伤寒杂病论〉大辞典》研究成果填补国内研究经方空白（140万字）。

全国著名经方大师王付教授编著《〈伤寒杂病论〉大辞典》是第一部解读《伤寒杂病论》的工具书，也是第一次全面、系统、科学地研究《伤寒杂病论》字、词、句在辨证论治中的准确含义及其应用价值，将《伤寒杂病论》理法方药密切联系临床实践，指导临床应用的成果。

此书以简明扼要、贴近学习、便于实用、切入问题、点拨思路、学以致用为特色，旨在使读者在理论深造与临床提高方面都有全新跨越。

全书共收“字”“词”“句”8306条目，以“字”为基本单位，以“词”为辨证要点，以“句”为相关连接，并以“字”“词”“句”的有机结合、提高素质为目标。全书思路新颖清晰、条目释义准确、内容丰富翔实、理论结合临床，是中医院校师生、中医及中西医结合临床工作者提高理论及临床诊治水平的必备工具书。

2. 王付教授主编《经方大辞典》研究成果填补国内研究经方空白（218 万字）。

全国著名经方大师王付教授主编的《经方大辞典》是第一部解读《伤寒杂病论》中方剂的工具书，也是第一次全面、系统、科学地研究《伤寒杂病论》中方剂在用方辨证中的基本含义、科学定义及其应用价值，将《伤寒杂病论》中方剂理论体系密切联系临床实践，作为指导临床治病的重要研究成果。

此书以全面详细、客观务实、贴近学习、便于实用、切入问题、点拨思路、学以致用为特色，旨在使读者在理论深造与临床提高方面都有全新进步和跨越。

全书收录全部经方 260 首，其中“导读、方歌、方药、用法、功用、适应证、用药分析、用方思路、随证合方、注意事项、应用指征”是研究经方核心内容，“方论”是研究经方百家各抒己见内容，“方论评议、药理作用”是研究经方启迪开拓学用思路及方法。

全书思路独特新颖、解读经方精确、内容丰富翔实、理论指导临床，是中医院校师生、中医及中西医结合临床工作者提高理论水平及临床诊治能力的最佳必备工具书。

3. 王付教授主编《王付经方十八反真传》研究成果填补国内研究经方空白（42 万字）。

全国著名经方大师王付教授编著的《王付经方十八反真传》以《伤寒杂病论》中用方为基本，以经方合方用药为突破，以临床治病疗效为切入。从理论高度首次全面、科学、系统、客观、务实地阐述中药十八反配伍禁忌完全属于自欺欺人、自相矛盾的荒谬言论，从临床高度详细、全面、科学、系统、客观、务实地验证十八反配伍对提高临床治病疗效具有非凡的可靠性、疗效性和实用性。

全书共分两章：第一章从经方合方用药中研究“十八反”配伍，包括研究“十八反”用药基本特性和研究“十八反”用药配伍组方基本准则；第二章从经方合方治病中研究“十八反”配伍，如经方合方“十八反”配伍辨治呼吸系病变、心血管系病变、消化系病变、泌尿系病变、血液系病变、运动系病变、精神病变、神经病变、内分泌代谢系病变、妇科病变、男科病变、五官科病变等。本书内容新颖、观点明确、思路清晰、传承经方、突出合方，便于学习和临证使用，达到学以致用、用即有效的目的，是中医、中西医结合院校在校师生及临床医生学习、掌握、运用经方合方“十八反”配伍用药辨治各科杂病的必读参考书。

二、王付教授学术思想

全国著名经方大师王付教授立足全国，面向世界，以研究张仲景《伤寒杂病论》为立足点、切入点、基本点和制高点，以经方中医门诊、经方临床教研基地、经方门诊处方数据库、仲景学术研究等打造构建四位一体的张仲景学术研究中心即河南经方医药研究院。王付教授研究应用《伤寒杂病论》的宗旨是：提高临床以理论研究为基础，提升理论以临床疗效为根据，提升临床及理论以总结门诊处方用药为核心，深入研究、全面总结、提炼研究应用成果，形成独具特色、学术鲜明、地位领先的张仲景学术研究中心。

王付教授集中精力、全神贯注、探隐索微、融会贯通地深入研究与应用《伤寒杂病论》及经方理论指导临床实践，取得了诸多非凡成就，如研究《伤寒杂病论》出版学术著作在数量上居全国历代研究者之首位（数据源于国家图书馆），门诊诊治患者在诊治数量上居河南省第一位（数据源于河南省预约挂号服务平台），据不完全统计，王付教授门诊量也是居全国门诊量第一位。王付教授研究《伤寒杂病论》及经方的重要学术思想对促进中医药学快速健康发展和进步起到举足轻重的引导与垂范作用。

（一）研究《伤寒杂病论》五位一体的学术思想

众所周知，张仲景《伤寒杂病论》无论是在理论方面还是在临床方面都是历代医家理论及临床水平无人能超越的经典著作。王付教授经过数十年深入全面研究《伤寒杂病论》，首先提出研究《伤寒杂病论》的精髓必须运用五位一体的研究思维和应用方法，把研究与应用《伤寒杂病论》开启了新的里程碑、提到了新的高度和打开了新的视野。

1. 从外感病角度研究《伤寒杂病论》。《伤寒杂病论》是论述外感病的专书，深入研究《伤寒杂病论》，灵活运用经方、经方合方及经方合方“十八反”可辨治所有外感病，即普通外感病和疫疠外感病。它是临床中的常见病、多发病和疑难病等。疫疠外感病包括寒邪、热邪，以及寒湿、湿热、凉燥、温燥等，它具有特殊的暴发性、传染性、危急性和季节性等。

2. 从外感病夹杂外感病角度研究《伤寒杂病论》。《伤寒杂病论》是论述外感病夹杂外感病的专书，深入研究《伤寒杂病论》灵活运用经方、经方合方及经方合方“十八反”可辨治所有外感夹杂病，即普通外感夹杂病和疫疠外感夹杂病。普通外感夹杂病包括寒邪、热邪，以及寒湿、湿热、凉燥、温燥等，它是临床中的常见病、多发病和疑难病等，如太阳伤寒证夹杂太阳中风证、太阳伤寒证夹杂太阳风水表虚证等。疫疠外感夹杂病包括寒邪、热邪，以及寒湿疫、湿热疫、凉燥疫、温燥疫等，它具有特殊的暴发性、传染性、危急性和季节性等，如湿热疫夹杂寒湿疫、湿热疫夹杂温燥疫等。

3. 从内伤病角度研究《伤寒杂病论》。《伤寒杂病论》是论述内伤病的专书，合理运用《伤寒杂病论》理论指导临床治病疗效非凡。《伤寒杂病论》理论既可指导内科疾病辨证论治，又可指导儿科疾病辨证论治；既可指导妇科疾病辨证论治，又可指导男科疾病辨证论治；既可指导皮肤外科疾病辨证论治，又可指导五官科疾病辨证论治等。

4. 从内伤病夹杂内伤病角度研究《伤寒杂病论》。《伤寒杂病论》是论述内伤病夹杂内伤病的专书，人体脏腑气血之间是有机的整体组合，在生理上息息相关，在病理上相互影响。某一脏腑疾病在病变过程中可能同时出现两个以上脏腑的症状，导致疾病更加复杂多变，对此只要深入研究运用《伤寒杂病论》指导临床实践，合理运用经方、经方合方及经方合方“十八反”常常能取得预期、显著的治疗效果。

5. 从复杂内伤病夹杂复杂外感病角度研究《伤寒杂病论》。《伤寒杂病论》是论述复杂内伤病夹杂复杂外感病的专书，外感病的轻重及预后与脏腑气血强弱关系十分密切，外感病会引起内伤病或加重内伤病，而内伤病是引起或导致外感病的重要原因。在临床中复杂内伤病夹杂复杂外感病是非常多的，合理运用《伤寒杂病论》理论指导临床辨治复杂内伤病夹杂复杂外感病具有重要的现实指导意义。

（二）研究经方五位一体的学术思想

众所周知，张仲景《伤寒杂病论》中用方治病的疗效性、可靠性、实用性和可重复性是古往今来无人能超越的。王付教授经过数十年深入研究《伤寒杂病论》中用方，首先提出研究《伤寒杂病论》中用方的精髓必须运用经方基础方、经方代表方、经方衍生方、经方合用方、经方合方“十八反”配伍的五位一体的研究思维和应用方法。

1. 经方基础方。经方基础方治病的特色与优势是治病针对病变证机而不局限于针对病变部位。经方基础方治病的最大特点是既可辨治心病证，又可辨治肺病证，更可辨治肝病证，还可辨治肾、脾胃等病证。其在临床治病中具有广泛的适应性和疗效性，如桂枝甘草汤既可辨治心病证，又可辨治肺病证，还可辨治肝病证，更可辨治肾、脾胃等病证。

2. 经方代表方。经方代表方治病的特色与优势是既针对病变属性用药又针对脏腑病变证机及症状用药，在治病方面具有显著的针对性和明显的局限性。其与经方基础方相比在治病方面受到一定的限制，如酸枣仁汤治病范围主要局限于心肝病变，而针对肺病证、脾胃病证、大肠病证显然是不妥当的，除非是肺病证兼有心病证或肝病证时才能与酸枣仁汤合方用之。

3. 经方衍生方。所谓经方衍生方，就是在治病过程中用经方基础方和经方代表方仍然不能满足临床治病需要而在其基础上进行随证加减变化组成的方剂。经方基础方虽然具有广泛的应用性，但因方中用药局限性直接影响治病疗效的可靠性，经方基础方治疗复杂多变的病证就必须在经方基础方上进行加减变化用药，才能取得很好疗效。经方代表方治病在多数情况下主要局限于某一脏腑，可在临床治病中脏腑之间常常是相互夹杂，应用经方代表方具有一定局限性，为了更好地用好用活经方代表方，就必须在经方代表方基础上进行加减变化，才能取得预期最佳治疗效果。在经方基础方或经方代表方上进行随证加减变化组成的方称为经方衍生方，如在甘草汤基础方上加味为桂枝甘草汤；在桂枝甘草汤基础方上加味为桂枝汤；在桂枝汤基础方上加大芍药用量为桂枝加芍药汤；在桂枝加芍药汤基础上加味为小建中汤；在小建中汤基础上加味为黄芪建中汤；等等。研究应用经方衍生方对提高应用经方基础方和经方代表方具有重要的现实指导意义。

4. 经方合用方。所谓经方合用方，就是在治病过程中用经方基础方、经方代表方和经方衍生方仍有一定局限性，针对错综复杂的病变欲取得预期最佳疗效必须选用经方合用方。张仲景在治病过程中总结出经方合用方是提高临床治病的关键所在及重要选择，是提升疗效的核心所在，如小柴胡汤与桂枝汤合方称为柴胡桂枝汤；麻黄汤与桂枝汤合方既称为桂枝麻黄各半汤又称为桂枝二麻黄一汤；桂枝去芍药汤与麻黄附子细辛汤合方称为桂枝去芍药加麻黄附子细辛汤。结合临床治病实际，以经方基础方、经方代表方、经方衍生方为基础，根据治病需要科学有效地选择经方合用方，并重视调整经方合用方用量，这是提高治病效果的关键。

5. 经方合方“十八反”配伍。所谓经方合方“十八反”配伍，就是在治病过程中用经方基础方、经方代表方、经方衍生方和经方合用方仍有一定局限性，针对错综复杂的病变欲取得最佳预期疗效必须选用经方合方“十八反”配伍。张仲景在治病过程中深有卓识地总结出经方合方“十八反”配伍是提高临床治病的核心所在及重要选择，是提升疗效的优选思路方法及技巧技能。张仲景结合临床辨治各科常见病、多发病、疑难病及疫病的治病经验体会总结出附子粳米汤、赤丸、瓜蒌瞿麦丸、甘遂半夏汤的基础用方，为临床治疗提供思路方法和技巧技能，引导在临床中选择中药“十八反”配伍用药治病，也是提高治病效果的重要选择，否则临床治病效果始终在低水平上徘徊。如小青龙汤与茯苓四逆汤合方为基础方辨治呼吸衰竭疗效非凡，半夏泻心汤与茯苓四逆汤合方为基础方辨治心力衰竭疗效显著，小柴胡汤与藜芦甘草汤合方为基础方辨治帕金森病疗效提高，半夏泻心汤与乌头汤合方为基础方辨治关节病变效果非凡，等等。结合临床治病实际，以经方基础方、经方代表方、经方衍生方、经方合用方为基础，根据治病需要科学有效地选择经方合方“十八反”配伍，并重视调整经方合方“十八反”配伍用药用量，这是提高治病效果的重要选择。

只有从五位一体中深入研究《伤寒杂病论》中用方，才能学到《伤寒杂病论》中用方的理论精华和临床典范，才能发现研究与应用《伤寒杂病论》中用方的精髓，才能明白历代医家理论及临床水平无法超越张仲景《伤寒杂病论》中用方的根本原因。

只有深入全面地运用五位一体学术思想研究《伤寒杂病论》中用方才能真正将临床诊治水平和技能提高。

（三）研究经方合方中十八反用药四位一体的学术思想

众所周知，张仲景《伤寒杂病论》理论是指导临床治病用方的重要典范，《伤寒杂病论》中用方是临床治病确保疗效的重要手段，提高临床用方治病的关键是经方、经方合方，经方合方中十八反配伍组方用药是实现提高治病效果的必由之路，深入研究经方合方十八反配伍组方用药，是实现临床治病提高疗效的重中之重。王付教授经过数十年深入研究经方合方十八反配伍用药，首先提出研究经方合方十八反配伍用药必须从经方用药中研究十八反用药，从经方配伍中研究十八反用药，从经方合方中研究十八反用药，从经方合方中提炼十八反组方用药，形成四位一体的研究思维应用方法，把研究及应用经方合方十八反用药提到新的高度。

研究与应用经方合方十八反配伍用药，何谓“十八”，即中医治病配伍用药的特有用语，并非数字局限于“十八”；何谓“反”，从寒热相反中思考问题，从虚实相反中思辨问题，从对立相反中分析问题，从病药相反中研究问题，从正邪相反中解决问题。研究十八反的核心是从特殊用药中解决治病组方的特有思路与方法，是提高临床治病掌握核心技术技能技巧的关键。

1. 从经方用药中研究十八反用药。《伤寒杂病论》260首方中既有用十八反用药，又有非用十八反用药，十八反用药属于特殊用药，非十八反用药属于基本用药，基本用药是针对疾病采取的一般治疗思维方法，特殊用药是针对疾病采取的优化思维方法，深入研究经方合方十八反用药，对提高临床治病疗效能起到举足轻重的作用。

2. 从经方配伍中研究十八反用药。《伤寒杂病论》中甘遂半夏汤、赤丸、附子粳米汤、栝楼瞿麦丸及小青龙汤加附子等方中优选十八反配伍用药，对此张仲景仅仅以举例的形式阐述十八反配伍用药是辨治常见病、多发病和疑难病的最佳选择，为临床治病组方用药提供了基本准则和典范，为临床治病选用经方合方十八反配伍组方用药指明了方向。

3. 从经方合方中研究十八反用药。在临床中仅仅用一个经方治病只是治病的基本思路和方法，选择经方合方治病是提高临床疗效的最佳思路和方法，实现运用经方治病取得最佳疗效的核心是经方合方十八反配伍用药。如小柴胡汤与藜芦甘草汤等合方是辨治寒热虚夹风夹痰的最佳优化选择，方中优选人参配藜芦；半夏泻心汤与十枣汤等合方是辨治寒热虚夹水夹痰的最佳优化选择，方中优选大戟、芫花、甘遂配甘草；牡蛎泽泻散与苓桂术甘汤等合方是辨治寒热虚夹湿夹痰的最佳优化选择，方中优选海藻配甘草；小青龙汤与四逆加人参汤等合方是辨治心肺虚脱夹寒夹热的最佳优化选择，方中优选半夏配附子；半夏泻心汤与乌头汤等合方是辨治肌肉关节寒热虚夹痰夹瘀的最佳优化选择，方中优选半夏配乌头。在临床中选择经方合方十八反配伍用药是辨治各科常见病、多发病和疑难病的最佳优化方案。

4. 从经方合方中提炼十八反用药组方。治病组方用药关键是有疗效，提高疗效的核心是经方合方，优化经方合方必须以提炼经方合方十八反配伍用药为切入点，实现治病组方用药取得最佳疗效。根据临床辨治常见病、多发病和疑难病选择经方合方“十八反”用药治病的特殊性、针对性、切入性和疗效性，以此组建藜芦人参汤、藜芦紫参汤、藜芦苦参汤、藜芦芍药汤、藜芦细辛汤、半夏天雄汤、贝母天雄汤、白蔹天雄汤、白及天雄汤、栝楼天雄汤、半夏乌头汤、贝母乌头汤、白蔹乌头汤、白及乌头汤、栝楼乌头汤、半夏附子汤、贝母附子汤、白蔹附子汤、白及附子汤、栝楼附子汤、甘草甘遂汤、甘草大戟汤、甘草芫花汤、甘草海藻汤等，实现运用经方合方十八反用药组方取得最佳疗效的目的，全面提高运用经方合方十八反用药组方的诊治水平和诊治技能。

王付教授研究《伤寒杂病论》构建五位一体、研究经方构建五位一体、研究经方十八反用药构建四位一体，并将三者相互凝练为三位一体的学术思想，创建拥有完善完美的理论及临床治病思维体系，用于指导临床辨治各科常见病、多发病和疑难病的伟大目标和最终目的。

三、河南经方医药研究院创办全国一流的经方教育教学中心

河南经方医药研究院在全国著名经方大师王付教授／主任医师的带领下，特别重视培养中医药经方高级精英人才，尤其是中医药教育当今面临的诸多问题，都直接关系到中医药理论进步和临床诊治水平提高。中医药治病的核心是用方，用方治病取得最佳疗效的核心是经方，培养中医药经方临床实用高级精英人才是中医药教育事业的头等大事。

其一，培养中医药经方临床实用高级人才，仅仅是跟师门诊抄方而没有跟师结合课堂讲解处方用药的思路、方法和技巧，不属于经方高级精英人才培养，仅仅是在临床治病中跟师接触过病人有了感性认识，并不知道处方用药治病的真正思路、方法、技巧以及目的和意义，其最大的收获仅仅是经验认识。

其二，培养中医药经方临床实用高级人才，仅仅在课堂听理论讲解或临床案例分析而没有跟师门诊抄方体会和验证，不属于经方高级精英人才培养，仅仅是在理论学习方面有了一定认识，并不了解理论与临床之间的内在相互必然联系，其最大的收获仅仅是理论认识。

其三，培养中医药经方临床实用高级人才，跟师门诊抄方与跟师课堂讲解不是同一个老师，肯定无法体会与验证老师理论水平与临床技能之间的真实性、可靠性、实用性和指导性，在很大程度上属于理论与临床相脱节。

其四，培养中医药经方临床实用高级人才，只有跟师门诊抄方与跟师课堂讲解是同一个老师，才能真正体会与验证到老师理论水平与临床技能之间的真实性、可靠性、实用性和指导性，才能真正提高理论水平与临床诊治水平。

其五，培养中医药经方临床实用高级精英人才必须做到：学员必须具备临床实践经验，老师必须拥有至少运用经方诊治病人20余万份的临床经验，学员门诊学习与课堂学习必须是同一个老师，老师课堂讲解内容必须与门诊运用经方处方用药相一致；课堂讲解内容必须讲明运用经方处方的思路、方法，以及经方处方用药的出发点、切入点。培养中医药经方临床实用高级精英人才，必须将五个方面相互融为一体，非具有五位一体培养中医药经方人才模式者，皆非培养经方临床实用高级精英人才。

培养中医药临床经方高级精英人才是中医药事业发展的重中之重，只有门诊抄方与课堂点拨门诊处方用药相结合的教学模式，才能真正将培养经方高级精英人才落到实处，才能真正从本质上解决临床中缺乏中医药经方高级人才的核心问题，才能真正推动和促进中医事业快速健康发展与进步，才能真正达到解除病人之苦痛之目的，才能真正实现中医药事业的伟大复兴和进步，才能真正用经方为全人类健康生活保驾护航。

河南经方医药研究院仲景学院／仲景学府针对经方教育培养层次主要有河南经方医药研究院跟师学用经方高级精英班、河南经方医药研究院王付经方传承班、河南经方医药研究院经方高级进修班、河南经方医药研究院经方人才培养班。学员分别来自北京、黑龙江、吉林、辽宁、河北、内蒙古、山西、

陕西、甘肃、青海、新疆、天津、山东、上海、江苏、江西、浙江、安徽、福建、海南、广东、广西、重庆、贵州、云南、四川、湖南、湖北、河南等省、市、自治区。学员中有教授、副教授、主任医师、副主任医师、讲师、主治医师、执业医师、博士生导师、硕士生导师和医院院长、副院长、科主任、副主任、门诊部主任、诊所所长及基层知名医生，学员成才众多，诸多学员在各自的临床治病领域中已崭露头角、出类拔萃，并成为当地之一方名医。

河南经方医药研究院全体工作人员在全国著名经方大师王付教授／主任医师的带领下，积极探索、积极总结、积极落实，为培养中医药经方高级人才尽心尽力而做出卓著的工作业绩！王付教授特别重视经方教育教学工作，在全国中医药各类院校、科研机构及各类培训机构教育教学中率先创办中医药教育教学四个第一。

1. 率先在全国范围内创办全面系统地讲授经方课程即中国中医药经方论坛高级进修班。

河南经方医药研究院在全国中医药各类院校、科研机构及各类教育培训机构中率先创办全面系统地讲授经方课程即《伤寒杂病论》方剂。课程全国著名经方大师王付教授／主任中医师多层次、多方位、多角度、多视野详尽地讲解经方的配伍问题、用量问题、煎服问题、基本功用问题、治病扩大思路问题等，重点突出思路、方法和技巧，并从案例中点拨学用知识点、切入点、应用点、核心点，通过理论上讲解达到临床中学以致用的目的。对普及经方、推广经方、学习经方和应用经方起到举足轻重的领导和示范作用。

2. 率先在全国范围内创办门诊经方、经方合方及经方合方十八反配伍学习，并结合课堂聆听讲解经方、经方合方、经方合方十八反配伍治病的经方课程即河南经方医药研究院跟师学用高级精英班。

河南经方医药研究院在全国中医药各类院校、科研机构及各类教育培训机构中率先创办门诊学习经方、经方合方处方用药并结合课堂聆听讲解门诊经方、经方合方处方用药用量思路方法和技巧。全国著名经方大师王付教授从心系、肺系、肝系、脾胃系、肾系阐述寒证、热证、虚证的基础方、代表方、衍生方、合用方、合方十八反配伍用药用量的最佳思路方法与技巧，对强化普及经方、经方合方及经方合方十八反配伍，优化经方、经方合方及经方合方十八反配伍，娴熟经方、经方合方及经方合方十八反配伍深化经方、经方合方及经方合方十八反配伍起到举足轻重的领导和示范的作用。

3. 率先在全国范围内创办门诊经方合方、经方合方及经方合方十八反配伍学习，并结合课堂聆听讲解《伤寒杂病论》及经方、经方合方、经方合方十八反配伍治病的经方课程即河南经方医药研究院王付经方弟子传承班。

河南经方医药研究院在全国中医药各类院校、科研机构及各类教育培训机构中率先创办门诊经方、经方合方及经方合方十八反配伍学习并结合课堂讲解《伤寒杂病论》验证门诊经方、经方合方、经方合方十八反配伍治病用药用量的思路方法和技巧。对深入强化学习《伤寒杂病论》能够更好地普及经方、经方合方及经方合方十八反配伍，精通经方、经方合方及经方合方十八反配伍，左右经方、经方合方及经方合方十八反配伍，提升学习《伤寒杂病论》理论，能够更好地辨治临床各科常见病、多发病、疑难病及疫病起到举足轻重的领导和示范作用。

4. 率先在全国范围内创办门诊经方、经方合方及经方合方十八反配伍学习，并结合课堂聆听讲解《伤寒杂病论》及经方、经方合方、经方合方十八反配伍治病的经方课程即河南经方医药研究院经方人才班。

全国唯一的一个面向全国中医药各类院校毕业生开展免费招生培训，经考核合格者每月发放500元奖学金；

全国唯一的一个门诊经方、经方合方、经方合方十八反配伍治病学习并结合课堂聆听讲解《伤寒杂病论》及经方、经方合方、经方合方十八反配伍治病的经方课程；

河南经方医药研究院于2017年12月成立了中医门诊，于2018年7月成立了河南经方医药研究院仲景学院（仲景学府），于2019年7月积极探索并创建经方人才培养模式，面向全国招收培养经方人才。

教学优势与特色：学员跟随全国著名经方大师王付教授门诊抄方学习和伤寒杂病论及经方学习。培养宗旨和目标：掌握经方、贯通经方；采用全日制学习2~5年。学员来自全国各地中医药院校毕业的学生，对符合条件的学生进行为期3个月的考核，考核合格的学生，河南经方医药研究院将发放录取通知书，凡是被录用的学生，河南经方医药研究院提供免费住宿，并给予奖学金（6000元/年），按月发放给学生。

附：经方人才班录取的学员基本条件和待遇

1. 拥护中国共产党的领导，遵纪守法。

2. 全国各类中医药院校毕业的学生。

3. 在河南经方医药研究院门诊经过3个月考核试用方可录取。

4. 录取的学员学制2~5年，在河南经方医药研究院学习期间免学费；提供免费宿舍；并且每月发放500元奖学金。

5. 学员在河南经方医药研究院学习期间熟读背诵《伤寒杂病论》及经方。

6. 学员通过2~5年在河南经方医药研究院学习，结业后能够基本掌握经方并在临床中运用经方辨治各科常见病、多发病、疑难病及疫病。

河南经方医药研究院院长王付教授首创全国中医药经方人才教学教育培养模式，对全国中医药院校及科研机构培养中医药实用经方人才起到领导和示范作用。

四、河南经方医药研究院打造全国一流的中医门诊

病人选择就诊医疗机构的基本思路有二：针对国家或地方资源和品牌就医，到某某中央级、省级、市级或县级医院就医，究竟寻找哪个医生诊治效果比较理想自己并不知道，就知道这个医院拥有国家或地方资源和品牌；针对医生水平和技能就医，通过了解医生的门诊量，尤其是门诊复诊率，特别是病人间口碑相传，根据医生诊治技术和能力而寻找自己需求的医生，并经疗效验证，又有举家而至、携亲带朋前来就诊。

全国及世界各地的病人慕名前来河南经方医药研究院中医门诊就诊，目前王付教授年门诊量逾4万人次，复诊率95%以上；王付教授诊治病人于河南省预约挂号服务平台“中原名医榜”“最受患者信赖的河南百佳医生排名榜”及门诊预约量在600余家省级、市级、县级等医院医生中排名居河南省之首，又据不完全资料统计表明，王付教授门诊量也是位居全国门诊第一。

河南经方医药研究院中医门诊承诺，凡是在河南经方医药研究院中医门诊诊治的病人一律免收挂号费，邀请王付教授会诊的免收会诊费，邀请王付教授出诊的免收出诊费，并在质量相等的情况下河南经方医药研究院中医门诊药价低于所有医院药价。

河南经方医药研究院中医门诊始终坚持社会效益第一，惠济病人第一，用一流的技术服务病人，

这就是河南经方医药研究院打造全国一流中医门诊的目的和宗旨。

五、河南经方医药研究院打造全国一流的经方门诊处方数据库

中医药面临信息化时代，经方治病面临大数据时代，提高中医药面临进步与发展时代，推动与促进中医药更好地治病救人面临伟大复兴时代，为了与时俱进，建立健全经方门诊处方数据库势在必行。

众所周知，作为中医药治病的最佳指导用书是《伤寒杂病论》，中医药治病取得最佳疗效用方是《伤寒杂病论》中所收载的方药，《伤寒杂病论》中的方药亦即经方，结合临床治病用方经验体会和总结，即非读《伤寒杂病论》；临床辨证技能很难拥有“欲穷千里目”，治病不用经方辨治各科杂病，临床疗效很难实现“更上一层楼”；只有拥有经方门诊处方大数据，才能拥有治病“会当凌绝顶”；只有借用经方门诊处方大数据，才能把握治病“一览众山小”。

河南经方医药研究院立足前沿，与时俱进，积极创新，又率先将传统中医治病模式与门诊处方大数据完美结合，打造全国一流的经方门诊处方数据库。

王付经方门诊处方数据库电子处方始建于2015年，2015年之前的王付经方门诊处方用药没有电子处方被完整、系统地保存记载，2015—2016年经方门诊处方用药只有部分才被保存记载，2017年以来才有比较完整、系统的经方门诊电子处方保存记载。

王付经方门诊处方记载了全国著名经方大师王付教授/主任医师辨治各科常见病、多发病、疑难病，包括肺系、心脑系、肝胆系、脾胃系、肾膀胱系、精神神经系、皮肤病系、肌肉筋脉骨节系、大肠小肠系、内分泌代谢系、血液系、肿瘤系、妇科系、男科系、儿科系、五官科系等，并建立了相应的王付经方门诊处方数据库，以每年40 000余份经方门诊处方充实到数据库。据不完全统计，王付经方门诊处方大数据是当今全国中医药学界收集经方门诊处方资料最全，涉及病种最多的经方门诊处方数据库。

王付教授运用经方治病之精髓，体现在门诊处方用药，处方用药是临床治病的宝贵经验财富，为了把王付经方门诊处方发扬光大，为了让更多的中医工作者能够了解经方、学习经方、研读经方、运用经方，更好地造福百姓，河南经方医药研究院将王付教授2015年以来的经方门诊处方资料开发成数据库http://www.wfjfdsj.com/，其中内容还包括教学视频、教学研究、学术研究、经典医案等诸多信息。

中医治病的核心是疗效，确保疗效的基础是用方，选择最佳用方是经方。经方既是重要的治病基础用方，又是重要的治病核心用方，更是保证疗效的最佳用方。培养和造就中医药精英人才是中医药事业发展的重中之重，河南经方医药研究院打造全国一流的经方门诊处方数据库，就是为了普及经方、运用经方，能够更好地将治病救人落到实处。

欲为名医，必须拥有阶梯；欲为大医，必须拥有灯塔；欲为上医，必须拥有经方数据库；欲为名医、大医、上医，借鉴全国著名经方大师王付教授/主任医师门诊处方数据库，必定是站在巨人肩上看得最远、视野最广、拥有最多、治病救人最佳、治疗效果最好！拥有王付门诊处方大数据即可拥有成功，拥有王付门诊处方大数据即可实现自己治病救人、为人民服务的美好愿望！

浅论肝硬化的分型治疗

袁　洪　曾兴祥

四川现代疑难病研究院

肝硬化是一种以肝脏损害为主要表现的慢性全身性疾病，是各种致病因素持久反复地作用于肝组织，引起肝细胞变性坏死再生和纤维组织增生等一系列病理变化，最后导致肝脏组织结构形体异常，质地变硬的症状，故名肝硬化。

一、临床表现

肝硬化的临床表现有早期和晚期之分。早期表现没有什么特异性，病情隐匿，进展缓慢，可以3至5年或更长的时间没有症状。即使有早期表现也不过是消化系统中某些常见的症状和体征，如乏力倦怠、腹胀纳呆，有时仅以营养状况交叉，面萎黄灰暗（肝病面容），直到肝功能代谢不好才到医院就诊。其中乏力体倦、腹泻纳呆出现较早。

肝硬化的晚期表现有两大类：一类是门脉梗阻及高压所产生的侧支循环、脾功能亢进、脾大、腹水等。二是肝功能减损所引起血浆蛋白降低、水肿、腹水、黄疸、凝血酶原缺乏、肝昏迷等。这两大类症状的出现，标志着肝硬化已进入晚期。另外，有部分病例在肝硬化的基础上发展成肝癌。

二、临床诊断

一般来说，临床症状典型，体征及生化指标明显的患者，诊断并不困难。具体来说，肝硬化的诊断要抓住四点：1. 肝脏质体变硬并具有肝病的面容。2. 侧支循环开放。其中侧支循环开放是门脉高压的特征。因此，侧支循环开放是否由肝硬化引起，须结合肝功分析，腹水脾大原因很多，须排除其他病因引起。3. 肝功能损害，主要是蛋白代谢异常，血清蛋白下降，球蛋白升高，是肝功损害的主要依据。临床分析时要两者结合起来。此外，凝血酶原时间延长也是肝硬化功能损害的重要依据。4. 病因根据，如HBV或HCV感染，长期饮酒，血吸虫感染，药物损害，毒物接触史等。

上述四项中，重要的是1、3两项加上1或4项即可成立诊断。单独2项只能揭示门脉高压，不一定是肝硬化，最后结合肝穿活检或西医抽血直接查median（肝脏硬度值），大于或等于7.5就是肝硬化。

早期肝硬化在身体上是有表现的，如身上出现异常较大的朱砂痣（红痣），约有筷子头大小，就要高度重视，这是早期肝硬化的特征之一。如红痣溃烂，是早期癌症（包括肝癌）的特征之一，一定要引起高度重视。

三、肝硬化的分型治疗

1. 肝郁气滞型肝硬化的治疗

病案：患者董某某，男47岁，肝硬化值8.1VPa，服药15天后肝硬化值降低到6.5VPa。

【主症】肋痛隐隐，胸脘闷不适，心情抑郁，善太息，舌淡红，薄白苔，脉弦。吃东西硬气，偶泛酸，食量一般，小便黄。

【治法】疏肝解郁，消食健胃，调气活血。

【方药】柴胡15 g，鸡内金30 g，炒麦芽30 g，炒山楂30 g，山药20 g，白芍15 g，青皮10 g，炒川楝子10 g，沙参15 g，郁金15 g，丹参30 g，川芎6 g，三七粉（冲服）6 g，茯苓15 g，甘草10 g，女贞子 15 g，茵陈 30 g，炒白术 12 g。

2. 肝郁脾虚型肝硬化的治疗

病例：患者徐某某，女，57 岁，肝硬化 10VPa，服药 1 个月，降到 6.1VPa。

【主症】胸肋满闷胀痛，心情抑郁，易发脾气，纳差体倦，伴有腹胀，大便不实，舌质胖润，脉弦不实，舌有牙边，不好睡眠。

【治法】疏肝健脾。

【方药】党参 30 g，炒白术 12 g，炙甘草 8 g，柴胡 15 g，白芍 15 g，茯苓 15 g，炙黄芪 18 g，鸡内金 30 g，丹参 20 g，桃仁 15 g，炒麦芽 30 g，三棱 12 g，莪术 12 g，鳖甲 30 g，炒酸枣仁 30 g，淮山药 20 g，炒山楂 20 g，三七粉 6 g（冲服）。

3. 气滞血阴虚型肝硬化的治疗

病例：患者高某某，女，60 岁，2019 年 4 月 10 日，华西医院检查肝脏硬化值 27VPa，服中药 10 天，2019 年 4 月 22 日华西医院再次检查肝脏硬化值降低到 17.8VPa，疗效显著。

【主症】肋痛胀满不移，脘腹胀闷，嗳气为舒，肝脾肿大，朱砂痣多且大，面色黯晦黄不泽，舌红无苔，俗称牛肉苔，有瘀斑，脉弦实，不好睡觉，口干。

【治法】行气活血，养阴降火，化瘀通络。

【方药】黄芪 20 g，鳖甲 30 g，牡蛎 30 g，当归 12 g，赤芍 15 g，三棱 15 g，莪术 10 g，葛根 30 g，桃仁 15 g，香附 10 g，延胡索 15 g，丹参 30 g，水蛭 6 g，甘草 10 g，炙甘草 10 g，沙参 15 g，枸杞 15 g，女贞子 20 g，阿胶粉 12 g，泽泻 20 g，茯苓 20 g，生石膏 30 g，石斛 15 g，玄参 15 g，知母 6 g，黄柏 10 g，浙贝 12 g，党参 15 g，炒白术 10 g，鸡内金 30 g。

4. 脾肾阳虚型肝硬化的治疗

病例：患者李某某，男，40 岁，肝硬度 12VPa，服中药 2 个月，肝硬度降为 7.1VPa，疗效显著。

【主症】腹部胀大，朝轻暮重，胸闷纳呆，神疲乏力，肢冷尿少，下肢浮肿，阴囊湿冷，舌淡面暗，苔浊滑腻，脉沉弦，不想吃东西。

【治法】温养脾肾，化气行水。

【方药】制白附片 15 g，党参 30 g，白术 12 g，茯苓 15 g，桂枝 10 g，泽泻 20 g，车前子 30 g，黄芪 15 g，甘草 6 g，陈皮 12 g，桃仁 12 g，三棱 10 g，莪术 10 g，鳖甲 30 g。

5. 肝肾阴虚型肝硬化的治疗

病例：患者吴某某，男，65 岁，肝硬度指标 13VPa，服中药半年后降到正常 6.1VPa。

【主症】腹胀如鼓，按之坚满，面色黧黑，唇舌干燥，潮热心烦，不好入睡，舌红绛，脉细数，尿黄，痰黄黏稠，少量腹水。

【治法】滋阴肝肾，消腹水。

【方药】鳖甲 30 g（先煎），煅牡蛎 30 g（先煎），沙参 15 g，枸杞子 15 g，女贞子 20 g，阿胶粉 12 g，泽泻 30 g，茯苓 30 g，丹参 30 g，水蛭 6 g，穿山甲 6 g，甘草 15 g，白茅根 30 g，猪苓 30 g，大腹皮 30 g，赶黄草 30 g，水牛角 30g，牡丹皮 12 g，葛根 30 g，浙贝 15 g，竹茹 15 g。

6. 水湿内阻型肝硬化的治疗

病例：患者谭某某，男，37 岁，肝硬化 15VPa，服中药半年后，降为正常 6.5VPa。

【主症】腹胀如鼓，按之坚满，纳呆体倦，小便短小，舌质淡暗，舌苔浊腻，脉弦滑，舌牙边多。

【治法】健脾化湿，理气行水。

【方药】党参 20 g，白术 15 g，茯苓 30 g，苍术 15 g，生甘草 6 g，炙甘草 5 g，陈皮 10 g，砂仁 6 g（后下），厚朴 10 g，猪苓 30 g，泽泻 30 g，大腹皮 30 g，鸡内金 30 g，神曲 20 g，鳖甲 30 g，黄芪 30 g，丹参 15 g，桃仁 15 g。

舌下排瘀综合疗法治疗眩晕

张丹璇[1] 杨振峰[2]
1. 柳州市中医医院（柳州市壮医医院）；2. 中关村健康服务产业促进会

【摘要】眩晕是临床的常见疾病，历代医家多认为眩晕须从风、痰、瘀、虚这四大方面来看。但结合现代临床实践，团队发现“瘀”与眩晕的关系最为密切。故本文从中、西医两个方面，阐述“瘀”与眩晕的关系，并结合血瘀眩晕的病因病机，治法方药，运用舌下排瘀综合疗法治疗眩晕。舌下排瘀综合疗法是以“活血化瘀”为主要治疗原则，同时注重疏通经络。另外，该综合疗法强调辨证论治，根据疾病的特点，辨证取穴，通过点穴刺激，达到安神定志，调和阴阳的作用。本文通过记录舌下排瘀综合疗法治疗眩晕的治疗经验，以期为临床治疗本病开拓新的思路。

【关键词】眩晕；舌下排瘀；临证经验

眩晕是目眩与头晕的总称，目眩即眼花或眼前发黑，视物模糊；头晕即感觉自身或外界景物旋转，站立不稳。二者常同时并见，故统称为眩晕。临床上将眩晕分为前庭系统性眩晕和非前庭系统性眩晕；可见于西医的多种疾病，如高血压、颈椎病、后循环缺血等，也是临床上的常见病。目前西医认为引发眩晕的病因主要有微循环的障碍、血黏度的改变和代谢功能紊乱，但不少文献记载，这些西医的病因皆与中医的“瘀”辨证相类似。

1. 活血化瘀疗法改善眩晕的现代理论依据

1.1 微循环障碍导致的“瘀”

现代医学认为引发眩晕的原因是血管硬化，血管壁弹性减弱，导致血管狭窄，血供减少，不能上行至脑部而发。陈健辉[1]等通过观察颅内血流指标，发现应用丹芪葛根汤联合盐酸氟桂利嗪治疗气虚血瘀型颈性眩晕患者可提高临床疗效。梅巧颖[2]通过选取左椎动脉、右椎动脉、基底动脉三条血管，测定患者治疗前后血流速度的改变，发现强力定眩片+盐酸氟桂利嗪胶囊在一定程度上能够增加病变区域血液流速、供应，改善了局部脑细胞功能，改善脑部供血，从而减轻眩晕症状。李摆韬等[3]通过观察92例眩晕患者的血液流变学指标及经颅多普勒超声指标，证实在西药治疗基础上联合调督益脑针刺治疗后循环缺血性眩晕，能够降低血液黏稠度，改善血液流变学。

综上，我们总结出：通过使用活血化瘀法，可以改善局部血液流变，提高脑部供血，缓解眩晕。所以，团队推断，微循环障碍和传统医学所论述的“瘀”有密切关系。

1.2 血黏度改变导致的“瘀”

另外，有部分研究认为，血液中各种有形成分升高，血浆中各种蛋白（如纤维蛋白原、球蛋白）升高以及血糖、血脂等成分升高，使全血黏度升高，导致血液在前庭区等微循环中的流速减慢，从而发生眩晕。如丁为国[4]观察经中医辨证分为风阳上扰、痰浊上蒙、气血亏虚、肝肾阴虚四型的120例后循环缺血眩晕患者，发现痰浊上蒙型与胆固醇、低密度脂蛋白增高有关，气血亏虚型与血黏度中的高切降低有关。蒋祖铭[5]等发现桂枝葛根汤加味治疗缺血性眩晕的主要机理是对与血液黏度关系密切的红细胞压积、全血比黏度、血浆比黏度及纤维蛋白原有明显的调节作用，并对有血压异常、慢性胃炎、肠功能紊乱、颈椎病等合并症亦有较好疗效。黄国毅[6]应用剔络法治疗脑动脉硬化性眩晕，方中全蝎、白僵蚕、蜈蚣有活血化瘀、通络散结的功能，现代药理研究发现全蝎能抗血栓形成，扩张血管，影响糖代谢；白僵蚕有较强的抗凝血作用和降脂作用；蜈蚣可显著降低血清中过氧化脂质及肝、脑组织中脂褐质含量。故三药同用，荡涤痰瘀，取得了明显的临床效果。

由此，团队推断血浆中各种蛋白（如纤维蛋白原、球蛋白）以及血糖、血脂等成分升高，都会使全血黏度升高，导致瘀血。

1.3 代谢功能紊乱导致的“瘀”

陈明九等[7]通过研究腧穴敏化灸联合耳穴埋豆治疗眩晕临床疗效及对糖脂代谢的影响，发现空腹血糖、血清总胆固醇、甘油三酯所代表的血脂代谢如若出现紊乱，可能对内皮功能造成一定的损害，导致血管收缩舒张功能失衡，引发眩晕。尤孙文等[8]通过研究绝经后女性良性阵发性位置性眩晕（BPPV）患者血清钙离子、维生素 D 以及骨转换代谢相关指标的关系，证明骨转换代谢指标在 BPPV 的病理发生发展中起到一定作用。除了绝经后的女性，李健等[9]也证实骨代谢与青年、中老年良性阵发性位置性眩晕密切相关。而吕敏敏等[10]发现 N- 乙酰天门冬氨酸（NAA）、肌酸（Cr）、胆碱（Cho）、磷酸肌酸（Cr2）峰值及 NAA/Cr、Cho/Cr、Cr2/Cr 的浓度比值等脑代谢产物的改变，对前庭周围性眩晕患者前庭传导通路中脑组织内神经功能损伤的评估并对该疾病的诊断有一定的价值。

基于以上现代医学对眩晕的认识，我们发现西医认为引发眩晕的病因主要有微循环的障碍、血黏度的改变和代谢功能紊乱，故治疗主要通过改善微循环、扩血管、调整代谢来改善眩晕症状，但上述措施治疗有限，患者容易反复。[11]而中医在治疗眩晕上颇有疗效。大部分情况下，通过活血化瘀法，我们也能改善微循环、扩血管、纠正代谢障碍。这便是中医活血疗法改善眩晕的现代理论依据。

2. 活血化瘀疗法改善眩晕的中医理论依据

在传统医学方面，中国历代医家都对眩晕的病因、病机及治疗做了较为深入的研究和阐述。如《内经》中提出“诸风掉眩，皆属于肝”“髓海不足则脑转耳鸣，胫酸眩冒”“上气不足，脑为之不满，耳为之苦鸣，头为之苦倾，目为之眩”。认为其病在肝、在脑，病因属风、属虚。刘河间提出“所谓风气甚，而头目眩晕者，由风木旺，必是金衰不能制木，而木复生火两动相搏，则为之旋转”，认为眩晕是由风火内生所致。朱丹溪在《丹溪心法》中提出了“无痰不作眩”。张景岳则在《内经》上强调“无虚不能作眩”。明代杨仁斋在《直指方》讲：“瘀滞不行，皆能眩晕。”汪机在《医读》中记载：“瘀血停蓄，上冲作逆，亦作眩晕，桃红四物。”虞抟在《医学正传》中说：“外有因呕血而眩冒者，胸中有死血迷闭心窍而然。”清代潘楫《医灯续焰》中提出“诸阳上行于头，诸阳上行于目，血死则脉凝泣，脉凝泣则上注之力薄矣，薄则上虚而眩晕生焉”。王清任在《医林改错》书中特立“通窍活血汤，治头面四肢周身血管血瘀之症”。唐宗海认为“瘀血攻心之头晕”等症的治疗，应“急降其血，而保真心，用川芎失笑散加琥珀、朱砂、麝香治之；或归芎汤调血竭、乳香末，亦佳”（《血症论》）。

综合来看，历代医家多认为眩晕须从风、痰、瘀、虚这四大方面来看。但结合现代临床实践，我们发现“瘀”与眩晕的关系最为密切。

此处所说的“瘀”，并不是特指所有的眩晕皆由“瘀”而引发，而是指“瘀”在眩晕病的整个发病过程中，有可能是直接因素，也有可能是间接因素。换句话说，导致眩晕的其他病因病机都与“瘀”有密切关系。

2.1“风”阳上扰所致“瘀”

机体长期为情志所困，肝失疏泄，而致风阳上扰清窍而发眩晕。然肝除疏泄功能外，还兼具藏血功能，气为血之帅，气郁而致血的活动减少，导致血瘀。另肝郁易化火，火灼伤血液也易造成血瘀。故风阳上扰的代表方剂“天麻钩藤饮”的组成中，除了平肝潜阳熄风的药物外，还佐以益母草、牛膝等活血化瘀之品，即含此意。[12]

2.2“痰”浊上蒙所致“瘀”

机体长期饮食不节，脾失运化，而至水湿内停，日久成痰，痰浊上扰，蒙蔽清窍而发眩晕。痰湿为津液不化的产物，瘀血为血聚不散的产物，“津血同源”，痰黏日久可化成瘀血。

2.3气血亏“虚”所致“瘀”

素体长期营养不良，气血亏虚，脑失所养而发眩晕。“气为血之帅，血为气之母”，气虚则无以推动血液运行，可导致血液运行不畅而兼杂有血瘀，或气虚而不能统血，血溢脉外而导致瘀血。而血液亏虚不能濡养脉络，亦可导致血液运行不畅而兼有血瘀，久之则凝聚为瘀血。[13]

2.4肝肾亏“虚”所致瘀

素体年老体衰，肝肾亏虚，肾虚则精不足，肝虚血不足，精血匮乏，经脉失去濡养，血行难以流畅，久之脉道壅塞闭阻而为瘀血。瘀滞经脉，发为眩晕。

结合以上内容，我们可以推断，无论是气虚、血虚，还是阴虚、阳虚、痰浊、风火，都会直接或者间接导致瘀血的生成，故团队认为，“瘀”是贯穿在眩晕病的整个疾病过程中的，故活血化瘀为治疗眩晕的关键大法。

3.基于活血化瘀理论的舌下排瘀综合疗法

3.1经络拍打疏通

先给患者喝特膳中药等渗肽，然后施术者手握空心，即五指并拢，大拇指尖与食指从上往下第二横纹处对齐，依次有节奏地拍打受术者身体部位，拍打顺序为头部—颈部—上肢—两胸胁—下肢，拍打力度以受术者承受范围为界，直至拍打部位皮肤发红发热为好。

经络疏通作为临床运用比较成熟的一项中医外治技术，《医宗金鉴·正骨心法要旨》云“按其经络，以通郁闭之气，摩其壅聚，以散瘀结之肿，其患可愈”，均说明经络疏通能够活血化瘀、疏经通络。

另外，通过拍打经络，机械性刺激直接作用于身体，能够使毛细血管扩张，脑部血流加快，血流量增加，脑的血液循环得到改善，大脑皮层缺氧状况也随之改善。

3.2点穴按摩，安神定志，调和阴阳

选取百会、肩井、檀中穴位，按照穴位点穴基本手法的要求操作。

点穴是医者在患者体表运用点穴手法刺激相关穴位，通过经络的作用，内属脏腑，外连肢节，使体内气血运行流畅，达到防治疾病的目的。[14]选穴以调和阴阳为主。百会归属于督脉，头为诸阳之会，百脉之宗，而百会穴则为各经脉气会聚之处。穴性属阳，又于阳中寓阴，故能通达阴阳脉络，连贯周身经穴，对于调节机体的阴阳平衡起着重要的作用；风池、肩井属足少阳胆经，是经络气血凝滞之所在，故点按此穴具有活血通络功效；太阳是经外奇穴，点按可以振奋精神，开窍醒脑，并且能使大脑保持旺盛的精力；涌泉穴属于肾经第一穴，滋阴平肝，有治疗头晕目眩、耳鸣的作用；太溪穴位于足内侧，滋阴益肾，可以治疗耳鸣、头晕等症；三阴交为太阴、厥阴、少阴三经交会处，具有健脾益血、调肝补肾的功效。

3.3舌下排瘀，活血开窍

心主血脉、心主神志、心开窍于舌，凡五脏开窍之部位皆为五脏排毒之通道。

选取舌下心之开窍处（金津、玉液附近，具体位置依脉络情况而定），嘱患者张口伸舌，无法主动完成者，用舌钳将舌体提前，暴露舌下青筋，采用专用针具排瘀 30~100mL。

经脉排瘀疗法又称“针刺放血疗法”，其应用最早可追溯至远古石器时代，用砭石在患部砭刺放血治疗某些疾病。《黄帝内经》记载：“刺络者，刺小络之血脉也……菀陈则除之，出恶血也。”明确提出刺络放血可外泻内蕴之毒，起到活血化瘀的治疗作用。有研究[15]认为，金津、玉液放血可改善红细胞聚集指数、红细胞压积等血液流变学指标，改善患者全血黏度及血浆黏度等。另有研究[16]发现，三棱针点刺金津、玉液放血可改善舌体血液循环，金津、玉液局部有舌下神经及舌咽神经分布，刺激金津、玉液可调节舌咽、舌下及迷走神经，加强局部血液循环，刺激中枢神经，恢复大脑皮质的调节作用。由此我们知道，点刺舌下心之开窍处，有助于活血化瘀，开窍通络。

4. 验案举隅

患者，女，42 岁。初诊：2021 年 9 月 24 日。患者平素脾胃不健，消化力弱，3 天前因多进饮食致食停胃脘，气机不利，胸胁满闷，腹脘胀痛，大便不畅，小便黄少，口干口苦，不思饮食。曾服西药干酵母、维生素等品，不见好转。昨日因工作劳烦，事不顺心，胸闷、脘腹胀满加剧，且嗳气频作，饮食少进，渐至头晕目眩，气上冲胸，心悸，昨夜通宵不得入眠，今起四肢无力，精神不振，难以坚持工作，往求诊治。舌苔淡白，脉寸关微沉而弱或兼见弦象。中医诊断：眩晕——气血亏虚证。西医诊断：眩晕。治以益气健脾、活血通络宁心：（1）按顺序对全身经络拍打 3 轮，至皮肤潮红为度；（2）点按百会、风池、肩井、太阳、涌泉、太溪、三阴交穴，考虑患者大便不畅，加足三里、天枢以健脾化湿，每穴点按 5 分钟；3. 舌下心之开窍处排瘀 30~100mL。

二诊：2021 年 9 月 30 日，患者诉眩晕减轻，仍心悸，不寐，纳可，大便好转，每天 1 次。舌暗红，苔白腻，脉弦。治疗方案：1. 按顺序对全身经络拍打 3 轮，至皮肤潮红为度；2. 点按百会、风池、肩井、太阳，去涌泉、太溪、三阴交，加膻中、大陵、合谷、列缺、脑空以安神止痛，每穴点按 5 分钟；

三诊：2021 年 10 月 6 日，患者头晕头痛消失，大便可，夜寐安。舌质淡红，苔薄白，脉缓。治疗方案：1. 按顺序对全身经络拍打 3 轮，至皮肤潮红为度：2. 点按穴位百会、风池、肩井、太阳，每穴点按 5 分钟。门诊随访半年，病情稳定。

按：患者中年女性，素体脾虚则生化之源不旺而致气虚血少，脾阳不振，故有常有腹脘胀痛，大便不畅，不思饮食之症。土虚不能制水，水气混合在营气中，肺脏分泌不清，水气向心流动，心不受邪，即发为水湿阻滞气机，故有心悸、气上撞胸的表现。后因肝胆气失于疏泄，气逆上火，蒙蔽清窍而发眩晕，并伴有口苦等症状。舌苔淡白，脉寸关微沉而弱或兼见弦象亦可支持气血亏虚证。“无虚不能作眩”，可见本病标为风火、痰瘀，本为气血亏虚。故治疗时，在益气健脾养血的基础上，使用了舌下放血祛瘀之法，用攻法使得诸邪得消，并且气血因此调和，故而获效。

5. 思考及体会

眩晕一症，总结下来，无外乎风、痰、瘀、虚所致，然其他病因亦可导致血瘀发生，故临床上应当重视“瘀”在眩晕病发病全过程中起到的重要作用。无论是在疾病的初期，还是中晚期，都须把“活血化瘀”贯穿始终。

但需要注意的是，“瘀”证变化多端，复杂多变，故临床上在应用活血化瘀的基础上，应时刻以中医整体观和辨证论治为治疗基本原则，注意随证加味，切忌胶柱鼓瑟，拘泥成法。

另外，笔者所在团队认为，无论是脑梗死、脑出血、冠心病、高血压、失眠等，其发生也可以从血瘀型眩晕发展而来。如血瘀阻滞经脉，而致血脉不通而发局部疼痛；血瘀阻滞清窍，而发失眠；血瘀阻滞脑络，而致气血失濡，则见舌强言謇，半身不遂；血瘀脑络日甚，血运艰涩受阻，脑络之血则犹如决堤之洪水，一泻千里，冲破络脉，络破血瘀，而见昏仆诸症。据有关资料统计，[17]中风约70%是在脑动脉粥样硬化、椎基底动脉供血不足的基础上发生的，而上述疾病均有血液流变学改变亦即血瘀的表现。因此，运用活血化瘀方法治疗眩晕，对于预防血栓形成，防止心脑血管疾病的发生，也有一定的临床意义。另外，从现代药理研究亦证实活血化瘀药物具有增加动脉血流量、降低血管阻力、降血脂、降血黏度、改善微循环及心脑血流量、抑制血小板凝集和抗缺氧等作用。[18]故我们有理由相信，应用活血化瘀之法可以有效地控制眩晕的发作，亦起到预防心脑血管疾病发生的作用。

参考文献：

[1] 陈健辉．丹芪葛根汤联合盐酸氟桂利嗪治疗气虚血瘀型颈性眩晕患者的疗效[J]．承德医学院学报，2021，38(06)：494-496.

[2] 梅巧颖．强力定眩片+盐酸氟桂利嗪胶囊治疗眩晕症的有效性及对脑血流指标的影响[J]．数理医药学杂志，2022，35(10)：1515-1517.

[3] 李百韬，孙志文，孙晓伟，等．调督益脑针刺法对肝阳上亢型后循环缺血性眩晕患者眩晕症状、血液流变学指标及经颅多普勒超声指标的影响[J]．河北中医，2022，44(08)：1342-1346.

[4] 丁为国，姚庆萍，张建泉．后循环缺血所致眩晕中医辨证分型与血黏度、血脂相关性分析[J]．河南中医，2010，30(08)：759-760.

[5] 蒋祖铭，邵文全．桂枝葛根汤加味治疗眩晕症37例[J]．吉林中医药，2003，(10)：16.

[6] 黄国毅．剔络散治疗脑动脉硬化性眩晕[J]．中医文献杂志，2003，(03)：56-57.

[7] 陈明九，陈国庆，周晓伟，等．腧穴敏化灸联合耳穴埋豆治疗眩晕临床疗效及对糖脂代谢的影响[J]．针灸临床杂志，2022，38(10)：21-25.

[8] 尤孙文，孟盈盈，叶晓红，等．绝经后女性良性阵发性位置眩晕患者血清钙离子、维生素D及骨转换代谢指标研究[J]．中国卫生检验杂志，2021，31(02)：199-202.

[9] 李健，孙悍军，高云，等．青年与中老年良性阵发性位置性眩晕患者骨代谢的研究[J]．北京医学，2020，42(09)：817-820.

[10] 吕敏敏，张凯，于柯，等．脑中1H-MRS在前庭周围性眩晕中的诊断价值[J]．医学影像学杂志，2013，23(01)：16-18+21.

[11] 李洪伟，李鹤，赵鹏飞．补肾活血法治疗老年肾虚血瘀型眩晕疗效及对生活质量的改善[J]．实用中医内科杂志，2022，36(09)：93-96.

[12] 王兵．无瘀不作眩再识[J]．中国中医药现代远程教育，2008，(09)：1075.

[13] 邱锋，陈根成．论“瘀”在眩晕发病中的致病作用[J]．光明中医，2011，26(06)：1222-1223.

[14] 魏东明，刘敬珍，李妍，等．成人推拿手法联合小儿推拿手法加点穴治疗原发性失眠疗效观察[J]．河北中医，2022，44(03)：460-463.

[15] 常静静，周鸿飞．浅析金津、玉液放血治疗假性球麻痹[J]．光明中医，2014，29(04)：704+707.

[16] 王妤函．金津、玉液点刺放血治疗中风后失语的临床研究[D]．新疆医科大学，2020.

[17] 赵泽方，郭亚楠，王颖，等．从痰瘀角度探讨中风的发病机制及治疗[J]．中医临床研究，2022，14(12)：36-38.

[18] 吴再涛，李玲．非辨证的应用中药注射剂对心脑血管病患者血流变的影响[J]．中华全科医学，2014，12(02)：243-244.

舌下排瘀综合疗法治疗冠心病

杨振峰
（魏县杨氏心脑血管医学研究院 056800）

【摘要】冠心病是全球发病率和病死率最高的疾病，我国以“血瘀”为切入点的冠心病病证结合的系列研究，经过大量的实验认证，明确了以血瘀证与活血化瘀为主体的中西医结合治疗冠心病的发展方向。团队在临床过程中亦发现，胸痹的病因主要体现为瘀血，故在治则上强调活血化瘀通络，故本文记录舌下排瘀综合疗法治疗冠心病的经验，以期为临床治疗本病开拓新的思路。

【关键词】冠心病；舌下排瘀综合疗法；临证经验

冠心病（Coronary Artery Heart Disease，CHD）是全球发病率和病死率最高的疾病，《中国心血管健康与疾病报告 2019》[1] 指出，中国心血管病人数达 3.3 亿人，其中冠心病 1100 万人，占心血管病病人的 3.3%，是心血管疾病的重要组成部分。而《中国卫生健康统计年鉴 2020》[2] 指出，2019 年中国城市居民冠心病死亡率为 121.59/10 万，死亡率呈上升趋势。

中医将冠心病归于“胸痹”等范畴，其病因病机极为复杂，涉及多方面因素，但血瘀为其主要证候要素之一，现代研究发现冠心病中医证型多见于痰瘀互结证，[3] 故治疗应注重活血化瘀。本文从血瘀理论结合现代医学研究探讨冠心病的发病机制，为基于血瘀论治冠心病的中医临床治疗提供新的思路。

1. 胸痹与血瘀的关系

胸痹主要病位在心，病机主要为本虚标实，虚实夹杂。血瘀作为“标实”的病机，在胸痹的发生、发展中有着重要意义，正如《素问·痹证》云：“脉者……涩则心痛”，心脉痹阻，不通而痛。研究显示，超过 50% 的胸痹病人为血瘀证，临床表现为胸痛，痛处固定不移，舌紫暗，舌下瘀斑，脉结代等 [4]。从病机而言，多种因素可以导致血瘀，“心藏血脉之气”，素体气虚或久病气血虚弱，心气无力推动血液运行，血行不畅，痹阻心脉，发为胸痛；终日伏案少动，胸阳不展，或平素阳气不足，无力推动血液运行，脉络痹阻，而成胸痛；情志郁结，气机不畅，久则气滞血停，血流不畅，脉络瘀滞，发为胸痛；阳气虚弱，外寒乘虚侵袭，以至阴寒凝滞，痹阻心脉，发为胸痛。如，《医门法律》云“胸痹心痛……阴得乘之”；《类证治裁·胸痹》曰“阴乘阳位而为痹结也”；肺中蕴热，灼津液为痰，痰热结于胸中，痹阻气机，气滞则血行缓慢，引起胸痛；热灼津液，热结津亏，久则血脉痹阻，发为胸痛 [5]。研究表明，冠心病中后期，有形之血瘀滞导致无形之气不畅，证型以血瘀气滞为主。[6] 王东海等 [7] 对 2648 例冠心病病人的回顾性研究发现，87.20% 的病人有血瘀因素。目前，冠心病血瘀证研究已经逐渐成了热点，以活血化瘀为主的冠心病治疗方案更是取得了明显疗效。

2. 血瘀与冠心病发病机制的关系

2.1 血瘀与血脂异常

现代医学认为，冠心病的发生发展与脂质代谢紊乱密切相关。在中医学中血脂异常的表现记载于中医古籍“痰饮”“痰浊”“瘀血”等病症中。目前认为：纤维蛋白原（FIB）及甘油三酯（TG）与血瘀发生呈正相关[8]。黄召谊等[9]研究发现，冠心病痰浊证及血瘀证患者 TG、TC 以及 LDL-C 水平均明显高于健康者，HDL-C 及 apoA/apoB 水平明显低于健康者。由此说明血瘀证患者脂质代谢紊乱是冠心病发生发展的重要致病因素。

2.2 血瘀与炎症反应

有研究表明，慢性低度炎症的变化可以看作是冠心病血瘀证的基本病理特征，动脉粥样硬化的发生、发展是一种慢性炎症反应参与的过程，而痰瘀互结可导致血管内皮损伤，是炎症发生发展的始动因素和病理产物，炎症还可增加斑块的不稳定性，与动脉粥样硬化形成密切相关。[10,11]炎症细胞因子 C 反应蛋白（CRP）被认为是心血管危险评估的"金标准"，房伟等[12]研究发现患者血浆致动脉硬化指数（AIP）升高、炎症因子水平改变可作为辅助诊断冠心病（CAD）患者冠状动脉钙化（CAC）形成的标志物。Rodondi 等[13]研究表明白细胞介素 -6（IL-6）在预测冠心病事件方面优于传统危险因素，提高了预测精度。方德等[14]发现冠心病患者血清 NOD 样受体蛋白 3（NLRP3）、白细胞介素（IL）-1Ra、IL-1 水平升高，与其发病的严重程度呈正相关。吴琼等[15]通过 Meta 评价痰瘀同治法治疗冠心病心绞痛的临床疗效及其对炎症因子的影响，结果显示瓜蒌薤白半夏汤与枳实薤白桂枝汤加减在改善临床总有效率、心绞痛与心电图疗效以及降低炎症因子方面有巨大的潜力。

2.3 血瘀与血管内皮功能

血管内皮功能障碍是冠心病发生的初始事件、最重要的始动环节，血管内皮细胞产生和分泌的血管活性物质失衡会导致内皮依赖性舒张功能损伤，促使动脉粥样硬化、冠心病等的发生。[16,17,18]血小板衍生因子过量表达致使内皮细胞损伤是引起冠状动脉粥样硬化的中介和关键，[19]而痰瘀黏滞壅塞脉道与冠心病血管内的血液处于高度黏稠聚集状态相似。有研究[20]采用 Logistic 回归模型和指标联合接受者操作特性曲线（ROC）评估动脉弹性及血管内皮功能指标对冠心病血瘀证的预测能力，发现患者动脉弹性指标［臂踝动脉脉搏波速度（baPWV）、踝肱指数（ABI）］和血管内皮功能指数（FMD）与冠心病血瘀证独立相关，且对其具有一定诊断预测意义，三者联合评判时预测价值更高。莫丽萍[21]对 200 例患者进行冠状动脉造影术检查的患者和 Philips 多普勒彩色超声诊断仪检查，发现冠心病患者与非冠心病患者之间血管内皮功能及内膜中层厚度（IMT）超声检测结果差异明显，证明血管内皮功能及 IMT 超声检测在冠心病诊断中的应用价值。

3. 从活血化瘀通络法论治冠心病

目前，在治疗冠心病上，医疗界形成以西医疾病与中医证候结合的"病证结合模式"。[22]以陈可冀院士为代表的中国第一代中西医结合医学家在大量临床实践中发现，冠心病患者的诸多表现与中医血瘀证候存在相似之处，尝试使用活血化瘀中药治疗后取得较好临床疗效。[23-24]中国中医研究院与中国医学科学院阜外医院协作开发活血化瘀代表性方剂冠心 2 号，10 多家医院临床大协作同时开展基础研究，是首先在我国开展循证医学临床研究实践的项目[25]，从而正式开启了以"血瘀"为切入点的冠心病病证结合的系列研究。经过大量的实验，目前我国确立了以血瘀证与活血化瘀为主体的中西医结合治疗冠心病的发展方向，活血化瘀防治心血管疾病，是我国中西医结合领域 60 余年来研究最活跃、成果最突出的标志性成就之一。基于以上认识，团队形成了"一疏通二点按穴位三舌下排瘀"的综合舌下排瘀治疗冠心病方案。

3.1 经络拍打疏通

施术者手握空心，即五指并拢，大拇指尖与食指从上往下第二横纹处对齐，依次有节奏地拍打受术者身体部位，拍打顺序为头部—颈部—上肢—两胸胁—下肢，拍打力度以受术者承受范围为界，直至拍打部位皮肤发红发热为好。

通过拍打经络，机械性刺激直接作用于身体，能够使毛细血管扩张，血流加快，血流量增加，心脑的血液循环得到改善；同时，手法刺激可调节自主神经系统，使大脑抑制过程增强，产生镇静作用；施术后背腧穴，能刺激恢复心脏供血，使心脏和皮下各级生命中枢处于最佳的协调状态。

3.2 点穴按摩，安神定志，调和阴阳

选取百会、内关、膻中、风池、肩井、太阳、涌泉、太溪、三阴交穴位，按穴位点穴基本手法的要求操作。

点穴是医者在患者体表运用点穴手法刺激相关穴位，通过经络的作用，内属脏腑，外连肢节，使体内气血运行流畅，达到防治疾病的目的。[26] 选穴以调和阴阳为主。百会归属于督脉，头为诸阳之会，百脉之宗，而百会穴则为各经脉气会聚之处。穴性属阳，又于阳中寓阴，故能通达阴阳脉络，连贯周身经穴，对于调节机体的阴阳平衡起着重要的作用；风池、肩井属足少阳胆经，是经络气血凝滞之所在，故点按此穴具有活血通络功效；太阳是经外奇穴，点按可以振奋精神，开窍醒脑，并且能使大脑持续保持旺盛的精力；涌泉穴属于肾经第一穴，滋阴平肝，有治疗头晕目眩、胸闷的作用；太溪穴位于足内侧，滋阴益肾，可以治疗心慌、头晕等症；三阴交为太阴、厥阴、少阴三经交会处，具有健脾益血、调肝补肾的功效。膻中位于人体任脉，其作用主要治疗胸部疼痛、心慌、心悸等疾病。内关可以宽胸理气，可以止痛，可以调神，可以用于很多心脏病的治疗。

3.3 舌下排瘀，活血开窍

先给患者喝特膳中药等渗肽，40 分钟后嘱患者取舒适坐位，用消毒纱布将舌体固定，拉出口腔并使其上翘，选取舌下心之开窍处，嘱患者张口伸舌，无法主动完成者，用舌钳将舌体提前，暴露舌下心之开窍处，采用专用针具点刺排出 30 ～ 100 mL。

放血疗法（经脉排瘀）又称“针刺放血疗法”，其应用最早可追溯至远古石器时代，用砭石在患部砭刺放血治疗某些疾病。《黄帝内经》记载：“刺络者，刺小络之血脉也……菀陈则除之，出恶血也。”明确提出刺络放血可外泻内蕴之毒，起到活血化瘀治疗作用。有研究 [27] 认为，舌下心之开窍处排瘀可改善红细胞聚集指数、红细胞压积等血液流变学指标，改善患者全血黏度及血浆黏度等。另有研究 [28] 发现，三棱针点刺金津、玉液放血可改善舌体血液循环，金津、玉液局部有舌下神经及舌咽神经分布，刺激金津、玉液可调节舌咽、舌下及迷走神经，加强局部血液循环，刺激中枢神经，恢复大脑皮质的调节作用。由此我们知道，点刺舌下心之开窍处，有助于活血化瘀，开窍通络除胸痹。另外心主血脉，心开窍于舌，凡五脏开窍之部位皆为五脏排堵之通道。

4. 验案举隅

患者，女，58 岁，2021 年 12 月 30 日初诊。因“阵发性出现胸闷、胸痛 2 年，再发 1 周”就诊。患者 2 年前无明显诱因出现胸闷、胸痛，位于心前区，持续时间为 4~5 分钟，稍做休息后可自行缓解，曾就诊于人民医院，诊断为冠心病稳定型心绞痛。患者长期口服复方丹参滴丸，每次 10 丸，每日 3 次；阿托伐他汀钙片 10mg，每晚 1 次；阿司匹林 100mg，每日 1 次。患者 1 周前劳累后出现胸痛不适，口服硝酸甘油后稍缓解，但仍隐隐作痛，为求进一步诊治，遂来门诊就诊。刻下症：心前区闷痛，劳累及生气后发作，偶出现心慌，腰膝酸软，健忘，纳食可，夜寐可，二便自调，舌暗红，苔薄白，脉弦细。血压：135/60mmhg。心电图提示：窦性心律，S-T 段改变。颈动脉彩超提示：双侧颈动脉探及数个强弱不等的回声斑块，内中膜厚度达 0.13cm。西医诊断：冠心病稳定型心绞痛。中医诊断：胸痹，属气滞血瘀、肾精不足症。西医治疗：原药继服。中医治疗：（1）按顺序对全身经络拍打 3 轮，至皮肤潮红为度：（2）点按百会、风池、肩井、膻中、大陵、太阳、脑空穴，考虑患者肾精不足，加用太溪、三阴交滋补肝肾。每穴点按 5 分钟；（3）舌下青筋放血 30~100mL。

2021 年 1 月 6 日二诊：患者自诉胸闷、胸痛症状好转，发病频率降低，近期偶有情绪低落，伴有胸闷、胸痛，纳寐可，二便调，舌质深红，苔白稍腻，脉细涩。另患者肺部 CT 显示有肺结节。①西医治疗：原药继服。②中医治疗：（1）按顺序对全身经络拍打 3 轮，至皮肤潮红为度；（2）点按百会、风池、肩井、膻中、大陵、太阳、合谷、列缺、脑空穴，考虑患者心肝郁滞，加合谷、列缺取“四总穴”的作用，同时二者还是原络配穴，可以加强彼此的治疗功效，新增关元、足三里以健脾升阳，每穴点按 5 分钟。

2021 年 1 月 19 日三诊：患者自诉胸闷、胸痛、情绪低落症状均好转，近 1 周未发作，纳寐尚可，小便调，大便干结，舌干红，苔薄白，脉弦细。心电图提示：窦性心律，S-T 段压低。颈动脉彩超提示：双侧颈动脉探及数个强回声斑块 0.11cm。①西医治疗：原药继服。②中医治疗：（1）按顺序对全身经络拍打 3 轮，至皮肤潮红为度；（2）点按穴位，考虑患者仍有脾胃运化不足，气血亏虚，在原有穴位基础上，去掉合谷、列缺，新增气海，以健脾益气温阳，每穴点按 5 分钟。

按语：该患者心前区闷痛频发，腰膝酸软、健忘乃肾虚之象；情绪低落，舌深红，脉细涩，表明体内瘀血内阻；生气后发病、脉弦为肝郁气滞表现。中老年人久病肾亏，气滞血瘀，痹阻心脉，导致胸痹心痛。故治疗上以疏经通络，活血化瘀为主，结合患者实际情况，配合滋补肾精。二诊，患者自诉情绪低落，考虑患者久病不治，肝气郁结，郁而化火，遂在前方基础上加合谷、列缺、关元、足三里以舒肝理气健脾。三诊，患者自诉症状、情绪均明显好转，故在前方基础上去合谷、列缺，加气海以健脾补气，巩固疗效。

5. 讨论

胸痹心痛是指以胸痛憋闷、心悸气短为主症的一种心系疾病。轻者胸闷或胸部隐痛，发作短暂；重者心痛彻背，或有压榨性绞痛，喘息不得卧，痛引左肩或左臂内侧。中医学“胸痹”与现代医学的冠状动脉粥样硬化性心脏病相似，其重者相当于心肌梗死。本病的主要病位在心，病机主要为本虚标实，虚实夹杂，且其标本互为因果，继而引起气机不畅，产生痰浊内生和瘀血阻滞等，导致最终瘀血痹阻，而每每诱发本病。现代中医对于冠心病心绞痛的治疗大多数是从痰、瘀、气、虚入手，也提出了温通、活血化瘀、化痰、益气养阴、补肾固本、理气等治疗，但笔者所在团队认为活血化瘀是冠心病心绞痛的主要治法。故在临床上采用“一疏通二点按穴位三舌下排瘀”的综合舌下排瘀治疗冠心病，通过第一步拍打经络，使得全身毛细血管扩张，血流加快，血流量增加，心脑的血液循环得到改善。第二步点穴按摩，按照“不通则痛”“通则不痛”的原则，团队选取百会、内关、膻中、风池、肩井、太阳、涌泉、太溪、三阴交穴位，按穴位点穴基本手法的要求操作，通过穴位的特异性刺激可以有效激发经气运行，疏通经络，调理气血，从而达到缓解疼痛、改善症状之作用。第三步进行舌下排瘀，点刺舌下心之开窍处，提高活血化瘀，开窍通络除胸痹的作用。

参考文献：

[1] 中国心血管健康与疾病报告 2019 概要 [J]. 中华老年病研究电子杂志，2020,7(04):4-15.

[2] 中国心血管健康与疾病报告 2021 概要 [J]. 心脑血管病防治，2022,22(04):20-36+40.

[3] 毛静远，牛子长，张伯礼．近 40 年冠心病中医证候特征研究文献分析 [J]. 中医杂志，2011,52(11):958-961.

[4] 杨可鑫，于莉，张会永，等．冠心病心绞痛血瘀证证候组成相关文献研究分析 [J]. 辽宁中医药大学学报，2018,20(11):70-73.

[5] 王美环，张明雪．从活血法论治冠心病研究概况 [J]. 实用中医内科杂志，2020,34(12):14-16.

[6] 赵海峰．血府逐瘀汤治疗气滞血瘀

型冠心病心绞痛患者的效果[J].中国民康医学,2021,33(21):79-81.

[7]王东海,董波.冠心病心绞痛证型分布的回顾性分析[J].世界中西医结合杂志,2015,10(03):387-389.

[8]刘瑜. 糖尿病合并冠心病患者血脂,FIB水平与瘀血症状相关性的研究[D]. 辽宁中医药大学,2013.

[9]黄召谊,董慧,吴汉卿,等.冠心病血瘀证与痰浊证辨证客观化的研究[J].中国中医急症,2010,19(11):1873-1875.

[10]谢浩.Mac-2结合蛋白在动脉粥样硬化和斑块去稳定性中的作用和机制研究[D].山东大学,2018.

[11]曾帮智,张博,袁博,等.幽门螺杆菌感染对冠心病患者血清炎症因子及颈动脉硬化的影响[J]. 中国微生态学杂志,2018,30(04):444-447.

[12]房伟,方艳辉,耿巍,等.冠心病患者血浆致动脉硬化指数及炎症因子水平与冠状动脉钙化严重程度的相关性[J].中国医师杂志,2022,24(09):1368-1372.

[13] R odondi N,Marques-Vidal P,Butler J,et al.Markers of atherosclerosis and inflammation for prediction of coronary heart disease in older adults[J].Am J Epidemiol,2010,171(5): 540-549.

[14]方德,付文琴,陈贤中.血清NLRP3、IL-1Ra、IL-1水平与冠心病相关性的临床研究[J].心电与循环,2022,41(04):331-334.

[15]吴琼,王志刚,娄序笙,等.痰瘀同治法治疗冠心病心绞痛的临床疗效及炎症因子影响的网状Meta分析[J].世界中西医结合杂志,2022,17(07):1273-1282+1289.

[16]Vanhoutte P M.Endothelial dysfunction: the first step to-ward coronary arteriosclerosis[J].Circ J,2009,73(4) :595-601.

[17]De Meyer G R ,Herman A G.Vascular endothelial dys-function [J].Prog Cardiovasc Dis,1997,39 (4):325-342.

[18]Matsuzawa Y,Lerman A.Endothelial dysfunction and cor-onary artery disease:assessment,prognosis,and treatment[J].Coron Artery DIS,2014,25(8):713-724.

[19]项志兵,贾晶莹,高志平,等.冠心病中医证型血清Hcy与血浆vWFPshs-CRPTXB_26-keto-PGF_(1α)相关性研究[J].辽宁中医杂志,2008,(06):805-807.

[20]王子涵,陈颖,吕书影,等.血管弹性及内皮功能微观指标与冠心病血瘀证辨证的关系探讨[J].现代中西医结合杂志,2022,31(06):748-752.

[21]莫丽萍.血管内皮功能及IMT超声检测对冠心病的诊断效果[J].中国实用医药,2021,16(24):23-25.

[22]陈可冀.病证结合治疗观与临床实践[J].中国中西医结合杂志,2011,31(08):1016-1017.

[23]陈可冀.试谈冠心病心绞痛及急性心肌梗塞的中医治疗[J].中华内科杂志,1977,(04):232-235.

[24]陈可冀.瘀血证与活血化瘀治法源流概述[J].中医杂志,1979,(09):51-57.

[25]陈可冀,钱振淮,张问渠,等.精制冠心片双盲法治疗冠心病心绞痛112例疗效分析[J].中华心血管病杂志,1982,(02):85-89.

[26]魏东明,刘敬珍,李妍,等.成人推拿手法联合小儿推拿手法加点穴治疗原发性失眠疗效观察[J].河北中医,2022,44(03):460-463.

[27]常静静,周鸿飞.浅析金津、玉液放血治疗假性球麻痹[J].光明中医,2014,29(04):704+707.

[28]王妤函.金津、玉液点刺放血治疗中风后失语的临床研究[D].新疆医科大学,2020.

地龙与地龙蛋白的研究进展及应用

杨振峰

（魏县杨氏心脑血管医学研究院　056800）

【摘要】中药地龙药用价值越来越受到重视，临床应用日益广泛，其蛋白多肽类成分含量高、毒性低，具有多方面的药理作用。本文总结了地龙及地龙蛋白的研究进展，主要集中在抗血栓、抗凝血、降压、平喘、抗癫痫、抗肿瘤及免疫增强等方面，并列举了地龙蛋白的应用实例——等微健地龙蛋白复合粉，对于地龙及地龙蛋白的进一步研究与开发应用具有重要意义。

【关键词】地龙；地龙蛋白；研究进展；等微健地龙蛋白；应用实例

地龙具有清热定惊、通络、平喘、利尿的功效，用于高热神昏，惊痫抽搐，关节麻痹，肢体麻木，半身不遂，肺热喘咳，水肿尿少等。现代研究发现地龙还有抗血栓、抗肿瘤、调节免疫、降压、抗心律失常、镇痛消炎等作用。[1] 其药用价值越来越受到重视，临床应用也日益广泛。中药地龙资源丰富，其蛋白多肽类成分含量高、毒性低，具有多方面的药理作用，国内外学者对地龙蛋白多肽类成分的研究也日益深入和广泛，并开发出多种地龙蛋白多肽类产品，如地龙活性蛋白胶囊、地龙蛋白溶血栓胶囊、蚓激酶肠溶胶囊、多肽地龙蛋白等，这些产品都已应用于临床，并越来越多地在心脑血管、呼吸系统等疾病的预防和治疗中发挥作用。

一、地龙的研究进展

地龙（Pheretima）为环节动物门钜蚓科动物，根据2015年版《中国药典》规定，地龙包括参环毛蚓、通俗环毛蚓、威廉环毛蚓或栉盲环毛蚓。地龙性寒、味咸，主治高热神昏、惊痫抽搐、关节痹痛、肢体麻木、半身不遂、肺热喘咳、水肿尿少等。[2] 药理作用则重点研究其平喘、降压、抗血栓及抗肿瘤作用。

（一）平喘

地龙可松弛气管平滑肌、改善气道重塑，具有平喘止咳的功效。地龙发挥平喘作用的有效成分为琥珀酸和次黄嘌呤，其中琥珀酸为主要成分。由组胺引起的支气管收缩，地龙中的某种组分可阻滞组胺受体，对抗气管痉挛，对气管有较强的舒张作用[3]。王文英等[4] 研究了五味地龙汤对喷入组胺致喘的豚鼠的平喘作用，结果表明五味地龙汤可使哮喘潜伏期显著延长，减少肺溢流量，对豚鼠离体气管片引起的收缩有着显著的舒张作用；推测五味地龙汤可能是通过改善哮喘气道机械应力、抑制气道重建及激动体内 β 受体而起到平喘的作用。

（二）降压

地龙常用于治疗原发性高血压，其降压机制可能与脊髓以上的中枢神经系统或某些内感受器反射影响有关。有研究表明，地龙降压的主要物质为降压蛋白和活性多肽。程能能等[5] 从地龙脂质中分离得到一种类血小板活化因子物质，实验证实其有显著的降压效果，可能是重要的降压成分。李承德等[6] 初步探讨地龙降压蛋白治疗自发性高血压的作用机制，发现其降压机制可能与降低血浆中血管紧张素Ⅱ、内皮素含量有关，还有可能与降低 SH R 血浆、肾脏局部醛固酮，升高血浆、肾脏局部 6- 酮前列腺素 F1α（6-Keto-PGF1α）的含量有关。

（三）抗凝血、抗血栓

地龙含有多种酶，其中纤溶酶、蚓激酶、蚓胶原酶等是抗凝血、抗血栓的主要活性成分。1983 年 Mihara 等首次从地龙提取物中分离出具有抗凝、溶栓双重活性的蛋白质，证实为蚓激酶。研究表明，地龙及其复方可用于糖尿病肾病的治疗，其主要是通过地龙的抗凝血、抗血栓作用和调节纤溶系统平衡等机制抑制血栓的形成，从而改善糖尿病肾病患者的血栓前状态。[2]

（四）抗肿瘤

研究表明，地龙具有良好的抗肿瘤作用，近几年地龙抗肿瘤研究已成为热点之一。地龙的抗肿瘤成分大多为蛋白组分，其抗肿瘤机制较多，主要包括促进细胞凋亡、抑制肿瘤生长、抗氧化、免疫增强等。Hrzenjak 等从赤子爱胜蚓中提取出糖脂蛋白混合物 (G-90)，发现其能明显地抑制肿瘤细胞的生长和促进细胞凋亡。Grdisa 等对 G-90 进一步研究发现，其同时具有纤溶酶活性及抗氧化酶作用。[2]

二、地龙蛋白的研究进展

现代研究表明，地龙化学成分主要有氨基酸、蛋白质、多肽、核苷、有机酸、脂质等，其中蛋白多肽类成分质量分数高达 55%～68%，[7] 具有抗凝血、降压、抗脑卒中、神经保护等多方面的药理作用，因此受到人们的广泛关注。

（一）抗凝血、抗血栓

研究发现，地龙中含有的蚓纤维蛋白溶解酶、蚓激酶、蚓胶原酶等具有很好的抗凝血、促进纤溶蛋白溶解、改善血液循环等作用。[8] 它们可以直接作用于纤维蛋白原和纤维蛋白，也可以通过激活纤溶酶原而发挥作用。另外，地龙中的这些酶还能够抑制血小板聚集，促进组织型纤溶酶原激活物的分泌，以及水解凝血酶[9]。段平等[10] 通过实验发现地龙中的纤溶酶抗凝血效果具有剂量相关性，低剂量时能够降低纤维蛋白原水平和延长凝血酶时间，高剂量时能在此基础上延长凝血酶原时间和白陶土部分凝血活酶时间，并且还能够降解凝血因子 II、VIII，从而产生强效抗凝的效果。

（二）降压

李承德课题组对地龙耐热蛋白 LHP 在降压方面的作用进行了深入研究，发现 LHP 对正常大鼠和自发性高血压大鼠（SHR）均有显著降压作用，LHP 能够升高血浆、肾脏局部 6- 酮 - 前列腺素 -F1a 的含量，抑制 SHR 肾脏血管紧张素 1 型（AT1）受体的表达，降低血浆、肾脏血管紧张素 II、内皮素及醛固酮的含量[11]。肖梅芬[6] 制备得到 1 种具有降糖、降压、消除糖尿病并发症功能的地龙蛋白，研究发现该蛋白能够通过溶解血栓及改善血管状态而发挥降压作用。临床实验发现，该蛋白能够使原发性高血压病患者血压控制在正常水平，使重度高血压或心脑血管并发高血压患者服用其他降压药的效果增强，从而减少其服药剂量及毒副作用。

（三）抗缺血性脑卒中

地龙中的蚓激酶（LK）具有类似纤溶酶原激活物的作用，能够使缺血性脑卒中患者纤维蛋白含量下降，从而抑制血栓形成，减小脑梗死面积，改善脑缺血区供血。Ji 等对 LK 抗脑缺血作用机制进行研究，发现 LK 能够升高环磷酸腺苷（cAMP）水平，减少钙离子从钙库释放，还能够抑制细胞间黏附分子 -1（ICAM-1）表达，从而起到抗血小板聚集以及抗血栓形成的作用，另外 LK 还能够激活 JAK1/STAT1 通路，产生抗细胞凋亡、保护脑缺血损伤的作用。临床上通过多中心、双盲、安慰剂对照的试验也证实了 LK 在缺血性脑卒中治疗及康复过程中具有良好的疗效。[12]

（四）抗癫痫

癫痫是一种神经系统综合征，具有突然发生、反复发作的特点。中枢神经系统内的抑制性氨基酸和兴奋性氨基酸之间平衡失调是导致癫痫发作的重要原因，而 γ-氨基丁酸（GABA）和谷氨酸（Glu）分属于这两种氨基酸，研究发现地龙中 LK 能够提高 GABA 水平，并同时降低 Glu 含量，从而改善抑制性氨基酸和兴奋性氨基酸神经递质的平衡失调，产生与丙戊酸钠相仿的抗癫痫效果，并且随着 LK 剂量的增加，其作用呈现出优于后者的趋势。[13]

（五）免疫增强作用

QY-I 是从太平 II 号蚯蚓 Eisenia foelide 中分离得到一种糖蛋白，研究发现该蛋白能够显著提高荷瘤小鼠的胸腺指数和脾指数，增强小鼠巨噬细胞的吞噬功能。唐小云等分离得到一种小分子活性多肽 LP，研究发现 LP 能够明显提高淋巴细胞增殖率和巨噬细胞及脾细胞分泌 NO 的水平，还能够增强巨噬细胞毒效应。郭建等研究了地龙活性蛋白对免疫造血功能的影响，发现地龙活性蛋白对 B 淋巴细胞（BC）反应和淋巴细胞的转化具有促进作用，还能够增强巨噬细胞的吞噬功能，从而提高机体的免疫力。[14]

（六）抗肿瘤

体内外实验均证明地龙提取物对多种肿瘤有明显的抑制作用，其抗肿瘤成分主要为蛋白类成分。赵锐等从地龙中分离得到一组活性蛋白 D2(8)，通过体外肿瘤细胞抑制实验证明 D2(8) 具有抗肿瘤活性，并推测其对肿瘤细胞的作用可能与丝氨酸蛋白酶水解肿瘤细胞中某些结构蛋白，破坏肿瘤细胞结构完整性有一定的联系。陈学东等从背暗异唇蚓 Allolophora Caliginosa Duges 中分离得到一组相对分子质量在 3000 ～ 5000 的蛋白成分，动物实验发现该组蛋白能够抑制基质金属蛋白酶-9（MMP-9）表达，从而明显降低瘤体的体积与质量。林少琴等从地龙中分离得到一组具有清除自由基、抗脂质过氧化的糖蛋白，研究发现该组蛋白能够通过增强小鼠免疫功能，从而抑制肿瘤细胞的生长。Hrzenjak 等从地龙中提取得到一种糖脂蛋白混合物，发现其具有抗氧化作用、类似纤溶酶和抗氧化酶活性，并推测其具有较强的抑制肿瘤细胞生长和促进肿瘤细胞凋亡的作用[15,16]。

三、地龙蛋白的应用实例

杨氏心脑血管医学研究院，是一家专业预防三高及心脑血管疾病的研究院。杨振峰院长作为杨氏心脑血管医学研究院的创始人，秉承着未病先防、既病防变、病后防复的理念，研发出了多种天然养生保健产品，以地龙蛋白为核心创制的等微健地龙蛋白复合粉，适用于需要补充蛋白质的运动人群，由地龙蛋白粉、乌梢蛇提取物、人参提取物与平卧菊三七组成。君药地龙清热平肝、息风止痉、平喘、利尿、通络除痹，有助于改善微循环、溶解血栓，能溶解新鲜及陈旧性血栓，提高人体自身的抗凝功能，能激活血管内皮细胞的分化特性，打通经脉、促进微血管再生，建立侧支循环，为病灶区的心脑组织开辟新的血液通路，修复坏死的脑神经细胞，治愈偏瘫，从而达到持续溶栓的效果，对心脑血管病的预防，中风后遗症的康复意义重大，同时又有助于消除与微循环障碍有关的衰老和肿瘤发生，改善全身多种生理机能和健康状况，提高免疫力；臣药乌梢蛇为干燥全体，性味甘、平，归肝经，具有祛风、活络、止惊的功效；临床上用于风湿顽痹、麻木拘挛、中风口眼㖞斜、抽搐痉挛、破伤风、麻风、疥癣等疾病的治疗；臣药人参大补元气，固脱生津，安神，现代医学认为，人参对神经系统、心血管系统、内分泌系统、消化系统、生殖系统、呼吸系统及外科使用等都有明显的作用，久服可以延年益寿，并能增强体力，治疗癌症患者因放疗和化疗引起的免疫功能低下等症，有抗冷热应激作用，同时具有增强人体表面细胞的活力、抑制衰老等作用；佐使药平卧菊三七具有清热解毒、止血止咳、活血通络、提高人体抗病毒能力、补钙、抗感冒、降三高、提高免疫力等功效，是一种无毒级的药食兼可的植物。四者合用，共奏平肝热、祛风湿、活经络、补元气、生津液的作用，能够补充人体所需蛋白质并起到养生保健的作用。

四、小结

地龙资源丰富，提取成本低廉，提取物毒副作用低，疗效确切，因此，进行地龙的产品开发具有广阔前景。其蛋白多肽类成分含量高、毒性低，具有多方面的药理作用，国内外学者对地龙蛋白多肽类成分的研究也日益深入和广泛，并开发出多种地龙蛋白多肽类产品，如地龙活性蛋白胶囊、地龙蛋白溶血栓胶囊、蚓激酶肠溶胶囊、多肽地龙蛋白等，这些产品都已应用于临床，并越来越多地在心脑血管、呼吸系统等疾病的预防和治疗中发挥作用。

参考文献：

[1] 刘文雅，王曙东．地龙药理作用研究进展[J]．中国中西医结合杂志，2013,33(02):282-285.

[2] 黄庆，李志武，马志国，等．地龙的研究进展[J]．中国实验方剂学杂志，2018,24(13):220-226.

[3] 襄萍，徐朝晖，战光绪，等．药对麻黄地龙配比及平喘作用机制的研究[J]．中国中药杂志，2006,31(03):236-239.

[4] 王文英，张德新，杜亚明，等．五味地龙汤平喘作用研究[J]．四川中医，2007,25(01):44-46.

[5] 程能能，马越鸣．地龙中降压的类血小板活化因子物质[J]．中国中药杂志，1993,18(12):747-749.

[6] 李承德，康白，毛淑梅，等．地龙降压蛋白对自发性高血压大鼠降压作用及其机制的影响[J]．中华中医药杂志，2008,23(05):450-452.

[7] 张玉，董文婷，霍金海，等．基于UPLC-Q-TOF-MS技术的广地龙化学成分分析[J]．中草药，2017,48(02):252-262.

[8] 毕燕芳，马书林．中药地龙中溶栓成分研究进展[J]．上海中医药杂志，2004,38(08):60-62.

[9] 杨新，刘欣，万明，等．地龙抗凝血活性物质研究进展[J]．江汉大学学报（自然科学版），2017,45(01):83-88.

[10] 段平，胡淑丽，曾耀辉．蚯蚓溶栓酶对大鼠凝血及纤溶指标的影响[J]．时珍国药研究，1997,8(01):19-21.

[11] 张兰娥，康白，李承德，等．地龙耐热蛋白降压作用的研究[J]．实用医学杂志，2008,24(11):1886-1887.

[12] 刘巧，毕启瑞，谭宁华．地龙蛋白多肽类成分的研究进展[J]．中草药，2019,50(01):252-261.

[13] 马艳春，韩宇博，贾晓聪，等．地龙有效成分对戊四氮慢性点燃大鼠海马区Glu、GABA含量的影响[J]．中医药学报，2013,41(06):54-56.

[14] 唐小云，许静，梁再赋，等．地龙肽免疫药理作用的实验研究[J]．细胞与分子免疫学杂志，2004,20(02):249-250.

[15] 林少琴，余萍，兰瑞芳，等．蚯蚓抗肿瘤成分的研究[J]．海峡药学，2000,12(03):59-61.

[16] 余艳秋，陈洪．蚯蚓提取物抗肿瘤作用的研究进展[J]．临床肿瘤学杂志，2007,12(03):232-234.

金津、玉液穴点刺排瘀疗法治疗顽固性头痛案

杨振峰

（魏县杨氏心脑血管医学研究院　056800）

患者王某，女，56岁，2022年3月12日初诊。

【主诉】左侧头部反复涨痛2年余，再发加重1周。2年前，患者做家务时不慎跌倒，左侧顶颞部碰撞至门框后出现疼痛，头部未见明显出血，局部皮肤稍红肿，当时行颅脑CT未见明显出血，遂于药店购买消肿止痛酊涂抹局部，疼痛逐渐缓解后未进一步系统诊治，平素性情急躁，忧思过重，其后每因怒气、睡眠障碍、过劳后而诱发左侧疼痛发作，未予以重视，疼痛发作难以忍受时自行服用布洛芬片，曾间断至社区门诊行拔罐、针灸等相关中医治疗，疼痛稍好转。近1周来因家中出现变故，头痛发作频繁，作辍无常，以左颞部疼痛为著。剧痛剧烈时服用布洛芬等去痛片疼痛缓解不明显，头痛可持续数小时至数天。为进一步诊治遂就诊于我院门诊，刻下症见：左侧颞部疼痛剧烈，呈持续性搏动性涨痛，伴目眩，无恶心、呕吐、耳鸣等，纳差，二便尚可。辅助检查：脑电图、头颅CT、血常规、凝血功能均未见明显异常。查体：神经系统检查未见异常征象。左侧颞部浅静脉怒张，舌质淡暗、有瘀斑，苔薄白，脉细涩。舌底络脉络紫暗、迂曲。中医诊断：顽固性头痛，证型诊断：气滞血瘀证。治疗方法：金津、玉液点刺排瘀疗法。具体操作方法：先给患者喝特膳中药等渗肽，40分钟后嘱患者取舒适坐位，张口伸舌，暴露舌下系带两侧静脉，用消毒纱布将舌体固定，拉出口腔并使其上翘，定位舌下心之开窍处金津、玉液穴，消毒后持专用器具点刺排出瘀血30~100mL，嘱患者用生理盐水漱口直到口腔无血漱出。治疗结束后患者诉疼痛症状明显缓解，舌下络脉颜色较前变浅，嘱患者保持心情舒畅，3个月后患者继续巩固治疗1次后疼痛症状消失，舌下络脉颜色较前明显改善，后随访未见复发头痛。

【按语】

传统医学将头痛分外感和内伤两大类，外感头痛多伴随有恶寒发热、鼻塞流涕等表证，病程较短；内伤头痛病程较长，临床较为常见。治疗上应首辨虚实，虚者病机为气血亏虚，不能上荣头目，不荣则痛，多表现为隐痛、空痛；实证多为痰湿、瘀血、火热之邪阻塞头部脉络，不通则痛，多表现为涨痛、跳痛、刺痛。[1]本医案中的顽固性头痛以实证为主，临床上很多顽固性头痛多由慢性头痛进展而来，常表现为头部疼痛剧烈，且病情反复多次发作，经对症治疗后症状未能彻底缓解，严重影响患者的睡眠及日常工作。[2]目前临床关于顽固性头痛的病因及发病机理尚无确切结论，西医认为顽固性头痛发病与内分泌失调及电解质代谢紊乱相关。[3]部分外伤性疼痛患者首先是血管受损，内皮细胞损伤暴露于血液及组织液中，机体启动内皮细胞受损机制，5-羟色胺、缓激肽、白介素等细胞因子刺激机体而引起一系列生化反应的无菌性炎症，其中白介素、缓激肽被释放进入血液及组织液刺激神经是引起疼痛的主要原因。清代王清任云：“久病必有瘀，怪病必有瘀。”头痛发病日久，瘀血阻络是一个重要证型，

活血化瘀为内治大法。传统中医理论认为经络通畅，气血调和则病自愈，顽固性头痛的发病与血瘀阻窍相关，治疗应以通窍止痛，活血化瘀为基本原则。[4]

西医认为舌下排瘀疗法的作用机制在于通过刺破相应的穴位、病灶点或浅表小静脉等，排出机体内的瘀血，达到改善患者血液循环、调和气血、提升免疫能力的功效。[5-6] 相关研究发现，舌下排淤可引起血管平滑肌相关信号传导，对细胞内外及血管局部产生良性调解反应，同时可改善患者血液流变学指标，使血流阻力减小，并降低血黏度，从而增加脑组织的血流。[7] 祖国医学认为舌下排瘀疗法为一种传统的中医外治方法，通过使用专用针具将相应的腧穴、病灶点等刺破，放出少量的血液达到治病目的的一种治疗方法，其历史源远流长。《内经》指出“凡治病必先去其血”“血实宜决之”“病在脉，调之血，病在血，调之络”，可见中医放血疗法的重要性。放血疗法的作用机制主要为调整阴阳、疏通经络、调和气血，具有祛邪解表、泻热开窍、祛瘀通络、排脓消肿等作用，从而达到调理脏腑气血功能的功效。[8] 其主治范围为“病在血络”的各类疾病，多用于实证、热证，但局部有气血瘀阻征象的虚证也可用之。[9] 所治病证从《黄帝内经》记载10余种，至《放血疗法》记录已达103种。[10] 无论是由于发生机体病变，还是因情志作用所致，都可导致机体的经络受阻，脉道不畅。[11] 一般临床常用的放血部位是微循环较丰富的位置或静脉较浅表的位置如肘窝、腋窝、舌下静脉等。刺络放血法临床上多应用三棱针、采血针、梅花针等针具在某些穴位或体表小静脉放出少量血液以达到止痛、泄热、消肿等作用。[12] 放血疗法所使用的三棱针来自《灵枢·九针十二原》篇中记载的“九针”，其中“锋针”就是专门用来刺脓放血以治疗脓肿、热病等疾病的，后世发展为三棱针。《灵枢·官针》篇谈到锋针的操作方法：“络刺者，刺小络之血脉者”“赞刺者，直入直出，数发针而浅之出血”“豹纹刺者，左右前后针之，中脉为故，以取经络之血者”。这三种操作方法在后世经过不断发展，分别称为刺络法、点刺法、散刺法。[13] 大量临床研究数据指出刺络放血疗法为迅速缓解患者瘀血性疼痛的一种好疗法，大部分实性头痛均可采用放血疗法，文献研究多选穴“印堂、太阳、百会、风池、足窍阴、少冲”，临床也取得一定疗效，其即刻效应较明显，但其远期疗效欠佳。[14]

本病案中出现的顽固性头痛考虑其2两年前有跌倒史，当时未予重视，局部经脉受损，血溢脉外阻碍局部气机的循行，加之长期精神压力紧张，肝气郁结，故辨证为气滞血瘀证。久病头痛多从瘀论治，长期大量临床观察发现顽固性头痛患者舌下络脉即金津、玉液穴处常见有瘀阻之象，本病案选择舌下心之开窍处奇穴金津、玉液穴点刺排瘀，是基于中医脏腑经络理论，方法简单易行，疗效迅速，适于顽固性头痛这类急性痛证疾病。本病治疗上主要以通为主，治法为行气活血祛瘀，从而使机体瘀血排出，恢复气机的正常循行，使用专用针具进行舌下络脉部位点刺放血较为简便快捷，效率比较高。舌体具有丰富的组织液、淋巴、味觉感受器、腺体的运动神经等，通过舌下金津、玉液穴点刺排瘀疗法使得舌下局部血管壁受损，血管壁表面有丰富的植物神经分布，在受到伤害性刺激后，可能激发一系列级联反应，使机体产生代偿机制，从而改变局部微循环血流动力学，改善局部组织的生存环境，进而达到调整机体恢复正常生理功能的作用。[15]

中医认为心主血脉、心主神志、心开窍于舌，凡五脏开窍之部位皆为五脏排毒之通道。舌为心之苗，“金津、玉液”位于口腔内，属于经外奇穴，与脏腑经络关系密切，“足少阳之筋，入系舌本”“足厥阴肝经络舌本”“手少阳经筋，其支者，当曲颊入系舌本”。五脏六腑都直接或间接地通过经络、经筋与舌相联，故脏腑有病均可表现在舌体上，同时通过刺激舌体亦可达到调整脏腑功能的作用。点刺舌下金津、玉液穴放血可改善心主血脉功能，达到气血调和，经脉畅通，通则不痛的效果，从而使患者头痛症状得以改善。而其中点刺金津、玉液穴可直接泻其瘀血，给邪以出路，治其标；顽固性头痛日久，肝气郁结，焦虑明显，治疗重点在于疏肝及调心神两方面，而舌尖对应心肺，舌两侧对应肝胆，舌下放血后，局部气血畅通，亦可间接调畅心肝两脏功能，意在治本，通过舌底金津、玉液穴点刺放血标本兼治以达行气化瘀、通络止痛的功效。

“凡用针者，菀陈则除之”，当痛症病机为血瘀时，则应当将瘀血及时去除，使经络得到疏通，气血得到调和，当患者气血不畅情况得以改变，机体脏腑气血功能亦可得到相应的改善。放血疗法通过刺血给病邪以出路，其较一般针刺治疗起效迅速，疗效显著。笔者采用金津、玉液穴点刺排瘀，方法简便、操作性强，具有疏通经络、平衡阴阳、通络止痛的作用，临床疗效可靠，治疗费用低廉，适宜临床进一步推广。

参考文献：

[1] 洪丽敏，车兰．阎洪臣运用龙胆泻肝汤加减辨治顽固性头痛验案 1 则 [J]. 中国民间疗法，2021,29(09):116-118.DOI:10.19621/j.cnki.11-3555/r.2021.0944.

[2] 程秋凤，杜倩，张慧媛．中西医结合在顽固性偏头痛治疗中的临床应用观察 [J]. 健康必读，2019,(18):154.

[3] 王海丽，刘颖，许岱昀，等．顽固性偏头痛患者血清血管活性物质水平检测及临床意义分析 [J]. 国际检验医学杂志，2019,41(5):600-602,606.

[4] 布赫，王紫玄，贾敏，等．基于“同气相求”理论的激痛点疗法治疗顽固性偏头痛 15 例 [J]. 中国针灸，2020,40(03):318+336.DOI:10.13703/j.0255-2930. 20190221-0005.

[5] 屈婷婷，李中平，熊蓉，等．中医外治慢性荨麻疹的研究进展 [J]. 世界最新医学信息文摘，2017,17(95):53-55.

[6] 杨扬，谢韶琼，宋勋，等．耳背放血联合清肺除湿中药治疗玫瑰痤疮疗效观察 [J]. 上海针灸杂志，2018,37(04):436-439.

[7] 魏洪巍，周鸿飞．金津玉液穴针刺治疗失语症机制探析 [J]. 大家健康，2016,10(4):38-39.

[8] 付桂园．放血疗法在皮肤疾病中的作用研究进展 [J]. 世界最新医学信息文摘，2019,19(10):33+39. DOI:10.19613/j.cnki.1671-3141. 2019.10.016.

[9] 喻喜春．中医刺络放血 [M]. 北京：中医古籍出版社，2003:45-92.

[10] 王本正．放血疗法 [M]．哈尔滨：哈尔滨出版社，2003:6-7.

[11] 李文涛．刺络放血疗法治疗慢性荨麻疹 76 例 [J]. 皮肤病与性病，2018,40(05):692-693.

[12] 李燕．刺络放血疗法治疗偏头痛的临床研究进展 [J]. 国医论坛，2016,31(03):68-70. DOI:10.13913/j.cnki.41-1110/r.2016.03.043.

[13] 杨伟先．刺络放血疗法临床应用体会 [J]. 甘肃中医，2008(11):59-60.

[14] 刘丽艳．针刺治疗偏头痛的临床研究进展 [J]. 针灸临床杂志，2010,8（26）：71-72

[15] 王广军，M.Hossein Ayati，张宇沁，等．从微循环角度探讨放血疗法的机理 [J]. 陕西中医，2010,31(06):709-710.

中药热敷治疗骨质增生1580例疗效观察

李　伟
(河南省南阳市宛城区中医骨科医院　河南　南阳　473121)

中药具有温肾通经活络、祛风除湿散寒、活血止痛散瘀、软化骨质、改善局部的血液循环等功效，能解除因长期疼痛而引起的肌肉痉挛及粘连，使疼痛消失取得良好的疗效。笔者自1965—1992年对1580例住院病人进行观察，现报告如下。

1.临床资料

1.1一般资料：本组1580例，男1042例，女538例。年龄最大67岁，最小28岁，平均48岁。工人437例，农民3725例，干部771例，单纯腰痛429例，腰及双下肢痛532例，腰及单下肢痛619例(其中左侧312例)，患病1～3年入院302例，2～9年入院654例，10年以上入院624例；治疗时间最长38天；最短14天，平均18天。出院随访时间每年1次，最短1年，最长9年，平均4年，除劳动中不慎扭伤23例复发外其他正常。

1.2治疗方法

1.2.1热敷方药：当归15g，乳香15g，没药15g，茜草25g，肉桂20g，防风25g，川羌15g，大活15g，荨骨风20g，千年见15g，三棱25g，生川乌20g，生草乌20g，莪术25g，急性子30g，姜黄25g，马钱子25g，麻黄25g，虻虫25g，米醋适量。用法：上药粉碎备用，用白布做一个布袋长40cm，宽25cm装药用。取药面200g，用醋拌湿放锅内炒热装布袋内放患处热敷，温度45℃，以皮肤适宜为度，以免温度过高烧伤皮肤。药凉后再加热，加热时适当再加上点米醋，以保药的湿度，增加药效。一日热敷6次，4日为1疗程，每1疗程隔3天。

1.2.2内服药：当归12g，防风12g，焦熟地10g，麻黄4g，熟附片8g，秦艽25g，威灵仙25g，桑寄生15g，狗脊15g，肉桂12g，炮姜炭6g，独活12g，淫羊藿15g，牛膝12g，黑杜仲14g，桑枝40g，三七粉8g冲服。用法：1剂/d，2次水煎服。

2. 结果

本组1580例，治愈1278例，有效226例，无效76例，症状完全消失为治愈，症状减轻为有效，症状无改变为无效。

3. 讨论

骨质增生病是发生在骨与关节处的增生性退行性病变，脊柱骨质增生亦称肥大性脊椎炎或退行性脊椎炎，是脊柱关节骨组织退变的慢性损伤性疾病。病因尚未完全明了，一般认为受风寒湿或骨组织变性和长期磨损有关，发病年龄多在中年以后，好发于负重量大、活动多的关节，随着年龄的增长，再加之椎体长期遭受磨损，由于腰椎不断受外界压力的刺激，椎体外围就会长出新的骨质，另外，腰部负重及反复的活动，腰部的稳定性降低，加之用力过猛，使腰部肌肉、筋膜、韧带等结构发生撕裂伤，因慢性损伤刺激了骨膜，腰椎体的外围长出增生的新骨。据统计，按照正常人的生理改变，从25岁以后就可能出现骨质增生，随着年龄的增长，增生的数量逐渐增多，到50岁以后80%的人都会有骨质增生的存在。

腰椎骨质增生的人，不一定都会有临床症状，有些人增生比较明显，但却一点感觉都没有，仅在健康体检拍X线片时才发现，据统计约占20%，相反，有些人骨质增生很轻微，但自己感觉很重，出现了临床症状，腰腿疼痛，酸胀，麻术，软骨无力，活动不便等，这主要是增生的部位不同，压迫着周围的血管、神经根或脊髓之故。

综合治疗颈椎病206例

李伟
（河南省南阳市宛城区中医骨科医院 河南 南阳 473121）

颈椎病是中老年人的一种多发病、常见病，有典型的颈椎病放射学改变。我们从1979—1988年共治疗206例，采用综合治疗方法，疗效理想，报告如下。

1. 临床资料

1.1一般资料：农民32人，工人67人，干部107人，男165人，女41人；年龄最大的64岁，最小的31岁，平均年龄56岁。

1.2X线片检查颈椎生理曲度变直或后凸，4～7颈椎前缘上下及左右两侧上下角唇状骨质增生或骨刺形成，其间隙宽窄不等。

1.3热敷药：当归头10 g，乳香1 g，没药10 g，茜草10 g，寻骨风10 g，防风10 g，川羌10 g，独活10 g，泽兰10 g，三棱12 g，莪术12 g，生川乌10 g，生草乌10 g，麻黄10 g，刘寄奴12 g，急性子12 g，虻虫10 g，姜黄10 g，马钱子9 g，水蛭10 g，米醋适量。用法：上药粉碎备用，用白布条做一个布袋长35 cm，宽20 cm，装药用。将粉碎的药面用米醋拌湿放锅内炒热装布袋内放患处热敷，温度以40℃～50℃皮肤适宜为度，以免温度过高烧伤皮肤。药凉取下，再用米醋打湿炒热，以保药的温度，增加药效。1日热敷4～6次，4日为1疗程；每疗程间隔6天。

1.4内服药：当归头10 g，川芎6 g，熟地9 g，川羌10 g，独活10 g，蒿本12 g，炒枣仁10 g，生龙骨25 g，珍珠母25 g，柏子仁12 g，天麻12 g，防风10 g，全虫12 g，琥珀5 g。为面冲服，桑枝40 g水煎服，1剂/d。

1.5按摩：每热敷1疗程后，每天牵引20分钟，在牵引的同时，医者站立于患者背后，左手拇指放于颈椎的棘突上，右手拇指叠放于左手拇指上，用力轻推棘突向前，自上而下4遍，纠正生理曲度变直及后凸。有颈椎间盘脱出，用拇指顶着脱出的髓核，适当用力推送，听到咔吱的声音，即髓核已还纳复位。然后双手拇指分别拨动棘突两侧的肌肉与肌腱，自上而下4～6遍，松解肌肉与筋膜的粘连，解除小关节及软组织的紊乱，改善神经根与椎体关节间的位置，缓解肌肉的痉挛，以消除疼痛，1～4个疗程症状消失或减轻。

2. 讨论

颈椎病是由于颈椎骨质增生，椎间盘退行性改变一系列症状的总称。按照现代医学，在临床上分为：①颈神经根型，症状为肩背部酸痛，单例或双侧上肢麻木、疼痛，放射性痛等；②颈动脉型，症状为头痛、头晕，如颈部活动过猛时可引起恶心或呕吐，甚则昏倒；③脊髓型，症状为初起，下肢无力，行走不便或困难，下肢肌肉萎缩，病变渐进向上发展；④交感神经型，症状较复杂，表现有胃肠症状，或冠心病症状等；⑤混合型，上述症状混合出现。

骨质增生病，是发生在骨与关节的增生性退行病变。骨质增生发生在颈椎上称颈椎骨质增生，是在骨组织退变的基础上骨性隆起。类似古代所称的骨痹范畴。病因一般认为骨组织变性和长期磨损有关，又加之风寒湿乘虚而入侵，阻滞脉络，不通则痛。发病年龄多在中年以后，男多于女，发病部位多在活动量大的椎体及关节处，多见于4～7颈椎前缘上下及左右两侧的上下角。

颈椎病的临床症状不是单一型症状，多为混合症状。所以利用米醋有软坚化瘀止痛之功效，拌热敷药面炒热后敷患处，起到了温通脉络，祛风散寒除湿，软化骨质，活血止痛的作用。内服中药具有补血养心安神祛风的功效。用手法纠正颈椎生理曲度的变直及后凸。以手法将椎间盘复位，再以拨动的手法松解肌肉与筋膜的粘连，又解除了软组织及小关节的紊乱，改善了神经根与椎体关节间的位置，缓解了肌肉的痉挛，消除了疼痛，取得了较满意的治疗效果。

中药热敷手法复位治疗腰椎间盘突出症980例

李伟

(河南省南阳市宛城区中医骨科医院 河南 南阳 473121)

作者从1988年2月—1996年12月共收治腰椎间盘突出症980例，现报告如下：

1.临床资料

1.1一般资料：本组980例中，男574例，女406例，年龄最小17岁，最大69岁，平均年龄为41岁；干部407例，工人316例，农民257例；发病诱因有外伤史者413例，感受风寒湿者216例，慢性劳损者351例。病程最短28天，最长16年，平均3.8年。

1.2症状体征：主诉腰痛伴单侧下肢麻木及放射痛348例，直腿抬高试验阳性；腰部屈伸受限263例，腰椎生理曲度变直169例，腰椎侧弯128例，下肢肌无力28例，下肢皮肤感觉减退44例。

1.3CT扫描：980例中L3～4间盘膨出的32例，突出的65例，L4～5间盘膨出的136例，突出的397例，L5～51间盘膨出的123例，突出的227例。

1.4治疗方法：980例患者均采用中药热敷后手法复位局部加压固定治疗。

1.4.1热敷方药组成：当归15 g，孔香15 g，没药15 g，血见愁15 g，寻骨风15 g，防风20 g，川羌15 g，独活15 g，泽兰15 g，三棱20 g，莪术20 g，生川乌15 g，生草乌15 g，麻黄15 g，姜黄15 g，刘寄奴20 g，马钱子15 g，米醋适量。将上药粉碎备用。用时用米醋将药拌湿炒热装布袋内放患处，温度在45℃～50℃之间，以皮肤适应为宜，以免温度过高烫伤皮肤。药凉后取下再用米醋拌湿炒热以增加药效，仍装布袋内放患处热敷。1日热敷6～8次，4日为1疗程，每疗程间隔15天。

1.4.2手法复位：每疗程热敷完毕后让患者俯卧于治疗床上，腹部垫一圆枕，适当牵引，使腰椎关节松弛，使腰椎后关节间隙增宽，施术者一手拇指顶于椎间盘突出部位，另一手掌叠放于拇指上；适当用力向椎间盘突出相反方向推送，听到咯吱的响声，即髓核还纳归位，然后双手拇指分别拨动棘突两侧的肌肉与筋腱，自上而下3～4遍，以松解肌肉的痉挛，改善神经根与椎体关节间的位置，达到消除或减轻疼痛的目的。一般1～3个疗程治愈。手法完毕后，用一长25 cm、宽8cm的硬纸板和一个长6 cm、宽4 cm、厚2 cm的棉花垫，用纱布包好。将棉花垫放于椎间盘突出部位，把硬纸板放于棉花垫上，再用长3 m、宽15 cm的白布带绕腰部固定硬纸板和棉花垫，以稳定复位的椎间盘，以免再突出。3日复查1次。

1.4.3内服方药：独活寄生汤加女贞子15 g，三七参10 g，制川乌75 g，制草乌7 g，桑枝40 g。服法：加水1000mL煎250 mL，2次/d煎服，早晚空腹服。

2.讨论

腰椎间盘是位于两椎体之间的一个币形有弹性的盘状软骨，它的周围有纤维环相包，含有水分和胶状物质。椎间盘坚韧而有弹性，它牢固地连接两个椎体，它能减少两个椎体在运动中的摩擦及冲击。随着腰部活动及承受压力时，它的体积时大时小。这种弹性可以保护腰部免受剧烈震动时的损伤，随着年龄的增长，椎间盘所含的水分减少，失去固有的弹性，发生椎间盘退行性改变。腰椎间盘突出，主要是外围的纤维环长期磨损及外伤所致纤维环破裂，髓核突出或膨出，椎间盘突出或膨出部分压迫硬膜囊或刺激局部的神经和血管及软组织，产生了腰腿痛症状。

腰椎间盘突出症，在影像学CT和MR1检查时，常见有弥漫性和局限性及部分突出，超出椎体边缘，椎间盘直接压迫硬膜囊或导致侧隐窝狭窄，压迫神经根和局部血管及软组织，引起腰腿或下肢放射性疼痛等症状。

腰椎间盘突出症的治疗原则以保守治疗为主，其中以牵引治疗为首选。目的是降低椎间盘膨出及突出的程度，减轻对周围神经和血管及软组织的压迫和刺激，消除或缓解临床症状。作者采用中药热敷后手法复位局部加压固定，能保持椎间盘突出复位后的稳定。中药热敷能软化骨质，活血止痛通络，消除局部的炎性水肿，改善局部的血液循环，解除对周围组织的压迫和刺激。在牵引的同时施行手法将髓核整复归位，又以拨动的手法松解粘连部分，改善神经根与椎体小关节间的位置，解除小关节的紊乱及偏歪的棘突，缓解腰肌痉挛。内服中药有祛风除湿散寒，温通经络和补肾之功效。使腰及下肢疼痛等症状消失或减轻，取得满意的效果。

桡骨下端骨折合并下尺桡关节脱位的治疗体会

李伟
（河南省南阳市宛城区中医骨科医院 河南 南阳 473121）

桡骨下端骨折是临床常见病，若处理不当，可有腕部畸形及关节僵硬等后遗症。我们自1985—1996年共收治桡骨下端骨折合并下尺桡关节脱位的患者285例，现报告如下。

1. 临床资料

1.1 一般资料：285例中男132例，女53例，年龄4～65岁，平均46岁，左侧141例，右侧144例，均为闭合性骨折。

1.2 损伤原因：285例中，跌伤195例，高处坠落伤73例，砸伤17例。

1.3 损伤类型：伸直型239例，屈曲型46例。285例中合并下尺桡关节脱位的178例。

1.4 治疗方法：让患者坐在小凳上，两助手分别握住前臂的上段和掌部，适当用力做拔伸牵引，待重叠移位完全纠正后，施术者双手拇指叠放在远折端向移位的相反方向推，其余4指做对扣推挤，听到轻微咔嚓的响声，即骨折已复位。对下尺桡骨关节脱位的，施术者双手拇指叠放在尺骨头外，适当用力向脱位的相反方向推送，感到有轻微的咯吱声，使腕关节与下尺桡关节恢复正常，然后用小夹板外固定，经拍X线片复查，骨折和关节复位。屈肘90度用三角悬吊胸前。

2. 结果

2.1 疗效标准：优：前臂旋转，腕部活动正常，无畸形，无压痛。良：前臂旋转；腕部活动正常，无畸形，过度活动时有些胀痛。差：前臂旋转在110～150度之间，腕部活动在70～95度之间，外观尺骨小头略向掌侧高突。

2.2 结果：285例中，随访时间最长5年，最短3个月，平均2年零4个月，随访结果优165例占93%，良17例，占5.9%，差3例占1.1%，优良率达98.9%。

2.3 X线拍片显示骨折达解剖复位和近解剖复位254例，占89.1%，远折端向背侧或外侧移位在1/5以内的28例，占9.8%，侧位对位1/2和下尺桡关节脱位的3例，占1.1%。

3. 讨论

桡骨下端（包括桡骨远侧端3cm以内）骨折，在临床上比较常见。在《普济方·折伤门》首先记载了伸直型桡骨下端骨折移位特点，采用超腕关节夹板固定。《伤科汇纂》把桡骨下端骨折分为向背侧移位和向掌侧移位两种类型，即伸直型和屈曲型，并采用合理的整复和固定。一般患者受伤时，手掌或手背先触地，躯干向下的重力与地面向上的反作用力交集于桡骨下端而发生骨折。桡骨远端与腕骨（舟状骨与月骨）而形成关节面，其背侧边缘长于掌侧，故关节面向掌侧倾斜为10～15度，桡骨下端内侧缘稍成切迹与尺骨头形成下尺桡关节。若手部触地后暴力强大并持续作用于腕部，使尺骨头周围的韧带损伤，因此造成下尺桡关节脱位或半脱位，但就诊时由于关节周围充血肿胀而掩盖了正常的尺桡关节关系，而X线片有时旋转的位置不当，又不易发现下尺桡关节的半脱位，所以只重视桡骨下端骨折的整复，而忽略了下尺桡关节脱位的处理，造成漏诊。待骨折愈合及肿胀消退后，可显出腕部畸形活动时功能障碍。笔者在临床上对286例患者，采用手法复位小夹板外固定的治疗方法，减少了病人的痛苦，骨折愈合快，4～5周去掉小夹板，加强功能锻炼，避免了关节粘连、僵硬或腕部畸形等后遗症，用传统的治疗方法处理，有效地预防和纠正桡骨下端骨折合并下尺桡关节半脱位，取得了较理想的治疗效果。

脊椎侧凸症的诊断与治疗

李伟
（河南省南阳市宛城区中医骨科医院 河南 南阳 473121）

脊椎侧凸症是指脊椎的侧向弯曲畸形。根据病因，可分为非结构性与结构性脊椎侧凸。结构性侧凸又包括特发性、先天性、神经肌肉性等。其中，特发性脊椎侧凸最为常见，占整个脊椎侧凸的80%。本文重点叙述特发性脊椎侧凸症的治疗。

1. 诊断

1.1 症状：主要是脊椎畸形。除脊椎侧凸外，还包括双肩高度不同，肩胛骨突出，双侧胸部不对称。严重者可有明显的侧凸、驼背、肋骨驼峰畸形等。

1.2 体征：站直位有脊椎侧突，凸侧的肩胛骨和后胸廓隆起成嵴，凹侧的胸廓则凹陷，凸侧肩时升高。腰部形成较深的皮肤皱褶。脊椎前屈时，凸侧背部高于凹侧。脊椎侧屈时，侧向凸侧的角度小，侧向凹侧的角度大。畸形不能消失，则为结构性侧凸，即特发性脊椎侧凸症。

1.3 X线检查正位片显示：脊椎向一侧弯曲，或呈S形弯曲。

2. 治疗

保守治疗，中药热敷，手法纠正，局部加压固定，内服中药。

2.1 内服药：①服独活寄生汤1剂/d，水煎服；早晚空服。②壮腰健肾丸3次/d，1次6 g，空服。

2.2 热敷药：透骨草20 g，三棱20 g，莪术20 g，伸筋草20 g，乳香15 g，没药15 g，防风20 g，独活15 g，川乌15 g，草乌15 g，骨风20 g，千年见20 g。研为细面。用法：药面用米醋拌湿炒热，装布袋内放脊椎处热敷，温度在45℃～50℃之间，以皮肤适宜为度，以免温度过高烫伤皮肤，影响治疗。药凉取下放锅内再加点米醋炒热，以增加药效和湿度，仍装布袋内放脊椎处热敷，6～8次/d，1次药可以用4天。4天为1疗程。

2.3 手法纠正：热敷完毕后，患者俯卧于治疗床上，适当牵引，以松弛肌肉、肌腱和脊椎关节，以利手法纠正。医者一手拇指放于脊椎侧凸的一侧，另一手掌叠放于拇指上，适当用力将脊椎向相反方向推送，自上而下3～5遍，以纠正侧凸，手法完毕后用一棉花垫垫于侧凸的一侧，用钢背心支架固定棉花垫，起到纠正及固定作用。间日施手法1次，10次为1疗程。每次手法完毕后，医者手掌在脊椎两侧施揉法自上向下揉按4～6遍。一般3～5个疗程侧弯可以纠正，使脊椎排列整齐。

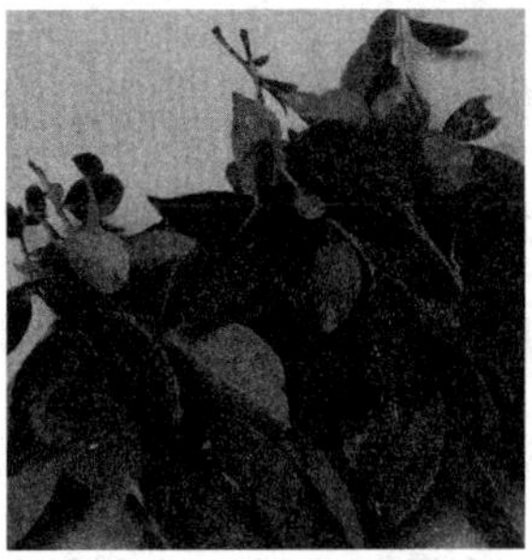

南烛叶

【别名】南烛枝叶（《开宝本草》）。

【汉语拼音】nán zhú yè

【植物形态】常绿灌木或小乔木，高2~6m。多分枝，幼枝被短柔毛，老枝紫褐色。叶柄长2~8mm，通常无毛或被微毛。叶片薄革质，椭圆形、菱状椭圆形、披针状椭圆形，长4~9cm，宽2~4cm，先端锐尖，渐尖，基部楔形，宽楔形，边缘有细锯齿，表面平坦有光泽，侧脉5~7对，斜伸至边缘以内网结。总状花序顶生或腋生，长4~6cm，有多数花，花序轴密被短柔毛；苞片叶状，披针形，边缘有锯齿，宿存或脱落，小苞片2，线形或卵形，密被微毛或无毛；萼筒密被短柔毛或茸毛，萼齿短小，三角形，长1mm左右；花冠白色，筒状，有时略呈坛状，长5~7mm，外面被短柔毛，内面有疏柔毛，口部裂片短小，三角形，外折；雄蕊内藏；花丝细长；花盘密被短柔毛，浆果直径5~8mm，熟时紫褐色。花期6~7月，果期8~10月。

生境分布：生于丘陵地带或海拔400~1400m的山地，常见于山坡林内或灌木丛中。资源分布：分布于华东、中南至西南以及台湾等地。

【功能主治】益精气，强筋骨，明目，止泄。

①《本草拾遗》："止泄除睡，强筋益气力。"

②《日华子本草》："益肠胃，捣汁浸蒸，晒干服。"

③《本草汇言》："益气添精，凉血养筋。"

活血化瘀药对骨折愈合的疗效分析

李伟

（河南省南阳市宛城区中医骨科医院 河南 南阳 473121）

我院自1969年1月至1995年12月收治骨折患者共2687例。按照骨折的三期用药，内服及外敷自制活血化瘀接骨膏药。通过临床治疗观察，骨折愈合快，功能恢复好，无后遗症。现总结如下。

1. 临床资料

1.1 一般资料：本组2687例，男1692例，女995例，年龄最小46天，最大69岁。股骨干骨折183例，胫骨骨折197例，腓骨骨折93例，胫腓骨骨折316例，肱骨干骨折128例，肱骨髁上骨折239例，肱骨外科颈骨折126例，尺骨骨折184例，桡骨骨折187例，尺桡骨骨折388例，桡骨柯雷氏骨折394例，掌指骨骨折108例，趾骨骨折144例。

1.2 方药内服：生四物汤及复元活血汤合用。

1.3 膏药：当归10g，川芎10g，赤芍10g，茜草10g，红花98g，桂枝10g，川续断12g，骨碎补15g，牛膝12g，五加皮12g，自然铜15g，合欢皮12g，三七9g，土鳖虫13g，冰片20g，麻油6000g，红丹1500g。将上药按正常熬膏药方法熬成备用。膏药用法：骨折复位后，将药摊于白布上绕骨折1周，再用夹板固定。每周换药1次。一般骨折换4～6次愈合。

2. 讨论

通过25年来的临床疗效观察，本文中内服及外敷之膏药，都具有活血化瘀、行气、止痛、通经活络的功效。但桂枝、当归、川芎能改善血液循环。自然铜、合欢皮、川续断、骨碎补、土鳖虫、牛膝接骨续损，并能促进骨痂生长。冰片有开窍之功，使药效通过毛窍渗透吸收。现代医学将骨折的愈合过程分为血肿机化演进期，原始骨痂形成期，骨痂改造塑形期3个阶段。从初期血肿机化演进过程分析：骨折后，髓腔内、骨膜下及周围组织内出血，形成血肿，按照祖医学“血溢经脉”，使断端间，骨髓腔内和周围的软组织局部引起无菌性炎症反应。这一病理反应属于瘀血的范畴。从原始骨痂形成期分析，应防止产生较大血肿，减少软骨内化骨的范围，才能使骨折较快愈合，这就是活血化瘀促进骨折愈合的理论基础之一。

活血化瘀药物，能促进骨折愈合，从现代医学理论分析，它具有扩张血管，改善外周微循环的瘀滞，加速血细胞的流动，能使凝聚的血细胞解聚，防止血肿较大形成，并能消除或缩小无菌性炎症，能使软骨内化骨的范围减少，能改善骨折局部的血液供应，故能在早期对骨折提供充足的物质基础，促进骨痂形成，加速骨折愈合。

髋屈对抗牵拉治疗髋关节中心型脱位

李伟
(河南省南阳市宛城区中医骨科医院 河南 南阳 473121)

髋关节中心型脱位，在伤科临床上比较少见，整复时也比较困难。我们自1978至1992年采用髋屈对抗牵拉治疗髋关节中心型髋关节脱位3例，效果理想，现报告如下。

1.临床资料

1.1一般资料：本组3例，男2例，女1例，年龄最大61岁，最小24例。受伤原因：车轧伤2例，砸伤1例。伤后就诊时间最长4天，最短的6小时，其中1例合并同侧骨盆升支骨骨折。

1.2治疗方法：患者仰卧位，屈膝、髋关节屈曲90°，一助手双手卡于骨盆固定稳妥，一助手双手环抱于膝腘窝部，医者双手环扣于大腿内侧股骨沟部，适当用力向外侧搬拉，听到咯吱的滑响声，股骨头滑出盆腔还纳旧位。徐徐将患肢伸至15°放于托马氏架上行踝部牵引。用一布带将骨盆固定于病床上，再用一布带从大腿内侧股骨沟处绕向外侧平拉于治疗床边，行向外牵引。踝部牵引及髋部牵引重均5kg为宜，以保复位后的稳定。5周后让患者做伤肢自主活动，8周后去除牵引，鼓励患者作髋关节屈伸活动，2个月后让患者扶双拐下地活动并逐渐使伤肢负重。

2.结果

3例患者经此方治疗2个月后X线片骨盆平片及侧位片显示：股骨头均恢复至解剖位置，骨盆骨折及髋臼骨折复位尚好，股骨头与髋臼间隙基本正常。均经2年随访，2例髋关节功能少受限，但活动及劳动时有疼痛感。

3.讨论

髋关节中心型脱位临床较为少见，多为暴力作用于粗隆部外侧时，使股骨头冲击髋臼底部，使髋臼底部骨折，由于外力的继续作用，使股骨头连同髋臼的骨折片一齐进入盆腔内，形成中心型髋关节脱位。采取此手法复位及牵引，能使复位后的股骨头稳定，有利于骨盆及髋臼骨折的愈合，减少了患者痛苦。

我们认为恢复股骨头与髋臼的解剖位置，使髋关节功能恢复正常是治疗的关键。从该型损伤的力学来分析，外来的暴力作用于股骨粗隆的外侧；于股骨头呈纵轴向内之力，而发生了髋关节中心型脱位。根据逆机制复位的原理，采用屈膝及髋关节屈曲90°，固定骨盆，医者双手环扣于腹股沟向外与股骨头纵轴向外搬拉复位，又以固定骨盆与病床上床，再以布带绕腹股沟向外牵引，腿伸15°行踝部牵引，以保复位后的股骨头稳定，有利于骨盆骨折及髋臼骨折的愈合，又能使股骨头恢复与髋臼的解剖位置，使髋关节功能恢复正常或基本正常。

皮肤科疑难痼疾蝎毒疗法治验

雷贵仙[1]　雷　峥[2]　彭元康[3]
（1. 江西省井冈山市柏露乡上坊村卫生所，343612；2. 江西省吉安市第二人民医院，343000；3. 江西省吉安市吉州区文山街道西苑社区卫生服务站，343000）

【摘要】目的：探究刘冠军教授创立的“国家级医学继续教育项目：中医现代新疗法——蝎毒疗法治疗疑难病”即蝎毒药品配合经方中药或其他辅助方法治疗皮肤科疑难痼疾的临床疗效。方法：应用蝎毒疗法按中医辨证论治与西医辨病相结合的方法予以治疗。结果：经蝎毒疗法治疗的多种皮肤疑难痼疾，均取得了临床治愈的效果，为皮肤科疑难痼疾的治疗开创了一条新路，值得临床推广借鉴应用。

【关键词】蝎毒疗法；湿疮；蛇串疮；红蝴蝶疮；臊瘊

案例一：蛇串疮案

（一）缠腰火丹

谢某，男，56岁，2019年7月2日初诊。

病史【摘要】近期因教务工作繁忙而劳累，出现腰胸肋胁抽跳痛，3日后于疼痛部发现密集水痘样疱疹于县医院就诊，确诊为：带状疱疹，经抗炎抗病毒营养神经止痛等治疗未见明显好转，自感疼痛难耐而求诊中医。

刻诊：患者表情痛苦，右侧胸胁肋部见条块带状分布水痘样疱疹伴刺跳痛，累如串珠，颜色较淡，疱壁松弛，水疱多而融合，有部分糜烂渗液，口不渴，胃纳不香，食少腹胀，大便略溏，舌质暗淡，苔白中见淡黄略腻，脉沉缓。

中医诊断：脾虚湿蕴型蛇串疮（缠腰火丹）。

西医诊断：带状疱疹。

治疗：健脾利湿，清热活血，化瘀止痛。

方药：(1) 伯诺神药每次1支，每日3次，口服。康丽胶囊每次2粒，每日3次，口服。

（2）雄黄10g，白矾6g，大蒜（紫皮独头）1个（捣烂），蜈蚣3g（研粉），用伯诺神药调涂患处，燥湿解毒，敛疮止痛。每日1~3次。

（3）中药：五苓散合止痛如神汤加减：白术9 g，泽泻15 g，猪苓9 g，桂枝6 g，茯苓9 g，秦艽9 g，桃仁6 g，皂角子6 g，苍术9 g，防风9 g，黄柏9 g，当归12 g，薏苡仁60 g，青皮9 g，枳壳9 g，白芥子9 g。

结果：经治疗3天，疮消结痂，痛止，续治2天，诸症若失，临床治愈。

（二）抱头火丹

杨某，女，68岁，2016年3月13日初诊。

病史【摘要】患者左侧额头部针刺样牵抽样痛2日后出现红肿水疱，自认为是服用补益药品所致“上火”，自涂茶油无效，发现疱疹越来越多，疼痛亦更甚，而去乡医院求诊，经抗病毒抗炎等治疗1星期未见好转，日坐立不安，夜不安寐，日夜呻吟，转寻中医。

刻诊：家属搀扶就诊，查见右侧前额至耳前后，眼睑部密集小水疱串珠状有少许掀红的皮损，疱壁紧张，灼热刺痛，口苦咽干，眼赤目痛，烦躁易怒，大便干结，小便黄，舌质暗红，苔黄，脉弦数。

中医诊断：肝经郁热火毒上攻型蛇串疮（抱头火丹）。

西医诊断：带状疱疹。

治疗：清肝泻火，凉血解毒，活血止痛。

方药：

(1) 伯诺神药：每次 1 支，每日 3 次，口服。康丽胶囊每次 2 粒，每日 3 次，口服。

(2) 鲜仙人掌捣烂加冰片外敷凉血止痛。

(3) 中药：龙胆泻肝汤合瓜红甘草汤加减：

龙胆草 10g，柴胡 9g，泽泻 9g，车前子 9g，木通 6g，生地 10g，山栀子 10g，炒黄芩 9g，甘草 6g，瓜蒌 30g，红花 6g，马齿苋 30g，大黄 9g。每日 1 剂，水煎 3 次，内服。

结果：经治 4 日，疱疹消退，疮面结痂，眼睛红肿痛痒已无，疼痛尽止，临床治愈。

按语：蛇串疮又有“火带疮”“蜘蛛疮”“甑带疮”“蛇串疮”“缠腰龙”之称，有肝经郁热，脾虚湿蕴，气血瘀滞等证型，多因肝脾内蕴湿热，兼感邪毒，正气亏虚时发病，属现代医学的由感染水痘 - 带状疱疹病毒引起的急性疱疹性皮肤病，命名曰带状疱疹。该病，呈带状分布的急性疱疹性皮肤病，因状如蛇形故而名之，长于胸腰腹者缠腰而发名曰缠腰火丹；发于头部名曰抱头火丹。

两案中伯诺神药中蝎毒里的抗病毒因子有很好的抗病毒作用，所含有的镇痛活性肽有很强的镇痛作用；康丽胶囊扶正固本提高免疫力。抱头火丹案：中药方龙胆泻肝汤清肝解毒利湿，加大黄通腑泻火导热下行，马齿苋《本草正义》论谓“最善解痈肿热毒”，其味酸性寒，酸能收敛祛湿，寒能清热解毒，此方中用之尤妙，瓜红甘草汤见于《医旨绪余》，乃验于蛇串疮。诸药共达清肝泻火凉血解毒、活血止痛之治疗目的。缠腰火丹案中：五苓散健脾渗湿，温阳化气；止痛神效方出自《外科启玄》，具很好的祛风清热、行气利湿润肠通便止痛之效对治疗带状疱疹后遗神经痛获“如有神助”之赞誉；方中薏苡仁利湿健脾，现代发现有极佳的抗病毒作用；青皮、白芥子、枳壳引经走使，行气疏肝化痰；故在诸药相伍共奏健脾利湿，清热活血，化瘀止痛之功！神经痛是此病最主要的特征之一，时间长，疼痛剧，治疗也是最为棘手，后遗神经痛可谓恼人的顽疾沉疴。经治病例痊愈时间短，止痛快且彻底，诚可以参考借鉴总结之！

案例二：顽固性湿疮案（顽固性湿疹13年）

刘某，男，29 岁，2022 年 3 月 23 日初诊。

病史【摘要】患者 13 年前夏，始于阴囊部瘙痒，继则全身出现皮肤潮红，肿胀，瘙痒，皮丘疹，水疱，及皮损密集成片，形态大小不一，边界不清，因剧烈瘙痒皮肤被抓破，水疱破损而糜烂，渗液，也有结痂。瘙痒夜里尤甚，严重影响睡眠及正常学习工作。经多级中、西医治疗仍缠绵不愈，反复发作或加重。疫情因素无法外出求医而慕名求吾试治之。

刻诊：体质偏瘦，憔悴干枯面容，神疲乏力，气短懒言，双手足心自汗，纳少，腹胀，大便溏有时又干结，眠差易醒全身可见轻重程度不一的皮肤增厚、粗糙、硬结、抓痕、血痂、鳞屑、色素沉着，头面、阴囊、四肢、胸腹部等见糜烂流滋。夜间瘙痒加剧，情绪紧张，进食鱼腥辛辣刺激性食物而加重，历时 13 年，被折磨难耐，“死的心都有过”！舌质淡，苔白略黄腻，脉滑略细数。

中医诊断：湿疮（脾虚湿蕴型）。

西医诊断：慢性湿疹。

治疗：健脾化湿，补益气血，调和阴阳，祛风止痒。

药用：

(1) 伯诺神药 1 次 1 支，一日 3 次；康丽胶囊一次 2 粒，一日 3 次。

(2) 中药方先予除湿胃苓汤加减：

炒苍、白术、厚朴、猪苓各 10 g，泽泻、滑石、茯苓各 30 g，防风、山栀子、僵蚕、乌梅、乌梢蛇各 10 g，木通 5 g，灯心草 5 g，生薏仁 60 g，萆薢 20 g，白鲜皮 15 g，徐长卿 30 g。后予炙甘草汤加减：炙甘草 10 g，生姜 10 g，桂枝 10 g，人参10 g，生地15 g，阿胶10 g，麦冬10 g，麻仁10 g，大枣10 g，荆芥10 g，防风10 g，丹皮、地骨皮各15g。中药方均每日1剂，水煎3次，内服。

结果：经上述方法治疗月余，诸症悉除，临床痊愈。患者欣喜感慨道："您是我的恩人，痒得我生不如死，救了我的命呀！真不敢相信折磨我十几年到处求医无果的病魔竟被你征服了！"

按语：湿疮又称为"湿癣""浸淫疮""血风疮"，民间又称"湿毒"，属现代医学的湿疹。它是由各种内外因素引起的与变态反应有关的表皮及内厂真皮的炎症病变。中医学的病因病机为禀性不耐外感风、湿、热邪或饮食不节过食辛辣鱼腥动风之品或嗜酒伤及脾胃，脾失健运，湿热内生，内外合邪两相搏结，浸淫肌肤所致，皮肤呈多种形态，发无定位，易于湿烂流滋瘙痒渗出。治疗方中伯诺神药养血活血，滋补肝肾又为酒剂，而酒为百药之长，归心、肝、胃、肺经，有舒经活血，散寒止痛，温通经脉，振奋阳气，缓解疲劳，引行药势，以使他药直达病所之功，符合"治风先治血，血行风自灭"之古训；康丽胶囊扶元固本，增强抵抗力提高免疫力。中药方中除湿胃苓汤健脾化湿祛风止痒，加米仁、乌梅、萆薢、苦参以增收敛健脾化湿之效，加徐长卿、僵蚕、白鲜皮、乌梢蛇以倍搜风除湿止痒之功；后方炙甘草汤仍为遵经旨"诸疮痛痒皆属于心"从心而治，补益心气，使心气足则动力足，以致百脉流畅，气血无滞，积滞郁瘀诸邪自除。方中生地、麦冬、阿胶、麻仁、大枣滋补心阴心血，人参、炙甘草补养心气，桂枝、生姜温通心阳，荆防祛风止痒，丹皮、地骨皮清热凉血，此方中伯诺神药，既有通血脉又可防补血滋阴药腻滞碍胃而又不使纳呆食滞，使诸药发挥更大的效果！如此共奏气血阴阳并补，祛风清热标本同行，故尔气血调和阴平阳秘以致"正气存内邪不可干"达"邪祛正安"之境！故能把多年顽疾尽除。

案例三：红蝴蝶疮案

谢某某，女，32岁，农民，2019年7月13日初诊。

病史【摘要】患者近日于骄阳似火、烈日如焰的天气下田间劳动后回家，突发关节酸痛，恶寒高热，继之面部于鼻梁两侧出现形似"蝴蝶"状红斑。曾于医院经检查后确诊为红斑狼疮。经西医药糖皮质激素、免疫抑制剂、免疫球蛋白等治疗一周，收效欠佳，又恐于西药的毒副作用而转求诊中医。

刻诊：患者体瘦身倦纳呆，神疲乏力，面颊部鼻梁两侧见暗红色蝶形红斑，双手掌手腕部等处亦见大小不等暗红色斑，伴咽干舌燥烦渴引饮，腰酸腿软关节酸痛，手足心热，小便黄，大便秘结，舌红少苔，脉细数。

中医诊断：红蝴蝶疮（阴虚火旺热盛型）。

西医诊断：红斑狼疮。

治疗：清热生津通腑泻火滋阴凉血扶正消斑。

方药：(1)伯诺神药，每次1支，每日3次；康丽胶囊，每次2粒，每日3次。(2)中药方，化斑汤、升麻鳖甲汤、犀角地黄汤合方加减：生石膏120g，知母10g，甘草、升麻各9g，当归、鳖甲各15g，犀角（水牛角代）30g、生地、元参各20g，人参、苍术各10g。每日1剂，每剂煎服3次。

结果：经服中药半月余，热退斑消。予六味地黄汤合八珍汤加黄芪等善后3月余，诸症悉除，正常生活工作。

按语：红蝴蝶疮又称"马缨丹""鬼脸疮"等。现代医学命之曰"红斑狼疮"，又分"盘状红斑狼疮"和"系统性红斑狼疮"。西医认为该病与遗传，雌激素、环境及其他因素（阳光、药物、化学试剂、感染）等有关，以糖皮质激素、免疫抑制剂、免疫球蛋白或其他生物制剂治疗，但是副作用大，易复发，治愈难；而中医认为其与禀赋不足肝肾阴亏损，虚火内生，不能耐受日光热度，两相壅阻肌肤而发，内蕴脏腑而成；外感风寒或风热之邪，入里化热，热入血室，瘀阻脉络，内伤脏腑外阻肌肤致病。方中内含人参白虎汤清热生津；化斑汤为白虎汤加清营凉血之品而成，主治气血两燔之发斑，发热，外透斑疹；犀角地黄汤主入血分，清热凉血解毒散瘀；升麻鳖甲汤为《金匮要略》方，主治“阳毒之为病，面赤斑斑如锦纹．咽喉痛，唾脓血，五日可治，升麻鳖甲汤主之。阴毒之为病，面目青，身痛如被杖，咽喉痛。五日可治，七日不可治，升麻鳖甲汤去雄黄、蜀椒主之”；加苍术一味以制寒凉，滋阴之品伤脾碍胃；伯诺神药与康丽胶囊合用滋阴养肾养血活血，扶元固本，以达标本同治。后期以六味地黄汤滋补肝肾之肾，黄芪合四君子汤增健脾补气之功、合四物汤以倍补血之效。从而达到先天后天同调而终臻治愈顽疾！

案例四：臊瘊

刘某，女，36 岁，2021 年 3 月 14 日初诊。

病史【摘要】一月前大小阴唇，阴道口，肛周出现瘙痒及大小不等肉样赘生物“疙瘩”。自述：发病前有过婚外性生活史，曾于医院检查确诊为尖锐湿疣，建议激光手术治疗，惧于创伤疼痛而转求中医治疗。

刻诊：患者阴部、肛周可见大小不一淡红色或灰白色高出皮肤的丘疹，或融合、或重叠，局部较大的呈乳头状、蕈样、鸡冠状、菜花状，表面凹凸不平，大者蚕豆大小，质柔软，触之出血，有部分见湿润性糜烂，局部潮湿，白带及脓浊样分泌物较多而稠异味重奇臭难闻，自觉瘙痒难耐并伴痛感。体态偏胖，舌淡红，苔白黄而腻，脉滑数。

中医诊断：臊瘊（湿毒蕴结浊瘀壅滞型）。

西医诊断：尖锐湿疣。

治疗：化湿解毒，清热利浊兼活血化瘀。

方药：(1) 伯诺神药每次 1 支，每日 3 次，口服；另用 1 支当作消毒液外涂患处，日 1~2 次，于涂药膏前用；康丽胶囊每次 2 粒，每日 3 次口服。(2) 复方芩芎樟脑软膏（北京佑三药业有限公司生产）外涂每日 1~2 次。(3) 中药内服方，土茯苓汤合四妙丸加减：土茯苓、泽泻、薏苡仁、马齿苋各 30g，萆薢、黄柏、苍术、苦参、白鲜皮、丹皮、川牛膝、马鞭草、香附、木贼各 10g，通草、鹤虱各 5g，每日 1 剂，每剂水煎服 3 次。(4) 外洗方：百部、苦参、千里光、马齿苋、地肤子、黄柏、艾叶、茵陈各 30g，五倍子、乌梅各 15g，冰片、枯矾各 10g（后下烊化）。每日 1 剂，水煎先趁热熏后洗。

结果：患者用药 1 周大好转，2 周后，疣体全部脱落，皮损消失，完全出乎意料地痊愈！

按语：臊瘊又名“蚀疣”“千日疮”“疣目”“枯筋箭”，民间有“菜花疮”等称。属于现代医学中由人类乳头瘤病毒感染的一种性传染疾病。中医认为其病因病机为：气血失和，腠理不密，房事不洁，感受秽浊与风邪相搏，凝聚肌肤，或因肝虚血燥所致而发病。治则常予清热解毒，化湿利浊或活血化瘀等。方药中：康丽胶囊扶正固本达“正气存内邪不可干”之目的，伯诺神药中蝎毒所含的抗病毒因子能穿透病毒外壳，破坏病毒复制等抗病毒作用，同时伯诺神药还有养血活血作用而通利心脏血脉切合“诸疮痛痒皆属于心”之病机治则；中药方土茯苓汤善治湿热毒疮，无论虚证实证如肝肾阴虚，精血亏损，外阴失养或湿热生虫，虫蚀阴中的疮痒常可获立竿见影之效。土茯苓解毒除湿，消肿散结；黄柏善除下焦湿热，清热燥湿解毒；黄芪、甘草补中益气托毒，以防毒邪滞内；苦参清热解毒，燥湿祛风，杀虫利尿；四妙丸清热利湿，其中苍术苦温健脾燥湿，川牛膝活血通络引药直达下焦；米仁健脾祛湿，现代研究发现木贼、香附、薏苡仁、马齿苋有很好的抗病毒作用，本人用之于多种病毒性疾病中甚验。外洗方有清热解毒，燥湿杀虫，祛腐敛疮之效。外用药膏为“平衡医学”及佑三软膏创发人王佑三医生穷毕生精力研究的一种“人体细胞潜能激活剂”，能加强局部防御与修复双重免疫功能。故尔，诸法合力，收桴鼓之效！

【通讯作者】雷贵仙（男 1968 年 11 月），本科学历，执业中医师，主要研究方向：中医慢性病，疑难病，肿瘤等。

男科疑难痼疾蝎毒疗法治验

雷贵仙[1]　雷　峥[2]　彭元康[3]
（1. 江西省井冈山市柏露乡上坊村卫生所，343612；2. 江西省吉安市第二人民医院，343000；3. 江西省吉安市吉州区文山街道西苑社区卫生服务站，343000）

【摘要】目的：探讨刘冠军教授创立的蝎毒疗法即蝎毒药品配合组方中药及针灸等辅助方法治疗男科疑难痼疾的临床疗效及推广应用。方法：均采用辨证分型论治与辨病相结合的原则，运用蝎毒疗法予以按疗程临床治疗的多个不同男科疑难痼疾的案例总结分析。结果：通过运用蝎毒疗法按疗程治疗的多种男科疑难痼疾，均在1~3疗程治愈或好转。结论：通过分析总结所治疗的案例，所取得的临床疗效，说明蝎毒疗法在治疗男科疑难病中有显著的疗效且起效快，疗程短，远期疗效可靠稳定，经济负担相较西药等其他方法轻，具好转率、治愈率高等特点，诚值得临床推广参考运用。

【关键词】中医中药；蝎毒疗法；男科病；不育；狐惑病；糖尿病；阳痿；乳癖

案例一：不育症案

范××，男，33岁，已婚，2019年8月初诊。

病史【摘要】结婚7年余，夫妻未采取避孕措施，且双方一直同城工作同居住，性生活正常。女方经省市级医院检查身体无异常。

刻诊：患者体态偏胖，易疲劳乏力，面色欠华略萎黄，平素有头晕耳鸣，神疲易睏，腰膝冷痛酸软，腹部易受寒怕冷，纳差便溏。小便略频，婚前手淫频繁，遗精，舌苔薄白，舌质淡，脉沉细。男方精液检查：精液量3ml，味腥，色灰白，精子计数 8×10^9/L，存活率13%。精子活力a20%，a+b31%，正常形态19%。

中医诊断：脾肾两亏，精血不足型不育。

西医诊断：不育症精子存活率低下，少精症，精子畸形症型男性不育。

治疗：补肾益精，培元健脾生精血以促育。

方药：

（1）伯诺神药：每次1支，每日3次，口服。康丽胶囊：每次2粒，每日3次，口服。

（2）中药：（自拟方）三仙四君九九益嗣汤。

仙茅15 g，仙灵脾40 g，仙鹤草40 g，人参10 g，白术10 g，茯苓10 g，甘草5 g，枸杞子10 g，女贞子10 g，菟丝子10 g，葱子10 g，韭菜子10 g，沙苑子10 g，蛇床子5 g，车前子10 g，五味子9 g，黑蚂蚁10 g，九女春1 g，当归10 g，雄蚕蛾15 g。

每日1剂，每剂煎服3次，1个月为1个疗程。

结果：经3个疗程治疗、患者电话欣喜告之，其妻已停经、经当地医院确诊怀孕。于2020年生育一男孩，后于2021年特携妻带儿前来当面致谢。

按语：不孕不育是指夫妻不能正常孕育。不孕是指女方，不育则是男方导致的不能自然生育，也即在夫妻同居有正常的性生活又未采取任何避孕措施，未患特殊疾病或服用特殊药物超过1年，女方身体生理一切正常，而系男方原因导致的不能使女方受孕或受孕而不能怀胎、生育、分娩等为男性不育。其中包括现代医学所诊断的无精病、少精病、死精症、精子活力低下症、畸形精子症、不射精、逆行性射精、精不液化症、免疫性不育、精子凝集症等。中医认为男子生育与肾、肝、脾、心等脏腑功能有关、任何脏腑功能的失调均可影响性生殖功能而出现精少、精弱、精薄、精冷、精稠、死精以及性功能相关的阳痿、早泄、不射精等以致不育。中医学认为：男女媾精、万物化生而肾主藏精、发育与生殖，肾精充盛则人体生长发育健壮，性功能及生殖功能正常；肝主藏血，肝血足则疏泄等功能有权，宗筋（生殖器官）得以滋养，而且肝肾同源，精血互为化生；脾主运化，以使水谷精微得以运化输布，精血得以滋养而使精血生化有源以致精血充沛健旺；心主血脉又主神志藏神，一切性生理活动都与心神的功能相关；肺主气，气为血帅，血为气母，气推血行，气滞血瘀，气足则血充，血充则力壮，气血互生，而又精血互生。故不育的治疗与各脏腑的正常协调，阴阳的平衡与否有关。脏腑功能失调则可能导致死精、精少、精寒、精弱、精薄、精稀、精滞、精淤、精稠、阳痿、早泄、不射精、逆行性射精等而致不育。清《辨证录》曰：“凡男子不生育有六病。六病何谓？一精寒，二气衰，三痰多，四相火盛，五精稀少，六气郁。”清《秘本种子金丹》也讲：“疾病之关于胎孕者，男子则在精，女子则在血，无非不足而然。男子不足则有精滑、精清、精冷，或临事不坚，或流而不射，或梦遗频数，或便浊淋涩，或好女色以致阴虚，阴虚则腰肾痛惫，或好男风以致阳极，阳极则亢而妄阴，或过于强固，强固则胜败不洽，或素患阴疝，阴疝则脾肾乖戾，此外，或以阳衰，阳衰则多寒；或以阴虚，阴虚则多热。是皆男子之病，不得尽诿妇人也。当得其源而医之，则事无不济矣。”治疗方中：（1）伯诺神药滋阴补肾，养血活血；康丽胶囊扶正固本，其含的硒更是“男人身体里的黄金”。男人体内的硒有 25% 至 40% 集中在生殖系统，硒具有增强精子活力和性机能的功效。（2）中药方中：三仙组合曾被国医圣手干祖望称为“中药小激素”，其中仙灵脾性温、味辛、入肝肾经，《本草纲目》载“益精气，坚筋骨，补腰膝，强心力”，《日华子本草》谓之“主丈夫绝阳无子”；仙茅别名黄茅参，性温、味甘辛、入肝肾二经，有补肾阳、强筋骨、祛寒湿、明目益精、止血、解毒消肿之功；仙鹤草又名脱力草，其性平、味苦涩，具收敛止血、强壮、扶正补虚之效。四君子补气健脾益肺和中，与当归伍气血双补以符气推血行，气滞血瘀，气为血帅，血为气母，气血互生而又精血互生之理；诸子类药以形、补形取类比象，以补肾益精，其中的车前子泄肾中虚火，善行而通利水道以防其壅塞；九女春、黑蚂蚁、雄蚕蛾为血肉有情之品，符合“精不足者补之以味”；方中当归养血补肝柔肝以荣养宗筋，同时少佐活血之品，寓补中有通而达血活精，亦通以治精淤血，亦瘀之理；方中无大辛大热之药恰合明代岳甫嘉《妙一斋医学正印编》所讲“治男子毋过热以助其阳，用中和之剂以固真阴以为持久之本”。清代石寿棠《医源》中也提出治男子嗣育用药“温润、甘润诸品，最忌刚燥金石”“水中之火宜温润不宜温燥，阴液本亏又加刚燥劫耗，轻者致生头疼牙痛诸症，甚则目昏，疮疽，偏枯，痿躄之疾”。方中无矿物热性烈性药之耗伤真阴戕伤真元之弊。用药温和滋阴补肾益阳生精，遣方用药可谓兼顾五脏的调理及阴阳的平衡，弛张并举、刚柔相济、通补同施可谓审证求因，辨证论治，圆机活法。治疗的同时嘱患者注意休息运动劳逸结合，饮食营养科学，节制性生活，保持良好心情及精神状态。正如，《济阴纲目》中引袁了凡所云：“聚精之道，一曰寡欲，二曰节劳，三曰息怒，四曰戒酒，五曰慎味。”亦如《妇科玉尺》所讲“男子求嗣，所贵清心寡欲”之经验训诫。诸药合用，故尔，患者收效如愿而捷。

案例二：狐惑病

艾某，男，43 岁，2019 年 7 月初诊。

病史【摘要】患者自述口、唇、舌多个大小不等的溃疡，不自觉流涎，饮食疼痛，眼睑，眼角，龟头，阴囊等处反复出现大小不一的溃疡。查见溃疡无分泌物，无明显脓液，无明显红肿，疮口疼痛，遇热及水液等刺激疼痛加重，有时疼难耐，经西医药对症及激素等治疗乃反复发作，历时 3 年未愈而求治中医。

刻诊：体质偏瘦，气色欠华，精神较差，倦怠懒言，舌质略红，苔薄白，脉沉弱。

中医诊断：狐惑病。

西医诊断：白塞氏综合征。

治疗：

（1）伯诺神药：每次 1 支，每日 3 次，口服。康丽胶囊：每次 2 粒，每日 3 次，口服。

1 个月为一疗程。

（2）中药：犀角地黄汤合人参败毒散加减：犀角（水牛角 30 g 代），生地 25 g，芍药 15 g，丹皮 10 g，栀子 12 g，柴胡 9 g，甘草 5 g，桔梗 10 g，人参 12 g，川芎 9 g，枳壳 9 g，茯苓 12 g，前胡 9 g，羌活 9 g，独活 9 g，黄芪 30 g，乳香 9 g，没药 9 g，白芷 12 g。

（3）三叶青、紫草、珍珠、青果炭、冰片，蟑螂烫死焙干等分，共研粉外敷疮口。

结果：经一疗程治疗，溃疡全部愈合，半年后随访未复发，恼人狐惑病得以治愈。

按语：狐惑病属于现代医学的白塞病，白塞综合征，贝赫切特病，眼—口—生殖器三联综合征。病因目前尚不清楚，研究认为与遗传，免疫，感染，生活环境等有关。常见临床症状为表现反复的口腔和会阴部等溃疡，皮疹，眼部症状等。中青年多见，男女老少均可发病，是一种全身性免疫系统疾病，属于血管炎的一种。狐惑病见于《金匮要略》“蚀于喉为惑，蚀于阴为狐”；《千金方》认为是温毒，“此由温毒所为，状如伤寒”；《医宗金鉴》认为是下疳；《诸病源候论》认为是病；此病之病机为心脾积热、湿热内蕴、气血瘀滞所致（湿热上攻为惑，狐是腐蚀成溃疡）。李中梓提出是由于虫毒为患，“虫啮五脏，故唇生疮”。清代张石顽曰：“……热毒郁于血脉，流入大肠而成狐惑之候，其脉数知不在表而在血也……”《金匮要略》有甘草泻心汤内服，外阴蚀烂，苦参汤洗之，肛门蚀烂者雄黄熏之。方中：伯诺神药所含的蝎毒中的镇痛活性肽、抗炎因子、血管活性肽、抗菌因子等对局部的炎症有很好的治疗修复作用，所含的透明质酸酶能促进药物吸收；康丽胶囊扶正提高机体免疫力，修复自生功能；内服中药方犀角（水牛角）、山栀子清泻肝火，诚如清代医家陈士铎所言，“治火者首治肝，肝火散而诸经火俱散”，犀角地黄汤清热解毒，凉血散瘀入血分证；人参败毒散通调表里以疏通里气郁滞，扶正匡邪，疏导经络，表散邪滞，益气解表，散风祛湿，乳没、白芷消肿排脓生肌长肉；外用方清热解毒，活血祛腐生肌增强局部免疫功能。诸药相结合而达彻除顽疾沉疴之效！

案例三：阳痿（糖尿病并发阳痿）

刘某，男，49 岁，2019 年 6 月初诊。

病史【摘要】五年前因“三多一少”即多食、多饮、多尿、体重下降而就诊于市人民医院，确诊为II型糖尿病。一直服用二甲双胍，格列齐特，六味地黄丸等，现出现无法正常性生活求治于中医治疗。

刻诊：患者形体肥胖臃肿，少气懒言，面色欠华，四肢睏重，气短乏力，畏寒怕冷，四肢凉，多汗而黏，便溏，素来喜食冷饮及肥甘厚味，舌淡，苔白腻，脉沉迟。空腹血糖：9.4mol/L。

中医诊断：阳痿消渴（脾肾阳虚型）。

西医诊断：性功能障碍，II型糖尿病。

治疗：

（1）伯诺神药：每次 1 支，每日 3 次，口服。康丽胶囊：每次 2 粒，每日 3 次，口服。

（2）中药：五苓散加减治疗继用附子理中汤合右归丸加减善后。

五苓散：茯苓 30 g，泽泻 30 g，猪苓 10 g，白术 30 g，桂枝 10 g，加鸡内金 60 g，黄芪 120 g。

附子理中汤：制附子 9 g，人参 10 g，干姜 9 g，甘草 5 g，白术 10 g。

右归丸：熟地 20 g，附子 9 g，肉桂 9 g，山药 30 g，山茱萸 15 g，菟丝子 30 g，鹿角胶 15 g（另烊化），当归 10 g，枸杞子 15 g，杜仲 15 g。

加味：蛇床子 5 g，香附 10 g，白芷 10 g，蒺藜 10 g，海马 1 对，蜈蚣 1 条，鹿茸 2 g，女贞子 15 g，仙灵脾 30 g。

每日 1 剂，水煎服 3 次，7 天为一疗程。

结果：经蝎毒疗法治疗月余，性功能完全恢复正常，血糖稳定在 6.0mol/L 以内，临床治愈。

按语：阳痿一症，《内经》有“阴痿”“阴器不用”“宗筋驰纵”等称，同时把阳痿的成因归之为“气大衰而不起不用”“热则筋弛纵不收，阴痿不用”。《诸病源候论》曰，“劳伤于肾，肾虚不能荣于阴器，故痿弱也”；孙思邈曰，“男子者，众阳所归，常居于燥，阳气游动，强力弛泄，则成虚损伤之病，而从温肾阳入手并固护阴精而治”；《外台秘要·虚劳阴痿候》，“病源开窍于二阴，若劳伤于肾，肾虚不能荣于阴器，故痿弱也”“五劳七伤阴痿，十年阳不起，皆繇少小房多损阳”。张景岳，“肾者主水，受五脏六腑之精而藏之”，倡“阳非有余，真阴不足”，提出“壮水之主以制阳光，益火之源以消阴翳”，常以“阴中求阳，阳中求阴”，并曰“凡子阳痿不起，多由命门火衰，精气清冷……但火衰者，十居七八，而火盛者仅有之耳”。西医学认为：阳痿是指男性勃起功能障碍（简称ED）年龄、心血管病、糖尿病、血脂代谢异常、前列腺炎、肝肾疾病、药物等为相关因素，生活习惯、吸烟、酗酒、外伤以及生活状况也可为致病因素，分为器质性、心理性、内分泌性、神经性阳痿（ED）。

西医治疗包括基础治疗，药物治疗，真空负压勃起装置与缩窄环，阴茎海绵体内药物注射，阴茎假体植入，血管手术等。而中医药则常针对病因治疗，达到标本兼治，疗程短，疗效稳定，远期效果好！方中：伯诺神药滋阴补肾，养血活血；康丽胶囊中的灵芝通行十二经络，入五脏，具养心安神，养肺益气，理气化瘀，滋肝健脾的功效；其中所含的硒是构成谷胱肽过氧化物酶的活性成分，它能防止胰岛细胞 β 细胞氧化破坏，使功能正常，促进糖分代谢，降低血糖和尿糖。硒是微量元素之中的“胰岛素”，硒更是“男人身体里的黄金”男人体内的硒有 25%~40%集中在生殖系统，硒具有增强精子活力和性机能的功效，硒还能提高与改善性功能，帮助有阳痿、早泄等性功能低下的人逐渐恢复正常，而且能优生优育，缺硒会引起睾丸发育受阻，当低繁殖力的男人服用有机硒 3 个月，成为父亲的比率提高 31%。中药方：五苓散利水渗湿温阳化气加鸡内金、黄芪补气消积醒脾降糖，诚如《柳选四家医案》记载，“每有渴饮溲多，用温药而愈者，以其积寒而火不归源，即阳不化阴之义也”；理中汤温阳祛寒，健脾益气；右归丸加味温补肾阳，益元壮阳。整个中医治疗方案中针对脾肾阳不足不能蒸腾分化津液而致消渴，小便多乃火虚不能化水饮一溲一，温健脾肾意在“少火生气”鼓舞肾气以使津液升腾蒸化，助脾阳健旺则运化有权。正符《石室秘录》所谓“消渴之证，虽有上、中、下之分，其实皆肾水不足也”，亦如赵献可所言，“治消之法，无分上中下，先以治肾为急”。本案乃脾肾阳虚湿困所致现，消渴一症除，脾肾健旺，阳痿则顺之而愈。

案例四：男性乳房肿大（乳癖）

谢某，男，43 岁，2018 年 9 月初诊。

病史【摘要】左侧乳房肿胀疼痛拒按 3 月余，初不在意，后至医院服西药治疗无效而求治于中医药。

刻诊：形体较瘦弱，面色欠华，纳差神疲，烦躁易怒，舌淡，苔薄白略腻，脉略沉弦而滑，左侧乳房胀大可扪及一鹌鹑蛋大小肿块质较硬，可移动，疼痛明显，外观皮色不红，同侧腋窝及锁骨上淋巴结无肿大及异常。

中医诊断：乳癖（男性）。

西医诊断：乳腺增生（肿大）。

治疗：

（1）伯诺神药：每次 1 支，每日 3 次，口服。康丽胶囊：每次 2 粒，每日 3 次，口服。

（2）中药：阳和汤加减。

熟地 20 g，鹿角胶 15 g（另烊化）、干姜 9 g，肉桂 9 g，麻黄 9 g，白芥子 15 g，生甘草 5 g，猫爪草 15 g，香附 12 g，橘叶 30 g，丝瓜络 20 g，柴胡 12 g，当归 10 g，白芍 15 g，夏枯草 30 g，海藻 30 g。

每天 1 剂，水煎服 3 次，1 星期为 1 疗程。

结果：服药 7 天疼痛缓解肿块变软，经过半个月诸症好转，1 个月治疗完全康复。

按语：乳癖是一种乳腺组织的良性疾病，既非肿瘤又非炎症性疾病，称乳栗、乳粟、乳痞。致病因素多为情志内伤，肝郁气滞；脾失健运，痰气凝结；肝郁肾虚，冲任失调等有关。以成年妇女多见，男子也可发病，本人于临床曾经治疗多例，此特总结一案。本病治疗常采取疏肝理气，散结止痛，健脾化痰，补肾通络等。而本案则通过温阳补血，散寒通滞，行气通络，疏肝解郁，软坚散结为治。方中：伯诺神药中蝎毒的活性小分子肽能够穿过细胞膜进入细胞中，修复损伤细胞再生神经，其中的透明质酸酶为扩散因子，能与中药中有效成分有机结合直达病灶，治疗快能治本，临床发现对乳腺增生有效率达 100%；康丽胶囊扶正祛邪。中药方中：熟地温补营血，麻黄开腠理以达表，鹿角胶阴阳双补又补益精血，肉桂、炮姜温里祛寒从里透寒，白芥子温化皮里膜外的痰湿，猫爪草降火化痰散结，香附调气解郁善走能降，橘叶行气解郁，丝瓜络疏经通络，柴胡、当归、白芍疏肝柔肝，夏枯草、海藻软坚散结，全方组合共达治疗目的。

结论：通过以上案例，说明蝎毒疗法治疗多种男科疑难痼疾确实有很好的疗效，而且具有疗程短、取效快、治愈率高等特点。诚值得临床推广应用。

【作者简介】雷贵仙，男，1968 年 11 月，汉族，执业中医师，江西省吉安市井冈山市柏露乡（鹅岭）白石街上坊村卫生所。

妇科疑难痼疾蝎毒疗法治验

雷贵仙[1] 雷 峥[2] 彭元康[3]
（1. 江西省井冈山市柏露乡上坊村卫生所，343612；2. 江西省吉安市第二人民医院，343000；3. 江西省吉安市吉州区文山街道西苑社区卫生服务站，343000）

【摘要】目的：探讨刘冠军教授创立的“国家继续教育项目：中医现代新疗法——蝎毒疗法治疗疑难病”即蝎毒药品配合经方中药及针灸等其他辅助方法治疗妇科疑难痼疾的临床应用疗效总结及推广应用。方法：均采用辨证分型论治与辨病相结合的原则，运用蝎毒疗法按疗程治疗多个不同类型的妇科疑难痼疾予以总结分析。结果：通过运用该疗法治疗的多例妇科疑难痼疾，均在1~3疗程完全治愈或好转。结论：通过分析总结所治疗的案例，所取得的临床疗效，说明蝎毒疗法在治疗重疾沉疴中有独特的优势且较西医治疗疗效好，疗程短，经济负担轻，远期疗效可靠稳定等。诚值临床上推广应用。

【关键词】中医；中药；症瘕；痰湿；不孕；外阴；白斑；滑胎五色带

案例一：症瘕（子宫肌瘤）案

林某，女，38岁，已婚，2019年10月3日初诊。

病史【摘要】患者因半年多来月经量多，经行腹胀痛甚，于医院检查，B超显示：多发性子宫肌瘤，医院建议手术治疗，患者恐手术影响二胎生育寻求中医保守治疗。

刻诊：月经提前，量多，常淋漓不尽，经色暗有瘀血块，经行小腹胀痛，舌质暗红，苔薄，舌边有瘀紫斑点，脉细弦。

中医诊断：癥瘕（气滞血瘀型）。

西医诊断：子宫肌瘤。

治疗：活血化瘀，消癥散结，温经止痛化瘤。

方药：

1. 伯诺神药，每次1支，每日3次口服；康丽胶囊，每次3粒，每日3次，口服。

2. 中药方用少腹逐瘀汤合桂枝茯苓丸加减：小茴香10 g，干姜6 g，延胡索10 g，没药（制）6 g，当归10 g，川芎9 g，官桂3 g，赤芍9 g，蒲黄（炒）10 g，五灵脂（炒）6 g，茯苓10 g，牡丹皮9 g，鸡内金30 g，水蛭6 g（研粉冲服），桃仁10 g，桂枝9 g。水煎服，每日1剂，每剂水煎3次，内服。

结果：经治疗4月左右，临床症状消失，月经正常，复查B超消示：“子宫及双附件未见明显异常。”肌瘤消失而治愈。

按语：子宫肌瘤属中医“癥瘕”范畴，为临床妇科常见又难疗之沉疴。其病多由子宫血行不畅，血积年久以致瘀血阻塞胞宫内或胞络外，复感寒、湿等六淫之邪乘经产之虚而侵；内有七情所伤而致脏腑功能失调，气血不和，冲任受损，积久而成，古贤有“治癥瘕者十中难愈二三”。《灵枢》水胀篇有“石瘕何如？”岐伯曰，“石瘕生于胞中，寒气客于子门，子门闭塞，气不得通，恶血当下不下，衃以留止，日以益大，状如怀子，月事不以时下，皆生于女子，可导而下之”。方中伯诺神药中的小分子多肽等成分具镇痛、消炎、抗肿瘤作用；康丽胶囊培元固本，提高免疫力及抗癌抗肿瘤。中药方中：少腹逐瘀汤活血祛瘀，温经止痛；桂枝茯苓丸活血化瘀，消症散结为治妇科疾病癥瘕等之要方；加鸡内金治癥瘕健脾胃消食，《医学衷中参西录》谓其“治痃癖，癥瘕，通经闭”；水蛭破血消癥，《神农本草经》谓水蛭，“逐恶血，瘀血，月闭，破血癥瘕积聚，利水道”。诸药相伍共奏消癥瘕散结聚，活血化瘀，温经止通化瘤之效。

案例二：痰湿阻滞型，闭经不孕（多囊卵巢综合征）

赵某，女，28岁，已婚5年未孕，2018年2月27日初诊。

病史【摘要】患者13岁左右月经来潮，第一次月经后延至半年月经复来，量多，此后多后期而至或停闭，曾经医院检查后诊断为多囊卵巢综合征。经服用西药“达英35”“黄体酮”等治疗，效不佳，月经一直不正常，停用经复闭停，患者自述身体日趋肥胖，23岁结婚至今未孕，近年仍是未服西药“激素”类，则月经不至，现已停闭多月，经检查否定“怀孕”而求诊。

刻诊：患者身高1.55m，体重75kg，体态肥胖丰盈，体毛粗浓，面部痤疮频发，形寒肢冷，嗜睡乏力神疲，大便溏稀，带下清稀量多，舌苔薄白，舌体胖略大，脉细软略沉。

中医诊断：痰湿阻滞闭经不孕。

西医诊断：多囊卵巢综合征。

治疗：温肾健脾益气，涤痰调经促孕。

方药：

1. 伯诺神药，每次1支，每日3次；康丽胶囊，每次2粒，每日3次，口服。

2. 中药方用金匮肾气丸合苍附导痰丸加减：

熟地10 g，山药10 g，山萸肉10 g，茯苓30 g，丹皮7 g，泽泻15 g，制附子9 g，川牛膝10g，炒车前子10 g，炒苍术10 g，制香附15 g，陈皮9 g，制南星10 g，枳壳10 g，法半夏10 g，川芎9 g，神曲10 g，巴戟天15 g，菟丝子15 g，仙灵脾40 g。每日1剂，每剂水煎服内服3次。

结果，服药14天后月经来潮，上方加减调整用3月余，月经一直正常，第4个月月经停闭未行，经查有孕，后予安胎剂以补肝肾益气血，以固胎元。患者顽症愈，珠胎已含，后足月育一男婴，夫妻欣喜之情无以言表并电话告知喜讯。

按语：本病属现代医学之多囊卵巢综合征，是由丘脑—垂体—卵巢轴功能失调，月经调节机制及性激素分泌异常及失调而引起的慢性排卵功能障碍性疾病，主要表现为月经稀发或闭经，不孕，多毛和肥胖以及双侧卵巢增大等。属祖国医学“闭经”“不孕”“月经后期”等范畴。主要因肝、脾、肾功能失调所致，肾虚是关键因素，《素问·上古天真论》，曾论述：“子女肾气盛，天癸至，任脉通，太冲脉盛，月经才如期而致，并可能孕育有子。”《景岳全书·妇人规》：“妇人因情欲房室以致经脉不调者，其病皆在肾经。”《傅青主女科》：“经本于肾，而其流五脏六腑之血皆归之。”《坤元是保》：“有妇人肥胖，经或二三月一行者，痰气盛而躯脂闭塞经脉也。”故治疗则以补肾蠲痰除湿调经促孕，方中金匮肾气丸温补肾阳，苍附导痰丸豁痰除湿，理气活血调经；巴戟天温而不燥，补而不滞，助阴阳力较温和，专走下焦；《本草》记载菟丝子“治男女虚冷，填精益髓……”为阴阳双补之要药，是补益肝脾肾，治疗不育不孕之要药。淫羊藿，《本草》言：入命门治男子绝阳不兴，治妇人绝阳不产。伯诺神药养血活血，康丽胶囊补虚扶正。诸药合用共达温肾健脾益气，涤痰调经促孕之目的。故尔收效满意。

案例三：外阴白斑（外阴白色病变）

尹某，女，59岁，已婚孕有三男一女，2017年4月9日初诊。

病史【摘要】患者因外阴瘙痒难忍，皮肤黏膜变白求诊于某市医院，经检查确诊为：外阴白色病变，经用西药外搽，内服等效果欠佳而改求诊于中医治疗。

刻诊：患者形体较消瘦，外阴瘙痒难忍，严重时坐立不安，外阴皮肤黏膜变白，萎缩，干燥，局部有抓痕及血痂，皮肤弹性差伴头晕耳鸣，双目干涩，腰膝酸软，舌质淡，苔薄，脉细弱。

中医诊断：外阴白斑肝肾亏虚型。

西医诊断：外阴白色病变。

治疗：补肝肾益气血，润燥荣肤止痒。

方药：

1. 伯诺神药，每次 1 支，每日 3 次；康丽胶囊，每次 2 粒，每日 3 次，口服。

2.（1）中药内服方用左归丸合清痒汤：

熟地 20 g，菟丝子 10 g，牛膝 10 g，龟板胶 10 g（烊化），鹿角胶 10 g（烊化），山药 10 g，山茱萸 10 g，枸杞子 10 g，黄芪 30 g，防风 10 g，荆芥 10 g，苦参 10 g，蒺藜 10 g，当归 10 g，赤芍 10 g，川芎 9 g，蝉蜕 10 g。每日 1 剂，每剂水煎服 3 次，内服。

（2）中药外洗方：补骨脂、蛇床子、骨碎补、艾叶、地肤子、土茯苓、白鲜皮、黄柏各 30g 煎水趁热熏洗候温清洗，每日 1 剂，每剂外熏洗 1~2 次。

结果：患者经 1 个月治疗，患处皮肤及黏膜逐渐接近正常皮肤黏膜颜色，且皮肤弹性有好转，经 2 个月治疗后，诸症消失，顽疾得愈。

按语：外阴白色病变，又称“外阴白斑”，属中医“阴痒”“阴疮”“阴蚀”“阴浊”等范畴。多因肝肾不足，湿邪蕴结，气血失调，不能濡养外阴皮肤，抵抗力下降所致，主要发病机理与肝、脾、肾功能失常有关。本案通过伯诺神药滋阴补肾，养血活血；康丽胶囊补虚扶正，提高免疫力；中药方中左归丸滋肾补阴清痒汤益气养血祛风止痒；加上外用熏洗方中诸药，清热利湿，祛风解毒止痒，诸法合用达到标本兼治之目的。

案例四：滑胎（习惯性流产）案

张某，女，29 岁，2016 年 6 月 8 日初诊。

病史【摘要】患者因妊娠 5 胎次均自然流产，1 次死胎，于流产第 5 胎，干净后慕名前来求诊调治。婚前有堕胎史。妇产科检查未发现器质性疾病。

刻诊：患者的面色淡白黄，肤色欠润欠华，头晕头昏眼花，身疲易倦，四肢乏力发麻，心悸多梦，睡眠浅易醒，腰膝酸软，大便稀软，小便频繁，苔薄白，脉沉软弱而无力。

中医诊断：气血肝肾亏虚型滑胎。

西医诊断：习惯性流产。

治疗：补气血益肝肾，固冲安胎。

方药：

(1) 伯诺神药，每次 1 支，每日 3 次，口服；康丽胶囊，每次 3 粒，每日 3 次，口服。上二药孕前服用，孕后停服。

(2) 中药。

孕前调体方：人参 9 g，黄芪 60 g，白术 10 g，茯苓 10 g，炙甘草 6 g，当归 10 g，白芍 10 g，川芎 9 g，熟地 10 g，肉桂 6 g，枸杞子 15 g，菟丝子 20 g，蛇床子 6 g，补骨脂 10 g，仙灵脾 40 g，巴戟天 15 g，鸡内金 30 g。每日 1 剂，每剂水煎 3 次，内服。

孕后保胎方：人参，西洋参各 9g，黄芪 30g，白术 9g，茯苓 9g，甘草 6g，熟地 9g，当归 9g，炒白芍 15g，川芎 6g，桑寄生 15g，炒杜仲 15g，续断 10g，菟丝子 15g，条芩 6g，砂仁 6g，苎麻根 6g，生姜 3 片，大枣 3 枚引。怀孕后每月连服 3~7 剂，每剂水煎内服 3 次。

结果：经孕前调体方治疗 2 月余，第 3 个月怀孕后按要求服孕后保胎方，足月顺利生产一健康男婴。

按语：习惯性流产是指妇人怀孕，连续2~3次以上自然流产，12周之前为早期流产，12周以后为晚期流产。主因为气血虚弱，肾气不固，内热伤损所致。常予补气养血安胎，补肾固冲安胎，清热养阴凉血安胎为治。方中伯诺神药滋阴补肾，养血活血；康丽胶囊扶正固本；两药孕前服用补益身体以利怀胎。孕前调体方补益气血，补肾助阳暖宫以利怀妊。孕后保胎方气血双补，肝肾同滋，故尔可以保胎固元。其中二参大补元气，黄芪、白术、茯苓、砂仁、生姜、大枣补气健脾胃以利精、气、血生化有源以养胎；熟地、当归、白芍、川芎补血养胎；桑寄生、杜仲、续断、菟丝子补肾固胎；白术与黄芩相伍为安胎圣药祛湿热以安胎；少佐苎麻根以凉血止血安胎；诸药共达补气血益肝肾，固冲安胎之目的，故能尽偿其愿！

案例五：五色带（子宫颈癌）

谢某，女，74岁，2017年3月23日初诊。

病史【摘要】半年前反复出现阴道出血，淋漓不净，未予重视，近期多次出现晕倒而送医诊查，检查确诊：宫颈癌晚期，考虑年龄较大体弱而未予采取西医治疗，劝患者回家安心养体。后某老中医中医治疗，用药不详。也曾服单方：天山雪莲、藤梨树根煎水内服等，无任何好转，反而更加神疲乏力、纳差不寐等。

刻诊：面色无华带下量多，色白质稀，秽臭，时有出血，量时多时少，肛门、阴道、少腹坠胀，头晕目眩，纳差气短神疲，四肢乏力，劳累加重，舌胖大，苔薄白，脉细弱无力。

中医诊断：中气亏虚型五色带。

西医诊断：宫颈癌晚期。

治疗：补中益气，升阳举陷，利湿解毒，消瘀散结以抗癌。

方药：(1) 伯诺神药，每次2支，每日3次，口服；康丽胶囊，每次4粒，每日3次，口服。

（2）中药：人参9 g，黄芪30 g，白术15 g，茯苓30 g，薏苡仁60 g，当归10 g，陈皮9 g，柴胡7 g，升麻6 g，炙甘草9 g，莪术15 g，白花蛇舌草30 g，半枝莲15 g，仙鹤草30 g，山药30 g，乌贼骨15 g，制附子5 g，肉桂3 g，姜枣为引。每日1剂，水煎3次，内服。

(3) 外用伯诺神药冲洗宫颈，每天2次。

结果：经3个月治疗，阴道流血完全停止。治疗半年以后患者生活自理能做些简单农活种菜及料理家务。患者遵医嘱仍坚持每月守方辨证加减服药。至今健在，一切正常，临床治愈。

按语：宫颈癌属中医“五色带”范畴，古代也有人称之为“石瘕”“倒开花”“倒血经”“癥瘕”“血枯”等。本病多由内因七情所伤郁结，气滞血瘀；外因湿热湿毒内侵或积冷结气，血寒伤络瘀伤胞络，滞留胞中，邪毒积聚，瘀血阻滞等所致。治疗方案中伯诺神药既养肾活血，其中蝎毒中又含有抗癌多肽，镇痛活性肽，透明质酸酶等内服外用相得益彰；康丽胶囊所含有的灵芝扶正祛邪，其中黄金配比的硒有“抗癌之王”之称，具有很好的抗癌治癌作用；患者一派年老体衰中气虚陷之象，又兼湿瘀毒结故以补中益气汤补中益气升阳举陷扶正以抗癌；薏苡仁、茯苓健脾利湿以抗癌，白花蛇舌草、半枝莲清热解毒以抗癌；乌贼骨、仙鹤草收敛止血止带解毒扶正抗癌；莪术破血祛瘀行气止痛以抗癌；少佐附桂以利“少火生气”且缓解方中寒凉药物之碍伤脾胃，温阳以抗癌；姜枣调和脾胃；故尔，诸药相互协同共达补中益气，升阳举陷，利湿解毒，消瘀散结抗癌之效。中医认为肿瘤是人体全身疾病的局部表现，而治疗则应在注重“整体观念”的同时予以“辨证论治”，而非如西医学局限于局部的“肿瘤”。西医所采取的手术放疗、化疗等治疗手段是很“伤损正气”的，而中医治疗以扶正为主的整体观念下辨证施治往往达到出人意料的效果。

奇病怪症蝎毒疗法治验

雷贵仙[1]　雷　峥[2]　彭元康[3]
（1. 江西省井冈山市柏露乡上坊村卫生所，343612；2. 江西省吉安市第二人民医院，343000；3. 江西省吉安市吉州区文山街道西苑社区卫生服务站，343000）

奇病怪症是临床中少见而又难以治疗的病症，常常因之而困扰着医患双方，现总结几例典型病症以期抛砖引玉，若有所启迪或有所借鉴帮助，则不负我济世救人的仁心与初衷。

【摘要】目的：探讨研究刘冠军教授创立的“国家级继续教育项目：中医现代新疗法——蝎毒疗法治疗疑难病”治疗某些奇病怪症的临床疗效及临床借鉴应用。方法：均采用蝎毒疗法的蝎毒药品配合中药经方及针灸或其他辅助治疗手段，用于治疗临床中所遇到的多种奇病怪症。结果：经蝎毒疗法治疗过的多例奇病怪症均在一定时间内治愈或好转。结论：通过分析总结所治案例的临床疗效，说明蝎毒疗法在许多奇病怪症中有很好的治疗效果及临床推广应用价值。

【关键词】蝎毒疗法；中药；中医；脑鸣；鱼鳞病；周期性发热

案例一：脑鸣案

谢某，女，69岁，2016年9月13日初诊。

病史【摘要】患者初始安静时，出现脑内鸣响时轻时重，后逐渐加重，鸣声恼人致无法休息，后经多家医院中西医诊治无效。各种检查也未发现明显器质性病变。特叫儿女陪伴前来求治。

刻诊：身体较清瘦，腰膝酸软，咽干口燥，头晕脑涨，双眼干涩，失眠健忘，脑内轻如虫鸣蝉叫，重如擂鼓响雷，舌红而干少津欠润，脉沉弦而细数。

诊断：肝肾阴虚，髓海亏空型脑鸣。

治疗：滋补肝肾，益髓填脑止鸣。

方药：

（1）伯诺神药，每次1支，每日3次，口服；康丽胶囊，每次3粒，每日3次，口服。

（2）中药方。

左归丸合封髓丹加减：熟地30 g，山药30 g，枣皮30 g，枸杞子15 g，菟丝子15 g，鹿角胶、龟胶各10 g，川牛膝10 g，黄柏9 g，缩砂仁9 g，知母9 g，甘草9 g，猪脑骨髓、鸡蛋黄引。

结果：经服药治疗15剂，诸症若失，欣喜无以言表，由衷前来致谢。

按语：本病临床上接诊不多而属少见，《名医类案》称为“头响耳鸣”，《杂病源流犀烛》称之为“头脑鸣响”，《证治要诀》《临证指南医案》等也有描述，多由髓亏、心脾虚、湿热蕴蒸、肝气郁滞而致。该病应与耳鸣注意区分之。本案年老体弱肾衰阴亏而髓海空亏以致脑鸣日久，方案中以伯诺神药滋阴补肾，养血活血；康丽胶囊扶元固本；中药方中左归丸滋阴培元补肾益精以生髓；封髓丹《医宗金鉴》赞之曰“为固精之要药”，郑钦安言此方“……能治一切虚火上冲……其制方之意重在调和水火也。至平至常，至神至妙……”猪脑髓以形补形，益肾补脑以生髓；鸡蛋黄滋肾阴补脑益智生髓。肾主藏精而生髓，脑为髓海，肾精充沛则髓海充盈，肾精不足则髓海空虚，因而出现脑鸣；现肾元得复髓海得养故脑鸣得治。

案例二：鱼鳞病

黄某，女，19岁，2019年9月28日初诊。

病史【摘要】患者自幼皮肤干燥粗糙，秋冬季尤甚，夏春季略有减轻，曾于多家医院寻求治疗。服用过维生类、维A酸类等，外用保湿润肤类、糖皮质激素、维A酸类药膏。现碍于皮肤怯于交友，特慕名而求一试。

刻诊：身体较同龄人略矮小及瘦弱，头晕目眩，常失眠多梦健忘，易腰膝酸软，月经量少，皮肤干燥粗糙时有瘙痒，用手摩摸如鳞甲般触手，状如鱼鳞或如蛇皮状，可见干裂，有些皮肤有血痂痕迹，舌略小而红，脉沉细而数。

中医诊断：肝肾阴虚型蛇皮癣（蛇身）。

西医诊断：鱼鳞病。

治疗：滋补肝肾，养血活血，润燥泽肤。

方药：

（1）伯诺神药，每次1支，每日3次，口服；康丽胶囊，每次2粒，每日3次，口服。

（2）中药方杞菊地黄汤合养血润肤饮加减：

枸杞子15 g，杭菊花10 g，熟、生地各15 g，山药15 g，山茱萸15 g，泽泻10 g，茯苓10 g，丹皮15 g，当归30 g，天、麦冬各15 g，黄芩9 g，桃仁、红花各9 g，龙衣、虫蜕各9 g，升麻6 g，桂枝6 g，白芍15 g，紫草12 g，天竹15 g，花粉12 g，生姜、红枣引。每日1剂，水煎3次，内服。第4次加水煎洗澡以润养肌肤。

结果：经服7剂，痒止肤渐变软润，继服月余，皮肤鳞屑消退，皮肤光滑润泽，经2年秋冬未再复发，可确定为临床治愈。

按语：鱼鳞病中医称之为“蛇身”，又名“蛇体”“蛇皮癣”“蛇胎”“蛇鳞”“鱼鳞病”等。类似于西医学的寻常性鱼鳞病。多由先天禀赋不足而致血虚风燥，瘀血阻滞，肌肤失养而成。本案肝肾阴虚精血不足则营卫失和，腠理不固，也就易感受外风邪而致病肌肤失于濡养；同时精血不荣又易血虚生风，风盛则燥，皮肤则失于濡养而致病。方中伯诺神药滋阴补肾，养血活血，正切合病因病机；康丽胶囊扶正固本提高免疫力；中药方杞菊地黄汤滋肾养肝，养血润肤饮出自《外科证治全书》具养血滋阴熄风止痒之功；桂枝、白芍调和营卫，同时，桂枝温通经络；生姜、大枣调和脾胃；龙衣、虫蜕、紫草、天竹凉血活血祛风止痒；故诸药相伍达滋补肝肾，养血活血，润燥泽肤之标本兼治之目的。

案例三：鬼胎

梁某，女，32岁，2018年7月2日初诊。

病史【摘要】患者已经6年前生育1女，孩子身体一切正常。此后两次妊娠均确诊为异常妊娠即葡萄胎，遵医嘱距第2次葡萄胎已2年半时间，再次妊娠，停经3月余，阴道间断不规则出血，再次于医院检查再次确诊为葡萄胎。建议清宫手术后，进一步诊疗，因惧于手术及多次复发而寻求中医以期另辟蹊径。

刻诊：停经3月余，阴道不规则出血，血液中可见透明状水疱状物，量时多时少，小腹大如5~6月妊娠，腹部疼痛，患者身体日渐消瘦，面色欠华，下肢浮肿，小便频数，大便秘结，神疲乏力纳差，听诊无胎心音，腹拒按，舌淡，苔淡白略黄，脉沉滑而弱。

中医诊断：气血亏虚型鬼胎。

西医诊断：葡萄胎。

治疗：益气养血破积活血下胎。

方药：

（1）伯诺神药，每次1支，每日3次，口服；康丽胶囊，每次3粒，每日3次，口服。

（2）救母丹合荡鬼汤加减：

人参9 g，当归9 g，川芎9 g，益母草30 g，赤石脂12 g，炒芥穗9 g，枳实9 g，厚朴10 g，桃仁10 g，红花10 g，川牛膝15 g，酒大黄9 g，雷丸15 g，元胡15 g，香附10 g，麝香0.3 g（冲兑服），二丑（研粉冲兑服）。每日1剂，水煎3次，内服。

结果：服1剂药后，腹痛坠胀响鸣，阴道排出蛙卵状物，继服1剂，腹安痛止恶物排尽。后继以十全大补汤加减，毓麟珠合五子衍宗丸等加减调理，2年后生育一健康男婴。

按语：鬼胎一症属现代医学的葡萄胎。古医籍《诸病源候论》论之“夫人脏腑调和，由血气充实，风邪鬼魅不能干之。若荣卫虚损，则精神衰弱，妖魅鬼精得入于藏，状如怀妊，故曰鬼胎也”。《胎产心法》也云：“鬼胎者，伪胎也……此子宫真气不全，精血虽凝，而阳虚不能化，终不成形，每至产时而下血块血胞。”《景岳全书》谓其因“邪思蓄注，血随气结而不散”及“冲任滞逆，脉道壅瘀而不行”。《竹林寺女科》也论之“月经不来二三月或七八月，腹大如孕，一旦血崩下血如泡，内有物如虾膜子，昏迷不省人事”。《证治准绳》也描述“初下清水，次下虫如马尾状无数，病剧者下蛇虫，或下如虾蟇卵，鸡子或如白膏，或如豆汁，其病即愈”。《傅青主女科》论之曰“妇人有腹似怀妊，终年不产，甚则二三年不生者，此鬼胎也。其人面必色黄瘦，肌肤消削，腹大如斗”。又讲“此方（荡鬼汤）雷丸以祛秽，又得大黄之扫除，且佐以厚朴、红花、桃仁等味，皆善行善攻之品，何邪之尚能留腹中，而不尽逐下哉！尤妙在用参归以补气血，则邪去而正不伤。若单用雷丸、大黄以迅下之，必有气脱血崩之患矣”；救母丹加味亦为傅氏之方，有益气养血，活血下胎之效；伯诺神药滋阴补肾养血活血，增强中药之效且与康丽胶囊共达扶正固本益元之效；后期以十全大补汤加减补气补血，诚如傅氏言，“气虚则血必不能骤生，欲补血必先补气，是补气而血自然生也”；古训有“形之血不能速生，无形之气吾宜急”，毓麟珠五子衍宗丸加减益气补血温肾养肝，调补冲任而助孕。故诸药合用达到鬼胎除，气血复，肾精充，冲任调，病祛人健，生育正常之目的。

案例四：周期性发热案

吴某，男，70岁，2021年3月14日初诊。

病史【摘要】3年前，病人无明显诱因下下午打牌结束后，突然自觉怕冷继而寒战高热，后每月或数月1次，持续1星期左右。于医院住院未明确病因，曾怀疑地中海热、寄生虫等所致，服用过退热药、片仔癀、新癀片、抗生素、免疫增强剂、免疫球蛋白等。相关检查无法判定，为之折磨几年，而寻求中医以期彻除顽疾。

刻诊：体质偏胖，年轻时喜饮酒，嗜膏粱厚味，常熬夜。发热2日，发热畏寒，胸闷烦热，口干目涩口苦，头晕头痛，伴腰腿酸冷，下肢易麻木，腹痛便溏，小腹冷痛，小便频数，发热期间胃脘胀闷，服退热西药大汗淋漓，神疲乏力，舌窄小舌尖红且疼痛，舌上焦苔薄，中下焦苔厚腻，脉滑数。

中医诊断：上热下寒证。

西医诊断：周期性发热。

治疗：清上温下，寒热并治。

方药：

（1）伯诺神药，每次1支，每日3次，口服；康丽胶囊，每次2粒，每日3次，口服。

（2）中药：小柴胡汤、四逆散、柴桂汤加减：

柴胡12 g，黄芩12 g，法夏15 g，西洋参15 g，枳壳15 g，白芍30 g，甘草6 g，黄连6 g，桂枝12 g，川椒3 g，茯苓15 g，当归15 g，苍术15 g，石菖蒲12 g，川牛膝15 g，丹参15 g，牡蛎30 g，制附子16 g，肉桂3 g，陈皮12 g，姜枣引。每日1剂，每剂水煎服3次，内服。

结果：服药3天，热退人安，欣然告知喜形于怀。后以六君子汤、桂附地黄汤、十全大补汤、玉屏风散等加减调理善后，至今未再出现发热。

按语：患者周期性发热，且表现出明显的上热下寒证。此证是阳盛于上（上热）阴盛于下（下寒），中焦不通，上下不交通（心肾不交）而致久郁发热，发热畏寒间作。方中伯诺神药与康丽胶囊扶正固本养元以增强免疫力、抵抗力。中药方中：小柴胡汤和解少阳，解表散热；四逆散和解肝脾，透邪解郁，疏肝理脾；柴桂汤舒肝和胃缓急止痛；加黄连、牡蛎以清镇上热，川牛膝引血引热引药下行，制附子以温诸阳，苍术、法夏、茯苓、陈皮以燥湿健中降逆、行气化痰以去厚腻苔；当归、丹参补血活血养心；石菖蒲化湿开胃，开窍豁痰，醒神益智以交通心肾；肉桂少佐引火归源；姜枣调和脾胃。诸药合用，柔肝健脾，交通心肾，使表里上下，心、肝、脾、肾同调，共达清上温下调和气血以致阴阳相济之目的。热，则自退！

纵观以上医案，作为医者唯病证结合再予辨证论治方能把握共性，突出个性，具体分析，灵活思辨。诚如《医宗必读》所言，“病无常形，医无常法，药无常品”是也！同时，也更应勤亲师书，正所谓，勤学心法长智慧，常读医案开眼界。

重疾沉疴蝎毒疗法治验

雷贵仙[1] 雷 峥[2] 彭元康[3]

（1. 江西省井冈山市柏露乡上坊村卫生所，343612；2. 江西省吉安市第二人民医院，343000；3. 江西省吉安市吉州区文山街道西苑社区卫生服务站，343000）

【摘要】目的：探讨刘冠军教授创立的蝎毒疗法即蝎毒药品配合经方中药及针灸等其他辅助方法治疗重疾沉疴的临床应用疗效总结及推广应用。方法：均采用辨证分型论治与辨病相结合的原则，运用蝎毒疗法按疗程治疗多个不同类型的重疾沉疴予以总结分析。结果：通过运用该疗法治疗的多例重疾沉疴，均在1~3疗程完全治愈或好转。结论：通过分析总结所治疗的案例，所取得的临床疗效，说明蝎毒疗法在治疗重疾沉疴中有独特的优势且较西医治疗疗效好，疗程短，经济负担轻，远期疗效可靠稳定，值得临床中推广应用。

【关键词】中医；中药；蝎毒疗法；高热；水肿；中风；昏迷；肠痈；肺癌；带状疱疹；痛风

案例一：高热水肿案

曾某，男，86岁，2021年7月14日初诊。

病史摘要：患者因发热，咳嗽，气急伴浮肿而入乡镇医院治疗未好转，转入市医院治疗仍然无转机且继续加重。病情危急而转入地级市重症监护室（ICU）救治，经半月余抢救无效，多次发病危通知，病情继续加重，生命已陷危笃，遂通知要求家属送返老家待终。家属不想坐以待毙，求治多位中医无效，而求治于我以期回天，患者素有脑梗、高血压、冠心病、肝病史；住院诊断：肺部感染积液，心肝肾功能衰竭，腹水等。

刻诊：患者痛苦病容，于床上烦躁呻吟，时有谵语，气喘气急胸闷满，咳吐黄稠脓痰，烦渴引饮，全身浮肿（水肿），腹大如鼓，叩击浊音，双下肢脚背皮肤肿胀如透明薄纸有一触即破溃之势，小便涩少而浑浊黄，大便秘结不通，多日未进食。精神疲乏，心慌心悸，双目欠神，下午热盛，唇干，舌红干苔焦黄黑，脉促而弱。

中医诊断：里热炽盛型高热、水肿。

西医诊断：多脏器功能衰竭（肺部感染积液，心、肝、肾功能衰竭，腹水，高热）。

治疗：清宣泻腑，解毒降热，益气复脉，行气利水消肿。

方药：

（1）伯诺神药：每次1支，每日3次，口服。康丽胶囊：每次2粒，每日3次，口服。

（2）中药：柴胡40 g，白芍30 g，枳实15 g，甘草5 g，蝉蜕10 g，炒僵蚕10 g，大黄10 g，姜黄10 g，西洋参、红参各15 g，知母10 g，麦冬15 g，五味子10 g，生地15 g，麻黄9 g，杏仁9 g，生薏苡仁30 g，生石膏50 g（先煎），葶苈子15 g，炒二丑5 g（研粉冲兑），生姜、大枣、粳米引。每日1剂，水煎服2~3次，共3剂。

二诊：服上药3天后，热退渴止，二便通畅，肿略减，气喘气急，心悸心慌胸闷满已好转，舌色变淡，苔色变润（通过微信拍照查看），脉未诊。里热已退，上方加减调整增温振心肾阳气以达温阳利水消肿；后再以六君子汤、真武汤、金匮肾气丸加减以健脾和胃，温阳利水消肿善后调理月余而康复。

结果：经上法治疗月余，诸症悉除而康复，仍嘱其后期注意饮食及营养、休息等。

按语：本案中西医已束手无策，达山穷水尽之境地，中医接手治疗必须综合考虑全盘分析标本兼顾以力挽狂澜救生命于垂危，以期柳暗花明，故以伯诺神药滋阴补肾，养血活血改善心肺肝肾功能，顾肾益元，康丽胶囊扶正培元固本，中药方以白虎汤清热生津，解烦除渴；麻杏石甘辛凉宣泄，清肺平喘且清、宣、降三法俱备；麻杏薏苡祛湿解表通阳，升降散主治表里三焦大热；参脉饮益气复脉养阴生津；四逆散调和肝脾透邪解郁疏肝理脾，大剂柴胡以疏散退热升举阳气；大黄配枳实降气通腑泻热；葶苈子、二丑清热泻肺平喘利水消肿；生姜、大枣、粳米调和脾胃，顾护胃气以符“有胃气者生，无胃气者死”“多一分胃气就多一分生机”之理；诸药相伍是为大方，诚如已故国医大师裘沛然所论“大病用大方”“大方复治建奇功”，裘师也是常集众法于一方，看是药味庞杂繁乱，然而乱而有序，众法合一，治疗危疾重症，往往收桴鼓之效，屡起沉疴！水肿之症“其本在肾，其制在脾，其标在肺”，本案表里虚实，标本上下兼顾故能收起沉疴于顷刻，挽生命于垂危之效！

案例二：中风昏迷案

刘某，女，80岁，2021年9月27日初诊。

病史摘要：患者因摔倒，臀部着地，随即出现头晕不适，阵发性，经休息略缓解，伴走路不稳，手不自主抖动，咳嗽，少量红色黏稠痰，双手静止性震颤，神清神疲。经医院头颅、胸部（胸腔）CT+脑弥散功能成像(DWI)、MRI、心脏彩超等检显示：(1)双侧额顶叶、侧脑室旁少许缺血灶，左侧额叶软化灶，双侧半卵圆中心基底节腔梗；(2)老年性脑改变，脑白质变性；(3)二尖瓣少量返流，心率偏快；(4)右中上叶肺炎，右侧胸腔少量积液；(5)主动脉及冠脉硬化等。经西医抗感染、活血、调脂、稳斑等治疗，患者未见好转，逐渐咳嗽咳痰加重且突发神志不清转入ICU（重症监护室）救治，气管插管呼吸机辅助通气，胸腔闭式引流，气管切开等，后出现昏迷状态，呼之不应，疼痛刺激可见微反应，继续抢救治疗无好转遂要求家属救护车送返家观察。其儿女无望之下求治于中医。

刻诊：神昏，呼之不应，面色苍白，多汗如雨，肤凉，四肢厥冷，瞳孔散大，二便失禁，喉中痰鸣声，撬开口见舌淡紫且萎缩，苔白腻，脉沉微弱无力。

中医诊断：元气衰败型中风（中脏腑）。

西医诊断：脑梗死昏迷肺部感染等。

治疗：扶正固脱醒神开窍益气活血逐瘀通络。

方药：

（1）伯诺神药每次1支，每日3次，口服；康丽胶囊每次2粒，每日3次，口服。

(2)至宝丹：每次3g，每日1次，口服。牛黄清心丸：每次3g，每日1次，口服。

（3）中药方参附汤桂枝龙骨牡蛎汤加减化裁：

人参30 g，附子30 g（先煎60分钟），桂枝15 g，煅龙骨30 g，煅牡蛎30 g，山茱萸30 g，肉桂3 g，干姜15 g，炙甘草15 g。每日1剂，水煎服3次。

结果：服上药1剂，汗渐减，3剂后，汗止肢温，神略清。在上方药随症酌情加减治疗半月余神志更清，后改用补阳还五汤加减用药月余，逐渐完全恢复神志清醒，主恢复流质进食，不再鼻饲及拔除切管插管等，继续治疗3月余神志完全清醒，已经能自己站立，坐，行，正常交流，书写等。患者临床治愈，其原住院治疗的主治医师也叹为奇迹！

按语：患者生命陷于危殆之际，治疗应谨思慎行，既要有佛心禅意，也须持剑胆琴心。从蛛丝马迹中寻找思路找到突破口方能迎刃而解。治疗中伯诺神药滋阴补肾，养血活血。其中蝎毒中所含特有的小分子多肽神经生长肽能够顺利通过血脑屏障，针对脑梗死病人脑细胞及脑神经的缺血导致的变性坏死有再生与修复，达到恢复脑功能的作用；其中还含有溶栓多肽，纤溶活性肽能溶栓、降脂、降血黏、软化血管等；康丽胶囊主要成分为硒灵芝有扶正培元固本，提高免疫力的作用，灵芝还具有五脏同调、药食同源的特点；至宝丹乃是中医三宝之一，长于芳香开窍、化浊解毒，清热之力次之，其组方特点开窍为主，《温病条辨》论之“此方荟萃各种灵异，皆能补心体，通心用，除邪秽，解热结，共成拨乱反正之功。大抵安宫牛黄丸最凉，紫雪次之，至宝又次之，主治略同而各有所长……”牛黄清心丸具清心化痰开窍安神的作用与至宝丹交替使用，共达醒神开窍之效；中药方参附剂益气回阳救脱，桂枝龙牡剂调和阴阳与营卫，潜镇摄纳加山萸肉补益肝肾，收涩固脱，诸药合力使阳能固摄，阴能内守达阴平阳秘，精不外泄之功。诸法共达扶正固脱，醒神开窍之目的。后期以补阳还五汤辨证加减补气活血通络，扶元固本而达标本兼治力起沉疴！

案例三：肠痈案

刁某，男，53岁，2021年10月13日急诊。

病史【摘要】患者家人迎娶忙碌及陪客饮酒熬夜等突发腹痛，自行服用解痉止痛消炎药2天，于第二日夜9时许疼痛剧烈且发热而求诊。

查见：痛苦病容，拘身弯腰，右下腹疼痛难耐，手不可触，明显反跳痛及肌紧张，右腿屈伸不利，腹胀满而紧，大便秘结，呕吐1次，小便黄赤，口干发热，舌紫红，苔黄腻，脉数，考虑患者病情急重，逐要求其转至上级医院外科治疗，患者有自学中医之爱好，要求先服中药以试观其效，而再酌情及时处之。

中医诊断：热毒炽盛型肠痈。

西医诊断：急性阑尾炎。

治疗：清热解毒，行气活血，通腑消肿。

方药：

（1）伯诺神药：每次1支，每日3次，口服；康丽胶囊，每次2粒，每日3次，口服。

（2）中药：生大黄20 g，牡丹皮15 g，桃仁10 g，冬瓜仁30 g，薏苡仁30 g，红藤60 g，双花20 g，蒲公英20 g，败酱草20 g，紫花地丁20 g，鱼腥草20 g，枳实10 g，厚朴10 g，芒硝9 g。每日1剂，水煎内服3次。

结果：服药当晚泻下脓血便且热退痛减，上方加减调整继服3剂，诸症悉除，患者惊为之奇而索问其由，我予分析如下。

按语：肠痈一症乃外感六淫，内伤情志，饮食不节，劳累过度等为因；肠腑气滞血瘀是为病机，由初之气血瘀滞进一步致瘀久化热，甚则热毒炽盛的变化。而大肠为腑，腑实热证最宜通下，经曰“腑以通为补”，结合“积则散之，实者泻之”的原则，故以通腑为主，故采用清热解毒，行气活血，泻下通腑为治。方中：伯诺神药滋阴补肾养血活血，其中所含蝎毒中的镇痛活性肽及抗炎因子具有很好的镇痛抗炎作用，同时其含有的透明质酸酶有促进药物在体内快速扩散和有效吸收的效果。作为酒剂与重用的主药红藤又名大血藤，性平、味苦、归肝、大肠经，有清热解毒，活血祛风止痛，主用于肠痈腹痛热毒疮疡，而相伍有加强活血消瘀祛邪之功。此法应于清杨栗山《寒温条辨》中之肠痈秘方所讲：

肠痈生于小肚角，微肿而小腹阴痛不止者……先用红藤一两，酒一碗，午前2服，醉卧之；午后用紫花地丁一两，酒二碗，煎一碗服之，服后痛必渐止为效。大黄，芒硝通里软坚泻腑；桃仁、丹皮清热凉血，活血，消瘀散结；冬瓜仁、薏苡仁、金银花、紫花地丁、蒲公英、败酱草、鱼腥草清热利湿，解毒消肿排脓；枳实破气消积；厚朴宽肠行气。康丽胶囊扶正固本。综述上方有扶正固本，清热解毒，凉血活血，消瘀散结，通里泻腑，消肿排脓之功，故尔能促肠痈内溃内消，脓血痈毒下泄又有行气活血止痛之效。此案可知：中医岂是慢郎中哉！只要辨证明，用方准，遣药确，则可在危急重症、顽疾沉疴中大显身手。

案例四：肺癌案

刘某，女，68岁，2017年6月8日初诊。

病史【摘要】3月前因剧烈咳嗽，经当地医院抗感染止咳中西药治疗无好转而至上级医院进一步检查，CT等确诊为右下肺低分化腺癌，因年迈，不同意配合医院放、化疗及手术等治疗。患者自己要求中医药保守治疗，且有较乐观积极心态。

刻诊：体质消瘦，神清神疲，乏力懒言，身倦头昏面色欠华，四肢欠温，口干咽燥，咳嗽胸痛，以干咳为主，咳声低微，运动略大气促气短，白天痰少夜间痰多，偶见痰中带血舌暗红，舌下脉络瘀，苔薄白，脉细数而弱。

中医诊断：肺肾阴虚（气阴两虚）痰瘀毒蕴型肺癌。

西医诊断：肺癌（低分化腺癌）。

治疗：补气养阴，化痰祛瘀，解毒散结，兼健脾肾。

方药：

（1）伯诺神药每次2~3支，每日3次，蜂蜜温开水调服；康丽胶囊，每次3~6粒，每日3次，去胶囊开水送服。

（2）中药：百合20 g，生、熟地黄各10 g，当归9 g，白芍9 g，甘草6 g，元参9 g，贝母15 g，桔梗9 g，天、麦冬各10 g，南、北沙参各10 g，红参、西洋参各9 g，仙鹤草30 g，泽漆30 g，猫爪草15 g，干蟾皮5 g，白术10 g，茯苓10 g，鸡内金30 g，山药30 g，五味子9 g，山萸肉15 g。每日1剂，水煎服3次，连服30天，为一疗程。

结果：经治疗半年余，一切不适症状消失。但患者自感疗效之好而征询我的意见后在每个季节更替时再帮其酌情辨证加减处方服药7~15天，以固疗效及健体。患者至2022年仍健康。

按语：肺癌属于中医所谓的“肺积”“息贲”。古贤有“肺积息贲，气胀满咳嗽，涕唾浓血”之论述，主要因外感六邪之毒，七情过极，正气虚弱不足所致。包括肺失清肃，燥火化毒，肺肾阴虚，痰瘀互结等。方中：伯诺神药滋阴补肾，养血活血其中所含有的抗癌多肽能有效杀灭癌细胞。康丽胶囊所含有的灵芝通行十二经，入五脏，扶元固本，提高人体免疫力，硒元素又是抗癌之王。中药方中百合、二地、二冬、二沙参清肺热降虚火，滋养肺肾之阴润肺化痰止咳；桔梗宣肺利咽，化痰散结并载药上行；玄参，贝母清热化痰软坚散结；当归、白芍养血和血柔肝；五味子、山萸肉补益肝肾，敛肺以达“金水相生”之治则；山药健脾胃益肺肾；人参，西洋参补气血养阴生津；仙鹤草补虚止血；泽漆行水消肿化痰止咳；猫爪草化痰散结，解毒消肿；干蟾皮清热解毒散结；人参、白术、茯苓、山药健脾补气益肺而达“培土生金”“虚则补其母”之治则；鸡内金善除脏腑积聚又健胃消食；诸药相伍共达邪祛正安、养正积自除的效果，故尔肺积得除，健康得复，生命得延。

生氏祖传特色正骨术及秘制正骨膏药疗效

生茂东
（江苏沛县生氏中医诊所 江苏 沛县）

据《生氏祖谱》记载：生作梅，字百魁，系生氏第十一世祖，清康熙年间，国子监生，发明正骨术及秘方正骨膏药。创办济生堂，擅长治疗骨折、脱臼、跌打损伤，最有效为膏药一方。施以手法、加以药力，能使所伤之筋骨仍复于旧。清道光《滕县志》记载：生作梅自制膏药为骨科良药，具活血化瘀、消肿止痛、接骨续筋、软坚散结、疏筋活络、强筋壮骨功效。生氏正骨术誉满京津冀东北苏鲁港台地区，慕名前来求医者络绎不绝，以其确切疗效，低廉收费备受广大患者赞誉和信赖。自20世纪70年代从事祖传骨科临床近50年时间，深知家传正骨术特殊疗法和奇特疗效。

案例一：右股骨中粉碎骨折

李某某，男，19岁，江苏沛县张寨镇关帝庙村，于1992年7月因车祸造成右股骨中粉碎骨折，断端重叠7厘米，医院骨科医生说骨折严重，住院做钢板螺丝钉内固定手术，因患者对麻醉药反应心脏异常，不能手术改用牵引术，45天复查X片，清晰显示与未治疗前完全一样，没有任何好转迹象；家长换另一家大医院还是加大力度继续牵引又是45天，X片复查与第一次如出一辙，3个月已过，病情不仅没有减轻反而增添了患者麻木，大小便失控并发症；病重乱求医，又换了一家医院治疗，依然继续加大牵引力度。前后换了3家医院3次牵引，结果是一样无效，由于长时间无效治疗病情一天天恶化，时间已近5个月，严重影响饮食、精神萎靡、枯瘦如柴形成假关节“正体类要”记载：肢体损于外，则气血伤于内，营卫有所不惯，脏腑由之不和，伤筋动骨100天，19岁青年正常治疗早已痊愈康复，这样下去后果不言而喻。

家长及医生心急如焚，万般无奈，冒着极大风险做出在不用麻醉药身体状况很差的前提下将患肢截掉的决定。截不截肢都将面临生死关头，在关键时刻来到我科求治，了解清楚前后治疗过程，看到患者身体状况，着实让人心疼和深感治疗棘手。在二助手牵引下小心翼翼正骨复位，既要轻柔又要快，因骨折时间长久给复位增加很大难度，技巧性复位感到满意后敷祖传正骨膏药最后上小夹板固定治疗结束。

一周更换膏药病情已有好转，第二周换膏药病人痛苦情况明显减轻，第三周换膏药患肢麻木、大小便失禁均消失及其他都有明显好转，五周结束治疗，十周拄拐走路，三个月弃拐康复正常。

案例二：肘关节囊脱出

吕某某，女，41岁，山东金乡县，于2013年因骑车摔伤右肘、肿疼医院X片清晰显示关节及骨骼均正常、医生诊断为软组织损伤，服点活血止痛药休息几天就好了。一周时间过去，疼痛肿胀依然严重，又换一家大医院检查和治疗，同第一次完全一样，五周时间换了4家医院最终还是没有检查出病，但疼痛难忍，服用国产止痛药无效，用进口的也只能打个盹，然后又疼醒，原本活泼开朗变成面黄肌瘦，少气无力、眼不睁、口不言，30多天病痛折磨生不如死，最后死马当活马医找到了我科，当时已不能走路，靠担架抬进门诊。临床检查诊断为外伤造成肘关节囊脱出，因患者身体条件很差给正骨复位带来很大难度，一助手固定肩关节，施术者将肘关节缓缓拉开，另一手找准脱出的关节囊随即屈曲肘关节能感觉到关节囊复位手感，连做拉开曲肘动作2次即可复位。患者使出全身力气睁开眼睛并小声说："我的胳膊有知觉了，我的病好了，我本是准备好1瓶安眠药结束我生不如死的日子，是生大夫救我一命。"

案例三：膝关节骨错缝及软组织损伤

李某某，女，52岁，山东鲁台县商业局于2015年骑车摔伤，右膝关节肿胀疼痛，县医院骨科X片显示为关节及骨骼正常，诊断为软组织损伤，住院输液2周，治疗无效且肿胀疼痛愈加严重。专家会诊疑为血栓，转地级医学附属医院检查、治疗和诊断与县医院完全一致，又是2周输液，依然没有好转迹象，让转省医院治疗。有人推荐沛县生氏祖传正骨专科治疗，准备前去治疗，丈夫坚决反对说：大医院治不了，乡下个体诊所难道能治好？患者不顾丈夫反对在亲属陪同下来到生大夫骨科诊所，经检查诊断为膝关节由于外力作用造成骨错缝及软组织损伤，必有淤血滞于关节腔，骨不正瘀不祛，势必肿胀疼痛，都是无用治疗，错误诊断才有错误治疗，最后导致病情愈治愈严重。

一助手固定髋关节，施术者一手抓住胫骨下三分之一，另一助手扶住膝关节牵拉开，随后扶膝关节的前臂移至腘窝处上提，将膝关节尽力屈膝，连做2次伸屈膝关节即可骨错缝复位，外敷祖传正骨膏药。1周后来换膏药，在丈夫陪同下由没正骨前不动疼痛难忍到现在正常走路，丈夫发出肺腑之言：如果不是亲眼看到自己亲人经历，真不会相信生大夫的神奇正骨技术。

案例四：右胫骨髁间隆突粉碎性骨折

勾某某，男，15岁，沛县杨屯镇甘庄村。随父母在上海打工，玩耍时不慎摔伤右膝关节。即在上海中医院就医，X光片显示右胫骨髁间隆突粉碎性骨折，院方的处理方案，须动手术，用螺丝钉在内部固定，石膏外固定。由于手术费用多，当时家庭条件差难以承受，于是决定回老家沛县治疗。下车后他们直奔医院，重新检查，结果治疗方法和上海中医院方法完全一致，费用至少数万元。患者父母咨询医生能否保守治疗。"就是残疾，瘸，丧失劳动能力。"医生果断地回答！又问手术能保证恢复正常吗？"不能保证，但不手术有关节功能障碍！"又是一个肯定的回答。

父母左右为难，儿子才15岁，如果有后遗症就后悔一辈子。就在犹豫不定为难之际，经多人介绍，沛县杨屯生氏祖传正骨专科治疗骨折不手术、骨折愈合快、没有痛苦、经济实惠、没有后遗症。勾宪伟一家人听说有这样好的正骨技术，决定不手术寻求生氏祖传正骨专科治疗。一大早就从家里赶来让生院长看，随后把在几个医院所拍的片子一下子全拿出来，迫不及待递到生院长手里。生院长仔细看过X片后说："这种骨折很好治。"听到生院长对儿子的骨折治疗十分有把握，担心害怕的父母才放下了心。于是，生院长对骨伤开始进行诊断治疗：让患者平躺在治疗床上，让助手按住两腋下，生院长用一只手握住患者踝关节，另一只手扶着膝盖，连做两次伸曲膝关节的动作，手到骨正，随后外敷祖传正骨膏药，叮嘱患者可以做自由伸曲活动。原本不动就疼痛难忍，现通过生大夫正骨术后不仅不疼还可以伸屈自如，高兴得父母连连称赞生大夫神奇的正骨技术！

综上所述，充分说明生氏祖传正骨术的特色疗法及生氏祖传秘方正骨膏药具有显著功效。同时说明中医和现代医学有着根本性的区别，是完全不同的两种医学体系。体现传统医学标本兼治，简便廉验。证明不能完全依靠医疗仪器作为唯一诊断依据，临床检查是关键性一步。也就是中医的望闻问切，否则容易造成错误诊断治疗，甚至出现生命危险。

论异病同方治疗冠心病与脾胃关系的辨证

韩　礼
（淮阴中医药研究所，江苏　淮阴）

异症同治，是中医论治疾病的另外一种方法。也就是说不同的疾病，在其发展过程中，由于出现了相同或不同的病机，因而采用同一方法治疗的法则，不是着眼于病的异同，而是着眼于病机的区别。异病可以同法，既不决定于病因，也不决定于病症，关键在于辨识不同疾病有无共同的病机，病机相近相同，才可用相同的治法，例如，甘草管脾虚、精气不足、咳、喘、发烧、全身疼痛、阳痿等是几种截然不同的疾病，凡辨证符合中气不足气虚下陷者，均可采用益气升提的补中益气之药治疗，半芍五花汤效果会更好。

辨证论治是中医的精髓，是指导临床治疗疾病的基本法则，“异病同治”就是在此原则指导下产生的。

“异病同治”作为中医最基本的治疗原则之一，在临床实践中，对于提高临床疗效具有十分重要的指导意义。肝炎、风热感冒、高血压、头痛晕眩、耳鸣、目赤肿痛、疮等病虽表现各不同，但其总病机不外是内热所导致，这时可按“异病同治”原则治疗，会取得良好的效果（视图）。

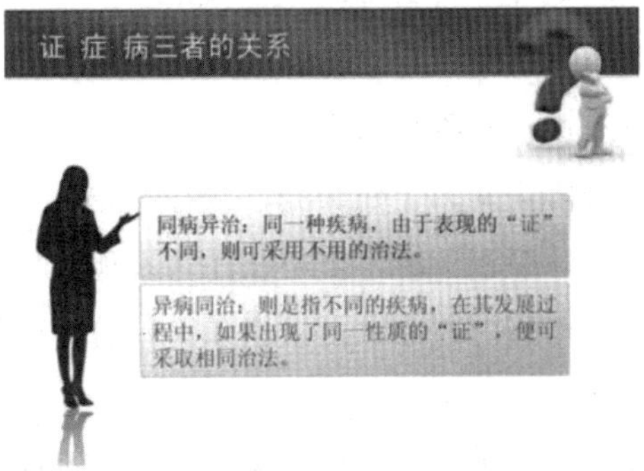

著名医典《金匮要略》中异病同治的条文占据70多条，涉及的方剂达30余首。

祖国医学博大精深，同病异治和异病同治，充分体现了中医的哲学思想，即现象和本质的区别：同样的现象，本质不一定相同，同样的本质，表现形式也不尽相同，所以就要透过现象看本质，这样才能达到同病异治和异病同治的良好疗效（视图）。

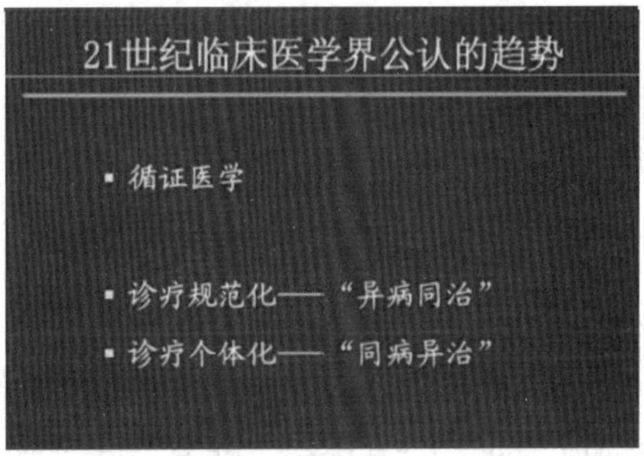

一、无论是同病异治还是异病同治都要围绕辨证论治这个纲

中医院校和中医临床均强调“辨证论治”。辨证施治确实是中医宝库中的奇葩，很多疾病在辨证施治的指导下，获得良好的疗效。因此，近年来现代医学也提出“个体化医疗”的观点来修整自身的医学理论。

现代中医人士理解的“辨证论治”是否完全正确还应该作进一步研究和探讨，以现代课本所述的辨证论治模式，就是西医的辨证论治的模板，注重个性病机有余，关注复性病机不多，只注重临床中的局限性、单一性，忽略了病机的复杂性。这完全着重于局限性，正因如此，不利于临床治疗的效果，也不利于正确传承。在中医临床上用单一性辨证论治的治疗方法仍不在少数。

我们认为要想传承好和发展好中国的中医药事

业的传承，还是要根据临床实际实践为导向，以现代中医药科学为主导，以现代中医学为基础，但不可教条，要灵活应用。

比如，《素问·至真要大论》的病机 19 条中记载：“帝曰：愿闻病机何如？岐伯曰：‘诸风掉眩，皆属于肝，诸寒收引，皆属于肾；诸呕吐酸，暴注下迫，皆属于热。’”这些辨得不错，治的立论也没有错，但用祛风祛寒祛热的立法，我们认为不是很好的方法。在这里我们认为还不如用国医大师孙光荣的中医药的中和调和法的疗效好。

难道对于复杂人体的病机只有照此 19 条的病机法去治疗病症吗？非也，《内经》是通过列举、问签的形式告诫我们分析人体疾病，应归纳、总结、抓住主要矛盾，求同存异，总体把握。

医圣张仲景在《伤寒论》太阳经证中共设立了 16 个处方，其中 8 个处方治疗太阳中风（表虚），8 个处方治疗太阳伤寒（表实）。

张仲景抓住太阳中风（表虚）证发热、恶寒、有汗的主症设立了“桂枝汤”为主方，桂枝 3 两（去皮），芍药 3 两，甘草 2 两（炙），生姜 3 两（切片），大枣 12 枚。

8 个治疗表虚证的处方汤是在桂枝汤基础上衍生而来，什么喘家做桂枝汤加厚朴 2 两，杏仁 50 枚（去皮尖）突然发热、咳嗽，有少量痰，伴有腹泻，黄色溏便，精神萎顿，还要加僵蚕 1 两，前胡 1 两。喉间有水鸡声，腹仍满，膈动微减，口青色稍退，脉滑不数，肺气仍闭，湿痰阻滞的用射干麻黄汤加减，处方：桂枝 2 两，白芍 2 两 5 分，炙甘草 2 两，生姜 3 两，大枣 12 枚，厚朴 2 两，杏仁 15 粒，僵蚕 2 两，前胡 2 两。1 剂。二便如前，面色青白，右肺水泡音较多，左肺较少，脉沉滑，舌淡苔退。

处方：西洋参 2 两，川朴 2 两 5，法半夏 3 分，炙甘草 1 两，生姜 12 片，橘红 2 两。2 剂。这些配方太烦了。以上这些我归纳起来用半芍五花汤结合外涂穴位疗法可以 7 症共同使用，而且疗效更理想。

根据医学中张仲景的学术思想，还是值得肯定的，充分体现了辨证（病）与辨症相结合的整体治疗观。因此，张仲景应该是中医诊断学的范例，但在这些方面能结合自己的创造，对诊和疗方面会更方便易懂些，而且疗效会更好。

近代中医对“辨证论治”的认识，诊疗程序基本如下（视图）。

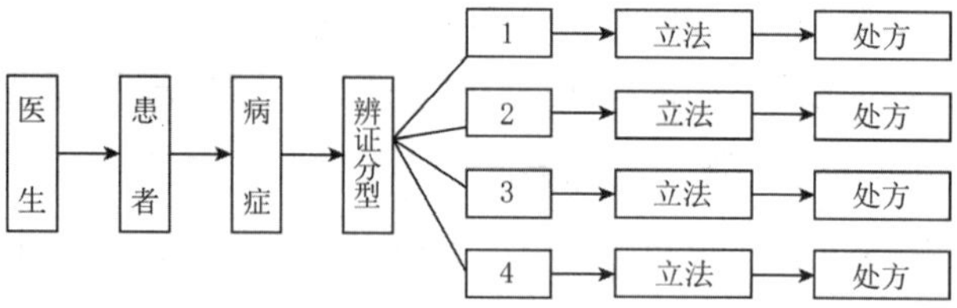

笔者对辨证论治的认识，其诊疗程序基本如下：

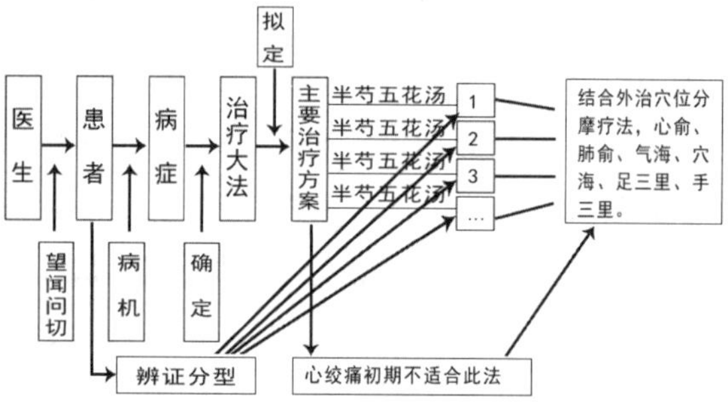

2. 中医证与证是指证候群，相当于现代医学的病，中医的症是指症状特征的表现。因此，中医诊断学应该是辨证（病）与辨症相结合的整体诊疗观。举冠心病与脾胃病因病机的相互关系为例。

一、脾胃功能正常与否对冠心病的发病和病程演变具有重要的影响

脾胃为气血生化之源，其气上通于心、脾胃健运升降有度，水谷精气上充心肺以助血行，若脾胃虚弱，升降失常，上焦失充，水谷停滞酿生痰湿，上乘阳位，阻遏气机，则心脉为之不利。所以脾胃功能正常与否对冠心病的发病和病程演变具有重要的影响。

我们认为既然冠心病受脾胃功能的影响，必定也就存在相互病机的关联。结合多年的临床经验及中医的理论基础，从而总结出脾胃虚弱痰湿瘀阻等

病理因素引起不畅，气血不顺，导致冠心病的产生。

二、要清楚认识冠心病的“心神”与脾胃的关系

1. 中医的“神”有狭义和广义之分，狭义之“神”仅指想象思维意识、精神状态、认知能力等，广义之“神”则泛指一切生命活力的内在表现，同时广义之“神”也主宰一切生命活力的正常运转。

2. 冠心病基本病机、调动脾胃的生化之源，脾胃健运，升降有度，水谷精气助心肺血行，气血通畅，从而达到神为居之，血之主也，脉之宗之。

3. 冠心病病机中“神”的定位是五脏六腑之首，中医学中也称之为“神”之居、血之主、脉之宗，心脏若能达到这些，首先要有脾胃能量的供给，因为脾胃为气血生化之源，脾胃若健康，气血供应充足，心血管的血瘀血阻就不会存在，心脏就无不利影响，就能正常运行，所以心血管不畅，首先要调动脾胃及肺功能健运。

三、对于冠心病传统治疗原则的修正

冠心病传统治疗，中医正常都是用人参养荣汤加活血化瘀药，如丹参、赤芍、红花、川芍、山楂等加减治疗，西医用搭桥术，这些治疗法至目前效果很不理想，这方面，我经几十年的临床数百例患者的实验，用半芍五花汤加中药外涂穴位分摩疗法，效果很理想，而又胜于救心丸等西药，半芍五花汤不但利于心血管，而且对脑血管等其他疾病也有理想疗效。对治疗心脑血管康复很快。从而能达到最佳疗效。

通过大量病案的古今方的临床实验的研究，证明了用半芍五花汤结合中药外涂穴位疗法调整脾胃，促进心脑血管畅通，有了确切的临床实践的理想疗效。

四、半芍五花汤结合分摩疗法对冠心病的应用

结合中药外涂穴位分摩疗法的应用，古人辨证总结出理、法、方药对疾病的治疗。张仲景《伤寒论》又进一步研究出汗、吐、下、和、温、清、补、消八法。例如：（1）治疗太阳表证用麻黄汤、桂枝汤之汗法；（2）治疗痰实阴滞证有瓜蒂散之吐法；（3）治阳明实证有三承气汤之下法；（4）治少阳病有小柴胡汤之和法；（5）治少阴病化证有四逆辈之温法；（6）治阳明热证有白虎汤之清法；（7）治太阴病有理中丸之补法；（8）治蓄血症有抵挡汤之消法等，可谓集八法之大成。其次《伤寒论》又汇集了多种不同的疗法。如药物疗法、针刺疗法、艾灸疗法等药物疗法，汤剂、散剂、丸剂之别，有外用内服之分，尚有药针并用法、针灸并用法、药灸并用法。总之《伤寒论》承前启后，集中医论治法则之大成，开创了中医各种疗法之先河，为后世临床医学的发展奠定了坚实的基础。根据这些法则，虽然寒热等法则分明，但在实际临床中较复杂，不利于学习和传承。以此，我总结出不论是太阳表证，痰实阴滞等证都可以用半芍五花汤结合外治，用涂药穴位分摩疗法疗效更好、更简便。

如在治疗多种疑难症方面，经过大量的临床研究和临床实验，并逐一总结，从此找到了病机共性穴位疗法和共药的疗效。如足三里、手三里、血海、气海、心俞、肺俞对大部分疾病的疗效都很好。再结合半芍五花汤对疾病的疗效更理想。

再如，在治疗冠心病方面，脾肺气虚，心血淤滞者；气阴两虚，心脉淤滞者；脾虚痰湿内阻，心脉不利者；中焦阳虚，不运，痰饮内滞，心脉淤阻者；痰热结于心下，气机痞塞，血脉不利者；痰热结聚，腑气不通者；寒饮阻遏阳气，心脉淤阻者。

对于这一病七机都可用半芍五花汤结合外治心俞、肺俞、气海、血海、手三里和足三里的穴位大法。（1）甘湿益气，活血化瘀，用人参养荣汤加活血化瘀药，如丹参、赤芍、红花、川芎、山楂等。用于脾肺气虚，心血瘀滞者。（2）用益气养阴，活血化淤，用生脉散加活血化瘀药，调气阴两虚，

心脉淤滞者。（3）益气健脾、化痰祛湿，活血化瘀用香砂六君子汤加活血化淤药，用于脾虚痰湿内阻、心脉不利者。（4）湿运中阳、活血化瘀，用苓桂术甘汤合理中汤加活血化瘀药，用于中焦阳虚，不运，痰饮内滞，心脉瘀阻者。（5）清热化瘀，理气活血，用小陷胸汤和湿胆汤加活血化瘀药，用于痰热结于心下，气机痞塞，血脉不利者。（6）清热化瘀通腑，活血化瘀，用温胆汤加大黄、蒌仁和活血化瘀药，用于痰热结聚，腑气不通者。（7）通阳散饮，活血化淤，用瓜蒌蕉白半夏汤加活血化淤药，用于寒饮阻遏阳气，心脉淤阻者。

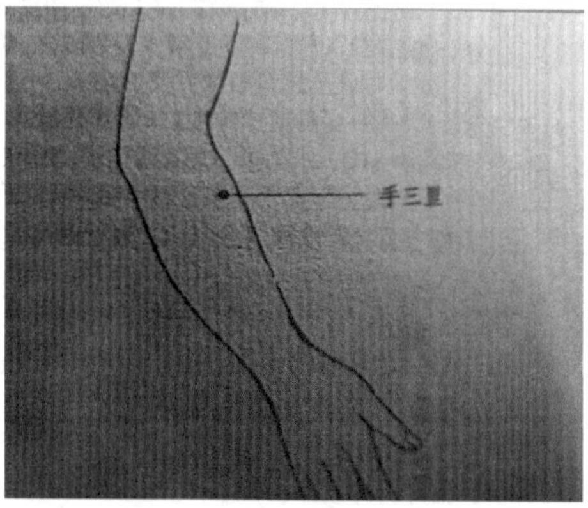

手三里穴位在弦桡肌凹陷处，肘腕连线上 1/6 与下 5/6 交界处，即曲池下 2 寸（如图）

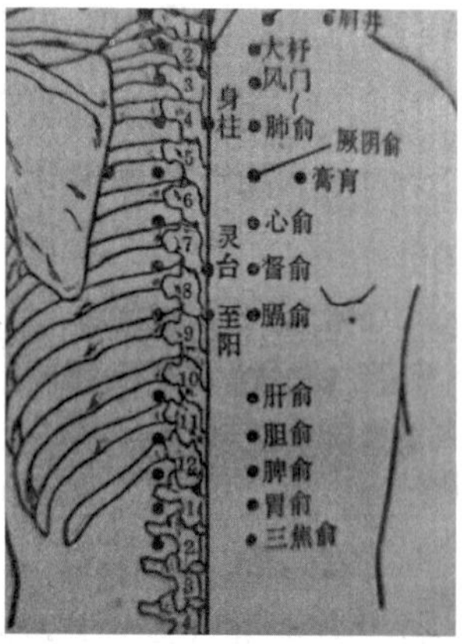

1. 心俞穴位：在六胸椎棘突之间旁开 1.5 寸处
2. 肺俞穴位：在四胸椎棘突之间旁开 1.5 寸处

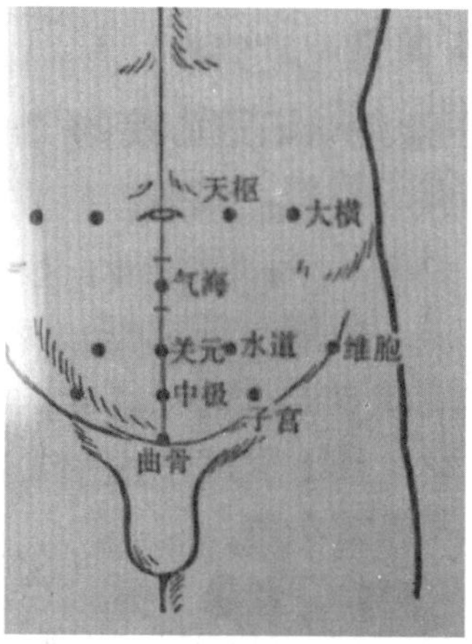

3. 气海穴位：前正中线，脐下 1.5 寸处

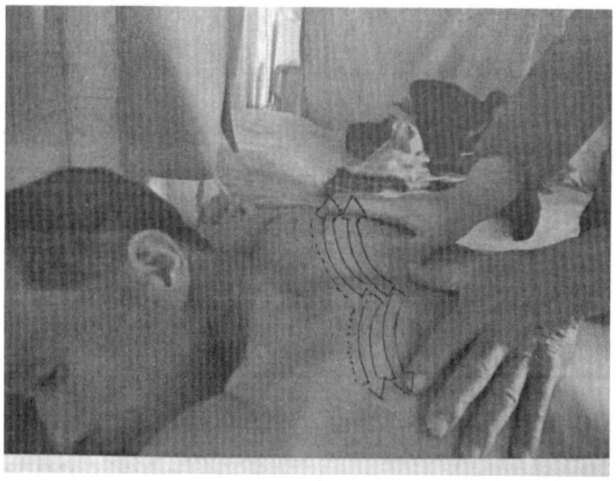

涂药在穴位气海、血海、手三里、足三里、心俞、肺俞，用两手拇指适度用力各向一方，左向左按摩，右向右按摩，来回上下重复按摩 5~10 分钟即可。每日 2~4 次，坚持可达康复效果。

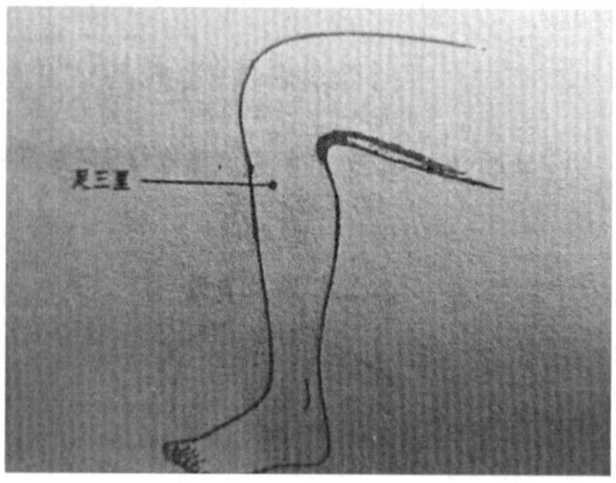

足三里穴位于膝关节髌骨下，髌骨韧带外侧凹陷中，即外膝眼直下四横指，然后再往外一横指的地方

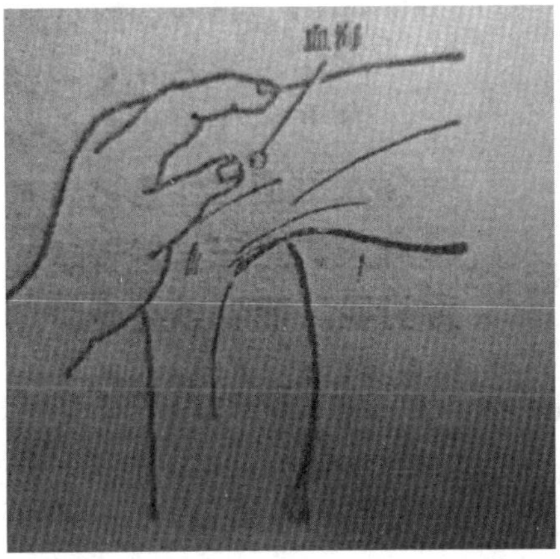

血海、髌骨内上缘上 2 寸，简便取穴法，术者面对人，用左（右）手掌心按在患者右（左）膝髌骨上，当拇指尖所至处定穴（如图所视）

案例一：

赵某芳，女，71 岁，住淮阴区通胜花园，于 2019 年 4 月 7 日来我们这里诊疗，她 2010 年 4 月 15 日之前因肠道肿瘤手术换 3 节假肠，出院后一直便秘，4~5 天才能解下一次大便，还要用很大力气才能解下，解下的大便还很硬。同时每天还要坚持活动并要喝 8 种西药，饮食上还有很多种食物不能吃。经本市人民医院及几家有名的大医院诊疗很多年无效果。后来又到上海市人民医院住院诊疗 3 个月，也没有进一步的疗效，于 2018 年 4 月 7 日来我们这里喝用一芍五花汤（现改为半芍五花汤）结合点足三里穴位，8 天就感觉解大便轻松了。用到第 15 天，她又说效果很好，不但肠道效果有了，连 6 年的肩周炎酸痛也减轻了很多。又坚持用到第 45 天，她说现在 2~3 天能解下一次大便了，又坚持用到第 70 天，能每天一次大便了，而且与正常人差不多了。这时我动员她把所有的西药都停用，所有忌口的饮食已全部解放了，我动员她再继续坚持喝 20 天巩固，20 天后她到我们这里很高兴地说：我现在与老公一样，他吃什么我吃什么，西药停了这么长时间，我的肠道一直很好，随访至今，未有复发。

案例二：

管某红，男，43 岁，淮阴区大兴人，2013 年经市医院检查出严重性冠心病，无法搭桥，经市人民医院住院治疗 2 个月效果不佳，后来又转院到上海市人民医院住院 1 个月效果也感觉不出，出院后请专家开药回家用药治疗，大部分都是进口的西药，一直用了 2 年病情不但没有好转，而且还经常出现生命危险，也经常因生命出现危险求助 120 送医院抢救，像这种出现生命危险的现象每年至少 10 次。于 2016 年 3 月 21 日到我们这里看，来时，他的脉搏很快，心跳过速，喘得很严重，都是张着大嘴呼吸的。喝用一芍五花汤（现改名为半芍五花汤），结合心俞穴和肺俞等穴，病情一天比一天好转，坚持 19 天到我这里回诊把脉，脉搏平稳些，心跳过快也好多了，呼吸也不张大嘴了。又坚持喝用一芍五花汤 66 天，到市一院检查彻底好了。心跳正常了，连多年的慢性肠炎也都好了，他本人当时还说了一句话，什么大医院小医院，什么西医中医的，只要能治愈病的就为好医，随访至今未有复发。

案例三：

李某科，男，67 岁，宿迁市沭阳县陇集镇人，2004 年 6 月 18 日到北京儿子家去，在火车上中途冠心病复发十分严重，好不容易坚持到北京，下车就被 120 送到京城大医院抢救，当时虽然被医院抢救心跳稳定些，但医院无法搭桥，后又转院，两家大医院对他的病症也是拿不出好的治疗方案，都动员把他送回家准备后事，说他的寿命最多能坚持一个多月就不简单了，在大医院没办法治疗的情况下找到我们这里来了，来时他的呼吸也是张着大嘴喘气，心跳很快，于 2004 年 8 月 19 日服用一芍五花汤（现名叫半芍五花汤）结合点心俞穴、肺俞穴、足三里等穴位。病情一天比一天好转，喝用到第 12 天到我们这里复诊，看他的呼吸好了很多，而后他又拿了 40 天的量，结合点穴教他的家人帮他点穴，40 天后又来我们这里回诊，他的心跳也正常了，呼吸也自然了，他当时说一芍五花汤太苦了，难喝，是不是可以不喝了，我当时动员他再坚持喝 20 天巩固一下，以后不复发。他听我的话，又坚持喝 20 天，20 天后他儿子打电话对我说：他父亲的冠心病彻底好了，现在他的身体一切正常。他还感谢说：中医确实花钱少，又是救命的宝，希望一定要把这个宝好好地传下去，为人类的健康事业服务。在今年元月 1 日我随访至今从未复发。

案例四：

周某江，男，49 岁，宿迁市泗阳县张家圩人，于 2019 年元月 5 日因内出血严重到县人民医院救治时，又检查出严重性再生性障碍性贫血，又有严重性肝硬化，经县人民医院动员转院到宿迁市人民医院住院治疗 3 个月，不但内出血没有止住，也没有检查出出血的病因，再生性障碍性贫血也都是靠补血维持生命的，肝硬化也在加重，腹部积液经常抽液。这时他的连襟葛以春动员他来我们这里看，他不肯，又到省人民医院两次 20 天，后来又到上海市人民医院两次 20 天都没有止住他的内出血，更未查出出血原因，再生性障碍性贫血和肝硬化，那就更不用说治疗出效果了。在这时，他才到我们这里来看，来时他的脉很沉，基本上把不出了，根据中医中讲，脉搏没了，人的生命结束也就在眼前。他的面色也很苍黄，皮包骨头，露出筋，讲话也很无力，并且又大着积液的肚皮，于 2019 年 5 月 28 日喝用一芍五花汤（现改名为半芍五花汤），病情一天比一天好转，用到第 8 天内出血就减轻些了，大便从黑色变为带血丝状了。初来时的血项有 14 项不正常，特别是血红蛋白为 0，红细胞为 2，白细胞为 1.5，血小板 45，肝钙化 2/5，坚持用到第 15 天内出血完全止住了，大便完全正常了。又坚持用到 60 天，到县人民医院检查血红蛋白 35，红细胞为 3，白细胞 3，血小板为 65，肝硬化也好些了，又坚持用一芍五花汤（现在改名为半芍五花汤）到 116 天，又到县人民医院检查，不但内出血彻底恢复健康，而且血红蛋白为 135，红细胞为 6.5，白细胞为 9，血小板为 168，肝功能完全恢复正常了，后又巩固 20 天，随访至今未有复发。

案例五：

孙某宝，女，24 岁，淮安市涟水县人，于 2019 年 3 月 8 日，因身体不舒服时在广州市人民医院检查（因她在广州市打工），诊断为严重性股骨头坏死及严重性红斑狼疮，在广州市人民医院住院两个月，两种病均无效果，尿蛋白 2 个加，隐血 3 个加，血项 12 项不正常。后又转院到上海市人民医院住院 1 个月也无治疗效果。后又转院到北京市人民医院住院 22 天也无效果。后又转院到苏州、杭州、南京人民医院诊疗都无效果。几家医院都说这 2 种病目前来说是医界国际难题，没办法治愈。于 2020 年 7 月 21 日来我们这里看，当时她全身水肿，特别从肚脐向下到脚下肿得特别严重，衣服碰上都特别难受，行走不便，用一芍五花汤（现在改名为半芍五花汤）结合外治 20 天，全身水肿就基本上都消了。又坚持用到 3 个月，到市人民医院检查尿蛋白和隐血的加都没了，一切正常，后又坚持用 1 个半月巩固，又到省人民医院检查，身体的一切指标全都正常了，自己感觉也完全康复了，随访至今未有复发。

案例六：

朱某兰，女，42 岁，淮安市涟水县人，2015 年 8 月 10 日，因身体严重不舒服，到县人民医院检查为严重性肝硬化，又是红斑狼疮，又有其他几种病，后又经市人民医院检查确诊与县人民医院检查结果同样。血项 16 项不正常，肾功能也不好，尿蛋白 2 个 +，隐血 2 个 +，特别是红细胞为 1.5，白细胞为 3，血红蛋白为 70，血小板为 95，肝已钙化二分一，甘油三酯为 4，谷草转氨酶为 180。查出后在该院住院 3 个月，效果不理想，后来又转院到上海市人民医院住院 30 天，效果也不佳，而且又基本上都是用进口西药为主，所以头发都被西药反应变成光头了。因家中经济跟不上，出院时请医院开药拿回家治疗，经过这几家大医院治疗几年不但无效果，而且生命越来越危险，生命难保，腹中又积液，四肢无力，饭也不想吃。于2019年2月19日到我们这里用一芍五花汤（现名半芍五花汤），病情一天比一天好转，用到20天。感觉效果有了，全身舒服些了，腹部积液也好些了。又继续喝一芍五花汤到60天感到全身轻松多了，到市一院检查血项也好多了。红细胞为3，白细胞为3.5，血红蛋为90，血小板为105，肝功能也明显进步很多，并且头发也恢复了满头黑发，肾功能，尿蛋白与隐血也都恢复了正常，所以有很多熟悉她的人见到她现在的新面貌都夸她是仙女下凡了，旧貌变新颜了。随访至今未有复发。

案例七：

朱某东，男，42岁，淮安市区人，一直多年四肢无力，经市一院检查是疲劳综合征，又是肝囊肿，又有多发性肺结节，大的0.8cm，经市一院治疗3年无效果。于2019年3月10日来我们这里服用一芍五花汤（现名半芍五花汤）结合手三里和足三里穴位疗法，病情一天比一天好转，早中晚3次，坚持32天，疲劳证基本上痊愈了，到市一院检查，肺上多发性肺结节，小的已消失，最大的0.8cm也缩小为0.4cm了，肝囊肿也消失了，又坚持服到66天，又到市一院检查，多发性结节全都消失了，原先四肢无力的疲劳证也有精神了，肝囊肿变成很健康的肝脏了，全身经检查与自我感觉很健康了。随访至今未有复发。

案例八：

杨某某，男，58岁，因呼吸困难，老咳，到市一院检查为肝囊肿，又是转氨酶很高，又是阳性肝功能，又是多发性肺结节，大的0.7cm，在市一院治疗2年多没有进一步的疗效。于2021年8月6日来我们这里用一芍五花汤（现名半芍五花汤）结合点心俞穴和肺俞穴、足三里等穴位，每日3次，坚持到第9天，喘和咳就好些了，又坚持用到第26天，基本上不喘不咳了，偶尔会咳一声，又坚持用到第60天，身体很正常了，也不喘不咳了，而后又巩固15天，到市一院检查肝和肺全部健康，现在身体连感冒都没了，随访至今未有复发。

总之，脾胃居于中洲，为“五脏真气之源”。其气上通于心，心气源于脾胃，脾胃健运，升降有度，水谷才得以运化而不酿生痰湿，上焦阳气充足才能鼓血脉运行。所以，治疗冠心病时，不仅要辛温止痛，活血化淤，还要时刻注意脾胃功能的强弱。使用半芍五花汤结合穴位分摩疗法对于治疗冠心病比起前人的疗法可简便很多，简单易懂、易学，效果也比其更理想，脏腑生病必须调脾胃，调脾胃必须用讶康一芍五花汤为宜，一芍五花汤就是一药管多病的异病同药的优选之特效方。此法应该值得传授与推广，但对严重性心绞痛在治疗初期，心俞、肺俞两穴不适于分摩疗法。本品口感很好，无毒，无副作用，有效率100%，治愈率98%。

最后，我呼吁各位同人，在疾患面前不要与社会上不了解中医疗效的人说一样的话，说中医起效慢，其实中医在治疗疾病方面并不比西医西药慢，西医对于慢性病久治不愈，而我们中医在几十天或几个月内就能治愈，能叫慢吗？本人经多年的临床实验对比，中医中药加外治的效果比西医西药快很多，只要及时用上，不但起效比西医西药快，而且也很安全，又无副作用。比如，急性心脑血管疾病，只要及时用上中药或手法，能很快控制住因脑血管疾病引起的强烈性头痛或头晕，并也能及时控制住及避免因心血管疾病产生的心脏或因脑血管疾病而产生的血管堵塞或破裂。中医确实神效，绝不是虚传，而是实效。中医是中华民族的瑰宝，我们一定要把它学习好，传承好，为盛世大中华的到来添彩增色，为人类的健康事业保驾护航。

中医保健好处多，经常排毒疾病无，只要经常用用它，不但除疾又美肤，只要中医大开放，人类身体健康一定有保障。

中药贴敷治疗妇科肿瘤验案

陶广玲
（南召县白土岗镇白东村卫生所）

【摘要】目的：总结分析中医药贴敷治疗妇科肿块病的临床疗效和经验。方法：将大黄、芒硝研细粉，用溶媒调和，贴敷神阙穴、关元穴、每日一次，两周为一疗程。结论：中药贴敷治疗妇科肿块疗效显著，方法简便，绿色安全，为临床治疗此类疾病开辟了中医外治法新途径，值得推广应用。

【关键词】病因病机；临床表现；贴敷治疗；妇科肿瘤；病案举例；讨论

妇科囊肿属中医“癥瘕”范畴，近年来发病率逐渐升高，临床多以腹疼为主要表现，极大影响妇女的身心健康。我所医务人员通过学习中医贴敷治疗技术，在临床中逐渐掌握了中医贴敷的治疗方法，临床疗效确切，总结经验如下：

一、病因病机

中医认为，本病的发生多因脏腑不合，气机阻滞、瘀血内停、气聚为癥、血结为瘕，以气滞、血瘀、痰湿及毒热为多见。

1. 气滞：七情所伤、肝气郁结、气血运行受阻、滞于冲任胞宫，结块与小腹，成为气滞症瘕。

2. 血瘀：经期产后，胞脉空虚、余血未尽之际，房事不节，或外邪侵袭，凝气血，或暴怒伤肝，气逆血留，或忧思伤脾，气虚而血滞，使瘀血留滞、瘀血内停，渐积成瘕。

3. 痰湿：素体脾虚，或饮食不节，损伤脾胃，健运失职，湿浊内停，聚而为痰，痰湿下注冲任，阻滞胞络，痰血抟结，渐积成瘕。

4. 毒热：经期产后，胞脉空虚、余血未尽之际，外阴不洁，或房事不禁，感染湿热邪毒，入里化热与血抟结，渐积成瘕。

二、临床表现

患者主要表现为下腹部胀满，月经不调，伴间断轻微下腹痛不适，身体虚弱，免疫功能低下。阴道有黄脓性白带，宫颈肥大，重度糜烂。盆腔内可触及实性包块。彩超检查显示盆腔内囊实性包块，大多诊断为盆腔包块 a 卵巢肿瘤 b 子宫肿瘤。

三、贴敷治疗

根据医院检查，结合患者的身体素质，依据中医贴敷理论，遵循古籍记载：“以痛为腧，痛之所在治所在”“病在外者贴敷局部，病在内者贴敷要穴”等，则将大黄、元胡、芒硝等活血化瘀药物研细粉，用溶媒调和，贴敷神阙穴（肚脐，该穴位为胎儿营养的供给处，药丸最容易被吸收），关元穴（具有培元固本、补益下焦之功，凡元气亏损均可使用），每日一次。两周为一疗程，再配合神灯（借助红外线热疗，温通经络，行气活血，补益阳气）照射等综合治疗方法，一至两个疗程病症痊愈，患者行动方便，饮食有增。同时，鼓励患者进行适量锻炼，增强体质，配合生理调摄，饮食清淡，营养均衡。

四、病案举例

案 1：靳某，女，64 岁，已婚，2016 年 4 月 6 日入住南阳市某人民医院。主诉：扪及腹部包块 1 周。

病史：平素月经规律，绝经后未行激素替代治疗，无阴道不规则出血及排液等不适。1 周前自行在腹部扪及一包块，伴间断轻微下腹痛不适，无阴道不规则出血。2016 年 4 月 1 日南召县县医院彩超显示：盆腔内囊实性包块（范围约108mm×113mm的低无回声区），2016年4月6日南阳市某人民医院彩超显示：盆腔内囊实性包块（范围约132mm×113mm的低无回声区），宫颈肥大，重度糜烂。盆腔内可触及一实性包块上达脐上1指。初步诊断：盆腔包块a巢肿瘤b子宫肿瘤。2016年4月28日南召县中医医院彩超显示：盆腔内囊实性包块（范围约147mm×114mm的低无回声区），因患者有心肌梗死病史，不能手术。2016年5月8日该患者到我所就诊，我采用中药贴敷及神灯照射治疗，无口服及其他治疗方法。2016年5月23日复查彩超显示：盆腔内囊实性包块（范围约78mm×5mm×52mm的低无回声区），2016年6月8日再次复查彩超显示：盆腔内囊实性包块（范围约57mm×34mm~39mm×43mm的低无回声区），3个疗程后复查未触及实性包块。

案2：李某，女，60岁，已婚。主诉：白带增多、常有下腹坠胀、腰背酸痛。2017年2月医院检查患子宫肌瘤，范围约48mm×56mm，遂到我诊所治疗，采用中药贴敷及神灯照射1个疗程后复查肿块消失。

案3：王某，女，45岁，已婚，白带增多、常有下腹坠胀、腰背酸痛，阴道不规则出血，经期紊乱。2017年6月医院检查患子宫肌瘤，范围约52mm×63mm，遂到我诊所治疗，采用中药贴敷及神灯照射1个疗程后，复查肿块消失，月经正常。

五、讨论

妇科卵巢及子宫肌瘤属中医“癥瘕”范畴，其病因多属气阴两虚、正虚邪实者。中医认为“邪之所凑，其气必虚”“正气存内，邪不可干”。瘕块的形成多由正气内虚、客邪留滞所致，本病主要是邪热余毒残留于冲任、胞宫，与气血相搏结，聚结成瘀，包块一旦形成，必耗气伤血，因病致虚。从而导致人体阴阳失调，机体免疫功能低下，造成身体虚弱。

治则须培元固本、补益下焦之功，清热解毒、软坚散结。

中药贴敷技术是一种古老的中医外治法，是运用中草药制剂施治于人体体表、腧穴及病变部位等的治病方法。中药贴敷技术较内治法更为简便、实用，是我国劳动人民几千年来同疾病作斗争中总结出来的一套独特的、行之有效的治疗方法。用中药大黄、芒硝（大黄性寒，味苦，归脾经、胃经、肝经、心包经和大肠经，具有凉血解毒、清热泻火、逐瘀通经、泻下攻积等功效，痈肿疔疮、瘀血、闭经、产后瘀阻等症状有很好的治疗的作用。大黄除了以上的功效还具有一些其他的药理作用，经过研究发现大黄的提取物具有泻下、止血、抑菌、降血压、降血脂、促进胆汁分泌、抗肿瘤等功效。芒硝可以达到消肿止痛的效果）为君，以亚宝贴专用的溶媒（薄荷脑、水蔓菁溶液具有清热解毒、消肿止痛的作用）为臣，以中药沙蒿子（具有祛风湿、解毒消肿、缓解疼痛等作用）为载体，贴敷于以下穴位。

神阙穴：神阙穴是人体生命最隐秘最关键的要害穴窍，是人体的长寿大穴。神阙为任脉上的阳穴，是先天真息的唯一潜藏部位，人们通过锻炼，可启动人体胎息，恢复先天真息功能。神阙穴与人体生命活动密切相关。母体中的胎儿是靠胎盘来呼吸的，属先天真息状态。

关元穴：关元穴具有培元固本、补益下焦之功，凡元气亏损均可使用。

使药物直接作用于人体体表和穴位，通过特定部位药物吸收的直接作用和穴位刺激激发经气的间接作用，从而发挥经络系统的整体调节作用而调和阴阳、扶正祛邪、疏通经络，解毒消瘕散结达到治疗疾病的目的。且药物不经消化道对胃肠道无刺激，由于不经过胃酸和肝脏“首关消除”的破坏，药效得以更好发挥，操作简单，治疗用时短，节省时间，绿色疗法，无痛苦、经过穴位持续给药，减少滥用抗生素、激素及过度输液现象，治疗疾病的同时提升免疫力。

根据临床实践，此法对妇科肿瘤疾病的治愈率较高，是值得推广的一门中医适宜技术。

蔡氏脏腑经络微循环整体疗法——穴位注射法

蔡昌晋
（成华晋康诊所）

让人民了解脏腑经络微循环整体疗法——穴位注射法；

让脏腑经络微循环整体疗法——穴位注射法走向世界，服务人类，造福人类；

让人民通过穴位注射法去除疾病恢复健康、延年益寿和焕发青春。

蔡氏脏腑经络微循环整体疗法——穴位注射法是总结了数十年的中西医相结合临床生涯中的丰富实践经验，在中西医理论整体观指导下，首创了以中医经络学、西医的血液微循环和人体解剖学为基础，密切结合以人体五脏（心、肝、脾、肺、肾）相对应的穴位和任、督二脉为中心，以脏腑经络为通路组成一个新的脏腑经络微循环系统。从这套系统中精选出10~30个穴位，注射活血化瘀中、西药针剂的同时配合静脉输液和静脉放血及调理五脏的中药粉剂有机地结合起来，四位一体来通过脏腑经络微循环整体疗法来预防、治疗各种疑难杂症，并达到延年益寿和保健美容的作用。它用药简单、疗程短、费用少，许多疾病有立竿见影之奇效！蔡氏脏腑经络微循环整体疗法——穴位注射法是在祖国传统医学脏腑整体观辨证施治和针灸经络学原理及西医诊断辨病和解剖学基础上创新发展了祖国传统医学。为中、西医有机的结合找到了一套理论与实践新的治疗方法：蔡氏脏腑经络微循环整体疗法——穴位注射法。这套系统的最高理想境界是迅速地、直接地、温和地恢复健康、延年益寿；并按照明确理解的原则，以疗程短、疗效可靠、安全地形成一套科学的、有效的、复杂的简单化方法。

在这套祖国几千年的脏腑经络理论实践整体疗法治疗中，我深刻地体会到脏腑经络和自然界其他的系统都属于微循环理论的统一整体范畴，譬如我们就把汽车形象地比喻为，人的皮肤如汽车的外壳，人的眼睛如汽车的灯，骨骼如汽车的钢架，四肢如汽车的前后轮，头部如汽车的方向盘，大脑的神经系统如汽车的电脑板，面部和舌质、舌苔如汽车的仪表盘及油标尺，胃如汽车的油箱，心脏如汽车的发动机，肝脏如汽车的滤清器及电喷，肾脏和大肠如汽车的排气筒和排气管，肺部如汽车的散热器，血管如汽车的油管，神经系统如汽车的电路，脊柱如汽车的大梁。人的内脏系统和汽车一样，是个完整的统一的微循环整体，所以把中医和西医的理论及人体的解剖学相结合使它从复杂的理论基础简单化、明了化、直接化，并总结了数十年的中西医相结合临床生涯中的丰富的实践经验，再通过独特的蔡氏脏腑经络微循环整体疗法——穴位注射法来体现出我们祖国医学博大精深、奥妙的脏腑经络微循环整体观由复杂的理论变得通俗易懂，让广大的中、西医医疗工作者能掌握且熟练地应用起来。并在中、西医的理论指导下，探索和研究中国传统的颐养身心、增强体质、预防疾病、延年益寿的理论和方法指导人们在保健活动中探索出一套科学的行之有效的健康之路。

微循环是微动脉与微静脉之间毛细血管中的血液循环，是循环系统中最基层的结构和功能单位。它包括微动脉、微静脉、毛细淋巴管和组织管道内的体液循环。人体每个器官、每个组织细胞均要由微循环提供氧气、养料，传递能量，交流信息，排除二氧化碳及代谢废物。

微循环障碍是血液成分的改变，使管腔狭窄，血液流速或减慢或血栓形成，使局部组织缺血缺氧甚至坏死，引起一系列临床症状，微循环畅通百病不生，微循环障碍是百病之源。健全的微循环功能是保证体内重要脏器执行正常功能的首要前提，医学已证明：人体的衰老，肿瘤的发生，高血压、糖尿病及许多心脑血管等疾病主要是微循环障碍所致，因此微循环正常与否，是人体是否健康的重要标志。现今的生活方式、饮食、压力、污染等都是造成微循环障碍的主要外部原因。随着年龄的增长，人体的细胞和血液会逐渐衰老，功能也自然随之退化，这是造成微循环障碍的内部原因。微循环发生障碍会使很多人处于亚健康状态，严重时会导致心梗或中风等其他重大疾病。

例如，肌酸、乳酸、二氧化碳等，这样微循环就是人体新陈代谢的场所，是人体的内环境，是生命的最基本的保证。人体的任何器官、任何部位（包括心脏在内）都必须有一个正常的健康的微循环，否则就会出现相应器官的病变。正常情况下，微循环血流量与人体组织、器官代谢水平相适应，使人体内部各器官生理功能得以正常进行。若微循环不通畅，就好像一块秧田的水渠堵塞，禾苗得不到水分就会枯死一样，人体脏器也会因新陈代谢不正常而出现疾病和衰老等。

一旦人体的微循环发生障碍，其相应的组织系统或内脏器官就会受到影响而不能发挥正常功能，就容易导致人体的衰老、免疫功能的紊乱以及疾病的发生。正常情况下，微循环血流量与人体组织、器官代谢水平适应，使人体内各器官生理功能得以正常运行。因为人的毛细血管极细极长，而且其中的血液流速极慢，每秒只能流动 0.41 毫米。在这么长的血管中，经常有杂质混在血液中，如胆固醇、酒精、尼古丁、药物残渣、化学残留物等，它们不但使血管壁变厚，有时经常堵塞血管，造成血液运行不畅。因此，人们如果不注意保健预防，微循环很容易发生障碍，产生瘀滞，新陈代谢不能正常进行，轻则造成机体功能退化，严重时就导致疾病的发生。

目前医学研究，人的衰老、生病都与微循环功能障碍有关这是比较公认的学说，那么微循环障碍会导致哪些疾病呢？

当脑的微循环发生障碍时，脑部发生供血不足，脑细胞得不到充足的氧气、养料，代谢产物不能充分顺利排出，而导致头晕、头痛、失眠、多梦、记忆力下降、神经衰弱，重者会发生脑梗塞、中风等症。

当心肌微循环发生障碍时，心脏发生微循环障碍，引起心肌供血不足，产生胸闷、心慌、心律不齐、心绞痛等冠心病的症状，甚至发生心肌梗死。

当呼吸系统发生微循环障碍时，则会发生胸闷、气短、咳嗽、哮喘、支气管炎等。

消化系统，胃是后天之根本，如果胃部微循环发生障碍，就会引起胃的功能紊乱，营养吸收不良，发生胃炎、溃疡病以及其他胃部病变。

当肝微循环障碍时会出现腹痛、腹胀、食欲不振等，严重者会出现肝硬化、肝腹水，甚至肝癌的发生。

当内分泌系统发生微循环障碍时，可导致各种激素分泌紊乱，引发甲状腺功能亢进、糖尿病、乳腺炎、小叶增生等。

当肾微循环发生障碍时，导致腰痛、血尿、蛋白尿、肾炎、肾衰、水肿；女性盆腔炎、月经不调；男性前列腺炎、膀胱炎等症状。

当肌肉关节系统微循环发生障碍时，肌肉、关节微循环障碍，代谢产物堆积，会产生全身肌肉酸痛、麻木、冰冷、四肢微血管堵塞不通，会造成脉管炎、下肢静脉曲张，严重出现跛行，刀割样痛。颈、肩、腰、腿痛退行性病变。

当妇科系统微循环发生障碍时，有许多妇科病均与微循环有关，如痛经、月经不调、小腹下坠感、附件炎、子宫肌瘤都与气血不通、气滞血瘀有关，气滞则痛，血瘀则肿。

当皮肤微循环发生障碍时，随着年龄增长，皮肤的微血管减少，供血、供氧不足，表现皮肤营养降低，出现皮肤弹性下降，出现松弛和皱纹、黄褐斑、瘀斑、老年斑、手足麻木、身体上有蚁走感、眼周过早出现鱼尾纹、眼袋等，如果注意面部皮肤保健，均可改善上述情况。

当全身微循环出现衰退时也就是人体衰老的开始，会引发多种老年病：如脑供血不足引起的脑萎缩、老年痴呆、中风、高血压、冠心病、肩周炎、骨刺形成骨质疏松等症，都是困扰老年人的一些常见病。俗话说："微循环通，人不得中风；微循环好，心肌梗死少；微循环畅通，健康长寿。"微循环几乎是百病之源，健全的微循环功能是保证体内重要器官执行正常功能的首要前提。

因此，改善微循环有助于身体的强健和疾病的康复，寻求好的改善微循环的方法一直为医学界所重视。在此，主要讨论微循环的治疗方法及应用。

应用蔡氏脏腑经络微循环整体疗法——穴位注射法活血化瘀通经络的中药针剂静脉点滴相结合的独特手段改善机体的微循环是基本治疗大法，并充分结合现代先进医学、准确的诊断和治疗方法，最终形成融中西医内科、针灸、理疗、医学气功、推拿、心理学为一体的蔡氏脏腑经络微循环整体疗法——穴位注射法活血化瘀通经络综合治疗体系。

它为何有如此神效呢？概括起来它具有六大特点：新颖性、直接性、综合性、独特性、灵活性、经验性。而选择人体五脏（心、肝、脾、肺、肾）和任、督二脉为中心，经络为通路穴位给药，形成独特的经络微循环整体疗法，药物沿经络微循环直达病变局部，其直接和速效性大大优于其他形式；穴位注射过程中针刺的机械刺激，穴位的开阖传导药物的药理性能三者协同的综合效能成为创造医疗奇迹的契机，而从取穴、用药到针刺技法上所形成的独特的经验和规律在国内外尚无同类技法能与之相替代；施术医生根据患者每日每时病情变化做出的最具准确性和针对性的治疗变更，又充分体现了穴位注射的灵活性和辨证法。正因为有如此优势才使蔡氏脏腑经络微循环整体疗法——穴位注射法活血化瘀通经络的疗法不仅普遍适应于内、外、妇、儿、五官、皮肤、精神等各科，而且对多种疑难顽症尤具独特疗效。

蔡氏脏腑经络微循环整体疗法——穴位注射法活血化瘀通经络，中西医的有机结合使穴位注射从单一的治疗手段发展成全方位，包括输液、针灸、理疗、气功、推拿、中药、西药等诸多手段的综合医疗体系，引起了国内外医学界的高度重视。美国医学科学院特别邀请蔡氏脏腑经络微循环整体疗法——穴位注射法活血化瘀通经络创始人蔡昌晋出席国际东方医学针灸大会和国际中西医学术会议。

经络是由经脉、络脉及其连属部分构成的，经脉和络脉是它的主体；经络是运行气血联系脏腑和体表及全身各部位的通道。经是主干，深而在里，贯通上下，沟通内外。络是分支，浅而在表，纵横交错，遍布全身。产生了人体经络腧穴，形成了独立的理论体系。它是以手、足三阴和三阳经以及任、督二脉为主体，在人体也是微循环网络，遍布全身的一个综合系统，它内联五脏六腑，外布五官七窍、四肢百骸，沟通表里、上下、内外，将人体的各部分连接成有机的、与自然界阴阳属性密不可分的整体。再把五脏（心、肝、脾、肺、肾）和任、督二脉的穴位为中心，经络为通路构成以蔡氏脏腑经络微循环整体疗法——穴位注射法活血化瘀通经络为主，把药注经络理论贯穿于中医的生理、病理、诊断和治疗等各方面；十二经脉是经络系统的主干，利用腧穴的治疗作用，运用辨证、辨病、辨体三结合的个性化中、西医相结合的医疗模式。以蔡氏脏腑经络微循环整体疗法——穴位注射疗法活血化瘀通经络为主，从这套系统中精选出 10~20 个穴位，注射活血化瘀中药丹参、川芎等有明显增加血流量作用。虽然穴位少，但是疗效高，并结合活血补益类中、西药注射剂及静脉给药，同时有机地配合蔡氏自行研制的"脏腑经络通络散"内服，通利全身血脉，调谐五脏阴阳，其中部分病例已随访 40 年以上，证实有明确的远期疗效，且有延年益寿、保健美容、显著改善疑难重症患者生活质量的奇效。

1. 曾多次邀请参加四川省青年联合会行现场演示蔡氏脏腑经络微循环整体疗法——穴位注射法。

2. 曾为四川华西医学院书记董啓勋和夫人用穴

位注射治疗法治疗。

3. 曾被邀请到瑞典和芬兰两个国家为著名的心血管专家马莉用穴位注射治疗法治疗，取得满意的疗效！并邀请我留下做穴位注射脏腑经络微循环的研究，我婉言谢绝之，回到祖国继续研究注射脏腑经络微循环整体疗法——穴位注射法。

4. 于2012年4月参加名老中医高峰论坛会上获得各位同人交口称赞，并引起轰动。

5. 于2012年5月参加第二届中医大师学术传承高层论坛获得“中医大师”称号。

在蔡氏脏腑经络微循环整体疗法——穴位注射法活血化瘀通经络的这套医疗模式中，我要重点介绍穴位注射疗法。穴位注射又称“水针”，是相对于原来针灸所采用的“金针”而言，始创于20世纪50年代。由于使用了现代提纯的药物，这种疗法又不同于传统的针灸。药物进入经络，其治疗规律和传统的针灸治疗规律不尽相同。且在个人数十年丰富的实践中，我认为穴位注射对机体五脏六腑有特殊的调理作用，对人体的消化、呼吸、循环、泌尿、代谢、免疫系统等均有不同程度的调整作用，且多呈整体、双向调整，如对消化系统的调整作用，主要表现在可解除胃肠平滑肌痉挛，调整消化液分泌，调整胃肠蠕动等方面，当功能亢进时，通过穴位注射使其功能缓解；当功能低下时，通过穴位注射使其功能增强，其调节作用是双向的，对消化系统的调整又涉及代谢、循环、免疫等多个系统的协同调节作用。

穴位注射疗法还有其综合作用优势表现在：（1）即时效应，在进针数分钟及1小时内产生，多为针刺和药物注入对局部刺激而引起；（2）慢效应，可在治疗1小时至数小时内出现，与药物在穴位进行生物化学作用有关；（3）后效应，是在前两个治疗效应基础上调动和恢复患者自身的调节功能而实现。这种初期为机械刺激效应，通过经穴的传导得到即刻效应，中期为药物化学效应及后期的后效应，则使经络穴与活血化瘀药物的综合作用得到有效的发挥。这就必然使穴注后疗效的有效期得到延长，使疾病在这个较长的治疗过程中得到更彻底的治疗。穴位注射时药效的发生与持续，有经穴功能的参与和协调。在这个过程中，经穴和药物的亲和性、归经性、直达性、趋病性、速效性及延长性等特殊功能，促成了穴注的高效和速效，在穴位注射活血化瘀的中、西药针剂治疗机理中起到了关键作用。相当于把饱含细菌、病毒，高黏、高脂的血液，通过活血化瘀改造成高氧、高能量、高营养的健康纯净血液；把流速较慢的血液改造成流速较快的血液；把老化呆滞、缺乏活力的血液改造成年轻活化具有活力的血液；如同把黄河水改造成长江水，水流清澈，河道自然通畅。此疗法具有疗效可靠、适应症广、安全、无不良反应、无交叉感染、不反弹的特点。

蔡氏脏腑经络微循环整体疗法——穴位注射法活血化瘀通经络的疗法是祖国医学苑中一朵年轻的奇葩，让它在祖国医学宝库中占有一席之地。此疗法是医学史上又一个新的里程碑，其具有新颖性、直接性、综合性、独特性、灵活性、经验性和前瞻性等特点。其意义是找到了治疗的关键穴位，形成了一套正确治疗方法，发现了延年益寿的关键；丰富了中华五千年传统医学五脏（心、肝、脾、肺、肾）和任、督二脉的穴位为中心，经络为通路构成的整体观及针灸学经络学理论；对继承、创新发展弘扬祖国医学找出一条以脏腑经络微循环整体疗法——穴位注射法为主、以西医疗法为辅的相辅相成的治疗法和世界传统医学来治疗及保健美容，延年益寿的一把钥匙，为人类医学的传承和发扬光大做出我微薄的贡献！希望能为更多的患者减轻痛苦，给更多的家庭带来欢乐和幸福！

常见典型疑难病案

周文程
（东莞高埗周文程内科诊所，广东 东莞）

一、哮喘病（18 年未愈）

2015 年 4 月 15 日，李某某，男，42 岁，农民，河南扶沟县人。

因咳嗽，气喘，咯痰伴头晕乏力反复发作 18 年余，加重 1 月来诊。自述这 18 年来咳嗽、气喘、咯泡沫痰伴头晕、乏力反复发作，冬春季天气变凉时一不小心就发病，而且卧床时呼吸不畅，气喘加重，曾到扶沟县人民医院等多家大小医院治疗，时好时坏，每年到春冬季就发病，近 1 月伴有头晕乏力自汗，气喘晚上不能平卧等症，病情加重来我门诊就诊。

患者有 10 余年的吸烟史，无传染病接触史，无过敏史，已婚，妻身健康，育有一儿一女。无家族遗传病史。查：Bp125/85mmhg、P95 次 / 分、R25 次 / 分、T36.8℃，精神状态差，面色疮白，体形偏瘦，双肺听诊可闻双肺呼吸音增粗，哮鸣音，湿啰音，平卧加重，心音听诊无杂音，右手脉诊脉象细而弱，其余未见明显异常（建议到大医院做血常规、肝功、肾功等化验检测，做心电图、胸部 X 光检测）。

初诊：

1. 哮喘（中医属肺气虚）。

2. 慢性支气管炎。

治疗：①西医：给予对症抗炎，补充能量治疗。选用中成药针剂清开灵针、黄芪针和西药氨茶碱和维生素 C 针等联合用药，一天一次，按半月一疗程治疗。

②中医：选用“特色中医穴位水针疗法”。

a. 选药：复方当归针等药。b. 选穴：肺俞穴和哮喘穴，三天一次，5 次为一疗程（半个月）。此方法优点：治疗用药直达病灶，还有传统针灸效果，而且安全无痛苦，疗效立竿见影。

临床效果：

患者通过上述方法联合用药治疗：第二天咳嗽减轻，气喘消失，晚下能正常平卧，精神状态好转，病人心情变好，接着按照医嘱坚持治疗一疗程，并遵医嘱戒烟酒，加强身体健康训练，患者症状全部消失，面色红润，精神气好，连续随访二三年哮喘病未再复发。

临床总结：

近 10 年来接诊约 500 人，慢性哮喘病按照上述方法加减治疗 1~3 疗程，有效率 100%，治愈率 95% 以上，打破国内外慢性哮喘病不能根治的神话，谁说哮喘病不能治愈只能控制？

二、腰椎间盘突出并坐骨神经炎（10 年未愈）

2020 年 9 月 12 日，杨某某，女，54 岁，工人，广西灵山人。因腰疼伴右下肢麻木活动障碍反复发作 10 年，剧痛不能行 3 天。自述近 10 年来腰疼伴下肢麻木反复发作，曾到灵山县级医院及其他大小医院治疗，吃过中药，输过液，做过理疗针灸，均未见明显好转，一受凉劳累就病发，平时只能靠加量吃止疼药来控制，近两天吹空调受凉腰疼伴下肢麻木加重，不能起床，行动不便，在家人搀扶下来到本门诊救治。

患者：无心脑血管病史、无传染病接触病史，无腰部外伤史，无药物过敏史，育有2女，丈夫及女儿身体状况良好。

检查：患者面色疮白，痛苦面容，不能行走。BP130/95mmHg、P90次/分、R20次/分、T36.1℃心肺听诊未闻杂音，胸部无畸形隆起，腹部隆起偏胖，腰部腰3、4、5有压疼叩击痛，右大腿僵硬活动障碍。其余体格检查来见明显异常（建议患者做腰部CT片B超，化验血常规、肝功、肾功等检查，以便于诊断）。

初步诊断：

腰椎间盘突出并右肢坐骨神经炎。

治疗：

a. 西医：给予对症止痛抗感染治疗。

b. 中医：选用中医特色针灸小针刀微创治疗，首先手法精准定位，找到病灶点，一次选定2~5处病灶常规消毒处理后进针（要求避开神经和血管、定位要准、操作合规），3次为一疗程，5~7天做一次。

临床效果：

患者当时经特色中医针灸小针刀微创治疗5~10分钟结束疼痛立马减轻60%以上，可下床自由行走，配合药物治疗一个疗程症状全部消失，活动自如，医嘱她每天做“小鸟飞”、扭腰及压腿运动半小时以上。最后对患者随访2年至今腰疼并无复发。

临床总结：

近10年来本人采用“特色中医针灸小针刀微创术”配合中西药物治疗骨质增生、腰椎间盘突出、高血压中风偏瘫、头晕头疼、颈椎病，关节炎、肌腱炎等久治未愈的疑难病症近千人，通过1~3疗程治疗，疗效立竿见影，治愈率95%以上，中医特色针灸小针刀微创技术真的好！

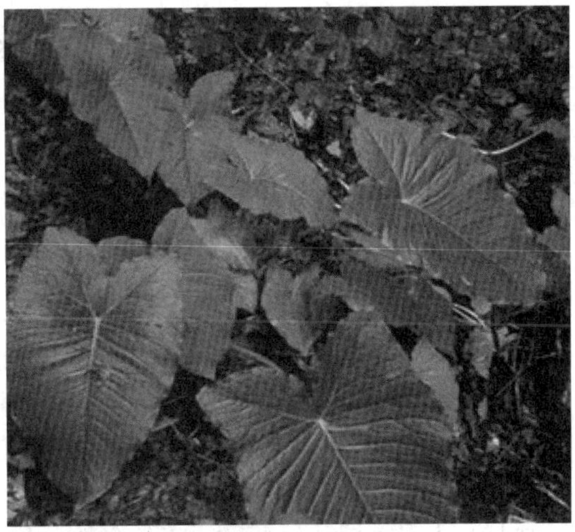

独角莲

【别名】野半夏、犁头尖、剪刀草、玉如意、野慈菇、副本一粒红

【汉语拼音】dú jiǎo lián

【植物形态】多年生草本。块茎卵圆形或卵状椭圆形，直径2～4厘米，外被黑褐色小鳞片，块茎上端有须根20～40条。叶根生，1～4片，戟状箭形，大小不等，长9～45厘米，宽7～35厘米，先端渐尖，基部箭形，全缘或略呈波状，叶脉平行，侧脉伸至边缘时连成网状；叶柄圆柱形，肉质，长15～45厘米。花梗长8～16厘米，肉质，绿色，常带紫色细纵条斑点；肉穗花序，顶端延长成紫色棒状附属物，不超出佛焰苞；佛焰苞长约12～15厘米，紫色；花单性，雌雄同株，雄花序在上部，雌花序在下部，中间有无花地带，相隔5～8毫米，上有肉质条状突起；无花被；雄花有雄蕊1～3枚，花药无柄，药隔略突出；雌花子房1室，柱头无柄。浆果长约1厘米。花期6—8月，果期7—9月。

生于山野阴湿处。分布于河北、河南、山东、山西、陕西、甘肃、江西、福建等地。辽宁、吉林、湖北、江苏等地均有栽培。

本植物的块茎（禹白附）亦供药用，另详专条。

【功能主治】治毒蛇咬伤、瘰疬、跌打损伤。

谭长庚医案2则

谭长庚
（河南省淅川谭氏骨伤中医院）

案例一：颈性眩晕

史焕某娥，女，36 岁，已婚，河南省淅川县荆紫关镇中街人，1999 年 8 月 18 日就诊。

患者 2 个月前时不时感到头晕，双眼发涨，但过一段时间会自动好转，可有时看电视或者起床旋转头部时也会出现上述症状，但闭上眼睛休息片刻，头晕有所缓解，近来症状加重且不再好转。她丈夫翟某某给我说："谭医生，你不知道为了能给她治病，我找了多少大医院、小诊所，内科、神经科，中药、西药，单方，我不知尝试了多少方法，也不知道吃了多少药，花了多少钱，甚至还找了风水先生和神仙婆驱邪，可总是治不好。后听一个朋友说她眩晕是在你这儿治好的。"

看了他那些正常的检查报告单，我又建议他补拍了几张颈椎 X 线片。

X 线报告：颈椎曲度变直，环枢关节增生，间隙变窄。

查体：当检查她的颈肩背时，发现她的颈、肩、背肌肉严重劳损，僵硬板结，肌纤维粘连，风池穴、肩井穴和天宗穴都有压疼。

分析：病因找到了，该患者是由于长期劳累导致经络瘀滞，气血运行不畅，颈动脉供血不足，大脑缺少了颈动脉的供血，才出现了头蒙，眼涨，眩晕，颈、肩、背酸痛，全身不适。

诊断：颈性眩晕。

治疗：

传统手法：

1. 病人取坐位，施术者站在病人背后，一手按住病人头顶部，另一手的拇指端从最上方开始，沿颈椎往下施分筋理筋手法，分拨、理顺颈后的肌肉和项韧带，反复做几遍。

2. 自患侧耳后上方开始，沿着一条粗大的胸锁乳突肌，用一拇指施分筋理筋手法，先分筋再理筋，在压痛明显的部位反复施理筋手法 3~4 遍，以解除肌肉痉挛，疏通气血，然后再使头部向左右前后轻轻地活动数次。

3. 用捏拿法，即捏拿病人颈后肩部的肌肉，反复捏数遍。

4. 嘱病人以患侧手摸对侧肩，施术者用一手拇指顺患侧肩胛骨上角的内上方左右分拨，可触及一滚动、隆起的条索状物，有压痛；再用拇指将其理顺压平。一般经手法治疗后，病人立即感到轻松，颈活动较灵活。如仍有少许疼痛者，可用热醋外敷。

针灸疗法：百会、风池、内关、太冲、肝俞、肾俞、足三里等加减。

放血疗法：太阳穴、大椎穴、委中穴。

中药调理：天麻钩藤和归脾汤加减。

治疗效果：经过 2 周治疗症状完全消失，重新走上工作岗位。

案例二：股骨干陈旧性骨折畸形愈合

霍某峰，男，25 岁，未婚，河南省淅川县荆紫关狮子沟村。1990年2月2日就诊。

该患者摔伤后左大腿疼痛剧烈，不能站立，在医院保守治疗好转，因为家里特殊情况2周后石膏固定回家，49天时不慎再次摔伤，83天来诊。

查体：慢性病容，面色晦暗，口苦咽干，小便黄赤，大便3日未解。舌质淡，苔黄腻，脉沉细。左股骨上1/3皮肤暗紫，局部肿胀、压疼、畸形，患肢比健肢短缩5厘米，向外成角畸形。活动疼痛不能站立。

X线摄片报告：左股骨上1/3骨皮质骨小梁连续性断裂，骨折线呈斜形，两端重叠5厘米，骨折端向前外侧成角，有少量骨痂形成。

诊断：股骨上1/3陈旧性骨折畸形愈合。

治疗：

1. 传统手法：硬膜外麻醉，施术者一手按压骨折端，一手握住骨折远端向前、后、内、外方向摇摆及内外旋转活动。力量由轻到重，范围由小到大，以充分松解粘连，反复按摩股四头肌和膝关节，然后将畸形成角的骨干置于缠有棉垫的木板上。助手固定骨折近端，施术者握住远端反折，缓缓持续用力，直至畸形愈合被拆开为止。此时将远端上、下、左、右摇摆并内外旋转。检查断端完全松动，折骨成功。

2. 股骨髁上牵引小夹板固定：骨折断端松解矫正移位后，患者于中立位，膝关节微屈。在髌骨上缘5厘米处，由内向外穿一枚骨圆针，上好牵引弓，重量10公斤，牵引3天，骨折重叠拉开，双下肢等长，以手法矫正达到功能对位后，用股骨干夹板加压垫外固定，牵引重量改为4公斤牵引6周。

3. 功能锻炼：术后立即做股四头肌大力收缩及踝关节活动，利用肌肉收缩和外固定系统的力学作用，使断端残留成角和侧方移位得到进一步纠正。六周后取掉牵引扶双拐离开床不负重站立活动。

4. 药物治疗：根据三期辨证论治内服谭氏正骨丸，生骨丸、壮筋丸，外贴谭氏接骨膏，使之气血通畅，以利骨痂形成。

5. 康复程序治疗：神灯照射（TDP波治疗），局部手法按摩，活血化瘀中药熏洗。

治疗效果：经治2个月，双下肢等长，无压痛，无畸形，骨折对位对线良好，有骨痂形成，临床愈合。6个月后随访复查，患肢活动功能正常。有大量骨痂形成，功能对位，骨性愈合，无后遗症。

结语：成人股骨干陈旧性骨折延期愈合，多为整复不当，外固定不正确，治疗方法不妥等因素所致。

股骨干骨折，即使是无明显移位的横形骨折，一律属于不稳定性骨折。因为股骨干有相当丰富的肌肉附着，这些肌肉多半跨越髋、膝关节，具有强大的收缩力。骨折后，由于肌肉的牵拉，很容易发生断端移位。所以单纯小夹板外固定，不能有效地制止骨折的移位。只有配合骨牵引方可有力地对抗肌肉的拉力，使骨折免除肌肉牵拉的影响，而变得比较稳定。

本例股骨干骨折，前医治疗2个多月，后摔跤没有重视复查，骨折仍重叠畸形，只有部分骨痂，伤肢短缩5厘米，病例典型，临床有指导意义。分析其原因，主要是整复后没有很好地矫正移位恢复双下肢等长之故。我们接诊后，以谭氏整骨手法，辨证施术首先折骨，行骨牵引，重点恢复患肢长度，然后以小夹板、纸压垫进行有效的外固定，临床仔细观察，根据骨折对位对线情况，不断调整纸压垫的厚度及位置，较好地预防了畸形愈合现象的再发生。

杨少雄中医验案3则

杨少雄
（深圳市罗湖区杨少雄中医诊所）

医案一：

汤某，男，46岁，公司主管。

平素应酬较多，每天烟酒不断，劳累，休息不足；导致脾胃功能运行失衡，气机不畅，日久阻滞经络，肝胆受损，肾气不足。肝藏血主筋，肾藏精主骨，肝血不足肾精亏损，筋骨润养供养欠缺，可引起腰肌无力，腰椎间盘突出或劳损，故有腰腿疼痛。更有脾虚引起血亏，阳气不足，寒滞经络造成腰腿疼痛。

舌脉：脉弦紧，舌淡，苔厚腻。

辨证：风寒湿浊之邪，入侵络道，阳气不足，寒凝至痛。腰为肾腑，须强肝保肾，温通命门，以逐寒邪。

治法：温通经络，扶阳祛寒，补肝肾强筋骨，和气血。

1. 杨少雄通络正脊中药热敷透皮整体疗法（经络疏通，脊椎点穴矫正，中药透皮热敷）。

2. 针灸（肾俞、八髎、环跳、承山、委中等）。

3. 独活寄生汤加减。

通过7天治疗，疼痛改善。第8天完全恢复，精神焕发，腰腿比以往更有力气，至今2年随访未见复发。

医案二：

张某，女，36岁，已婚，公司业务员。

产后下腹长期反复不适疼痛（宫寒下焦湿热），畏寒，面色暗淡，虚肿，精神疲倦3年，有不良的作息习惯和过劳累状况。

该患者下腹部反复疼痛（或是慢性盆腔炎）是女性内生殖器及周围结缔组织、盆腔腹膜慢性炎症疾病。西医用抗菌、镇痛药物治疗短时间内见效较快，但是不能完全根治病灶，且长期服用存在耐药性及不良反应的风险。女性下腹部反复疼痛，在中医学中属“癥瘕”“带下病”“少腹病”等范畴，多为本虚标实之证，带脉失约、湿热、瘀血、寒凝、痰湿为标，湿热、瘀结为其主要证型。

治则：

清热除湿，活血化瘀，扶阳祛寒，理气止痛。

杨少雄通络正脊中药热敷透皮整体疗法有清热除湿、活血化瘀、扶阳祛寒、理气止痛的功效（透皮中药有：金银花、蒲公英、苍术、黄柏、炒薏苡仁、延胡索、柴胡、赤芍、蒲黄、五灵脂、当归、川芎、金盏银盘、桂枝、桃仁等，以上药物经炮制发酵，热敷腹部透皮给药）。

经过1个疗程10次的治疗，结合针灸和中药辨证施治，医嘱要培养良好的生活习惯，早睡早起适量运动均衡饮食，该患者至今随访1年未见复发。

医案三：

许某，男，39岁，个体工商户。

主诉：四肢乏力，平日烟酒过多，精神欠佳，容易疲劳，腰酸背痛，睡眠不佳，这些情况已有2年，同时还伴有记忆力下降。

舌脉：脉滑缓无力，舌淡，苔薄白。

辨证：脉滑缓无力属中气不足，元气气血虚损之象。心脾两虚，故有腰酸背痛，神疲乏力，睡眠不佳，一派阳气不足，气血不盈之象。

治法：扶阳散寒，温通经脉，健脾胃补气血。

杨少雄通络正脊中药热敷透皮整体疗法，药物有炙黄芪、生晒参、白术、白茯苓、当归、熟地、川芎、白芍、熟附子、干姜、炙甘草、艾叶、桂枝、炒酸枣仁。以上药物经炮制发酵，热敷腹部，腰背部。

经过1个疗程10次的治疗，以上虚劳症状消失，精神状态良好，随访6个月精神较佳。

南阳市首批中医世家赵碧医案

赵　碧
河南省南阳市青华镇青南村赵碧卫生所（原南阳统德堂）

一、藿香正气饮青蒿鳖甲汤青骨汤加减

杨某勤，女，67岁。

首诊日期：2021年8月13日。

主诉：患者高温天气淋雨后高热不退，头昏脑重，肢体无力。入某三甲医院住院发热待查，经过检查各项指标正常，初步诊断：无名发热。后经过四周治疗，高热转低热持续不退，西医无策，出院来诊。

现病史：低热持续不退，唇红颧赤，身困乏力，五心烦热，动则更甚，测体温37.8℃，心烦口渴欲饮，舌绛体大，苔白腻，脉滑数。

诊断：温病后期。

治则：滋阴清热，退骨蒸，解表化湿。

方用：藿香正气饮，青蒿鳖甲汤，青骨汤加减。

处方：青蒿10 g，鳖甲10 g，黄芩6 g，银柴胡10 g，胡黄连10 g，骨皮12 g，茵陈30 g，桔梗10 g，藿香10 g，葛根12 g，荆芥6 g，防风10 g，白叩仁6 g，薏苡仁15 g，炙甘草6 g。上方取5副，水煎服，每日1剂。

二诊：1021年9月11日。

病人自述2021年6月13日上午取药到家后，取药1服加水500mL煎至300mL端药过程中不慎碗碎药洒，下午2点钟加水煎服200mL，当日晚8点测体温36.6℃，自己感觉头脑清醒，体爽有力，无不适症状，体温正常无反，面色红润，舌质淡苔薄白。

病人要求原方再取5副加以巩固。

9月27日病人再报喜讯，体温正常未反复。

病案分析：本病因夏季外感暑湿之邪，湿邪困阻肌肤腠理之间不能升宣肃降，内有余热，郁久未解，热蒸于骨，伤阴耗液所致。

本病辨症准，用药精准：药到病除，疗效神速。

二、赵氏桑叶石膏珍珠草汤

解某某，女，14岁，初二学生。

首诊日期：2017年10月21日。

主诉：鼻塞、头痛、流黄脓性鼻涕伴恶臭、结痂，嗅觉减退，3年余。

既往史：3年前曾在某三甲医院耳鼻喉科行鼻窦炎开窗术一次，术后3年来四处求医效果欠佳。

现病史：患者于近1周在校，鼻内干燥、干痒，头痛、鼻腔灼痛明显加重，鼻涕污秽难闻，带黄绿色，时而少许血丝，舌质红，少苔，脉细数。

诊断：鼻槁又称臭鼻症（西医称萎缩性鼻炎、干燥性鼻炎）。

方药：赵氏桑叶石膏珍珠草汤

桑叶10 g，麦冬10 g，石膏30 g，知母12 g，金银花15 g，珍珠草10 g，沙参15 g，当归12 g，

川贝 10 g，天花粉 10 g。

方解：鼻内干燥、干痒，桑叶 10 g，麦冬 10 g，石膏 30 g，知母 12 g，宣散风热邪毒，清肺润燥，滋阴生津，金银花 15 g，珍珠草 10 g，苦寒疏风清热治头痛，沙参 15 g，当归 12 g，川贝 10 g，天花粉 10 g，活血养血敛阴生肌。

用法：石膏先煎 30 分钟后下余药煎 20 分钟，共煎 2 次，分 3 次服用，初服 5 剂。

二诊：病情大有好转，鼻内干燥、干痒、头痛、鼻腔灼痛明显减轻，鼻涕污秽难闻、带黄绿色鼻涕症状消失，不更方续服 5 剂。

三诊：患者所有症状消失，舌质淡，苔薄白，脉细。

医案分析；肺经燥热型症见鼻内干燥、干痒，为燥气伤肺、津液受灼，使鼻失濡养，《太平圣惠方》：夫鼻干无涕者，由脏腑壅滞内有积热，攻于上焦之所致也，凡肺气通于鼻、主于涕。若其脏夹于风热、则津液不通、皮毛枯燥、头痛、鼻干，故令无涕也。鼻腔灼痛明显，鼻窍内膜腺体萎缩，燥热风热灼伤津液所致，日久热毒积于肌膜，腺体结痂脱落，鼻涕污秽难闻，带黄绿色，时而少许血丝，热毒迫血所致。

【作者简介】赵碧，1974 年生，南阳卫生职专中西医结合专业毕业，2001—2004 陕西航天职工大学临床医学深造，国家执业助理医师，深得四世统德堂医风医术真传，在温热病和鼻科病诊治以及杂病诊治上有独门见解和良好方药方法，临床效果省内外有较高口碑。中医世家赵碧耳鼻喉专科宛西名医赵慕蔺第五代传人。

第一代赵振太（1874—1932），南阳城西青华保大谭庄人，自幼聪颖好学，偏嗜医籍，师从镇平孟岗禚兄（一方名医），在大谭庄创设“统德堂”，擅长于治疗鼻科、内科杂病。

第二代赵慕蔺（字相如）又称木林（1890—1963），深得家父熏陶，待诊得传，父子共事统德堂，医术精湛、乐善好施，鼎盛之时，响彻宛县城西。中华人民共和国成立后，先后在青华联诊所、潦河人民公社医院、南阳县人民医院工作，尤擅长温病时疾和鼻病内外合治，首创赵氏濞愈散外治疗法，南阳医圣祠有其名讳碑刻。

第三代赵登瀛（1910—1954），医籍传家，得祖真授，满腹锦绣，医术造福一方，深得百姓口碑。

第四代赵春光（1938—2004），闲淡清秀，儒雅无争，专致医学，师承祖父赵慕蔺，辗转于潦河人民公社医院、南阳县人民医院，1971 年始任青南村卫生所负责人，擅长温热杂病、妇科、鼻渊鼻槁等鼻科杂病之内外合治，整理有家传温热病时疫分类施治方药，身患重病参与非典防治，深获赞颂。

揭开糖尿病的面纱

陈树鹏　李三坤
（辽宁省朝阳市北票市龙潭镇青云观养生会馆）

一、糖尿病的前世。古代没有糖尿病的病名，类似的疾病被称为“消渴症”，最早记载于《黄帝内经·奇病论》。唐代，孙思邈《千金方》中，提出了三消理论。金元时期，朱丹溪《丹溪心法》中，提出了上、中、下消理论。金代，另一医家刘河间作《三消论》：上消即口渴多饮，中消即善饥消谷，下消即尿频，并开出了如“葛根丸”等8首方剂。清代沈金鳌《杂病源流犀烛》中，有专治上消的方剂，“消渴丸”，至今还在使用，用以润肺止渴。明代，张介宾《景岳全书》中，有专治中消的方剂，“参芪止渴汤”，养阴生津。宋代，钱乙《小儿药证直诀》中有专治下消的方剂，“六味地黄汤”加味，滋阴益肾。《黄帝内经·奇病论》中，明确阐述了“消渴症”的病因：“此肥美之所发也。”明代张介宾《景岳全书》则进一步说明：“消渴病……皆膏粱肥甘之变，富贵人家病之，而贫贱者少有也。”隋代，巢元方《诸病源候论》中，又指出：“先行一百二十步，多者千步，然后食。”提出了运动和饮食对康复消渴病的重要性。直到今天，“迈开腿，管住嘴”仍是康复糖尿病的重要手段之一。唐代，孙思邈《千金方》中，也论述了“消渴病”的治疗和复发的关系：“不减滋味，不戒嗜欲，不节喜怒，病已而可复作。”清代，陈士铎《辨证冰鉴》中，则描述了适时进食对治疗“消渴病”的意义：“得食则渴减，饥则渴尤甚！”以上这些先贤对“消渴病”认识的宝贵经验，为今天糖尿病的研究和治疗，奠定了基础。然而，消渴并不是糖尿病的全部表现。临床上，很多的糖尿病人并无消渴，但却有神疲乏力、欲睡、浮肿、坏疽、视力下降、肢体麻痛、眩晕等常见现象。由此可见，消渴只是糖尿病多种表现中的一种，临床上有80%的糖尿病人都没有“三多一少”的现象发生，这是大家要注意鉴别的。万病皆有因，没有无原因的疾病。现代中医教材认为糖尿病的病因病机：阴津亏耗、燥热偏盛、消渴日久，则阴损及阳，热灼、津亏、血瘀，而致气阴两伤。这样的教材内容正确与否先不说，先看今天糖尿病的治疗方法。

二、糖尿病的今生。根据有关方面的不完全统计，目前糖尿病人约1个亿，还有2个亿的后备军！这些病人，绝大部分都是口服降糖药。（1）磺脲类—格列齐特等。作用机制：刺激胰岛β细胞分泌胰岛素，降低血糖。不良反应：主要是β细胞功能衰弱，低血糖等。（2）双胍类－二甲双胍等。作用机制：延缓葡萄糖在肠道内的吸收。不良反应：呕吐、恶心等胃肠道反应，乳酸性酸中毒等。（3）α－葡萄糖干酶抑制剂—阿卡波糖等。作用机制：延缓消化道对糖的吸收。不良反应：胃肠道不适、恶心、腹泻等。（4）中成药恒济悦泰胶囊等。作用机制：调节胰岛分泌功能及脏腑代谢机能等。不良反应：尚没有毒副作用的报告，但见效慢。以上这些药物，没有一种是从糖尿病的病因治疗的，都是立足于如何降糖，而不关注高糖是怎么来的。只知“扬汤止沸”，不知“釜底抽薪”。所以，没有一种药是能治好糖尿病的！那么，糖尿病的病因是什么呢？只有找到病因，才能撬动高血糖这个大厦！很遗憾，迄今为止，可能还没有哪位专家给出清晰服人的答案。看到这里，可能就有专家不服气了，或者说，糖尿病因不就是胰岛损坏了，不能分泌足够的胰岛素而导致的吗？对，说得好！胰岛是怎么损坏的？有专家说过吗？又有哪个专家观察过，绝大部分的糖尿病人都有尿酸偏高的这个特点吗？尿酸高与糖尿病有关联吗？高尿酸是怎么来的？如何才能降低？这是一系列有关高血糖形成的连锁问题，有人系统回答过吗？甚至每个糖尿病人的舌苔几乎都是白如霜雪，这是明显的脾胃寒凉的现象，可有些专家蒙住双眼，不顾事实，非说是阳明有热，治糖尿病应首选“白虎汤”清热。这样用药，糖尿病治好了吗？更有甚者，明知糖尿病人都有不同程度的怕冷畏寒的体质表现，有些专家不辨消渴的病因虚实，一见口渴，就判断是热灼津液，妄投寒凉之药、以清其火，结果是血糖未降、脾胃又伤，病人如入汤火，并且每治愈殆！岂敢再信中医治疗之方？现存于世的，名曰降糖的方剂，可谓车载斗量，这些方剂如有效果，也不至于现在糖尿病越来越多啊！回想新冠肺炎肆虐全国之际，不就是一剂“清肺排毒汤”起到中流砥柱的作用吗？病人的这些真实的体质表现专家为啥不去认真研究呢？任何医学都是以疗效而存在的！没有了疗效，就没有人相信了。

今日中医之衰败，尽管原因是多方面的，难道没有疗效，不是主要原因吗？个别有名望的中医专家，迷失中医思想，不做临床，长期霸占一些平台，传播一些错误的中医知识，名为传经讲道，实为拼命卖书赚钱！东抄西袭，人云亦云，哗众取宠，有的甚至一年出多本书籍，你真有如此巨量的原创知识需要传播吗？大部分都是丧失本真，甘愿做其他医学的附庸耳！欣闻天津医科大学王英博士，因关注上海聂文涛先生的“谷物保护曲线”和“双高综合征”的知识，写了一本《糖尿病行为医学技术指南》，这本指南荣获了“改革开放30年中医药发展杰出贡献奖”。糖尿病人不妨找来看看，相信大家自有评判。

三、糖尿病因的新探索。随着现代医学的发展和进步，有许多疾病的病因之谜，通过现代医学手段得以揭开。许多人说糖尿病是“富贵病”，理由是现在的生活好了，一日三餐，鱼肉蛋奶不断，这才多发的糖尿病。在40年前，大家都生活艰苦时，糖尿病却少见，看来这话有一定道理，我们从糖尿病人都有尿酸偏高的这个现象也可以得到佐证，尿酸高就是生活富营养化的结果。既然尿酸高是多发糖尿病的普遍现象，那就从研究高尿酸的来龙去脉揭开糖尿病的病因吧！通过现代医学研究得知，尿酸中有一种氧化自由基。名曰“四氧嘧啶”。这个“四氧嘧啶”有专门破坏胰岛功能的能力，一旦体内“四氧嘧啶”的含量达到一定数值，就可以使胰岛被破坏到不能分泌足够胰岛素的程度，含量越高，破坏胰岛的速度越快。直至胰岛素一点都不能分泌了。就需要人工注射方可，现在人工注射胰岛素的现象比比皆是。因而，这类因“四氧嘧啶”破坏胰岛而形成的糖尿病，也被称为“四氧嘧啶糖尿病”。由此可知，治疗糖尿病在于恢复胰岛功能，但要恢复胰岛功能，就要清除体内“四氧嘧啶”，欲清除“四氧嘧啶”，必须先降尿酸，铲除“四氧嘧啶”

的衍生基础。高尿酸是怎么来的？如何降呢？高尿酸是吃出来的！首先，是饮酒，酒中含有乳酸，而乳酸会影响尿酸的排泄，导致体内尿酸升高；其次，是吃高嘌呤、高营养的食物，如海鲜、火锅、动物内脏、高汤、鱼肉蛋奶等，都含有大量的嘌呤物质，这些物质，大都被代谢成尿酸。嘌呤值越高，导致尿酸越高。尤其要注意的是，高尿酸虽然能氧化出“四氧嘧啶”，但是高尿酸如果在硝酸的作用下，则会更快更多地氧化出“四氧嘧啶”，从而使胰岛功能受到更大的破坏！日常生活中，硝酸存在于各类卤菜中，因为硝酸有增色及加速肉烂脱骨的腐蚀作用，故被卤菜业者广泛使用，所以，我们尽量不吃各类卤菜。高尿酸有哪些危害呢？正常人的体内尿酸值上限是420，如果接近或超过这个数值，就有可能引发多种疾病。除了以上说的产生“四氧嘧啶”外，如尿酸沉积在关节，会引发痛风症；沉积在尿路，会引发尿路结石或痛风性肾病，严重时导致肾衰竭；还可能诱发急性心梗等重大疾病等。

高尿酸怎样才能下降呢？第一，保证适当的饮水量，最好是白开水，可以帮助尿酸排出；第二，就是多吃新鲜蔬菜，因多数蔬菜都能提高尿液的碱性，能促进尿酸排出，与此同时减少高营养、高嘌呤食物的摄入；第三，就是进行中轻度的运动，因为适度运动可以减少体内脂肪的堆积，进而改善人体的代谢功能，有利于尿酸的排出，如慢跑，健步走等，切不可剧烈运动，因为剧烈运动可导致尿酸升高；第四，就是健脾强肾，先后两天皆强，中焦枢转有力，代谢旺盛，高尿酸得以不断强力泄化；第五，对不同的穴位点按，每次5分钟。①太溪穴，本穴是肾经的原穴，有很好的健身强肾的作用，可促排尿酸。②涌泉穴，本穴是肾经的井穴，《黄帝内经》，云“肾出于涌泉”。《黄帝内经·本输》云：此穴有善泄之功。是身体的排污口，常按此穴，可激发肾气，以促尿酸排泄。③命门穴，本穴是十二经之根，五脏六腑之本，呼吸之源，三焦之基。有培元固本之功，常按此穴或温灸此穴可使身体强壮，代谢旺盛，排出尿酸的动力强劲。以上的内容，讲述了糖尿病的因果链条：首先是病从口入，由高嘌呤富营养食物的摄入→生成高尿酸→因患者的脾肾受寒，运化的功能不强→导致高尿酸不能及时泄化→高尿酸氧化产生“四氧嘧啶”→破坏胰岛功能→影响胰岛素的分泌→形成高血糖→吃各种降糖药→产生多种并发病。

我们看看现在糖尿病的治法，大部分都是只想着如何降糖，而不思高血糖的病因，这完全是隔靴搔痒，舍本逐末。现在降糖药的名称如天女散花，可患糖尿病的人数却在与日俱增，如此治病，糖尿病何有愈期？根据以上糖尿病的病因分析，基于多年的临床实践，我总结出以下几种调理糖尿病的方法。第一条：既然知道“四氧嘧啶”是破坏胰岛的元凶，能否找到一种破坏“四氧密啶”的东西呢？使其本身受到破坏，就不能起到破坏作用了！世上万物，就是这么神奇。古语云：“卤水点豆腐，一物降一物。”通过大量的实验，“四氧嘧啶”的克星被找到！它就是“a-甘氨酸”。它能破坏“四氧嘧啶”的结构，使其丧失对胰岛的破坏力。从而使已被破坏的胰岛功能得以自我修复，达到正常的分泌胰岛素的功能，高血糖得以从根本上降低。这种“a-甘氨酸”存在于荔枝核中！为此我研发了以荔枝核为主要成分的降糖茶饮——“御降糖”，糖友服后，效果很好。第二条，健脾强肾，有效降低体内的高尿酸，是调理糖尿病的又一根本大法。前文已经讲了，糖尿病人多见怕冷，舌苔多见白色，这样的阳虚体质，多数正气不足，运化不旺，体内的尿酸不能及时泄化出去，聚而成害！怎样健脾强肾呢？东汉张仲景《金匮要略》中指出："男子消渴，小便多，饮一斗，小便一斗，肾气丸主之。"肾气丸是典型的扶肾阳的方剂，此条文也说明张仲景明确认识到"消渴"系肾阳虚衰不能蒸腾津液所致。肾阳虚，不能化气摄水。温肾健脾以化饮，才能消除致渴之源，此论无愧医圣之名，确是伟大的见地！明代赵献可《消渴论》云："命门火衰，不能腐熟水谷，水谷之气不能熏蒸上润于肺，如釜无薪，锅盖干燥，故渴。宜壮其少火，灶底加薪，枯笼蒸溽，枯木得雨，生意维新。"这段论述更是深刻揭示了"消渴"的来源成因，堪称是高山仰止的理论精华！可惜，几百年来并未引起后世医家的广泛重视。可悲的是，自金元以来，医家多遵丹溪翁的方法治疗消渴，朱丹溪是金元四家之一，主要的学术观点是："阳常有余、阴常不足。"所以，无论是其《丹溪心法》《格致余论》还是《局方发挥》等著作中，都有大量的滋阴方剂传世，被后世尊为"滋阴派"的开山祖，更因其晚年在家乡义乌开馆授徒众多，使滋阴的学术思想一直影响到今天的中医临床！这类强调滋阴的中医，今天在临床上，一见口渴多饮、多食善饥，就偏执于燥热伤阴，恣用大量的甘寒养阴药物，几乎已成流弊！一叶障目，不见泰山，死守书本、脱离辨证，闭门造车，只为收入，疯狂开药，疗效不察，置病人于何地？使其几死于心也！患者数治无效，随弃中医，转而回家，床头桌上，翻找"双胍"！此等中医之伤，以何予补？高血糖的治疗，不是一味滋阴，扶阳才是大道！阳明虚火，永不敌太少真寒！我在临证时，常重用附子 20~30 克，峻补太阴少阴之阳，重用桂枝 15~30 克，另用细辛 10 克，以助桂附的温阳之功，再破格加量白术、茯苓的使用，以强健渗湿之力，促进代谢，以期快速降低尿酸！诸药合用，量大力专，多能速效！通过扶阳气、健脾肾，使患者正气渐足、气血旺盛，热血沸腾，生机盎然，从根本上改变了病态的体质状况，同时在饮食上加以管控，限吃高营养、高嘌呤之食物，以清淡为主，再配合手法调理、适当的锻炼、怡悦情怀等方法，皆从病根调理，不降糖，而糖自降也！实践是检验真理的标准。临床上，我专心敬业，不唯专家，不唯书本，只唯实践！然病人所处地域不同，体质不同，更伴随有不同的并发症，所以，虽患同病，治法有异耳。但在中医治疗上，守住扶阳主线，则病愈可期，如果仍守滋阴清火之法，则病程漫漫，永无绝期也！每天望着一个个久罹沉疴，求治无效的愁苦患者，心情是复杂的，既有哀痛，又有可怜，还有愤怒，更有无奈。为此，我不顾才疏学浅，悟艺不精，斗胆着墨，一得之言，诉于笔端，倘能益患，更期来贤！2020 年年初，新冠肺炎肆虐神州大地之际，各类医疗机构的专家教授纷纷禁言了，国内一片恐慌。是民间无证的中医葛又文于 2020 年 1 月 22 日，首先开出了"清肺排毒汤"，后经国家中医局副局长王志勇的大力推广，才强力阻击了新冠在全国的漫延，一直沿用到今天。其功效秒杀某权威推崇的外国神药！对抗疫做出了巨大贡献！"青山遮不住，毕竟东流去！"随着中医药在这次抗疫中的突出表现，以及新时代中华民族伟大复兴的需求，发展中医药的滚滚浪潮，已如晓日腾云，势不可挡！"凌霄羽毛原无力，坠地金石自有声。"吾虽位卑，忧国为念，一片丹心，无有偏见，点滴心得，直抒己见，讹错之处，在所难免，诚希方家，指正为盼。

（本文仅代表作者个人观点，不代表本书作者立场。）

癌症用药逻辑

符中建
（深圳市注册执业中医师）

纵观当今治癌处方无数，但经临床验证，无几有效。

究其原因：就是因为处方结构普遍缺乏科学的逻辑性。

要解决这个逻辑性的问题，那就必须首先要清晰癌症生成的病理关系。

从表面理论而言，癌症的形成，实际上就是人体某个器官或者某个体系在理化性上发生了恶变，其物理表现形式是：堵塞、不畅或者结节，化学表现形式是：聚集、凝集或者合成。由于人体是一个生物体，因此，人体内发生了理化性恶变之后，必然会产生隆起、肿大或者聚变，这样的一个结果最后就是癌症。

循上病理，显而易见，治癌用药的第一个逻辑性问题就是要首先解决人体内各管腔和各器官运行必须通畅的问题。

一、必须有抗凝血药

抗凝血和抗氧化都是化学反应的过程，因为每种中药都有自带多种化学物质，当它进入人体之后，它很快就会与人体内的各种化学元素直接或者间接地化合或分解，只有通过这样一个理化过程，才能不断地促进人体新陈代谢的正常性和连续性，这是维持人体生命的最基本的必需条件和原理，因此，治癌也不例外。

临床实践证明，川芎、赤芍的配合，既能扩大和疏通血管，又能抗癌，珠联璧合，难以取舍。

二、必须循器官功能性靶向用药

1. 肺的功能主要是换气，因此，必须加强肺脏的血氧交换，使人体内血氧浓度不断升高，这才是对肺脏的科学保护，这样，肺部癌症也就会理所当然地得到改善。

现代药理证明，半枝莲、茜草既能抗凝消炎，又能化痰净肺，抗凝而加强了活血，促进换氧，尤其是对肺脏病变偏效，因此，治疗肺癌半枝莲配茜草是属于非此莫属的药物。

2. 肝的功能主要是解毒，因此，必须加强解毒是治疗肝脏癌症的首选属性药物。

现代药理证明，灵芝配垂盆草，既能提高免疫力，又能解毒治癌，尤其是对肝脏偏效，因此，治疗肝癌灵芝和垂盆草是属于缺它不可的药物。

3. 治疗其他器官的癌症用药，同理类推。

三、必须有排毒用药

虽然癌症之毒，并非我们按常识所认知的普通毒性，但我们仍然必须认定客观存在着某种癌毒，因此，我们必然要通过消化道和肾脏这两个排泄渠道去强化排泄癌症的毒素。

根据现代药性：大黄具有清宿食，解热毒，破症瘕，荡涤肠胃而潜在近似治癌的功效。白英能利尿消肿和抗癌，因此，上述两药治癌绝对不可缺少。

四、必须根据个案灵活用药

由于每个人的基因不同、体质不同、生活习惯和工作环境不同……因而也就造成了各种复杂症状的出现，因此，在治疗癌症时，那就必须因人而异去用药。

其中，补气就是一个不可缺少的治疗手段，按照中医气行则血行的原理，只要能够做到气足，人体内的各管腔和各器官的血液循环才会畅通无阻，只有血管畅通无阻，才能保证人体新陈代谢的正常，对治疗癌症必然有利。

黄芪，是中药中含硒最多的药物，而且，既能补气，又能利尿，因此，不失为保护心脏加强供血动力而辅助治癌的好药。

因为补气只是补充了动力，但并不能解决血液本身的问题，因此，如果在用活血化瘀药的同时，又能杀灭或者能够抑制癌细胞，那这就是一箭双雕的效果，应当强化临症采用。

应当充分考虑到任何综合征之间总是客观地存在着相互影响，因此，在任何一个完美的治癌方案上总是不能一意地去追求消炎和解毒，相反，我们更加应当注重考虑如何用药才能做到调动和提高每位患者的抗癌力，最后怎样才能做到克制癌症，否则，我们的治癌手段就会失败。

五、必须特别注意规避走入误区

很多人总是粗暴地认为防癌药就能治癌，以毒攻毒就是治癌的最佳手段，甚至将本来就各具特别治癌属性的各种治癌药物混为一谈，只要说是能治癌的药物，都盲目地或者无差异性去混合或滥用，结果，总是导致由于药物的过多组合而产生相克化解的反效果，因此，招致医疗效果不尽如人意，医路渐行渐远。

临床证明：防癌药只能用于癌前期，癌症形成后无效。治癌以含毒之药，例如，斑蝥、蜈蚣、壁虎……不但无效，反会造成很多不良的后果。

综上，一则治癌比较科学的处方结构基本模式就是这样：

器官功能靶向性治癌药＋川芎、赤芍、白英、大黄＋个案最适合药。

历史事实证明，只有做好逻辑用药，治癌才会获得最好的效果，除此之外，不是盲目就是忽悠。

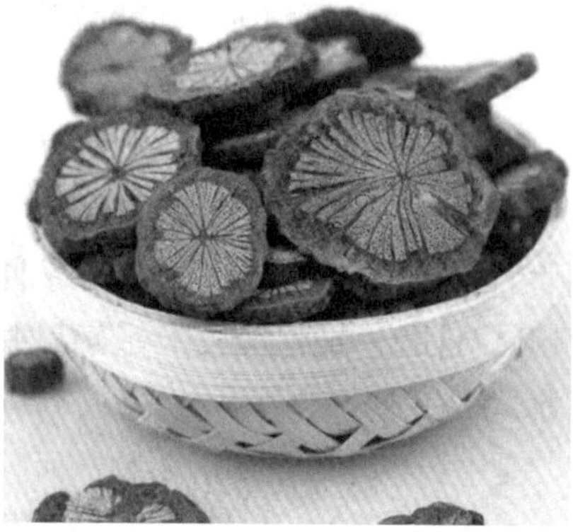

大血藤

【别名】血藤（《本草图经》），红皮藤（《任城日记》），千年健（《简易草药》），大活血（《植物名实图考》），五花血藤（《贵州民间方药集》），红藤、赤沙藤（《浙江中药手册》），蕨心藤（《广西中兽医药植》），活血藤、血通、血木通（《中药志》），穿尖龙、半血莲、过血藤、血灌肠、花血藤（《湖南药物志》），黄梗藤、八卦藓、黄鸡藤、血陈根、红牛鼻陈（《闽东本草》），山红藤（广州部队《常用中草药手册》），五花七、五花血通、大血通（《陕西中草药》），红血藤、黄省藤、鱼藤、红菊花心（《浙江民间常用草药》）。

【汉语拼音】dà xuè téng

【植物形态】大血藤

落叶攀缘灌木，高达 10 米。茎褐色，圆形，有条纹，光滑无毛。3 出复叶，互生；叶柄长，上面有槽；中间小叶菱状卵形，长 7～12 厘米，宽 3～7 厘米，先端尖，基部楔形，全缘，有柄；两侧小叶较中间者大，斜卵形，先端尖，基部两边不对称，内侧楔形，外侧截形或圆形，几无柄。花单性，雌雄异株，总状花序腋生，下垂，具苞片，花多数，芳香；雄花黄色，花萼 6 片，长圆形，花瓣小，6 片，菱状圆形，雄蕊 6 枚，花丝极短；雌花与雄花同；而有不发育雄蕊 6 枚，子房上位，1 室，有 1 胚珠。浆果卵圆形。种子卵形，黑色，有光泽。花期 3—5 月，果期 8—10 月。

生于林下、溪边。分布于河南、安徽、江苏、浙江、江西、福建、广东、广西、湖南、湖北、四川、贵州、陕西等地。

【功能主治】败毒消痈，活血通络，祛风杀虫。治急、慢性阑尾炎，风湿痹痛，赤痢，血淋，月经不调，疳积，虫痛，跌扑损伤。清热解毒，活血，祛风。用于肠痈腹痛、经闭痛经、风湿痹痛、跌打扑痛。

①《本草图经》："攻血，治血块。"

②《简易草药》："治筋骨疼痛，追风，健腰膝，壮阳事。"

③《中药志》："祛风通经络，利尿杀虫。治肠痈，风湿痹痛，麻风，淋病，蛔虫腹痛。"

④《湖南药物志》："通经补血，强筋壮骨，驱虫。治跌打损伤，风湿疼痛，血晕，血淋，筋骨疼痛，疮疖，血丝虫病。"

⑤《闽东本草》："治心腹绞痛，赤白痢疾。"

⑥广州部队《常用中草药手册》："治肢节酸痛，麻木拘挛，水肿，血虚头昏。"

⑦《陕西中草药》："抗菌消炎，消肿散结，理气活血，祛风杀虫。治阑尾炎，月经不调，崩漏，小儿疳积，蛔虫、蛲虫症。"

抗骨质增生酒治疗骨质增生、腰椎间盘突出症365例临床小结

杨 东

（河北省卢龙县中医院，河北 卢龙）

骨质增生、腰椎间盘突出是临床常见的一种顽固性疾病。治疗方面较为困难。自1991年5月至2021年8月，我们依据民间验方，经临床加以整理，研制出骨质增生酒，用于临床骨质增生及腰椎间盘突出治疗，效果显著，现简述如下。

一、临床资料

本组总例数365例，其中男性173例，女性192例，年龄最小者29岁，最大者74岁，其中40岁以上者219例，占总例数的60%，务农者216例，占总例数的59%，颈椎增生38例，腰椎增生90例，膝关节增生32例，根骨增生5例，腰椎间盘突出200例，以腰椎间盘突出者居多，占总例数的约55%，服用1副药酒者166例，2副者84例，3副者62例，4副者53例。总有效率99.39%。

二、治疗方法

1. 主方：川乌、木瓜、金银花、当归、牛膝、防风、乌梅、秦艽、全虫各10克，川芎、白术、杜仲各20克，蜈蚣3~5条，白糖200克（糖尿病者禁用），优质白酒1500毫升。

2. 辨证加减

颈椎增生重用防风加羌活、葛根，腰椎重用秦艽、牛膝，加独活、桑寄生，膝关节与根骨骨刺重用牛膝、秦艽，腰椎间盘突出、肢体麻木加天麻、勾腾、乌梢蛇，不喝酒者水500毫升、白酒1000毫升。

3. 配制方法

把中药、酒、水、糖装入小口瓷坛子内（千万不要用铁器），盖紧盖子，置于锅内加水蒸制，待锅盖处冒气后，再以微火蒸制1小时，取出药坛，埋入地下20厘米24小时后取出，去掉药渣，把药酒倒入净瓶中备用。

4. 服用方法

成人每次服用25毫升，每日2次，体质弱者酌减。

三、效果判定

治愈：经过治疗，关节功能恢复正常，局部无压痛，参加日常劳动无碍，随访半年未复发者。

好转：治疗后，关节功能好转，局部压痛消失或减轻，参加重体力劳动困难或治愈后半年复发者。

无效：口服4副未见好转者。

四、典型病例

1. 左某某，男，58岁，农民，门诊病历号1-0514。主因左膝关节疼痛，不能劳动2年，于1991年5月15日来诊。患者于2年前蹲着劳动后立起时，突然感到左膝部剧烈疼痛，行走不稳，针灸治疗2次后症状减轻，事后2个月，又遇风寒，左小腿肌肉痉挛，左膝关节不能活动，蹲下不能站起，遇劳则甚，休息后减轻。曾经口服布洛芬、强的松、炎痛喜康、骨刺消痛液等无效，当时查左膝关节内缘压痛拒按，左膝关节屈曲伸展受限，放射科检查左膝关节内缘骨刺形成，诊为增生性膝关节炎。脉沉，舌质淡白，取川乌、木瓜、金银花、防风、乌梅、全虫各10克，川芎、白术、杜仲、秦艽各20克，牛膝30克，白糖200克，白酒1000毫升，水500毫升。按上法配制1副，服用后症状减轻，关节功能好转，局部压痛减轻，继续服用2副后，膝关节功能恢复正常，局部压痛消失，参加各项劳动无障碍，随访1年未复发。

2. 田某某，女，56岁，农民，门诊病历号4-0518，主因左上肢胀、麻，烧灼痛8年余，于1992年5月18日来诊，患者于8年前，自感左上肢胀、麻

不适，时有辣椒样烧灼痛，颈部加僵硬，颈部活动受限，曾经理疗减轻症状，2个月前，劳累后又遇风寒，病情加重，经过某医药电离子导入治疗28次，口服壮骨关节丸，骨刺丸等无效。查患者颈椎棘突左侧压痛，5、6节处明显，左手三里穴压痛，放射科检查，颈椎5、6节前缘唇状增生，颈椎7节棘突钝圆，生理曲度轻度变直，诊为颈椎增生，脉沉，舌质淡红，取川乌、木瓜、金银花、川芎、牛膝、全虫各10克，秦艽、当归、防风、乌梅各15克，白术、杜仲、羌活、菊花各20克，蜈蚣5条，葛根30克，白糖200克，白酒1500毫升。按上法配制1副口服后，自觉左上肢胀痛减轻，烧灼痛及颈椎旁压痛消失，时有左上肢麻木，二方加天麻10克，勾腾15克继续服用2副后愈，随访半年未复发。

3. 王某某，女，39岁，工人，门诊病历号21-0323，主因腰痛、左腿痛1年余，怕累怕冷，左腿稍有麻木来诊，CT报告提示腰椎间盘突出，脉弦，尺部无力，舌质淡胖，中医诊断，肾虚有寒，取川乌、木瓜、金银花、当归、牛膝、防风、乌梅、秦艽、全虫、乌梢蛇各10克，川芎、白术、杜仲各20克，蜈蚣5条，白糖200克，白酒1500毫升，按上法配制1副后逐症好转，继续服用4副后愈。

五、理论探讨

腰椎间盘突出、骨质增生多发生于40岁以上的病人，其病变部位为长期负重、活动频繁的骨关节，腰椎多见，颈椎、膝关节次之，这是因为人之机体40岁以后，各组织器官都渐渐发生生理性退变，关节软骨变性，损伤增多，软骨细胞水肿，使关节承受压力的能力减弱，软骨进一步变薄或部分脱落，软骨边缘出现骨质增生，加之有时劳动姿势不当，扭伤腰部，髓核挤出，压迫神经，造成腰椎间盘突出，内经云，“邪之所凑，其气必虚”。抗骨质增生酒在扶正祛邪的基础上，依据辨证论治，调节阴阳平衡的原则，取川乌、木瓜、秦艽、防风祛除风寒湿邪，白术、杜仲健脾补肾、益肝，培补元气，佐以川芎、牛膝、当归、全虫、蜈蚣、乌梢蛇活血通络止痛，逐药参合，扶正祛邪，平衡阴阳，从而达到治疗腰椎间盘突出、骨质增生之目的。

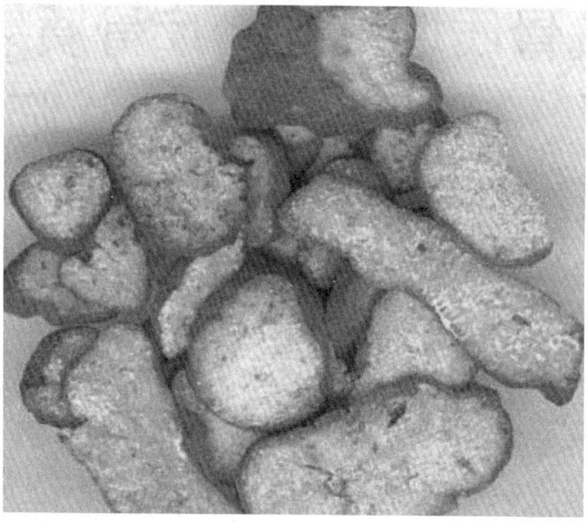

雷丸

【别名】雷矢（《范子计然》），雷实（《吴普本草》），竹苓（《纲目》），竹林子、竹铃芝（《中药志》），木连子（《广西中药志》）。

【汉语拼音】léi wán

【植物形态】菌核体通常为不规则的坚硬块状，歪球形或歪卵形，直径0.8～2.5厘米，罕达4厘米，表面黑棕色，具细密的纵纹；内面为紧密交织的菌丝体，蜡白色，半透明而略带黏性，具同色的纹理。越冬后由菌核体发出新的子实体，一般不易见到。

多寄生于病竹根部。分布于长江流域以南各省及甘肃、陕西、湖北、河南等地。

【功能主治】消积，杀虫。治虫积腹痛，疳疾，风痫。

①《本经》：“主杀三虫，逐毒气，胃中热，利丈夫，不利女子，作摩膏，除小儿百病。”

②《别录》：“逐邪气，恶风汗出，除皮中热、结积，白虫、寸白自出不止。”

③《药性论》：“能逐风，主癫痫狂走，杀蛔虫。”

④《玉楸药解》：“清热疏肝，杀寸白虫，躯风除痫，止小儿汗。”

⑤《陕西中药志》：“消积杀虫，清热解毒。治虫积腹痛，小儿疳积，胃中热，对绦虫病疗效较显著。”

文氏育孕五合方治疗不孕症

文绍明
（湖南永州市文绍明中医诊所，湖南 永州）

中医学对不孕症的认识较早，有着悠久的历史，在治疗不孕不育上有独特的优势。不孕症是指男女双方皆在生育年龄之内，婚后同居3年以上，有正常性生活，而女方从未受孕；或曾生育过或流产过已2年以上，未能怀孕者，即可视为不孕症，前者称原发性不孕症，后者称继发性不孕症。

从事中医临床工作30多年，对不育证的治疗有独到之处。认为“男精壮而女经调，有子之道也”。中医的“天人合一”整体观和辨证论治基础理论认为，女子重在调经，男子重在生精，从而为胚胎的孕育、生长做好充分的前期准备，故曰“经调而子嗣”。另外，中医在治疗上注重调理情志，针对不孕患者长期的精神压力和焦虑情绪，采用疏肝解郁、养心安神、健脾理气等治法，让患者解除焦虑抑郁，改善紧张情绪，配合治疗，达到最佳疗效。关于女性不孕，妇人以血为主，月经正常其不孕者，极为罕见，故有种子必先调经。

治疗女子不孕症，中医认为：该类患者多属冲任不足、肝肾两虚，是因肾虚肝郁，气血不足，冲任失调、宫寒血瘀，脾湿困阻所致。中医药治疗以肾、肝、脾辨证施治为主，中医认为肾为先天之本，主管生长发育、生殖功能，所以治肾生精调经是治疗中之精华，兼治肝脾理气养血。由于肾气亏虚导致后天不足，冲任不固使月经不调，卵泡发育障碍或过早萎缩不排卵。表现为月经提前或延后，久婚不孕或流产。治疗宜补肾调经，调理冲任为主，月经以活血调经为主促使月经正常排泄；卵泡发育期以滋阴养血调冲为主促使卵泡发育成熟；排卵前期助阳调气促使排卵，黄体期温补肾阳，促黄体生成维持正常黄体功能，有利受精卵着床。

中医的辨证施治原则：

女性不孕症病因繁多，症情各异，临床常见此证可分虚寒、肝郁、痰湿、血瘀、血虚、血热、子宫发育不良等几种类型，以虚寒型者较多，肝郁型次之，痰湿、血虚又次之，血瘀、血热型者较少。虚寒型常为宫寒不孕，每多出现性欲减退，即常说的“妇人少腹冷、虚寒久，年少者得之，此为无子。年大者得之，绝产”。肝郁型与精神因素关系很大，如情怀抑郁以及生活过于紧张，或工作环境不能适应，皆能影响排卵功能。痰湿型多为“躯脂满溢，闭塞子宫”，如日渐肥胖，体重日增，由于脂肪过多影响生育能力，多为脑垂体障碍，表现为内分泌失调。血虚型多兼肾虚，如月经量少色淡，周期后愆，子宫发育不全，排卵障碍等多有血虚表现。血热量兼阴虚，以宫热不孕。常是虚寒者，温养冲任；肝郁者，解郁疏肝；痰湿者，燥湿化痰，血虚者，养血补肾；血热者，清热养阴。通过治疗，可使达到怀孕目的，“女子天癸既至，逾十年无男子合，则不调。”所谓不调，当指冲任不调。以滋养肝肾，温补冲任为主而达到怀孕。

中医认为：肾主生长，发育及生殖，肾虚则冲任不足，月经不调，故无子，以补益肝肾，调理冲任为主，根据临症见证，随证加减。中医认为是因先天不足冲任空虚使生殖功能衰竭，表观为闭经、无卵泡发育、性欲低下等。治疗以补肾生精填补充任，促进卵泡发育，柴地根、当归、红花、玉女果能活血化淤、行气，对继发性经闭、排卵不畅有非常好的效果。输卵管不通：多因宫寒血瘀，刮宫人流，附件炎等导致输卵管阻塞不通，障碍精卵结合而不孕。以温宫散寒，行气、活血破结化瘀，通络法，肝气郁滞、湿热内蕴、淤血内阻，以疏通输卵管为主：炮甲、桃仁、蚤休、路路通、通天花、刘寄奴等治疗附件炎、输卵管不通、输卵管积水，卵巢肿块，以疏通脉络助孕。子宫发育不良：多因先天肾虚，少年时发育期缺乏调养，子宫未能发育，婚后孕卵不能着床，以中药补肾，兼用性激素促进发育。玉女果、当归、金刺果等具有温肾养肝、调经助孕功效。脾肾阳虚：可见初潮较迟，性欲淡漠，脉沉细，舌胖有齿印。治疗者重调经，先以健脾和胃，养血调经为法，人参、当归、玉女花等具有调经助孕功效。肝肾虚：可见月经失调，腰酸，治疗首重调经，以滋补肝肾，养血调经为法党参、当归、熟地等具有调经助孕功效。肝郁气滞，精神抑郁，腹胀，月经不调，乳房胀痛，舌质淡红，苔薄腻，脉弦。柴胡、青皮、玉女花等具有疏肝调经助孕功效。肾气亏虚，主要症状为无力、腰膝酸软，四肢不温，脉细弱，治以补肾为主。熟地、党参、巴戟等具有滋肾调经助孕。气血两虚：月经周期提前或错后，经量增多或减少，经期延长，色淡，面色苍白或萎黄。舌质淡红，脉细弱。人参、龟板、玉女果等具有气血双补，温肾养肝、调经助孕功效。

病案一：

胡某某，女，31 岁结婚 5 年不孕，月经周期正常，经量极少，经前 6~7 天双侧乳房胀痛，平素五心烦热，性急易怒，失眠腰痛，夜尿多，胃纳欠佳，形体消瘦，脉象沉细弱，舌质红，少苔。妇检：外阴发育正常，阴道通畅，少许白色分泌物，轻度糜烂，宫体前倾，鸽蛋大，质中，活动，诊断为子宫发育不全，原发不孕症。中医辨证为肝肾阴亏，冲任虚损，兼有肝郁气滞，法拟养肝滋肾，调补冲任，佐以舒肝解郁，方选一贯煎与家传种子方加减，随证加寄藤果、巴戟、鹿角霜、橘核、万剑等补肾疏肝之品，共服 1 月即受孕。

病案二：

彭某某，女，37 岁，婚后 10 余年不孕，形体消瘦，精神抑郁，性情急躁，无故易怒，胸胁胀满，手足心热，胃纳不佳，厌食油腻，小便短赤，大便常秘，经期乳胀，经来涩少，紫暗有块，小腹坠胀，经后自减。舌红，苔微黄，脉弦。证属肝气郁滞，脉络不畅，冲任不资，胞脉受阻，不能摄精成孕。治疗以调肝、理气、通络为主。方用金刺果、紫河车、山萸肉、山羊草、覆盆子、当归、赤玉参、牛膝、王不留、柴地根、川楝子、路路通、丹参、井香草、川香果、玉女花、山药、白阳术等。服 7 副后，但腰酸痛，加川断、寄生、寄藤果、玉女果、黑眼果，嘱其久服。连服 2 月余即孕，娩一男婴。

病案三：

唐某某，女，43 岁，多年不孕症，自 23 岁结婚后至今不孕，此乃以补气之法，增强补血之效，以气带血，同时又能加强补肾的功能。肾气充实，肾精丰满，则可使毛发生长，阴道分泌物增多，性欲增加，月经复来，促进排卵的功能，肾气充足，督脉充盈。用文氏育孕五合方祖传秘方（坐药）7 剂，服用文氏育孕五合方祖传种子内服方，连服 3 月余，生一男孩。

病案四：

赵某某，女，32 岁， 21 岁结婚后自今不孕，用文氏育孕五合方独家祖传秘方（坐药）7 剂，服用文氏育孕五合方祖传种子内服方，连服 1 月余，生一男孩。

病案五：

唐某某，女，33 岁，从 25 岁结婚生第一胎后至今不孕，用文氏育孕五合方祖传秘方（坐药）7 剂，服用文氏育孕五合方祖传种子内服方，连服 1 月余，即受孕。

采用文氏育孕五合方独家祖传秘方（坐药）及文氏育孕五合方独家祖传种子秘方（内服方）治疗多年不孕症治愈多例。

文氏育孕五合方独家祖传秘方（坐药）；柴胡、红睛珠、上桂、青皮、金刺果、赤玉参、路路通、柴地根、川椒、防沙草、附子、川香果、井香草、玉女花、黑眼果等（子宫热者加大黄），以上诸药等分量细末和蒜泥配成坐药，再用消毒白布包上，置于阴道三寸许。

文氏育孕五合方独家祖传种子秘方（内服方）：鹿角胶、黑眼果、玉女花、玉女果、当归、熟地，川芎、山羊草、川香果、黑人参、制附片、白阳术、井香草、寄藤果、覆盆子、白玉参等（水煎服）等育肾温煦，暖宫摄精，阴阳并调，调经助孕。

【作者简介】文绍明，湖南永州人，1966 年出生，中医世家传人，中医执业医师，国医大师李佃贵传承弟子。从 1986 年开始，从事中医临床实践与研究，勤求古训，博采众方，精研中医经典，研究家传的中草药秘方，以中医“扶正祛邪”和“辨证施治”的理论法则，治疗疑难杂症等。

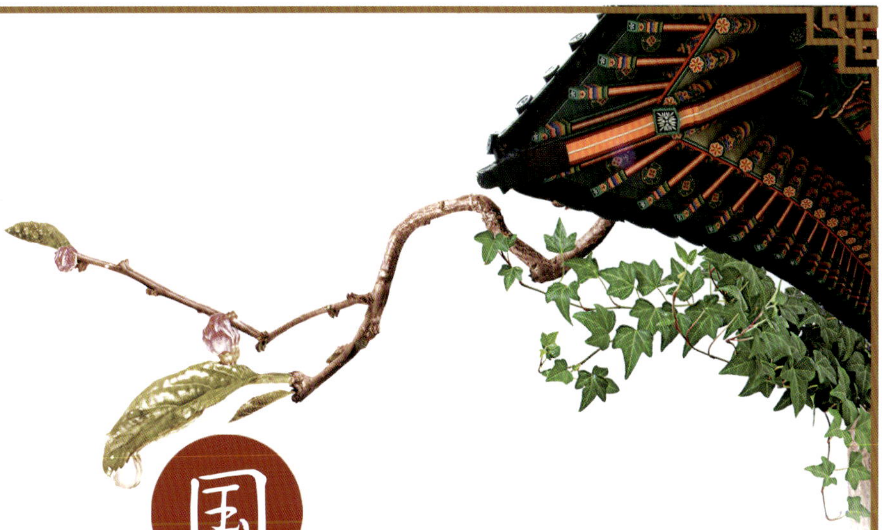

国医经方年鉴

2022

國醫經方年鑑

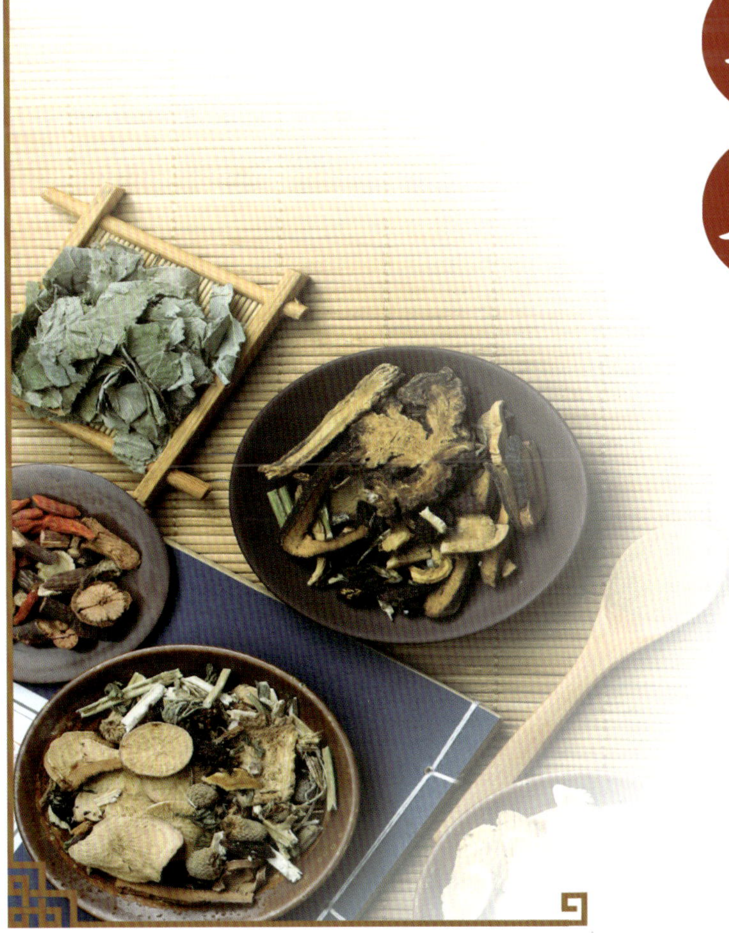

陈小中：到基层去，到百姓需要的地方去

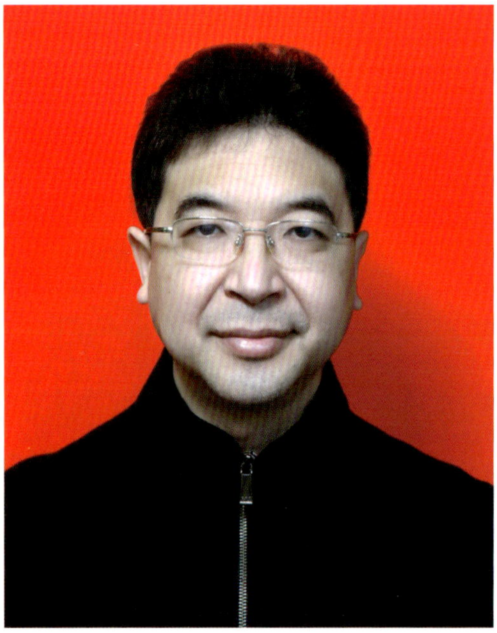

9 月末的长沙县，秋风飒飒。福临镇中心卫生院门诊一楼中医科门外，清早就已站了一群中老年人，他们或来回踱步，或翘首以盼，正等待着名中医陈小中的把脉问诊……

勤义诊：不负信赖 服务万家

2014 年，通过长沙县人才引进“3235”工程，陈小中来到长沙县中医院工作，成了中医学科带头人，主要从事中医内科疑难杂症研究。后来又两度以科技特派员的身份被县委组织部派驻到开慧镇卫生院、黄花镇卫生院，帮助指导基层中医发展。对于初到长沙县的那几年光阴，陈小中至今历历在目。“2018 年，我改派到黄花镇卫生院，每周三坐诊，还肩负着会诊、查房、授课的工作。”

从 2015 年至今，陈小中坚持下乡义诊，黄花、福临、开慧、北山……他的脚步丈量着长沙县诸多乡镇。这一步一步，走得多了，自然也被人记住了。2019 年 7 月初，陈小中被授予“长沙市名中医”称号。慕名而来的患者络绎不绝，“不少病人早上五六点就在排队等。最多的时候，一天下来有上百号问诊的人。”2020 年 10 月，陈小中被评选为湖南省基层名中医。2022 年 8 月，恰逢第 5 个中国医师节之际，陈小中再次被推选为“长沙县名医”。

“基层的老百姓，特别是中老年人，很相信我们的中医。”乡镇上的中老年人多数慢性疾病缠身，但由于位置相对偏远，难以获得优质中医服务。为了不辜负乡亲们的信任，也让中医药优质资源能够下沉基层，陈小中每次下乡都携带着给自己布置的“任务”：“希望通过中医疗养，让一些长期困扰病人的疑难杂症，比如睡眠障碍、颈椎病、腰椎病、糖尿病、心脑血管病并发症等，能够得到较好的疗效。”

疗效快：打破误解 健康守护

“手脚还麻吗？跟上两周来的时候比，有没有好一点？”福临镇中心卫生院内，陈小中正在为两位“老熟人”进行问诊。“我和我爱人吃完您上次开的 5 副中药后，感觉整个人都轻松了许多。我手脚麻木的症状也好转了，下肢浮肿也消退了，他多梦、气喘的症状也大大改善。您开的中药，效果真‘神’！”徐女士喜笑颜开，“这次我们俩又来找您巩固治疗了。”

提到中医，不少人脑海中闪过的就是保健养生，或者将它与治慢病画上等号，中医也因此被形容成“慢郎中”。陈小中却认为这是个误解，“中医治疗急

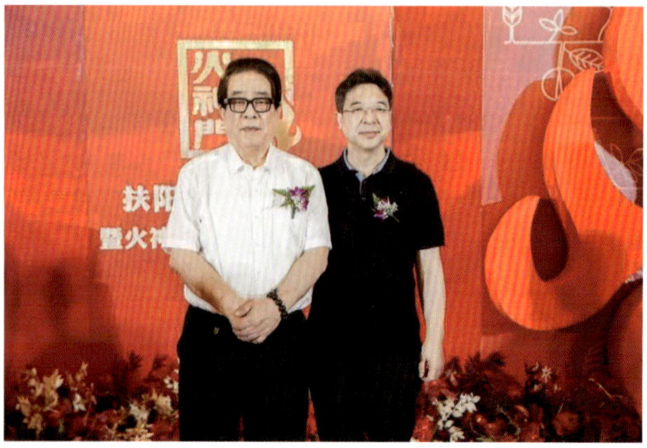

则治标、缓则治本，需要针对‘症、证、病’的不同，因此不可一概而言 。在长沙县中医院中医内科诊室里，不仅仅有来调理慢性病的患者，也有的是看内、外、妇、儿、伤科或者急救医学的病患。但他认为，对于改善病情，无论中医治疗急缓，只要坚持，那就是水到渠成的事。

陈小中出身于中医世家，迄今为止，已有 30 多年的中医临床诊疗经验，善用经方治疗急病重病。家住安沙镇的范嗲嗲今年被确诊为肺癌，6 月开始出现发热、咳嗽、食欲减退等症状，偶伴有胸痛，经多方打听，他找到了陈小中。在服用了陈小中开出的 5 剂中药后，范嗲嗲发热退了，精神和食欲都有明显改善。调理 2 个月后，患者咳嗽缓解，胸痛也不发作了，病情终于稳定下来。像徐女士、范嗲嗲这样的基层病患，陈小中已经累计服务上万人次。

2018 年 7 月，经医院申报、专家评审及公示，“陈小中脾胃病名医工作室”正式成立，并负责指导黄花卫生院名医工作站建设工作。为基层推广中医技术、中医慢病管理和培养当地中医骨干，是陈小中一直放在心上的两件事情。前者，他广普宣教，帮助设立中医科室，定期坐诊、义诊；后者，通过名医工作室，他培养和引进中医人才上千人。“上医治未病，中医的发展对提升普通老百姓健康水平具有极为重要的意义。”

陈小中表示，当下最紧迫、最想做的是，服务好广大群众，做好中医的传承，守正创新，助力长沙县中医药健康服务发展迈上新台阶。这是义务，是使命，也是责任。

陈小中

陈小中，中医内科主任医师 ，长沙市名中医，湖南省基层名中医，湖南省重点中医专科脾胃病科学术带头人，湖南省中医药专家库专家，湖南省中医高职评委，长沙县科协副主席。家世业医，于中医内科疑难杂病颇有研究，善用经方治疗心脑血管、呼吸、消化、风湿、肿瘤、妇科病及疑难杂症。现运用扶阳医学治疗痛风、类风湿性关节炎、甲状腺病、颈腰椎病、骨关节炎、糖尿病肾病、糖尿病慢性并发症、偏头痛、中风后遗症、失眠、女性更年期综合征、月经不调、不孕、高黄疸、肝硬化、功能性胃肠病、炎症性肠病、恶性肿瘤及难治性心衰、肺心病、慢性肝衰等危重病，取得较好疗效。

社会任职：

世界中医药学会联合会糖尿病专业委员会委员、世界中医药学会联合会扶阳专委会委员、中华医药学会心身医学分会常务委员、中华医药学会风湿病分会专委会委员、中国中西医结合学会消化专委会传统经典名方临床研究专委会常务委员、中国民族医药学学会脾胃病分会常务理事；中国中西医结合学会消化系统疾病专业委员会脾胃学说应用与创新专家委员会委员；全国疑难及重症肝病攻关协作组全国委员、全国肝胆病咨询专家；湖南省中医药信息研究会中医经典经方专业委员会副主委、湖南省中西医结合营养与健康专业委员会常务委员 ；湖南省中医药学会内科专业委员会委员、湖南省中医药和中西医结合学会肿瘤专业委员会委员。

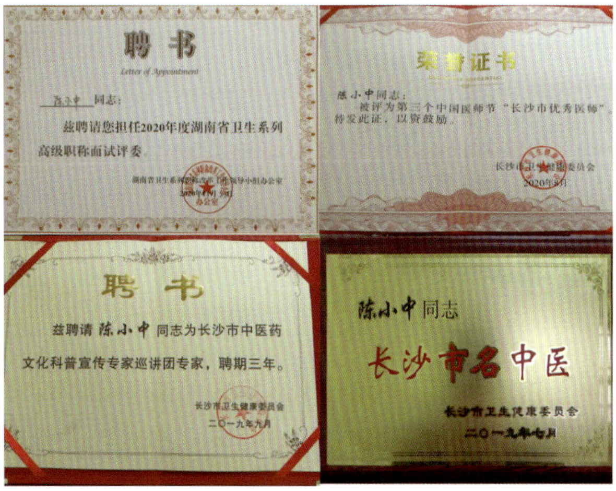

三秦大地出庞神 一双妙手斩顽疾

——记西北第一针庞继军

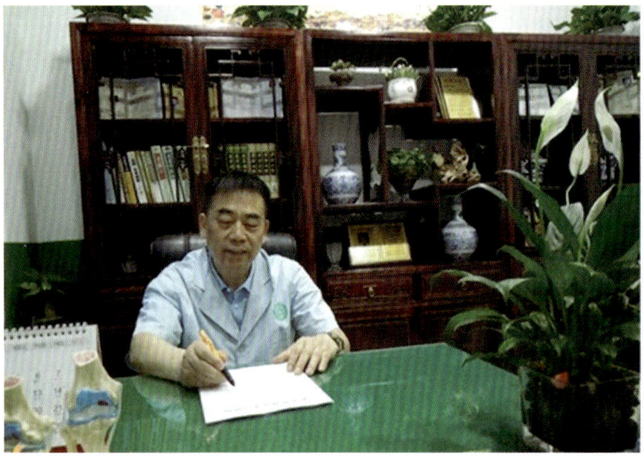

“秦地无闲草，自古多名医”。作为我国传统医学的重要发祥地，陕西有着深厚的文化底蕴和历史传承。从神农尝百草的传说，到享有“药王”美誉的唐朝医学家孙思邈，历代名医辈出。1964 年，庞继军出生于陕西省富平县齐村镇一个家风淳朴的农家，1983 年应征入伍，从部队通讯员选拔到医学院校学习中医，他聪慧好学，养成了不看病就看医书的习惯，对各类医药书籍爱不释手，在学与医的历练中一步一步成长起来，先后在北京卫戍区警卫一师 51101 医院、中国人民解放军军事科学院传统医药学研究所西安医院等单位工作。是原中国人民解放军军事科学院传统医药学研究所西安医院业务副院长，北京世界针联中医研究院专家，现为国家执业医师，任西安市新城区长乐西路西农社区卫生服务站、扶华门诊部主任。

中医针灸是中国医学宝库中的璀璨明珠，它凝聚了中华民族数千年的健康养生智慧和实践经验、为人类健康做出了巨大的贡献。它的博大深邃吸引着一代又一代中医人去探索、去考证、去研究、去传播、去发展。一次偶然机会，庞继军接触到针刀医学，他为这种不开刀、不手术、不吃药，仅用一根小小的银针便能治愈各种疑难杂症的方法所折服，为了全面系统地掌握针刀方面知识，他师从宫氏脑针创始人中国著名医学专家宫长祥。

对于军人出身的庞继军来说，病人就是命令，病情就是号角，除了在工作中体现做事雷厉风行、说干就干的军人作风，为了让远道而来的病人能早点看上病，他常年一贯每天早上 7 点就开始治疗，几乎没有休息日。在朋友们的眼里，庞医生一年四季都是从早忙到晚，像个铁打的人，但从来都是干干净净，和和气气，甘愿奉献、严于律己的军人作风同样体现在他的身上。他扎根民间行执中医 30 余载，用一枚银针不断向世人证明着中华民族传统中医的神奇和魅力。庞继军凭借一枚银针施展高超的技艺，每年接诊来自全国各地的患者数以万计，用实际行动践行“敬佑生命、救死扶伤”的医者使命，恪守着“大医精诚”的中医古训，被百姓誉为西北

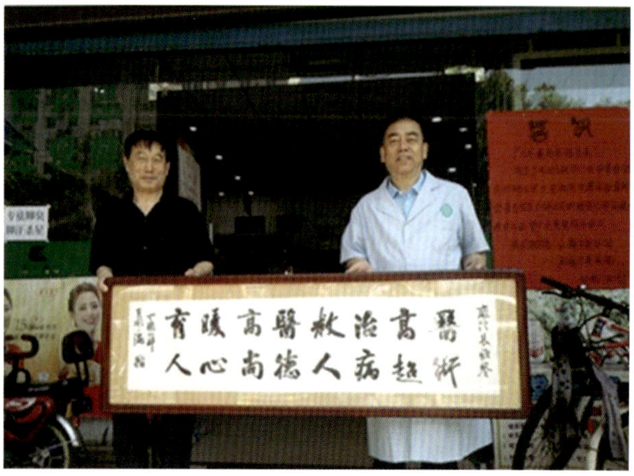

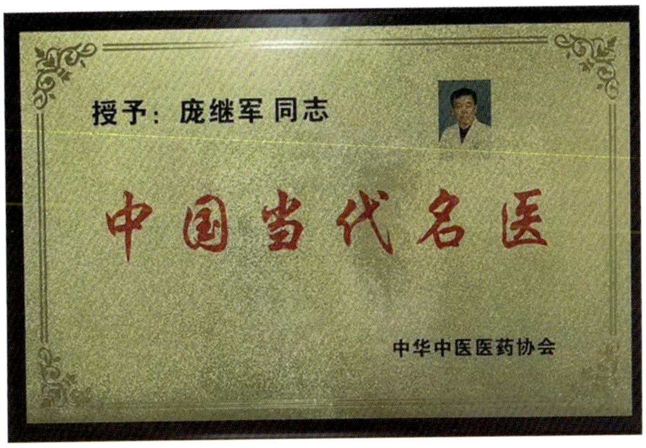

第一针。

“三秦大地出庞神，一双妙手斩顽疾！”这是一位患者给庞继军主任送的一面锦旗，是对庞继军主任精湛的医术及崇高的医德一个肯定！但是他始终牢记一个医者的良心，始终不忘为民服务这一初心；他从不计较个人得失，把一腔热血全部倾注在伟大的医疗事业上，赢得了中外广大患者的普遍赞誉，门诊部楼上、楼下挂满了锦旗，真可谓“医精德高硕果芬芳”！

医者看的是病，救的是心，扶华门诊在庞继军主任带领下，治疗特色如下。疼痛骨伤类：包括股骨头坏死、风湿类风湿、强直性脊柱炎、颈椎病、腰椎间盘突出症、膝关节病、三叉神经痛、肩周炎、腰肌劳损、骨质增生等；中风后遗症，包括脑出血、脑血栓后遗症；脑瘫、偏瘫、截瘫、婴儿瘫、面瘫等五瘫；肿瘤，扶华门诊所推行的宫氏脑针疗法治疗肿瘤是保守疗法里目前最佳的治疗方案；皮肤病，对各种皮肤病有特效；内科，呼吸系统疾病如哮喘等、消化系统疾病如萎缩性胃炎及糜烂等、循环系统疾病如心脏病等，还有睡眠障碍等。

龐繼軍

庞继军，主任医师，大学本科，军医出身，师从宫氏脑针创始人中国著名医学专家宫长祥，擅长使用各种针法治疗疼痛，尤以宫氏脑针为广大患者解除疾苦，获得广大患者的信赖与赞誉！先后被卫生部、国家中医药管理局、中国医师协会多次邀请，作为嘉宾在北京人民大会堂、国家会议中心出席医学专家学术交流论坛，受到国家卫生部领导亲切接见和关怀，荣获“国医传承楷模”“健康使者”“中国当代名医”、推动中国中医事业发展年度杰出贡献人物、中国医学行业公认优秀医师、“2018 中国改革开放 40 周年医疗行业功勋人物”“共和国医学专家”“中医疑难病专家”等荣誉称号。其业绩被载入《中国好医生》《华夏人物传记》《当代影响力人物经典》《走进大家》《中国传统医学专家健康论》《全国先进模范事迹汇编》等大型文献辞书。中央、省、市级新闻媒体多次报道其事迹。

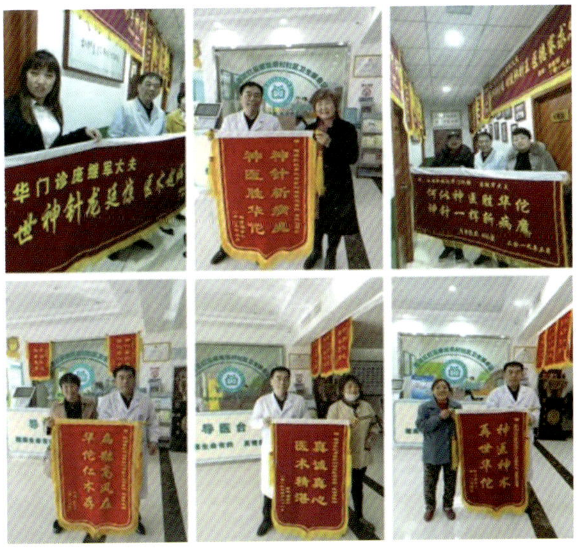

健康茶:献给人类的健康大礼

——记中医健康茶疗领域权威专家、特色中国茶“健康茶细胞疗法”发明人任怀瑞

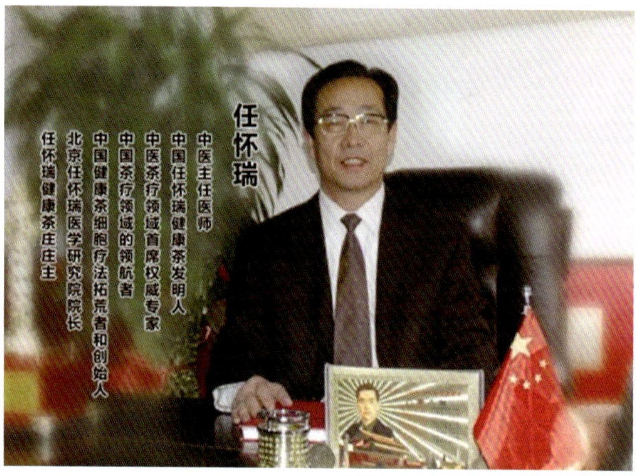

健康是人生的最大财富 ，也是人生的第一要务。创新是一个民族进步的灵魂，是一个国家兴旺发达的不竭动力。他，把健康和创新相结合，身体力行弘扬茶文化的博大内涵，用自己的智慧和创新精神经过多年实践研制成功独具特色的健康茶，让茶疗理念普及万千大众。他，就是开辟世界“健康茶疗”新纪元的我国中医健康茶疗领域权威专家、特色中国茶“健康茶细胞疗法”发明人、国际科学研究院院士任怀瑞。

2004 年，任教授发明了震惊业界、无毒副作用的健康茶疗产品“任怀瑞健康茶”，并首创健康茶“细胞疗法”；同时注册商标 2 个，一个是任怀瑞含本人的肖像，另一个是“任怀瑞健康茶”。一位智者的不懈追求，成就了“任怀瑞健康茶”的问世，这一伟大发明，是中国茶领域的一个发展里程碑，真正实现人类不吃药、不手术实现健康的一个宏伟梦想。

业界普遍认为，茶与细胞疗法的结合，是新世纪最值得称赞的一项伟大医学科技成果。关于这点，任怀瑞教授解释说，众所周知，神农尝百草，日遇七十二毒，得茶而解之。茶最早被发现是作为药用解毒之物。大量的现代科学实验已经证明，茶叶具有抗氧化、抗突变、抗癌变、抗辐射、抗衰老、消炎抑菌，以及消除异臭等作用。近 20 年来，茶界与国内外的科学界将茶与健康的研究聚焦在健康茶的研究上，这不仅是因为健康茶是茶叶精华，而且更是由于健康茶在清除自由基等方面的重大发现，从而使我们有可能科学地解释为什么古代医学家说“茶为万病之药”。

任教授同时说，所谓“细胞”，它是人体的结构和功能单位，细胞受损导致基因受损，是人得病的必然逻辑。它是世界上继中、西医两大治病方法之后的第三种治病方法，“细胞疗法”是深入细胞去治病，它通过对细胞的修复再建人体的“自愈功能”，并在此基础上建立完善而强大的免疫系统，并最终战胜各种顽疾，因为免疫系统是人体最好的医生。目前，支撑起“细胞食品”和“细胞疗法”一片天的只有中国任怀瑞健康茶，既是人体食品，亦是“细胞食品”，它通过修复人体受损细胞，帮助人体建立起强大的免疫系统，从而保障了人体的健康。

不治已病治未病，“任怀瑞健康茶”正是立足于“细胞食物疗法”、立足于“多靶点整体多益无害疗法”，还打破了几千年来神阙穴不能针灸的禁忌，改变了西医“头痛医头、脚痛医脚”的“单靶点疗法”。“任怀瑞健康茶”堪称我国继四大发明之后的“第五大发明”，而且以“茶”为“引”，从根本上掀起了变革人类疾病防治健康理念的一场风暴。

“任怀瑞健康茶”一经面世，立即引起了各方面

的高度关注。据任怀瑞教授介绍，从国家农业部出具的检验报告可以看出：“健康茶”含茶多酚 19.9%、咖啡碱 5.22%、氨基酸 2.9%、黄酮 1.2%、儿茶素总量 10.26%；而且口感纯正，滋味独特，同时具有以下明显的防治和保健作用：

1. 提高免疫力，改善睡眠。
2. 减轻烟酒危害，保护肝脏。
3. 减肥美体，美容祛斑。
4. 调理肠胃，通便排毒。
5. 降血脂血压，防心脑疾病。
6. 延缓衰老，抗肿瘤。

任怀瑞教授全新首创的“任怀瑞健康茶”，具有核心技术，自主知识产权，特色全科，是国际医学领域的一大亮点。我们相信在不久的将来，有任怀瑞教授立足于人类健康的前沿阵地，在继承弘扬祖国传统中医、茶文化的基础上，呕心沥血、拼搏创新；有国家政策的支持，各个部门的共同努力，“任怀瑞健康茶”及其细胞食物疗法必将成为世界级“新宠”，开启茶领域创新发展的里程牌！

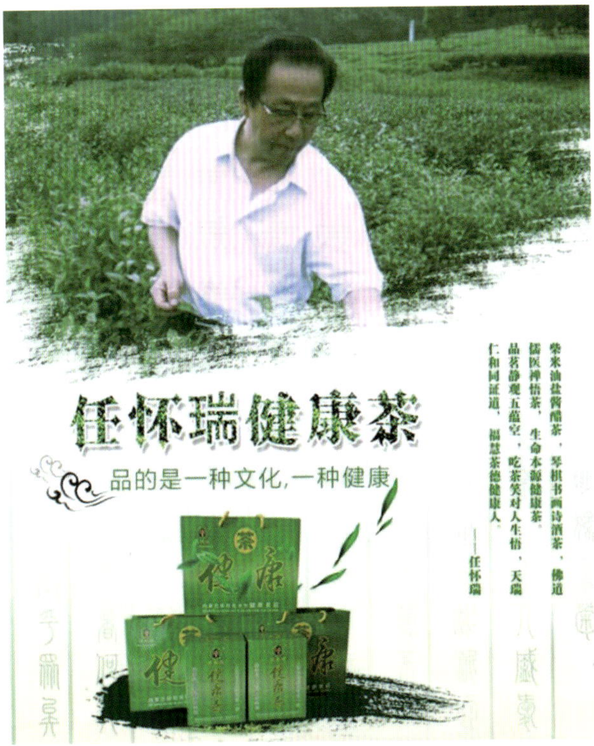

任懷瑞

任怀瑞，男，汉族，内蒙古自治区呼和浩特市人，1951 年生，1970 年参加工作。西北新闻学院 2 年、北京大学国学高级研修 2 年，多次参加国医大师高级研修，在职研究生学历（国家退休干部）。2000 年，任教授在呼和浩特正式成立了“健康茶庄”（研究所、茶疗院）。2000 年成功发明 1 项“健康茶”专利，并注册商标（任怀瑞、任怀瑞健康茶）。2016 年“任怀瑞健康茶制备关键技术”被国家科技部评定为科学技术成果。2017 年成立了北京任怀瑞医学研究院。逐年荣获国家专利技术发明二等奖、国家科技成果进步一等奖、医学科研成果一等奖、华表奖、中华诚信鼎、中国任怀瑞健康茶细胞疗法发明奖、国医茶疗技术成果创新奖。中华传统医学领军人物、国医传承楷模、医圣张仲景传人、岐黄薪火传承人、国医大师陆广莘生命健康传承人、国医大师孙光荣教授中和学术经验传承团队成员、国医大师唐祖宣亲传弟子。

中国国际茶文化研究会理事、中国中医茶业领域权威专家、中国医师协会“国医科普”治未病健康公益大讲堂讲师团讲师、中华医学国际发展联合会资深首席专家、高级研究员、特色诊疗专家、高级茶艺师、国家中西医结合医师、中医主任医师、中药调剂师、健康顾问、治未病 诊疗师、AAA 企业家、中国健康茶细胞疗法拓荒著、创始人、发明家、中国健康茶科技创新特级大师、中国健康教育专家、国家健康产业领袖、国际注册医疗保健高级工程师、国际医药研究院执业院长、副院长、任怀瑞健康茶茶疗院院长、国际科学研究院终身院士等。中国大健康首席专家，中国健康茶疗技术首席科学家，国家“十四五”中医大健康战略科学家。

谁曰华佗无在世 我曰扁鹊又重生

——记当代中医泰斗袁洪

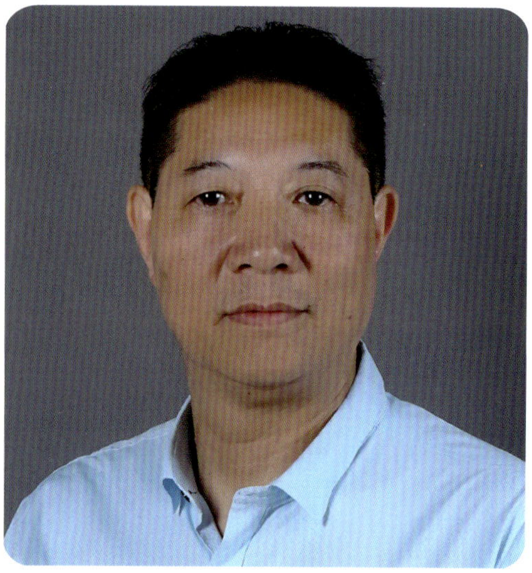

他一直走在致力于健康中国全面发展的道路上，他培养传人，为祖国医疗事业做出了巨大贡献！福泽百姓担使命，他从医来从未停止过前行的步伐！他的突破，已不单单是医疗技术的革新，而是医学观念，认知层面，理论层面的重大突破！但无论怎么说，他身上演绎了学科交融，解放思想，开拓进取，医学创新的生动一幕！他发现了医学的新大陆，取得了众多荣誉。他填补了国内外空白，颠覆性的医学成就前无古人。

英雄不问出处 民间医生写春秋

袁洪是肿瘤及疑难病专家，给中医专家、西医专家、多位部级干部及省级领导保健养生，是核电科学家、光电科学家、航空科学家等多个领域科学家的保护神。擅长各类肿瘤、癌症、尿毒症、红斑狼疮、白癜风、痛风、白血病、高血压、糖尿病、银屑病、中风后遗症、肝硬化、失眠、抑郁症、小儿多动症、抽动症以及妇科各种常见多发病等。他曾用中医治好一例艾滋病晚期病人，成功将病人 HIV 从阳转阴。2017 年 5 月 11 日受华中科技大学同济医院的邀请去 ICU 用中医起死回生之术救治美国纽约大学博士生毛小红女士。

药物辨真伪，方书通古今

“老骥伏枥，志在千里。”袁洪依然在为他的健康事业奋斗着，他依然在风雨中百折不挠，他依然急病人之所急，把患者放在第一位，给更多患者带去健康。他行医多年治疗很多疑难杂症。罗女士，46 岁，子宫癌四期，2017 年元月开始，用鸡内金、炒麦芽、炒山楂、炒白术、甘草等健脾，用龟甲、珍珠母、龙骨、紫河车、肉苁蓉、桂枝补肾气，填肾精，用柴胡、香附、延胡、炮山甲、丹参、桃仁等活血化瘀，服药两个月复查 PT/CT。子宫癌四期好了，现在还能活动。

杨女士，63 岁，卵巢癌手术后复发、转移，我用以上药物健脾、补肾气、填肾精、活血化瘀，再加上补中益气丸，20 天后转移到肠上的包块(1.5cm)，经四川华西医院检查全部没有了，还丢掉了全部的放化疗药。再服中药一个月去检查一切指标向好的方面发展，如白细胞从 2 升到了 5.9，血小板从 60 升到了 120 等。病人能吃能睡，精神变好，不发火了，止痛药全部丢掉也不痛了。由于篇幅关系不举例了，像这样的事迹不胜枚举，每一个事迹的背后是一个家庭的希望。在治癌症等大病时，应尽量不用或少用清热的药，比如半枝莲、白花蛇舌草，因为清热的药很容易伤脾阳、肾阳。有热有火，怎么办呢？在补肾阳的同时，他用牛膝、车前子引火下行。引

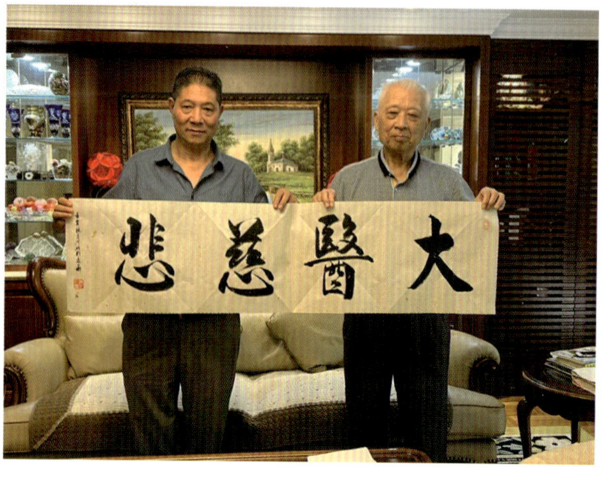

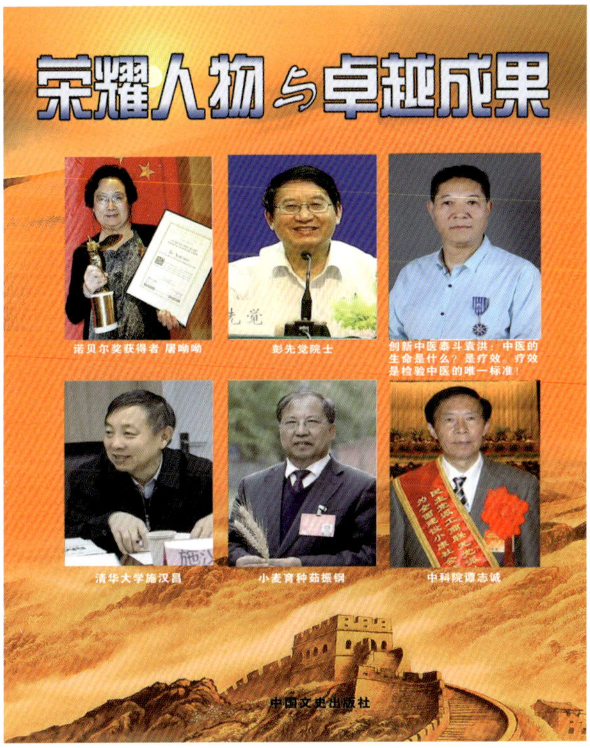

火归元，把所有的实火、虚火引到肾的命门上以温暖肾水。

袁洪

袁洪，1963 年 10 月出生，四川省乐山市市中区人，中医主任医师，四川现代疑难病研究院副院长，研究员。中国管理科学院客座教授，中国管理科学院中医药行业智库首席专家，中国科学家论坛大国医药智库副主席，国家级袁洪中医药传承创新工作室主任。荣获第二十届中国科学家论坛“中国科技创新•中医科技进步奖”“中国中医药传承创新领军人物奖”和“科技中国创新先锋”奖章，他被聘任为中国科学家论坛副主席，于 2021 获得“创新中医领军人物奖”和“亚洲十大领军人物奖”以及“国医文化传承人”。2022 年元月 24 日至 26 日袁洪创新中医代表中国强势登陆美国纽约时代广场大屏进行荣誉展播。

为新冠病毒提供可行性方案

2019 年成都十城联动千余项目网上评选人气第一名，民族特色中医交流大会组委会和专家评审第一名。2020 年年初前后，新冠肺炎疫情突然暴发，袭击武汉，来势凶猛，虽然在中国举国之力的防控下得到有效遏制，但却未停下蔓延的脚步。2020 年元月，他为成都金牛区卫健局献出治疗和预防新型冠状病毒的两个药方。2022 年袁洪创新中医强势登陆美国纽约时代广场大屏，再一次向世界展示中国创新中医的无限魅力。

预防冠状病毒感染的肺炎协定方：

麻黄 20 g，杏仁 20 g，桂枝 10 g，肉苁蓉 10 g，当归 20 g，人参 20 g，甘草 20 g，川芎 12 g，生石膏 25 g，丹参 30 g，桃仁 15 g，赤芍 15 g，红花 10 g，三棱 10 g，莪术 10 g，水蛭 6 g，鸡内金 30 g，炒山楂 30 g，生地 30 g，石决明 30 g，川牛膝 20 g，决明子 15 g，厚朴 12 g，柴胡 15g。

服用方法：泡 60 分钟，煎三次，每次半小时。一副药服四天，早中晚饭前半小时服。

治疗冠状病毒感染的肺炎协定方：

浙贝 15 g，麻黄 12 g，冬瓜仁 20 g，桃仁 20 g，鱼腥草 15 g，桑白皮 15 g，山栀 10 g，黄芩 15 g，瓜蒌皮 15 g，甘草 10 g，桔梗 10 g，芦根 30 g，苡仁 30 g，杏仁 12 g，当归 8 g，柴胡 15 g，厚朴 10 g，地龙 10 g，鸡内金 30 g，神曲 20 g，生石膏 20 g。

注：一副药服 2 天，早中晚饭前半小时服用，泡 1 小时，煎 2 次，每次半小时。

药方经专家讨论，被成都金牛区卫健局采用，第一时间带到武汉，效果良好。

这就是他，虽然在平凡的岗位上，但他却一直在做不平凡的事。医者，仁术也，博爱之心也。当以天地之心为心，视人之子犹己之子，勿以势利之心易之也。学术上，他精勤不倦；临床上，他技术高超；治病时，他不畏权威，他的一生都在诠释一个好医生应有的所有素质。

医者仁心 享誉神州

记南阳市第二届名中医、内乡县中医院内二科主任 王均海

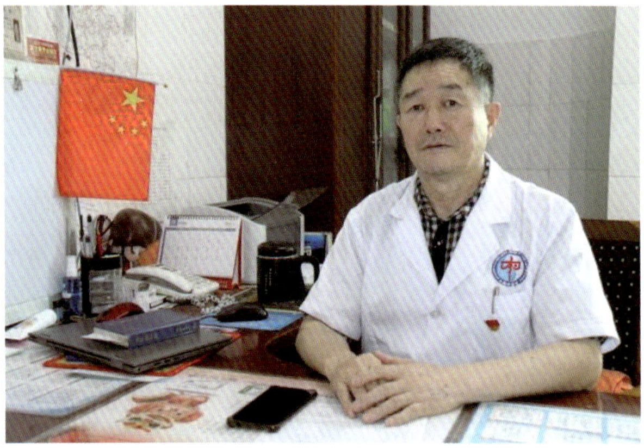

俗语说，医者父母心。他从事中医临床工作四十年，他一直以做一名让群众满意的好医生为目标，用高尚的医德和医术服务百姓，为无数患者解除痛苦，备受群众尊敬。

从 1982 年走上医生这个岗位，王均海便深知责任心同医术一样重要。他常说：“作为医者，一方面要有医者风范，有爱心耐心，另一方面要有担当作为，技术娴熟，只有这样，才能守护百姓健康。”面对病人时，他经常嘱咐自己，一定要认真再认真，仔细再仔细，准确找到病根儿，辨证施治，对症治疗，只有这样才能治好病。今年 9 月 10 日，一个退休老干部捂着肚子来，说胃疼得难受。原来他有老胃病，看了几十年也没有看好，有时候胃疼起来疼得要命。王均海仔细为他诊治，确定他是典型的脾胃阳虚，怕冷，对症诊治用附子理中汤，结果他喝了两周的中药，老胃病治好了。

“中医博大精深，通过一代代中医人的传承和发展，中医在治疗疑难杂症方面有很好的疗效。”王均海说，一名 35 岁患卵巢癌并腹腔转移患者周女士，手术及 16 周期化疗后，出现室性早搏、肝功能损伤等。慕名找到内乡县中医院，根据患者病程长，经手术及反复化疗，正气亏损，余毒未清，遂采取“补肾养肝、益气健脾、化痰通瘀”的原则，对症治疗 3 个月，患者病情好转。后每年调治 3 个月，状况良好，至今已存活 10 多年了，还能从事劳动。

王均海常说：“医生这个职业是性命所托，病人能把自己的命交付与你，你去为他治疗，就该全力以赴，尽最大的努力解除病人的痛苦。”有一名 60 岁的胃癌术后患者，化疗一段时间后出现烦躁、口渴、失眠的症状，喝了一段中药后不仅没有缓解，反而病情加重。找到王均海医生治疗，王均海仔细询问病情，了解他以前用药情况，发现他之前喝的中药含有砂仁、丁香、陈皮、党参

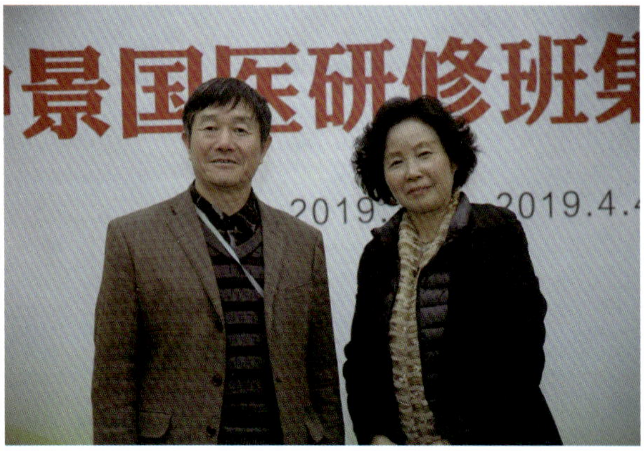

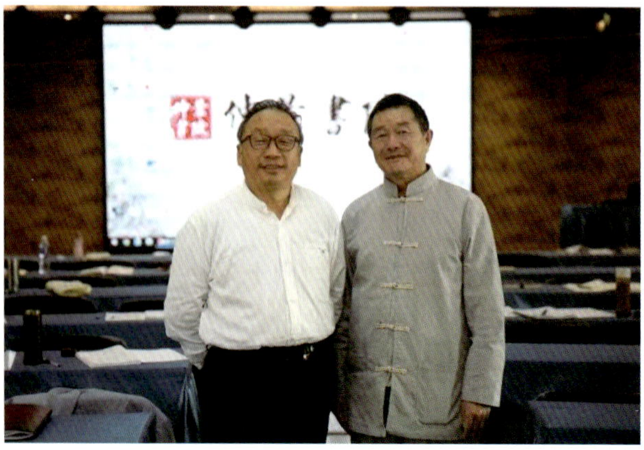

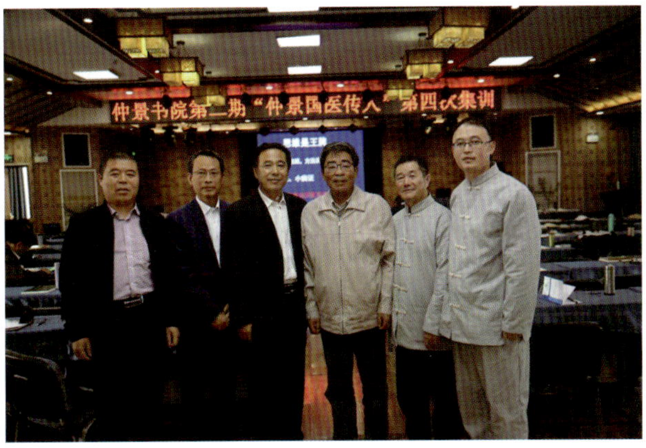

等祛湿、滋补类药物。而他其实属于阴虚症状，于是为其辨证治疗，滋阴清热。服药一周后，患者症状消失。

从事临床诊疗工作四十年来，王均海以身作则，刻苦钻研，不忘学习，他一直认真钻研中医"四大经典"及相关中医典籍，熟练掌握中医学的基础理论知识及诊疗技术。在诊疗过程中，他始终坚持引经据典、守正创新、望闻问切、辨证治疗，他融会贯通，在各种常见病、多发病及急危重和疑难杂症的治疗方面积累了丰富的经验，在治疗中医内科的肺系疾病、脾胃系疾病、肝胆系疾病、肾系疾病及中医妇科、儿科等方面，形成了自己独特的行医风格和诊治方法，他时刻严格要求自己，践行了一名医务工作者的神圣职责。

王均海

王均海，主任中医师，南阳市名中医，内乡县中医院内二科主任，京豫宛"仲景书院"二期"国医门人"，河南省县级中医学术带头人，河南省中医药青苗人才指导老师，中国抗癌协会传统医学分会委员，河南省中医药学会肿瘤委员会委员，河南省中西医结合学会肿瘤专委会委员，南阳中医药学会内科分会常委，仲景学会委员等，连续多年被评为内乡县卫生计生系统优秀医生，是内乡县中医院技术骨干及专业技术拔尖人才，2019 年被评为内乡县"好医生"。多年来总结临床经验，在国内省级以上学术期刊发表论文二十多篇。

主治：擅长运用中医思维辨治各科疾病，尤其善用经方治疗中医内科常见病、多发病、老年病及疑难杂症和中医妇科、儿科及中医外科疾病。尤其是在肺系、脾胃系、心脑系疾病及肿瘤疾病防治领域经验丰富，造诣深厚，对肺系疾病如咳嗽、喘证、哮证、肺胀等，脾胃系如胃脘痛、急慢性腹泻等，心脑系如中风、胸痹等，辩证准确、用药精当；应用中西医结合治疗各种恶性肿瘤，对食管癌、胃癌、肺癌、乳腺癌、妇科肿瘤等，采取调肝健脾益肾，化痰祛瘀散瘤等方法治疗，取得较好的临床效果。

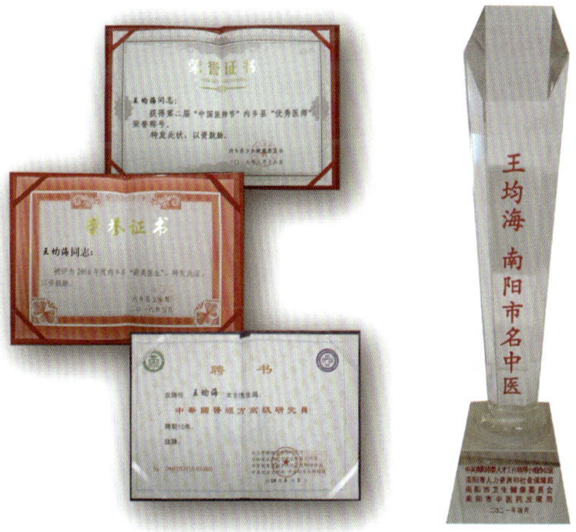

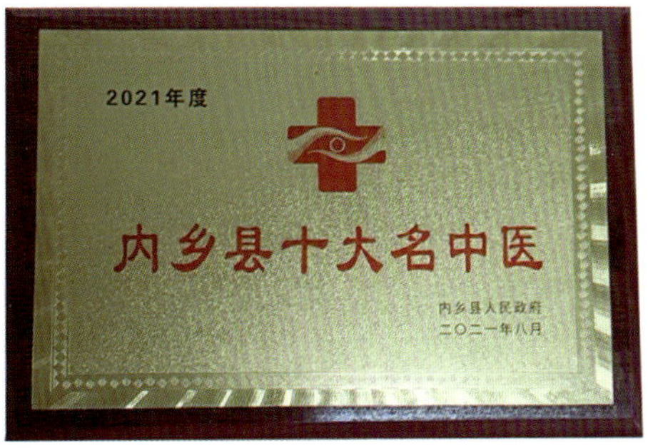

中医传承和创新的先行者

——记杨氏心脑血管医学研究院院长杨振峰

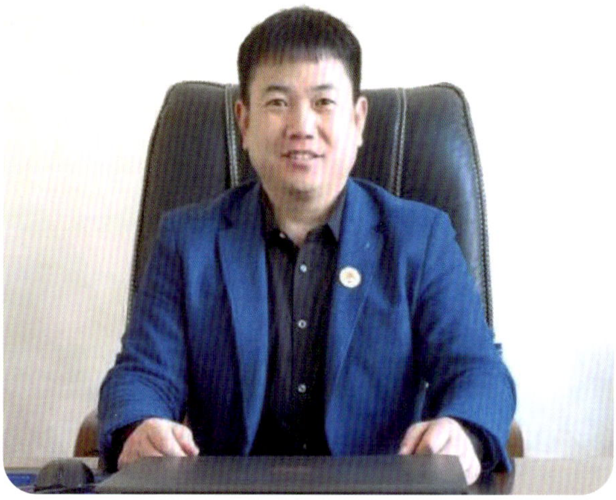

杨振峰，男，1976 年出生，毕业于皖南医学院临床系，杨氏微排栓点穴开窍排瘀堵法创始人。中科院健康中国精准技术支持计划智库委员会委员。

多年来，杨振峰始终坚持最初的选择，不断突破和完善传统医学技法，潜心钻研，拜访多位名医大师，虚心请教，最终得到了国医大师们的认可，2016 年鉴于其在中医药方面的突出表现被国医大师唐祖宣收为亲传弟子，2018 年 6 月 1 日，国医大师学术思想传承研讨会在北京举行。杨振峰向全国最年轻的国医大师、全国唯一的“双师”李佃贵行中医传统拜师礼，正式成为国医大师李佃贵的弟子，国医大师张大宁教授亲监现场见证拜师及授牌仪式。恩师的教诲他时刻牢记心中，决心向恩师好好学习，为传承国医精粹，为大医精方的发展做出更好更大的贡献。

2017 年年初，杨振峰创建了杨氏心脑血管医学研究院，他将中医药理论与科研相结合，取精弃粕，研创出治疗心脑血管疾病的新技术，点穴开窍排瘀堵疗法，即杨氏微排栓。他打破常规，不打针，不输液，解决了中药一人一方的问题，运用更新后的传统技术，采用传统中药，收集五脏六腑及四肢之毒素、血栓垃圾聚集于舌下，采用点穴开窍排瘀堵疗法，将体内的血栓毒素垃圾排出体外，恢复人体自愈能力，前后 80 分钟左右缓解三高及心脑血管病症状，从而达到祛病健身延年益寿之目的，造福于民，开启心脑血管治疗新篇章。他的研究曾先后获得多个奖项和患者的一致好评；同时还获得国医大师唐祖宣、李佃贵等青睐，分别在此设立工作站。

在 2018 年 9 月 9 日，李佃贵教授还授予魏县杨氏心脑血管医学研究院为国医大师李佃贵传承工作室，弟子杨振峰院长为传承工作室主任，这是中医学传承独具特色的重要方式，未来将通过拜师、师承让中青年中医人能够迅速成长起来，继承中医脉络、弘扬中医文化、传承中医药事业，让祖国医学的瑰宝薪火传承、蓬勃发展，从而进一步推动中医药事业的发展，让中医中药更好地惠及百姓、服务群众。

继承不泥古，创新不离宗。在继承传统中医药精华的基础上，如何打造出色的中医药技术和产品，对杨振峰而言，唯一的途径就是匠人精神和持续研发创新。在继承和发扬中医药方面，杨

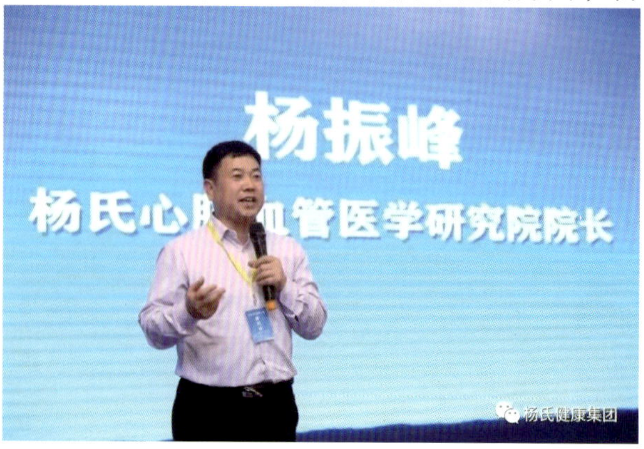

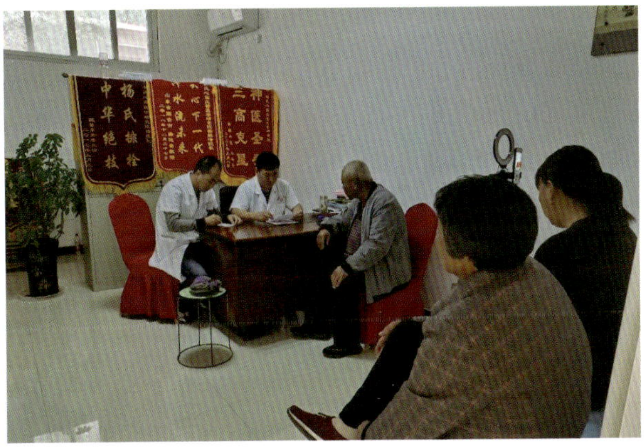

振峰在新时代中医药发展征途中，不仅对技术以工匠精神为标准，坚定地继承中医药精髓，更是结合新需求不断突破创新，创造符合时代需求的新中医药技术和产品。医者仁心，德行天下，不忘初心，砥砺前行，誓做中医药文化传承和创新的先行者，这就是杨振峰一直遵循的人生轨迹。

杨振峰代表中医药最强音，参加纽约纳斯达克大屏荣誉展示，这份荣誉不仅是向建党一百周年献上的一份特殊礼物，同时也将在传承中医药文化，弘扬中医药守正创新等方面发挥重要作用。

未来，杨振峰将继续挖掘中医药宝库中的精髓内涵，把创新鲜明地写在中医药发展的旗帜上。中医药学是中国人民几千年来智慧的结晶，是中华文化的瑰宝。

社会任职：

楊振峰

中华传统中医学会副会长

中国民间中医医药开发协会国医大师唐祖宣学术研究分会常务理事

北京华佗职业技能培训学校专家讲师

北京中西医慢病防治促进会万名乡医精准帮扶计划全国专家委员会主任

北京中西医慢病防治促进会慢性病康复适宜技术全国专家委员会副主任

城乡小康发展促进中心全民健康工作委员会副主任

中关村健康产业服务促进会副会长

健康中国精准技术支持计划智库委员会委员

北京食养药膳医学研究院副院长

杨氏微排栓疗法创始人

舌下排瘀操作规范标准制定者

北京国医经方医学研究中心主任

上海兴养生物科技有限公司董事长

河北杨氏微排栓医疗保健科技发展有限公司董事长

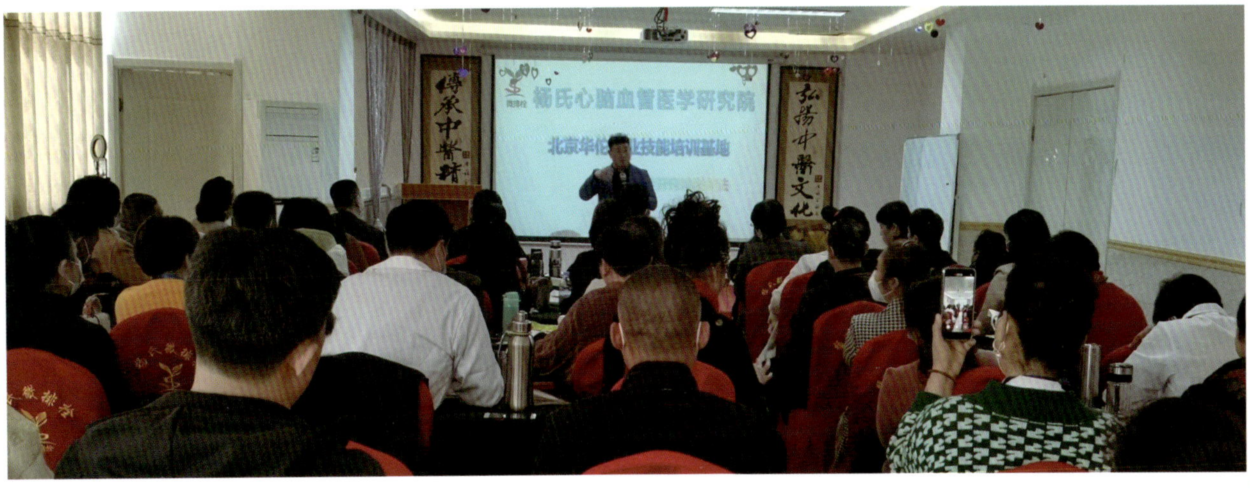

高庙骨科
南阳市非物质文化遗产代表项目

高庙骨科是河南省南阳市非物质文化遗产代表项目、河南省省级特色专科、河南老字号、南阳市首批中医世家、南阳市李氏高庙骨伤科学术流派。2007年，“高庙李氏活血接骨膏药及制备方法”获发明专利，2007年，“高庙李氏活血接骨膏药”取得注册商标，2008年，“高庙骨科”取得注册商标。

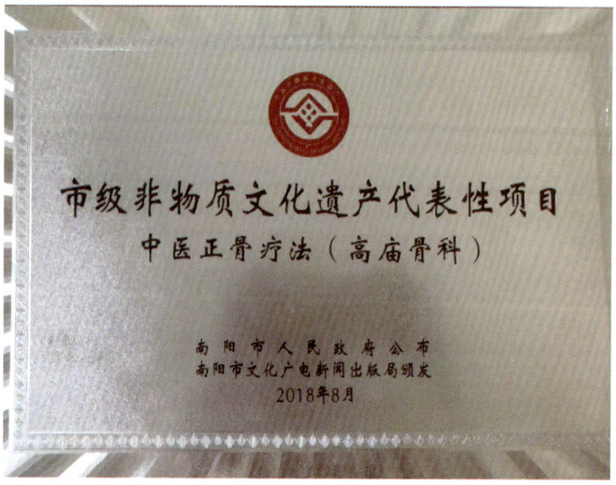
市级非物质文化遗产代表性项目
中医正骨疗法（高庙骨科）
南阳市人民政府公布
南阳市文化广电新闻出版局颁发
2018年8月

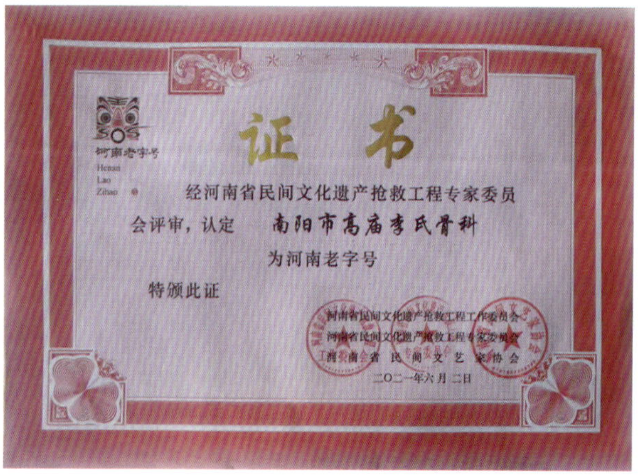
证书
河南老字号
Henan Lao Zihao
经河南省民间文化遗产抢救工程专家委员会评审，认定 南阳市高庙李氏骨科 为河南老字号
特颁此证
河南省民间文化遗产抢救工程工作委员会
河南省民间文化遗产抢救工程专家委员会
河南省民间文艺家协会
二〇二一年六月二日

李偉

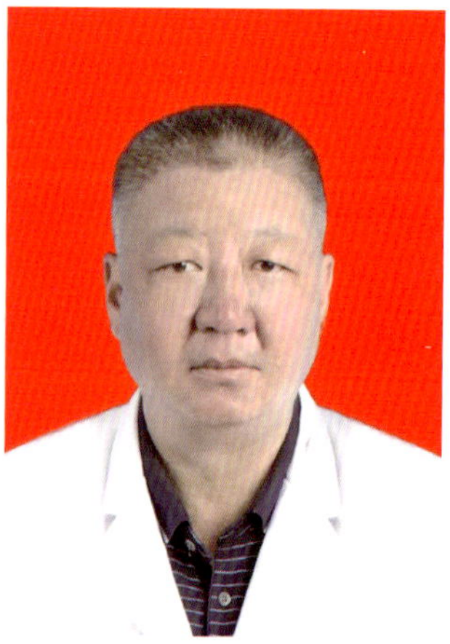

李伟，高庙骨科第五代传人，南阳市骨科联盟成员、南阳市骨科专业委员会委员，自工作以来，获得了数项科学进步奖，以及数十篇优秀论文证书。传承并发扬祖传中医正骨手法、小夹板固定、外敷膏药、热敷中药、内服方药等，对各种骨折、脱位、颈肩腰腿痛与各种骨病、潜心研究，有效结合现代医学知识，使高庙骨科更趋成熟，理论体系更加完善，以中医治疗为主，病人花费少、疗效佳，病员辐射山西、湖北、陕西、新疆等省市自治区。

1997 年李伟的“三骨散外敷治疗骨延缓愈合 135 例临床研究”项目获由南阳市人民政府颁发的南阳市科学进步二等奖。

2001 年李伟等人的“中药热敷配合手法治疗腰椎间盘突出症 986 例临床研究”获南阳市

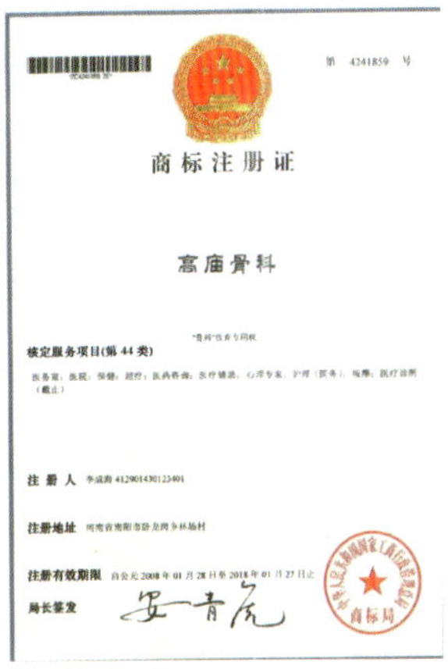

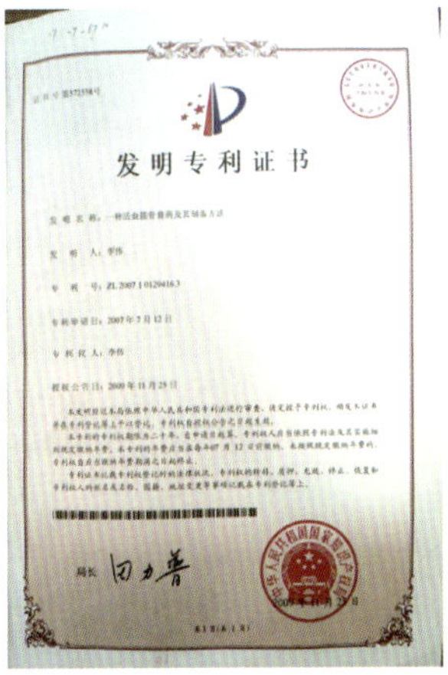

科学进步二等奖。

2008 年李伟的“骨质增生热敷灵外敷配合辨证论治治疗颈椎骨质增生的临床研究”项目获南阳市科学进步三等奖。

2009 年李伟的“中药内服联合手法对腰椎间盘突出症根性痛镇痛的疗效观察”项目获南阳市科学进步二等奖。

2009 年李伟的“大承气汤桃仁承气汤及复元活血汤合用在骨伤内症的应用”项目获南阳市自然科学优秀学术成果二等奖。

2009 年李伟被南阳市宛城区总工会授予“五一劳动奖章”。

2017 年李伟在“杏林寻宝”工程中，表现优秀，成绩突出，获得南阳市中医药管理局颁发的荣誉证书。

1995 年李伟论文《老年性腰腿痛的治疗体会》被中国中医药学会骨伤科专业委员会第十届学术会评为优秀论文。

1996 年李伟论文《三骨散治疗骨不连及延迟 107 例》入选“首届国际港台中医文化学术会议暨国际佛教医药学术研讨会”大会宣读并交流。

1996 年李伟论文《儿童肱骨髁上骨折合并尺骨鹰嘴半脱位的治疗体会》被选为第二届海峡两岸中医药学术研讨会大会交流论文，并进行了宣读。

1997 年李伟论文《腰椎间盘突出的诊断与治疗》被河南省中医管理局、河南省中医药学会评为河南省首届中青年中医药学术优秀论文三等奖。

1997 年李伟论文《桡骨下端骨折合并下尺桡关节脱位的治疗体会》在全国第五届平乐正骨学术研讨会（洛阳）上宣读并获中国中医药学会颁发证书；

1998 年李伟论文《桡骨下端骨折合并下尺桡关节脱位的治疗体会》被《中华临床医学新进展》编辑委员会评为优秀学术论文，并收录入书正式出版。

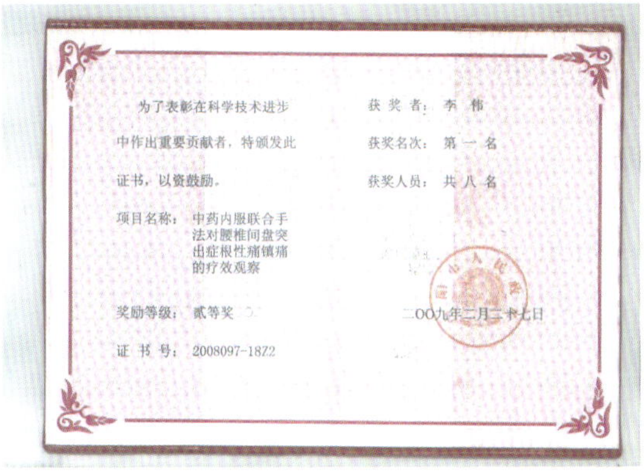
为了表彰在科学技术进步中作出重要贡献者，特颁发此证书，以资鼓励。

项目名称：中药内服联合手法对腰椎间盘突出症根性痛镇痛的疗效观察

奖励等级：贰等奖

证书号：2008097-18Z2

获奖者：李伟

获奖名次：第一名

获奖人员：共八名

二〇〇九年二月二十七日

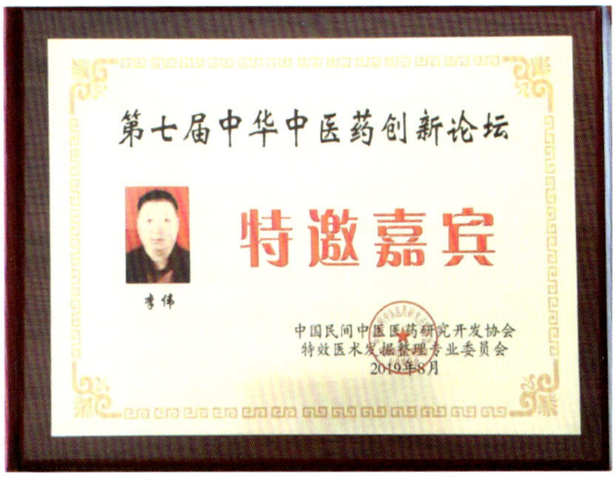

辨证活用方　传承有力量

——记仲景传人高崇

“医之道最微，微则不能不深究；医之方最广，广则不能不小心。”经方是本，对症却不出奇，唯有围绕“定方”结合患者病情五运六气的辨证论治，才是药到病除的“奇方”。

医者，华山论剑，讲的是传承的精髓、辩证的拿捏，看似平淡无奇的中草药就有了灵魂，行者便有了智慧，奇方良药涌泉而来……

“药物素有灵，苦无奇方医奇病”，深深地烙在高崇的骨子里。他推崇神农本草经，励志要用尽毕生精力研究《伤寒论》、《金匮要略》、《黄帝内经》、《温病条辨》等经典著作，始终坚信的，却是“医无定方”。

“面壁十年图破壁，难酬蹈海亦英雄”，追求人间大爱的高崇，在弘扬中医传承方面，更是持之以恒。数十年来，高崇放弃娱乐休假时间，潜心研究药书记载、民间流传或当代国医大师的经典药方，一味味药细心推磨，一剂剂量推敲，日复一日的打磨，并借鉴吸收了针灸学中的“对

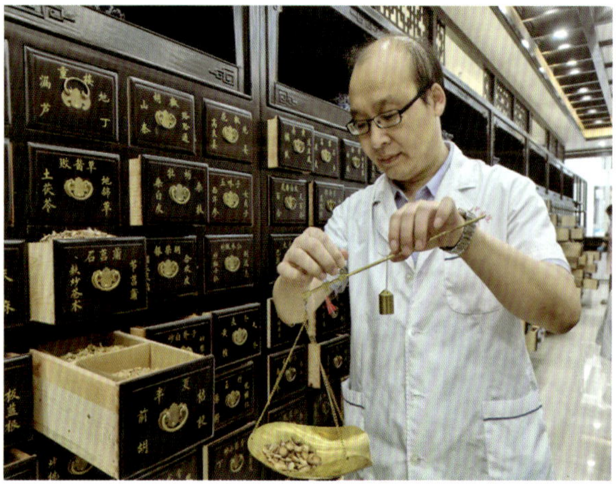

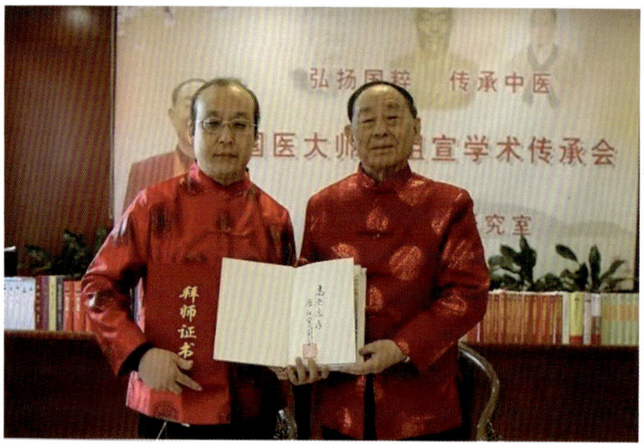

应效法”，做到冬病夏治，春病秋治；前病后治，后病前治；左病右治，右病左治；上病下治，下病上治，在望闻问切上规矩用巧，收到了不凡的效果。

高崇说，药王、医圣总是眷顾着他。同样一个病人，同样一个经方，别人治不好的，他用起来便得心应手；别人治轻的，他可以药到病除。治疗的痊愈度、病人的满意度，以至于小小的诊室前来就诊的病人络绎不绝，门庭若市，促使高崇更加勤奋刻苦。

呵护人类生命，呵护人民健康，高崇正在信心百倍地走在健康中国、中医复兴的道路上。医道微微，技高德崇，正是这样的初心、使命担当，我们的生活才越来越发美好。

而这一切，却来得那般不易，高崇知道，在中医传承方面，只有经历过千锤百炼，才能练就创造的力量。历尽世间千般苦，方得清辉万世明。

高崇

高崇，男，46 岁，本科学历，副主任医师。1999.7 月毕业于南阳理工学院中医系，毕业后分配到社旗县中医院上班至今，曾先后在南阳市中医院，南阳市中心医院，河南省中医院第一附属医院进修学习。业精于勤勉，道熟于高远。高崇虚怀若谷，不断进修，不断访师拜友，先后拜师于全国名老中医赵青春，国医大师唐祖宣，并于 2019—2021 年参加了“仲景书院”经方传承班学习，顺利通过结业考试，并取得了“仲景传人”的称号。主要研究经方的临床应用，在核心期刊发表论文数篇。临床中运用经方及经方合方治好许多临床疑难杂症，门诊量及住院病人量在医院名列前茅，2020 年被社旗县卫健委评为“社旗县优秀医生”称号。现任中华中医促进会理事，南阳市治未病委员会委员，南阳市内分泌委员会委员。

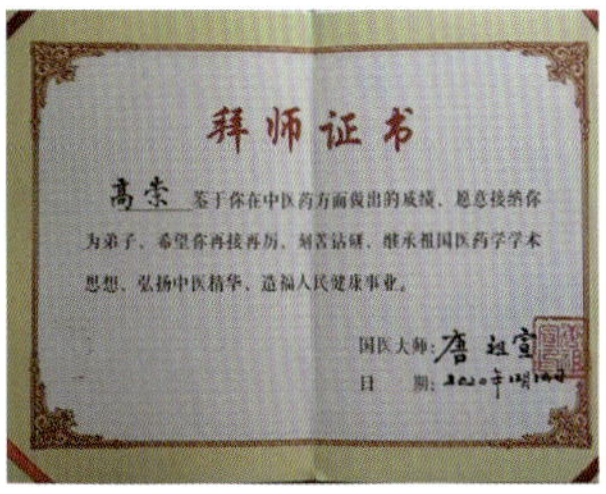

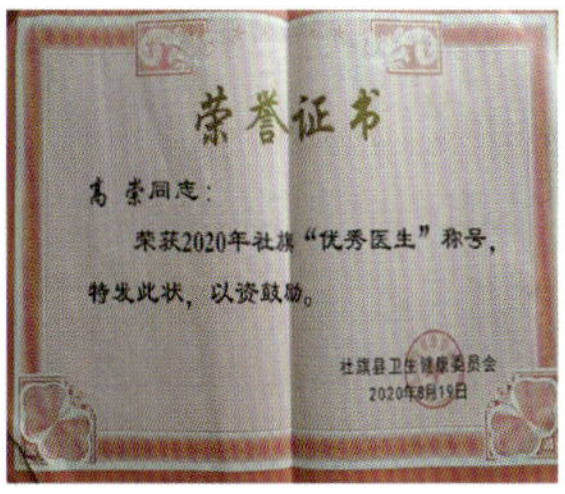

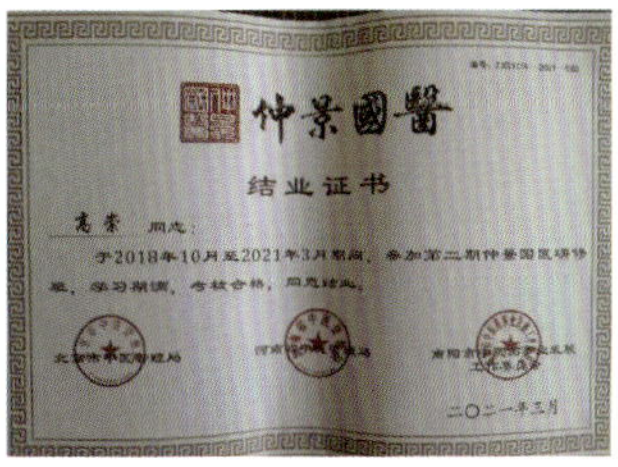

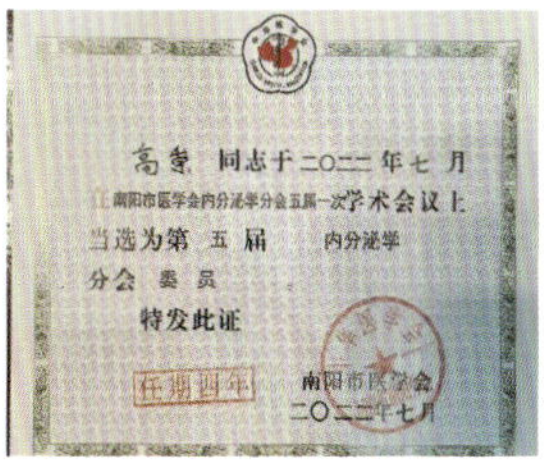

“路漫漫其修远兮，吾将上下而求索”，是高崇的座右铭，“医奇病，救人危”的事业渐入佳境，高超妙手回春的医术，普渡众生的品德，书写着“宝剑锋从磨砺出，梅花香自苦寒来”的精彩传奇。

心中有向往，行走有力量，传承有希望！正是因为有了像高崇这样的千千万万耕耘者、坚守者，优秀的中医文化才能源远流长、生生不息。

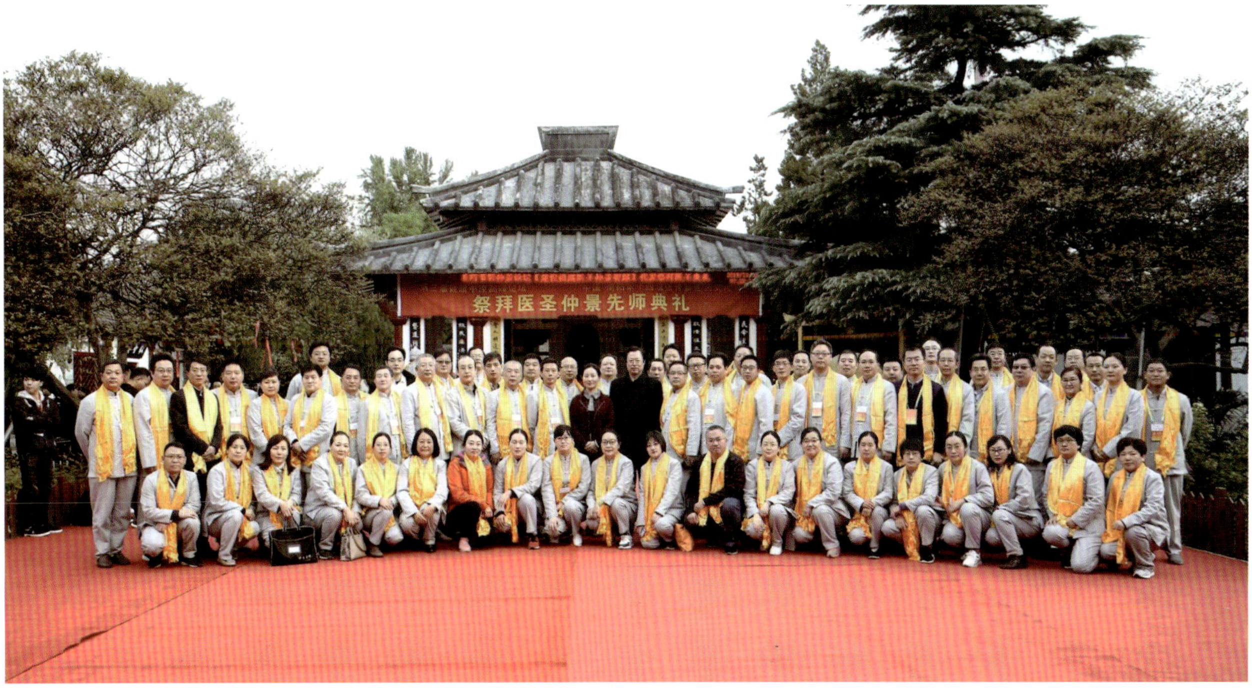

“仲景国医传人”
南阳市基层名中医——布明亮

天下中医看南阳，南召中医甲天下

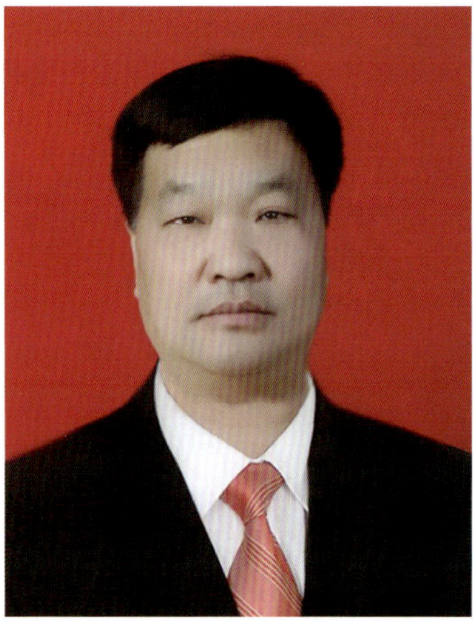

布明亮出生于河南省南召县云阳镇农村，童年在缺油少盐的平淡中度过，记事起父母和身边的乡亲缺衣少穿，更是缺医少药，生病是能扛则扛，很多病都耽误了。尤其是母亲多年操劳，胃疼得要命，没钱看病，求医无门，对于疾病和痛苦，布明亮心酸，感同深受。

医圣故里，盛行岐黄。在环境的浸润下，一颗种子已在心中种下——立志学习中医，为家乡为父老治病。

布明亮，男，1966 年 3 月生，执业医师，副主任中医师，全科医学专业，南阳市基层名中医，京豫宛仲景国医传人，国家级名老中医赵青春亲传弟子，国医大师唐祖宣亲传弟子，中国医师协会胸痛专业委员会县域执行委员，河南省高血压防治委员会委员，河南省中西医结合学会仲景学术传承与创新分会委员。

布明亮1989年7月毕业于南阳张仲景国医大学，为首届张仲景国医大学国家计划统招毕业生，毕业后一直在基层深耕，先后在马市坪乡、崔庄乡卫生院从事中医临床诊治工作，一干就是 32 年。从医 30 多年来着重体现传承与创新、传统与现代、理论与实践相结合的工作方法，读经典、明医理。法仲景，严格按照医圣《伤寒杂病论》的治病原则，首先辨病，其次辨脉，再次辨证，最后辨治的治病思路，擅长运用经方治疗常见病、多发病。特别对消渴脾瘅（糖尿病）、心悸怔忡（冠心病）、眩晕（高血压）、脾胃病、妇人疾病及部分疑难杂症等有独到的治疗方法，均有很好的疗效。

平时业务工作中以崔庄乡为中心，病员辐射到周围十里八乡。能对一些较为难治的慢性病，依据中医经典《黄帝内经》中所论述的病因，做出正确的辨证施治，如基层现在多发的三高症、冠心病及脾胃病，大多是由情志过激、饮食失调、劳逸失度、起居无节等原因造成的，引导患者调理阴阳，使饮食有节、起居有常。在中药的调理中，不知不觉病就好了。既减轻了患者的经济负担，也增添了患者的幸福感，拿病人的话就是：“吃药不是万能的，纯

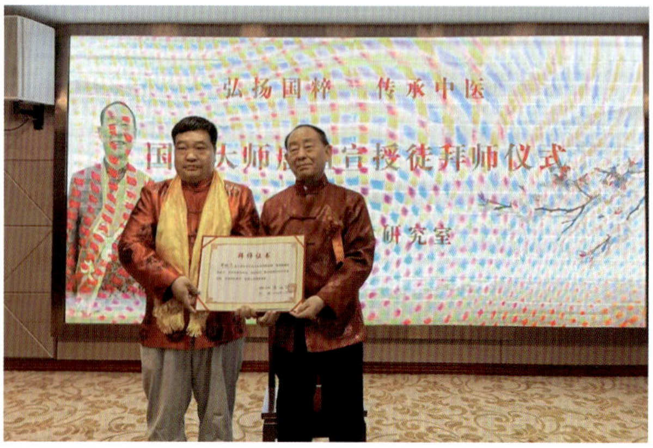

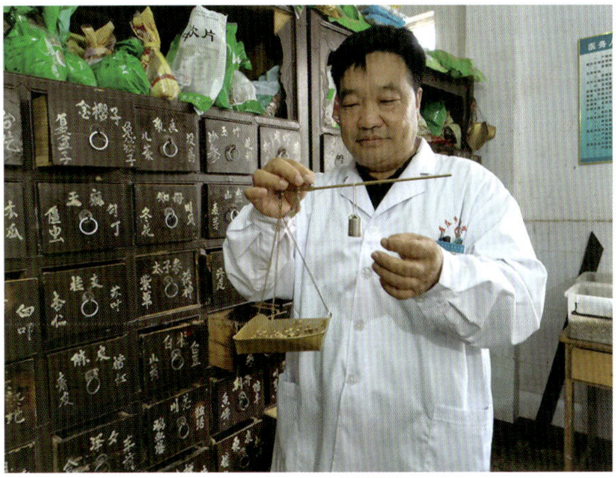

中医的治疗是必要的，不能终身服药。”

作为最基层的中医工作者，我深感中医药确实是一个伟大的宝库；经过几千年的传承发展至今在健康中国的进程中发挥着不可替代的独特作用。特别是在预防疾病发生的过程中起着很大的作用，多年来我始终坚持在春秋季节在县域为中小学生熬制“甘桔汤”，不仅有预防外邪侵入的作用，而且有中医进校园课堂的深远意义。这毕竟是老祖宗几千年传承下来的经典，弘扬和传承优秀的中医药文化更需要从娃娃抓起，在全社会形成广泛共识，从而推动中医养生走向世界，提升中医药文化的软实力，为世界的健康贡献中医的力量。特别是在 2003 年抗击非典过程中，他在工作辖区的敬老院、学校等发放中药预防煎剂，收到很好的效果，受到广大群众的好评。为此获得南阳市抗击非典先进工作者荣誉称号。

布明亮

搜集、整理、挖掘民间有益的偏方，也是布明亮宙工作生活中的重要组成部分，经过多年的努力，整理出多个民间名老中医的验方，有的现已汇集成册，其实用价值在当地很高。几年来在恩师的指导下，布明亮业务水平在不断提升，做到学用相长，不断提高自身浓郁的中医文化的深厚沉淀。目前，已为中国医师协会胸痛专业委员会县域执行委员、河南省高血压防治委员会委员、仲景国医传人、南阳市基层名中医、副主任中医师。“咬定青山不放松，妙手杏林显大爱”是他不变的初心。

2020 年，面对突如其来的新冠疫情，他深感中医人的责任更大，在疫情发生以来，他能与恩师一起同南阳中医人一起，勇于担当重任，参与中医药预防新冠肺炎的全过程，也见证了中医药清肺排毒汤的研发推广，展现了中医药对治疗新冠肺炎具有良好的临床疗效和救治前景，促进中医药深入疫情防治。在抗击“新冠肺炎”工作中的突出贡献，荣获了“南阳市五一劳动奖章”。

荣誉，不是止步不前的裹脚布，而是深度弘扬优秀仲景中医药文化的召唤令。布明亮将秉承“扎基层、留神医药，精究方术；法仲景、疗疾救贫，以养其生”的理念，在恩师的指导下，扎根基层，做好中医药的传承与发展，为中医药事业的繁荣昌盛做出自己的贡献。

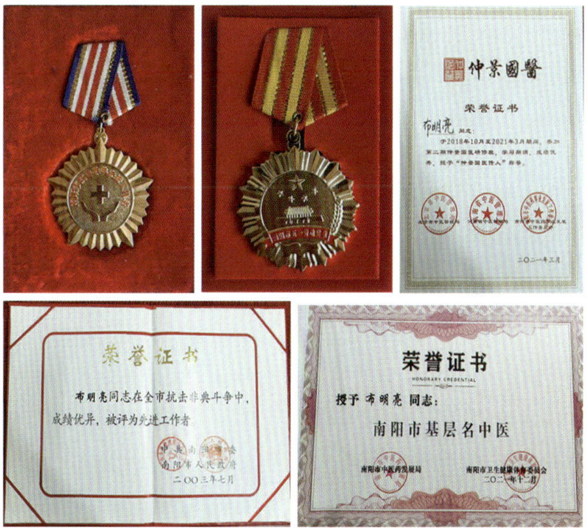

剑胆琴心　济世为怀

国医大师唐祖宣弟子——雷贵仙

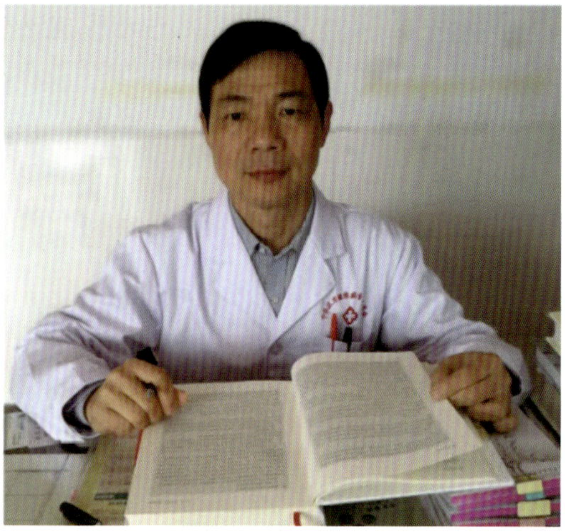

他自1987年参加工作以来，在业务上勤奋敬业、刻苦钻研、勤于探索，对病人认真负责，谨慎细心，深明医乃仁术，济世为怀，医者父母心的行医之道，深谙行医济世之苦，敬畏生命，恪守医者之仁心，视病人如亲人。勤于总结临床经验，勇于探索，虚心好学，善思精研，在中医内科、儿科、妇科、性病及多种疑难病症等方面积累了一定的临床经验；对神经痛、肝病、中风后遗症、面瘫、紫癜、结石、乳腺疾病、子宫肌瘤、月经疾病、阳痿早泄、前列腺疾病、不育不孕等疑难疾病，风湿痹症、骨质增生、肩周炎、斑秃、失眠、眩晕、股骨头坏死、冠心病、糖尿病、痤疮、黄褐斑病、肿瘤、颈腰椎病等急慢性疑难病常有一定的个人见解及诊疗方法。

在学术上，笔耕不辍、勤于交流，致力于临床经验的总结，虚心好学，精勤不倦，兼容并蓄，海纳百川，勤求古训，博采众长。参加全国性的中医药学术会议与交流20余次，国际性中医药学术会2次，积极撰写及发表中医药学术论文40余篇，先后发表于《光明中医》《河南中医》《中国中西医结合杂志》《中华中西医临床杂志》《中国中医药科技》《中医学报》《中国临床实用医学》等杂志上；参加过多部国家级出版社出版的医籍的编写与撰文工作，先后担任副主编5次，编委15次，特约编委2次，获优秀论文奖10余次，优秀论文成果奖1次。2017年首届仲景中医药发展国际论坛所撰写的论文“蝎毒疗法治疗脑梗塞19例”被评为优秀论文奖。其中包括《中国医学论文选》《中国名医特技精典》《中华临床医学经验文集》《名中医脑病经方学术经验集》《首批国家级名老中医效验秘方精选》《国医大师唐祖宣·薪火传承实录》《当代名中医治未病临证精华》《大承气汤临床研究》《外感热病临证金鉴——古今名医名著名方》《国医大师经方验案》等。

他积极参与相关社会学术团体或机构的学术工作与活动。先后任中国中医药研究促进会唐祖宣医学工作委员会理事；中国中医药信息研究会基层医疗服务分会常务理事；中国中医药学会吉安市中医药学会理事；中国针灸学会会员；中国医药教育协会会员；中华名医联合会会员；基层医生俱乐部会员；中国特色医疗医药学会会员；中华临床医学学会会员；被世界中医药协会、中华经方大师网聘为“国际经方大师”；中华汉方疑难病专家委员会授予“疑难病专家”称号，同时任江西分会副会长；北京医景堂疑难病医学研究院男科特聘专家；中国基层卫生人才数据库优选人才；

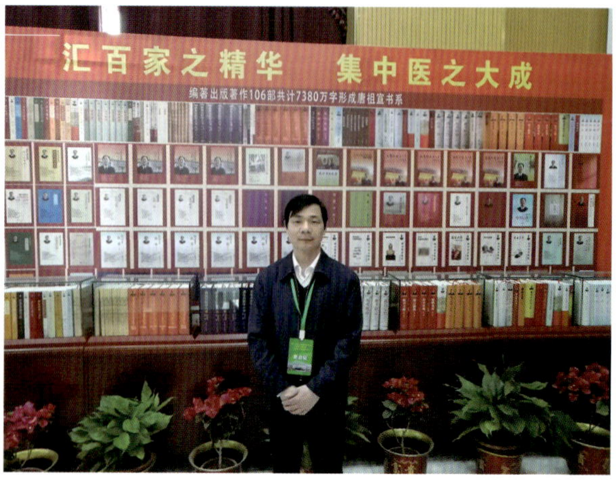

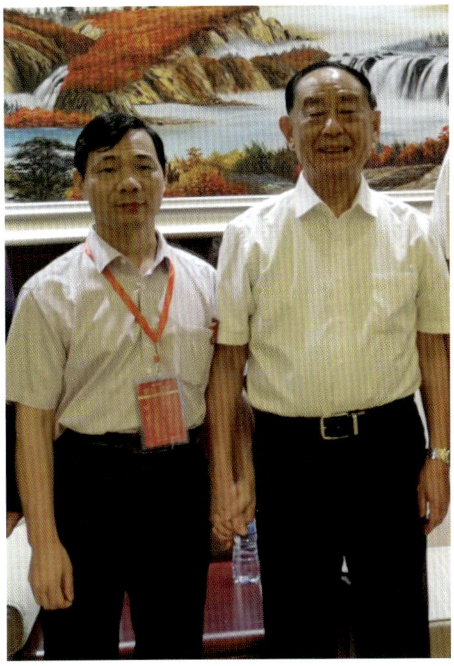

全国中医药适宜技术优选人才；中国民族医药协会民间医药发展工作委员会会员；华医头条网健康顾问委员；中和国医（北京）国际医学研究院中医特色疗法学术委员会专家委员；中医守正创新人才智库专家委员；中国中医药研究促进会仲景医学研究会专家委员会委员。

雷貴仙

雷贵仙，副主任医师职称，男，1968 年 11 月出生，汉族，江西井冈山市人，国医大师唐祖宣弟子。

本科（中西医结合专业、药学专业），执业中医师。自 1987 年始，先后在国营江西省宁冈县白石垦殖场职工医院、白荷诊所、国营江西省宁冈县医药公司白石药店、鹅岭乡卫生院、广东省珠海市传统医学研究所、吉安市红十会门诊部、吉安普济门诊部、井冈山上坊村卫生所等主持或从事中西医药的临床工作。曾先后拜师于赖礼庭中医师、刘冠军教授名下学习及钻研中医药学。一直以自立警言“精诚、谨勤、博览、创新”自勉。

主要业绩被多部人物辞典收载，其中有《中国专家人名辞典》《中国特色名医大辞典》《中华人物大典》《健康中国行•中国疑难病博学荟萃》《健康中国系列图书第二卷•大医精诚》《全国名老中医临床技术高峰论坛十周年优秀中医人物展播》，2018 年入编《走进新时代的中华骄子》、2019 入编《见证中国 70 年的时代先锋》并成为两书封面人物，并且相应获得一定的荣誉称号。2016 年 12 月 2 日及 2017 年 11 月 2 日 2 次应江西电视台 6 套《健康 365》之《名医大讲堂》邀请参与节目录制并两次被授予“江西广播电视台《健康 365》栏目特邀名医 / 专家”称号。2017 年拜师于国医大师唐祖宣门下，成为大师弟子。2017 年被《决策中国》栏目、杂志社，中国影响力人物数据库授予“医药行业影响力人物”荣誉称号并入驻中国影响力人物数据库；同年多家媒体予以新闻宣传报道。同时被多个协会及学术单位授予“最美名中医”荣誉称号！2017 年 12 月被授予“中华名中医”荣誉。曾先后被多家学术机构或组织授予“医界名家”“中华治瘤名医”“本草名医”“华医之星”“澳门科技大学交流名医”“国医名师”等荣誉称号。个人格言入编《中华名人格言》，2010 年被《中华姓氏通鉴》收入“雷氏当代名人”篇。

现仍致力于中医药临床疑难病的治疗，倾心学习，不懈探索与研究。将秉承古人“大医精诚”“大医成佛”的理念；坚守“医乃仁术”“济世为怀”的情怀；永持“剑胆琴心”“佛心禅意”的心境并践行于每一次的医疗实践中，为更多的疑难病患者解危救难，尽自己一份绵薄之力，发扬中医药文化，光大中医药事业而造福苍生百姓！

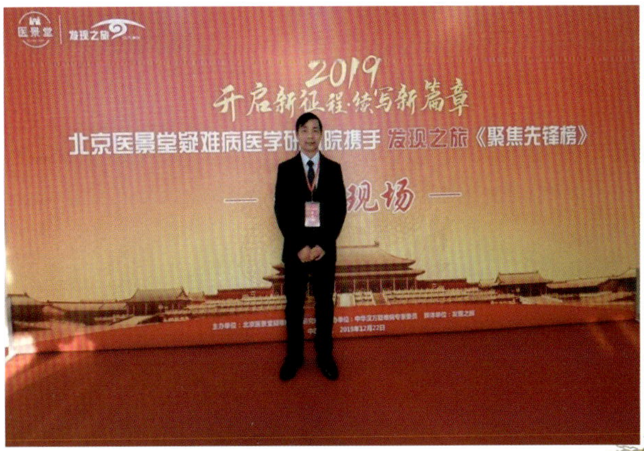

南阳市第二届基层名中医申冬阁

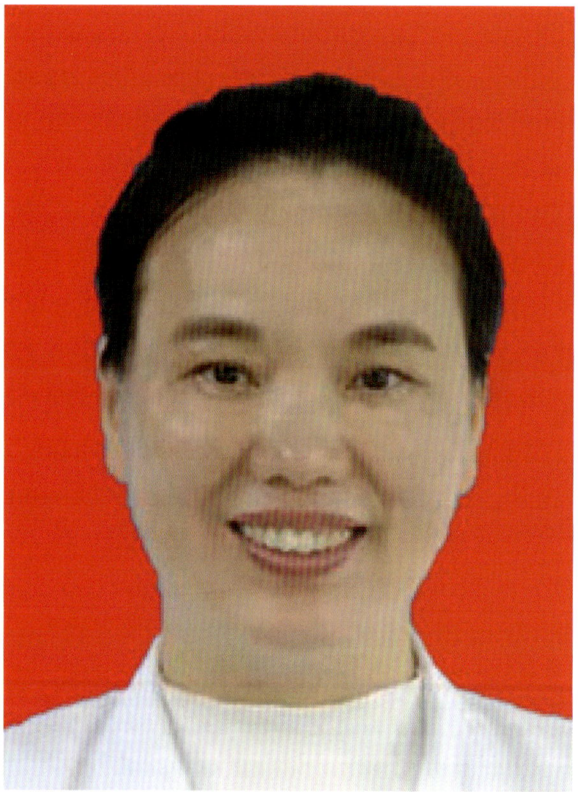

医生不仅需要精湛的医术，更需要耐心和细心，这样医生就不容易出错或者很少出错。

记得 10 年前我遇到一个病人，至今我都记忆犹新。如果当时不细心，也许我现在就改行了。那是一个初夏时节，天气有些闷热。那年蚊子也特别多。有一天上午，我正在给病人诊疗。一个 50 多岁的中年妇女急匆匆地跑过来说 ：“大夫，快给我家老头子开点止吐止泻的药。”我问 ：“人呢？”她答 ：“上班去了。”“他就是每天晚上三点左右就开始上吐下泻的，很难受，感觉生不如死的。白天好好的，就上班去了。已经连续三四天了，每天晚上都这样，而且一次比一次严重。”她又接着说。我告诉她需要看病人才能开药。她说，那就不给老先生开药了，让我给她开点儿药。她和老伴儿一样的症状，只是稍微轻了一点儿。每天晚上老伴一吐她就出去给拿水，收拾完毕后也开始吐泻。第二天就好了。我就很纳闷了，问她饮食情况，她说都是在家做饭吃，食谱和平时一样的。问她有没有吹空调和电扇之类的。都否定了。我又问，如果你们晚上热了怎么办？她说前半夜不开门窗，后半夜再打开。我问为什么是这样啊，她说睡之前要点蚊香。我一下子明白了所发生的一切，谢天谢地！多亏我不是一个贪财的家伙。否则，我可能会结束两条性命啊！

他们属于蚊香中毒，在老先生呕吐的时候，老太太需要出去给他倒水，伺候他。相对吸得少一些，症状也会轻一点，后半夜门窗打开了，蚊香也

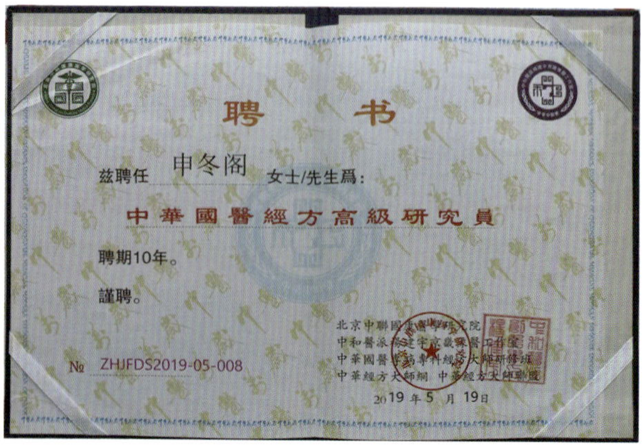
聘书

兹聘任 申冬阁 女士/先生爲：

中華國醫經方高級研究員

聘期10年。

謹聘。

№ ZHJFDS2019-05-008

2019 年 5 月 19日

就没太大作用了，感觉也好一点。如果我当初没有仔细地询问他们疾病的来龙去脉，后果可想而知，不用开药了，只要不再点蚊香这些症状就不会再出现了。

我时常感觉上帝在帮助我，他总是在考验我的耐心和诚意，老在最关键的时刻拉我一把，这就叫积德行善的回报吧！所以，我就奉劝这些年轻的医生，既要有外在的技能，又要有内心的沉稳，不能浮躁，也不可傲慢。扎扎实实地干好自己的本职工作。理性地面对金钱和诱惑，脚踏实地做好自己擅长的事才是最靠谱的选择，这是我做医生的真心感悟！

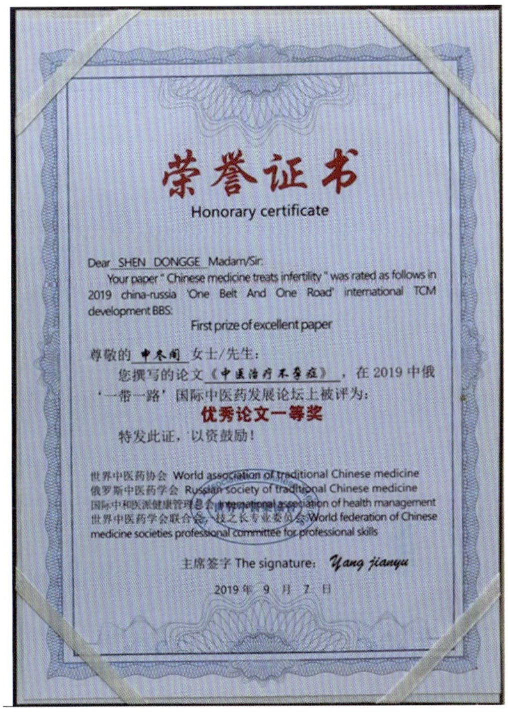

申冬閣

申冬阁，女，1968 年 1 月生于河南南阳医圣张仲景的故乡。本科学历，学士学位，副主任中医师，全科医师，心理咨询师，中药药剂师 。南阳市第二届基层名中医。《国医年鉴》之《岐黄传承人名师大典 2022 卷》编委，首届“岐黄传承人”荣誉证书及奖牌奖章获得者。

从事中医妇科专业 30 年，对各种妇科疾病如月经病、带下病、妊娠病、产后病等和妇科杂病如卵巢囊肿、子宫肌瘤、各种乳腺病、不孕不育症等以及六经病都有较好的独特的治疗方法。获得多数患者的好评。本人将继续在行医的道路上不屈不挠地奋勇前进，把传承和发扬中医作为我的终身事业。我永远也不会停止学习，今天的我一定比昨天更长进。明天的我一定比今天更优秀。

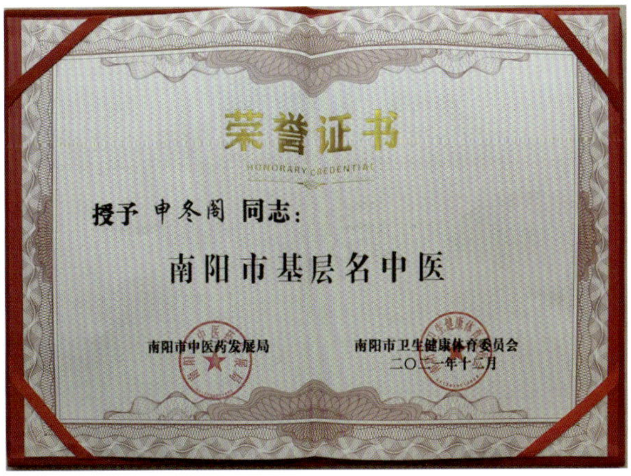

守护基层百姓健康
应充分发挥民间中医的智慧和力量

文/阳新易杏堂中医研究所　　成名　成家泰

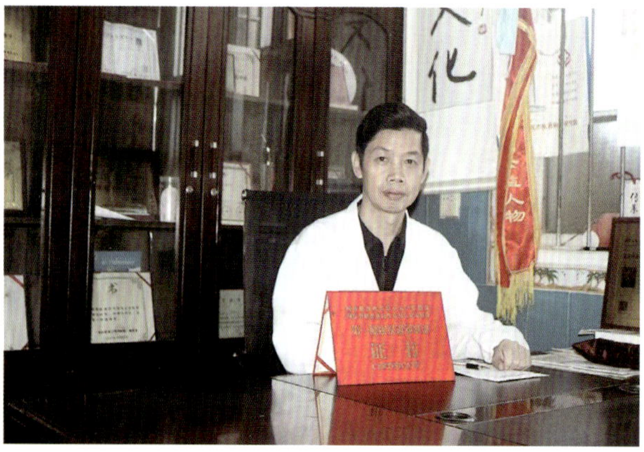

中医药是中华民族之瑰宝，是伟大的祖先与疾病作斗争总结的智慧和经验，它历经五千年发展，至今仍璀璨夺目、护佑华夏。中医不单是医学，也是文化，更富含哲学。现在世界上越来越多的国家和人民认同并开始喜爱中医，这是我们中医人值得欣慰和骄傲的地方。

党与政府历来重视中医药事业发展，国家出台一系列政策扶持中医药并取得很多成绩。但中医药的沃土在基层，不得不说，国家一些好的政策还没有真正深入到基层，基层中医药事业、基层中医药从业人员、民间中医药技术、秘方、验方等挖掘整理工作，还急需国家政策的扶持和政府的关注。

自古以来，中医的根在民间。很多偏远农村缺医少药，当地的民间中医用民间单方、验方、祖传秘方等就很好地承担了乡村医疗服务，有效地缓解了病人的痛苦，临床效果良好，减轻了老百姓的医疗负担。民间行医救人自古有之，但是现在政策下的民间中医，虽有一技之长，也被百姓认可，但处于夹缝之中、如履薄冰、战战兢兢。

尽管国家出台了确有专长医师考核政策，很多地方都在实施，但有些民间中医是祖传的技术，有些民间中医已是古稀老人，对于这些土生土长的民间中医来说，想通过这样难度的考核及其复杂流程，实比登天还难。没有正式身份就是非法行医，在夹缝中生存的民间中医，是提着脑袋为乡亲治病，这就是民间中医的真实写照和无奈，是民间中医心灰意冷的根源。

看看现在，社会老龄化、慢病年轻化、疑难杂症普遍化，一系列健康问题，正向我们走来，不论是社会还是家庭，都无法承受这样的重压。试问：仅凭西医能否解决 14 亿人口的健康问题？广大的农村人口无法享受城市便捷的医疗服务，他们的疾病和痛苦怎么解决？

针对上述问题，国家提出以疾病治疗为主转为以疾病预防为主的政策，对此我们举双手拥护和赞成。“防患于未然”，这是中医“未病先防”的最高境界，而完成国家战略部署、提高全民健康素质、缓解国家医疗负担、快速解决群众的常见病、多发病，这就需要发扬我党的优良传统——“从群众中来、到群众中去”，走群众路线，最大限度发挥民间中医的智慧和力量。

几千年流传的中医瑰宝与绝技有很多还深藏在民间，伴随着时间的流逝和历史的变迁，越来越多的珍宝已经泯灭在时光中。如果我们再不重视、再不出台政策予以保护扶持、再不鼓励脚踏实地地传承与发展，那么祖宗留给我们的遗产就会消失殆尽！目前无论是政府还是各种社团组织甚至个人出资，都在做中医调研挖掘整理工作。有记者自费寻找民间中医人，足迹踏遍各省各市、乡村田野，把看到的人和事记录

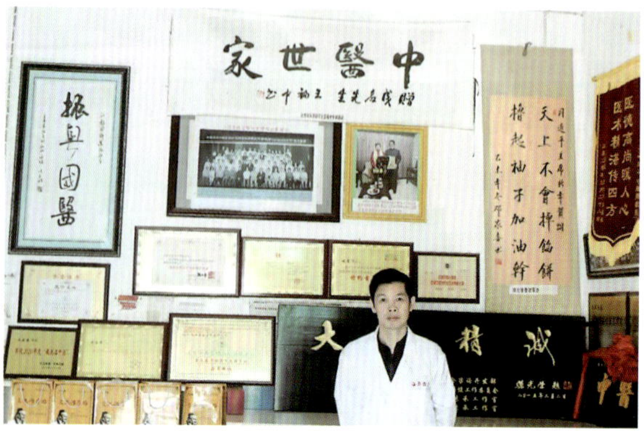

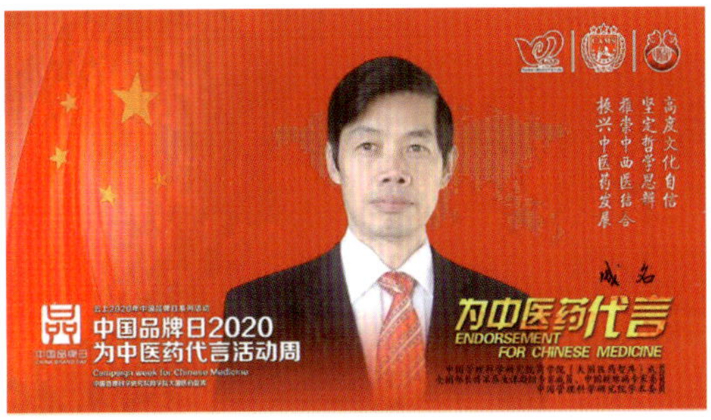

下来，为民间中医奔走呼吁。有“一带一路”的国家到国内寻找中医合作，民间中医出国发展的也很多，在欧美一些国家发展得很好，如果再不珍惜民间中医人才，只怕这些人才都被外国挖去，流失到国外，想想真是痛心。人才是发展的核心，中医药事业何尝不是！庙堂之上有高手，乡村陋室中也藏龙卧虎，再不抢救民间中医，中医会失去根脉和土壤，这绝非耸人听闻。

扶持基层中医药事业、发挥民间中医的智慧力量，应切合实际制定有效的政策和方针，制定符合中医人才培养特点和规律的人才考核机制，既不能放任不管、鱼目混杂，也不可不顾实情，一刀切，错失人才。中医药有别于现代医药，中医药也是中国特色。只要政策精准、措施得力、监管合理，让民间中医发挥特长，解决老百姓看病难、看病贵的问题，老百姓一定欢迎和拥护。这也是民众之福，社稷之福。

成名

成名，中医世家，出生于1971年，从小学习中医，临床30余年。临床与研究结合，已形成自己的独特诊疗方药，对治疗肝病、胃肠病、肺病、心脑血管病、不孕不育及疑难杂症有一定经验。中国管理科学研究院商学院客座教授，大国医药智库成员，《健康中国》栏目特邀首席专家，中国影响力人物数据库特邀入驻专家。2014年，评为最美中国符号人物，入围新华网中国好医生评选，入围中央电视台最美乡村医生评选。2016年，评为第十二届爱心中国十大杰出人物，2017年获医圣仲景国医名师奖，作为世界优秀中医传承人参加献礼70周年全球巡展活动，并在美国纽约时代广场纳斯达克大屏幕展播。获得2020年度风云榜最具影响力人物，获医学科研成果奖、中俄传统医学交流项目高水平专业成就奖等荣誉。兼职全国部长将军养生课题组成员。中国生命关怀协会健康中国发展工作委员会副主任、中华中医药学会特色疗法与适宜技术联盟理事、“好人中国”大型公益活动联合发起人、中国公益人物组织特邀顾问。有央视、人民网、新华网、中国网、健康报网、《东楚晚报》《世纪人物》《影响力人物杂志》等报道。

在《中国中医药报》《民族医药报》《科学导报》《中华特色医疗研究杂志》《国医国药杂志》《中国典型病例大全杂志》等期刊发表中医药文章50多篇，其中多篇文章获奖，并获得业界好评。申请有专利与知识版权、国家卫健委课题。

个人业绩入编《中华中医疑难病名医榜》《杏林春暖之特色中医》《岐黄薪火传承人》《中国特色名医大辞典》《中国特色医疗新技术》《中国中医疑难病博学荟萃》《国医年鉴》等30多种国家级、国际级大辞典。

担任《德载杏林之上医归来》《新时代名家百科》副主编，任《辉煌中国70年》《走向世界的中华名家》编委，任《杏林春暖之特色中医》特邀编委，任《中华医药卫生杂志·名医风采专刊》名誉编委会主任、专家顾问委员会专家。

杏林赋

大任天降，医系存亡，神农本草，国粹辉煌，杏林葱郁，橘井留芳，庐扁后继，岐轩妙方，望闻问切，灭祸消殃，君臣佐使，灵丹妙药，栉风沐雨，嚼雪茹霜，清风悬壶，济世天朗，腹藏锦绣，室溢药香，厚德之馨，仁术之光，来者如亲，医患情长，铭以斯壁，颂我贤良。

谭庆珍先生赠送中医成名，岁次乙未仲春。

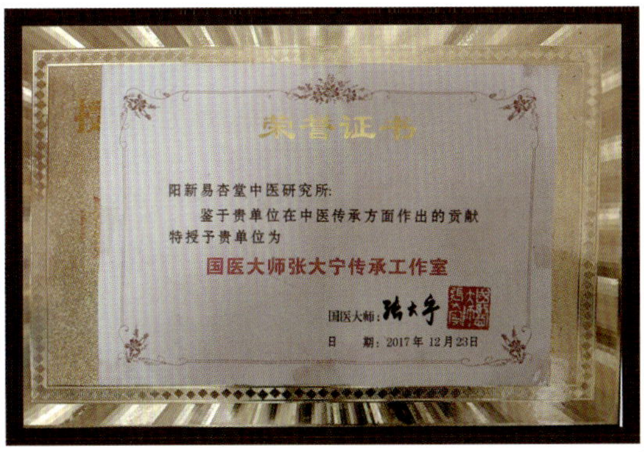

北京市优秀名中医
——张龙生

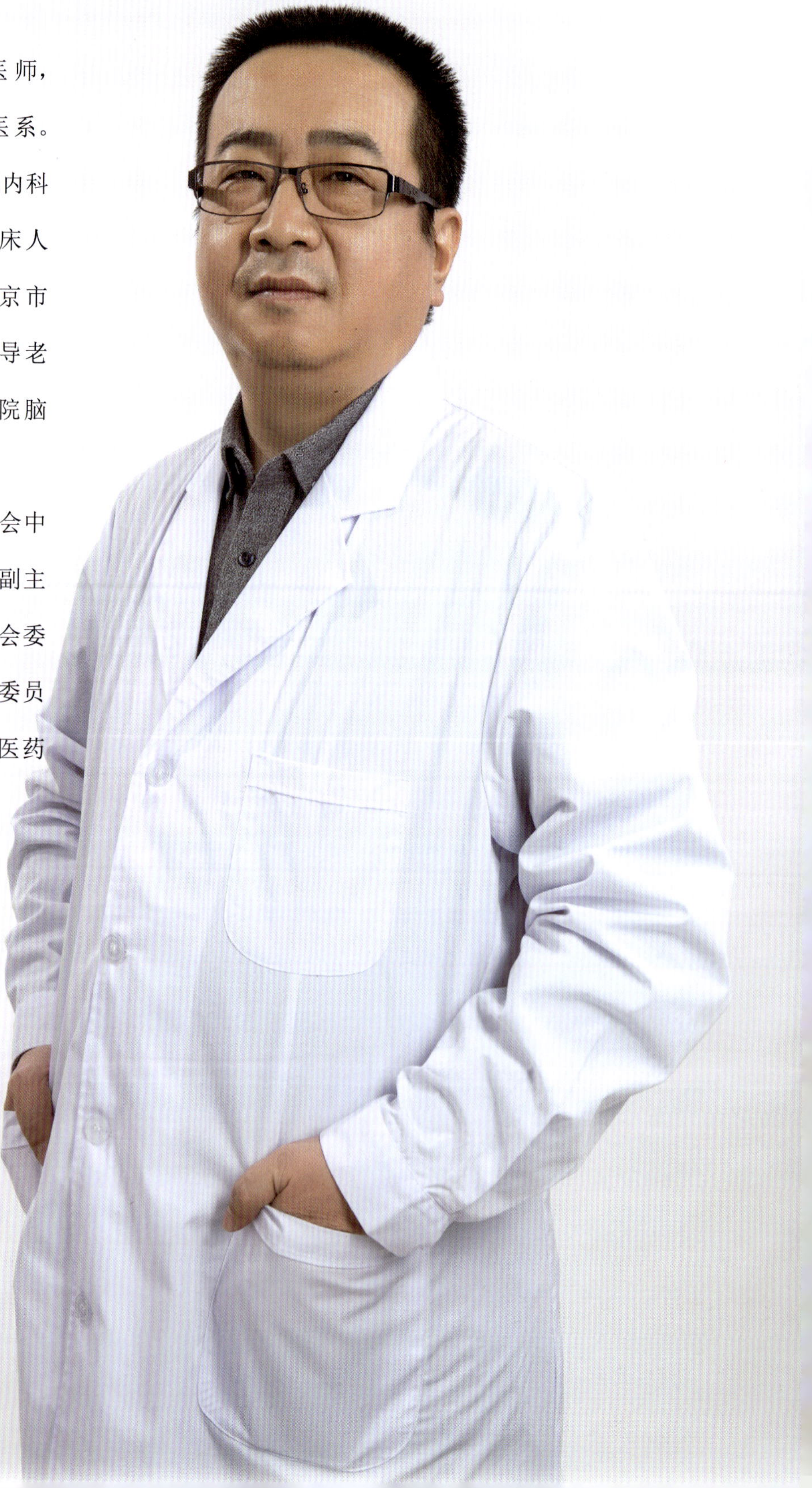

张龙生，男，中医内科主任医师，1992年毕业于北京中医药大学中医系。1998年在北京大学第一附属医院神经内科进修一年。第三批全国优秀中医临床人才，北京市优秀名中医，第六批北京市级中医药专家学术经验继承工作指导老师。现任北京中医药大学东直门医院脑病中心副主任。

学术兼职：中国中医药研究促进会中西医结合脑病防治与康复专业委员会副主任委员，北京中医学会脑病专业委员会委员，北京中西医结合学会老年病专业委员会委员，北京针灸学会委员，中国中医药信息研究会温病分会副会长等。

专业特长：脑血管病的中西医诊治、疼痛、头痛头晕、失眠、痴呆、老年病及呼吸、消化系统等疾患。

全养生理论学术经验传承人

——邹小龙

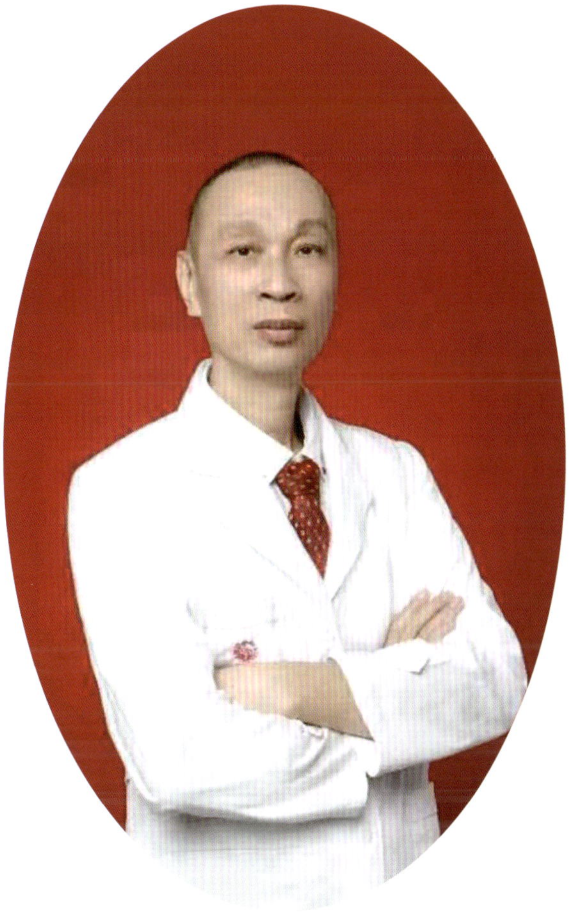

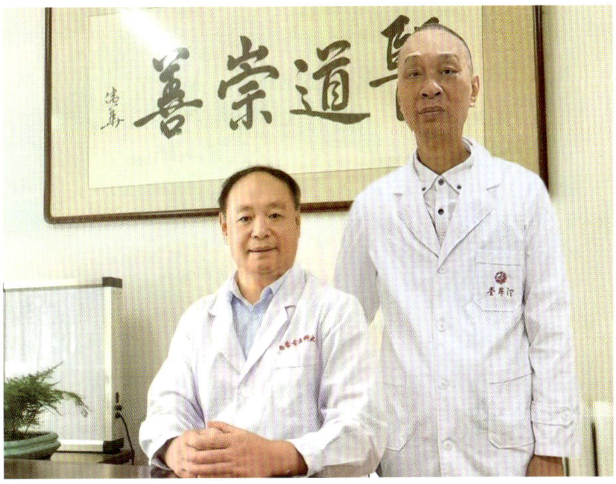

邹小龙，男，1964年8月出生，中医内科医师，广州中医药大学刘焕兰院士全养生理论学术经验传承人，师承内蒙古医科大学翟佳滨主任医师，2017年创办深圳市润升堂中医馆，现任中华文化促进会康养文旅委员会理事，深圳慢病研究会理事，发表学术论文6篇，出版著作3部。

从医30年以来，一直从事中医内科疑难病临床研究工作，主张在全面继承中医传统经验的基础上，实行中医诊疗标准规范化，中医抢救技术创新化，30年的临床工作中共诊治海内外患者20万例，临床擅长中医药治疗消化系统疾病，尤精于中药治疗各种肝胆系疾病。

学术上推崇李东垣脾胃内伤学说，遵循“脾胃为后天之本”的观点，遣方用药中把固护脾胃之气的治疗原则，贯穿于治疗疾病的始终，临床中用药轻灵，精纯不杂，平淡中富有至理，常起沉疴。

运用健脾培土为主，辅以理气除湿化瘀为治疗原则，与广州中科未来医药科技有限公司共同研发的“六君子养胃茶”“酸枣仁安神膏”，临床应用获效颇多，深受广大患者喜欢。

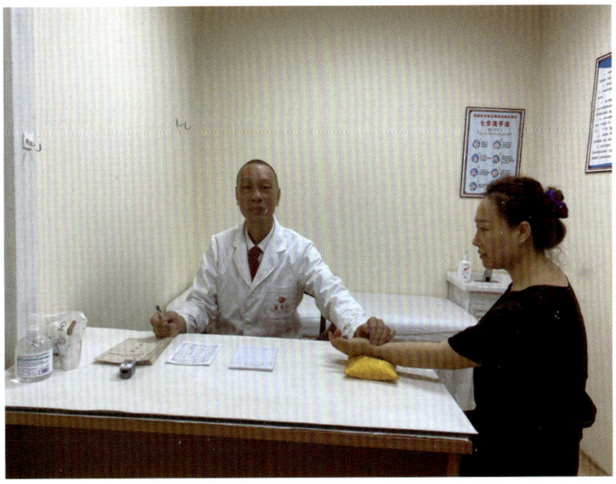

国家级非物质文化遗产

生氏祖传正骨术第十世传承人——生茂东

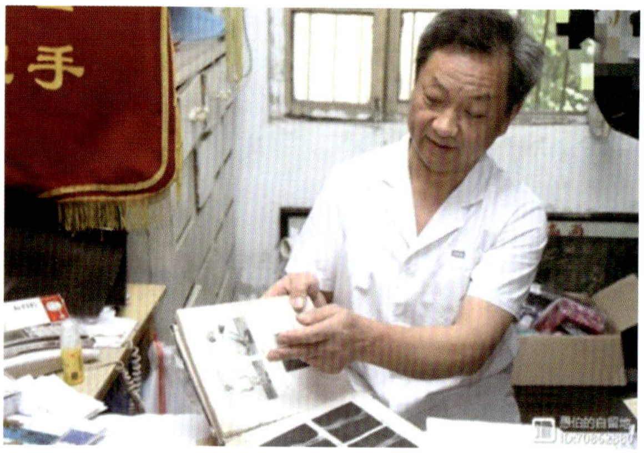

生茂东的祖父生昌鸿先生是中华人民共和国成立后政府认证的生氏祖传正骨术第八世传承人，凭着精湛医术、崇高医德被世人誉为一代著名的骨科专家，把一生精力全部奉献给骨科事业，84 岁高龄辛劳过度病逝在工作岗位上，给后人留下宝贵骨科经验和学习的榜样。

生茂东医师从事祖传正骨术 40 多年里集正骨之秘诀，博采众长之精华，创造性地继承了祖传之术，治疗骨伤有独到之处，特别是在治疗关节骨折上与现代医学治疗法完全相反，如胫骨髁间隆突骨折常用的治疗方法是轻者外固定、重者手术螺丝钉内固定，其弊端使患者痛苦多，费用多，容易造成关节功能障碍后遗症，生茂东医师的治疗，无论多么严重的骨折均不用任何固定方法，反而还要做屈伸活动，这种屈伸活动不仅能使骨折断端不再移位而且能使断端相互吻合更好，骨折愈合快，无痛苦，费用很少，没有关节功能障碍后遗症，一个强调固定一个强调活动，两种不同的治疗方法结果完全不同，是名副其实简便验廉特色疗法，值得推广。基本实现世界卫生组织 Clar Rar Murrar 提出的理想骨折疗法：“用仁慈无损伤的方法让骨折对位，将局部固定而不影响关节活动，让患者在骨折愈合期间能生活得像正常人一样。”也就是要以最大的安全、最高的疗效、最小的负担的治疗骨折。Cirdle Stone（1932）：“骨头是树苗，它的根扎在软组织中，接骨者应像园丁，而不是泥瓦匠、木匠和铁匠。”治疗骨折要顺其自然，合乎生理，符合生物力学，适应骨组织的生物性能。

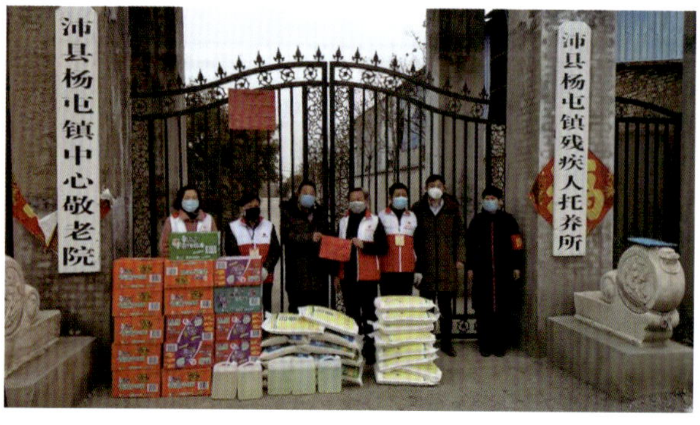

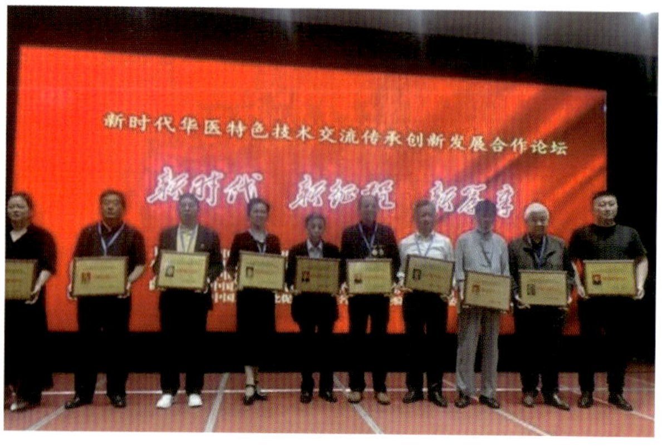

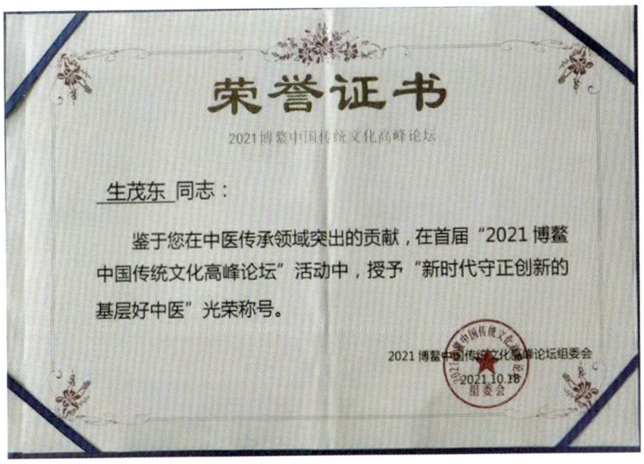

荣誉证书

2021博鳌中国传统文化高峰论坛

生茂东 同志：

鉴于您在中医传承领域突出的贡献，在首届“2021 博鳌中国传统文化高峰论坛”活动中，授予“新时代守正创新的基层好中医”光荣称号。

2021 博鳌中国传统文化高峰论坛组委会

2021.10.18

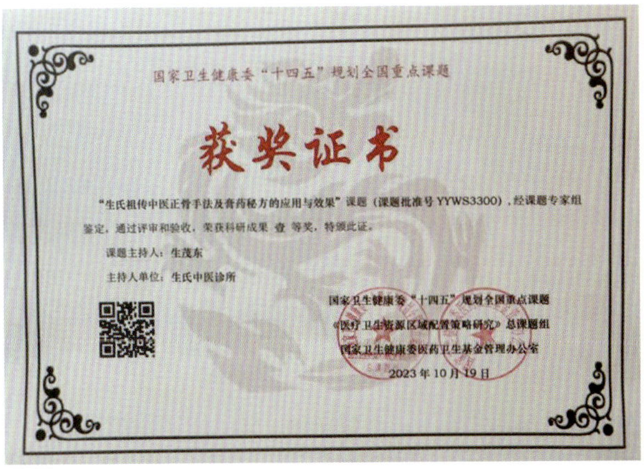

国家卫生健康委“十四五”规划全国重点课题

获奖证书

“生氏祖传中医正骨手法及膏药秘方的应用与效果”课题（课题批准号 YYWS3300），经课题专家组鉴定，通过评审和验收，荣获科研成果 壹 等奖，特颁此证。

课题主持人：生茂东

主持人单位：生氏中医诊所

国家卫生健康委“十四五”规划全国重点课题

《医疗卫生资源区域配置策略研究》总课题组

国家卫生健康委医药卫生基金管理办公室

2023 年 10 月 19 日

生茂东

生茂东，男，汉族，江苏沛县生氏中医诊所法人代表，生氏祖传正骨术及生氏祖传秘方正骨膏药国家级非物质文化遗产第十代传承人，他从事祖传正骨事业 40 多个春秋，一直坚持医术和医德的同步提升，不断努力学习、钻研，集数百年祖传正骨术之秘诀，博采众家之精华，创造性地继承祖传正骨术独到之处。尤以手法复位准确性、小夹板固定灵活性、外敷膏药内服中药为特色。观其外则知其内，相其形顺其势，将合理性与技巧性完美结合，形成法使骤然人不觉，患如知也骨已拢的娴熟治疗方法。多次参加国家及国际传统医学学术研讨会，受到与会专家称赞，并获优秀论文奖、国家卫健委“生氏祖传中医正骨手法及秘方膏药应用与效果”科研课题一等奖、中华老字号，并以独特疗效获得“中国十大特色特效中医传承与创新疗法”及“推动中国中医骨科事业发展、年度杰出贡献人物”两项大奖。历任中国民族卫生协会专家委员，中国生命关怀协会健康中国发展工作委员会专家委员，中国科学研究院中医药产业研究员。

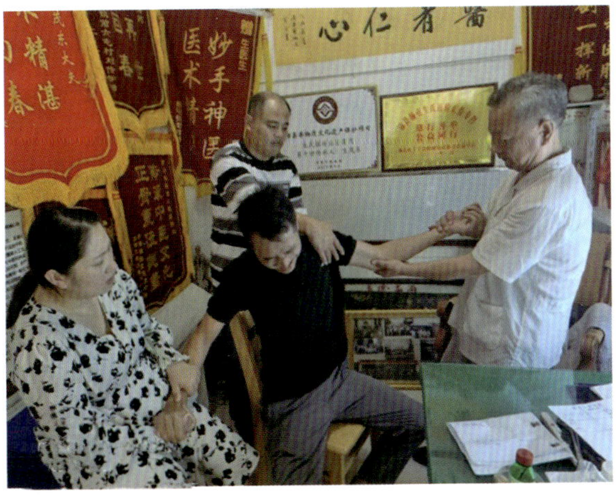

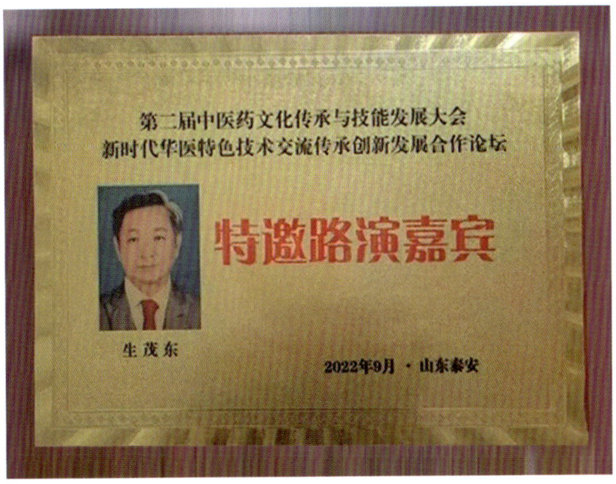

当代著名中医专家——韩礼

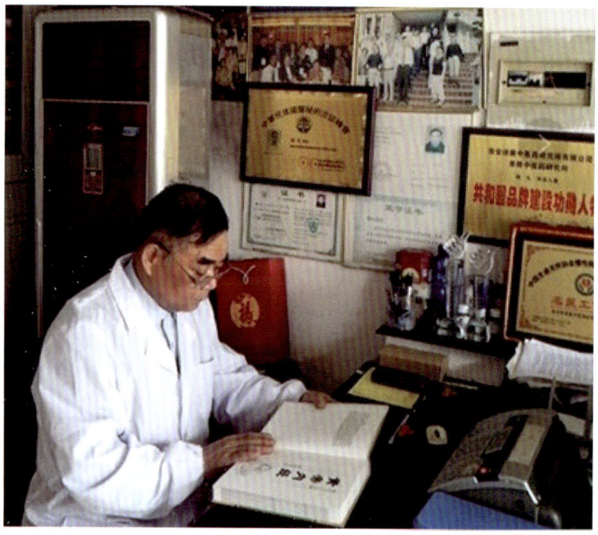

韩礼，男，1956 年生，江苏淮安人，国医大师孙光荣中和医派第三代学术传人。现任淮安市讶康中医药研究所有限公司所长 ，中关村炎黄中医药科技创新联盟专家委员，中华国医经方高级研究员，中国医师网健康顾问委员。中国医师协会和中华医学会百姓健康大讲堂和巡讲团讲师，中国管理科学研究院商学院高级研究员，中国疑难病医学临床研究会专家技术委员，兼客座教授，世界中西医结合医学研究院院士，博士，全国健工委中央老干部健康委保健医师。

其生于中医世家，自幼就爱中医，跟大叔学挲穴疗法，跟小爹学中医药治疗皮肤病及疑难杂症，跟舅舅学针灸疗法 ，跟市气功学会孙立新教授学气功针灸疗法，又拜国医大师孙光荣为师，学习了中和医术，经常参加医学部门培训班学习，同时也经常向医学界及名医取经。韩礼研究出能治愈多种疑难杂症的中药配方，特别是疑难病的异性病症同药疗法（一芍五花汤）一药治多病疗效很理想，同时也不怕并发症。

学术成果：

一、治疗皮肤病的中药成果，讶肤灵（原名皮康灵）发明专利，能治愈湿疹等，青春痘、痤疮、神经性皮炎、红斑狼疮、牛皮癣等癣及其他顽固性皮肤病。

二、八路通关节康，现名关节康，能治愈肩周炎，颈椎病、腰椎间盘突出、风湿类风湿关节病、强直性脊柱炎、股骨头坏死等骨关节病。

三、上呼吸道疾病药物配方，安液灵（原名呼吸康），能治愈鼻炎，咽炎，口腔炎，牙炎，气管炎，食道炎、感冒、流感、肺炎、非典等呼吸道疾病，对于冠状肺炎病毒也有很好的疗效。对于感冒、流感、非典、冠状肺炎病毒能防能治。

四、心脑血管药物的配方，能治愈心肌炎、心膜炎、早搏、冠心病、心梗、脑梗、头痛、头晕等。对于心脑血管病能防能治，只要发病时即时用上此药生命就会有了保障，若昏迷症患者用了此药在 15 分钟左右可清醒，此药是心脑血管患者保护神。

五、对于血液病的治疗也有突破性进展，血相除血红蛋白和中性粒子细胞外，其他的都可调理正常，就是这两项血相也有很大的研究进展。在不远的将来我们有信心彻底解决。

六、对失眠、抑郁症、精神分裂症、急慢性头痛、头晕，用中药结合点穴和挲穴疗法一般在半到一个半疗程可治愈，不易复发。

七、眼病有百分之九十八的都可治愈，就是糖尿病的眼病也可还患者光明，白内障无须手术，一次还健康。

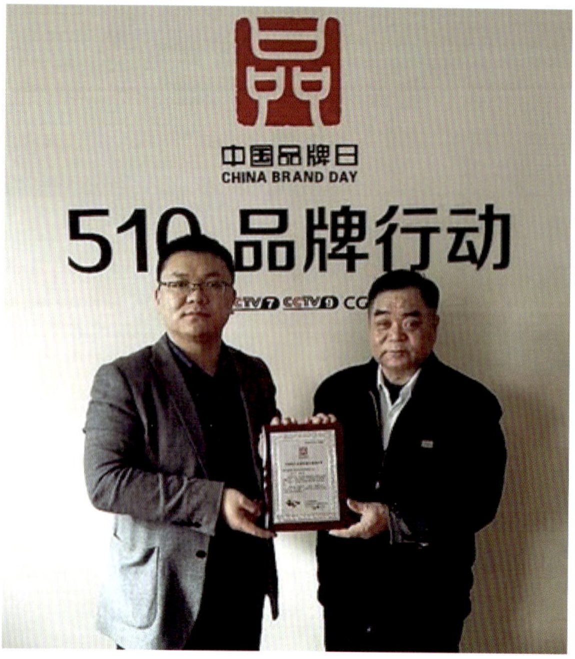

对于其他的一些病症我们也取得了突破性成果，我们就不多写了。总之，中医药是疾病的最佳克星，也是人类身体健康的救星，希望大家一定要认识到中医保健好处多！经常排毒疾病无，若想健康常用它，不但除疾又美肤。只要中医大开放，人类健康一定有保障。

韓禮

特色专长：

主治皮肤科疾病，骨科疾病，精神科疾病，妇科疾病。擅长治疗牛皮癣、湿疹、青春痘、硬肤病、白癜风、性病、痤疮、神经性皮炎、瘙痒症、红斑狼疮、不愈合伤口、股骨头坏死、强直性脊柱炎、肩周炎、颈椎病、骨刺、风湿性类风湿性关节炎、感冒、顽固性头痛、鼻炎、鼻癌、腮腺炎、腮腺癌、肺炎、肺结核、禽流感等疾病。

荣誉贡献：

1. 1978—1992 年开过中医特色诊所。

2. 1992—2008 年，在淮安市第四人民医院工作。

3. 2006 年申报了“一种治疗皮肤病的外用药物”。

4. 2007 申报的“一种治疗骨关节病的外用药”和“一种治疗感冒及上呼吸道疾病的中药配方”均获得国家发明专利。

5. 2007 年 2 月被华夏中医药发展基金会吸收为专家委员会委员。

6. 2007 年 7 月在北京人民大会堂召开的第六届中国科学家论坛上，提交 3 项药学发明专利，得了金牛奖。

7. 2007 在政协礼堂召开的“首届中国医药卫生产业发展大会上”提交的“樟防搽剂临床应用”被评为“重点推广项目”并得奖杯。

8. 2007 年 11 月被中国医促会中老年保健专业委员会吸收为专家委员会委员。

9. 2008 年创办了淮安讶康中医药研究所有限公司。

10. 2008 年 4 月被中华医学交流基金会授予“中华健康管理杰出人物”称号。

11. 2008 年被多次邀请到中国澳门、澳大利亚、悉尼、新加坡、马来西亚等地参加医学学术交流活动。

12. 2008 年参加“全国中医药名院名科名厂名店名医名药品牌战略论坛”，在会上提交的治疗皮肤病的“障防搽”皮康灵被评为“中医名药”。

13. 2020 年 4 月被中国管理科学研究院商学院聘为高级研究员，大国医药智库成员。

专利合作：

韩礼在这些年里，一边对外会诊，一边研究祖辈传下的验方，同时还挤出时间向医界高人取经，经过不懈学习和努力，现已研制出多种中药药物配方，拥有 3 项发明专利。为解救千百万患者的痛苦，希望把这些草方做成药品上市，欢迎有识之士合作开发。

1. 一种治疗皮肤病的外用药：可应用于牛皮癣等癣，神经性皮炎、湿疹等疹，红斑狼疮、瘙痒症、痤疮、青春痘、丹毒、毛囊炎、不愈合皮肤病等顽固性皮肤病。此专利在 2006 年 12 月被国家知识产权局公开，并在中国香港举办的第六届国际专利发明博览会上荣获金奖。

2. 一种治疗骨关节病的外用药：适用于强直性脊柱炎、股骨坏死、腰椎间盘突出、骨刺、肩周炎、颈椎病、风湿、类风湿等骨关节病。

3. 一种治疗感冒及上呼吸道疾病的中药提取液及其制备方法：适用于感冒、鼻炎、鼻癌、腮腺炎、腮腺癌、淋巴癌、肺炎、肺结核、肺出血、禽流感等。

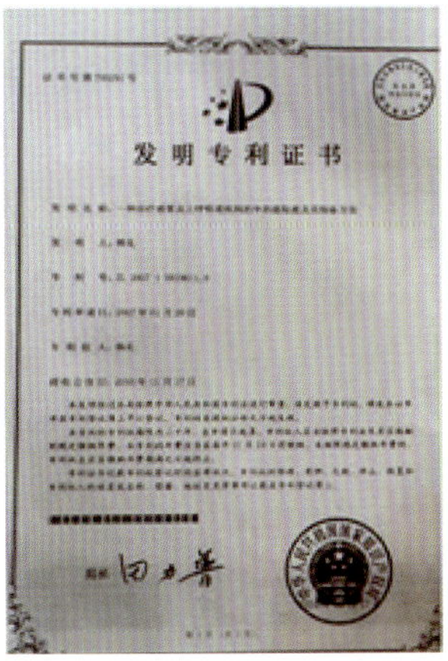

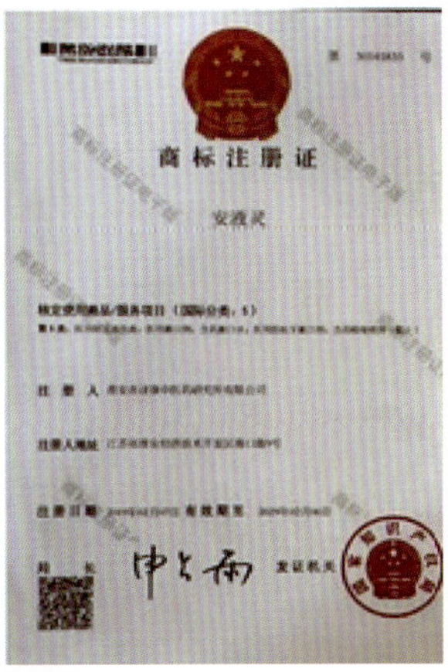

弘扬中医文化造福百姓健康

中华名医——周文程

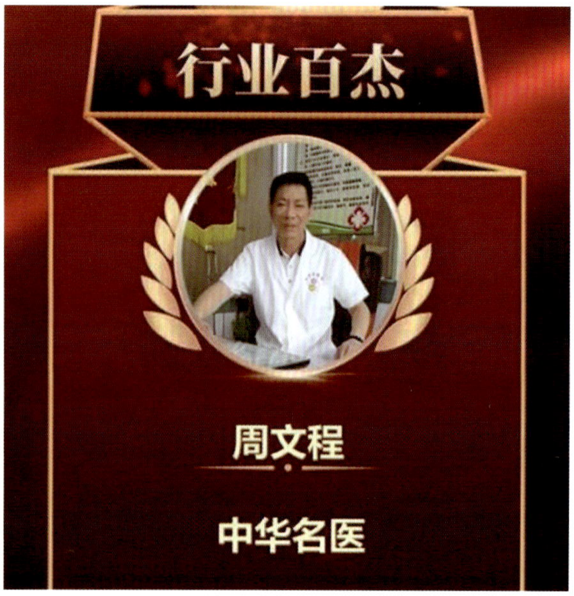

为全面推动大健康产业发展，响应习近平总书记“没有全民健康，就没有全面小康”和“要倡导健康文明的生活方式，树立大卫生、大健康的观念，把以治病为中心转变为以人民健康为中心，建立健全健康教育体系，提升全民健康素养 ”以及“要秉持人类卫生健康共同体理念，推动构建人类命运共同体”的号召。

在中医事业发展中，中医药传承人周文程为守护人民健康做出杰出贡献。

周文程，男，汉族，湖南永州市人，大专文化、中级职称、国家注册执业医师、毕业于国内医科大学；高级中医针灸师，高级中医康复理疗师、湖南省中医药和中西医结合学会会员、中国管理科学研究院中医研究中心客座教授、大国医学网特聘客座教授、中国国际特色医疗网特色诊疗专家、中国医药信息学会特邀专家、中国名医录数据库“中华名医”、 国医百科网专家委员会名誉主席、中国医药教育协会会员、中国康复医学会会员、中国“十四五”国家中医药杰出人才、中医战略科学家；道州疼痛专科医院法人，东莞市高埗周文程内科诊所法人，等等，曾多次获得患者赠送的感谢锦旗及好评，并多次获得“中国好医生”“中华名医”等奖杯、奖章和荣誉证书。

周文程大夫出生身中医世家，从小就立志做一位救死扶伤的好医师。12 岁开始就跟随父亲学习民间特色中医学，上山采摘绿色无毒害中草药为周边乡村村民治疗内外科各种疑难疾病，得到患者一致好评，长大后通过自身努力考入医科院校深造学习，从而让自己的医学水平有了更大的提高 ……

周文程大夫擅长利用中西医理论结合诊疗疾病，以西医理论为诊断基础，以中医理论确定诊疗方案；以西医治疗方法为手段，以中医治疗方法为目的，做到“标本同治、医病祛根”。本医师一贯遵从

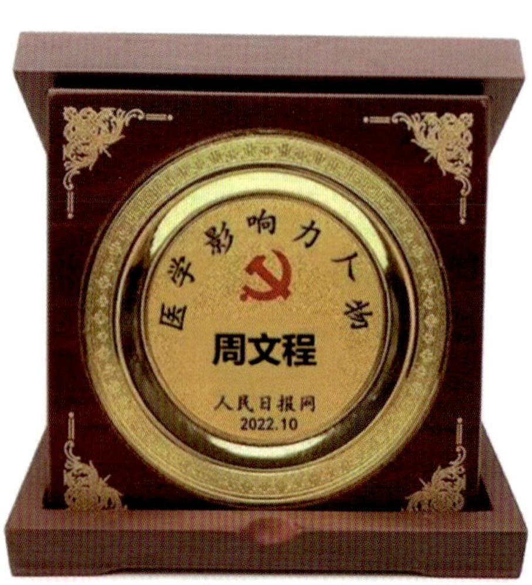

我们老祖宗留下的最好中医经典名言“正气存内、邪不可干”。想医好病必须扶正祛邪；“不通则痛，通则不痛”。若患者气血不足、气滞血瘀致体内气血运行不畅，瘀堵不通从而导致患处疼痛不适，活动受障碍。从中医最好的辨证方案“阴阳表里寒热虚实”八纲辨证来说，一个人身体只要阴阳平衡，气血顺畅，正气充足，外邪病毒很难侵入，不管任何疾病，我们只要让患者气血充足、气血运行通畅，维持身体阴阳平衡，从而提高患者自身免疫力、抗病能力，达到痊愈康复！世间万事万物都是以一阴一阳两种状态存在（比如，国学易经阴阳八卦讲得很透彻），相互制约相互依存保持阴阳平衡，一旦阴阳失衡问题就来了，所以辨证施治也一样万变不离其宗也 ……

周文程

特色擅长：急慢性支气管炎、肺炎、哮喘、肠胃炎、高血压、中风偏瘫、头晕头痛、眩晕症、失眠多梦、肾虚阳痿、颈椎病、腰椎间盘突出、骨质增生、关节炎、小儿食积等久治不愈疑难疾病。一般医治 1 次见效，1~2 疗程治愈，部分病配合中医特色针灸小针刀微创治疗，有效率 99%，治愈率 95% 以上。不住院，随治随走，价格实惠、疗效好、身体恢复快！

自我感言：

很多人认为中医治病疗效没有西医来得快，那是你根本没有了解到中医的特色治疗技术，中医学博大精深，除了中医特色针灸小针刀微创术、中医特色穴位水针疗法，还有“中医特色放血疗法”等，当你急诊遇到心脑血管疾病卒中、疼痛性休克、过敏休克、心肌梗死等危重病时，特别是碰到病危患者不知如何用药抢救时，采用中医特色放血疗法，可以在 2 分钟内把病人抢救过来恢复其生命体征，不需要任何抢救设备，也不需要任何抢救药，这就是中医学神奇之处……

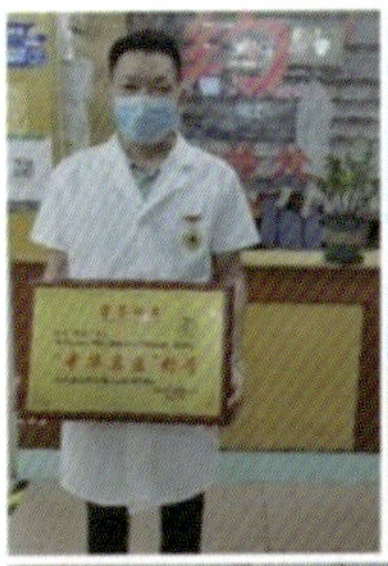

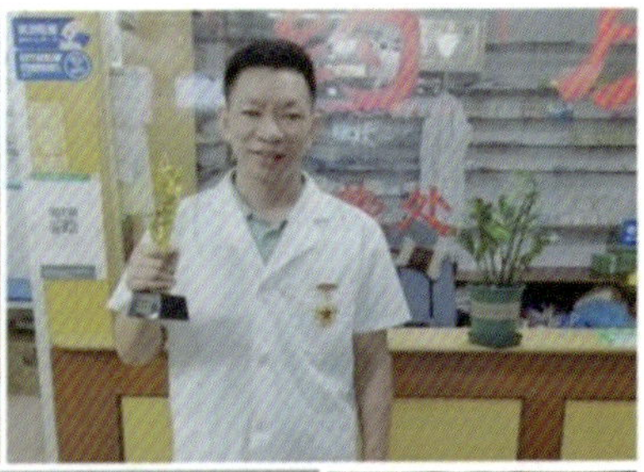

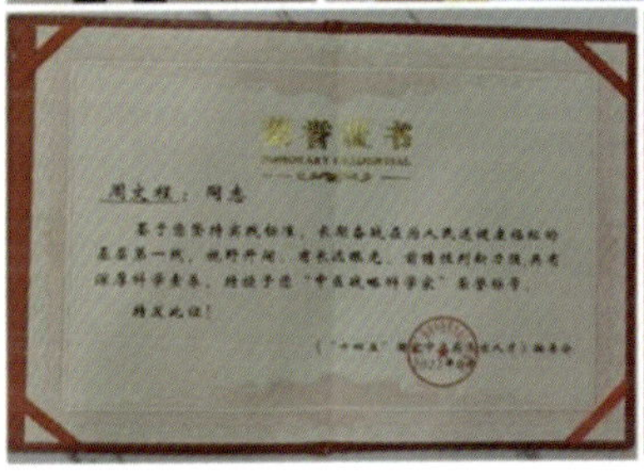

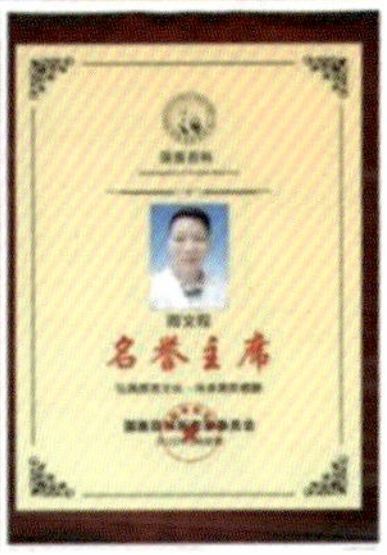

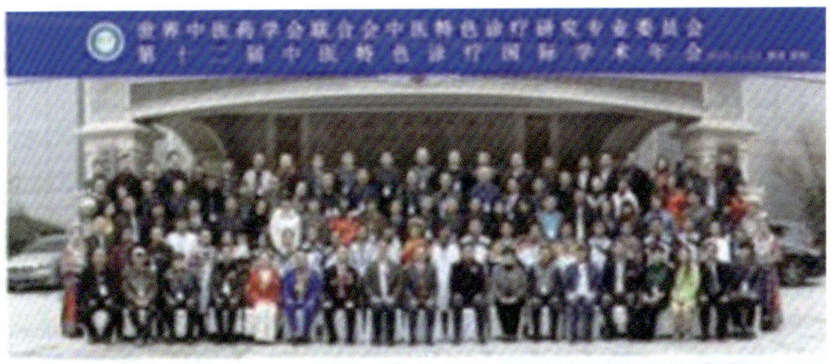

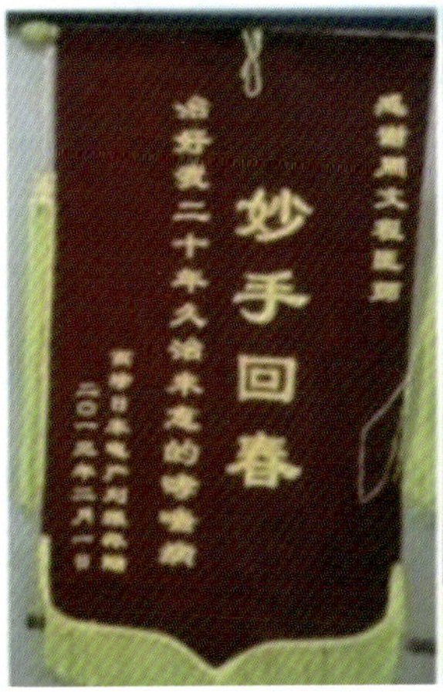

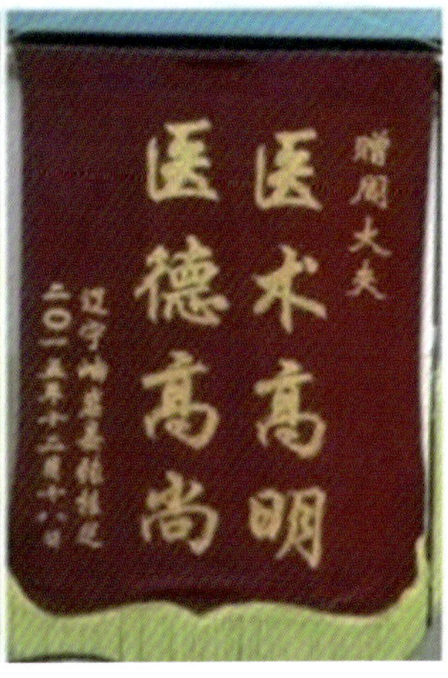

弘扬中医国粹宝　攀登医学高峰秘

——记“萧老道一穴定乾坤”针法第十五代传人:萧树斌

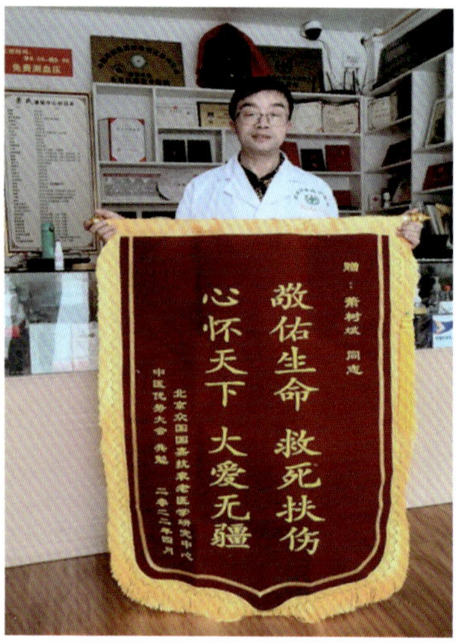

“一株小草改变世界，一枚银针连通中西，一缕药香穿越古今。”中医根植于中华传统文化的沃土中，其灵魂深处蕴藏着中华民族古老的生命记忆。从尝遍百草的神农到医圣张仲景，从刮骨疗毒的华佗到享有“药王”美誉的孙思邈，中国历代名医辈出。时光荏苒，医者随着时间的更替湮灭在历史的尘埃里，但他们悬壶济世的精神却流传百世，为后人所传承。

萧树斌（肖树斌），男，湖北恩施土家族人，大学本科学历，“萧老道一穴定乾坤”针法第十五代传人，中医执业医师。中国医药教育协会军地医学人才教育培圳中心高级讲师，中医针灸师，高级保健按摩师，高级体控电疗师，康复理疗师。研究对象为疼痛康复，各种疑难杂症，擅长中医、康复理疗、针刀医学、八字疗法、平衡针灸疗法、一针疗法、三针疗法、截针疗法、推拿正骨、体控电疗、穴位埋线、肌筋膜松解术等。

医行天下：精点穴位一针定乾坤，善用推拿两手覆阴阳。

1993 年 6 月 30 日，毕业于武汉华中科技大学医学专业（本科）。

1996—2010 年，任湖北省民族学院中医学教研室副主任。

2009 年 8 月，师承家族萧公显（1772—1856）、萧龙友（1870—1960），萧氏土医“萧老道一穴定乾坤”针法，第十五代传人。

本人系汉朝臣相萧何之后裔，萧公显（清代 1772-1865）后裔传承人，萧龙友（1870—1960）国医名师传承人，萧公显家系祖传中医，医术颇有造诣，名扬周边数县，时人称之“古董郎中”，因其性格古怪，经常赤脚草鞋出入病家，对豪门富户索价昂贵，而对贫苦百姓则不计酬金，慷慨大方，这在当地社会难以为人理解。更重要的是，他有一套出奇制胜的医术，正方、偏方运用灵活，能用针灸起死回生，能用草药根治在人们看来难治的顽症，还可以不用药诊治“似病非病”之症，本人性格与先辈雷同。

萧树斌拜国医名师萧钧鸿（曾用名萧仲卿）为师，系祖传十一代中医传承人，拜国医大师石学

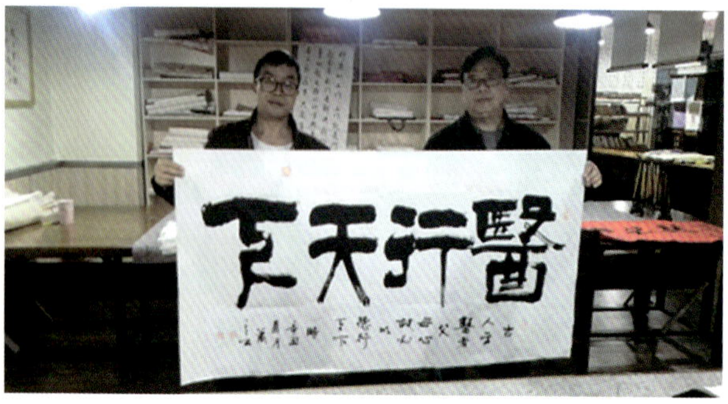

敏学习醒脑开窍针，拜国医大师李佃贵学习中医浊毒论，拜山东中医药大学教授高树中学习一针疗法、三针疗法、截针疗法、平衡针灸疗法、针刀医学、肌筋膜松解术、柔性正骨等，遍访祖国名医，所获成果无数，医治病人无数，现仍坚持不懈地努力，想把祖国的医术发扬光大，传后世有缘之人。

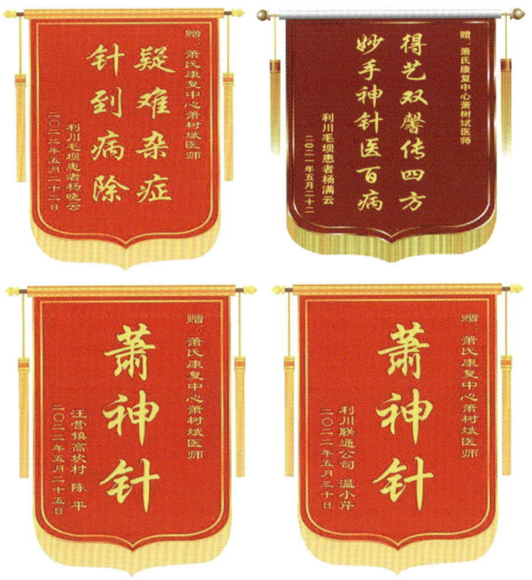

蕭樹斌

2014 年被中国科技创新发展促进会传统医学分会授予“特效医技杰出专家”称号。

2015 年被中央保健局授予杰出贡献奖。

2015 年被世界中医药学会疼痛康复医学会授予“中华特色名医之星”。

2017 年入网国医网。

2019 年被国医专家委员会特聘为“首席专家”。

2021 年被“中国专才网”全国专业人才在线服务中心特聘为中医药特色高技能人才、专家。

2021 年在国家卫健委医药卫生基金管理办公室举办的科研成果选评活动中，萧老道一穴定乾坤针法与柔性正骨手法荣获一等奖。

2022 年被“中国国际特色医师网”授予中医特色诊疗专家称号。

我的理论是百病皆为经络不通，经络犹如开关，也犹如高速公路的收费站，只要两头放行，道路都会畅通的，中医讲阴阳平衡，针灸讲打通经络穴位，按摩讲舒筋活血、放松筋骨，电疗讲酸碱平衡、净化血液，骨科讲正骨，解剖讲肌筋膜松解，放血讲放垃圾血，只要掌握了这些技术，一切病都会得到康复。

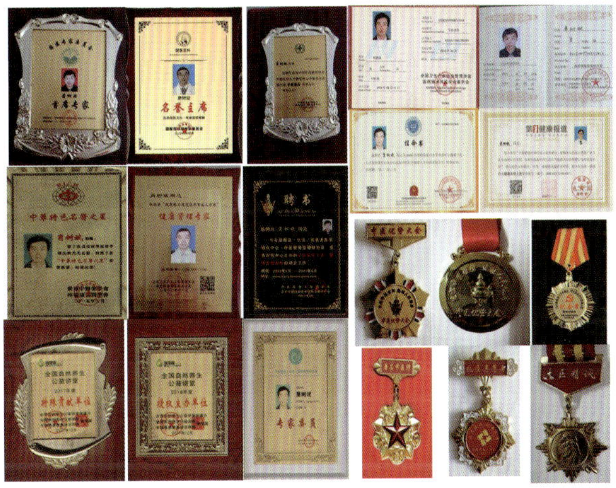

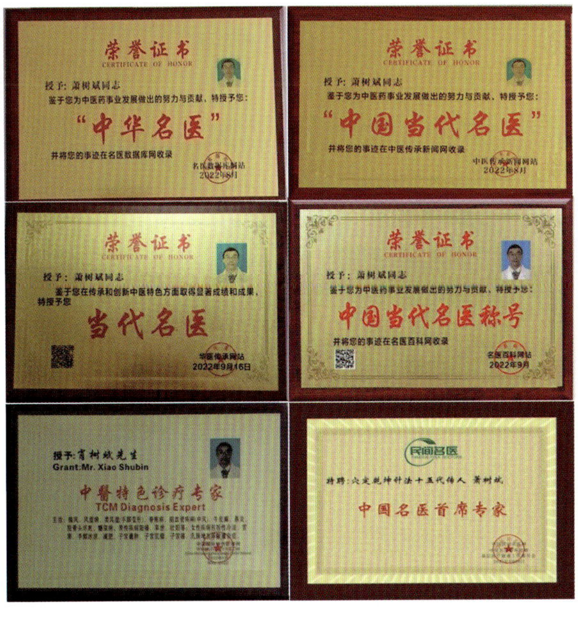

高位截瘫不可逆再次被“颠覆”

非物质文化遗产传承人——向成东

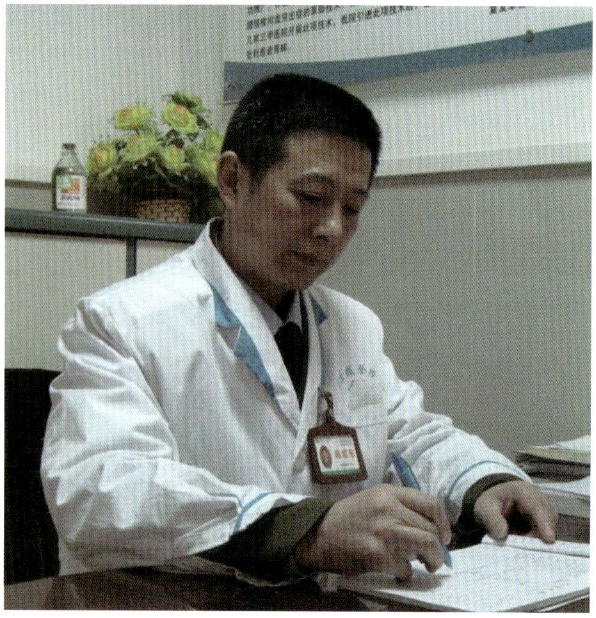

新疆高位截瘫的患者，3 年求医大半个中国，权威专家的结论是：“不可逆转。”然而，在重庆有位多项国家发明专利发明人，非物质文化遗产传承人，民间点穴大师，他治疗多例高位截瘫患者，晚期癌症患者，类风湿、帕金森、痛风、格林巴利综合征患者获得意想不到的效果之后，今天又颠覆高位截瘫不可逆的神话——他就是 2018 年中国改革开放 40 年代表中国中医行业登上美国纳斯达克大屏幕的中医代表向成东。

新疆某大医院的一位护士长，不仅人长得乖巧靓丽，她聪慧好学的优良品质也受到医院领导及同事们一致的高度赞扬。但是，天有不测风云，三年前的一个傍晚，她不慎从二楼坠下，经过抢救虽然保住了性命，但造成腰腿多处粉碎性骨折，医院退休的单亲母亲得知这不幸的消息之后，心如刀绞，于是，卖掉了自己所有的房屋和家产，陪着女儿八方求医，3 年漫长的求医路过去了，权威专家认定的是“不可逆！”。

这样的认定犹如晴天霹雳，全家人再次受到沉重的打击。绝望之中，患者突然想起一年前干妈向自己竭力推荐的重庆的一位民间医生向成东。干妈自己的母亲双下肢患脉管炎疼痛难忍，各大医院说必须截肢；另外，干妈的儿子脸上屁股上长满桃花疮，手术后又长，长大了又手术……女朋友面对本来帅气的小伙，也已经心灰意冷。在这种情况下，北京的空军疗养院军医方慧教授介绍说：“重庆的祖传点穴大师向成东，我们是朋友，不知是否能帮到你们……”结果一家人来到重庆，让干妈意想不到的是：才短短一个疗程的 10 天，老人家的双下肢保住了，儿子身上的桃花疮也痊愈了。想到这里患者对向成东医生产生了一种由衷的敬意。于是又在百度上及微信视频聊天中对向医生做了全面的了解。

2022 年 8 月 22 日，患者在母亲和妹妹的陪同下，怀着忐忑不安的心情从新疆经过多天的舟车之苦，终于找到了在重庆黄水纳凉度夏的向成东医生。看到拄着双拐、行动迟缓的肥胖患者，看到 60 岁面相

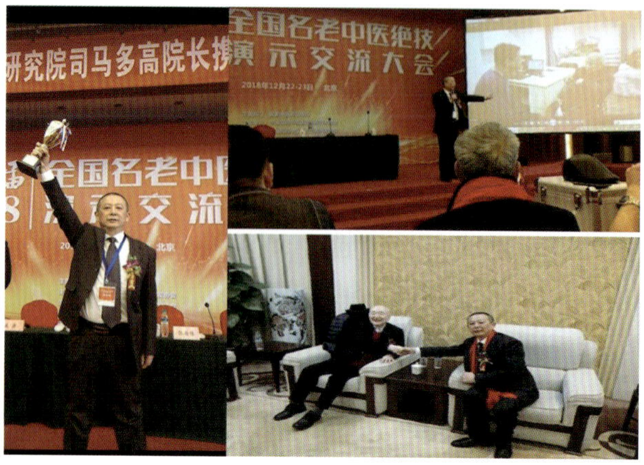

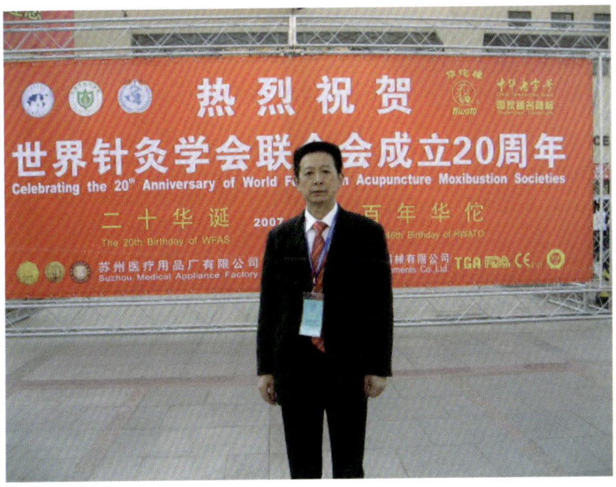

不错、身体消瘦、面容憔悴的母亲，我们可以猜想高位截瘫给患者带来了多少痛苦，给家庭带来多么沉重的打击和负担。看到这里，向成东医生从心里暗中发誓一定要把她们从病魔手中解救出来。经过询问检查得知，患者大小便没有知觉，双下肢多处粉碎性骨折，经过多次手术后，现在膝关节、脚踝、脚跟、脚掌、脚背仍然疼痛、麻木，双脚无法抓地。功夫不负有心人，现在经多项国家专利发明人、非物质文化遗产传承人向成东师徒四个疗程的精心治疗情况大有好转。患者高兴地说："我肛门和会阴部位的敏感度有了很大的增强。双下肢、脚踝的疼痛麻木症状消失了。不用双拐，在家里可以慢慢走动了。感恩向医生师徒的精心治疗，希望向医生的绝技得到弘扬，希望更多的患者得到康复。"现在患者在母亲的陪同下返回了老家山西。愿患者早日康复！

现在因各种原因造成的高位截瘫患者太多了，绝大多数患者被现代医学认为是不可逆转的，然而有 30 多年临床经验、拥有多项国家发明专利的向成东医生认为，在这部分患者当中如果不放弃，保持良好的心态，找对好的医生，有相当多的患者可以获得意想不到的效果，可以得到进一步的康复！

向成东

64 岁的向成东医生表示：他的这套方法是重庆市非物质文化遗产，是祖传绝技，已获得两项国家发明专利，是各种老年病、疑难病的克星。它不吃药，不打针，不手术，安全没有副作用。向成东承诺：签约治疗，无效退款，让患者放心而来，满意而去，决不收患者分文冤枉钱。

一花独放不是春，万花齐放春满园。向成东院长有一个伟大的梦想和使命：要用有生之年为社区培养更多的非物质文化遗产传承人，让社区民众远离西医的毒副作用，让中医回归千家万户，为健康中国做出更大的贡献！

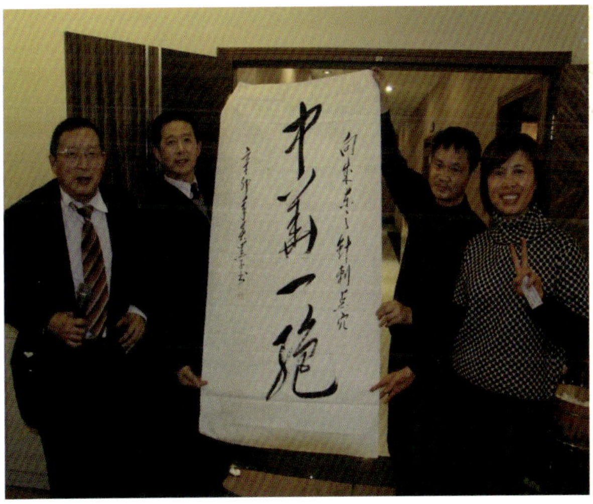

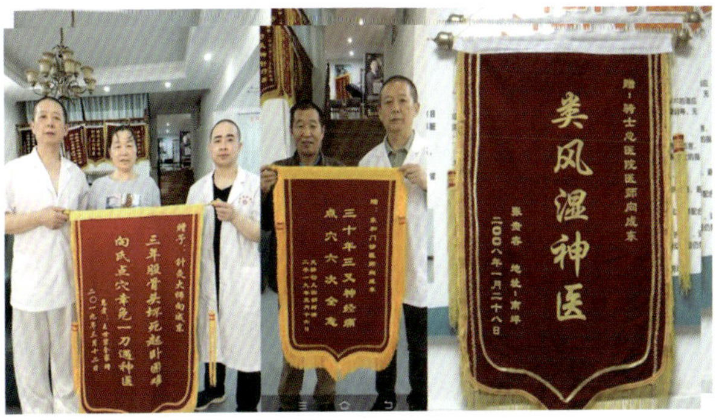

中医骨伤世家

南阳市基层名中医——谭长庚

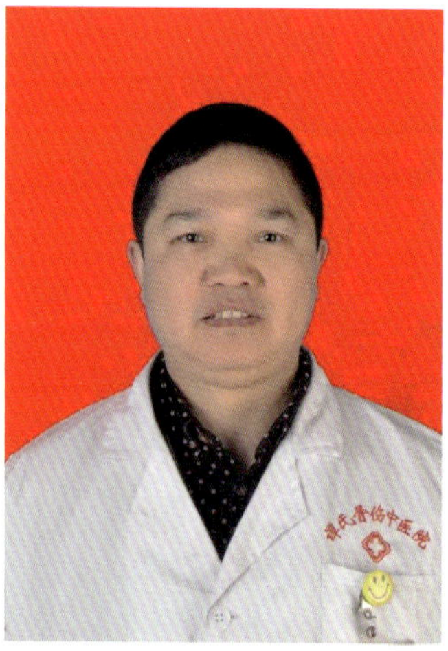

秉承家学，广采博览，谭长庚注重理论研究和临床实践相结合，在传承和创新上潜心研究，在运用家传正骨推拿手法治疗骨伤和颈肩腰腿痛等诸方面有独到之处。多年来在家传手法正骨基础上，结合家传验方，研制出了内服谭氏接骨丹、谭氏活络丸、谭氏铁弹丸等，外敷谭氏软骨丹、谭氏提骨丹等方药。

专业特长：骨折、脱位、骨髓炎、骨结核、股骨头坏死、强直性脊柱炎、颈椎病、肩周炎、腰间盘突出、截瘫等的治疗。

2002年谭长庚所撰写的《肩背法整复肩关节脱位》论文荣获科技进步三等奖；2004年4月所撰写的《辨证施治治疗肩周炎386例总结》论文荣获世纪科技学术成果优秀论文二等奖；2009年4月和2012年7月分别在《中国中医药报》发表题为《别让中医正骨术在我们手中失传》《中医瑰宝绝不能失传》的论文；2017年7月1日《中医药法》实施，其在北京发表《贯彻实施中医药法是我们每一位中医人的使命》。另外在世界中医骨科杂志、世界骨伤杂志发表论文10多篇。主编著作《韦以宗论脊柱亚健康与疾病防治》，参与编著《韦以宗整脊手法图谱》；《国医名师传承弟子大全》副主编《华夏瑰宝——国医名师经验录》编委等。

主要业绩：

2002年荣获“尚天裕国际科学奖”；

2004年7月被中共荆紫关委员会授予“双强”党员干部；

2004年被授予“世纪骨伤杰出人才”称号；

2005年被评为“中国当代骨伤名医”；

2006年4月参加中国医师协会主办的“第六届中国名医论坛”；

2008年被中华医学会正脊分会评为“正脊学新理论新技术推广应用奖”先进个人；

2011年应邀参加由世界华人华侨联合会、泰国国际贸易商会举办的“盛世中国共和国精英赴泰颁奖典礼畅想2012”大型系列活动，被评为“共和国精英人物”荣誉称号；

2012年被世界中医药学会疑难病专业委员会评为“中华特色医疗专家”；

2013年4月被中华中医药学会评为“国医名师”；

2013年4月特聘担任中国国医名师网全国理事会首席专家；

2017年7月作为特邀嘉宾出席《中医药法》与民间中医药传承发展论坛，并入选会刊；

2017年8月获聘国医网健康顾问委员会副主任委员；

2018年3月被张仲景博物馆聘为国医公益讲师团宣讲专家；

2018年3月被聘为中国中医药研究促进会唐祖宣医学工作委员会理事；

2018年5月第九届全国名老中医临床技术高峰

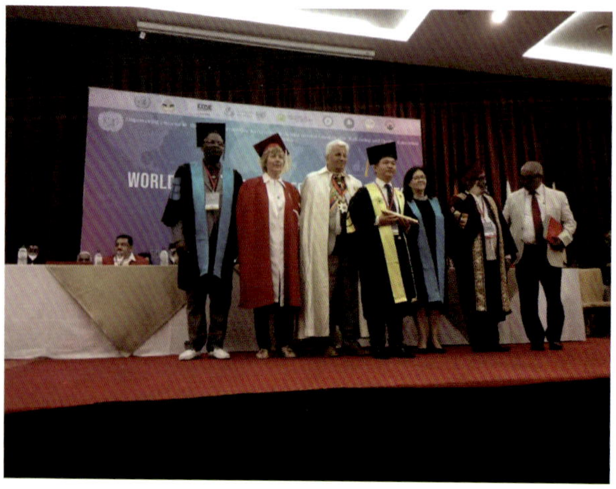

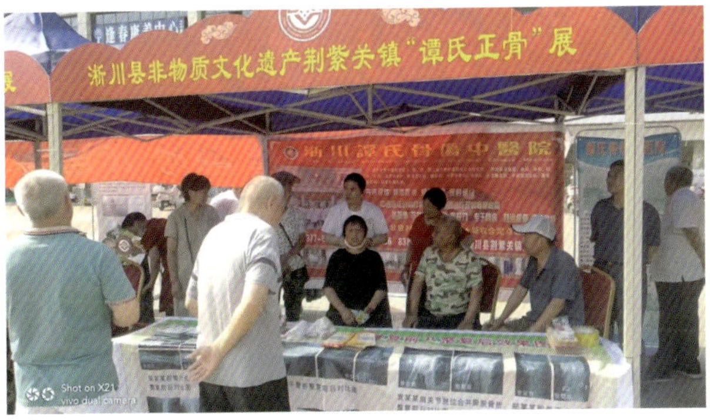

论坛特邀嘉宾；

2018 年 5 月入选中国名老中医风采——中国民间中医药研究开发协会特效医术委员会；

2018 年 12 月被评为“河南省医疗研究领域先进个人”；

2018 年 5 月作为特邀嘉宾出席第九届全国名老中医临床技术高峰论坛；

2018 年入选《健康中国》“中国创新力量”；

2019 年 1 月被中国生命关怀学会健康中国发展工作委员会聘为专家委员；

2019 年入选“见证中国 70 年的时代先锋”；

2019 年 11 月参加在斯里兰卡举办的一带一路海外义诊暨第五十七届世界传统医学大会，被授予世界传统医学杰出贡献奖、“一带一路健康大使”荣誉称号、世界传统医学杰出名医奖；

2021 年被南阳市中医药发展局和南阳市卫生健康委员会评选为“南阳市基层名中医”。

譚長庚

谭长庚　男，1968 年出生于中医骨伤世家，中共党员，毕业于河南南阳理工学院，高级按摩师。现任淅川谭氏骨伤中医院院长，淅川县荆紫关骨科门诊主任，中国骨伤人才学会常务理事，中华医学会整脊分会青年委员，全国骨病专业学术委员会委员，世界中医骨伤科联合会会员，中国名医论坛会员，中国生命关怀学会健康中国发展工作委员会专家委员，张仲景博物馆国医公益讲师团宣讲专家，中国中医药学研究促进会唐祖宣医学工作委员会理事，《国医名师传承弟子大全》副主编，《华夏瑰宝——国医名师经验录》大型史册特邀编委。父亲为当地名医，自幼随父亲出诊，目睹了父亲用精湛的谭氏骨伤手法和中医针灸疗法治愈了无数沉疴痼疾。在父亲严格教诲下，熟背经络的组成、分布、经脉气血循行及流注的规律、表里关系和所属脏腑的功能及《药性赋》《汤头歌》《脉诀》；熟记 206 块骨骼的位置、形状、特征等解剖知识；熟读《黄帝内经》《伤寒杂病论》《针灸大成》《医宗金鉴》等医学书籍，奠定了医学理论的基石，为日后诊疗技术的日趋精湛打下了坚实的基础。为提高业务水平，多次参加全国骨伤科新技术培训，又先后师从当地名中医贾主能及骨科泰斗尚天裕、韦以宗、孟和、唐祖宣等老师，引进恩师尚天裕腰椎压缩性骨折和股骨干骨折自动复位法，掌握了韦以宗的整脊疗法的要领，采用孟和的骨科外固定器疗法以及骨科微创疗法等，丰富了谭氏骨伤疗法的内容。

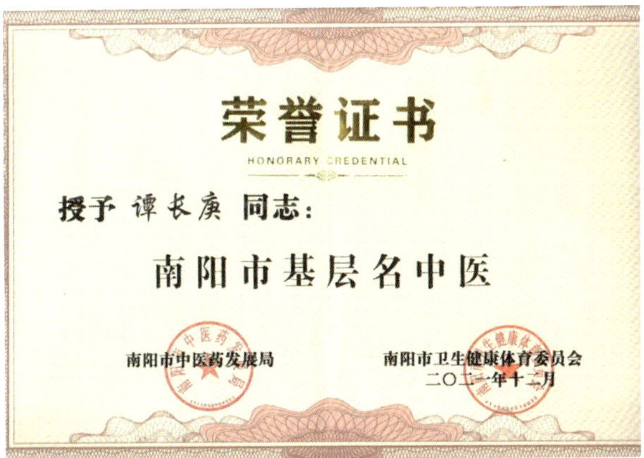

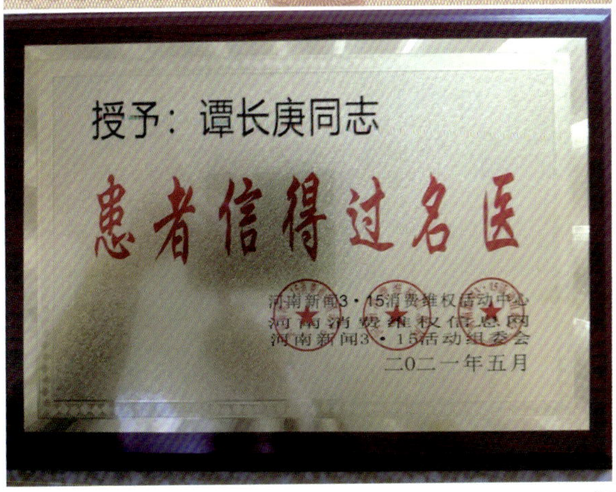

弘扬中医文化 传承国粹精髓——赵秀花

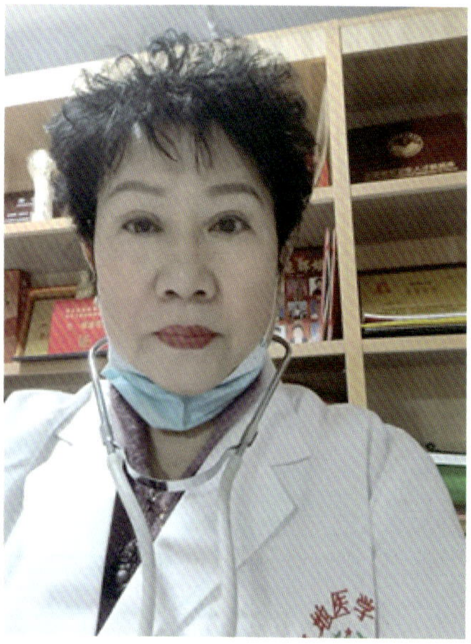

山东省龙口市位于美丽富饶的胶东半岛，这里依山傍海，气候宜人；在龙口市，有一家中医诊所，坐诊专家是当地名医赵秀花，她饱读医学经典，精通内、外、妇、儿、针灸诸科，是一位全能的医中圣手，不仅是本地的患者，就连异国他乡的病人也纷纷慕名而来，经她诊治，常获奇效，“赵秀花中医诊所”闻名遐迩，声誉日隆。

赵秀花，1953 年出生于山东高密，自幼喜欢中医文化，16 岁开始正式学习中医，执业医师中医专业，至今从事医疗事业已 53 年；她长期致力于妇科、儿科，内科杂症、颈肩腰腿痛、心脑血管疾病、肝胆疾病、慢性胃病、中风偏瘫等中医疑难病的探索诊治，采用中西医结合，中医针灸、按摩、推拿与自制中药膏、贴多种方法，疗效显著。

赵秀花突破传统思维桎梏，结合科学理论和实践应用，创新理念和方法，凝结出一系列创新成果，形成了自己独特的中医疗法。在从医的过程中，赵秀花也一直在拜师学艺，提高自己的医术，并经常参与中医学术交流会，向一些经验丰富的老中医请教。她在医学之路上日夜求索、辛勤耕耘，凭着自己高妙的医技，医好了无数患者。

赵秀花除治病救人外，一直心系将中医药发扬光大的使命，在复兴中医的道路上，可谓上下求索，在治病救人的同时还身兼多职，为中医的推广四处奔波，她把发掘好、传承好、保护好中医药作为一个中医人义不容辞的历史使命和责任。

赵秀花见证了中医药事业发展，她勇于亮剑、敢于担当，矢志不渝、砥砺奋进；2019 年 12 月 29 日，她应邀出席由全球中医智库联盟、CCTV《中国当代名医》联合举办的“中医药亮剑人物颁奖盛典”，并获得了“中国当代名医”和“中医中药亮剑人物”天下第一刀荣誉；2020 年，被聘为北京华夏寻根之旅文化院荣誉院长，同年被中国世纪大采风评为“中国当代美医生”；2021 年，受邀出席 2021 国际中国公益事业大典。

发展中医药事业，必须守正创新！换言之，没有传承，创新就失去根基；没有创新，传承就失去价值。未来，她希望自己能够发挥中医药领头人的作用，传承中医事业，造福更多的疾病患者，为人民健康保驾护航，为推进健康中国建设和推动中医药事业与产业高质量发展贡献出自己的一份力量。

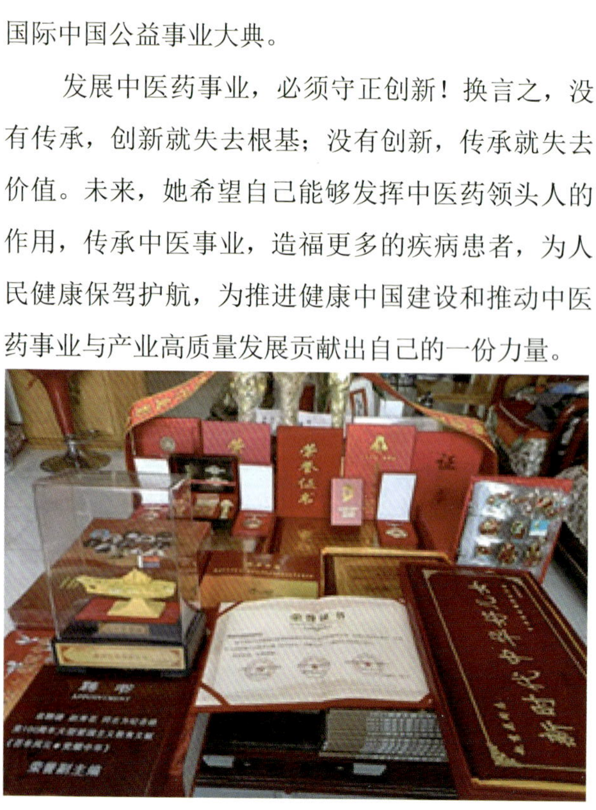

南阳市基层名中医——陶广玲

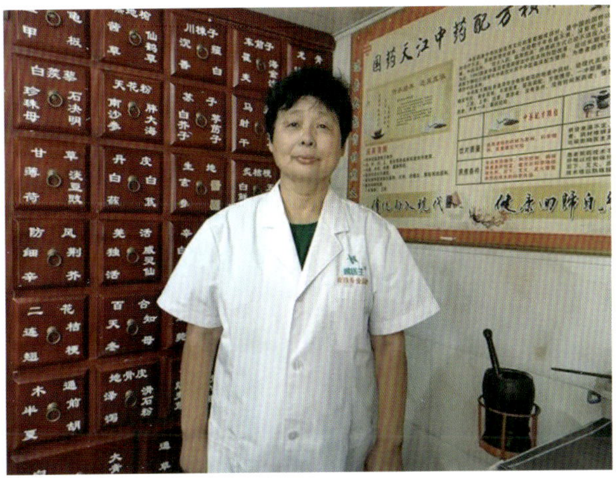

陶广玲，女，1958 年 8 月出生，汉族，中专文化，中共党员，住南召县白土岗镇白东村，村卫生所乡村医生。1974 年 12 月在南召第一高中学习毕业，1975 年 1 月到村卫生所做调剂工作。1976 年 2 月—1977 年 6 月南召卫校赤脚医生培训班（中西医结合）学习结业（跟随中医名医郭伦修老师学习）。1993 年参加河南省乡村医生中专水平及行医资格考试合格。1994 年 4 月取得河南省乡村医生中专水平资格证书。2013 年至今跟随中国中医药研究开发会会员，“春播行动”中药贴敷技术创始人、临床应用首席专家，中药贴敷技术全国技术总顾问赵广前，学习中医药透皮技术临床应用。2014 年 6 月参加国家级中医药继续教育项目“中药透皮技术培训班”考核合格。2014 年 10 月参加北京中医药大学中药学院“春播行动北京中医药大学高级培训班”受教于北京中医药大学张冰、郑燕飞、石效平等教授。

2015 年 8 月参加北京中医药大学中药学院“中医专业技术培训班”学习结业。2019 年 10 月参加国家级中医药继续教育项目“中西医结合疑难病治疗培训班”考核合格。

工作以来历任南召县第九、十、十一、十二、十五、十六届人大代表。南召第十、十一、十二次县党代表。1986 年任南召县妇女代表，1995 年 5 月任南阳市第一届妇女代表。2016 年 10 月因临床技术过硬，声誉、口碑俱佳，受邀参加中华中医药学会“五行工程”高峰论坛，并获颁发荣誉证书。2017、2018、2019 年，在创建全国基层中医药先进单位工作中受到国家级领导、专家的好评，其所在的卫生所连续 3 年被评为“全国基层中医药工作先进单位”。2019 年医师节被南召县卫健委评为“最美健康扶贫医务工作者”，2016 年受南阳市中医药管理局和南阳市节会办邀请，参加南阳第十一届张仲景医药文化节（基层名中医）义诊活动。2019 年受邀参加第三届健康中原高峰论坛暨中国•南阳第十四届张仲景医药文化节，其《中医贴敷治疗妇科肿瘤案》学术经验在会议上进行了学术交流，得到了领导和专家的认可，被评为优秀论文，并获颁“全国中医妇科疑难病学术高峰论坛优秀论文奖”，2021 年 12 月被授予“南阳市基层名中医”称号。

陶广玲潜心研究中医中药基础理论，探讨中医中药的广泛应用。临床辨证，在治疗蛇胆疮、妇科、儿科常见病及部分疑难病等方面有独特的疗效。多年来她利用中医中药及中医适宜技术解除了许多患者的痛苦，得到了百姓的好评。

陶广玲不但能提高自己的业务能力，走出去，请进来，虚心求教，取经学习，丰富自己经验，而且还把自己的经验毫无保留地传授给青年医务人员，认真做好传、帮、带工作，使青年医务人员快速成长，现已有多名医务人员成为医疗界骨干人员。

陶广玲，医德高尚，不求名利，视患者为亲人，她的治疗原则是：“无论贫富贵贱，一视同仁，在不影响患者长远健康的前提下，有效解除患者痛苦。”为解除病人痛苦，无论是酷暑炎夏，还是寒冬腊月的深夜，患者有求必应。多年来她一直为多个孤寡老人及贫困人员免费诊疗疾病，从不计报酬。特别是疫情防控中，她身临一线，为封控人员送食、送药，及时解决存在问题，不愧为百姓健康的守门人。

潇湘疑难病专家 戴敏玲

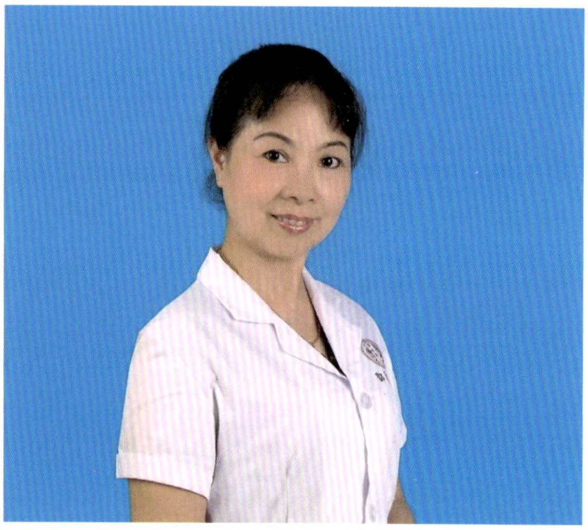

戴敏玲，中共党员，1963 年出生于中医世家，自幼便继承和学习了父母高尚的医德和精湛的医术。毕业于湖南医科大学，现任中华汉方疑难病专家委员会湖南分会副会长，北京医景疑难病医学研究院副院长，弘道医疗科技联盟商学院副院长，中华汉方疑难病专家委员会授予“疑难病专家”称号，弘道医疗科技联盟授予“中风康复名医”的称号，是中华汉方疑难病专家委员会汉方杯“十强名医”。

戴敏玲医师行医 30 多年，曾在湖南省涟源市人民医院、市中医院、市中心医院等单位任职工作，后创办“敏玲中医馆”，积累了丰富的临床经验，是一位全科执业医师，尤其擅长治疗中风偏瘫、高血压、冠心病、妇科、癫痫病及风湿骨痛等疑难杂症。戴医师凭借高尚的医德和精湛的医技，赢得了广大患者的高度赞誉，广东、广西、上海、湖北、河南等全国多地患者慕名前来就医，帮助众多深受疑难杂症困扰的患者，解除病痛，重获健康！

中医文化博大精深，戴医师为了减轻患者经济负担，让患者都能看得起病，看得好病，她探讨中医药经方验方的脚步从未停歇，不仅多次应邀出席国际国内的学术交流会议，还专程拜全国各地名医为师，不断精进医技。如今的她，是湖南百姓耳熟能详的医科圣手，是中医学术界的专家学者，是蝎毒疗法创始人刘冠军教授的得意弟子，是待人谦和、孜孜不倦的戴医生！

2008 年被评为涟源市党代表，2018 年被评为“中华汉方疑难病专家”，2018 年被伍福家园计划推广办公室评为“伍福家园计划推广站主任”，2019 年被评为“全国基层十强名医”，2019 年担任中华汉方疑难病专家委员会湖南分会副会长，担任北京医景疑难病医学研究院副院长，担任弘道医疗科技联盟商学院副院长，2019 年被弘道医疗科技联盟授予“中风康复名医”的称号，2019 年 5 月任弘道医疗科技联盟湖南发展中心地区负责人，2019 年 7 月被评为 2018 年度“优秀共产党员”，2019 年 9 月应邀前往澳大利亚参加中澳国际名医交流大会，被授予“中澳国际名医”称号。

秉承“医者仁心，大医精诚”的理念，坚持治病救人的职业情怀，戴敏玲带领其优秀的团队努力攀登医学高峰，挑战疑难杂症，造福人类健康，永远不忘初心使命和奋斗目标！

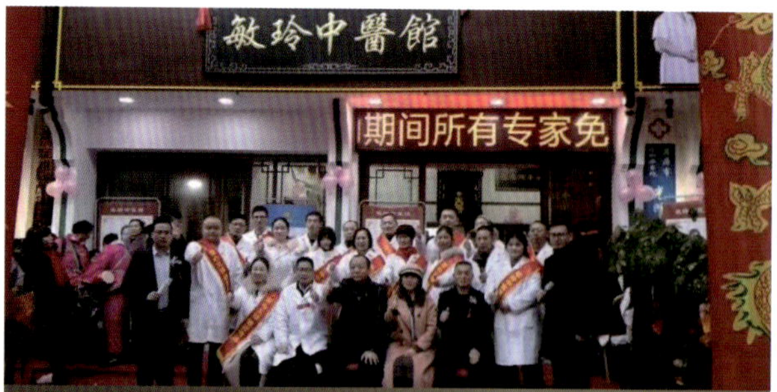

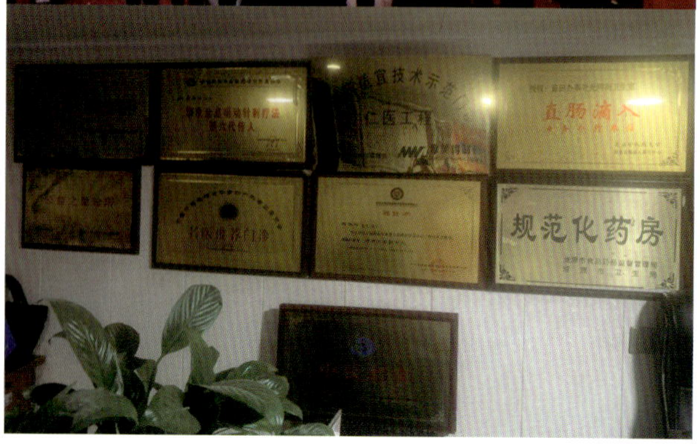

国医名师——杨少雄

通络正脊中药热敷透皮整体疗法

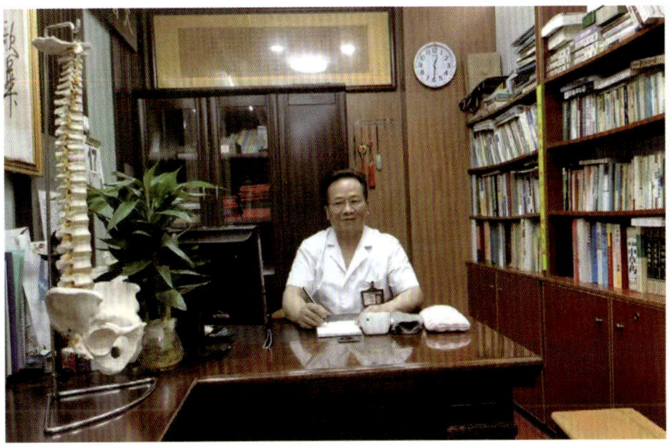

杨少雄，1958年生，广东省汕尾市人，大学学历，深圳市罗湖区杨少雄中医诊所负责人，中医注册执业医师，中医特色疗法专家，国际注册中医副主任医师（可国外行医），为广东省私家医师学术研究会常务副会长。先后师从国医大师、国内著名针灸大师石学敏院士，国医大师李佃贵，国医名师、四川省名中医、蔡氏脏腑经络微循环整体疗法创始人蔡昌晋教授，四川省治癌名中医李姝糖。被《华夏瑰宝——国医名师经验录》编委会授予“国医名师”称号。学习、进修和毕业院校：汕头市人民医院、广州中医学院、湖北中医学院。学医行医从事中医事业40余年。

历经48年的传统中医药传承积累，拜师学艺，研究发展，已形成了多个独具中医特色的治疗手法和疗效明显的专科专病治疗技术。其中较为突出的是他独创的中药热敷透皮和拍火疗法适宜技术，通过7年近8000例慢性病患者的临床验证，该适宜技术对许多慢性病都有显著的疗效，该独创适宜技术已在申办技术专利当中，以便日后在全国推广帮助更多的患者。

杨少雄一直以来帮助患有疑难杂症的患者解除疾苦，特别是对一些患有慢性病和顽疾的病患能达到药到病除的效果，并且经常受到患者朋友的好评与致谢。更可贵的是在行医的40余年当中一直把病人当亲人，避免给病人使用有毒或者有较大副作用的药物做治疗，行医至今一直保持零投诉的高标准。

作为一名医务工作者，更应明白肩上担负着为患者解除疾苦的重任，更应坚持不懈地学习新知识，严格要求自己，树立良好的医德医风，并且拥有一颗大爱的心去关爱每一个需要帮助的人。

擅长治疗：

疑难杂症：高血压，高血脂，糖尿病，心脑血管疾病，眩晕，头痛，四肢麻木，痛风，中风及其后遗症等；

内科：脂肪肝，肝炎，肝硬化，胆结石，胆囊炎，胰腺炎，肾炎，肾结石，膀胱炎，急慢性胃炎，胃溃疡，口腔溃疡，长期便秘或腹泻，哮喘，久咳，气管炎，鼻炎，痔疮，男性生殖系统相关疾病，无名肿痛，风湿，类风湿，颈椎病，肩周炎，腰痛，腰间盘突出，腿痛，关节肿痛等；

女性常见病：月经病、乳腺病、更年期综合征、宫颈疾病、不孕不育等；

皮肤病：带状疱疹，湿疹，荨麻疹，牛皮癣，暗疮，痤疮，手足癣，过敏性皮炎等；

小儿常见病：小儿感冒、发烧、咳嗽，腹泻，黄疸，疝气，厌食，消化不良，发育不良，免疫力低下。

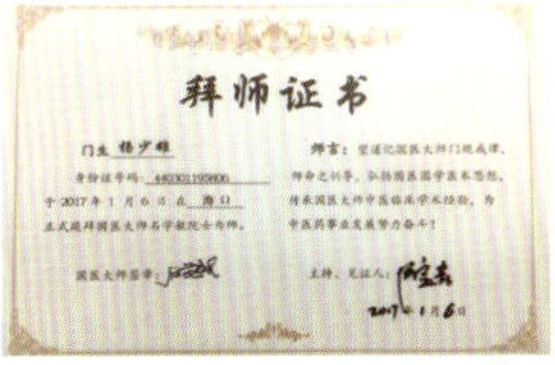

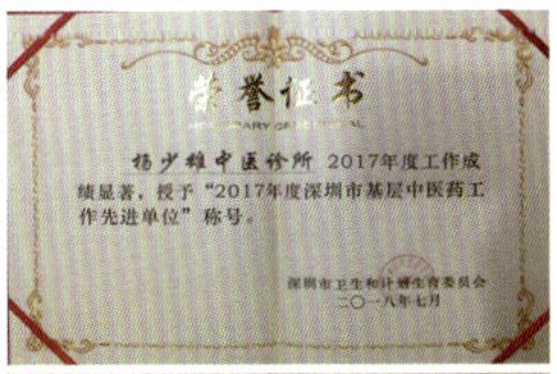

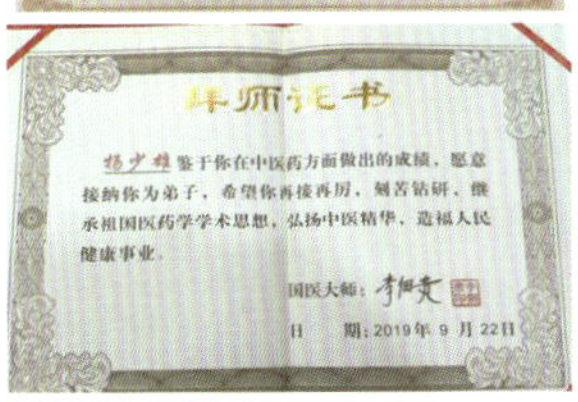

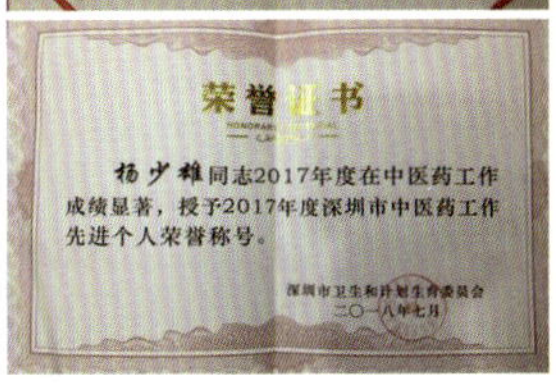

南阳市首批中医世家传人——于成基

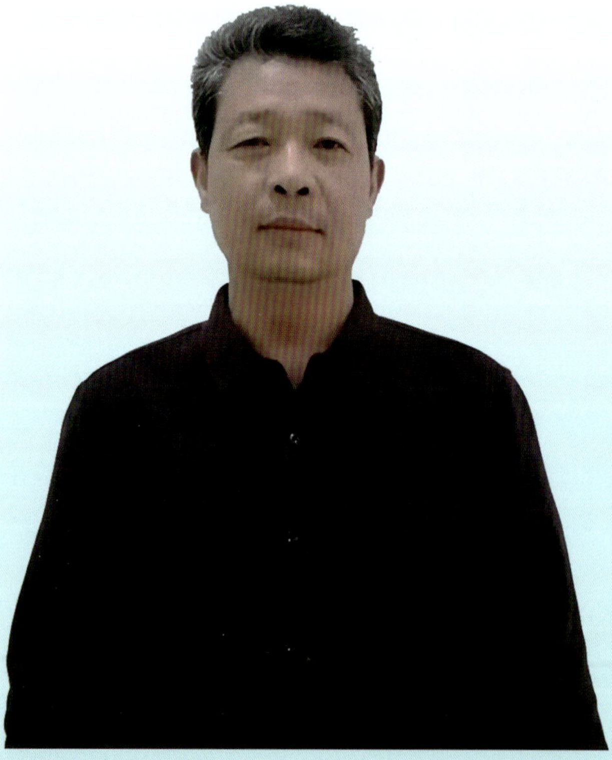

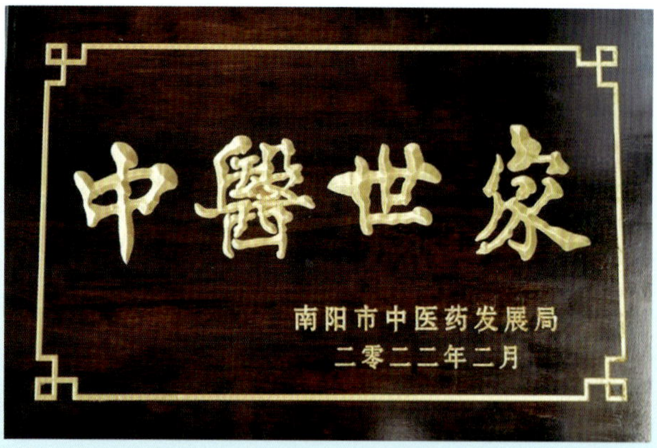

于成基

于成基，男，首批南阳中医世家传人，邓州市汲滩镇卫生院中医内科主治医师，师承国医大师唐祖宜。

1990 年，毕业于张仲景国医大学中医系。

2000 年，在郑州大学第一附属医院神经内科进修 1 年。

2005 年，在南阳市中心医院进修 1 年。

2017 年，于成基获得益生菌临床应用行业先锋奖。

2020 年，于成基因为在健康扶贫工作中，成绩突出，被汲滩镇卫生院评为“先进个人”。

2021 年 11 月，于成基被河南省南阳市中医药发展局命名为“首批南阳中医世家”，在感到无比荣幸的同时，于医生将更加珍惜荣誉、谨守医德、精研医术，充分发挥行业示范、引领作用，积极做好中医经验的积累和传承。

于成基系守拙堂第四代传承人，从事临床医学 30 余年，擅长心脑血管病中西医诊治，尤其擅长头痛头晕的诊断与治疗，他采用中西医结合治疗，疗效确切可靠。

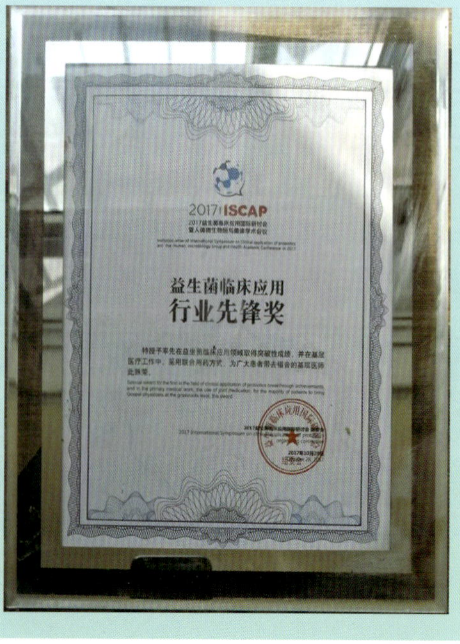

中医药薪火传承人——崔建平

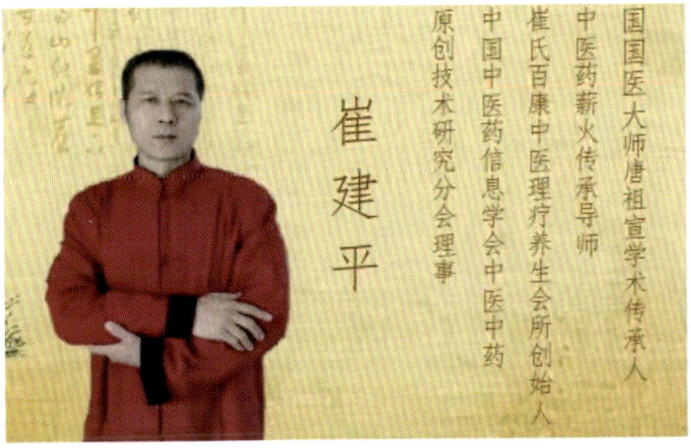

崔建平，生于 1966 年，河北衡水安平人，崔氏百康创始人，国医大师唐祖宣入室弟子，中国河北国医传承基地负责人，中国中医药薪火传承副会长，信息学会中医中药原创技术研究分会理事，中国中医药薪火传承导师，中国中医药薪火传承宣讲师，中国中医药薪火传承专家团成员，中国中医药薪火传承理事会常务理事，张仲景博物馆名医导航专家，中医副主任医师，高级中医康复理疗师，中医资深讲师，中医高级针灸师，徒手整形师，正脊复位、关节复位、颈椎腰椎复位师，产后康复指导师，中国崔氏百康非遗经络、腧穴、拨筋正骨创始人。

崔建平自幼酷爱中医养生文化，从事中医经络养生推拿，各种痛症调理，柔性正骨，徒手整形，一指缩阴，治疗月子病，不孕不育等 30 余年，多次参加技术交流会、薪火传承中医学术交流会，与国际正骨大师等著名专家交流学习，多年来拜访民间隐士拜师求教，根据现在人们的体质研究整理出崔氏百康手法，先后为北京、天津、河北、山西、山东等地及周边各县市的患者调理各种疑难病症，疗效显著，深受社会各界人士的信赖与赞扬。

【技术介绍】

徒手骨盆修复：修复盆底肌、腹直肌，专治胸驼背、O 型腿、X 型腿、高低肩、脊柱侧弯、产后各关节疼痛，收胯可达 3~10 厘米。

美体塑形术：去除鱼尾纹、抬头纹、法令纹 、川字纹、唇纹、下眼袋、耳台赘肉等，同时提升苹果肌，帮助瘦腰、瘦肩、瘦腿、丰臀、丰胸。

一指缩阴术：不手术，不打针，无产品，无创伤，无痛苦，纯绿色，利用手法刺激阴部穴位，激活卵巢自体细胞。

崔氏特色棍疗：调理产前备孕，治疗产后各类病症。例如，各种顽固性疼痛、产后气血不足，四肢麻木，产后恶露不净、月经量少、痛经、闭经、崩漏、漏尿、性冷淡、产后失眠抑郁、生理性胀奶、石头奶、无乳、少乳、堵奶、乳腺增生、副乳等。

当前，中医药振兴发展迎来天时、地利、人和的大好局面。崔医师不忘初心，牢记使命，深入发掘中医药宝库中的精华精粹，充分发挥中医药的独特优势，以赤诚之心继承和发扬中医医学的宝贵财富，努力推动中医药文化走向世界，在建设健康中国、富强中国的伟大征程谱写新的篇章。

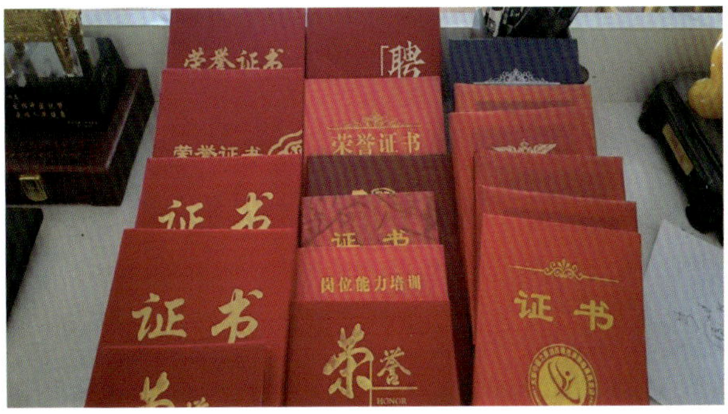

传承中华五千年中医文化瑰宝

王氏祖传秘方“大自然无痛疗法”非物质文化遗产传承人：王庆才

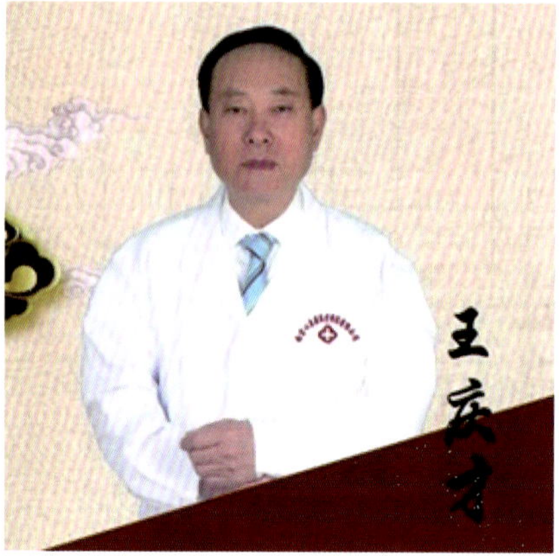

王庆才，中医高级康复理疗师，中国抗癌学会会员，资深中医讲师，大自然无痛刮痧疗法创始人，《大国中医之原创成果传承录》编辑委员会成员，北京龙文国粹医学研究院会员。擅长理疗和调理各种疑难杂症：颈椎、头疼、骨刺、风湿、腰疼、膝关节、肩周炎、腰间盘突出、乳腺增生、小叶增生、乳房肿块等。

王庆才 1946 年出生在安徽省马鞍山市和县，他出身于中医世家，从小接受了母亲的医学熏陶，传承医脉，怀揣着对中医药文化的“承心”，2018 年参加全国中医药卫生人才专业培训，并获得各类专业技术证书，如高级中医理疗师，推拿按摩师，中医理疗培训师，中医按摩推拿培训师，对中医按摩推拿有多年的临床经验，准确辨别身体各部位疼痛症状。并于 2019 年 7 月 20 日成立南京心系康医疗科技有限公司，现有 5 家理疗康复中心，他将传统中医理念和创新疗法相结合，提倡健康生活，实现全民健康养生。

王庆才传承了王氏祖传大自然无痛刮痧治疗法，并结合调理 50 多年的临床经验，无须拍片，在 1-5 分钟内就可诊断出患病部位及病因，无须手术，无须吃药，无须打针，配合“百葵路路通”“心系康玫瑰精油”，可达到调理颈椎病、腰间盘突出、肩周炎、腱鞘炎、半月板损伤、头痛、偏头痛、乳腺增生、小叶增生、乳房硬块、甲亢甲减等病痛，大自然无痛刮痧 10~20 分钟立竿见影，3~5 个疗程（每个疗程为 3 次）达到满意效果！

该“大自然无痛刮痧疗法”配合百葵路路通、心系康玫瑰精油，可达到调理颈椎、腰椎、头疼、骨刺、风湿、面瘫、膝关节、肩周炎、腰间盘突出，排除乳房小叶增生肿块、甲亢甲减，无须手术、无须吃药、无须打针，10~20 分钟可见效。

王庆才研究的无痛刮痧神器百葵路路通富含藏红花、石斛、松节、当归、党参、灵芝、陈皮、干姜、甘草，其主要功效为疏通经络，活血化瘀，排寒排湿，消除肿块等，对乳房结节、肿瘤肿块的消除效果非常好，免去了开刀做手术的痛苦。

王庆才遵循着老祖宗留下的古老文明脚印，迎着时代新的发展趋势，始终如一地传承和发扬中医，护佑一方，未来也将继续坚守“传承中医优秀文化，为患者治好病”的服务理念，现诚招各行各业的加盟商、代理商、合作伙伴，创办培训机构，免费教学员亲自下手刮痧，包教包会，切实把中医这一祖先留下来的宝贵财富继承好、发展好、利用好，实现人人可以做中医调理师，可以保护自己，保护家庭，全民健康养生。

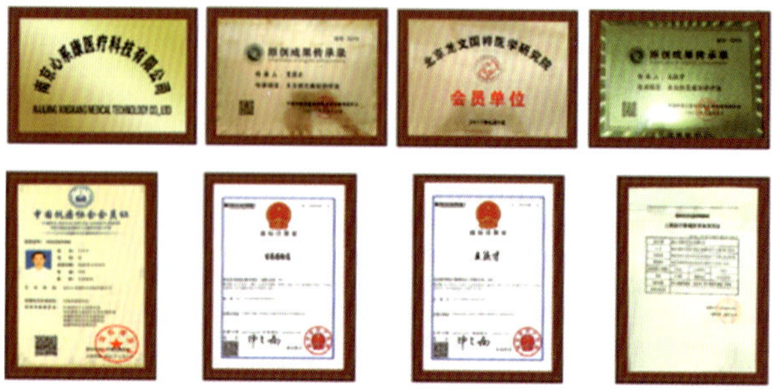

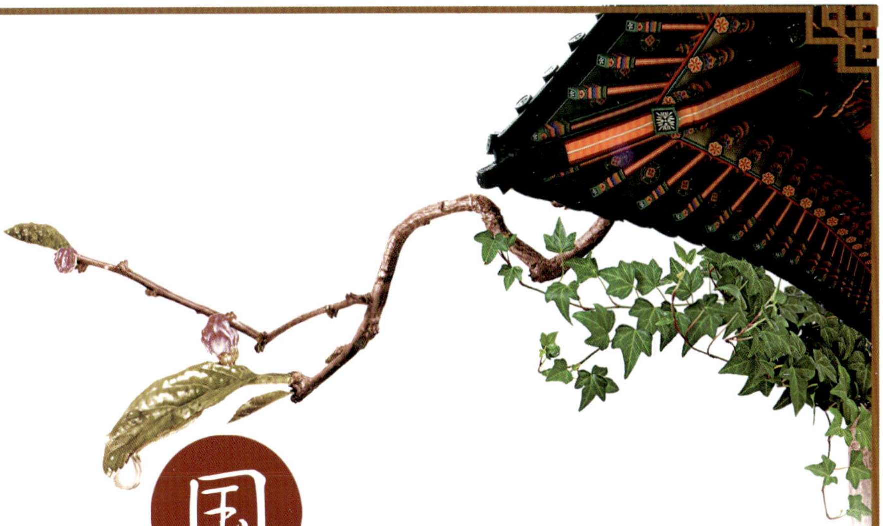

国医经方年鉴

2022

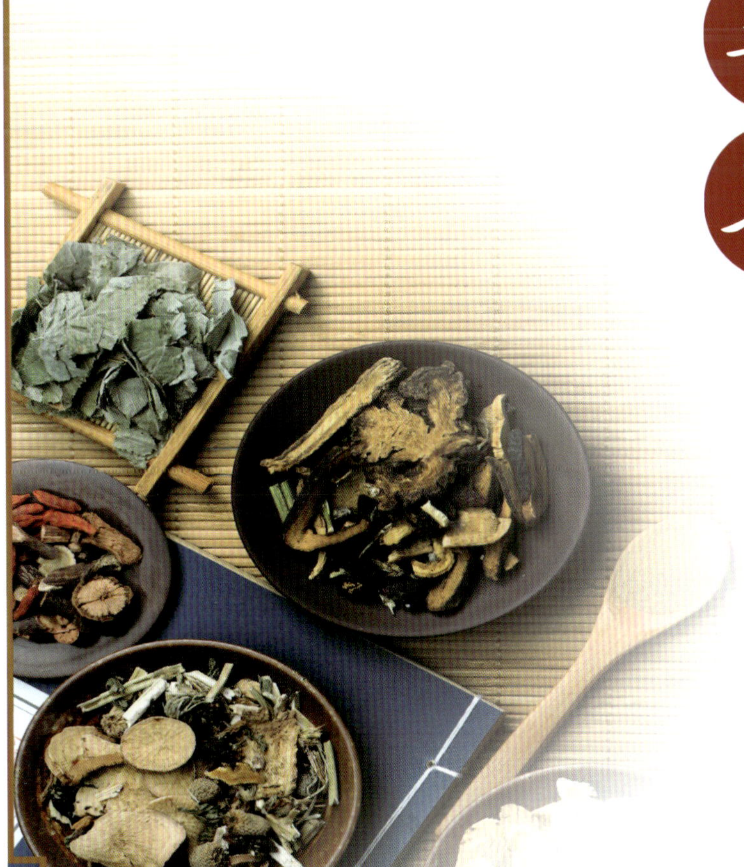

國醫經方年鑑

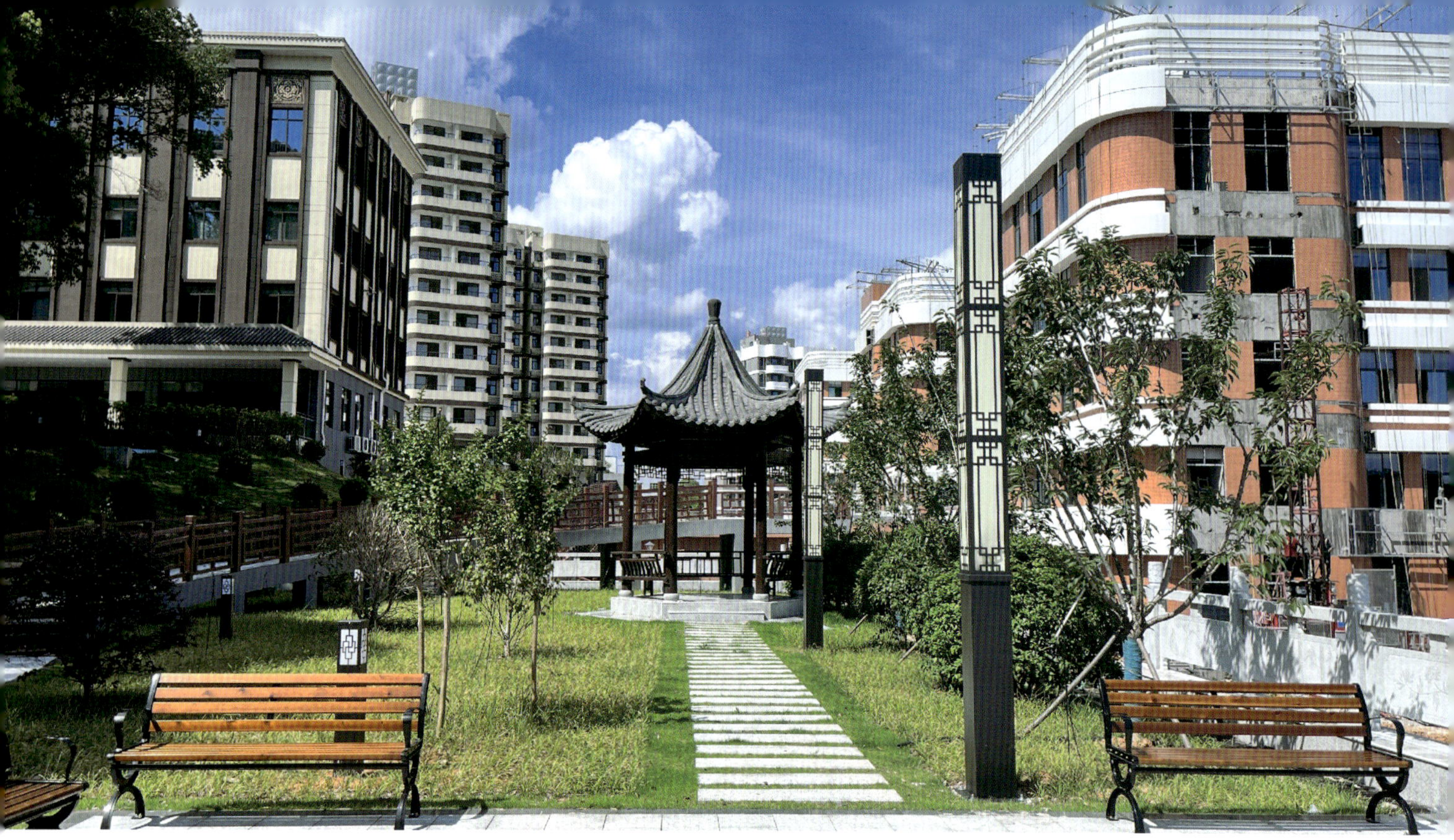

长沙县中医院简介

长沙县中医院始建于 1980 年 6 月，位于长沙县安沙镇 107 国道旁，是一所集中西医疗、急救、教学、科研、预防、保健于一体的二级甲等中医医院。有“十三五”省级中医重点专科脾胃科和骨伤科、“十四五”县域临床重点建设科室脾胃科、骨伤科和肛肠科，是中南大学湘雅医院骨科专科联盟医院、中南大学湘雅二医院脊柱专科医联体创始单位，湖南中医药大学第一附属医院“湘中医 · 医疗联盟”单位、湖南省普外科腹腔镜技术联盟理事单位，湖南省中医院中医骨伤、肛肠专科联盟单位，湖南省中医药学会理事单位、湖南省针灸协会理事单位，长沙卫生职业学院实习基地、长沙县基层常见病和多发病中医药适宜技术推广基地、长沙县 120 急救中心分站，承担长沙县北部乡镇的医疗救治及全县中医药推广及培训工作。

【人才队伍】

现有职工 163 人（其中，在编 83 人，派遣 80 人），卫生技术人员 152 人（其中高级职称 15 人，占 9.87%；湖南省基层名中医 1 人，长沙市基层名中医 1 人；中级职称 69 人，占 45.39%；初级职称68人，占44.74%。研究生9人，占5.92%，本科生85人，占55.92%），拥有长沙县名医工作室1个。医院学术氛围浓厚，10 余名专家在国家、省、市级学术团体任职，近年在国家、省级医学期刊上发表论文30余篇。

【仪器设备】

拥有螺旋式CT、DRX光机、进口C型臂、GE彩超、电子胃肠镜、输尿管镜、肛门镜、宫腔镜、腹腔镜系列、全自动生化检测仪、全自动血凝仪、全自动发光免疫仪、中医经络检测仪、中医四诊议、空气波压力治疗、医用臭氧治疗仪、磁振热治疗仪、微波治疗仪、光子治疗仪等先进医疗设备，广泛开展腹腔镜、输尿管镜、脊柱微创治疗、膀胱镜、椎间孔镜等先进微创诊疗技术。

【医院概况】

经过多年发展，目前医院总占地面积 43.7 亩，建筑面积 29 392.8m^2（其中新建 17 998m^2），编制床位280张，开放床位300张，开设有内一科（心脑血管、糖尿病科）、内二科（脾胃科、肺病科、儿科）、外一科（普外科、肛肠科、泌尿外科）、外二科（骨伤科）、妇产科、急诊科、针灸推拿科、治未病科、麻醉科、五官科等临床科室。

【中医特色】

医院坚持发展中医特色，注重现代诊疗技术与中医药理论实践相结合，不断挖掘应用中医药特色技术和方法，形成了中医药特色明显的骨伤科、脾胃科、针灸推拿科、肛肠科等重点发展科室，深受广大老百姓的好评。

医院地址：湖南省长沙县安沙镇安沙中路42号（107国道旁）。

乘车路线：乘星通1路、星通28路、星通12路可到长沙县中医院。

长沙县中医院血液透析中心简介

长沙县中医院血液透析中心设于医院新门诊四楼，总面积 600 平方米，透析设备先进齐全，治疗区宽敞明亮，温馨舒适。

设备设施

现开设血透床位 23 张，配置 22 台德国贝朗血液透析机、2 台血液透析滤过机，上海启成直供式透析水处理系统，并配备满足工作需要的供氧装置、负压吸引装置、必要的职业防护物品等。急救设备配有心脏除颤器、心电监护仪、麻醉咽喉镜、抢救车等设备。

开展项目

血管通路：自体动静脉内瘘成形术、超声引导下中心静脉导管置入术。

血液净化：血液透析、血液滤过、血液透析滤过、血液灌流、单纯超滤、无肝素透析。

临床诊疗

血液透析是目前延长尿毒症患者寿命，提高患者生活质量的主要诊疗手段。血液透析中心不仅可以为尿毒症患者提供长期的肾脏替代治疗，另外对于急性肾功能衰竭、高钾血症、顽固性充血性心衰、药物中毒等多种疾病也可进行血液净化治疗。

医护团队

血液透析中心现拥有高素质的专业血液净化技术人员，技术精湛，经验丰富，其中包括主任医师 1 名，主治医师 2 名，主管护师 1 人，护师 6 人，护士 2 人，随时给病人提供专业的服务。

科室负责人介绍

罗婷，血液透析中心主任，硕士研究生，第四批湖南省名老中医药专家王东生教授学术继承人，湖南省基层名中医陈小中的学术传承人，湖南健康服务业协会风湿免疫分会常务理事，湖南省中医药信息研究会中医经典与临床应用专委会委员，湖南省中医药和中西医结合学会风湿病委员会青年委员，湖南省中医药和中西医结合学会活血化瘀专业委员会青年委员，湖南省中医药和中西医结合学会第二届经典与临床专业委员会青年委员。

先后在中南大学湘雅医院、长沙市中医院进修，熟练掌握血液净化技术、动静脉内瘘手术，擅长急慢性肾衰的治疗，急、慢性肾小球肾炎、高血压肾病、糖尿肾病、肾病综合征等各类肾脏病的诊断和治疗以及中医中药的肾脏病治疗，对内科各种常见病、多发病及危急重症的处理有丰富的经验。参与省级课题 2 项，以第一作者在国家核心期刊《中草药》《中华中医药学刊》《上海中医药杂志》等杂志上发表论文数篇。

中医特色治疗和全程个体化管理方案

通过特色中医理疗、中医护理技术，调理患者的身体机能，注重肾脏康养、未病先防，并针对肾衰竭、心衰等危重症患者，运用中药调理增强患者体质，能最大限度地减少和改善透析相关并发症，提高患者生活质量！

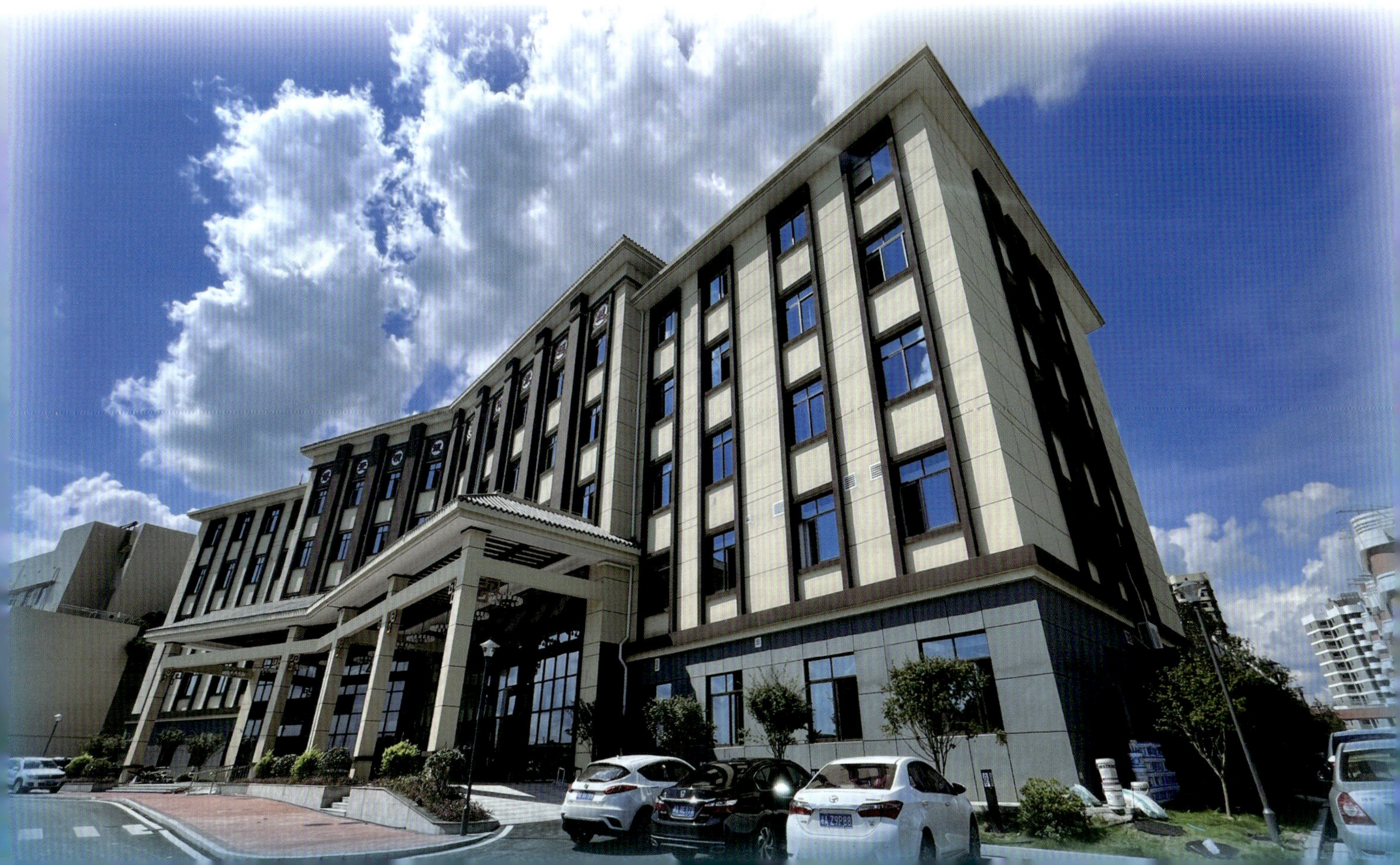

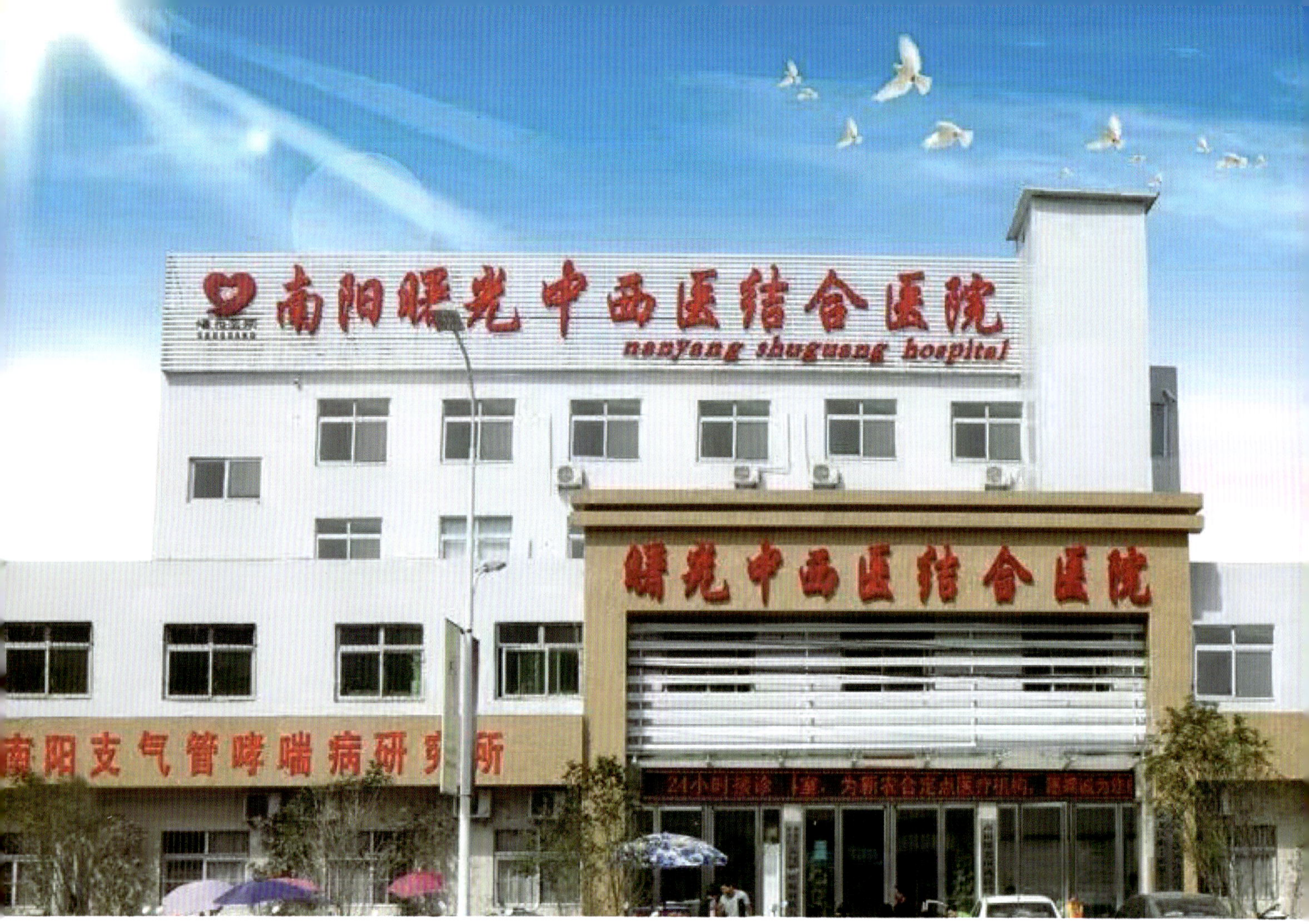

南阳曙光中西医结合医院成立于 2012 年，是南阳市中医药管理局批准建立的首家非营利性中西医结合医院，是城乡居民基本医疗保险、大病保险、职工医保定点单位。医院秉承“以人为本、诚信创新”的办院理念、“突出中医，强化西医，中西医并重“的办院方针，以厚德、和谐、精诚、奉献”为院训，以“病人至上、真诚关爱”为宗旨，为广大患者提供优质、安全、便捷、廉价的诊疗服务，受到社会和患者的广泛赞誉。先后获得了南阳市“诚信民营医院”、市卫生系统先进单位等多项荣誉称号。

医院位于南阳市百里奚路 123 号，院内专家名医荟萃，医德医风高尚。拥有全数字化 X 光成像系统，东芝 CT、彩超、脑电图仪、奥林巴斯电子胃肠镜、进口肺功能仪、一氧化氮呼出气检测仪、全自动血细胞分析仪、微量元素检测仪、心电监护仪等先进设备上百台件，可满足妇、儿、内外各科的诊疗需要，同时拥有哮喘、中医理疗、口腔、神经内科、消化内科、小儿遗尿、小儿推拿、浮针等特色诊疗科室。

自建院以来，医院上下以创品牌建名院，树名医建名科为目标，发扬传统中国文化、融会贯通中西医精华，以患者为中心，为病人提供优质便捷的诊疗服务。医院先后与南阳市中心医院、南阳市医专医疗集团、南阳市中医院、卧龙区妇幼保健院等多家医院建立了医联体合作单位，实现了以管理、人才、技术、信息交流合作为纽带，资源共享、优势互补、分级诊疗、合作共赢的模式，促进了医务管理水平、医疗质量、医疗技术的不断提升。另外，根据医院在治疗呼吸系统疾病方面积累的宝贵经验和优势，特在院内设立了支气管哮喘病研究所，以更好地开展支气管哮喘病的宣传、教育和预防，以及中西医结合治疗支气管哮喘病的系统研究。

医院始终秉承“人性化服务”的理念，竭诚为广大人民群众提供优质的医疗服务。

医院环境舒适，干净整洁，宾馆式病房，各房间均有卫生间和洗浴系统，24 小时供应热水、收费仍按普通病房标准执行，充分体现了“人性化服务”理念，使患者在家一般舒适的环境中进行诊疗和康复。

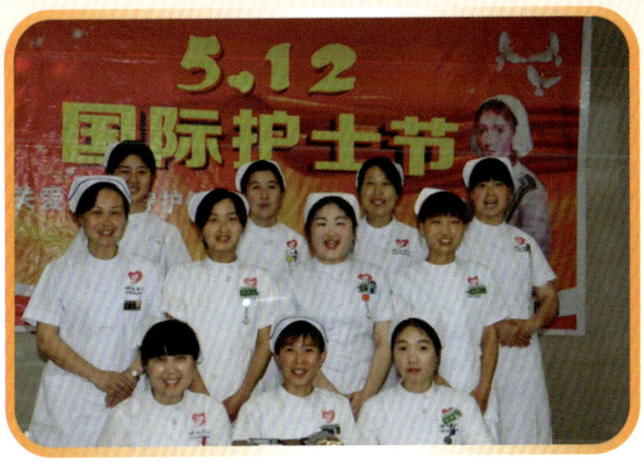

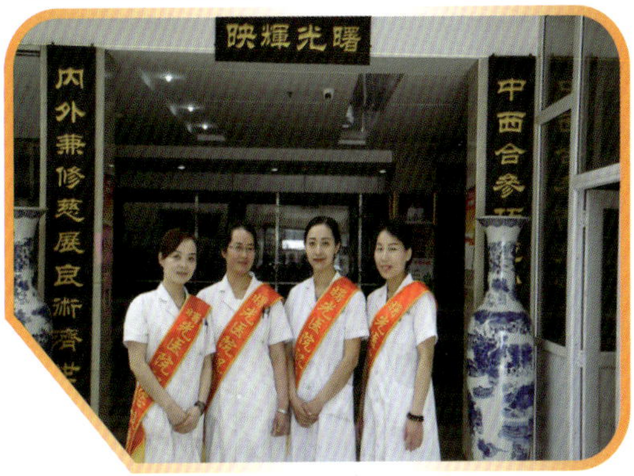

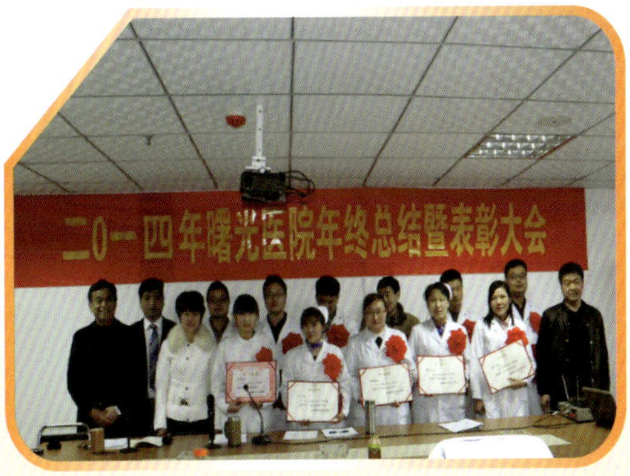

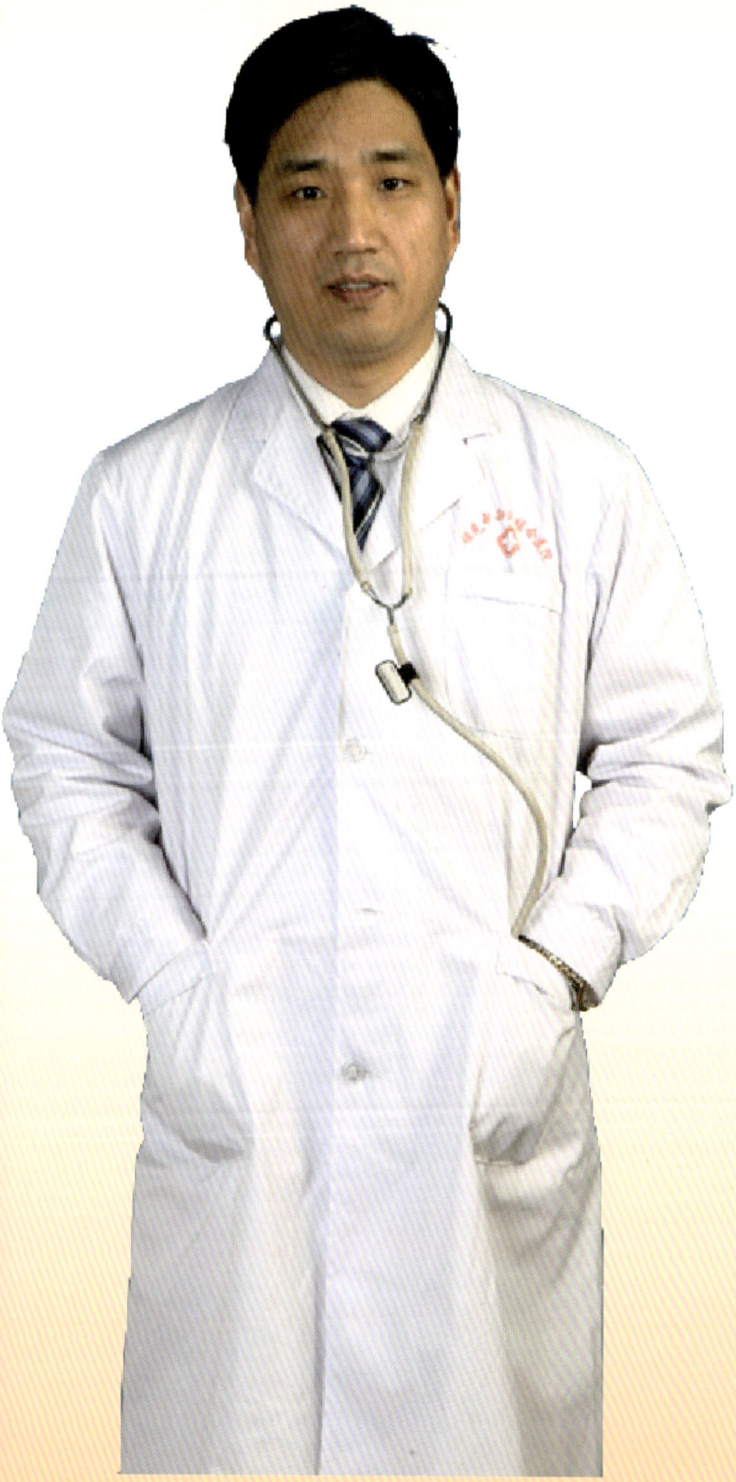

中医名家、主任医师、院长齐作战同志出身于中医世家，再加后天孜孜不倦的学习和进修，成为知名的呼吸科、儿科专家。师承钟南山、林江涛、桂永浩、唐祖宣、曹洪欣、张炜等国内知名医学专家，具有深厚的中医药理论造诣。近年来先后在《新中医》《国医论坛》等国内医学杂志上发表论文 10 多篇，独创“哮喘病中药、西药、穴位贴敷及督灸”等“四联疗法”，止咳平喘疗效显著。从事中医诊疗服务 30 余年，得到同行和广大患者的高度信赖和敬重。

医院医疗团队医德高尚、医技精湛、诊断精确，服务态度优良，疗效一流，收费低廉，多年来患者转介绍率、复诊率、好转率和治愈率一直稳定在 95% 以上，群众和社会满意度持续位于同行前列。

南阳曙光中西医结合医院院长齐作战同志是南阳市政协常委，河南省中医药学会经方分会委员、南阳市中西医结合儿科专业委员会副主任委员，南阳市优秀中医药专家，南阳市“拔尖人才”。他和他的曙光医院在逐步成长发展之中，时刻不忘回馈患者奉献社会。从2013年开始参加各级组织开展的义务诊疗活动100余次，经常性赴卧龙区所属 10 个乡镇，南召、镇平、淅川、社旗贫困山区送医送药，捐赠生活及学生学习物资；为数十名来院患者减免住院医疗费用；常态化为南阳市社会福利院捐赠食品、药品、学习及生活用品，累计捐赠 10 余万元；积极参加国家脱贫行动，向卧龙区安皋镇小屯村捐赠扶贫款 2 万元；为南召县崔庄乡程家庄村小捐赠图书、文具价值 2 万余元；多次开展向环卫工送爱心腊八粥、名家义务写送春联、义务献血、爱心助菜农等活动；自觉认领南阳市白河湿地公园淯阳桥至卧龙桥段北侧环境维护工作。

10 余年来，南阳曙光中西医结合医院医心向党，主动奉献，担当作为，为南阳人民的身心健康、脱贫致富、和谐幸福贡献了一份来自曙光的力量。

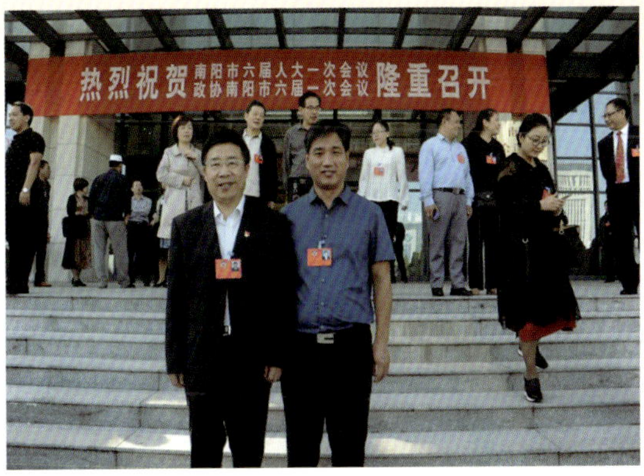

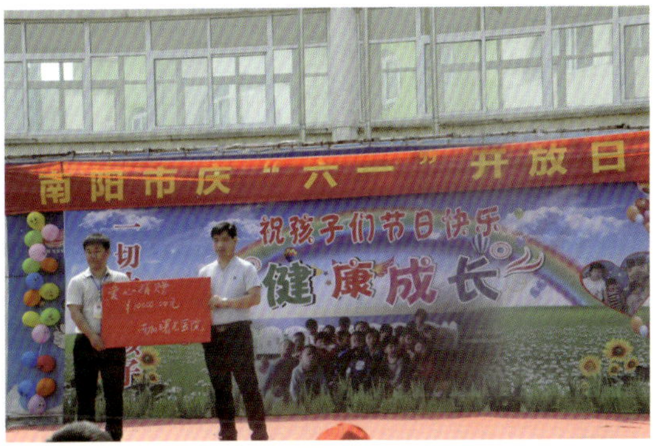

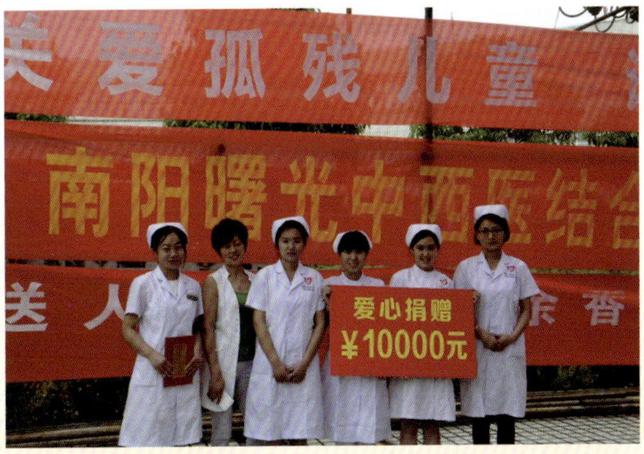

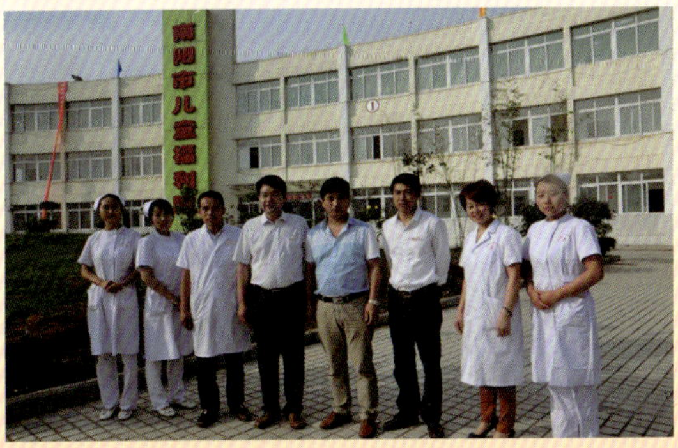

主动作为 疫情防控中诠释责任担当

——记南阳曙光中西医结合医院

办院环境一流
医疗设备先进
治疗医术精湛
医护服务优良
患者信任度高
社会认可度高

曙光医院
SHUGUANG

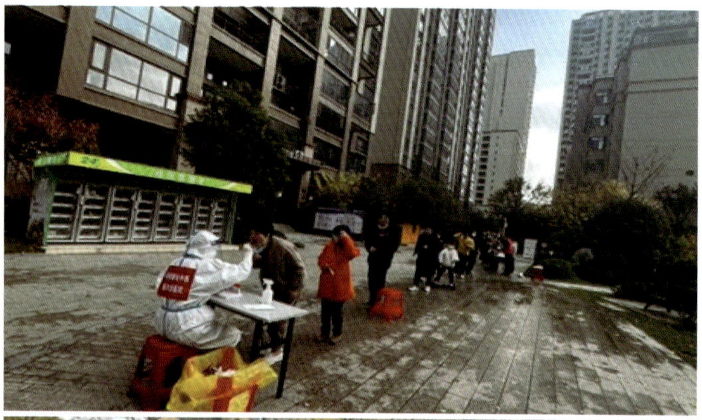

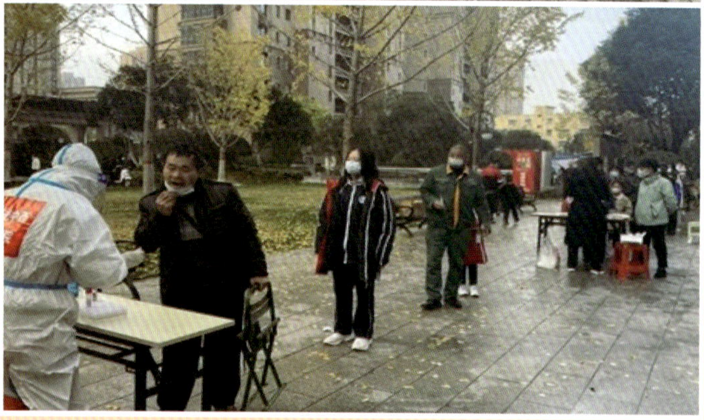

面对这 3 年来肆虐的新冠疫情，医院医心向党，积极作为，踊跃参与，南阳火车站、汽车站的“两站”区域常态化值班，义务核酸检测，捐赠防疫药品，在疫情防控中诠释了民营企业的责任和担当。

一、坚持“两站”区域常态化值班，做人民健康出行的忠诚卫士

南阳市是一个人口大市，“两站”是人民出行的重要枢纽和集散地。人员流动量大，疫情传播的风险更大。曙光医院按照市防疫指挥部的总体安排和部署，和其他几所兄弟医院负责“两站”区域的疫情防控值班。检查行程码、健康码，提示扫场所码，测体温等。为了做好值班工作，医院高度重视，抽调年富力强、责任心强、医术精湛的同志承担此项工作，并邀请上级医疗机构专业人员对值班人员进行业务培训，保证了值班人员准时到岗到位，各类信息采集到位，防控 防范到位，受到市防疫指挥部领导和广大旅客的一致好评。

值班工作历时 3 年，分上午、下午、前夜、后夜 4 个班次，3 年来，千余人次值班，春夏秋冬，酷暑严寒，值班同志不辞辛苦，不畏疫情，认真负责，落实管控措施，保证了广大居民群众的健康出行。

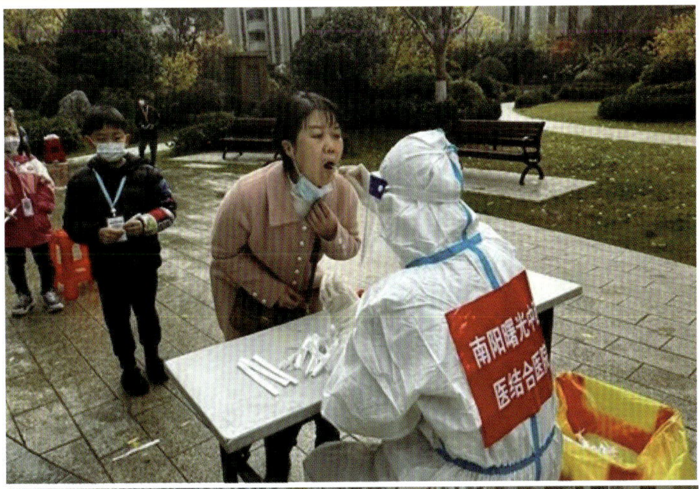

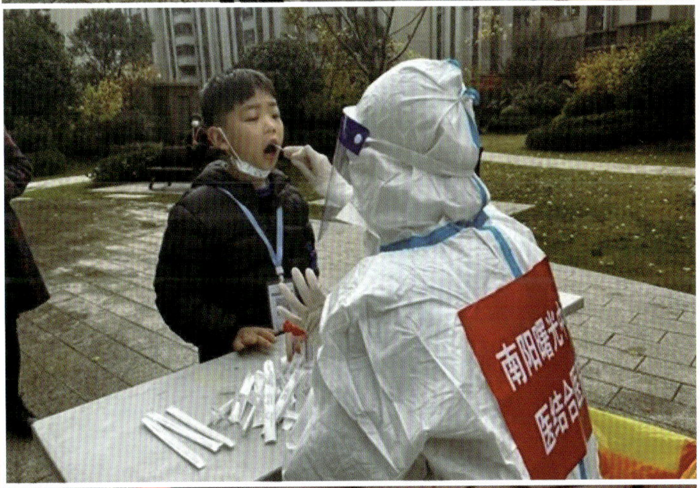

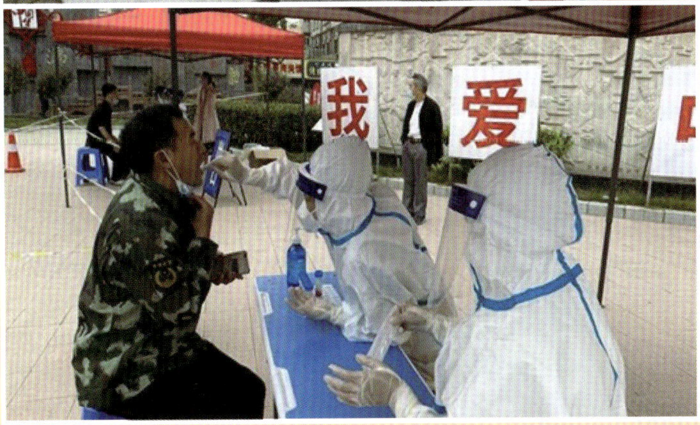

二、积极参与多轮疫苗注射和核酸检测，筑牢疫情防控的钢铁长城

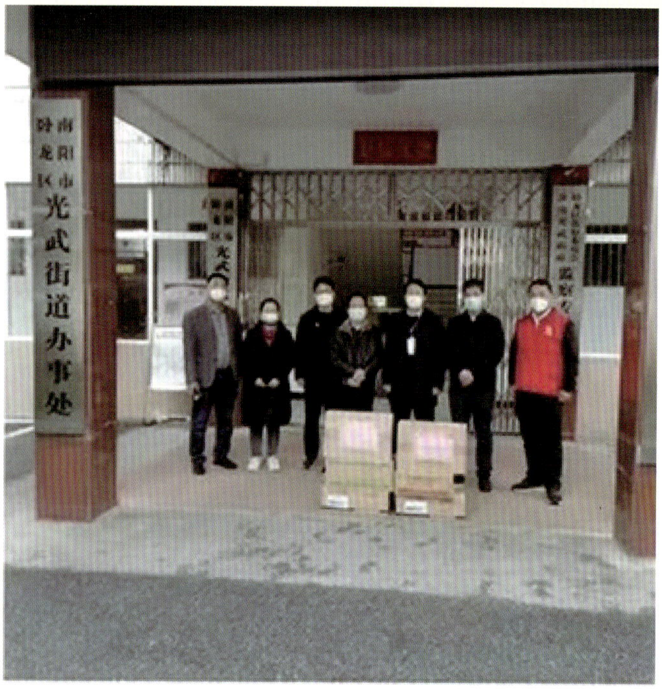

注射疫苗和核酸检测是疫情防控的重要手段和有效途径。根据市防疫指挥部通知，南阳曙光中西医结合医院负责光武办事处及周边区域，高新区、靳岗街道等区、办的疫苗接种工作，从秩序维护、引导登记到疫苗接种、留置观察，工作人员一丝不苟，严格规范操作程序，保质保量完成万余人次的疫苗接种任务。从 2021 年开始，国家为了有效控制疫情，多次开展核酸检测。南阳曙光中西医结合医院充分发挥主力军作用，承担南阳市社会福利院、南阳市第十九小学的常态化采集以及卧龙区梅溪街道的多轮核酸采集任务，院领导在诊疗任务重、无相关经费拨付的情况下，调整医疗力量，筹措专项资金用于支付核酸采集费用。先后调整医疗力量800以上人次，完成了近百万人次的核酸采集工作。医院及医护人员逆势而行，勇毅担当，彰显医疗为民的大爱精神。

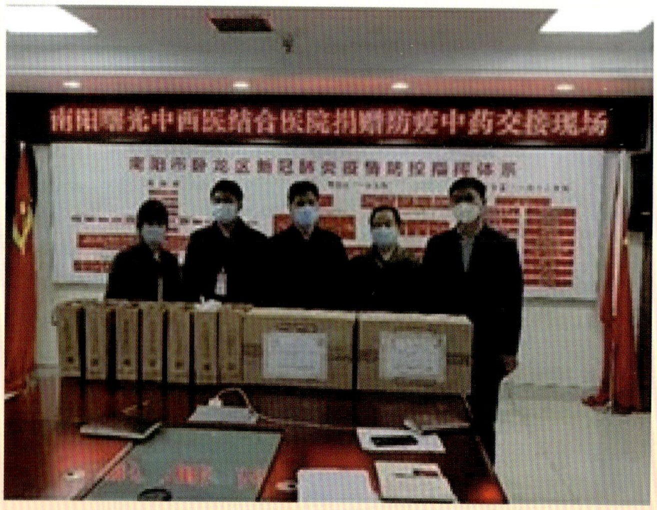

三、同舟共济捐赠防疫物资，为抗疫贡献曙光力量

新冠疫情防控工作开展以来，在医疗服

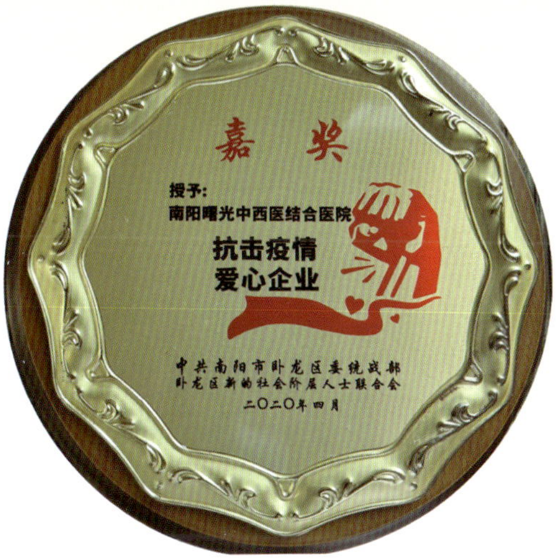

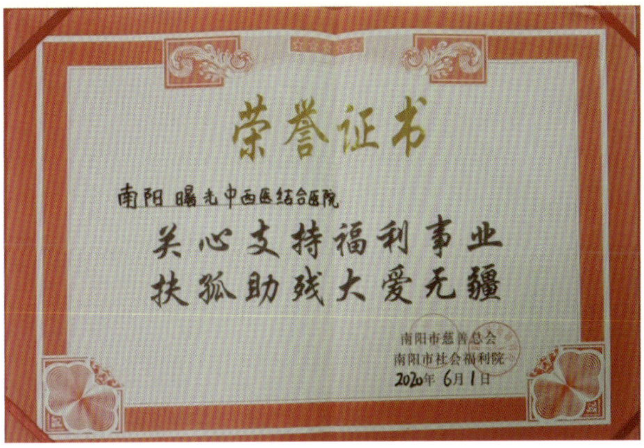

务疫情防控的基础上，医院多次向光武办事处及所辖社区、南阳市福利院、救助站等单位捐赠防护物资。2022 年 9—11 月份又向卧龙区防疫指挥部、卧龙区卫健委、光武办事处、市救助站、市第十五中学、市民进中学等单位捐赠中药“九味清瘟饮”10 000 余份，价值人民币 5 万余元，目前，捐赠活动仍在进一步进行中。疫情无情人有情，齐作战和他的医院团队，在疫情防控中主动担当作为，为全民疫情防控贡献了南阳曙光力量。

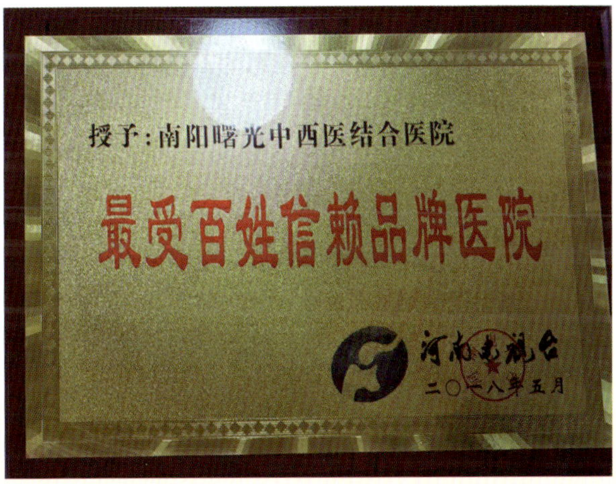

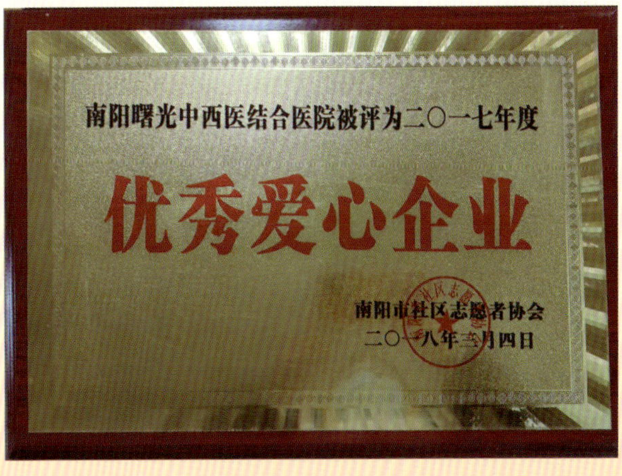